Repetitorium Internistische Intensivmedizin

Guido Michels
Matthias Kochanek
Hrsg.

Repetitorium Internistische Intensivmedizin

3. Auflage

Mit 105 Abbildungen

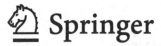

Herausgeber
Prof. Dr. Guido Michels
Klinik III für Innere Medizin
Universität zu Köln
Deutschland

PD Dr. Matthias Kochanek
Klinik I für Innere Medizin
Universität zu Köln
Deutschland

ISBN 978-3-662-53181-5   ISBN 978-3-662-53182-2   (eBook)
DOI 10.1007/978-3-662-53182-2

Die Deutsche Nationalbibliothek verzeichnet diese Publikation in der Deutschen Nationalbibliografie; detaillierte bibliografische Daten sind im Internet über http://dnb.d-nb.de abrufbar.

Umschlaggestaltung: deblik Berlin

Gedruckt auf säurefreiem und chlorfrei gebleichtem Papier

Springer ist Teil von Springer Nature
Die eingetragene Gesellschaft ist Springer-Verlag GmbH Deutschland
Die Anschrift der Gesellschaft ist: Heidelberger Platz 3, 14197 Berlin, Germany

Vorwort zur 3. Auflage

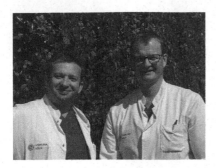

Aufgrund vieler Anfragen von vielen intensivmedizinisch tätigen Ärztinnen und Ärzten wurde das Repetitorium Internistische Intensivmedizin vollständig überarbeitet. Die Flut an Leitlinien und einige Meilensteinstudien haben zu vielen Neuigkeiten beigetragen. Neue Themengebiete wie Palliativmedizin und Ethik oder Qualitätsmanagement und Qualitätssicherung in der Intensivmedizin wurden in der nun vorliegenden 3. Auflage aufgenommen. Neben den medizinischen Neuerungen sollten die Basis der Intensivmedizin und die menschliche Komponente stets im Mittelpunkt stehen. Es sind nicht nur die Interdisziplinarität, sondern auch die Patienten und deren Angehörige, die für uns die Intensivmedizin zur Lebensaufgabe machen. *„Es sind die Begegnungen mit Menschen, die das Leben lebenswert machen"* (Guy de Maupassant).

Dank aller Autoren, die sehr viel Zeit und Engagement in dieses Buch gesteckt haben, konnte diese 3. Auflage erst verwirklicht werden. Wir wünschen dem Buch, dass es dazu beiträgt, die Qualität und die Freude in der internistischen Intensivmedizin weiter zu fördern. Kritische Anregungen und Verbesserungsvorschläge sind stets willkommen.

Guido Michels
Matthias Kochanek
Köln, im August 2016

Inhaltsverzeichnis

II   Spezielle Intensivmedizin

Mitarbeiterverzeichnis

Andriopoulos, Nikolaos, Dr.
Klinik IV für Innere Medizin
Klinikum der Universität zu Köln
Kerpenerstr. 62
50937 Köln

Aurbach, Ute, Dr.
Labor Dr. Wisplinghoff
Classen-Kappelmannstr. 24
50931 Köln

Blomeyer, Ralf, Dr.
Institut für Notfallmedizin
Berufsfeuerwehr Köln
Scheibenstr. 13
50737 Köln

Böll, Boris, PD Dr.
Klinik I für Innere Medizin
Klinikum der Universität zu Köln
Kerpenerstr. 62
50937 Köln

Bruckner, Markus
Logopäde
UniRehaGmbH
Lindenburger Allee 44
50931 Köln

Burghaus, Lothar, PD Dr.
Klinik für Neurologie
Heilig-Geist-Krankenhaus Köln
Graseggerstr. 105
50737 Köln-Longerich

Burst, Volker, PD Dr.
Klinik IV für Innere Medizin
Klinikum der Universität zu Köln
Kerpenerstr. 62
50937 Köln

Chemnitz, Jens, PD Dr.
Klinik I für Innere Medizin
Klinikum der Universität zu Köln
Kerpenerstr. 62
50937 Köln

Cornely, Oliver, Prof. Dr.
Klinik I für Innere Medizin
Klinikum der Universität zu Köln
Kerpenerstr. 62
50937 Köln

Dohmen, Christian, Prof. Dr.
Klinik für Neurologie
Klinikum der Universität zu Köln
Kerpenerstr. 62
50937 Köln

Fätkenheuer, Gerd, Prof. Dr.
Klinik I für Innere Medizin
Klinikum der Universität zu Köln
Kerpenerstr. 62
50937 Köln

Geier, Maria
Klinik und Poliklinik für Orthopädie, Physikalische
Medizin und Rehabilitation
Klinikum der Universität München
Marchioninistr. 15
81377 München

Gottlieb, Jens, Prof. Dr.
Klinik für Pneumologie
Medizinische Hochschule Hannover
Carl-Neubergstr. 1
30625 Hannover

Grote, Manuel
Badstr. 73
72108 Horb am Neckar

Gutschow, Christian, Prof. Dr.
Klinik für Viszeral- und Transplantationschirurgie
UniversitätsSpital Zürich
Rämistr. 100
8091 Zürich

Haupt, Walter, Prof. Dr.
Klinik für Neurologie
Klinikum der Universität zu Köln
Kerpenerstr. 62
50937 Köln

Herter-Sprie, Grit-Sophie, Dr.
Klinik I für Innere Medizin
Klinikum der Universität zu Köln
Kerpenerstr. 62
50937 Köln

Kaase, Martin, Dr.
Zentralabteilung Krankenhaushygiene
und Infektiologie
Universitätsmedizin Göttingen
Robert-Koch-Straße 40
37075 Göttingen

Kochanek, Matthias, PD Dr.
Klinik I für Innere Medizin
Klinikum der Universität zu Köln
Kerpenerstr. 62
50937 Köln

Liu, Wi-Chi, Dr.
Praxis für Neurologie
Venloerstr. 131
50259 Pulheim

Mertens, Jessica, Dr.
Klinik für Gastroenterologie und Hepatologie
Klinikum der Universität zu Köln
Kerpenerstr. 62
50937 Köln

Michels, Guido, Prof. Dr.
Klinik III für Innere Medizin
Klinikum der Universität zu Köln
Kerpenerstr. 62
50937 Köln

Müller-Busch, Christof, Prof. Dr.
Ltd. Arzt i.R. Gemeinschaftskrankenhaus
Havelhöhe
Universität Witten/Herdecke
Rüsternallee 45
14050 Berlin

Pfister, Roman, Prof. Dr.
Klinik III für Innere Medizin
Klinikum der Universität zu Köln
Kerpenerstr. 62
50937 Köln

Radtke, Anne
Klinik III für Innere Medizin
Klinikum der Universität zu Köln
Kerpenerstr. 62
50937 Köln

Ruhparwar, Arjang, Prof. Dr.
Klinik für Herzchirurgie
Universitätsklinikum Heidelberg
Im Neuenheimer Feld 110
69120 Heidelberg

Rybniker, Jan, Dr. Dr.
Klinik I für Innere Medizin
Klinikum der Universität zu Köln
Kerpenerstr. 62
50937 Köln

Scheid, Christoph, Prof. Dr.
Klinik I für Innere Medizin
Klinikum der Universität zu Köln
Kerpenerstr. 62
50937 Köln

Scheithauer, Simone, Prof. Dr.
Zentralabteilung Krankenhaushygiene
und Infektiologie
Universitätsmedizin Göttingen
Robert-Koch-Straße 40
37075 Göttingen

Schwarzkopf, Susanne, R., Prof. Dr.
Klinik und Institut für Physikalische und
Rehabilitative Medizin
Paracelsus Medizinische Privatuniversität
Nürnberg
Breslauerstr. 201
90471 Nürnberg

Seifert, Harald, Prof. Dr.
Institut für medizinische Mikrobiologie,
Immunologie und Hygiene
Klinikum der Universität zu Köln
Goldenfelsstr. 19-21
50935 Köln

Shimabukuro-Vornhagen, Alexander, Dr.
Klinik I für Innere Medizin
Klinikum der Universität zu Köln
Kerpenerstr. 62
50937 Köln

Skouras, Emmanouil, Dr.
Facharzt für Orthopädie und Unfallchirurgie
Klinikum der Universität zu Köln
Kerpenerstr. 62
50937 Köln

Steffen, Hans-Michael, Prof. Dr.
Klinik für Gastroenterologie und Hepatologie
Klinikum der Universität zu Köln
Kerpenerstr. 62
50937 Köln

Stippel, Dirk, Prof. Dr.
Klinik und Poliklinik für Allgemein-, Viszeral-
und Tumorchirurgie
Klinikum der Universität zu Köln
Kerpenerstr. 62
50937 Köln

Szodrak, Jutta
Zentrales Patientenmanagement / Sozialdienst
Klinikum der Universität zu Köln
Kerpenerstr. 62
50937 Köln

Taupitz, Jochen, Prof. Dr.
Lehrstuhl für Bürgerliches Recht,
Zivilprozessrecht, Internationales Privatrecht
und Rechtsvergleichung
Universität Mannheim
Schloss Mittelbau
68131 Mannheim

Teschner, Sven, PD Dr.
Nierenzentrum Mechernich-Euskirchen
Spiegelstraße. 15
53879 Euskirchen

Theurich, Sebastian, PD Dr.
Klinik I für Innere Medizin – Onkologie,
Hämatologie
Klinikum der Universität zu Köln
Kerpenerstr. 62
50937 Köln

Vehreschild, Jörg-Jann, PD Dr.
Klinik I für Innere Medizin
Klinikum der Universität zu Köln
Kerpenerstr. 62
50937 Köln

Vehreschild, Maria, J.G.T. PD Dr.
Klinik I für Innere Medizin
Klinikum der Universität zu Köln
Kerpenerstr. 62
50937 Köln

von Bergwelt-Baildon, Michael, Prof. Dr.
Klinik I für Innere Medizin
Klinikum der Universität zu Köln
Kerpenerstr. 62
50937 Köln

Waldschmidt, Dirk-Thomas, Dr.
Klinik für Gastroenterologie und Hepatologie
Klinikum der Universität zu Köln
Kerpenerstr. 62
50937 Köln

Weilemann, Sacha, Prof. Dr.
ehem. Giftinformationszentrum Mainz
Universitätsmedizin Mainz
Langenbeckstr. 1
55131 Mainz

Welte, Tobias, Prof. Dr.
Klinik für Pneumologie
Medizinische Hochschule Hannover
Carl-Neubergstr. 1
30625 Hannover

Wilke, Sabine
Klinik und Poliklinik für Orthopädie, Physikalische
Medizin und Rehabilitation
Klinikum der Universität München
Marchioninistr. 15
81377 München

Abkürzungen

^{18}F-FDG	^{18}F-Fluordesoxyglukose
3MRGN/4MRGN	multiresistente (gegen 3 bzw. 4 der Antibiotikagruppen) gramnegative Bakterien
5-FU	5-Fluorouracil
ABCDE-Regel	„airway, breathing, circulation, disability, exposure"
ACEI	ACE-Inhibitoren
ACI	A. carotis interna
ACS	akutes Koronarsyndrom
ACTH	adrenokortikotropes Hormon
ACVB-OP	aortokoronare Venen-Bypass-Operation
ADA	Adenosindeaminase
ADH	antidiuretisches Hormon (Syn. Vasopressin)
ADHF	„acute decompensated heart failure"
ADP	Adenosindiphosphat
AE-COPD	„acute exacerbation of chronic obstructive pulmonary disease"
AED	automatisierter externer Defibrillator
AEP	akustisch evozierte Potenziale
AHB	Anschlussheilbehandlung
AICD	automatischer implantierbarer Kardioverter/Defibrillator
Aids	„acquired immuno-deficiency syndrome"
AKI	„acute kidney injury"
AL	Anionenlücke
ALI	„acute lung injury"
ALS	„advanced life support"
AMPEL-Schema	Allergie, Medikation, „past medical history" (Anamnese), „events" (aktuelle Beschwerden), letzte Mahlzeit
AMR	„acute antibody-mediated rejection"
AMS	A. mesenterica superior
AMT	Amiodaron-induzierte Hyperthyreose
AMV	akuter Mesenterialarterienverschluss, Atemminutenvolumen
ANA	antinukleäre Antikörper
ANCA	„anti-neutrophil cytoplasmic antibody"
AND	„allow natural death"
ANV	akutes Nierenversagen
AP	alkalische Phosphatase
APACHE-Score	Acute Physiology And Chronic Health Evaluation
APRV	„airway pressure release ventilation"
aPTT	aktivierte partielle Thromboplastinzeit
ARDS	„acute respiratory distress syndrome"
ARI	akute respiratorische Insuffizienz
ASB	„assisted spontaneous breathing"
ASD	Atriumseptumdefekt
ASS	Azetylsalizylsäure
AST	Aspartat-Aminotransferase (früher GOT)
ATG	Antithymozytenglobulin
ATN	akute Tubulusnekrose
ATP	Adenosintriphosphat
AVNRT	„atrioventricular nodal reentry tachycardia" (AV-Knoten-Reentrytachykardie)
AVRT	AV-Reentrytachykardie
AZV	Atemzugvolumen
BAL	bronchoalveoläre Lavage
BE	Broteinheit
BG	Bindegewebe bzw. Berufsgenossenschaft (je nach Zusammenhang)
BGA	Blutgasanalyse
BIPAP	„biphasic positive airway pressure"
BIS	Bispektralindex
BK	Blutkultur
BL	Bronchiallavage
BLS	„basic life support"
BMS	„bare metal stent"
BNP	„brain natriuretic peptide"
BOS	Bronchiolitis-obliterans-Syndrom
BPS	Behaviour Pain Scale
BURP	„backward-upward-rightward pressure"
CADDy	„Calculator to approximate Drug Dosing in Dialysis"
CAM-ICU	Confusion Assessment Method for the Intensive Care Unit
CAP	„community acquired pneumonia"
CAPS	„catastrophic antiphospholipid syndrome"
CAT	COPD Assessment Test
CCC	cholangiozelluläres Karzinom
CCS	Canadian Cardiovascular Society
CCT	Cranio-(Schädel-)CT
CCU	Coronary Care Unit
CDAE	Clostridium-difficile-assoziierte Erkrankungen

CDRIE	„cardiac device-related infective endocarditis"		DDAVP	Desmopressinacetat bzw. 1-Desamino-8-D-Arginin-Vasopressin
CEUS	kontrastverstärkte Ultraschall-untersuchung		DES	„drug-eluting stent"
CFI	kardialer Funktionsindex		DGAI	Deutsche Gesellschaft für Anästhe-siologie und Intensivmedizin
CHAMP	akutes Coronarsyndrom/ Hypertensiver Notfall/		DHC	Ductus hepatocholedochus
	Arrhythmien/Mechanische		DHEAS	Dehydroepiandrosteronsulfat
	Ursache (infarktassoziiert, Trauma,		DIC	disseminierte intravasale
	Aortendissektion, akute			Gerinnung
	Klappeninsuffizienz)/		DIVI	Deutsche Interdisziplinäre
	Pulmonalarterienembolie			Vereinigung für Intensiv-
CI	Cardiac Index			und Notfallmedizin
CIM	Critical-Illness-Myopathie		DLTX	doppelseitige
CIP	Critical-illness-Polyneuropathie			Lungentransplantation
CKD	„chronic kidney disease"		DNR	„do not resuscitate"
CK-MB	Untereinheit (Isoenzym)		DOAC	direkte orale Antikoagulanzien
	der Kreatinkinase; M = „muscle",		DSA	digitale Subtraktionsangiographie
	B = „brain"		DTP	„differential time to positivity"
CLABSI	„central-line-associated		DWI	„diffusion weighted imaging"
	bloodstream infection"			
CMV	Cytomegalievirus		EBV	Eppstein-Barr-Virus
COLD	„chronic obstructive lung disease"		ECCO$_2$R	„extracorporeal carbon dioxide
COPD	„chronic obstructive pulmonary			removal" (extrakorporale
	disease"			CO$_2$-Elimination)
COX	Cyclooxygenase		ECHO	„enteric cytopathogenic human
CPAP	„continuous positive airway			orphan"
	pressure"		ECLA	„extracorporal lung assist"
CPE	Carbapenemase-produzierende		ECMO	extrakorporale
	Enterobacteriaceae			Membranoxygenierung
CPI	„cardiac power index"		ECT	„Ecarin clotting time"
CPIS	Clinical Pulmonary Infection Score		EDD	enddiastolischer Diameter
CPP	zerebraler Perfusionsdruck		EDV	enddiastolisches Volumen
CPPV	„continuous positive pressure		EE	enterale Ernährung
	ventilation"		EF	Ejektionsfraktion
CPR	kardiopulmonale Reanimation		EGDT	„early goal directed therapy"
CPU	Chest Pain Unit		EHEC	enterohämorrhagische
CPVT	katecholaminerge polymorphe			Escherichia coli
	ventrikuläre Tachykardie		EK	Erythrozytenkonzentrate
CRBSI	„central venous catheter-related		ELWI	extravasaler Lungenwasser-Index
	bloodstream infection"		EN	enterale Ernährung
CrCl	Kreatininclearance		EPU	elektrophysiologische
CRP	C-reaktives Protein			Untersuchung des Herzens
CRT	„cardiac resynchronization therapy"		ERCP	endoskopisch retrograde
CTEPH	chronisch-thromboembolische			Cholangiopankreatikographie
	pulmonale Hypertonie		ERV	exspiratorisches Reservevolumen
CTPA	CT-Pulmonalisangiographie		ESBL	„extended-spectrum β-lactamase"
CVR	zerebrovaskulärer		ESC	European Society of Cardiology
	Gefäßwiderstand		ESD	endsystolischer Durchmesser
CVVH	kontinuierliche venovenöse		ESV	endsystolisches Volumen
	Hämofiltration		ETC	„esophageal tracheal combitube"
CVVHD	Hämodiafiltration		EVAR	„endovascular aortic repair"
			EVD	externe Ventrikeldrainage
DAD	„delayed afterdepolarization"		EVLW	extravasales Lungenwasser
DAH	diffuse alveoläre Hämorrhagie		EzT	EasyTube
DCM	dilatative Kardiomyopathie		EZV	Extrazellularvolumen

FAEP	frühe akustisch evozierte Potenziale		HCC	hepatozelluläres Karzinom *bzw.*
FAST-HUG	„feeding, analgesia, sedation, thrombembolic prevention, head of bed elevated, stress ulcer prophylaxis, glucose control"			Hepatitis-C-Virus *(je nach Zusammenhang)*
			HCM	hypertrophische Kardiomyopathie
			HD	Hämodialyse
FBI-Tachykardie	„fast-broad-irregular" Tachykardie		HDF	Hämodiafiltration
FEES	„fiberoptic endoscopic evaluation of swallowing"		HDL-Cholesterin	High-Density-Lipoprotein-Cholesterin
FEV_1	forciertes exspiratorisches Volumen in 1 s, Einsekundenkapazität		HELLP	„haemolysis, elevated liver enzymes, low platelets"
FFP	„fresh frozen plasma"		HES	Hydroxyethylstärke
FFR	„fractional flow reserve"		HF	Hämofiltration *bzw.* Herzfrequenz
F_iO_2	Sauerstoffanteil in der Inspirationsluft			*(je nach Zusammenhang)*
			HFmrEF	Herzinsuffizienz mit „mid-range" Ejektionsfraktion
FKDS	farbkodierte Dopplersonographie		HFNO	„high flow" nasale Oxygenierung
FLAIR	„fluid attenuated inversion recovery"		HFOV	Hochfrequenzoszillationsventilation
FMT	„fecal microbiota transplant"		HFpEF	„heart failure with preserved ejection fraction" (Herzinsuffizienz mit erhaltender Ejektionsfraktion)
FNH	fokal noduläre Hyperplasie			
FNHTR	febrile, nicht hämolytische Transfusionsreaktion			
			HFrEF	„heart failure with reduced ejection fraction" (Herzinsuffizienz mit reduzierter Ejektionsfraktion)
FRC	funktionelle Residualkapazität			
FS	„fractional shortening"			
FSGS	fokal segmentale Glomerulosklerose		HH	hereditäre Hämochromatose
			HHV	humanes Herpesvirus
FVC	funktionelle Vitalkapazität		HIS-Score	Hannover Intensive Score
			HIT	heparininduzierte Thrombozytopenie
G5 %	5%-ige Glukoselösung			
G6PD	Glukose-6-Phosphatdehydrogenase		HIV	humanes Immundefizienzvirus
			HLA	humanes Leukozytenantigen
GBS	Guillain-Barré-Syndrom		HLTX	Herz-Lungen-Transplantation
GCS	Glasgow Coma Scale		HN	Hyponatriämie
G-CSF	„granulocyte colony-stimulating factor"		HOCM	hypertrophe obstruktive Kardiomyopathie
GEDI	global enddiastolischer Volumenindex		HPA	plättchenspezifisches Antigen
			HSV	Herpes-simplex-Virus
GEDV	globales enddiastolisches Volumen (diastolische Volumina aller 4 Herzhöhlen)		hTEE	hämodynamische transthorakale Echokardiographie
			HTX	Herztransplantation
GEF	globale Auswurffraktion		HU	„high urgency" (zur Transplantation)
GFR	glomeruläre Filtrationsrate			
GGT	Gamma-Glutamyl-Transferase		HUS	hämolytisch-urämisches Syndrom
GHB	γ-Hydroxybuttersäure		HWZ	Halbwertszeit
GLDH	Glutamatdehydrogenase		HZV	Herzzeitvolumen
GM-CSF	„granulocyte macrophage colony-stimulating factor"			
			i. S.	im Serum
GN	glomeruläre Nephritis		i. U.	im Urin
GOT	Glutamat-Oxalacetat-Transaminase		IA	Immunadsorption
GP	Glykoprotein		IABP	intraaortale Ballongegenpulsation
GPT	Glutamat-Pyruvat-Transaminase		IAP	intraabdomineller Druck
GRV	gastrales Residualvolumen		ICB	intrazerebrale Blutung
GvHD	Graft-versus-Host-Erkrankung		ICD	implantierbarer Kardioverter/Defibrillator
HAP	„hospital acquired pneumonia"		ICDSC	Intensive Care Delirium Screening Checklist
HbA_{1c}	Glykohämoglobin			
HBO	hyperbare Oxygenierung		ICP	„intracranial pressure"
HBV	Hepatitis-B-Virus		ICR	Interkostalraum

ICS	inhalatives Kortikosteroid	LVEF	linksventrikuläre Ejektionsfraktion
ICU	„intensive care unit"	LV-MI	linksventrikulärer Massenindex
ICUAW	„ICU-aquired weakness"	LVOT	linksventrikulärer Ausflusstrakt
ID	Innendurchmesser	LV-PF	linksventrikuläre systolische
IFN	Interferon		Pumpfunktion
IL	Interleukin	LVSWI	linksventrikulärer Schlagarbeits-
iLA	„interventional lung assist"		index
ILMA	(Intubations-)Larynxmaske		
IMC	Intermediate Care Station	MAA	makroaggregiertes Albumin
iNO	inhalatives Stickstoffmonoxid	MAAS	Motor Activity Assesssment Scale
INR	„international normalized ratio"	MAD	mittlerer arterieller Druck
IPPB	„intermittent positive pressure	MAP	mittlerer arterieller Druck
	breathing"	MARS	„molecular adsorbent recirculation
IPPV	„intermittent positive pressure		system"
	ventilation"	MCL	medioklavikulare Linie
IRV	inspiratorisches Reservevolumen	MCT	mittelkettiges Triglyzerid
ITBI	intrathorakaler Blutvolumenindex	MCV	mittleres korpuskuläres Volumen
ITBV	intrathorakales Blutvolumen,	MDA	3,4-Methylendioxyamphetamin
	d. h. in Lunge und Herz	MDE	3,4-Methylendioxy-
ITH	Intensivhubschrauber		N-ethylamphetamin
ITP	idiopathische Thrombozytopenie	MDK	Medizinischer Dienst der
ITTV	intrathorakales Thermovolumen		Krankenversicherung
ITW	Intensivtransportwagen	MDMA	3,4-Methylendioxymethylamphe-
IVIG	intravenöses Immunglobulin		tamin (Syn. Ecstasy)
IVRT	isovolumetrische Relaxationszeit	MDS	„myelodysplastic syndromes"
		MELD-Score	„Model for End-Stage Liver
KDIGO	„kidney disease: improving global		Disease"
	outcome"	MH	intramurales Hämatom
KG	Körpergewicht	MM	multiples Myelom
KI	Kontraindikation *bzw.* Kurzinfusion	MMV	„mandatory minute ventilation"
	(je nach Zusammenhang)	MOD-Score	Multiple Organ Dysfunction-Score
KLRT	kontinuierliche laterale	MOF-Score	Multiple Organ Failure-Score
	Rotationstherapie	mPAP	„mean pulmonary artery pressure"
KM	Kontrastmittel *bzw.* Knochenmark	mPCWP	„mean pulmonary capillary wedge
	(je nach Zusammenhang)		pressure"
KOD	kolloidosmotischer Druck	MPGN	membranoproliferative
KOF	Körperoberfläche		Glomerulonephritis
		MPM$_8$-Score	Mortality Probability Model, auch
LABA	langwirksames β_2-Mimetikum		Mortality Prediction Model
LAD	„left anterior descending"	MRCP	Magnetresonanz-Cholangiopan-
LAMA	langwirksames Anticholinergikum		kreatikographie
LA-VI	linksatrialer Volumenindex	MRE	multiresistenter Erreger
LCDD	„light chain deposition disease"	MR-proANP	„mid-regional pro-atrial natriuretic
LDH	Laktatdehydrogenase		peptide"
LDL-Cholesterin	Low-Density-Lipoprotein-Cholesterin	MRSA	Methicillin-resistenter Staphylo-
LE	Lungenembolie		coccus aureus
LMA	Larynxmaske	MSSA	Methicillin-sensitiver
LMWH	„low molecular weight heparin"		Staphylococcus aureus
LODS-Score	Logistic Organ Dysfunction System	MTX	Methotrexat
LP	Lumbalpunktion		
LQTS	„long QT-syndrome"	NAFLD	„non-alcoholic fatty liver disease"
LSB	Linksschenkelblock	NAPQI	„N-acetyl-p-benzoquinone imine"
LSD	Lysergsäurediethylamid	NASH	„non-alcoholic steatohepatitis"
LT	„laryngeal tube"	NAT	„nuclear acid amplification"
LTX	Lungentransplantation	NAVA	„neurally adjusted ventilatory assist"
LVEDP	linksventrikulärer enddiastolischer	NEMS-Score	Nine Equivalents of Nursing
	Druck		Manpower use Score

NEV	Nierenersatzverfahren		dynamik *(je nach Zusammenhang)*
NHF	nasale High-flow-Sauerstofftherapie	PDP	„pulmonary diastolic pressure"
NHL	Non-Hodgkin-Lymphom	PDT	perkutane Dilatationstracheotomie
NI	Niereninsuffizienz	PE	Perikarderguss *bzw.* parenterale
NIHSS	National Institute of Health Stroke Scale		Ernährung *(je nach Zusammenhang)*
NIV	nichtinvasive Beatmung	PEA	pulslose elektrische Aktivität
NMBA	neuromuskulärer Blocker	PEEP	„positive end-expiratory
NMH	niedermolekulare Heparine		pressure"
NMR	„nuclear magnetic resonance"	PEF	„peak expiratory flow", Peakflow
NNR	Nebennierenrinde	PEG	perkutane endoskopische
NOAC	neue orale Antikoagulanzien		Gastrostomie
NOMI	nicht okklusive mesenteriale Ischämie	PEP	„positive-expiratory pressure"
		PEW	„protein-energy wasting"
NRS	Nutritional Risk Score *bzw.* numerische Ratingskala *(je nach Zusammenhang)*	PFO	persistierendes Foramen ovale
		PGD	primäre Graftdysfunktion
		PiCCO	„pulse invasive contour cardiac output"
NS	nephrotisches Syndrom		
NSAID	nichtsteroidales Antiphlogistikum	PjP	Pneumocystis-jiroveci-Pneumonie
NSAR	nichtsteroidales Antirheumatikum	PK	Pharmakokinetik
NSE	neuronenspezifische Enolase im Serum	PLA	Posterolateralast
		PNF	primäre Non-Funktion (nach Transplantation)
NSTE-ACS	akutes Koronarsyndrom ohne anhaltende ST-Streckenhebung	PNH	paroxysmale nächtliche Hämoglobinurie
NSTEMI	„non ST-segment elevation myocardial infarction"	PNP	Polyneuropathie
		pO$_2$	Sauerstoffpartialdruck
NT-proBNP	N-terminales Propeptid BNP („brain natriuretic peptide")	PoC	„point of care"
		PP	„pulse pressure", AD$_{sys}$–AD$_{dia}$
ODIN-Score	Organ Dysfunction and/or Infection	pPCI	primäre perkutane Koronarintervention
OELM	„optimal external laryngeal manipulation"	PPI	Protonenpumpeninhibitor
ÖGD	Ösophagogastroduodenoskopie	PPSB	Prothrombinkonzentrat
OLT	orthotope Lebertransplantation	PPV	„pulse pressure variation"
OTSC	„over the scope clip"	PRES	posteriores reversibles enzephalopathisches Syndrom
PA	Plasmaaustausch	PRIS	Propofol-Infusionssyndrom
PAH	pulmonalarterielle Hypertonie	PSA	„prostate-specific antigen" *bzw.* persönliche Schutzausrüstung *(je nach Zusammenhang)*
PAK	Pulmonalarterienkatheter		
PAP	Pulmonalarteriendruck		
PAT	perkutane Aspirationsthrombembolektomie	PSC	primär sklerosierende Cholangitis
PAU	penetrierendes atheromatöses Ulkus	PSI	Patient State Index
		PSP	„pulmonary systolic pressure" *bzw.* primärer Spontanpneumothorax *(je nach Zusammenhang)*
pAVK	periphere arterielle Verschlusskrankheit		
PBC	primär biliäre Zirrhose	PSV	„pressure support ventilation"
PBV	pulmonales Blutvolumen	PTA	perkutane transluminale Angioplastie
PCI	perkutane Koronarintervention		
PCP	Pneumocystis-carinii-Pneumonie (ältere Bezeichnung für Pneumocystis-jiroveci-Pneumonie [PjP]); *bzw.* Phencyclidin („angel dust") *(je nach Zusammenhang)*	PTBS	posttraumatische Belastungsstörung
		PTC	perkutane transhepatische Cholangiographie
		PTCD	perkutane transhepatische Cholangio-Drainage
PCR	„polymerase chain reaction"	PTH	Parathormon
PcT	Procalcitonin	PTLD	„posttransplantation lymphoproliferative disease"
PCWP	„pulmocapillary wedge pressure"		
PD	Peritonealdialyse *bzw.* Pharmako-		

PTT	partielle Thromboplastinzeit	SAS	Sedation-Agitation Scale
PVPI	pulmonalvaskulärer Permeabili-	SAT	Spontanatmungsversuch
	tätsindex	SBT	„spontanous breathing trial"
PVR	„pulmonary vascular resistance"		(Spontanatmungsversuch)
			bzw. spontanbakterielle Peritonitis
Q	Herzzeitvolumen		*(je nach Zusammenhang)*
QB	Qualitätsbeauftragter	SCD	„sudden cardiac death"
Q_s/Q_t	„shunt fraction"	SDM	„shared decision making"
qSOFA	Quick-SOFA-Score (Sequential	SEP	somatosensible evozierte
	Organ Failure Assessment)		Potenziale
QT_c	frequenzkorrigierte QT-Zeit	SHT	Schädel-Hirn-Trauma
		SIADH	Syndrom der inadäquaten
RA	rechtes Atrium		ADH-Sekretion
RAAS	Renin-Angiotensin-Aldosteron-	s-ICD	subkutaner implantierbarer
	System		Kardioverter/Defibrillator
RAO	„right anterior oblique"	SIMV	„synchronized intermittent
RAP	„right atrial pressure"		mandatory ventilation"
RASS-Score	Richmond Agitation Sedation	SIRS	„systemic inflammatory response
	Scale		syndrome"
RBF	renaler Blutfluss	SLEDD	„sustained (*bzw.* slow)
RCA	„right coronary artery"		low-efficiency daily dialysis"
RCX	Ramus circumflexus	SLTX	einseitige Lungentransplantation
RD	Ramus diagonalis	SM	Schrittmacher
RG	Rasselgeräusche	SMI	„sustained maximal inspiration
RIC-			method"
Transplantation	„reduced intensity conditioning"	SO_2	Sauerstoffsättigung
ROSC	„return of spontaneous circulation"	SOFA-Score	Sequential Organ Failure
RPGN	rapid progressive		Assessment-Score
	Glomerulonephritis	SOP	„standard operating procedure"
RPP	„rate pressure product", $HF \times AD_{sys}$	SOS	sinusoidales Obstruktionssyndrom
RSB	Rechtsschenkelblock	SSP	sekundärer Spontanpneumothorax
RSBI	Rapid Shallow Breathing Index	STAI	State-Trait Anxiety Inventory
RSI	„rapid sequence induction"	STEMI	„ST-segment elevation myocardial
RSS	RAMSAY-Sedation-Scale		infarction"
RSV	„respiratory syncytial virus"	SV	Schlagvolumen
RTA	renale tubuläre Azidose	SVI	Schlagvolumenindex
rt-PA	„recombinant tissue plasminogen	S_vO_2	gemischtvenöse O_2-Sättigung
	activator"	SVR	systemischer vaskulärer
RV	rechter Ventrikel, Residualvolumen		Widerstand
RVEDD	rechtsventrikulärer	SVRI	systemvaskulärer
	enddiastolischer Durchmesser		Widerstandsindex
RVEDP	rechtsventrikulärer enddiastoli-	SVV	Schlagvolumenvariation
	scher Druck	SWOT-Analyse	Akronym für „strengths" (Stärken),
RV-EDV	rechtsventrikuläres enddiastoli-		„weaknesses" (Schwächen),
	sches Volumen		„opportunities" (Chancen) und
RV-EF	rechtsventrikuläre Ejektionsfrak-		„threats" (Bedrohungen)
	tion	SZT	Stammzelltransplantation
RV-ESV	rechtsventrikuläres endsystoli-		
	sches Volumen	TAA	Tachyarrhythmia absoluta
RVOT	rechtsventrikulärer Ausflusstrakt	TACO	transfusionsassoziierte akute
RVP	rechtsventrikulärer Druck		Volumenbelastung
RVSP	rechtsventrikulärer systolischer	TAD	transfusionsassoziierte Dyspnoe
	Druck	ta-GvHD	transfusionsassoziierte
RVSWI	rechtsventrikulärer Schlagarbeits-		Graft-versus-Host-Reaktion
	index	TAM	transplantationsassoziierte
			Mikroangiopathie
SAB	Subarachnoidalblutung	TAPSE	„tricuspid annular plane systolic
SAPS-Score	Simplified Acute Physiology Score		excursion"

TASV	„tricuspid annular systolic velocity"	VES	ventrikuläre Extrasystole
TB	Transfusionsbeauftragter	VFSS	„videofluoroscopic swallow study"
TBAS	tracheobronchiales Aspirat	VHF	Vorhofflimmern
Tbc	Tuberkulose	VICS	Vancouver Interaction and Calmness Scale
TBV	totales Blutvolumen		
TDM	therapeutisches Drug-Monitoring	VIDD	„ventilator-induced diaphragma dysfunction"
TE	Thrombembolie		
TEE	transösophageale Echokardiographie	VILI	„ventilator induced lung injury"
		VKA	Vitamin-K-Antagonist
TEVAR	„thoracic endovascular aortic repair"	VO_2	Sauerstoffverbrauch
		VRE	Vancomycin-resistente Enterokokken
TG	Transfusionsgesetz		
THAM	Trishydroximethylaminomethan	VRS	visuelle Ratingskala
TI	„triple index", $HF \times AD_{sys} \times PCWP$	VSD	Ventrikelseptumdefekt
TIA	transitorische ischämische Attacke	V_T	Tidalvolumen
TIPSS	transjugulärer intrahepatischer portosystemischer Shunt	VT	ventrikuläre Tachykardie
		vv-ECMO	venovenöse ECMO
TISS-Score	Therapeutic Intervention Scoring System	VWF	Von-Willebrand-Faktor
		vWF:CP	von-Willebrand-Faktor-Cleaving-Protease
TK	Thrombozytenkonzentrate *bzw.* Trachealkanüle *(je nach Zusammenhang)*	VWS	Von-Willebrand-Syndrom
		VZV	Varizella-Zoster-Virus
TLC	totale Lungenkapazität		
TPG	Transplantationsgesetz	WE	Wood-Einheit
TPZ	Thromboplastinzeit (Syn. Quick-Wert)	WOC	„withdrawal of care" (Einstellen der Behandlung)
TRAK	Thyreotropin-Rezeptor-Autoantikörper	WPW	Wolff-Parkinson-White
TRALI	transfusionsassoziierte akute Lungeninsuffizienz	ZVD	zentraler Venendruck
		ZVK	zentralvenöser Katheter
TRIS	Trishydroximethylaminomethan		
TSH	thyroideastimulierendes Hormon		
TTE	transthorakale Echokardiographie		
TTP	thrombotisch-thrombozytopenische Purpura		
TVT	tiefe Beinvenenthrombose		
TX	Transplantation		
UA	„unstable angina"		
UEW	unerwünschte (Arzneimittel-) Wirkung		
UF	Ultrafiltration		
UFH	unfraktionierte Heparine		
UNOS	United Network for Organ Sharing		
V_A	alveoläre Ventilation		
va-ECMO	venoarterielle ECMO		
VALI	„ventilator associated lung injury"		
VAP	„ventilator associated pneumonia"		
VAS	visuelle Analogskala		
VATS	videoassistierte Thorakoskopie		
VC	Vitalkapazität		
VCI	Vena cava inferior		
vCJK	Variante der Creutzfeldt-Jacob-Krankheit		
VCSS	V.-cava-superior-Syndrom		
V_D	Totraum, „dead space"		

Allgemeine Intensivmedizin

Intensivmedizinische Arbeitstechniken

G. Michels

© Springer-Verlag GmbH Deutschland 2017
G. Michels, M. Kochanek (Hrsg.), *Repetitorium Internistische Intensivmedizin*,
DOI 10.1007/978-3-662-53182-2_1

1.1 Periphervenöser Venenkatheter

- **Allgemeines:** Vorbereitung → Durchführung (Längsfixation der Vene durch Zug an der Haut) → Nachsorge (Verband, Fixierung, Dokumentation)
- **Indikationen:** Parenterale Medikamenten-applikation nicht venenreizender Substanzen, Volumensubstitution etc.
- **Kontraindikationen:** Zeichen der Inflammation, Shuntarm, Brustoperation und Lymphadenektomie
- **Punktionslokalisationen:** Distal gelegene Venen bevorzugen (Handrücken, Unterarm), ggf. V. cephalica (laterale Ellenbeugeseite), V. basilica (mediale Ellenbeugeseite), V. jugularis externa (im Notfall)
- **Periphere Venenkatheter:** Venenverweilkanülen unterschiedlicher Größen (14–22 G; ❏ Tab. 1.1)
- **Cave:** Einstichstelle vor Venenpunktion nicht mehr palpieren!
- **Komplikationen:** Venenperforation, Hämatom, Infektion (Thrombophlebitis), Nervenläsionen
- **Kathetermaterial:** Polytetrafluorethylen (PTFE) bzw. Tetrafluorethylen-Hexafluorpropylen, Kopolymeren (FEP)

❏ Tab. 1.1 Durchflussraten von venösen Zugängen	
Periphervenöse Venenverweilkanülen	**Zentralvenöse Venenkatheter**
0,9 mm (blau, 22 Gauge): 36 ml/min	ZVK: etwa 80 ml/min
1,1 mm (rosa, 20 Gauge): 61 ml/min	Shaldon-Katheter: über 1000 ml/min
1,3 mm (grün, 18 Gauge): 96 ml/min	
1,5 mm (weiß, 17 Gauge): 125 ml/min	
1,7 mm (grau, 16 Gauge): 195 ml/min	
2,2 mm (orange, 14 Gauge): 343 ml/min	

- **Alternativen** bei schwierigen peripheren Venenverhältnissen: sonographisch-gesteuerte Anlage einer Venenverweilkanüle von tiefer gelegenen (ca. 1 cm) Venen (Linearschallkopf, B-Mode, 12–15 MHz), Punktion 1 cm vom Schallkopf entfernt

❯ Auf die Empfehlungen des Robert-Kochs Instituts (Bundesgesundheitsblatt 2011) zu Punktionen sei hingewiesen, u. a. vor dem Beginn des Herrichtens von Medikamenten und Materialien für Punktionen oder Injektionen ist eine hygienische Händedesinfektion durchzuführen. Ärzte und Pflegekräfte sind regelmäßig in den hygienischen Arbeitstechniken zu schulen.

1.2 Zentraler Venenkatheter (ZVK)

1.2.1 Indikationen

- **Hämodynamisches Monitoring:** Thermodilutionssysteme, zentralvenöse O_2-Sättigung
- **Therapeutisch:** Verabreichung venenreizender Substanzen (z. B. Kalium, Amiodaron), Katecholamintherapie, parenterale Ernährung mit hochosmolaren Lösungen, Dialysetherapie (dicklumige Shaldon-Katheter oder Highflow-Katheter), Volumenmangelschock (dicklumige Venenkatheter, Shaldon-Katheter)
- Keine suffiziente periphere Venenverhältnisse und notwendige i.v.-Therapie
- Die Indikation für die Anlage eines ZVK sollte stets kritisch überprüft werden!

1.2.2 Kontraindikationen

- Inadäquate Blutgerinnung
- Infektionen im Anlagegebiet
- Anatomische Hindernisse (Schrittmacherelektroden etc.)

1.2.3 Vorbereitung

- Patientenaufklärung bei wachen, nicht bewusstlosen Patienten (Komplikationen)
- Vorstellung des Personals: Arzt und Pflegekraft
- Labor: Gerinnungsparameter, Hb-Wert
- Händedesinfektion, Mundschutz, Kopfhaube, Kittel und sterile Handschuhe sind ein Muss (!)
- Material: Venenkatheter-Punktionsset (Punktionsnadel, Seldinger-Draht, Skalpell, Dilatator und ein-/mehrlumiger Plastik-Venenverweilkatheter), Abdeck-/Lochtuch (steril), sterile Handschuhe und Kompressen, Desinfektionsmittel, BGA-Röhrchen (zur Kontrolle), Nahtmaterial, Schere, Pinzette, Fadenhalter, steriles Pflaster, NaCl 0,9 % und 10-ml-Spritzen
- Ultraschallgerät: Linearschallkopf, sterile Schutzhülle für Ultraschallsonde, Ultraschallgel
- Monitoring: EKG, Blutdruck, S_pO_2

1.2.4 Durchführung

- Punktionsorte: V. jugularis interna, V. subclavia, V. femoralis

> **❯** Aus infektiologischer Sicht ist die Anlage eines Subclavia-Venenkatheters zu befürworten (Parienti et al. 2015), beim COPD-Patienten mit apikalen Emphysem besteht jedoch die Gefahr des iatrogenen Pneumothorax.

- Patientenlagerung: Rückenlage, Kopftieflage bei Punktion der V. jugularis interna
- Bereitstellung der Utensilien
- Lokalanästhesie um die Punktionsstelle (bis auf Periost bei V. subclavia-Punktion, da Periost äußerst schmerzhaft) bei bewusstseinsklaren, wachen Patienten
- PEEP-Reduktion bei beatmeten Patienten (sonst erhöhte Gefahr für Pneumothorax)
- **Punktion in Seldinger-Technik** (benannt nach dem schwedischen Radiologen Sven Seldinger, geb. 1921, Verfahren der retrograden Gefäßkatheterisierung): Punktion der Vene

unter Aspiration, BGA-Kontrolle bei nicht eindeutiger Venenpunktion und ungenügender Oxygenierung (Arterie?), Einführen und Vorschieben des Seldinger-Drahts über die Punktionskanüle (EKG-Beobachtung: Induktion von Arrhythmien bei Myokardstimulation, Drahtrückzug), Entfernen der Punktionskanüle, Stichinzision ca. 0,5 cm mittels Skalpell (11er), Kompression der Punktionsstelle mittels Kompresse, Dilatation mittels Dilatator unter drehenden Bewegungen, Einführen und Platzieren des zentralen Venenkatheters über den Führungsdraht, Entfernung des Seldinger-Drahts, alle Schenkel des ZVK mit NaCl 0,9 % aspirieren und durchspülen, Anschluss an das ZVD-System, Fixierung des Venenkatheters mittels Naht, Röntgen-Thorax-Kontrolle
- Ultraschallgesteuerte Punktion (Linearschallkopf): Die sonographisch gesteuerte ZVK-Anlage bezieht sich meistens auf die Punktion der V. jugularis interna. Mehrere Studien/Metaanalysen zeigen, dass die sonographisch gesteuerte Punktion im Vergleich zur blinden Punktion mit weniger Komplikationen assoziiert ist. Der Schallkopf und das Zuleitungskabel sind mit einer sterilen Hülle zu beziehen. Wird Schallleitungsmedium direkt an der Punktionsstelle benötigt, ist alkoholisches Hautdesinfektionsmittel oder steriles Ultraschallgel zu verwenden.
- Ggf. intraatriale EKG-Ableitung (Alpha-Kard-System) zur Lagekontrolle (meist Ableitung II): hohe Amplituden der P-Wellen signalisieren die Lage im rechten Vorhof, die Katheterspitze sollte langsam zurückgezogen werden bis zur Normalisierung der P-Wellen
- ZVD-Messung: Nullpunktbestimmung, vordere Axillarlinie, zwei Fünftel des Thoraxdurchmessers

1.2.5 V. subclavia

- Häufige und bevorzugte Punktionsstelle für ZVK-Anlage (weniger Infektionen)
- Patientenlagerung: exakte Rückenlage mit Kopftieflagerung (Trendelenburg-Lagerung),

bei Patienten mit Dyspnoe ggf. in halbsitzender Position, beide Arme an den Körperstamm anlegen (ggf. punktionsseitigen Arm des Patienten fußwärts durch eine 2. Person ziehen), Kopfdrehung zur Gegenseite
- Punktionsort/Auffinden (infraklavikulärer Zugang): mittlere Medioklavikularlinie, subklavikulär, V. subclavia liegt immer ventral (vor der A. subclavia) → Nadelspitze wird, nachdem die Clavicula berührt wurde, unter diese gedrückt, anschließend Positionierung der Spitze im rechten Winkel im Uhrzeigersinn (rechts) bzw. gegen den Uhrzeigersinn (links)
- Katheterlage: Vorschieben bis ca. 17 cm (rechts) bzw. ca. 22 cm (links)

1.2.6 V. femoralis

- Patientenlagerung: Rückenlage, beide Beine in leichter Abduktionsstellung
- Häufig unter Notfallbedingungen (Reanimation), ansonsten vermeiden (Thrombose, Infektionen)
- Punktionsort/Auffinden: ca. 2 cm unterhalb des Ligamentum inguinale (Trigonum femorale mediale, sog. Scarpa-Dreieck), Palpation mit der nichtpunktierenden Hand (IVAN [von innen nach außen]: innen → Vene → Arterie → Nerv)

1.2.7 V. jugularis interna

- Patientenlagerung: Kopftieflagerung (Trendelenburg-Lagerung: adäquate Venenfüllung, Verhinderung von Luftembolien), leichte Kopfdrehung zur Gegenseite
- Punktionsort/Auffinden: Palpation mit der nichtpunktierenden Hand A. carotis (medial) und V. jugularis interna (lateral) → zwischen Caput sternale und Caput claviculare des M. sternocleidomastoideus
- Häufige Punktionsstelle: möglichst rechts, da die Pleuraspitze tiefer steht und der Katheterverlauf einer fast geraden Linie entspricht und zudem der Ductus thoracicus nicht im Weg ist
- Sonographische Darstellung von V. jugularis interna und A. carotis im Quer- und Längsschnitt

◻ Tab. 1.2 Jugularisvenenkurve

Wellen	Bedeutung
a-Welle	Vorhofkontraktion
c-Welle	Vorhofwölbung der Trikuspidalklappe in den rechten Vorhof
x-Welle	Bewegung der Ventilebene Richtung Herzspitze
v-Welle	Rückkehr der Ventilebene
y-Welle	Öffnung der Trikuspidalklappe

- Durchführung: Palpation und Fixierung der A. carotis nach medial, Punktion lateral im Dreieck zwischen den Köpfen des M. sternocleidomastoideus, Seldinger-Technik
- Sonogramm: Kompression des umliegenden Gewebes und der V. jugularis interna sowie Nachweis der Kanüle bzw. Schatten der Kanüle, zudem sonographische Lagekontrolle des Drahtes möglich
- Katheterlage: Bis oberhalb des rechten Vorhofs (Röntgen), d. h. bis ca. 15–17 cm (rechts) bzw. 20–25 cm (links) vorschieben

Anmerkung: Obwohl der ZVD keinen großen Stellenwert in der Intensivmedizin mehr hat, sei dennoch an dieser Stelle auf die Interpretation der Kurve eingegangen (◻ Tab. 1.2).
Eine Gegenüberstellung der verschiedenen zentralen Zugangswege zeigt ◻ Tab. 1.3.

1.2.8 Nachsorge

- Verband anlegen mit Sicherheitsschleife (dünnes Pflaster)
- Lagekontrolle: Röntgenkontrolle (Fehllage?, Pneumothorax?) und laborchemisch (BGA, arterielle Fehlpunktion?)
- Im Notfall reichen eine BGA-Kontrolle und der sonographische Ausschluss eines Pneumothorax aus, sodass der zentrale Venenkatheter umgehend genutzt (befahren) werden kann
- Spitze und infektiöse Materialien speziell entsorgen (Infektionsgefahr)
- Dokumentation in Patienten-/Pflegekurve

◘ Tab. 1.3 Gegenüberstellung der verschiedenen zentralen Zugangswege

	V. jugularis interna (rechts)	V. subclavia(infraklavikulär nach Aubaniac)	V. femoralis
Anatomische Leitstruktur	A. carotis communis (medial)	Klavikula	A. femoralis (IVAN), Leistenband
Patientenlagerung	Kopftieflagerung (Trendelenburg-Lagerung: adäquate Venenfüllung, Verhinderung von Luftembolien), leichte Kopfdrehung zur Gegenseite	Rückenlage bis leichte Kopftieflagerung	Rückenlage, beide Beine in leichter Abduktionsstellung
Punktionstechnik (Seldinger)	Palpation und Fixierung der A. carotis nach medial, Punktion lateral im Dreieck zwischen den Köpfen des M. sternocleidomastoideus	mittlere MCL, subklavikulär, V. subclavia liegt immer ventral (vor der A. subclavia) → die Nadelspitze wird, nachdem die Klavikula berührt wurde, unter diese gedrückt, anschließend Positionierung der Spitze gegen den Uhrzeigersinn (links)	ca. 2 cm unterhalb des Lig. inguinale (Trigonum femorale mediale, sog. Scarpa-Dreieck), Palpation mit der nicht punktierenden Hand (IVAN [von innen nach außen]: innen → Vene → Arterie → Nerv)
Katheterpositionierung	Vorschieben bis ca. 15–17 cm (rechts) bzw. 20–23 cm (links)	Vorschieben bis ca. 17 cm (rechts) bzw. ca. 22 cm (links)	Maximales Vorschieben
Vorteile	Ultraschallgesteuert, externe Kompression möglich, niedriges Risiko für Stenose/Thrombose	Patientenkomfort, niedriges Infektionsrisiko	Optimaler Zugang im Notfall (CPR), externe Kompression möglich
Nachteile	Geringer Patientenkomfort, Luftemboliegefahr	Externe Kompression kaum möglich, höheres Risiko für Stenose, Thrombose, Pneumothorax, Hämatothorax	Höheres Risiko für Infektion und Thrombose, geringer Patientenkomfort mit Einschränkung der Mobilisation

1.2.9 Komplikationen

- Arterielle Fehlpunktion (8 %): Fehllage des zentralen Venenkatheters über die A. subclavia sinistra in die Aorta descendens → ggf. radiologisch interventioneller Verschluss, da keine ausreichende Kompressionsmöglichkeit
- Venöse Fehllage (bis 3 %, z. B. persistierende V. cava superior sinistra)
- Extravasale Katheterfehllagen: Fehllage im Mediastinum, Perikard- oder Pleuraraum → insbesondere Gefahr von Pneumothorax (Aspiration von Luft!)

- ZVK-assoziierter Chylothorax (da in ca. 1–2 % der Fälle ein rechtsseitiger Verlauf des Ductus thoracicus oder ein Ductus thoracicus duplicatus vorliegt, ist somit eine Verletzung des rechtsseitigen Lymphsystems möglich)
- Hämatom (0,5–6 %) bis Halskompression (Intubationsnotwendigkeit)
- Katheterassoziierte Infektionen (5–10 %)
- Stenose/Thrombose (10–40 %, insbesonder bei umgeschlagenem ZVK)
- Pneumothorax (V. jugularis interna 0,1–0,4 %, V. subclavia 1–2 %)
- Luftembolie (1 %)

— Arrhythmien (1 %)
— Nervenläsion (1,5 %)
— Katheterkinking/-fraktur (<1 %)
— Seldinger-Drahtverlust (mit Notwendigkeit der Fremdkörperbergung)
— **"Central-line-associated bloodstream infections" (CLABSI)**
  — ZVKs sind in über 90 % aller Gefäßzugänge für CLABSI verantwortlich
  — Infektionswege: Katheterferne Infektionsweg (z. B. Annahtstelle des ZVK), extraluminale Infektionsweg (z. B. Verband an der ZVK-Eintrittsstelle), luminale Infektionsweg (z. B. nicht abgestöpselter ZVK)
  — Häufigkeit: 1–5 (2,2) Infektionen/1000 Kathetertage; 100–200.000 Katheter-assoziierte Bakteriämien/Jahr; Sepsisrate 3–5 %
  — Erregerspektrum: "Staphylokokken" (Top 1: Koagulase-negative Staphylokokken, S. aureus/S. aureus Bakteriämie), Enterokokken, E. coli, Pseudomonas aueruginosa, Candida species
  — Folgen: Zunahme von Liegezeiten, Letalität (4–25 %) und Kosten (60.000 vs. 35.000 €)
  — Diagnostik: Gleichzeitige Blutkulturen aus zentralen Zugängen und peripherer Vene (rascher Transport in Mikrobiologie) → „differential time to positivity" (DTP, Differenz zwischen der Zeit bis zum Erregernachweis in der peripheren BK und derjenigen in der zentralen Blutkultur; DTP ≥ 120 min (cut-off limit) = katheterassoziierte Infektion)
  — Maßnahmen („remove and treat"): ZVK entfernen (Katheterspitze in Mikrobiologie), Blutkulturen wiederholen, Start einer Antibiotikatherapie (Vancomycin: komplizierte CLABSI 4–6 Wochen, unkomplizierte CLABSI 1–2 Wochen)
— **Merke bzgl. ZVK-Anlage**
  — Die Indikation für einen zentralen Zugang sollte stets kritisch überprüft werden.
  — Prophylaktische ZVK-Anlage (z. B. Vereinfachung der Blutentnahme) ist obsolet.
  — Ein notfallmäßig angelegter ZVK (z. B. unter CPR) sollte nach hämodynamischer Stabilisierung entfernt und neu angelegt werden (spätestens nach 48 Stunden).

— **Präventionsmaßnahmen („Bundle")**
  — regelmäßige Schulungen für Ärzte und Pflegekräfte
  — hygienische Händedesinfektion vor Anlegen der Schutzkleidung
  — suffiziente Hautdesinfektion mit Beachtung der Einwirkzeit (Chlorhexidin-/Octenidin-haltige Lösungen)
  — sterile großflächige Ganzkörperabdeckung (mindestens Radius des Seldinger-Drahts)
  — Ultraschallkopf mit Kabel in geeignete sterile Hülle (zwei Ärzte erforderlich)
  — Arbeitsutensilien auf separatem Tisch, steriler Kittel/Handschuhe, Haarhaube, Mund-Nasen-Schutz (Senkung der Septikämierate um den Faktor 6,3)
  — tägliche Reevaluation, ob ZVK entfernt werden kann und Inspektion der Einstichstelle/Druckschmerz
  — V. subclavia-Katheter aus infektionspräventiver Sicht bevorzugen (Ausnahme: bei geplanter Schrittmacheranlage oder COPD-Patienten mit ausgeprägten apikalen Emphysembullae)
  — Wechsel von zentralen Katheter: kein Routinewechsel
  — bei Verdacht auf CLABSI bei jedoch unauffälliger Insertionsstelle → Vorgehen abhängig von Mikrobiologie und Klinik
  — Pulmonaliskatheter spätestens nach 7 Tagen entfernen

1.3   Arterienkatheter

1.3.1   Indikationen

— **Hämodynamisches Monitoring**: invasive Blutdruckmessung (insbesondere unter Katecholamintherapie), Thermodilutionssysteme, Pulskonturanalyse
— **Analyse der Atemgase**: alle Beatmungspatienten

1.3.2   Kontraindikationen

— Infektionen im Anlagegebiet

- Schwerste, periphere AVK
- Shuntarmseite

1.3.3 Vorbereitung

- Patientenaufklärung bei wachen, nicht bewusstlosen Patienten
- Labor: Gerinnungsparameter, Hb-Wert
- Material: Arterienkatheter-Punktionsset (Punktionsnadel, Seldinger-Draht und Plastik-Verweilkatheter), Druckaufnehmer (Transducer), Abdeck-/Lochtuch (steril), sterile Handschuhe und Kompressen, Desinfektionsmittel, BGA-Röhrchen (zur Kontrolle), Nahtmaterial, Schere, Pinzette, Fadenhalter, steriles Pflaster, NaCl 0,9 % und 10-ml-Spritze (um Kanüle bei Fehlpunktion durchzuspülen)

1.3.4 Durchführung

- Punktionsorte: A. radialis und A. femoralis, ggf. A. brachialis oder A. ulnaris, selten A. axillaris (bei Patienten mit AVK)
- Patienten-/Extremitätenlagerung
- Bereitstellung der Utensilien
- Lokalanästhesie um die Punktionsstelle (bei gut palpabler Arterie nicht zwingend notwendig, da die Lokalanästhesie oft genauso schmerzhaft)
- **Punktion in Seldinger-Technik**: Nadelöffnung schaut stets nach oben, atraumatisches weiches Drahtende wird über die Punktionskanüle in die Arterie geschoben, danach Entfernen der Punktionskanüle, über Seldinger-Draht wird die Verweilkanüle vorgeschoben, Fixierung des Arterienkatheters mittels Naht, Entfernung des Seldinger-Drahts, Anschluss an arterielles System
- Bei frustaner Punktion sollte (doppler) sonographisch die Arterie aufgesucht werden.
- Kontrolle der korrekten Lage: arterielle Druckkurve (Monitor) und laborchemisch (BGA)
- Nullabgleich: mittlere Axillarlinie, 4. ICR (Referenzpunkt: rechter Vorhof)

- **Fast-flush-Test**
  - Indikation: Überprüfung der Dynamik des Kathetersystems
  - Durchführung: Arterienkatheter durchspülen und Beurteilung der Arterienkurve nach plötzlichem Spülstopp
  - Optimale Lage und Dynamik: negativer Ausschlag gefolgt von einem einzigen positiven Ausschlag
  - Unterdämpfung: mehrere negative und positive Ausschläge (oszillieren), Überschätzung des systolischen und Unterschätzung des diastolischen Blutdrucks
  - Überdämpfung: kein negativer und positiver Ausschlag, nach dem Spülstopp geht die Kurve direkt in die arterielle Druckkurve über

1.3.5 A. radialis

- Häufigste Punktionsstelle
- Lagerung: Dorsalflexion des Handgelenks (ggf. Unterpolsterung) und Fixierung z. B. am Intensivbett
- Auffinden: Palpation mit der nichtpunktierenden Hand ca. 2–3 cm proximal des Handgelenks
- **Allen-Test** zur Überprüfung der kollateralen Handperfusion: nicht zwingend erforderlich
- Punktionstechnik: mit der Nadel alleine oder ggf. unter Aspiration
- Punktionsort: ca. 1–2 cm distal der Palpationsstelle
- Punktionswinkel: ca. 30–45°

1.3.6 A. femoralis

- Wenn A. radialis nicht möglich, häufig unter Notfallbedingungen (Reanimation)
- Auffinden: Palpation mit der nichtpunktierenden Hand (IVAN [von innen nach außen]: innen – Vene – Arterie – Nerv)
- Punktionstechnik: mit der Nadel alleine oder ggf. unter Aspiration
- Punktionsort: ca. 1–2 cm distal der Palpationsstelle
- Punktionswinkel: ca. 50–60°

1.3.7 Nachsorge

- Verband anlegen
- Bei Fehlpunktion: Kompression von mindestens 5–10 min
- Spitze und infektiöse Materialien speziell entsorgen (Infektionsgefahr)
- Dokumentation in Patienten-/Pflegekurve

1.3.8 Komplikationen

- Hämatom
- Aneurysma spurium
- AV-Fistel
- Dissektion mit Blutung (retroperitoneal → A. femoralis)
- Thrombose, Embolie
- Nervenläsion
- Infektion

1.4 Pulmonalarterienkatheter (PAK)

1.4.1 Indikationen

- **Hämodynamisches Monitoring**
  - Messung des HZV (Stewart-Hamilton-Gleichung: Integral/Fläche unter der Thermodilutionskurve) und der gemischt-venösen Sättigung (S_vO_2): insbesondere im therapierefraktärem Kreislaufschock, falls übliche transpulmonale Thermodilutions-verfahren nicht ausreichend/adäquat, und bei rechtsventrikulärer Dysfunktion (Cecconi et al. 2014)
  - Shuntbestimmung: Shuntvolumen [%] = $(S_{PA}O_2 - S_vO_2)/(S_aO_2 - S_vO_2)$
  - Bestimmung des Pulmonalkapillar-verschlussdrucks („wedge"): Prinzip der kommunizierenden Röhren („wedge" ~LVEDP: Abschätzung der linksventrikulären Funktion, Ausnahme: bei Mitralklappenstenose)
  - Hauptindikation: kardiogener Schock im Rahmen eines Rechtsherzversagens (z. B. Rechtsherzinfarkt, pulmonale Hypertonie)

- **Therapiesteuerung**
  - Steuerung/differenzierte Therapie-steuerung (Katecholamine/Volumen) bei Rechtsherzversagen
  - Steuerung der Therapie der pulmonalen Hypertonie → (z. B. inhalative NO-Bea-tmung, i.v. Iloprost)

> ❯ Eine Verbesserung der Prognose durch den Pulmonalarterienkatheter (PAK) oder weniger invasive Verfahren konnte bisher nicht nachgewiesen werden. Der PAK wird heutzutage kaum mehr angewandt und zunehmend durch transpulmonale Thermodilutionsmesskatheter ersetzt. Der routinemäßige Einsatz des PAK wird daher nicht empfohlen (Cecconi et al. 2014).

1.4.2 Kontraindikationen

- Rechtsherzendokarditis
- Vorhandensein eines Thrombus oder eines Tumors im rechten Vorhof oder rechten Ventrikel
- Mechanische Trikuspidal- oder Pulmonalklappe
- Kompletter Linksschenkelblock

1.4.3 Allgemeines

Prinzip

- Synonyme des PAK: Rechtsherzkatheter, Einschwemmkatheter, Swan-Ganz-Katheter
- **Kontinuierliche** HZV-Messung: indem Energiepulse/Wärmeboli im rechten Vorhof in den Blutstrom abgegeben werden und die Bluttemperatur über den PAK gemessen wird
- Kontinuierliche Messung der gemischtvenösen O_2-Sättigung (S_vO_2): mittels spektrophotomet-rischer Technik (z. B. Vigileo)
- **Temporäre/diskontinuierliche** HZV-Messung (Kälteboli): Stewart-Hamilton Integral-messung/Thermodilutionsmethode → „pulmonalarterielle Thermodilution" (PAK; Ggs. „transpulmonale Thermodilution" beim PiCCO-/VolumeView-System)

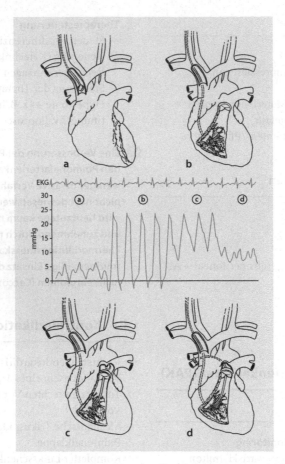

◘ Abb. 1.1a–d Druckkurven des PAK. **a** Rechter Vorhof, **b** rechter Ventrikel, **c** Pulmonalarterie, **d** Wedge-Position (Aus Buchardi et al. 2008)

Druckkurvenverlauf des PAK

(◘ Abb. 1.1)
- **ZVD** (zentraler Venendruck): 5–10 mm Hg bzw. 6–12 cm H_2O (Mittel: 5 mm Hg)
- **MAP** (mittlerer arterieller Druck): 70–105 mm Hg
- **RAP** (rechtsatrialer Druck): 2–8 mm Hg; Mittel: 4–5 mm Hg
- **RVP** (rechtsventrikulärer Druck): 15–30/2–8 mm Hg; Mittel: 20 mm Hg
- **PAP** (Pulmonalarteriendruck)
    - Normwert: 15–30/4–12 mm Hg, Mittel: 15–20 mm Hg
    - Bedeutung: entspricht annähernd dem PCWP, falls dieser nicht gemessen werden kann (z. B. PAK-Lage in West-Zone I oder II)
- **PCWP** (pulmonaler Kapillardruck, Wedge-Druck, wedge = engl. Keil)
    - Normwerte: 6–12 mm Hg, Mittel: 10 mm Hg, bei Beatmung: Addition von einem Drittel des PEEP
    - Bedeutung: entspricht dem LVEDP bei geöffneter Mitralklappe bzw. dem linksatrialen Druck und bei Nicht-Vorhandensein einer Mitralstenose der linksventrikulären Vorlast
    - PCWP-Kurve: a-Welle: Vorhofkontraktion, c-Welle: Vorwölbung der Mitralklappe, v-Welle: Vorhoffüllung (verändert bei Mitralvitien)
    - Besonderheit: gerade bei PEEP-Beatmung sollte die PAK-Spitze in der West-Zone III

platziert sein, damit bei PEEP-Beatmung die alveolären Drücke nicht die Pulmonalarterie komprimieren

- West-Zonen: Zone I: $p_A > p_a > p_v$, Zone II: $p_a > p_A > p_v$, Zone III: $p_a > p_v > p_A$
- **mPAP** (mittlerer pulmonalarterieller Druck): 10–25 mm Hg
- **Gemischt-venöse O_2-Sättigung**: 65–70 %; die A. pulmonalis ist das einzige Gefäß bei welchem ein „Mischblut" vorliegt (Mischblut befindet sich an dem Ort, wo kein venöses Blut mehr hinzufließt, d. h. hinter der Trikuspidalklappe, da der rechte Vorhof noch Blut über den Sinus coronarius erhält). Eine S_vO_2 gesteuerte Therapie hatte Einfluss auf die Morbidität und Krankenhausverweildauer von postoperativen kardiochirurgischen Patienten (Pölönen et al. 2000). Die weniger invasive Bestimmung der zentralvenösen Sauerstoffsättigung ($S_{cv}O_2$) mittels ZVK entspricht weitgehend der gemischtvenösen Sättigung (S_vO_2), sodass heutzutage die Indikation zur PAK-Anlage alleinig zur Bestimmung der $S_{cv}O_2$ verlassen wurde (Mezger et al. 2016).

1.4.4 Vorbereitung

Patientenaufklärung

- Material (wie ZVK-System): Pulmonaliskatheter (Länge: 110 cm), 8,5 French-Schleuse (Introducer), Ziehharmonika-Schutzhülle für PAK (Cath-Gad Catheter Contamination Shield), ggf. spezielle Monitore (z. B. Vigilance II, Edwards Lifesciences)
- Labor: zelluläre und plasmatische Gerinnung, Hb-Wert, Elektrolyte
- Monitoring: EKG (Aktivierung des Systolentons), Blutdruck, S_pO_2
- Vorbereitung von Druckaufnehmer und Spülsystemen
- Kontrolle der PAK-Schenkel
  - 1. Kanal/proximaler Schenkel: ZVD-Kurve (etwa 30 cm vom distalen Ende entfernt)
  - 2. Kanal/distaler Schenkel: Pulmonalisarterienkurve/pulmonalarterieller Okklusionsdruck (Wedge-Druck), Entnahme der $S_{PA}O_2$

- 3. Kanal: Ballonlumen mit Verriegelung, zum Aufblasen des Einschwemmballons
- 4. Kanal: Thermistor, 4–5 cm proximal der Katheterspitze
- 5. Kanal: Volumen/Medikamentenapplikation

1.4.5 Durchführung

- Anlage einer venösen Schleuse (Seldinger-Technik, 8,5 French): V. jugularis interna oder V. subclavia rechts → BGA-Kontrolle zur Bestätigung der venösen Lage
- Optimal scheint der Zugang über die rechtsseitige V. jugularis interna, da dies den direkten Weg zum rechten Herzen darstellt
- Schutzhülle auf Schleuse aufsetzen, um spätere Positionskorrekturen ohne Kontamination zu ermöglichen
- PAK über Rückschlagventil der Schleuse einführen
- PAK etwa 12–15 cm vorschieben (Orientierung an Markierung), dann erst Ballon zur Einschwemmung aufblasen (1,5 ml Luft)
- Orientierung der Position anhand der Druckkurven
  - V. cava superior/rechter Vorhof: 2–6 mm Hg
  - Rechter Ventrikel: 15–30/2–8 mm Hg
  - A. pulmonalis: 15–30/8–12 mm Hg
  - Wedge-Position: 6–12 mm Hg
- Grobe Orientierung: rechter Ventrikel (30–40 cm), A. pulmonalis (40–50 cm)
- Langsames und behutsames Vorschieben des PAK (mit Geduld)
- So lange einschwemmen bis PAK das Lumen einer Pulmonalarterie verschließt (sog. Wedge-Position) → Verschlussdruckkurve
- PAK 1–2 cm zurückziehen → Entblocken → pulmonalarterielle Druckkurve
- PAK niemals in Wedge-Position belassen, d. h. stets aus Wedge-Position zurückziehen
- Erneute Messung (Kältebolus): Over-wedging → Gefahr der Pulmonalisarterienruptur; PAK nach jeder Messung stets behutsam wedgen und anschließend zurückziehen

◘ Tab. 1.4 Interpretation der Messergebnisse

Ätiologie	HZV	PCWP	PAP
Kardiale Ursache	↓	↑	↑
Pulmonale Ursache	↓	Normal	↑
Volumenmangel	↓	↓	↓
Sepsis	↑	Normal	Normal

◘ Tab. 1.5 Differenzialdiagnosen des Low-output-Syndroms (HZV ↓)

Ätiologie	ZVD	PCWP	PAP
Hypovolämie	↓	↓	↓
Linksherzinsuffizienz	Normal	↑	↑
Rechtsherzinsuffizienz	↑	Normal	Normal
Pulmonale Hypertonie	↑	Normal/↑	↑ als PCWP
Lungenembolie	↑	Normal	↑ als PCWP
Herztamponade	↑	↑	↑

1.4.6 Nachsorge

- Röntgen-Thorax: Lagekontrolle, Ausschluss Pneumothorax und Knoten-/ Schlingenbildungen
- PAK nach 5-7 Tagen entfernen
- Interpretation der Messergebnisse: ◘ Tab. 1.4, ◘ Tab. 1.5

1.4.7 Komplikationen

- Pulmonalarterienruptur (Mortalität: ca. 50 %) beim nicht gefühlvollen wedgen („over-wedging")
- Lungeninfarkt, wenn Katheter in Wedge-Position (maximal 30 s) verweilt oder Spontanwedge (Tieferrutschen des entblockten PAK), ggf. Ausbildung einer Infarktpneumonie
- Gefäßruptur, bei zu starkem Blockvorgang
- Schädigung von Trikuspidal-/Pulmonalklappe (petechiale Blutungen, Perforationen), dadurch dass bei jeder Herzaktion der Katheter durch die Klappe umschlossen wird
- Knoten- oder Schlingenbildung, insbesondere im Trikuspidalklappenapparat
- Supraventrikuläre und ventrikuläre Arrhythmien, insbesondere bei Patienten mit Linksschenkelblock kann durch Kathetermanipulation ein Rechtsschenkelblock provoziert werden, mit der Folge eines kompletten Blockbildes bis zur Asystolie, daher ständige EKG-Überwachung
- Pneumothorax, Hämatothorax, Infusionsthorax
- Infektionen/Endokarditis: Katheter spätestens nach 5-7 Tagen entfernen (Sepsisgefahr)!

- Thrombosen/Thromboembolie
- Ballonruptur
- Fehllage (nicht in der West-Zone III, sondern in Westzone I oder II)

> ❯ Aufgrund der höheren Invasivität mit erhöhter Komplikationsrate, des hohen Zeitaufwandes (für Anlage und Messung), fehlender Routine für den nichtkardiologisch/nichtkardiochirurgischen Intensivmediziner sowie des fehlenden Vorteils hinsichtlich Mortalität und Intensivaufenthalt sollte der PAK ausschließlich in Spezialfällen, wie dem Rechtsherzversagen mit dem Ziel der differenzierten Therapiesteuerung, angewandt werden.

1.5 PiCCO („pulse invasive contour cardiac output")

1.5.1 Indikationen

- Kardiogener/septischer Schock
- ARDS

> ❯ Neben dem weit verbreiteten PiCCO-System (Pulsion Medical Systems) existieren weitere „transkardiopulmonale

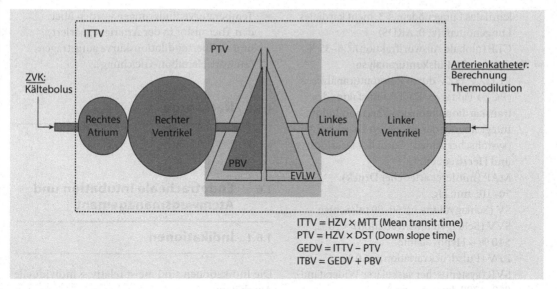

ITTV = HZV × MTT (Mean transit time)
PTV = HZV × DST (Down slope time)
GEDV = ITTV – PTV
ITBV = GEDV + PBV

☐ **Abb. 1.2** Grundlagen der PiCCO-Technologie. EVLW = extravasales Lungenwasser, PBV = pulmonales Blutvolumen, ITTV = intrathorakales Thermovolumen, PTV = pulmonales Thermovolumen

Thermodilutionssysteme", wie z. B. das VolumeView/EV1000-System (Edwards Lifescience).

In einem Head-to-head-Vergleich von Kiefer et al. (2012) konnte gezeigt werden, dass beide Systeme gleichwertig zum hämodynamischen Monitoring angewandt werden können. Bezüglich der GEDV-Messungen scheint der VolumeView-verglichen mit dem PiCCO-Algorithmus etwas besser.

❯ **Neben den vielen hämodynamischen Parametern und Werten sollte der klinische Ist-Befund stets mitberücksichtigt werden.**

1.5.2 Kontraindikationen

— Schwere arterielle Verschlusskrankheit
— Hochgradige Klappeninsuffizienzen
— Intraarterielle Gegenpulsation (IABP) oder extrakorporale Zirkulation (ECMO)
— Schlagvolumenvariabilität: Nur unter kontrollierter mechanischer Ventilation und bei Sinusrhythmus verwertbar

1.5.3 Allgemeines

(☐ Abb. 1.2)
▬ **Prinzip**
— Diskontinuierliche transkardiopulmonale Thermodilution: HZV-Messung aus der Thermodilutionskurve
— Kontinuierliche arterielle Pulskontur-analyse nach Wesseling: anhand der arteriellen Druckkurve und Werten der Thermodilution
▬ **Parameter der Thermodilution**
— CI (Cardiac-Index): 2,5–4,5 l/min/m²
— PBV (pulmonales Blutvolumen): 150–200 ml/m²
— GEDV (globales enddiastolisches Volumen, diastolische Volumina aller vier Herzhöhlen): 600–700 ml/m²
— ITBV (intrathorakales Blutvolumen, d. h. in Lunge und Herz): 800–950 ml/m²
— TBV (totales Blutvolumen): 2500–3200 ml/m²
— EVLW (extravasales Lungenwasser): 3–8 ml/kg KG (Idealgewicht!) → Quantifizierung eines Lungenödems
— CFI (kardialer Funktionsindex): 4,5–6,5/min
— PVPI (pulmonalvaskulärer Permeabilitätsindex): EVLW/PBV = 1–3, <3:

kardiales Lungenödem, >3: nicht kardiales
Lungenödem (z. B. ARDS)
- GEF (globale Auswurffraktion): 25–35 %
- **Parameter der Pulskonturanalyse**
- PCHZV: HZV durch Pulskonturanalyse
  (PC) → Faktoren: Kalibrationsfaktor der
  transkardiopulmonalen Thermodilution,
  Integral unter der arteriellen Druckkurve
  (systolischer Anteil), Form der Druckkurve
  und Herzfrequenz
- MAP (mittlerer arterieller Druck):
  70–105 mm Hg
- SV (Schlagvolumen): 60–90 ml/Schlag
- SVV (Schlagvolumenvariation): <10 %,
  >10 % → Hypovolämie
- PPV (Pulsdruckvariation): <10 %
- SVR (systemischer vaskulärer Widerstand):
  800–1200 dyn × s × cm^{-5}
- SVI (Schlagvolumenindex): 35–55 ml/m^2
- dP$_{max}$ (maximale Druckanstiegsgeschwin-
  digkeit): 1200–2000 mm Hg/s
- **Einschränkungen:** Arrhythmien
  (Vorhofflimmern), IABP, hochgradige
  Aortenklappenstenose

1.5.4 Vorbereitung

- Spezielle Arterienkatheter mit Thermistor
  und arteriellem Druckaufnehmer (Platzierung
  meist in A. femoralis, jedoch auch in A.
  brachialis/axillaris, A. radialis möglich) und
  Aufsatzstück für den ZVK (für Indikatorappli-
  kation, Injektattemperatur-Sensorgehäuse)
- Sonst Utensilien und Voraussetzungen wie
  ZVK und PAK (s. dort)

1.5.5 Durchführung

- Anlage eines ZVK (s. dort)
- Anlage eines Arterienkatheters (spezielles
  Arteriensystem)
- Baustein (Modul)/Druckaufnehmer
- 20 ml gekühlte (<8°C) NaCl 0,9 % Lösung
  wird über den ZVK appliziert (mind. 3
  Messungen)

- Temperaturveränderungen werden über
  den Thermistor in der Arterie registriert
  und als Thermodilutionskurve aufgetragen
  (Stewart-Hamilton-Gleichung).

1.5.6 Nachsorge

- Wie ZVK (s. dort)

1.6 Endotracheale Intubation und Atemwegsmanagement

1.6.1 Indikationen

Die Indikationen sind meist relativ → individuelle
Abschätzung.
- Atemstörung: Dyspnoe/Orthopnoe mit
  Tachypnoe >35/min oder Bradypnoe
  <10/min, Verlegung der Atemwege (z. B.
  Hämatom nach A. carotis Fehlpunktion nach
  ZVK-Anlage), Atemstillstand (z. B. Intoxi-
  kation), Aspiration
- Respiratorische Insuffizienz (p$_a$O$_2$ <60 mm
  Hg unter 8 l O$_2$ bzw. p$_a$O$_2$ <50 mm Hg unter
  Raumluft): z. B. schwere Pneumonie oder
  Asthma bronchiale; Patienten mit terminaler
  COPD und pulmonaler Hypertonie zeigen oft
  p$_a$O$_2$-Werte um ca. 60 mm Hg ohne klinische
  Zeichen der Dyspnoe
- Kreislaufdysfunktion: z. B. kardiopulmonale
  Reanimation, kardiogener Schock
- Erschöpfung mit Stridor, Schwitzen und
  Strampeln (sog. 3 S): z. B. Sepsispatient
- Bewusstseinsstörung (neurologisch, Glasgow
  Coma Scale <8) mit Ausfall der Schutzreflexe:
  z. B. Hypersekretion ohne Abhusten im
  Rahmen eines schweren Schlaganfalls

> ❯ Während für die „prähospitale
> Notfallnarkose" beim Erwachsenen eine
> S1-Leitlinie formuliert wurde (Bernhard
> et al. 2015), so sollte bei fehlenden
> Empfehlungen/Leitlinien zur „Narkose in der
> Intensivmedizin" ein hausinterner Standard
> (SOP oder Checkliste) etabliert werden.

1.6.2 Vorbereitung

- Diagnostik, um andere Ursachen einer Dyspnoe abzuklären: Röntgen-Thorax oder – noch besser – Sonographie: Pleuraerguss, Lungenödem, Pneumothorax, Perikarderguss?; Intoxikation, Vorerkrankungen (COPD, Lungenfibrose, Herzinsuffizienz), arterielle BGA
- Patientenaufklärung (wenn nicht bewusstlos), ggf. Zahnprothesen entfernen
- Anamnese/Untersuchung – wichtig für Risikoabschätzung!

Risikoabschätzung für einen schwierigen Atemweg

- Mallampati-Klasse III–IV (orale Inspektion)
- Schlafapnoesyndrom
- Adipositas
- Eingeschränkte HWS-Beweglichkeit/dicker Hals
- Eingeschränkte Mundöffnung
- Schwere Hypoxämie
- Koma
- Nichtanästhesist/Nichtintensivmediziner als durchführender Arzt

---

- Anlage eines sicheren i.v.-Zugangs (optimal 2 periphere Venenverweilkanülen), ggf. Anlage eines Arterienkatheters
- Material/Utensilien: Magill-Endotrachealtubus (7,0–7,5 mm ID für Frauen, 7,5–8,0 mm ID für Männer), Führungsstab, Laryngoskop mit gebogenem Macintosh-Spatel (meist Größe 3 oder 4), 10-ml-Blockerspritze, Magill-Zange, Absaugeinheit (HNO-Sauger, vorher überprüfen!), Kopfring, Pharyngealtuben, Beatmungsbeutel mit O_2-Maske, Larynxmaske (LMA), Eschmann-Stab
- Monitoring: EKG, Blutdruck, Kapnographie, S_pO_2
- Medikamente: Opioid (z. B. Fentanyl), Einleitungshypnotikum (z. B. Thiopental), Muskelrelaxans, Katecholamine (z. B. Noradrenalin) (◘ Tab. 1.6, ◘ Tab. 1.7, ◘ Tab. 1.8)

- Überprüfen der Utensilien/Geräte: Laryngoskop (Lichtquelle?), alle Spatelgrößen bereithalten (Richtwert: Frauen Nr. 3; Männer Nr. 4), Endotrachealtubus (Testblocken, Tubuscuff o.k.?), Absaugeinheit (genügend Sog?), Beatmungsmöglichkeit (Respirator, Narkosesystem, Ambubeutel)
- Tubusspitze mit Gleitmittel (Gel oder Spray) versehen
- Pharyngealtuben bereithalten
  - Guedel-Tuben: Abstand zwischen Ohrläppchen und Mundwinkel, Größen: 3–5
  - Wendl-Tuben: Abstand zwischen Ohrläppchen und Nasenspitze, Größen: 26–34
- Patienten lagern („Schnüffelposition") oder für Blitzintubation bei nicht nüchternen Patienten Oberkörperhochlagerung

> ❯ Die Kapnographie (exspiratorische CO_2-Messung) wird bei jeder Intubation empfohlen.

1.6.3 Durchführung (orotracheale Intubation)

- Organisation: Zeitmanagement (Angabe einer fixen Uhrzeit, Vorbereitungszeit), Personalmanagement (Information an 2. ärztlichen Kollegen, Pflegekraft)
- Sicherer i.v.-Zugang unter laufender Infusion (optimal ZVK, sonst 2 periphervenöse Zugänge)
- Medikamente überprüfen: Opioide, Sedativa, Muskelrelaxanzien, Katecholamine (z. B. Noradrenalin-Perfusor)
- Intubationsutensilien überprüfen
- Monitoring (Blutdruckmanschette, EKG-Elektroden, arterielle BGA, S_pO_2, Kapnographie) überprüfen
- Präoxygenierung mit dicht aufsitzender Maske, mindestens 3–5 min

Blitzintubation (s. dort)

- Ggf. Sellik-Handgriff (Krikoiddruck) zur Prophylaxe einer Regurgitation (bei aktivem Erbrechen: kein Sellik-Handgriff, da Gefahr

◻ Tab. 1.6 Opioide

	Morphin (Morphin)	Fentanyl (Fentanyl)	Sufentanil (Sufenta)	Alfentanil (Rapifen)	Remifentanil (Ultiva)
Dosierung (Intubation)	Nicht zur Einleitung	2–5 µg/kg KG (0,1–0,3 mg)	0,2–1 µg/kg KG	20 µg/kg KG (1–2 mg)	0,25 µg/kg KG/min
Analgetische Potenz	1	125	1000	35	200
Wirkeintritt [min]	3	5	2	2	2
Wirkdauer [min]	90	30	30	15	10
Kontextsensitive HWZ [min]	240	260	30	60	4
Terminale Eliminations-HWZ [h]	3	5	3	2	0,2
Metabolismus	90 % hepatisch aktives 6-Mo Glucuronid	90 % hepatisch Norfentanyl	90 % hepatisch N-Phenylpropanamid	Hepatisch	Unspezifische Esterasen

Kontextsensitive HWZ: bei kontinuierlicher oder repetitiver Applikation; Zeit, in der die Plasmakonzentration einer Substanz nach Unterbrechung der kontinuierlichen Infusion um 50 % abgefallen ist.

◻ Tab. 1.7 Injektionsnarkotika

	Etomidat (Hypnomidate)	Propofol (Disoprivan)	Thiopental (Trapanal)	S-Ketamin (Ketanest-S)	Midazolam (Dormicum)
Dosierung	0,2 mg/kg KG (Intubation), 0,02 µg/kg KG/min (Sedierung)	3 mg/kg KG (Intubation), 2–6 mg/kg KG/h (Sedierung)	3–5 mg/kg KG (Intubation), 2–3 mg/kg KG/h (Sedierung)	0,5–1 mg/kg KG (Intubation), 0,15–0,5 mg/kg KG/h (Sedierung)	0,2 mg/kg KG (Intubation), 0,03–0,2 mg/kg KG/h (Sedierung)
Wirkeintritt [s]	45	30	20	40	90
Wirkdauer [min]	5	5	10	15	15–30
Eliminations-HWZ [h]	4	0,5–1	12	2–4	2–4
Metabolismus	Hepatisch und Plasma-Cholinesterase	Hepatisch	Hepatorenale Clearance	Hepatorenale Clearance	Hepatisch
Besonderheit	Geringste kardiovaskuläre Beeinflussung, Myoklonien (daher vorherige Gabe eines Benzodiazepins sinnvoll)	Hypotonie durch verminderten peripheren Widerstand und negative Inotropie, Myoklonien	Barbiturat, Histaminliberation, Gefäßreizung bei intraarterieller Gabe → lokale Gewebsnekrose (Gangrän), Myoklonien	Stets in Kombination mit einem Benzodiazepin, sonst Alpträume und Halluzinationen; Hypersalivation; sympathomimetisch	Paradoxe Erregung im hohen Alter, hohe interindividuelle Variabilität, Wirkung aufhebbar durch Flumazenil

Anmerkung: Der Einsatz von Etomidat bei septischen Patienten wird weiterhin kontrovers diskutiert (Jabre et al. 2009). Die aktuelle Datenanalyse kommt jedoch zum Schluss, dass ein einmaliger Einsatz von Etomidat mit keiner Mortalitätserhöhung assoziiert ist. Das Risiko einer Nebenniereninsuffizienz sollte jedoch berücksichtigt werden (Gu et al. 2015).

◻ Tab. 1.8 Nicht depolarisierende Muskelrelaxanzien

	Aminosteroide			Benzylisochinoline		
	Pancuronium (Pancuronium)	Vecuronium (Norcuron)	Rocuronium (Esmeron)	Atracurium (Tracrium)	CisAtracurium (Nimbex)	Mivacurium (Mivacron)
Dosierung (Intubation) [mg/kg KG]	0,1	0,1	0,6	0,4	0,1	0,2
ED_{95} [mg/kg KG]	0,05	0,05	0,3	0,2	0,05	0,08
Erholungsindex [min]	25	15	15	15	15	10
Anschlagzeit [min], $2 \times ED_{95}$	3–5	2,5	1,5	2	5	3
Wirkdauer [min]	45	20	30	45	45	15–20
Metabolismus	Hepatisch und renal	Hepatisch	Hepatobiliär	Hofmann-Elimination	Hofmann-Elimination	Plasma-Pseudo CHE

ED_{95} = Dosis, die zu einer 95 %-igen neuromuskulären Blockade führt, Intubationsdosis = $2 \times ED_{95}$. Anschlagzeit = die Zeitspanne von der Injektion bis zum Eintritt der maximalen Wirkung. Erholungsindex = gibt Ausschluss über die Geschwindigkeit, mit der die Wirkung von Relaxanzien abklingt. Zeitdauer, in der sich die neuromuskuläre Funktion von 25 % bis auf 75 % des Ursprungswertes erholt hat. Hofmann-Elimination (Spontanzerfall) = temperatur- und pH-abhängige Umwandlung der wirksamen Quartär- in die unwirksame Tertiärstruktur.

der Ösophagusruptur); aktuell wird der Krikoiddruck nicht mehr generell empfohlen, da die laryngoskopische Sicht auf die Glottis beeinträchtigt werden kann und die Wirksamkeit nicht ausreichend validiert ist
— Tubuslagekontrolle nach Intubation (s. unten)
— Tubusfixation (Längenmarkierung des Endotrachealtubus)
— Konnektion an Atembeutel, danach an Beatmungsmaschine (kontrollierte Beatmung, BiPAP)
— Vertiefung und Fortführung der Narkose:
  — a) Langzeit-Intensivpatient: Sufentanil plus Midazolam
  — b) zu erwartender Kurzzeitintensivpatient: Remifentanil plus Propofol
— Anlage Magensonde
— Röntgen-Thorax zur Lagekontrolle der Tubustiefe (Ziel: Tubusspitze 3–5 cm oberhalb der Carina tracheae) und Beurteilung des Lungenparenchyms/Pleura

Standardeinleitung

— Flachlagerung, Jackson- oder Schnüffelposition
— Ca. 5 min Präoxygenierung → dicht abschließende Gesichtsmaske (F_iO_2 1, Auffüllen/Denitrogenierung der funktionellen Residualkapazität)
— Opioid: 0,1–0,2 mg Fentanyl (2–5 µg/kg KG)
— Sedativum: Propofol (1–3 mg/kg KG), Thiopental (3–5 mg/kg KG), ggf. Midazolam (0,1–0,2 mg/kg KG) ± S-Ketamin (0,5–1 mg/kg KG), (Etomidat Lipuro 0,2–0,3 mg/kg KG, NNR-Insuffizienz)
— Ggf. Muskelrelaxanzien: Rocuronium (0,6 mg/kg KG), Atracurium (0,4 mg/kg KG), ggf. Succinylcholin (0,5–1 mg/kg KG)
— Guedel- oder Wendl-Tubus einlegen
— Maskenbeatmung (weitere Präoxygenierung)
— Esmarch-Handgriff: Kopf überstrecken, Unterkiefer nach vorne-oben ziehen
— C-Griff oder doppelter C-Griff bei schwieriger Maskenbeatmung (2 Personen)
— Sobald „weich": dann Intubation

> ❱ Als Antidot für Rocuronium sollte insbesondere im Rahmen einer „can't intubate, can't ventilate"-Situation die Substanz Sugammadex (Bridion 100 mg/ml) zur Verfügung stehen (Notfalldosierung: 16 mg/kg KG als Bolus i.v.). Sugammadex ist ein modifiziertes γ-Cyclodextrin, welches Rocuronium einkapselt und mit ihm einen stabilen Komplex bildet.

Der Einsatz von Etomidat bei septischen Patienten wird weiterhin kontrovers diskutiert. Die aktuelle Datenanalyse kommt jedoch zum Schluss, dass ein einmaliger Einsatz von Etomidat mit keiner Mortalitätserhöhung assoziiert ist. Das Risiko einer Nebenniereninsuffizienz sollte jedoch berücksichtigt werden (Gu et al. 2015).

Blitzintubation (Quick/Crash-Intubation)
- Oberkörperhochlagerung (40–50°)
- Ggf. Protonenpumperhemmer vor Einleitung (z. B. 80 mg Pantoprazol i.v.) und ggf. Einlegen einer Magensonde
- Präoxygenierung → keine Maskenbeatmung
- Opioid: 0,1–0,2 mg Fentanyl
- Relaxans, z. B. 10 mg Rocuronium (subrelaxierende, Priming-Dosis)
- Sedativum: Propofol, Thiopental, ggf. Midazolam ± S-Ketamin (Etomidat Lipuro)
- Relaxans: Rocuronium (Antagonisierung: Sugammadex 1 Amp. ~200 €), Atracurium, ggf. Succinylcholin
- Kein Sellik-Handgriff, da Gefahr der Ösophagusruptur
- Umgehende Intubation (sofort blocken) und wenn initial nicht geschehen → Einlegen einer Magensonde (Absaugen)

Intubationsvorgang

> ❱ Maximal 2 Intubationsversuche.

- Kopflagerung: leicht erhöht in Neutralposition, angehobene Reklination (Jackson-Position)
- Mund öffnen mittels Scheren- bzw. Kreuzgriff

- Laryngoskop in der linken Hand von rechts einführen und Zunge nach links verdrängen
- Vorschieben des Laryngoskops in die glosso-epiglottische Gewebefalte (sog. Valleculae) → die Epiglottis dabei nicht aufladen
- Einstellung des Larynx → Zug des Laryngoskops mit der Spatelspitze nach vorne oben/in Richtung Mundboden/in Griffrichtung, keine Hebel- oder Kippbewegungen
- Ggf. Videolaryngoskopie: deutlich bessere Visualisierung der Glottisregion, zudem Lehr-/Lerncharakter
- Endotrachealtubus mit aufgesetzter Blockerspritze über die Stimmritze einführen bis proximale Cuffbegrenzung ca. 2 cm unterhalb der Glottis zu liegen kommt (äußerer Farbring am Tubus verschwindet gerade)
- Intubationstiefe: ca. 20–24 cm ab Zahnreihe
- Tubuscuff blocken
  - Cuffdruck kontrollieren
  - Manometer

Kontrolle der endotrachealen Intubation
- Direkte (während der Intubation) oder indirekte Laryngoskopie (Videolaryngoskopie)
- Auskultation von Lunge (links und rechts, seitengleiche oder einseitige Beatmung) plus Auskultation des Magens → ösophageale Tubusfehllage?
- Monitoring: Kapnographie (CO_2-Eliminationskurve, S_aO_2)
- Beatmungsparameter (Volumenkurve)
- Ultraschall der Trachea (Double-Tract-Sign bei ösophagealer Fehlintubation)
- Flexible Bronchoskopie

> ❱ Sichere Zeichen der Intubation sind die direkte/indirekte Laryngoskopie (Augen/Videolaryngoskopie), die Kapnographie und die Bronchoskopie.

Videolaryngoskopie oder indirekte Laryngoskopie
- Die Videolaryngoskopie erhöht die Erfolgswahrscheinlichkeit einer erfolgreichen Intubation.

- C-MAC PM: Der Monitor wird direkt auf den Spatel aufgesteckt.
- GlideScope AVL single use: Die Videoeinheit am Spatel ist über ein Kabel mit dem Monitor verbunden.
- C-MAC mit externem Monitor: Der Spatel ist mit dem Monitor über ein Kabel verbunden.

1.6.4 Schwierige Intubation/Atemweg („difficult airway")

> Die Anwendung von Intubationsbundles – Präoxygenierung mit ggf. NIV, Anwesenheit von 2 Ärzten, Kapnographie, RSI („rapid sequence induction"), Fluid loading, frühe Administration von Vasopressoren in Form einer hausinternen Intubationscheckliste (SOP, standard operating procedure) zur Vermeidung von Komplikationen wird empfohlen. Obwohl sich die S1 Leitlinie zum Atemwegsmanagement primär auf präoperative Patienten bezieht, so stellt sie dennoch eine Hilfestellung dar (Piepho et al. 2015).

Abschätzung der Intubationsbedingungen

- Anamnese mit Abfragen von Prädiktoren für einen schwierigen Atemweg: Kiefer-/ Gesichtsanomalien (z. B. Prognathie), Adipositas, Schlafapnoesyndrom, kurzer oder umfangreicher Hals, Raumforderungen (HNO-Tumoren), Makroglossie, eingeschränkte Mundöffnung ≤3 cm, eingeschränkte HWS-Beweglichkeit, desolater Zahnstatus, Vollbartträger, Stridor (?), Struma, Tracheadeviation/-stenose, Schwangerschaft, Zustand nach Neck-Dissection/Narben, Bestrahlung im Halsbereich, Zustand nach schwieriger Intubation
- **Mallampati-Klassifikation nach Samsoon und Young** (orale Inspektion)
  - Klasse I: Pharynxhinterwand, weicher Gaumen, Uvula, Gaumenbögen sichtbar
  - Klasse II: nur Uvulabasis sichtbar, Uvulaspitze nicht sichtbar

- Klasse III: nur weicher Gaumen sichtbar
- Klasse IV: nur harter Gaumen sichtbar
- **Cormack- und Lehane-Klassifikation** (direkte Laryngoskopie)
  - Klasse I: Glottis komplett einsehbar
  - Klasse II: nur hinteres Drittel der Glottis einsehbar
  - Klasse III: nur Epiglottis erkennbar, keine Glottis
  - Klasse IV: weder Glottis noch Epiglottis erkennbar
- **Test nach Patil:** mentothyreoidaler Abstand, d. h. Abstand zwischen Kinn und Schildknorpelprominenz unter maximaler Kopfreklination, Norm: >6,5 cm, schwierige Laryngoskopie: <6 cm
- **Test nach Savva:** sternomentaler Abstand, schwierige Laryngoskopie <12,5 cm

> Mit einer Wahrscheinlichkeit von 0,008 % ist mit einer unerwarteten „Can not ventilate, can not intubate"- Situation zu rechnen.

Vorgehen bei schwieriger Intubation/Ventilation
(◻ Abb. 1.3, ◻ Tab. 1.9)

Optimierung der Intubationsbedingungen

- Hilfe (Erfahrung) hinzuholen
- Maskenbeatmung mit 2 Personen
- Rückkehr der Spontanatmung prüfen
- Tiefe Narkosetiefe (ggf. Relaxation mit Succinylcholin oder Rocuronium)
- Laryngoskop mit großem Spatel wählen *oder* spezielle Laryngoskope (z. B. McCoy-Laryngoskop) *oder* Videolaryngoskopie
- Kopfposition optimieren
- Anwendung von BURP („backward-upward-rightward pressure") oder OELM-Manöver („optimal external laryngeal manipulation")
- Maximal 2 Intubationsversuche mit direkter Laryngoskopie, da das Risiko für lebensbedrohliche Komplikationen (insbesondere Hypoxie, Bradykardie, Asystolie) mit jedem weiteren erfolglosen Intubationsversuch ansteigt

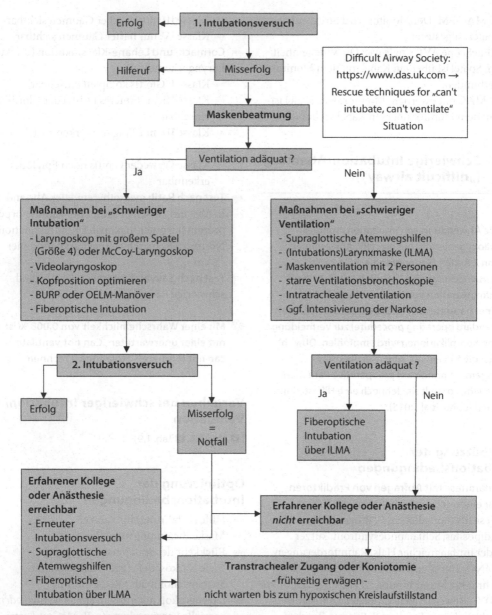

■ **Abb. 1.3**   Algorithmus zum Vorgehen beim schwierigen Atemweg. (BURP = „backward-upward-rightward pressure", OELM = „optimal external laryngeal manipulation")

Supra-/Extraglottische Atemwegshilfen

(■ Tab. 1.10)

— Larynxmaske (meist Größe 4, Füllvolumen: 30 ml): Die Larynxmaske stellt derzeit die am besten evaluierte supraglottische Atemwegshilfe dar. Nachteil ist der geringe Aspirationsschutz.

— Larynxtubus (proximaler pharyngealer und distaler ösophagealer Cuff) → im Notfall
— Spezielle Tuben, z. B. ösophagotrachealer Doppellumen- bzw. Kombitubus (proximaler pharyngealer und distaler ösophagealer/ trachealer Cuff; Männer: 41 Ch, Frauen: 37 Ch)

■ Tab. 1.9 Schwieriger Atemweg

Kasus 1: erwartet (individuelle Planung)	Kasus 2: unerwartet
Erfahrene Kollegen/Anästhesie stets involvieren bzw. bei Unsicherheit direkt hinzuziehen	Bei mehr als 2 Intubationsversuchen: Notfall → Erfahrene Kollegen/Anästhesie hinzuziehen, Maskenbeatmung mit 2 Personen
Wachintubation: blinde nasale Intubation	Intubation über Führungsstab, z. B. „gum-elastic bougies"
Wach-fiberoptische Intubation (Tubus wird über Bronchoskopie vorgeschoben)	Spezielle Laryngoskope (McCoy)
Fiberoptische Intubation über nasopharyngealen oder oropharyngealen Weg, über Gesichtsmaske oder Larynxmaske/Intubationslarynxmaske (Fastrach), ggf. Video-assistiert	Supraglottische Atemwegshilfen
Tracheotomie	Fiberoptische Intubation über nasopharyngealen oder oropharyngealen Weg, über Gesichtsmaske oder Larynxmaske/Intubationslarynxmaske (Fastrach), ggf. Video-assistiert
	Ggf. Koniotomie (Inzision der Membrana cricothyreoidea), retrograde Intubation, perkutane Jetventilation, Notfalltracheotomie

■ Tab. 1.10 Supraglottische Atemwegshilfen

Typ	Beschreibung	Platzierung
Larynxmaske ("laryngeal mask airway", LMA)	Dr. Brain (1983) Transglottische Überdruckbeatmung durch Cuff-Abdichtung zum Oropharynxbereich	Applikation von Gleitmittel auf den dorsalen Teil der LMA; Vorschieben mit Zeige-/Mittelfinger in Richtung Hypopharynx, Widerstand zeigt an, dass LMA platziert ist; Cuff blocken (Größe 4 ~20–30 ml Volumen, maximal Cuffdruck: 60 cm H_2O)
Larynxtubus („laryngeal tube", LT)	Dr. Agro (1999) Ähnlich Combitubus, jedoch zweigeteilter Cuff mit großem oropharyngealem und kleinem distalem Verschlussballon; Larynxtubus S: LT mit distalem Drainagekanal (S = „suction")	Platzierung wie Combitubus; Vorsicht, dass der empfindliche Cuff nicht mit scharfkantigen Zähnen in Kontakt kommt; Cuff blocken (Volumen: ca. 70 ml, Cuffdruck: 60–80 cmH_2O)
Combitubus ("esophageal tracheal combitube", ETC)	Dr. Fraas (1987) Doppellumentubus mit großvolumigem oropharyngealem Cuff (Füllvolumen 85–100 ml) und kleinvolumiger trachealer/ösophagealer (Füllvolumen 12–15 ml), Variante: EasyTube (EzT) Dr. Gaitini (2011), weiterer osöphagotrachealer Doppellumentubus	Platzierung des Combitubus bis zu den Markierungen (Zahnreihe), blocken des oralen und dann des distalen Cuffs, Testbeatmung über längeren Tubus, komplexe Handhabung und höhere Komplikationsrate (Ösophagusverletzungen)
I-Gel-Larynxmaske	Dr. Nassir (2003) Kehlkopfmaske ohne aufblasbaren Cuff	Platzierung wie LMA; Abdichtung erfolgt über spezielle thermoplastische Elastomere, oropharyngeale Anhaftung bei Körpertemperatur

Endoskopische Intubationstechniken

- Starre oder flexible endoskopische Intubation
- Problem: meist schwierig und zeitaufwendig beim akut unerwarteten schwierigen Atemweg

Ultima ratio: translaryngeale/ transtracheale Techniken

- Koniotomie (Durchtrennung des Lig. cricot- hyroideum): „Catheter-over-needle-Technik" oder chirurgische Koniotomie
- Tracheotomie: meist chirurgische Tracheotomie
- Translaryngeale/transtracheale Oxygenierung und Ventilation: Ziel ist eine Diffusionsoxy- genierung, d. h. transtracheale Insufflation von Sauerstoff mit hohem Fluss (apnoeische Oxygenierung), mit dem Problem der unzurei- chenden Exspiration (Hyperkapnie) und des Barotraumas

> Bei Problemen im Rahmen der direkten Laryngoskopie sollte umgehend ein Hilferuf ausgesandt werden, denn: „Patients do not die from a ,failure to intubate'. They die either from failure to stop trying to intubate or from undiagnosed oesophageal intubation" (Scott 1986). Bei erwartetem schwierigem Atemweg sollte die fiberoptische Wachintubation erwogen werden.

1.6.5 Nachsorge

- Vitalzeichenkontrolle
- Einstellung der Beatmungsparameter
- Dokumentation (Datum/Zeit, verabreichte Medikamente, Tubusgröße, Intubations- tiefe – Längenmarkierung, Besonderheiten, z. B. schwierige Intubation)

1.6.6 Komplikationen

- Fehlintubation
- Einseitige Intubation (rechter Hauptbronchus)
- Laryngospasmus

- Kreislaufdepression (Prophylaxe: Noradrena- lin-Perfusor als Stand-by)
- Aspiration bis Aspirationspneumonie
- Traumatische Verletzungen (Verletzung von Zähnen, Kehlkopf oder Trachea)

1.7   Perkutane Dilatationstracheotomie (PDT)

1.7.1 Indikationen

- Langzeitbeatmung (erwartete Gesamtbeat- mungsdauer >14 Tage)
  - Vermeidung von Spätfolgen der endotra- chealen Intubation (z. B. chronische Larynxschädigung)
  - Erleichterung der Pflege (erleichterte Bronchialtoilette und Pflege des Nasen-Rachen-Bereichs)
  - Aspirationsschutz (persistierende Dysphagie)
  - Verbesserung der Möglichkeit der Kommu- nikation (Sprechkanüle)
  - Verbesserung des Weanings (prolongiertes Weaning, insbesondere bei COPD)
- Trachealstenosen (→ konventionelle Tracheos- tomie durch HNO)

> Obwohl bisher eine frühzeitige Tracheotomie favorisiert wurde (Scales et al. 2008), besteht aktuell verglichen mit der späten Tracheotomie kein Vorteil durch eine Frühtracheotomie (bis Tag 10) (Terragni et al. 2010).

Eine Evidenz für eine routinemäßige Frühtracheo- tomie besteht nicht (Terragni et al. 2014). Eine Früh- tracheotomie beeinflusst nach aktueller Studienlage weder die Mortalität, die Beatmungsdauer, die Intensivverweildauer noch die ventilatorassoziierte Pneumonierate (Szakmany et al. 2015).

Falls eine langfristige außerklinische Beat- mung mit höchster Wahrscheinlichkeit abzusehen ist, wird ein chirurgisch angelegtes Tracheostoma empfohlen. Wird eine Beatmungsdauer von mehr als 2 Wochen erwartet, so kann eine Tracheotomie erwogen werden.

1.7.2 Kontraindikationen

- Schwierige Intubationsverhältnisse (kurzer, dicker Hals)
- Inadäquate Blutgerinnung
- Infektionen im Punktionsgebiet
- Anatomische Hindernisse (Zustand nach Gesichts-/Halschirurgie, Neck-Dissection, Bestrahlung)
- Kinder (hohe Elastizität der Trachea mit Verletzungsrisiko der Trachealhinterwand)
- Instabile Kreislaufsituation
- Instabile Halswirbelsäule
- Struma
- Zustand nach Tracheotomie (relativ)
- Schwierige respiratorische Situation (hoher PEEP, hohe F_iO_2; z. B. bei ARDS)
- Trachealtumoren (HNO-/MKG-Patienten)
- Vorbestehende Tracheomalazie

> **Bezüglich der perkutanen Dilatationstracheotomie (PDT) existiert eine Multistep- oder Single-Step-Dilatationstechnik. Die modifizierte „Ciaglia-Single-Step-Technik" stellt aufgrund der Einfachheit und wenigen Blutungskomplikationen die Methode der Wahl dar.**

Andere Techniken wie z. B. Griggs, Fantoni, PercuTwist, Blue Dolphin seien lediglich der Vollständigkeit aufgeführt.

1.7.3 Vorbereitungen

- Patientenaufklärung, Angehörige in Kenntnis setzen, ggf. Betreuung einleiten
- Überprüfung der Kontraindikationen, insbesondere F_iO_2 >70 %, PEEP ≥10 mm Hg
- Pausierung der enteralen Ernährung
- Präinterventionelle Sonographie des Halses (Halsanatomie: Gefäße, Schilddrüse)
- Material: perkutanes Tracheostomie-Set
- Monitoring: EKG, Blutdruck, S_pO_2 Bronchoskopie
- Bronchoskopieturm: Überprüfung auf Vollständigkeit und Funktion
- Überprüfung der Trachealkanüle (Cuff?)

- Personal: zwei Ärzte (Endoskopiker [Kopfende] und Operateur), eine Pflegekraft
- Beatmung: F_iO_2 1,0 mindestestens 15 min vor dem Eingriff
- Patientenlagerung: Rückenlagerung, leichte Kopfüberstreckung
- Hautdesinfektion des Halses und Abdecken mit sterilen Tüchern
- Analgosedierung anpassen, ggf. intensivieren
- Bougierinstrumente (Dilatatoren) mit Kompressen nässen, Trachealkanüle ausreichend mit Gleitmittel versehen

1.7.4 Durchführung

- Platzierung des Bronchoskops: Zurückziehen des Tubus bis Rima glottidis, ggf. Larynxmaske
- Nadelpunktion (2.-4. Trachealspange): 1–2 cm, 90° Winkel unter Aspiration (NaCl 0,9 % in Spritze) bis die Nadel vom Endoskopiker gesichtet wird; Führungsdraht über die Nadel nach kaudal schieben (Seldinger-Technik)
- Dilatation des Punktionskanals mit speziellen Prä-/Dilatatoren
- Einsetzen der Trachealkanüle unter Hilfe eines passenden Dilatators
- Anschließend Cuff blocken
- Fixierung der Trachealkanüle: Hautnaht und Halsbändchen
- Beatmungsschlauch auf die Trachealkanüle umstecken
- Abschließende Bronchoskopie über die Trachealkanüle und Inspektion des Tracheobronchialsystems

> **Die ultraschallgesteuerte perkutane Dilatationstracheotomie (PDT) stellt eine Alternative zur Bronchoskopie-gesteuerten Punktion dar (Gobatto et al. 2016).**

1.7.5 Nachsorge

- Röntgen-Thorax
- **Punktionstracheotomie nach Ciaglia:**
  - Kanülenwechsel nur durch den Erfahrenen:

- Zeitpunkt: ca. 1 Woche nach Tracheostomieanlage
- Lagerung: dabei Patient wie bei Tracheostomieanlage in die gleiche Position bringen
- Notfallmaßnahmen, falls sich Wundränder nach Kanülenentfernung schließen: kleiner Endotrachealtubus (5,5 mm ID) einführen
- **Epithelialisiertes Tracheostomie durch HNO oder MKG:**
  - Kanülenwechsel: 2 Tage nach Tracheostomieanlage
  - Fädenentfernung: 10 Tage nach Tracheostomieanlage
- **Kanülenmanagement zusammen mit der Logopädie:**
  - Tuben bzw. Trachealkanülen mit subglottischer Absaugung
  - Cuff pressure Monitoring (<25 mm Hg)

❯ **Tuben bzw. Trachealkanülen mit „subglottischer Absaugung" werden zur Vermeidung von ventilatorassoziierten Pneumonien empfohlen (Carter et al. 2014).**

1.7.6 Komplikationen

- O_2-Entsättigungsphasen
- Bronchospasmus
- Akzidentelle Extubation während der Bronchoskopie über den Tubus
- Blutungen (Schilddrüsennähe)
- Trachealwandverletzungen (insbesondere tracheale Hinterwand)
- Pneumothorax/Pneumomediastinum
- Hautemphysem
- Trachealringfrakturen
- Ösophagusverletzungen
- Aspirationspneumonie
- Mediastinitis/Sepsis
- Wundinfektionen/Stomainfektionen
- Kanülendislokation durch den Patienten selber/beim Wechseln
- Langzeitschäden (Trachealstenose, Tracheomalazie)
- Tod (prozedurbedingte Mortalität 0,17 %)

1.8 Tansvenöser temporärer Schrittmacher

1.8.1 Indikationen

- Entsprechend den ESC-Guidelines 2013 (Brignole et al. 2013): Höhergradige AV-Blockierungen ohne Ersatzrhythmus und lebensbedrohliche (hämodynamische relevante) Bradyarrhythmien
- Notfallvorbereitung: ggf. Bridging mit transkutanem Schrittmacher (Defibrillator-Einheit) unter Analgosedierung → Durchführung → Nachsorge (Indikationsstellung permanenter SM)

1.8.2 Kontraindikationen

- Im Notfall keine

1.8.3 Vorbereitung

❯ **Im absoluten Notfall sollte ein Bridging mittels transkutanem Pacing (Defibrillator-Einheit) unter Analgosedierung erfolgen.**

- Möglichkeiten der Überbrückung bei lebensbedrohlichen, hämodynamisch relevanten Bradykardien:
  - **Transkutaner Schrittmacher** in antero-posteriorer Ableitung unter Analgosedierung (Stimulationsfrequenz: ca. 80/min; Energie: 120–200 mA)
  - **Transösophagealer (transgastraler) Schrittmacher** unter Analgosedierung: Sondenpositionierung bis in den Magen, nach Abwinkelung erfolgt Rückzug bis zum Auftreten des Widerstandes am Magenfundus (Impulsbreite: 10–40 ms, Stromstärken: 10–20 mA)
  - Ggf. kardiopulmonale Reanimation
- Medikamentöser Versuch: Atropin, Orciprenalin, Adrenalin, Theophyllin
- Patientenaufklärung

- Material: bipolare Schrittmachersonde (Ringanode), 6 French-Schleuse (Introducer), Schutzhülle, externes Schrittmacheraggregat, sterile Utensilien wie beim ZVK (s. dort)
- Labor: zelluläre und plasmatische Gerinnung, Hb-Wert, Elektrolyte
- Monitoring: EKG (Aktivierung des Systolentons), Blutdruck, S_pO_2

1.8.4 Durchführung

- Patientenaufklärung
- Ausreichende Lokalanästhesie
- Punktionsorte: V. jugularis interna dextra (Intensivstation), V. femoralis (Herzkatheterlabor), V. subclavia rechts (links vermeiden bei geplanter permanenter Schrittmacheranlage)
- Anlage einer venösen Schleuse mittels Seldinger-Technik, Annaht/Fixierung
- Schutzhülle auf Schleuse aufsetzen, um spätere Positionskorrekturen ohne Kontamination zu ermöglichen
- Schrittmacher über Rückschlagventil der Schleuse einführen
- Schrittmacherelektrode durch Schleuse ins Gefäß einführen
- Elektrode ca. 12–15 cm vorschieben (s. Markierung), dann erst Ballon zur Einschwemmung aufblasen und einschwemmen bis in den rechten Ventrikel
- Möglichkeiten der Platzierung der Schrittmachersonde:
  - Unter Anschluss an das Schrittmacheraggregat: im Notfall auf Intensivstation
  - Unter Durchleuchtung: z. B. Herzkatheterlabor oder OP
  - Unter EKG-Kontrolle über die Schrittmachersonde (schwierige Interpretation): ST-Streckenelevation ~Wandkontakt
  - Unter echokardiographischer Kontrolle
- Initiale Schrittmachereinstellung bei Platzierung unter Aggregatanschluss:
  - Modus: VVI (bei erhaltenem Eigenrhythmus oder Vorliegen eines permanenten Schrittmachers) oder VOO (bei Asystolie)

- Energie (Output): submaximal
- Sensing: 2,5–3 mV
- Stimulationsfrequenz: mindestens 10–20/min über der Eigenfrequenz
- Später alle Parameter individuell optimieren, d. h. Bestimmung der Reizschwelle (langsame Steigerung der Ausgangsstromstärke) und des Sensings
- Effizienzkontrolle: Palpation der A. femoralis
- Sichere Fixierung der Sonde in der Schutzhülle

1.8.5 Nachsorge

- Röntgen-Thorax: Lagekontrolle der Schrittmacherelektrode, Knoten-/Schleifenbildung, Ausschluss eines Pneumothorax
- Ggf. Rücksprache mit Kardiochirurgie/Kardiologie bezüglich der Implantation eines permanenten Schrittmachers, ggf. CRT-D/P-System

> **Die Schrittmacherschleuse sollte aus infektiologischer Sicht nicht als i.v.-Zugang benutzt werden.**

1.8.6 Komplikationen

- Arrhythmien
- Perikardtamponade
- Knoten-/Schleifenbildung der Elektrode (Trikuspidalklappe)
- Sondendislokation
- Diskonnektion
- Endokarditis
- Thromboembolische Ereignisse
- Sonst wie bei ZVK (Pneumothorax etc.)

1.9 Aszitespunktion

1.9.1 Indikationen

- Ursachenfindung des Aszites
- Diagnostische Abklärung: Eine diagnostische Aszitespunktion soll in der Regel

bei neu aufgetretenem Aszites erfolgen,
bei allen Patienten mit Leberzirrhose und
Komplikationen
— Entlastung (therapeutisch)

1.9.2 Kontraindikationen

— Inadäquate Gerinnungssituation
— Lokale Hautveränderungen (Infektionen)

1.9.3 Vorbereitung

— Patientenaufklärung (Schmerzen, Blutung,
Hämatom, Infektion, Organverletzung,
Postparazentese-Kreislaufdysfunktion)
— Labor: Gerinnung, kleines Blutbild
— Gerinnungsmanagement vor Punktion:
Thrombozytensubstitution vor Punktion bei
Thrombozytopenie <20.000/µl; Substitution
von Gerinnungsfaktoren bei Quick-Wert <20
% bzw. INR>2,5
— Utensilien: sterile Abdecktücher, sterile
Handschuhe, 10-ml-Spritzen, sterile
Kompressen, Lokalanästhetikum, Punktions-
nadel/Venenverweilkanüle, optimal spezielles
Aszitespunktionsset, Skalpell, ggf. Dilatator
und Nahtmaterial
— Lokalanästhesie (dünne Nadel, 22 G)

1.9.4 Durchführung

— Lagerung: Rückenlage mit leichter
Oberkörperhochlagerung
— Punktionslokalisation (sonographische
Überprüfung): kaudale, laterale
Abdominalquadranten
— Punktionsort: meist linker Unterbauch
(Nachteil rechter Unterbauch: ggf. geblähtes
Zökum oder Appendizitisnarbe mit erhöhter
Gefahr der Darmperforation), möglichst lateral
der epigastrischen Gefäße
— Punktion: z. B. 6-French-Schlottmann-Para-
zentese-Nadel
— Vorschieben der Nadel/Venenverweilkanüle
unter Aspiration, schräger Durchtritt im

45°-Winkel durch die Haut, d. h. Punktion
in zwei verschiedenen Gewebehöhen oder
Z-Durchstichtechnik (besserer Verschluss
des Punktionskanals und Verhinderung einer
Aszites-Leckage)

1.9.5 Nachsorge

— Versendung des Aszitesmaterials: Mikrobio-
logie, Hauptlabor (Zellzahl, Differenzierung,
Gesamteiweiß, Cholesterin, CEA, LDH,
Glukose), Zytologie (maligne Zellen),
Pathologie
— Anlage eines sterilen Verbandes
— Großvolumige Parazentese (>5 l): Ersatz
von 6–8 g Humanalbumin i.v. pro 1 l Aszites
(meist 20 %-ig) bei Punktionsmengen >5 l zur
Vermeidung der sog. Postparazentese-Kreis-
laufdysfunktion (Gerbes et al. 2011)
— Kleinvolumige Parazentes (<5 l): Die Gabe von
Humanalbumin oder eines Plasmaexpanders
ist nicht notwendig
— Peritonealdrainage: Die Effektivität einer
kontinuierlichen peritonalen Drainage zur
Aszitestherapie ist nicht belegt (erhöhte
Infektionsgefahr), ggf. Diskussion in palliativer
Situation

1.9.6 Komplikationen

— Protrahierter Austritt von Aszites durch den
Stichkanal (5 %)
— Peritonitis oder ein Bauchdeckenabszess nach
Darmperforation (<1 %)
— Einblutungen in die Bauchdecke oder intra-
peritoneale Blutungen (0,1–1 %)

1.10 Knochenmarkpunktion/-biopsie/ Aspirationszytologie

1.10.1 Indikationen

— Diagnosesicherung, Staging und Verlaufskontrolle von Erkrankungen mit Veränderungen
des Knochenmarks

- Uneinheitliche Klinik mit unklarer Blutbildveränderung
- Dringender Verdacht auf eine hämatologische Erkrankung
- Knochenmarkinfiltration durch Karzinom oder Systemerkrankung
- Knochenmarkbiopsie (Stanzzylinder): Punctio sicca, hypoplastische Erkrankungen (z. B. aplastische Anämie), myeloproliferative Erkrankungen, M. Hodgkin, maligne Lymphome, Osteopathien (z. B. M. Paget)
- Aspirationszytologie: Leukämien, unklare Anämien, Leukopenien, Lymphome mit diffusem Verteilungsmuster

1.10.2 Kontraindikationen

- Schwere Gerinnungsstörungen
- Lokale Infektionen
- Osteomyelitis im Bereich der Punktionsstelle

1.10.3 Vorbereitung

- Patientenaufklärung, wenn möglich am Vortag (Schmerzen, Blutung, Hämatom, Infektion, Nerven-/Organverletzung)
- Labor: plasmatische und zelluläre Gerinnung, kleines Blutbild (ggf. Thrombozytensubstitution vor Punktion bei ausgepräger Thrombopenie <10.000/µl)
- Material: Einmalpunktionsbestecke und Einmalpunktionsnadeln, sterile Handschuhe, Abdecktücher, 10-ml-Spritzen, Kompressen, Skalpell, Nierenschale, Glasscheibe, Objektträger, 10-ml-EDTA-Röhrchen, 20-ml-Spritze mit 5000 I.E. Heparin
- Lokalanästhesie (z. B. 10 ml Lidocain, Allergie?) bis einschließlich Periost
- Ggf. Kurznarkose (Midazolam, Piritramid)

1.10.4 Durchführung

- **Punktionsorte**
  - Hinterer Beckenkamm: Spina iliaca posterior superior (häufig!)
  - Vorderer Beckenkamm: Spina iliaca anterior superior (bei Problempatienten)
  - Sternum/Corpus sterni (selten, nur in Ausnahmefällen; z. B. nach Radiatio des Beckens; Gefahr: Aorta- und Myokardverletzung)
- **Lagerung** (Beckenkammpunktion): stabile Seitenlage oder Bauchlagerung
- **Punktionsnadeln**
  - Jamshidi-Nadel (Gewinnung von Stanzzylinder)
  - Rosegger-Nadel mit Abstandhalter (Aspirationszytologie)
- **Knochenmarkbiopsie** (Stanzzylinder, ca. 2–4 mm dick und ca. 2–3 cm lang)
  - Stichinzision der Haut
  - Punktion mittels Jamshidi-Nadel
  - Durchbohrung der Kompakta (= Kortikalis) mit arretiertem Mandrin
  - Mandrin entfernen und weitere 3 cm in die Spongiosa vorschieben unter Rüttelbewegungen
  - Bei ausreichend langer Stanze Nadel unter abscherenden Bewegungen mehrmals 360° rotieren, bis sich schließlich der Stanzzylinder an der Spitze im Beckenkamm löst
  - Danach Anfertigung von Abrollpräparaten von der Knochenmarkstanze sowie Quetschpräparaten und Mäanderausstrichen zur zytologischen Auswertung
  - Anschließende Einbettung/Fixation des Zylinders
- **Aspirationszytologie** (meist im Anschluss an die Knochenmarkbiopsie)
  - Punktionsnadeln nach Klima und Rosegger
  - Punktion des Knochenmarks durch die bereits erfolgte Hautinzision unter drehender Bewegung bis ca. 2 cm in die Spina
  - Punktionsrichtung: schräger Winkel zur Biopsierichtung
  - Mandrin entfernen und 10-ml-Spritze aufsetzen
  - Vor dem Aspirieren den Patienten informieren, da schmerzhaft (!)
  - Aspiration mit 10-ml-Spritze
  - Verteilung des Knochenmarkblutes auf eine schräg in einer Nierenschale stehende

Glasschale (makroskopisch erkennt man stecknadelkopfgroße Bröckel des Markgewebes)
- Anfertigung von Markbröckelausstrichen auf einen Objektträger (Zytologie, hämato-onkologisches Labor, Pathologie)
- Weitere Analysen: EDTA-Knochenmarkblut (Zytologie, Immunologie und/oder Moleku-larbiologie) und Heparin-Knochenmarkblut (Zytogenetik)

1.10.5 Nachsorge

- Anlage eines sterilen Verbandes
- Kompressionsverband/Sandsack für mindestens 20 min, mindestens 1 h Bettruhe
- Lagerung auf den Kompressionsverband

1.10.6 Komplikationen

- Nachblutungen (sehr selten retroperitoneale Blutung)
- Ggf. Frakturen bei Patienten mit bekannten Osteolysen (z. B. ossäre Metastasen, multiples Myelom)

1.11 Liquorpunktion/Lumbalpunktion

1.11.1 Indikationen

- **Diagnostik**
  - Neurologie: Verdacht auf Infektionen (Meningitis, Enzephalitis, Meningoen-zephalitis, Myelitis, Neuroborreliose), unklares Koma, Demenzdiagnostik, Polyneuritis/Guillain-Barré-Syndrom, Multiple Sklerose, Liquordruckmessung
  - Innere Medizin/Onkologie: Diagnose-stellung einer ALL oder eines lymphatisch differenzierten Blastenschubs einer CML (wegen häufigem meningealem Befall), ZNS-Beteiligung bei Systemerkrankungen/ Meningeosis carcinomatosa
- **Therapie**
  - Intrathekale Gabe von Zytostatika (Chemotherapie)

- Passagere lumbale Drainage bei Liquorresorptionsstörung

1.11.2 Kontraindikationen

- Erhöhter intrakranieller Druck (Gefahr der zerebralen Einklemmung)
- Lokale Infektionen im Bereich der Punktionsstelle
- Schwere Gerinnungsstörungen (Thrombozy-tenzahlen <20.000/µl erfordern die Substitution von Thrombozyten vor der Punktion, Quick-Wert <50 %, INR >1,7); ASS 100 mg oder Low-dose-Dosierung von niedermoleku-laren Heparinen stellen keine Kontraindikation dar

> **Zur diagnostischen Lumbalpunktion existiert eine S1-Leitlinie aus dem Jahre 2012, auf die hingewiesen sei (Woitalla et al. 2012).**

1.11.3 Vorbereitung

- Patientenaufklärung
- Labor: plasmatische und zelluläre Gerinnung, Hb-Wert
- Punktionsnadeln (20–22 G)
  - Atraumatische Nadel, z. B. „Sprotte"- oder Whitacre-Nadel (konischer Schliff); bei der Wahl der Sprotte-Nadel ist ein Introducer zu verwenden.
  - Traumatische Nadel, z. B. Yale- oder „Quincke"-Nadel (scharfer Schliff)
  - Während die Sprotte-Nadel die Inzidenz postpunktioneller Kopfschmerzen senkt, ist die Quincke-Nadel v. a. bei eiweiß- oder zellreichem Liquor geeignet, da sie einen dickeren Innendurchmesser hat.
- Material: Punktionsnadeln, sterile Handschuhe, Abdecktücher, Kompressen, Liquorröhrchen, Lokalanästhetikum, steriles Pflaster
- Ausschluss von Hirndruckzeichen (sonst Gefahr der Hirnstammeinklemmung), d. h. bei Patienten mit Vigilanzminderung oder neurologischen Auffälligkeiten sollte vor der Lumbalpunktion ein abklärendes CCT

erfolgen. Eine Augenhintergrundspiegelung (Stauungspapille?) ist wenig aussagekräftig und genügt daher nicht.

> **Das Punktionstrauma kann durch die Anwendung einer Quincke-Nadel verringert werden, indem der Punkteur die scharf geschliffene Öffnung der Nadel nach einer Seite dreht, sodass die längsverlaufenden Durafasern in ihrem Verlauf mehr auseinander gedrängt als durchtrennt werden.**

1.11.4 Durchführung

- Patientenlagerung: sitzende Position oder Seitenlagerung (jeweils Katzenbuckel)
- Lokalanästhesie (z. B. Lidocain, Allergie?)
- Punktionsstelle (Verbindungslinie der dorsalen Beckenkämme): zwischen L3/4 oder L4/5 (Rückenmark endet auf Höhe von L1/L2: Conus medullaris und Cauda equina)
- Strenge mediane Punktion mit atraumatischer Sprotte-Nadel
- Punktionsrichtung: leicht nach kranial
- Nadelöffnung sollte so eingestellt werden, dass sie parallel zum Verlauf der Durafasern gerichtet ist
- Punktionskanüle solange vorschieben, bis man einen gewissen Widerstand (Dura) überwunden hat, sog. Widerstandsverlust
- Punktionskanüle wenige Millimeter weiter nach anterior vorschieben
- Memo: Lig. flavum → Epiduralraum → Dura mater → Arachnoidea → Subarachnoidalraum (Liquor)
- Mandrin entfernen und Liquor mittels Auffangröhrchen (max. 15 ml) sorgfältig auffangen (die ersten 3 Tropfen verwerfen)
- Mandrin wieder in Punktionsnadel einführen (senkt das Risiko eines postpunktionellen Kopfschmerzes) und Punktionsnadel entfernen
- Steriles Pflaster auf Punktionsstelle
- Falls sich eine Blutbeimengung zeigt (DD: iatrogen [artifizielle Blutung] oder SAB), sollten 3 Auffangröhrchen hintereinander gefüllt werden → bei iatrogener Verletzung nimmt die rote Farbe vom 1. zum 3. Röhrchen ab (sog. 3-Gläser-Probe)

1.11.5 Nachsorge

- Patientenlagerung: Bettruhe in Rückenlage für ca. 1 h nach Punktion und Hydratation (Prophylaxe des postpunktionellen Kopfschmerzes), ansonsten wird eine Frühmobilisation empfohlen
- Therapie der postpunktionellen Kopfschmerzen (24–72 h nach Punktion): Bettruhe und ggf. NSAR, evtl. epiduraler Blutpatch (epidurale Applikation von 10 ml venösem Blut)
- Makroskopische Beurteilung des Liquors und Dokumentation (Trübung, Farbe, Ausflockung)
- Versendung des Liquors: Hauptlabor (klinische Chemie insbesondere Glukose, Laktat, Gesamtprotein, Albumin, Immunglobuline, Differenzialblutbild), Zytologie, Pathologie, Mikrobiologie, Virologie
- Blutentnahme (klinische Chemie: Glukose, Laktat, Albumin, Eiweiß, Immunglobuline) zur Bestimmung bestimmter Liquor-Serum Quotienten

1.11.6 Komplikationen

- Postpunktionelles Liquorunterdrucksyndrom (5–60 %, Kopfschmerzen, Nausea)
- Selten (0,1–1 %): Herniation, intrakranielle und spinale Blutungen, Hirnnervenparesen, Inokulationsmeningitis

1.12 Thoraxdrainage

1.12.1 Indikationen

- **Notfallmäßig („emergent"):** Spannungspneumothorax
- **Dringend („urgent"):**
  - Pneumothorax
  - Hautemphysem
  - Hämatothorax
  - Hämatopneumothorax
  - Hämatoserothorax
  - Großer Pleuraerguss
  - Pyothorax (Pleuraempyem)

> **Hämodynamisch und respiratorisch stabile, spontan atmende Patienten mit radiologisch nachgewiesenem Pneumothorax (meist Mantelpneumothorax) profitieren nicht von einer prophylaktischen Anlage einer Thoraxdrainage. Eine klinische Überwachung und radiologische Kontrolluntersuchungen sind jedoch obligat. Bei beatmeten Patienten sollte dagegen jeder Pneumothorax entlastet werden.**

❗ **Cave**
Insbesondere im Rahmen von Bronchoskopien mit Biopsien von Beatmungspatienten oder Umintubation mit Eschmannstab kann ein Pneumothorax induziert werden, welcher sich rasch zu einen Spannungspneumothorax entwickeln kann.

1.12.2 Kontraindikationen (relativ)

- Dringliche Thorakotomie (Blutverlust >1–2 l)
- Multiple, pleurale Adhäsionen (z. B. Rezidivpneumothoraces)
- Abgekapselte Flüssigkeitsansammlungen
- Verdacht auf Zwerchfellruptur bei Traumapatienten

1.12.3 Vorbereitungen

- Patientenaufklärung (Blutung, Infektionen, Pleuraempyem, Fehllagen [subkutan, intrapulmonal, adominal], Verletzung innerer Organe)
- Patientenlagerung: Rückenlage, ggf. leichte Links- bzw. Rechtsseitenlage, Armabduktion über 90° nach hinten oben (Fixierung am Bettkopfende)
- Monitoring: EKG, Blutdruck, S_pO_2
- Sicherer i.v.-Zugang
- Labor: plasmatische und zelluläre Gerinnung, Hb-Wert, ggf. Kreuzblut
- Röntgen-Thorax, ggf. Verzicht bei hämodynamischer Instabilität und hochgradigem Verdacht auf Pneumothorax

- Sonographie: Flüssigkeit (Pleuraerguss, Hämatothorax) oder nach intrapleural verlagerte Organe?
- Material: Thoraxdrainage (Pneumothorax: 20–24 Ch, Hämatothorax: 28–32 Ch), steriles Set (Handschuhe, Abdecktücher, Kompressen, 10-ml-Spritzen, Skalpell mit 11er-Klinge, Nahtset/Nahtmaterial), Einmalrasierer, Desinfektionsmittel, Thoraxdrainagekasten/System, Lokalanästhetikum, stumpfe Präparierschere, spitze Schere, gebogene und gerade Klemmen
- Adäquate Analgosedierung, z. B. Midazolam plus Piritramid
- Ausreichende Oxygenierung

1.12.4 Durchführung

- Patienteninformation
- Punktionsstelle markieren, desinfizieren, Lokalanästhesie (ggf. Probepunktion)
- Orientierungshilfen
  - Mann: Mamille → 4. Rippe
  - Frau: Submammarfalte → 4. ICR bis 5. Rippe

- **Monaldi: anteriorer Zugangsweg**
- Zugang der Wahl bei Pneumothorax
- Lokalisation: 2.–3. ICR medioklavikulär
- Niemals unterhalb der Mammillarlinie (5. ICR): Gefahr der abdominellen Fehllage

- **Bülau: Minithorakotomie bzw. Trokartechnik**
- Zugang der Wahl bei Hämatothorax oder Pleuraerguss, jedoch auch bei Pneumothorax möglich
- Lokalisation: 3.–5. ICR mittlere Axillarlinie

> **„Triangle of safety" (innerhalb des Dreiecks der Achselbehaarung): lateraler Rand des M. pectoralis major/M. latissimus dorsi, vordere Axillarlinie, horizontale Linie auf Höhe der Mammillarlinie/Submammarfalte, Basis der Axilla.**

- Durchführung: Hautschnitt ca. 2 cm entlang der Rippe am Rippenoberrand (bei Frauen auf Höhe der Submammarfalte) → stumpfes Durchtrennen der Interkostalmuskulatur

mittels Schere und/oder digital → am Rippenoberrand (am Unterrand laufen Gefäße) wird
anschließend die Pleura parietalis stumpf
(häufig) oder mittels Trokar (selten) senkrecht
perforiert → Entweichen von Luft (Pneumothorax) bzw. Entleeren von Blut (Hämatothorax) → Pleurahöhle/Lunge kann nun
ertastet werden → Zeige-/Mittelfinger schließt
das Loch → Einlage der Thoraxdrainage
durch den präparierten Kanal mit Hilfe einer
gebogenen Klemme bzw. unter Führung
eines Fingers → Vorschieben der Drainage
(ca. 15–20 cm) nach ventrokranial (Pneumothorax) bzw. dorsokaudal (Hämatothorax)
→ Drainagenfixierung (Naht der Muskulatur/
Haut/Tabaksbeutelnaht)

- Falls die Thoraxdrainage bereits auf
Hautniveau abknickt, ist am ehesten von
einer Via falsa außerhalb des Thorax
auszugehen.
- Anschluss an ein meist „Drei-Flaschen-
Sogsystem" mit Flasche zur Sogregulierung,
Wasserschloss und Sekretauffangflasche → Sog:
ca. –10 bis –20 cmH$_2$O

- **Nadeldekompression**
- Lange Kanüle mit aufgesetzter Spritze unter
Aspiration, Stahlkanüle oder Kunststoffkanüle
wegen Abknick-Gefahr in situ belassen

- **Besonderheit bei beatmeten Patienten**
- Vor der Perforation der Pleura parietalis sollte
das Beatmungssystem diskonnektiert werden,
damit die Lunge maximal einfallen kann (sonst
Gefahr der iatrogenen Lungenverletzung) und
somit ein größerer Pleuraspalt zur Verfügung
steht
- Beim Transport darf die Thoraxdrainage
niemals abgeklemmt werden, da Gefahr des
Spannungspneumothorax
- Das Thoraxdrainagesystem muss immer
unterhalb des Patiententhoraxniveaus platziert
sein, da ansonsten Drainageflüssigkeit in den
Thorax zurückfließen kann

⊖ Cave
Eine Thoraxdrainage, die „fistelt", darf nicht
abgeklemmt oder entfernt werden.

1.12.5 Nachsorge

- Röntgen-Thorax: Regression des Pneumo-/
Hydrothorax, Lagekontrolle der Drainage
- Einstellen eines adäquaten Sogs: ca. –15 bis
–20 cm Wassersäule; nicht zu starker Sog wegen
Gefahr eines Reexpansionsödems
- Unklarer Pleuraerguss/Hämatoserothorax:
Material in Mikrobiologie, Pathologie,
Zytologie, Hauptlabor
- Entfernung der Thoraxdrainage:
  - Zuvor ca. 12 h abklemmen und Röntgen-
  Thorax → Frage der Progression eines
  Pneumothorax oder Pleuraergusses
  (Sekretmengen ≤150–200 ml sind bedingt
  durch Pleurairritationen)
  - Wenn keine Progression: Drainage unter
  vorheriger Analgesie entfernen und Anlage
  einer Tabaksbeutelnaht
  - Bei sicherem chirurgischem Verschluss ist
  kein Dachziegelverband notwendig
  - Röntgen-Thorax nach Entfernen der
  Thoraxdrainage: direkt und nach 24 h

1.12.6 Komplikationen

- Organverletzungen: Leber, Milz, Lunge, Herz,
Gefäße
- Lungenparenchymverletzung, intrapulmonale
Lage mit bronchopleuraler Fistelung
- Pleuraempyem
- Subkutane Fehllage
- Reexpansionsödem bei zu rascher Entlastung
eines Pneumothorax mit Totalatelektase
(Hustenreiz, Thoraxschmerz, vagale
Reaktionen)
- Blutung (meist lokal oder Interkostalgefäße)

1.13 Flexible Bronchoskopie

1.13.1 Indikationen

- **Diagnostik:**
  - Ventilationsprobleme: Abklärung
  bei Beatmungsschwierigkeiten
  (Lagekontrolle des Endotrachealtubus,

Bronchoobstruktion/Atemwegsstenosen, Fremdkörper, Atelektasen, etc.)
- Radiologische Veränderungen, z. B. Verdacht auf Atelektasen, Rundherde, einseitig weiße Lunge, Hilusverdichtung, Mediastinalverbreitung
- Bestätigung/Ausschluss von Arbeitsdiagnosen, z. B. Verdacht auf Sarkoidose (BAL mit Biopsie zur pathologischen Aufarbeitung), Aspirationspneumonie (BAL, Materialgewinnung)
- Unklare Hämoptysen (unter Interventionsbereitschaft, ggf. HNO-Konsultation)
- Schädigung der Atemwege, z. B. Bronchuseinriss nach Stentimplantation, Thoraxtrauma mit Verdacht auf Bronchusruptur, Inhalationstrauma, Verdacht auf ösophagotracheale Fistel
- Bronchialsekretgewinnung (Mikrobiologie)
- **Therapie:**
- Eröffnung von Atelektasen, z. B. durch Sekretverlegung/Sekretstau
- Blutstillung bei Hämoptysen:
  - Absaugen und Spülen u. a. mit Adrenalin (1:10), Kreuzblut abnehmen
  - ggf. Einführen von Bronchusblockern oder
  - Platzierung von Doppellumentubus oder
  - Platzierung von Spiraltuben (z. B. Bronchoflex, Rüsch) mit Arbeitskanal, darüber Positionierung eines Fogarty-Okklusionskatheters (Edwards Lifesciences Corporation)
- Entfernen von Fremdkörpern (starre Bronchoskopie bei großen Fremdkörpern)
- Therapeutische Lavage
- Stentimplantation bei z. B. progressiver bronchialer Tumorobstruktion
- Schwierige Intubation (fiberoptische Intubation) mit oder ohne Intubationslarynxmaske
- Punktionstracheostomie

1.13.2 Kontraindikationen (relativ im Notfall)

- Nicht einwilligungsfähiger Patient

- Schwere Blutgerinnungsstörungen
- Kardiale Dekompensation
- Akutes Koronarsyndrom

1.13.3 Zugangswege

- Wachintubation (nasal, oral) in Verbindung z. B. mit FEES (fiberendoskopische Evaluation des Schluckens)
  - via Endotrachealtubus
  - via Tracheostoma

1.13.4 Vorbereitung

- Einverständniserklärung/Patientenaufklärung (bei wachen, ansprechbaren Patienten):
  - Bronchoskopie ist nicht schmerzhaft
  - Unangenehmes Gefühl des Nichtatmens
  - Quälender Hustenreiz
  - Pneumothorax- und Blutungsgefahr (insbesondere bei Biopsie)
- Labor: Quick >50 %, Thrombozyten >50.000/µl, PTT <50 s, keine Antikoagulation (Clopidogrel in den letzten 7 Tagen vor einer Biopsie erhöht das Blutungsrisiko, ASS erhöht das Blutungsrisiko dagegen nicht; unfraktioniertes Heparin über i.v.-Perfusor sollte mindestens 2 h vor Untersuchung unterbrochen werden)
- Radiologische Voruntersuchung, wie z. B. CT-Thorax-Untersuchung
- Beachte: nicht intubierte, wache, ansprechbare Intensivpatienten:
  - Ggf. Inhalation vor der Bronchoskopie mit 4 % Lidocain (Pro: Oberflächenanästhesie von Pharynx, Larynx, Trachea und tiefere Atemwege; Kontra: Arrhythmieneigung)
  - Sicherer, periphervenöser Zugang
  - Prämedikation (Midazolam)
  - Lokalanästhesie von Nasenöffnung bei nasalem Zugang
  - Beißschutz bei oralem Zugang
- Beachte: intubierte Intensivpatienten:
  - Voraussetzung: Mindestgröße des Endotrachealtubus ≥7,5 mm ID
  - Bronchoskop mit NaCl 0,9 % anfeuchten oder ggf. Spray, jedoch kein Gel

- Mehrere 10-ml-Spritzen mit NaCl 0,9 % bereithalten
- Material: Bronchoskop (Standard, Baby-Bronchoskop), Antibeschlagmittel für die Optik, steriles Set (Handschuhe, Abdecktuch, Kompressen, 10-ml-Spritzen), Lichtquelle (konventionell oder batteriebetrieben), diagnostische Versandröhrchen, Lidocain
- Absaugeinheit überprüfen

1.13.5 Durchführung

- Patienteninformation
- Monitoring: Blutdruck, Herzfrequenz, S_pO_2
- Bronchoskop auf sterile Unterlage legen mit sterilen Utensilien (Kompressen, 10-ml-Spritzen, NaCl 0,9 %)
- Mundschutz ist obligat
- Bei nicht intubierten Patienten: Oberflächenanästhesie von Larynx/Trachea → Applikation von Lidocain (1–2 ml) über den Arbeitskanal vor Passieren der Rima glottidis
- Bei intubierten Patienten:
  - Beatmung auf 100 % O_2 einstellen
  - Reduktion des PEEP während der Bronchoskopie (unter Beatmung kommt es während der Bronchoskopie zum Anstieg des positiven endexspiratorischen Drucks von 10–15 cmH_2O, im Extremfall sogar bis 35 cmH_2O)
  - Etwa 10 ml NaCl 0,9 % über Trachealtubus/-kanüle applizieren, danach Bronchoskop über Tubus bzw. Kanüle vorschieben
  - Bei kleineren Endotrachealtuben: „Baby-Bronchoskop" („babyscope") oder Umintubation
  - Endobronchiale Lokalanästhesie (Lidocain) auch bei intubierten Patienten („spray and go", z. B. Lidocain 2 %, Maximaldosis 4 mg/kg KG ~ca. 15 ml Lidocain 2 %; nach endobronchialer Gabe ist etwa 30–50 % des Serumspiegels wie nach i.v.-Gabe zu erwarten)
  - Bei Unterschreiten eines minimalen Atemminutenvolumens (z. B. 3 l), Desaturation (SO_2<90 %), ausgeprägter Tachykardie und Hypo-/Hypertonie die

Bronchoskopie unterbrechen oder ggf. beenden

- **Inspektion und Beurteilung** von Trachea, Hauptcarina, linkem und rechtem Bronchialsystem
  - Linker Bronchialbaum mit Abgang der Lungenlappen-Segmentbronchien (◘ Abb. 1.4)
    - Oberlappen: 1, 2, 3 sowie 4,5 (Lingula)
    - Unterlappen: 6, 8, 9, 10 (Merke: 7 und 8 bilden ein Segment)
  - Rechter Bronchialbaum mit Abgang der Lungenlappen-Segmentbronchien (◘ Abb. 1.4)
    - Oberlappen: 1, 2, 3
    - Mittellappen: 4, 5
    - Unterlappen: 6, 7, 8, 9, 10
  - Besonderheiten zu Hämoptysen:
    - Die flexible Bronchoskopie stellt bei massiver Lungenblutung nicht die erste Therapieoption dar (einmalige Expektoration >100 ml Blut oder >500 ml Blut/24 h oder jede Lungenblutung mit respiratorischer Insuffizienz); hier primär Atemwegssicherung und respiratorische Stabilisierung
    - Frische Thromben sollten, wenn sie respiratorisch toleriert werden, beim beatmeten Patienten zunächst belassen werden, um nicht eine tamponierte Blutung erneut zu induzieren
  - Besonderheit zur Erregerdiagnostik: Falls eine flexible Bronchoskopie zur Materialgewinnung bei Verdacht auf eine beatmungsbedingte Pneumonie nicht verfügbar ist, können alternativ blinde Verfahren (Katheteraspiration, Trachealsekret beim Absaugen) eingesetzt werden. In der Regel (ohne Hinweis für Aspiration) ist das nichtinvasiv gewonnene Tracheobronchialsekret im Rahmen der mikrobiologischen Diagnostik ausreichend (höhere Sensitivität, jedoch niedrigere Spezifität im Vergleich zur Bronchiallavage).
- **Materialgewinnung:**
  - Bronchiallavage (BL): Gewinnung von Bronchialsekret (Mikrobiologie, Virologie, Infektionsserologie)

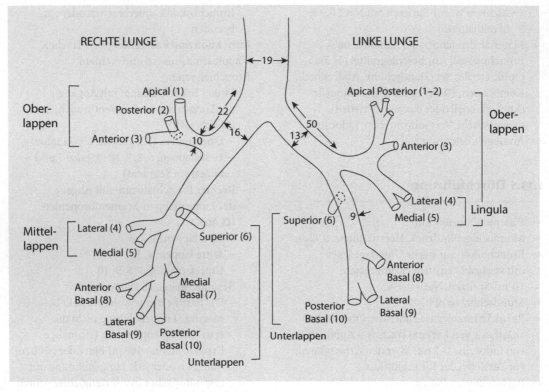

RECHTE LUNGE   LINKE LUNGE

← 19 →

Ober-   Apical (1)   Apical Posterior (1–2)
lappen   Posterior (2)   22   Ober-
                                      16   13   50   lappen
            Anterior (3)   10

                                                                                Lateral (4)
                                                                                              Lingula
Mittel-   Lateral (4)   Superior (6)   9   Medial (5)
lappen   Superior (6)
            Medial (5)
                                                                           Anterior
                                                                           Basal (8)
            Anterior   Medial
            Basal (8)   Basal (7)   Posterior   Lateral
                                                          Basal (10)   Basal (9)
            Lateral
            Basal (9)   Posterior   Unterlappen
                         Basal (10)

                      Unterlappen

□ **Abb. 1.4** Anatomie und Topographie des Bronchialbaums mit durchnummerierten Bronchialsegmenten. (Aus Fresenius u. Heck (2006)

- Bronchoalveoläre Lavage (BAL): Spülung des Bronchialsystems mit NaCl 0,9 % (ca. 50–100 ml, abhängig von der Oxygenierungssituation) unter Platzierung des Bronchoskops in Wedge-Position in einem Segmentbronchus meist des Mittellappens oder der Lingula (Mikrobiologie, Virologie, Infektionsserologie, Zytologie)
- Bürstenabstriche (geschützte Bürste): Mikrobiologie, Zytologie
- Endobronchiale Nadelaspiration: mit sog. Wang-Nadel bei unklarer Lymphadenopathie (Hauptcarina, Ober-/Unterlappencarina)
- Endobronchiale und/oder transbronchiale (unter Durchleuchtung) Zangenbiopsien: bei unklaren endoluminalen Raumforderungen oder parenchymatösen Veränderungen

1.13.6 Nachsorge

- Überwachung/Monitoring: EKG, Blutdruck und S_pO_2
- Röntgen-Thorax (Pneumothoraxrate: klassische Bronchoskopie 1–4 %, transbronchiale Biopsien 2–20 %)

1.13.7 Besonderheiten der Bronchoskopie

❯ **Die Bronchoskopie zeigt Auswirkungen auf die Atemmechanik, den Gasaustausch und die Hämodynamik.**

- Auswirkungen auf die **Atemmechanik**
  - Nicht beatmeter Patient: keine wesentlichen Auswirkungen

- Intubiert beatmeter Patient: Bronchoskop (5,7 mm Außendurchmesser) führt zur Reduktion der Querschnittsfläche des Tubus (ID 7,5 mm → 76 %) mit den folgenden Konsequenzen:
  - Atemwegsbehinderung während der In- und Exspiration mit Anstieg des Atemwegswiderstands
  - Anstieg des endexspiratorischen Drucks/ Auto-PEEP (Gefahr von Barotrauma)
  - Zunahme des endexspiratorischen Residualvolumens (funktionelle Residualkapazität) mit Abnahme des Tidalvolumens (alveoläre Hypoventilation)
  - Prävention: Tubus mit großem ID, Reduktion des PEEP (wenn möglich), Erhöhung des inspiratorischen Maximaldrucks
- Auswirkungen auf den **Gasaustausch**
  - Nicht beatmeter, wacher Patient: Hypoxämie mit Abfall des p_aO_2 um 10–20 mm Hg
  - Intubiert beatmeter Patient: Hypoxämie, abhängig von:
    - F_iO_2
    - ob eine BAL („Infiltrat", Surfactant ↓) durchgeführt wird
    - der alveolären Keimzahl
  - Reflektorische Bronchokonstriktion durch mechanische Stimulation von subepithelialen parasympathischen Nervenfasern
  - Prävention: Präoxygenierung 15 min vor Bronchoskopie (F_iO_2 1,0)
- Auswirkungen auf die **Hämodynamik**
  - Nicht beatmeter Patient: Tachykardie und Blutdruckanstieg durch bronchoskopieinduzierte adrenerge Stimulation (Hypoxämie, Hyperkapnie, mechanische Irritation)
  - Intubiert beatmeter Patient: bei nicht katecholaminpflichtigen und analgosedierten Patienten kaum ausgeprägt; bei Patienten mit schwerer Oxygenierungsstörung und Katecholaminpflichtigkeit (z. B. schweres ARDS) kann es jedoch aufgrund von Hypoxämie zu einem Blutdruckeinbruch bis zur Reanimationspflichtigkeit kommen
  - Prävention: Adäquate Kontrolle der Hämodynamik und ggf. Gegenregulation

(insbesondere bei neurologischen/neurochirurgischen Patienten)

1.13.8 Komplikationen

- Blutung (schwere pulmonale Hypertonie)
- Kardiale Arrhythmien
- Myokardinfarkt
- Lungenödem
- Pneumothorax (Barotrauma, iatrogene Trauma)
- Pneumomediastinum
- Alveoläre Hypoventilation

1.14   Perikardpunktion

1.14.1 Indikationen

- Therapeutische Punktion: Jeder hämodynamisch relevante Perikarderguss sollte zeitnah entlastet werden (Adler et al. 2015)
- Diagnostische Punktion: Bei jedem Verdacht auf eine bakterielle (purulente oder tuberkulöse) oder neoplastische Ätiologie

1.14.2 Kontraindikationen (relativ)

- Aortendissektion (ggf. im äußersten Notfall, da lebensrettend)
- Schwere Gerinnungsstörungen, kleinere/ lokalisierte Ergüsse

1.14.3 Vorbereitung

- Patientenaufklärung
- Ggf. Bridging durch Volumensubstitution (Anhebung der Vorlast)
- Echokardiographie (zirkulärer oder segmentaler Erguss)
- EKG-(Niedervoltage?)/Blutdruckmonitoring
- Laborcheck (plasmatische/zelluläre Gerinnung und Blutbild)

- Kreuzblut abnehmen
- Material: Perikardpunktionsnadel, steriles Set (Handschuhe, Kompressen, Abdecktücher, 10-ml-Spritzen), Lokalanästhetikum, Röhrchen für die Diagnostik

1.14.4 Durchführung

- Patienteninformation
- Patientenlagerung: halbsitzende Oberkörperhochlagerung
- Monitoring: EKG (Extrasystolen bei Punktion des rechten Ventrikels → Nadelrückzug), Blutdruck, S_pO_2
- Lokalanästhesie, z. B. 10 ml Lidocain
- Zugangsweg: substernal, subxiphoidal
- Einstichstelle ca. 1 cm links lateral des Processus xiphoideus/subxiphoidal
- Nadelstichrichtung: mittlere linke Klavikula bzw. Ohrläppchen
- Einstichwinkel: 30° bei Oberkörperhochlagerung
- Nadelführung: flach
- Nadel unter Aspiration vorschieben
- BGA aus Perikardflüssigkeit (Hb-/Hkt-Gehalt, pH-Wert, Glukose, pO_2 und SO_2?)
- Punktionsmöglichkeiten:
  - Einmalpunktion (selten)
  - Einlegen eines Pigtailkatheters in Seldinger-Technik (häufig)
- Echokardiographische Lagekontrolle, ggf. mit Echokontrastmittel (*„bubbles"*)

1.14.5 Nachsorge

- Röntgen-Thorax (Pneumothorax?) oder evtl. CT-Thorax mit KM
- Echokardiographische Kontrolluntersuchungen (Progression oder Regression?): TTE-Kontrolle bis 3 × tgl. (Progression oder Regression?)
- Punktatmaterial zur Diagnostik:
  - Serologie/Virologie (Viren)
  - Mikrobiologie (natives Material, Blutkulturflaschen, PCR für Tbc)

- Zytologie
- Pathologie
- Hauptlabor (Blutbild, Fette, CRP, Harnsäure, LDH, Amylase, Lipase, Glukose)
- Entfernung des Pigtailkatheters:
  - Spätestens nach 48 h (Vermeidung von Sekundärinfektionen)
  - Bei Mengen <80 ml/Tag Restablauf
- Falls Rezidiv: Perikardfensterung oder ggf. Mitoxantron (30 mg) bei malignem Perikarderguss

1.14.6 Komplikationen

- Infektion (akute, eitrige Perikarditis)
- Blutung (lokal, thorakal)
- Verletzung von Koronararterien
- Arrhythmien (meist supraventrikulär)
- Myokardperforation (meist rechter Ventrikel)
- Pneumothorax/-mediastinum/-perikard
- Punktion des linken Leberlappens

1.15   Pleurapunktion

1.15.1 Indikationen

- Diagnostische Punktion: Ausschluss/Nachweis von malignen Zellen, einer Infektion im Pleurapunktat
- Therapeutische Punktion: Entlastung (Pleuraerguss mit Kompressionsatelektase, Pneumothorax, Hämatothorax, Pleuraempyem), ggf. Pleurodese

1.15.2 Kontraindikationen

- Nicht einwilligungsfähiger Patient
- Schwere Blutgerinnungsstörungen
- Großes Lungenemphysem mit Bullae (relativ)

1.15.3 Vorbereitung

- Patientenaufklärung
- Sonographie der Thoraxwand und der Pleurahöhle/Lungen
- Markierung von Punktionsstellen
- Punktion: optimal in sitzender Lage
- Blutbild und Gerinnungsparameter („50er-Regel")
- Monitoring: EKG, Blutdruck, S_pO_2
- Utensilien zur Pleurapunktion: Desinfektionsmittel, sterile Abdecktücher, Einmalskalpell, Einmalkanülen (lange 1-er Nadel, kleine Nadel für Lokalanästhesie der Haut), sterile Kompressen, Lokalanästhetikum (Infiltrationsanästhesie, z. B. Lidocain), sterile Handschuhe, Absaugeinheit
- Pleurakatheter: Pigtail-Katheter oder gerade Katheter (z. B. Pneumocath)

Ultraschall basierte Volumenschätzung
- Voraussetzung: sitzende Position
- Formel I: Volumen (ml) = (maximale Ergusshöhe[cm] + basale Lungen–Zwerchfellabstand [cm]) × 70 (Konstante)
- Formel II: Volumen (ml) = Ergusshöhe laterodorsal [cm] × 90 (Konstante)

1.15.4 Durchführung

- Hautdesinfektion und Lokalanästhesie der Haut (intrakutane Quaddel mit kleiner Nadel), Subkutis und der Interkostalmuskulatur und des Stichkanals mit langer Nadel
- Punktionslokalisationen: Stets ultraschallgesteuerte Punktion, wenn möglich von dorsal am sitzenden Patienten
- Sensible (schmerzhafte) Bereiche: intrakutan und Pleura parietalis (äußere Pleurablatt)
- Erreichen des Pleuraraumes: Nachlassen des Widerstandes am Spritzenstempel
- Nach einer Probeaspiration sollte nicht erneut eine Lokalanästhesie durchgeführt werden, da Gefahr von Verschleppung von Bakterien und insbesondere Karzinomzellen (→ Impfmetastasen) besteht

- Hautinzision mit 11-er Einmalskalpell bei Pleuradrainage (am Oberrand der Rippe)
- Einmalpunktion oder Anschluss an einen Auffangbeutel oder Wasserschloss bzw. Anschluss an ein aktives Sogsystem bei großem Pleuraerguss
- Untersuchung des Pleurapunktats (BGA, Zytologie/Pathologie, Mikrobiologie, Hauptlabor [Exsudat, Transsudat])

1.15.5 Nachsorge

- Röntgen-Thorax (Pneumothorax?)
- Bei nur kleiner Inzision bzw. Einmaldrainageneinlage → Verband
- Bei großer Inzision bzw. Drainagenanlage oder Blutung → Hautnaht mit Fixierung des Katheters plus Verband

---

Parapneumonische Pleuraergüsse
- **Unkomplizierter „Begleit"-Pleuraerguss** (exsudatives Stadium): nicht septierter Pleuraerguss, klar, pH-Wert >7,2, LDH <1000 U/l, Glukose >40 mg/dl, steriles Punktat
- **Komplizierter parapneumonischer Pleuraerguss** (fibropurulentes Stadium): septierter/gekammerter Pleuraerguss, trüb, pH-Wert 7,0–7,2, LDH >1000 U/l, Glukose <40 mg/dl, ggf. positive Mikrobiologie
- **Pleuraempyem** (Stadium der Organisation): septierter/gekammerter Pleuraerguss, ggf. eitrig, pH-Wert <7,0, LDH >1000 U/l, Glukose <40 mg/dl, positive Mikrobiologie

---

1.15.6 Komplikationen

- Pneumothorax (4–6 %)
- Hämatothorax
- Infektion (Pleuraempyem)
- Verschleppung von Karzinomzellen in die Thoraxwand (Impfmetastasen)
- Vegetative Reaktionen (über nervale Nervenendigungen der Pleura parietalis, z. B. Kollaps)

- Organverletzungen (Leber, Milz)
- Rexpansionsödem

1.16 Perkutane Nierenbiopsie

1.16.1 Indikationen

- **Dringend** (Intensivstation/Notaufnahme):
  - Eigenniere: akutes intrarenales Nierenversagen „unklarer Genese" mit Verdacht auf RPGN (rapid-progressive Glomerulonephritis)
  - Transplantatniere: Verdacht auf akute Transplantatrejektion
- **Elektiv** (Normalstation):
  - Nephrotisches Syndrom im Erwachsenenalter
  - Eingeschränkte Nierenfunktion und pathologisches Harnsediment/glomeruläre Erythrozyturie (dysmorphe Erythrozyten, Akanthozyten, Erythrozytenzylinder) → nephritisches Syndrom oder Proteinurie (>1 g/Tag)
  - Diabetes-Patienten mit Proteinurie (1–3,5 g/Tag) trotz optimaler antiproteinurischer Therapie

1.16.2 Kontraindikationen

- Unkontrollierte arterielle Hypertonie
- Schwere Gerinnungsstörungen
- Renale/perirenale Infektionen
- Hydronephrose oder Schrumpfnieren
- Multiple bilaterale Nierenzysten
- Anatomisch oder funktionelle Einzelniere
- Aberrierende Gefäße im Bereich der Nieren
- Mangelnde Kooperationsfähigkeit des Patienten
- Schwangerschaft

1.16.3 Vorbereitung

- Patientenaufklärung (Kapselhämatome, Makrohämaturie, Infektion, arteriovenöse Fisteln)
- Labor: plasmatische und zelluläre Gerinnung (Beachte: urämische Thrombozytopathie trotz normalen Thrombozytenzahlen), Hb-Wert, Urinkontrolle (Bakteriurie?)
- Ausschluss wichtiger Kontraindikationen:
  - Erhöhte Blutungsneigung oder hämorrhagische Diathese
  - Unkontrollierbare Hypertonie
  - Kooperationsunfähiger und/oder nicht einwilligungsfähiger Patient
  - Harnwegsinfektion
  - Einzelniere
  - Terminale Niereninsuffizienz bei bekannter chronischer Niereninsuffizienz

1.16.4 Durchführung

- Patienteninformation
- Patientenlagerung: seitlich liegend auf einem großen Kissen oder Bauchlage (damit die Nieren erhöht und leicht erreichbar sind), ggf. im Sitzen
- Lokalanästhesie der tieferen Hautschichten (lange 1-er Nadel)
- Punktionsnadel (16–18 G): z. B. True-Cut-Nadel, Silverman-Nadel, Menghini-Nadel
- Biopsieverfahren unter sonographischer Kontrolle
  - Automatisierter Biopsieapparat (heutzutage werden meistens die halbautomatischen Biopsiebestecke („Pistolen") mit dünneren 14- bis 18-G-Tru-Cut-Nadeln angewandt)
  - Punktion unter alleiniger sonographischer Sicht
- Vorschieben der Biopsienadel bis zur Nierenkapsel, günstigster Punktionsort ist die Rinde des unteren Nierenpols
- Patienten auffordern, den Atem anzuhalten
- Punktion und Nadel sofort wieder zurückziehen oder mit halbautomatischer Punktionspistole
- Gewinnung von 2 Stanzzylinder (optimal: Mindestlänge ~1 cm, Durchmesser ~1,2 mm, entspricht 10–15 Glomeruli, ggf. lichtmikroskopische Beurteilung zur bioptischen Erfolgskontrolle)
- Aufbewahrung der Gewebezylinder: in NaCl 0,9 % und Sendung in die Pathologie,

erst dort erfolgt die entsprechende Fixation (Lichtmikroskopie/Immunhistochemie [PFA oder Formalin], Immunfluoreszenz [NaCl, Kryofixation], Elektronenmikroskopie [Glutaraldehyd, 3 %])

1.16.5 Nachsorge

- Strenge Bettruhe und nüchtern lassen für 3–4 h mit Lagerung auf dem Rücken, wobei die Punktionsstelle auf einem Sandsack zu liegen kommt
- Kontrollsonographie nach 3–4 h zum Ausschluss/Nachweis eines Hämatoms
- Laborkontrolle: Urin (Hämaturie?), Hb (Nachblutung?)

1.16.6 Komplikationen

- Blutung/Hämatome (retro-/intraperitoneal, Makrohämaturie, Blasentamponade; 1–5 %)
- Flankenschmerzen (subkapsuläres Hämatom)
- Renale/perirenale Infektionen bis Sepsis (selten)
- AV-Fistel (4–18 %, jedoch >95 % spontane Rückbildung)
- Tod (0,02 %)

1.17 Kardioversion/Defibrillation

1.17.1 Definition

- **Kardioversion:** synchronisierte Applikation von Strom (R-Zacken synchronisiert), meist bei Vorhofflimmern, Vorhofflattern
- **Defibrillation:** asynchrone Applikation eines Stromimpulses, bei Kammerflimmern, -flattern

Leitlinienempfehlungen
Zum Management der Kardioversion äußern sich die aktuellen Leitlinien wie folgt:
- ESC-Guidelines zum Vorhofflimmern, 2016: biphasischer Schock, AP-Elektrodenposition.
- AHA-Guidelines zum Vorhofflimmern, 2014: "A *biphasic waveform* is more effective than a monophasic waveform. *Anteroposterior electrode placement* is superior to anterolateral placement in some but not all studies. The *initial* use of a *higher-energy shock* is more effective and may minimize the number of shocks required as well as the duration of sedation. *Risks* associated with cardioversion include thromboembolism, sedation-related complications, ventricular tachycardia and fibrillation, bradyarrhythmias, skin burn or irritation from electrodes, muscle soreness, and reprogramming or altering implanted cardiac device function. Elective cardioversion should not be performed in patients with evidence of digoxin toxicity, severe hypokalemia, or other electrolyte imbalances until these factors are corrected."

1.17.2 Indikationen

- Alle *hämodynamisch instabilen* Arrhythmien! (I B-Empfehlung, Camm et al. 2012)
- Hämodynamisch (noch) stabile Arrhythmien: insbesondere bei Hochrisikopatienten (z. B. Tachyarrhythmia absoluta bei koronarer Herzkrankheit und/oder struktureller Herzerkrankung)
- Hauptindikationen von Kardioversion/Defibrillation: Vorhofflimmern, Vorhofflattern, ventrikuläre Tachykardien, Kammerflimmern
- Eine *sofortige* elektrische Kardioversion wird empfohlen, wenn eine schnelle Kammerfrequenz bei Patienten mit Vorhofflimmern/-flattern nicht rasch auf pharmakologische Maßnahmen anspricht und gleichzeitig eine Myokardischämie, symptomatische Hypotonie, Angina pectoris oder Herzinsuffizienz vorliegt (IC-Empfehlung, Camm et al. 2012).
- Eine *elektive* elektrische Kardioversion sollte erwogen werden zur Initiierung einer langfristigen rhythmuserhaltenden Behandlung bei

Patienten mit Vorhofflimmern (II aB-Empfehlung, Camm et al. 2012).
- Eine *Vorbehandlung mit z. B. Amiodaron* sollte erwogen werden, um den Erfolg der elektrischen Kardioversion zu erhöhen und Vorhofflimmernrezidive zu vermeiden (II aB-Empfehlung, Camm et al. 2012).

1.17.3 Kontraindikationen

- Digitalisintoxikation
- Nicht nüchterner Patient im Rahmen einer elektiven Kardioversion
- Fehlende Aufklärung im Rahmen einer elektiven Kardioversion

1.17.4 Voraussetzungen

- Einverständniserklärung (Patientenaufklärungsbogen, bei elektiver Kardioversion sollte die Patientenaufklärung einen Tag vor Kardioversion erfolgen)
- Gesicherte, effektive Antikoagulation oder echokardiographischer Ausschluss von Vorhofthromben bei geplanter Kardioversion bei Vorhofflimmern/-flattern
- Labor: (hoch) normale Serumspiegel für Kalium und Magnesium, Gerinnungs-, Schilddrüsenwerte (→ optimale Erfolgsrate)
- Sicherer peripdervenöser Zugang
- Nüchternheit: mindestens 4–6 h
- Durchführungsort mit Überwachungsmöglichkeit (EKG, Blutdruck, S_pO_2) und Reanimationsbereitschaft (Intensivstation)

1.17.5 Kurznarkose

- Substanzen: Piritramid (Dipidolor 5,0–7,5 mg) plus Etomidat (Hypnomidate 0,15–0,3 mg/kg KG) *oder* Fentanyl (Fentanyl-Janssen) plus Propofol (Disoprivan 0,5–1 mg/kg KG) *oder* Propofol-Mono *oder* Midazolam-Mono (Dormicum 0,03–0,08 mg/kg KG)
- Besonderheit: Etomidat ist kreislaufneutral (bei Patienten mit vorbekannter Herzerkrankung),

des Weiteren kaum Injektionsschmerz bei Anwendung lipoider Lösungen (Etomidat lipuro); zu beachten ist, dass unter Etomidat ein erhöhtes Risiko bezüglich der Entwicklung einer Nebennierenrindeninsuffizienz besteht

> ❯ Obwohl bis heute keine Empfehlungen bzw. Leitlinien zur Sedierung im Rahmen der transösophagealen Echokardiographie und Kardioversion vorliegen, ist nach eigenen Erfahrungen die alleinige Sedierung (Propofol oder Midazolam oder ggf. in Kombination) völlig ausreichend.

1.17.6 Durchführung

- Patientenaufklärung (Vorstellung des Personals und des ganzen Handlungsablaufs)
- Überwachung: Bewusstsein, EKG, Blutdruck, S_pO_2
- Elektrodenposition: antero-posteriore Ableitung (Klebeelektroden) → höhere Erfolgsrate, im Notfall: antero-laterale Ableitung (über Paddels)
- Präoxygenierung: O_2-Maske
- Einleitung der Kurznarkose, ggf. Maskenbeatmung notwendig (meist assistierte Beatmung)
- Schrittmacherträger: vorherige Umprogrammierung auf bipolares Sensing, Defipatches nicht auf Aggregat kleben, Bevorzugung der anterior-posterioren Defipatches-Position, ggf. Abfrage des Aggregats nach Kardioversion
- ICD-Träger: interne Kardioversion durch ICD selbst
- Energiewahl (biphasisch): 200–360 Joule bei Vorhofflimmern (Vorhofflattern: Start mit 50 Joule). Bei Misserfolg zügige Wiederholung mit höherer Schockenergie, maximal dreimalige Wiederholung

1.17.7 Nachsorge

- Rückverlegung bei Kardioversion auf Normalstation: erst bei völliger Wachheit
- ggf. Patient länger überwachen bei Verdacht auf Opiatüberhang

- Fortführung der Antikoagulation bei Patienten mit Vorhofflimmern
- Elektive Patienten: Es gilt Fahrverbot und keine Geschäftstüchtigkeit
- Dokumentation (hausinternes Protokoll/ Dokumentationsbogen)

1.17.8 Komplikationen

- Prolongierter Sinusarrest oder Sinusbradykardie
- Ventrikuläre Tachykardie oder Kammerflimmern (insbesondere bei Hypokaliämie oder bei hochgradig eingeschränkter linksventrikulärer Dysfunktion)
- Hypoxie/Aspiration unter Sedierung
- Schlaganfall bei fehlendem Ausschluss von kardialen Thromben
- Potenzieller Ausfall oder Defekt des Aggregates und/oder der Sonden bei Devices

1.18 Intraaortale Ballongegenpulsation (IABP)

1.18.1 Indikationen

- **Kardiogener Schock (S3-Leitlinie infarktbedingter kardiogener Schock, 2017 [in Bearbeitung])**
  - Infarktbedingter kardiogener Schock mit Komplikationen: akute Mitralklappeninsuffizienz oder Ventrikelseptumdefekt
  - Kein Mortalitätsvorteil für die IABP beim infarktbedingten kardiogenen Schock (IABP-Shock II Trial)
- **Kardiochirurgischer Einsatz (S3-Leitlinie zum Einsatz der IABP in der Herzchirurgie, 2015)**
  - Infarktbedinger kardiogener Schock vor kardiochirurgischem Eingriff (Empfehlung B)
  - Mechanische Infarktkomplikationen: akute Mitralklappeninsuffizienz oder Ventrikelseptumdefekt (Empfehlung B)
  - Bridging-Maßnahme zur Herztransplantation

- Bei hämodynamisch stabilen Hochrisikopatienten sollte eine präoperative IABP-Implantation erfolgen (Empfehlung B)
- Schwierig Entwöhnung von der Herz-Lungen-Maschine (Empfehlung B)
- Erzeugung eines pulsatilen Flusses unter ECMO-Therapie und ECMO-Entwöhnung: Bei präoperativ erfolgter IABP-Implantation soll diese zur Erzeugung eines pulsatilen Flusses unter ECMO fortgesetzt werden (Empfehlung A)

1.18.2 Kontraindikationen

- Absolut: Hochgradige Aortenklappeninsuffizienz (aufgrund der durch die IABP verstärkten diastolischen Regurgitation), Aortenaneurysma, Aortendissektion, Sepsis
- Relativ: schwere AVK, femorale Gefäßprothese, Stentgrafting im Bereich der Aorta descendens

1.18.3 Prinzip

(◘ Abb. 1.5)
- **Diastolische Augmentation**: Durch Inflation während der Diastole kommt es zur Verbesserung der myokardialen Perfusion
- **Linksventrikuläre Nachlastsenkung**: Durch Deflation während der Systole kommt es über einen Sogeffekt in der Aorta zu einer SVR-Abnahme und somit zu einer Senkung der Nachlast

1.18.4 Vorbereitung

- Palpation: A. femoralis beidseitig
- Labor: plasmatische und zelluläre Gerinnung, Hb-Wert
- Material: IABP-Pumpe mit Helium-Flasche (Helium: da schnelle Verschiebungen → Inflations- und Deflationsvorgänge), NaCl 0,9 % Infusionsbeutel (500 ml/ohne Heparin) mit Drucksystem (Druckaufnehmer), Druckbeutel, Skalpell, steriles Set (Handschuhe, Kompressen, etc.)

1

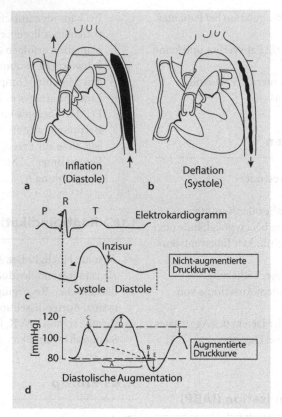

a   Inflation (Diastole)

b   Deflation (Systole)

c

P   R   T   Elektrokardiogramm

Inzisur

Nicht-augmentierte Druckkurve

Systole   Diastole

d

[mmHg]   120   100   80

C   D   F   B   E   A

Augmentierte Druckkurve

Diastolische Augmentation

◘ **Abb. 1.5a–d**   Prinzip der intraaortalen Ballongegenpulsation (Originaldaten freundlicherweise von der Firma Datascope Bensheim, Deutschland, zur Verfügung gestellt)

— Auswahl des IABP-Ballons nach Körpergröße: <152 cm: 25 ml, 152–162 cm: 34 ml; 162–183 cm: 40 ml (häufigste Variante), >183 cm: 50 ml
— IABP-Katheter: 7–8 French (Heliumanschluss, Druckanschluss, Messdraht)
— Ausschluss von (Echokardiographie/Auskultation): Aortenaneurysma, schwerer Aortenklappeninsuffizienz, Aortendissektion, schwere pAVK

1.18.5 Durchführung

— Überprüfung des Ballons und komplett entlüften
— Längenabmessung des Katheters/der Strecke mittels Messdraht: Leiste bis mittlere Klavikula
— Punktion der A. femoralis (BGA-Kontrolle), Seldinger-Technik und Stichinzision der Haut

— Schleusenlos: meist auf Intensivstation, Lagekontrolle mittels TEE oder Röntgen-Thorax
— Mit Schleuse (9 French): meist im Herzkatheterlabor, Lagekontrolle unter Durchleuchtung
— Einführen des IABP-Katheters über Seldinger-Draht bis zur abgemessenen Stelle, ggf. bis zum Anschlag
— Anschluss an die IABP-Pumpe (Helium, Druckanschluss)
— Fixierung des IABP-Katheters (Leiste)

1.18.6 Nachsorge

— Lagekontrolle (Metallmarkierung an der Ballonspitze)/ggf. Re-Positionierung:
  — Echokardiographie: TTE oder ggf. TEE

- Röntgen-Thorax
- Durchleuchtung, z. B. im Herzkatheterlabor
- Lage der IABP:
  - Ballonspitze: Aorta ascendens, 2 cm distal der A. subclavia sinistra, Höhe des Angulus Ludovici (Übergang vom Manubrium zum Corpus sterni)
  - Ballonende: Aorta abdominalis, knapp oberhalb der Nierenarterienabgänge
  - Bei optimaler Lage: 2. Fixierung am Oberschenkel
- Heparinisierung (UFH, PTT 40–50 s): keine absolute Indikation zur systemischen Antikoagulation, Berücksichtigung von Grunderkrankung bzw. Komorbiditäten
- IABP-Einstellung:
  - Triggerung: Druck- oder EKG-(R-Zacken) getriggert
  - Pumpmodus: zur Einstellung 1:2, dann 1:1, später zur Entwöhnung 1:2 bzw. 1:3
  - Beurteilung: Inzisur = Aortenklappenschluss bzw. Beginn der Diastole und somit Beginn der Inflation
  - Inflation bzw. Deflation zu früh oder zu spät?
- Kontinuierliche Kontrolle von Organ- und Extremitätenperfusion:
  - Laktat (mesenteriale Minderperfusion, Mikrozirkulation) und Ausscheidung/Kreatinin (renale Minderperfusion) durch Verschiebung/Fehllage des IABP-Ballonkatheters
  - Blutbild: insbesondere Thrombozyten → „pump-induced thrombocytopenia" (kein erhöhtes Risiko bezüglich schwerwiegender Blutungen oder Krankenhaussterblichkeit)
  - Beinperfusion, an welchem der IABP-Katheter eingelegt wurde: Vermeiden einer Beinischämie
- Verweildauer der IABP-Pumpe: individuelle Entscheidung (fehlende Datenlage)
- IABP-Weaning: Beginn nach Reduktion der positiv-inotropen Kreislaufunterstützung, Weaning durch Volumenreduktion oder (meist) Reduktion der Unterstützungsfrequenz (von 1:1 zu 1:2 bzw. 1:3)
- Die IABP-Therapie erfordert keine mechanische Beatmung, jedoch ist bei wachem Patienten eine medikamentös-psychische Abschirmung (Sedierung) meist notwendig.
- Ineffektivität der IABP-Therapie: Diskussion bezüglich Assist-Device/ECMO/OP
- Entfernen des IABP-Katheters: Abdrücken der Punktionsstelle und anschließender Druckverband für 12 h

1.18.7 Komplikationen

- Vaskuläre Komplikationen (5–30 %)
- Beinischämie (5–15 %)
- Infektion (lokal und systemisch) (0–5 %)
- Ballonruptur (1–5 %)
- Fehlplatzierung (1–5 %)
- Aortenperforation oder -dissektion (0–1 %)

1.19 Echokardiographie

1.19.1 Möglichkeiten

- **Transthorakale Echokardiographie (TTE):** häufig erschwert, da eingeschränkte Schallbedingungen (z. B. keine Möglichkeit zur Linkslagerung wegen Kreislaufeinbrüchen, OP-Wunden, etc.)
- **Transösophageale Echokardiographie (TEE):** bietet mehrere Informationen, insbesondere im Rahmen perioperativer Fragestellungen
- **Weitere Möglichkeiten:** Stressechokardiographie, Kontrastechokardiographie, Myokard-Dopplerechokardiographie („tissue harmonic imaging"), 3D-Echokardiographie

1.19.2 Indikationen

- Kardiogener Schock (Ursachenabklärung und Komplikationen): Perikarderguss?, Kontraktilität?, Vitium?, Rechtsherzbelastung?, Aortendissektion?
- Akuter Myokardinfarkt: regionale/globale Kontraktionsstörungen? (◘ Tab. 1.11)
- Perikarderguss? Swinging heart?
- Klappenvitien?
- Systolische und diastolische Dysfunktion?

◘ Tab. 1.11 Graduierung der linksventrikulären Funktion nach der Ejektionsfraktion (EF)

Linksventrikuläre Pumpfunktion	EF [%]
Normal	♂ 52–72% bzw. ♀ 54–74%
Leicht eingeschränkt	♂ 41–51% bzw. ♀ 41–53%
Mäßig eingeschränkt	30–40%
Schwer eingeschränkt	<30%

- Aortendissektion (Dissektionsmembran, Aorteninsuffizienz, wahres/falsches Lumen)?
- Anhaltende/unerklärbare Hypovolämie/Volumenstatus: kleiner linker Ventrikel?
- HZV-Messung: CW-Doppler-Echokardiographie
- Kontrolle/Positionierung des IABP-Katheters
- Kontrolle/Positionierung des Pigtailkatheters (Perikarddrainage)
- Zeichen einer Lungenembolie/Rechtsherzbelastungszeichen?
- Endokarditis (Klappenvegetationen)?
- Intrakardiale Shunts (ASD, VSD)?
- Intrakavitäre Raumforderungen (Thromben, Myxom, Schrittmachersonden)?

1.19.3 Transthorakale Echokardiographie (TTE)

Patientenlagerung

- Linksseitenlagerung mit nach oben abgewinkeltem linkem Arm
- Rückenlagerung
  - Meist auf Intensivstation → eingeschränkte Schallqualität
  - Subxiphoidale Schallkopforientierung
- Zusätzlich EKG-Anschluss am Echogerät zur korrekten Zuordnung des Kontraktionsablaufs und der Blutflüsse zum Herzzyklus

Einsatz in der Intensivmedizin

- **Diagnostik:** linksventrikuläre globale Pumpfunktion (EF-Bestimmung oder „eye-balling"; ◘ Tab. 1.11), Ausschluss/Nachweis von Perikarderguss, rechtventrikuläre Funktion (TAPSE), Vitien (Ausschluss/Nachweis von Aortenklappenstenose, Mitralklappeninsuffizienz), Ausschluss/Nachweis von Rechtsherzbelastungszeichen, Analyse von Wandbewegungsstörungen
  - ◘ Abb. 1.6
- Hämodynamische Therapiesteuerung (► Kap. 2)

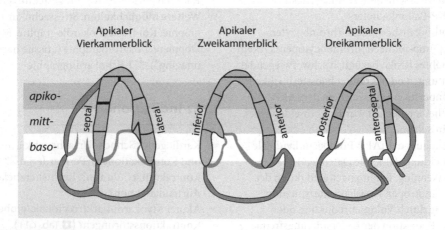

◘ Abb. 1.6   Analyse von Wandbewegungsstörungen

Schallkopforientierung
(◨ Tab. 1.12)

Geräteeinstellungen

- **Schallfrequenz**: durch Schallkopf vorgegeben, meist 2,5 MHz
- **Schallleistung**: meist auf Maximalbereich eingestellt
- **Fokus** (Bereich der besten Bildauflösung): 1–1,5 mm
- **Verstärkung** („gain"): Einstellung der Amplitude bzw. der Helligkeit aller empfangenen Signale
- **Tiefeneinstellung**/Eindringtiefe („depth"): bis maximal 20 cm
- **Filtereinstellung** („reject threshold" oder Wandbewegungsfilter): Unterdrückung niedrigamplitudiger Störsignale
- **Bildwiedergabe** („post-processing")
  - TGC (tiefenselektive Helligkeit): Tiefenausgleichregelung („time gain compensation"): Signal von gleichen Grenzflächen aus unterschiedlichen Eindringtiefen sollen gleiche Grauwerte haben
  - LGC (seitenselektive Helligkeit)

Bildverfahren

- **A-Mode: Amplitude**
- Eindimensional
- Anwendung: Streckenmessung (in der Opthalmologie)

- **B-Mode: Brightness (Helligkeit)**
- Zweidimensional
- Anwendung: 2D-Echokardiographie
- Strukturen nah am Schallkopf: am Monitor oben
- Strukturen entfernt vom Schallkopf: am Monitor unten

- **M-Mode: Motion (Bewegung)**
- Eindimensional
- Anwendung: Beurteilung von Bewegungsabläufen in einem hochauflösenden und scharfen Standbild: ein einziger Schallstrahl durchstrahlt ein bewegendes Medium

- Schnittebenen: parasternale lange oder kurze Achse (nur Sehnenfäden dürfen angeschnitten werden, nicht jedoch die Klappe selber)
- Voraussetzung
  - M-Mode nur unter 2D-Echokardiographie ableiten
  - Messung unter EKG-Aufzeichnung (genaue Abgrenzung Systole und Diastole; enddiastolische Parameter ~Beginn des QRS-Komplexes)
- Abstandmessung
  - „Leading-edge to leading edge": Vorderkante eines Echos bis Vorderkante des anderen Echos
  - „Penn-Konvention": Mitmessung von Grenzflächen
- M-Mode: parasternale kurze Achse auf Höhe der Papillarmuskeln/linker Ventrikel
  - Rechtsventrikuläre Wand: ≤4 mm
  - Interventrikularseptum (IVS, enddiastolisch): 6–10 mm
  - Linksventrikuläre Diameter
    - LVEDD 40–56 mm
    - LVESD 24–42 mm
  - Linksventrikuläre Posterolateralwand (LVPW, enddiastolisch): 6–11 mm
  - FS („fractional shortening", Verkürzungsfraktion): FS = (EDD-ESD/EDD) × 100 ≥25 %
- M-Mode: parasternale kurze Achse auf Höhe der Mitralklappe
  - Anteriore Segel: „M", posteriore Segel: „W"
  - Beachte: die Diastole bzw. linksventrikuläre Füllung ist zweizeitig
    - Diastole 1, passive Füllung (Druckdifferenz): E-Welle bzw. DEF
    - Diastole 2, aktive Füllung (nach der atrialen Kontraktion): A-Welle bzw. FAC
  - Umkehrpunkte der M-förmigen Bewegung des anterioren (septalen) Mitralsegels
    - D: Beginn der Diastole, Mitralöffnungsbeginn
    - E: passive Füllung des linken Ventrikels, Annäherung des anterioren Segels ans Septum, Maximum der frühdiastolischen Mitralöffnung

Tab. 1.12 Untersuchungsebenen

Parasternale lange Achse	(10 Uhr, 3.–5. ICR linksparasternal)
	Schallkopfpositionierung: Markierung des Schallkopfs zeigt in Richtung rechte Schulter
	Beachte: das Septum sollte möglichst waagerecht im Bild erscheinen
	Strukturen: rechter Ventrikel (oben), linker Vorhof, Mitralklappe, linker Ventrikel, Aortenklappe (rechtskoronare und akoronare Segel [linkskoronare Segel: nicht darstellbar]), Aorta ascendens
Parasternale kurze Achse	(1 Uhr, 3.–5. ICR linksparasternal)
	Schallkopfpositionierung: Markierung des Schallkopfs zeigt in Richtung linke Schulter
	Aortenklappenebene: in der Mitte „Mercedesstern" (= Aortenklappe mit rechts-/linkskoronarem und akoronarem Segel), um den Mercedesstern ziehen linkes Atrium, interatriales Septum, rechtes Atrium, Trikuspidalklappe, RVOT, Pulmonalarterie
	Mitralklappenebene (Schallkopf Richtung Herzspitze kippen, „Fischmaul"): AML („anteriore", septale Mitralsegel) und PML („posteriore", murale Mitralsegel), eine Planimetrie (MÖF) ist hier möglich
	Papillarmuskelebene (Schallkopf weiter Richtung Herzspitze kippen)
	Postero- (7 Uhr) und anterolaterale (5 Uhr) Papillarmuskel (linker Ventrikel sollte kreisrund dargestellt werden, damit die Papillarmuskeln abgegrenzt werden können)
	16-Segment-Modell zur Wandbewegungsanalyse des linken Ventrikels möglich (im Uhrzeigersinn)
	Schnellinterpretation: Vorderwand (im Bild oben), Hinterwand (im Bild unten), Seitenwand (im Bild rechts)
	Zuordnung nach Koronargefäß: LAD (septal, anteroseptal, anterior), RCX (lateral, posterior, beinhaltet anterolaterale PM), RCA (inferior, beinhaltet posteriore PM)
	Beschreibung des Kontraktionsverhaltens: Normokinesie, Hyperkinesie, Hypokinesie, Akinesie, Dyskinesie, Aneurysma
	Herzspitzenebene, sog. Apexebene
Apikaler 4-Kammerblick	(3–4 Uhr, Patient nach links seitlich lagern)
	Schallkopfpositionierung über der Herzspitze, etwa 6.–7. ICR
	Schallkopf zeigt zur rechten Schulter
	Abschätzung der globalen Pumpfunktion und Ejektionsfraktion
	Regionale Beurteilung des linken Ventrikels: 16-Segmentmodell zur Wandbewegungsanalyse (Abb. 1.7)
	Zusätzlich Doppleruntersuchung: z. B. Ausschluss/Nachweis von Vitien
Apikaler 5-Kammerblick	(3–4 Uhr, Patient nach links seitlich lagern)
	5-Kammerblick mit Bulbus aortae (LVOT und Aortenklappe)
	Schallkopfpositierung wie oben, nur steilerer Anlotwinkel
Apikaler 2-Kammerblick	(12–1 Uhr):
	Drehen des Schallkopfes um 60° entgegen dem Uhrzeigersinn
	Darstellung: linker Vorhof (ggf. mit Vorhofohr) und linker Ventrikel
Apikaler 3-Kammerblick	(10–11 Uhr oder RAO):
	Weiteres Drehen des Schallkopfes um 60° entgegen dem Uhrzeigersinn
	Zusätzlich LVOT mit Aorta ascendens und Aortenklappe
Subxiphoidaler/ Subkostaler 4-Kammerblick	(3 Uhr)
	Besonders bei Intensivpatienten
	Beurteilung u. a. der Lebervenen/V. cava inferior: atemvariabel (HZV ↓) oder nicht atemvariabel (HZV ↑ bzw. Vorlast ↑)
	Beurteilung globaler und regionaler linksventrikulärer Kontraktionen
Suprasternaler Blick	(3 Uhr, im Jugulum)
	Strukturen: Aorta ascendens, Truncus brachiocephalicus, linke A. carotis, linke A. subclavia, rechte Pulmonalarterie
	Hilfreich zum Auffinden des Aortenbogens (Aneurysma? Isthmusstenose? Dissektion?)

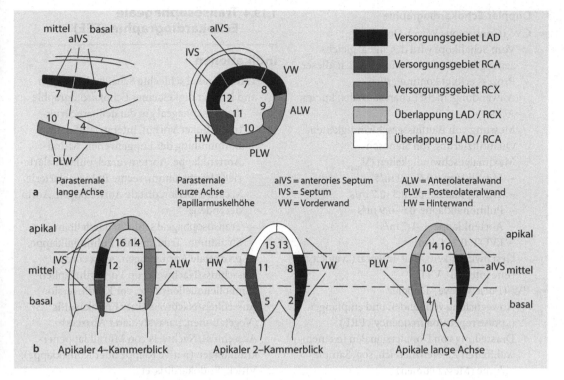

mittel basal
aIVS
aIVS
IVS
VW
7 8
12
11 9 ALW
10
HW 10
PLW

Versorgungsgebiet LAD

Versorgungsgebiet RCA

Versorgungsgebiet RCX

Überlappung LAD / RCX

Überlappung LAD / RCA

7 1

10

4

PLW

a Parasternale lange Achse	Parasternale kurze Achse Papillarmuskelhöhe	aIVS = anterories Septum IVS = Septum VW = Vorderwand	ALW = Anterolateralwand PLW = Posterolateralwand HW = Hinterwand

apikal
16 14
IVS
mittel 12 9 — ALW
basal 6 3

apikal
HW 15 13
11 8 — VW
5 2

apikal
PLW 14 16
10 7 —aIVS mittel
4 1 basal

b Apikaler 4–Kammerblick   Apikaler 2–Kammerblick   Apikale lange Achse

Abb. 1.7 16-Segmentmodell des linken Ventrikels

- – F: frühdiastolischer Einstrom, Minimum des frühdiastolischen Zurückschlagens des Segels
- – A: atriale Kontraktion
- – C: spätdiastolische Schließung der Mitralklappe
- Parameter
  - – DE-Amplitude (frühdiastolische Öffnungsamplitude): 18–35 mm, vermindert bei Mitralstenose, erhöht bei Mitralinsuffizienz
  - – EF-Slope (frühdiastolische Schließbewegung): ≥70 mm/s, vermindert bei Mitralstenose oder diastolischer Relaxationsstörung
  - – ES-Abstand oder E-IVS Abstand: ≤6 mm, vergrößert bei linksventrikulärer Pumpfunktionsstörung
  - – CD-Strecke (systolische Vorwärtsbewegung): Bewegung der Mitralklappe während der Kammersystole (normal: plane Strecke, leicht ansteigend),

pathologisch bei Ausflusstraktobstruktion (SAM: „systolic anterior movement") oder Mitralklappenprolaps (Hängemattenphänomen)
- – AC-Schulter oder B-Punkt: Ausdruck der verzögerten spätdiastolischen Mitralschlussbewegung, z. B. bei linksventrikulärer Compliance-Störung
- Parasternale lange/kurze Achse auf Höhe Aortenwurzel
- Aortenklappenseparation (parallelogrammartige Bewegungsmuster)
  - – Systole: rechts-(RCC) und akoronare Segel (ACC)
  - – Diastole: diastolisch Aortenklappen-Mittelecho
- Parameter
  - – Aortenwurzelbreite (enddiastolisch, zu Beginn des QRS-Komplexes): 20–40 mm
  - – Linkes Atrium: 20–40 mm
  - – Linkes Atrium/Aortenwurzel: 0,85–1,17

- **Doppler-Echokardiographie**
- CW-(Continuous Wave)-Doppler
  - Vom Schallkopf wird das Signal gleichzeitig gesendet und empfangen, d. h. dieser Prozess erfolgt kontinuierlich.
  - Anwendung: meist in parasternalen kurzen Achse
  - Messung von Blutflussgeschwindigkeiten, Quantifizierung von Stenosen
  - Maximalgeschwindigkeiten (V_{max})
    - Mitralklappe: 0,6–1,3 m/s
    - Trikuspidalklappe: 0,3–0,7 m/s
    - Pulmonalklappe: 0,6–0,9 m/s
    - Aortenklappe: 1–1,7 m/s
    - LVOT: 0,7–1,1 m/s
  - Geschwindigkeits-Zeit-Integral („velocity time integral", VTI)
- PW-(Pulsed Wave)-Doppler
  - Abwechslung von senden und empfangen („pulse repetition frequency", PRF)
  - Darstellung von Dopplersignalen in einem wählbaren Referenzbereich, sog. Sample volume (Messvolumen)
  - Blutflussgeschwindigkeiten werden nur an einem Punkt gemessen.
  - Messung von Frequenzen ist limitiert → Aliasing
  - Aliasing: Geschwindigkeiten bzw. Frequenzverschiebungen, welche die Nyquist-Grenze überschreiten, werden abgeschnitten und erscheinen in der entgegengesetzten Strömungsrichtung (Umschlagen der blauen Farbkodierung in die rote bzw. umgekehrt)
- (PW)-Farbdoppler
  - Nachweis und Quantifzierung von Vitien und Shunt
  - Farbkodierung:
    - Rot: Flussrichtung auf den Schallkopf zu
    - Blau: Flussrichtung vom Schallkopf weg
    - Hell/dunkel:
    - hell – schnelle Flussgeschwindigkeiten, dunkel – langsame Flussgeschwindigkeiten
    - Gelbgrün/Mosaikmuster: Turbulenzen, Verletzung der Nyquist-Regel

1.19.4 Transösophageale Echokardiographie (TEE)

Indikationen

- Transthorakal schlechte Schallbedingungen und Notwendigkeit einer Echokardiographie
  - Transösophageal gut darstellbare Strukturen: linker Vorhof, interatriale Septum, Einmündung der Lungenvenen, Mitral-, Aortenklappe, Aortenwurzel, pulmonalarterielle Hauptstamm, rechte Pulmonalarterie, V. cava superior, distale Aortenbogen, Aorta decendens
  - Transösophageal schlecht darstellbare Strukturen: Trikuspidal-, Pulmonalklappe, proximale Aortenbogen, Apex cordis
- Ausschluss/Nachweis von Vorhofthromben (Embolienquellensuche, vor Kardioversion)
- Ausschluss/Nachweis einer Endokarditis (Vegetationen, paravalvulärer Abszess)
- Ausschluss/Nachweis von Mitralklappenerkrankungen (native Klappe oder Kunstklappe): Vitien, Endokarditis, etc.
- Ausschluss/Nachweis eines Vorhofseptumdefekts und offenes Foramen ovale
- Ausschluss/Nachweis einer Aortendissektion
- Evaluierung einer Klappenprothesendysfunktion
- Präinterventionell, periinterventionell im Rahmen von: Mitraclipping, Aortenklappenersatz (TAVI), Vorhofohr-Occluder-Implantation und Evaluierung von periprozeduralen Komplikationen

Schnittebenen

(◨ Abb. 1.8)
- Transgastrale kurze Achse
- 4-Kammerblick
- Basale kurze Achse
- Thorakale Aorta

Untersuchungsvorgang

- Platzierung der TEE-Sonde in Magenfundus

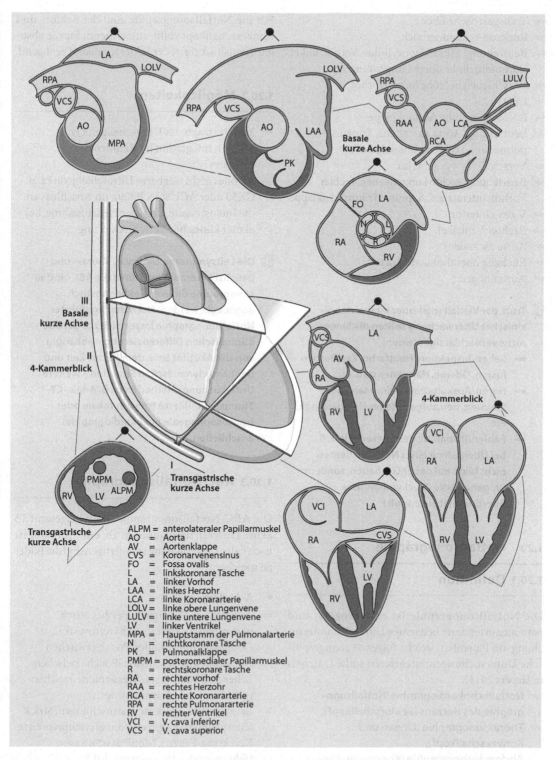

Basale
kurze Achse

III
Basale
kurze Achse

II
4-Kammerblick

I
Transgastrische
kurze Achse

4-Kammerblick

Transgastrische
kurze Achse

ALPM = anterolateraler Papillarmuskel
AO   = Aorta
AV   = Aortenklappe
CVS   = Koronarvenensinus
FO   = Fossa ovalis
L   = linkskoronare Tasche
LA   = linker Vorhof
LAA   = linkes Herzohr
LCA   = linke Koronararterie
LOLV = linke obere Lungenvene
LULV = linke untere Lungenvene
LV   = linker Ventrikel
MPA   = Hauptstamm der Pulmonalarterie
N   = nichtkoronare Tasche
PK   = Pulmonalklappe
PMPM = posteromedialer Papillarmuskel
R   = rechtskoronare Tasche
RA   = rechter vorhof
RAA   = rechtes Herzohr
RCA   = rechte Koronararterie
RPA   = rechte Pulmonararterie
RV   = rechter Ventrikel
VCI   = V. cava inferior
VCS   = V. cava superior

Abb. 1.8 Schnittebenen der transösophagealen Echokardiographie

- Transgastrische Ebene
- Rückzug 4-Kammerblick
- Beurteilung: Mitralklappe, linker Vorhof, linkes Vorhofohr, linke obere Lungenvene
- Vorschieben in Höhe linker Vorhof
- LVOT
- Rückzug in Höhe Aortenklappe
- Beurteilung: Aorta ascendens, Truncus pulmonalis, rechte Pulmonalarterie
- Vorschub V. cava superior
- Beurteilung: rechte Lungenvenen, rechter Vorhof, interatriales Septum, Trikuspidalklappe
- V. cava inferior
- Rechter Ventrikel
- Aorta ascendens
- Rückzug über thorakale Aorta
- Aortenbogen

❯ **Trotz der Vielfalt moderner intensivmedizinischer Überwachung sollten die Sinne nicht vernachlässigt werden:**
- **Sehen/Inspektion: Hautfarbe, Kapillarperfusion, Ödeme, Halsvenenstau, etc.**
- **Hören/Auskultation: pulmonalvenöse Stauung, neu aufgetretenes Herzgeräusch, etc.**
- **Fühlen/Palpation: peripherer Puls, z. B. bei Übernahme eines Notfallpatienten nicht blind auf das EKG schauen, sondern umgehend die Druckverhältnisse überprüfen (Leistenpuls)**

1.20 Notfallsonographie

1.20.1 Definition

Die Notfallsonographie ist eine prozess- und patientenorientierte bettseitige Ultraschalluntersuchung am Patienten, welche folgende sonographische Untersuchungen integrieren sollte (Michels u. Jaspers 2014):
- **Notfallechokardiographie/Notfallsonographie des Herzens (Sektorschallkopf),**
- **Thoraxsonographie (Linear- und Konvexschallkopf),**
- **Abdomensonographie (Konvexschallkopf).**

Für die Notfallsonographie sind der Sektor- und Konvexschallkopf völlig ausreichend; für die absolute Akutsituation ist der Sektorschallkopf genügend.

1.20.2 Möglichkeiten

- Mobiles tragbares Ultraschallgerät (z. B. VScan): Integration im Rahmen der Intensivvisite
- Mobiles nicht tragbares Ultraschallgerät (z. B. CX50 oder ACUSON P300): im Anschluss an die Intensivvisite, bei jeder Neuaufnahme, bei akuter klinischer Verschlechterung

❯ **Die Leitsymptome Dyspnoe, Thorax- und Bauchschmerz sollten durch die ABC-Notfallsonographie differenzialdiagnostisch abgedeckt werden. Nach durchgeführter Notfallsonographie lassen sich zur genauen ätiologischen Differenzierung – abhängig von der Akutität bzw. dem Faktor Zeit und der hämodynamischen Situation – weitere Untersuchungsmethoden (z. B. Angio-CT-Thorax; detaillierte transthorakale oder transösophageale Echokardiographie) anschließen.**

1.20.3 ABC-Notfallsonographie

Die ABC-Notfallsonographie deckt insgesamt 15 akute Differenzialdiagnosen ab; ein Protokoll ist nach jeder Untersuchung anzufertigen und die Bilder zu speichern.

- **A-Abdomen**
- Aszites/freie Flüssigkeit: perihepatisch, perisplenisch, Unterbauch (retrovesikal, Douglas-Raum), Koller-Pouch (zwischen Niere und Milz), Morison-Pouch (zwischen Leber und Niere), ggf. Seeanemonenzeichen (schwimmende Darmschlingen)
- Ileuszeichen: dilatierte Darmschlingen, Strickleiterphänomen (gut erkennbare, aufgespreizte Kerckring-Falten), Motilitätsstörungen (fehlende oder Pendelperistaltik)

- Cholestasezeichen: intrahepatische Ganger-
  weiterung (Doppelflintenphänomen, Bild der
  knorrigen Eiche), DHC ≥7 mm
- Akute Cholezystitis: verdickte (>3 mm),
  geschichtete Gallenblasenwand, positives
  Murphy-Zeichen
- Abdominelles Aortenaneurysma: Aorta
  abdominalis >30 mm
- Harnstau: Kelcherweiterung,
  Kelch-Pyelon-Ektasie

- **B- Breath**
- Pneumothorax (Anlotung von 4 anterioren
  Quadranten, B-Mode und M-Mode, Eindring-
  tiefe 6–8 cm): fehlendes Lungengleiten
  (Pleura visceralis nicht mehr darstellbar),
  Stratosphärenzeichen (durchgehend lineares,
  strichcodeartiges Muster), Auffinden des
  Lungenpunktes (Abwechseln von Stratosphä-
  renzeichen und normalem Lungengleiten mit
  Seashore-Zeichen; alternierendes Seashore-
  und Stratosphärenzeichen)
- Lungenödem (Anlotung von 4 anterioren
  Quadranten, B-Mode): bilaterale multiple
  B-Linien (vertikale, „laserartige" Reverbera-
  tionsartefakte; ≥3 B-Linien pro Interkostalraum)
- Pleuraerguss: mit oder ohne Kompressions-
  atelektase („schwimmende Lunge" als Zeichen
  der Kompressionsatelektase)
- Lungenkonsilidierung/Pneumonie: unilaterale
  multiple B-Linien, subpleurale Konsolidie-
  rungen, Hepatisation der Lunge (leberartige
  Echotextur), positives Bronchopneumogramm
  (baumartige Lufteinschlüsse im Parenchym),
  Begleitpleuraerguss

- **C – Cardiac**
- Perikarderguss (4-Kammer-Blick von von
  subxiphoidal): >20 mm diastolische Separation
  mit oder ohne Kompression des rechten
  Herzens (insbesondere Vorhof)
- Rechtsherzbelastung (parasternale kurze
  Achse, 4-Kammer-Blick): rechter Ventrikel
  >linker Ventrikel, TAPSE <18 mm; V. cava
  inferior >2 cm und nicht atemvariabel
- Linksventrikuläre Dysfunktion (parasternale
  kurze und lange Achse, 4-Kammer-Blick):

„eye-balling" (Abschätzung der Pumpfunktion/
EF), ggf. Methode nach Simpson
- Klappenvitien: Mitralklappeninsuffizienz
  (4-Kammer-Blick, Farbdoppler): breite(r) Jet(s)
  über die Mitralklappe bis ins Vorhofdach;
  Aortenklappenstenose (B-Bild und
  CW-Doppler im 3- oder 5-Kammer-Blick):
  stark verkalkte Aortenklappe, V_{max} >4 m/s
- Aortendissektion der Aorta ascendens
  (parasternale lange Achse): Aortenwurzel
  >50 mm plus Dissektionsmembran plus
  ggf. Perikarderguss plus ggf. hochgradige
  Aortenklappeninsuffizienz

Literatur

Adler Y, Charron P, Imazio M et al. (2015) 2015 ESC Guidelines
for the diagnosis and management of pericardial diseases: The Task Force for the Diagnosis and Management
of Pericardial Diseases of the European Society of Cardiology (ESC) Endorsed by: The European Association
for Cardio-Thoracic Surgery (EACTS). Eur Heart J 36 (42):
2921–2964

Apfelbaum JL, Hagberg CA, Caplan RA et al. (2013) Practice
guidelines for management of the difficult airway: an
updated report by the American Society of Anesthesiologists Task Force on Management of the Difficult Airway.
Anesthesiology 118 (2): 251–270

Bernhard M, Bein B, Böttiger BW et al. (2015) Handlungsemp-
fehlung zur prähospitalen Notfallnarkose beim Erwachsenen. S1 Leitlinie. http://www.awmf.org/uploads/
tx_szleitlinien/001-030l_S1_Praehospitale_Notfallnarko-
se_Erwachsene_2015-03.pdf

Brignole M, Auricchio A, Baron-Esquivias G et al. (2013) 2013
ESC Guidelines on cardiac pacing and cardiac resynchronization therapy: the Task Force on cardiac pacing and
resynchronization therapy of the European Society of
Cardiology (ESC). Developed in collaboration with the
European Heart Rhythm Association (EHRA). Eur Heart J
34 (29): 2281–2329

Burchardi H, Larsen R, Kuhlen R, Jauch KW, Schölmerich J
(2008) Die Intensivmedizin 10. Aufl. Springer, Berlin Heidelberg New York

Camm AJ, Lip GY, De Caterina R et al. (2012) 2012 focused
update of the ESC Guidelines for the management of
atrial fibrillation: an update of the 2010 ESC Guidelines
for the management of atrial fibrillation. Developed with
the special contribution of the European Heart Rhythm
Association. Eur Heart J 33 (21): 2719–2747

Carter EL, Duguid A, Ercole A et al. (2014) Strategies to prevent
ventilation-associated pneumonia: the effect of cuff pressure monitoring techniques and tracheal tube type on

aspiration of subglottic secretions: an in-vitro study. Eur J Anaesthesiol 31 (3): 166–171

Cecconi M, De Backer D, Antonelli M et al. (2014) Consensus on circulatory shock and hemodynamic monitoring. Task force of the European Society of Intensive Care Medicine. Intensive Care Med 40 (12): 1795–1815

Fresenius M, Heck M (2006) Repetitorium Intensivmedizin, 2. Aufl. Springer, Heidelberg

Gerbes AL, Gülberg V, Sauerbruch T et al. (2011) German S 3-guideline „ascites, spontaneous bacterial peritonitis, hepatorenal syndrome". Z Gastroenterol 49 (6): 749–779

Gobatto AL, Besen BA, Tierno PF et al. (2016) Ultrasound-guided percutaneous dilational tracheostomy versus bronchoscopy-guided percutaneous dilational tracheostomy in critically ill patients (TRACHUS): a randomized noninferiority controlled Trial. Intensive Care Med; 42 (3): 342–351

Gu WJ, Wang F, Tang L, Liu JC (2015) Single-dose etomidate does not increase mortality in patients with sepsis: a systematic review and meta-analysis of randomized controlled trials and observational studies. Chest 147 (2): 335–346

Jabre P, Combes X, Lapostolle F et al. (2009) Etomidate versus ketamine for rapid sequence intubation in acutely ill patients: a multicentre randomised controlled trial. Lancet 374: 293–300

Kiefer N, Hofer CK, Marx G et al. (2012) Clinical validation of a new thermodilution system for the assessment of cardiac output and volumetric parameters. Crit Care 16 (3): R98

Kommission für Krankenhaushygiene und Infektionsprävention beim Robert Koch-Institut (2011) Empfehlung der Kommission für Krankenhaushygiene und Infektionsprävention beim Robert Koch-Institut. Anforderungen an die Hygiene bei Punktionen und Injektionen. Bundesgesundheitsblatt 54: 1135–1144

Lang RM, Badano LP, Mor-Avi V et al. (2015) Recommendations for cardiac chamber quantification by echocardiography in adults: an update from the American Society of Echocardiography and the European Association of Cardiovascular Imaging. Eur Heart J Cardiovasc Imaging 16 (3): 233–271

Lemke B, Nowak B, Pfeiffer D (2005) Leitlinien zur Herzschrittmachertherapie. Z Kardiol 94: 704–720

Maisch B, Seferović PM, Ristić AD et al. (2004) Guidelines on the diagnosis and management of pericardial diseases executive summary; The Task force on the diagnosis and management of pericardial diseases of the European society of cardiology. Eur Heart J 25 (7): 587–610

Mezger V, Balzer F, Habicher M, Sander M (2016) [Venous saturation : Between oxygen delivery and consumption]. Med Klin Intensivmed Notfmed [Epub ahead of print]

Michels G, Jaspers N (2014) Notfallsonograhie. Springer, Berlin Heidelberg New York

Michels G, Schneider T (2009) Klinikmanual Innere Medizin. Springer, Berlin Heidelberg New York

Michels G, Pfister R, Hoppe UC (2009) Striking feature in a 44-year-old patient after insertion of a central venous line. Dtsch Med Wochenschr 134 (17): 883–884

Parienti JJ, Mongardon N, Mégarbane B et al. (2015) Intravascular Complications of Central Venous Catheterization by Insertion Site. N Engl J Med; 373: 1220–1229

Piepho T, Cavus E, Noppens R et al. (2015) S1 guidelines on airway management : Guideline of the German Society of Anesthesiology and Intensive Care Medicine. Anaesthesist 64 (Suppl 1): 27–40

Pölönen P, Ruokonen E, Hippeläinen M et al. (2000) A prospective, randomized study of goal-oriented hemodynamic therapy in cardiac surgical patients. Anesth Analg 90 (5): 1052–1059

Sanabria A (2014) Which percutaneous tracheostomy method is better? A systematic review. Respir Care 59 (11): 1660–1670

Scales DC, Thiruchelvam D, Kiss A, Redelmeier DA (2008) The effect of tracheostomy timing during critical illness on long-term survival. Crit Care Med 36 (9): 2547–2557

Scott DB (1986) Endotracheal intubation: friend or foe. Br Med J (Clin Res Ed) 292: 157–158

Szakmany T, Russell P, Wilkes AR, Hall JE (2015) Effect of early tracheostomy on ressource utilization and clinical outcomes in critically ill patients: meta-analysis of randomized controlled trials. Br J Anaesth 114 (3): 396–405

Terragni PP, Antonelli M, Fumagalli R et al. (2010) Early vs late tracheotomy for prevention of pneumonia in mechanically ventilated adult ICU patients: a randomized controlled trial. JAMA 303 (15): 1483–1489

Terragni P, Faggiano C, Martin EL, Ranieri VM (2014) Tracheostomy in mechanical ventilation. Semin Respir Crit Care Med 35 (4): 482–491

Vöhringer M (2016) [How to do: Bone marrow biopsy]. Dtsch Med Wochenschr 141 (6): 410–413

Werdan K, Ruß M, Buerke M (2010/2016) S3-Leitlinie Infarktbedingter kardiogener Schock – Diagnose, Monitoring und Therapie. [www.awmf.org]

Woitalla D, Otto M, von Stuckrad-Barre S, Deisenhammer F, Bühler R (2012) S1-Leitlinie diagnostische Lumbalpunktion. http://www.dgn.org/leitlinien/11-leitlinien-der-dgn/2424-ll-84-2012-diagnostische-liquorpunktion

Wolke H (2015) [How to do: kidney biopsy]. Dtsch Med Wochenschr 140 (2): 114–116

Hämodynamisches Monitoring

G. Michels

© Springer-Verlag GmbH Deutschland 2017
G. Michels, M. Kochanek (Hrsg.), *Repetitorium Internistische Intensivmedizin*,
DOI 10.1007/978-3-662-53182-2_2

2.1 Hämodynamisches Monitoring in der internistischen Intensivmedizin

(🔲 Abb. 2.1)

Basismonitoring
- Elektrokardiogramm (4-Kanal- und 12-Kanal-EKG)
- Pulsoxymetrie (SO_2: Messung nur über pulsatilen Gefäßen)
- Nicht-invasive (automatische) Blutdruckmessung (NiBP)
- Temperaturmessung (über Blasenkatheter)
- Bilanzierung (Stundenurin)
- Blutgasanalyse (BGA aus Arterie [insbesondere Laktat] und ggf. ZVK [insbesondere $S_{CV}O_2$])
- Kapnographie/-metrie (bei beatmeten Patienten)
- Zerebrale Integrität (Glasgow Coma Scale, Coma Recovery Scale Revisited)

- Echokardiographie (TTE, gehört zum Basismonitoring auf kardiologischen Intensivstationen)

Erweitertes Monitoring
- Zentralvenöser Venenkatheter (ZVK, primär zur Thermodilution und zur Bestimmung der $S_{CV}O_2$)
- Invasive Blutdruckmessung (Arterie)
- Herzzeitvolumenmessung (HZV) mittels transkardiopulmonaler Thermodilution, ggf. pulmonalarterieller Thermodilution (Pulmonalarterienkatheter)
- Echokardiographie (TTE, TEE)

❯ Für stabile Intensivpatienten ist meist ein Basismonitoring völlig ausreichend, während für instabile Patienten häufig zusätzlich Komponenten des erweiterten Monitorings gefordert werden.

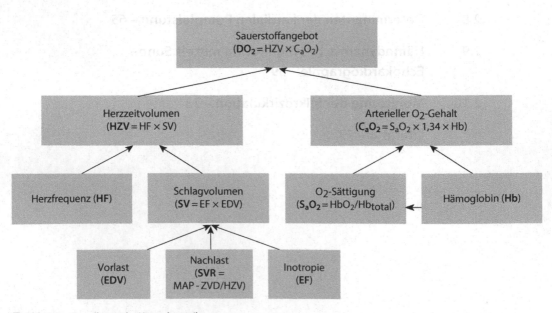

🔲 **Abb. 2.1** Grundlagen der Hämodynamik

◼ **Tab. 2.1** Postoperatives hämodynamisches Monitoring in der kardiochirurgischen Intensivmedizin. (Mod. nach Carl et al. 2012)

Basismonitoring	Erweitertes Monitoring
EKG (Arrhythmieüberwachung)	Echokardiographie (TTE, TEE)
Pulsoxymetrie	Transpulmonale Thermodilution und Pulskonturanalyse (nicht bei IABP-Patienten)
Invasive Blutdruckmessung	
zentraler Venendruck	PAK bei Hochrisikopatienten bei komplexen kardiochirurgischen Eingriffen mit schwerem Low-cardiac-output-Syndrom und/oder pulmonaler Hypertonie
Bilanzierung (Drainagen, Ein- und Ausfuhr),	
arterielle und zentralvenöse BGA	
Temperaturmessung	

◼ **Tab. 2.2** Hämodynamisches Monitoring von Schockpatienten. (Mod. nach Cecconi et al. 2014)

Empfehlung	Bewertung
Routinemäßige HZV-Messung bei Patienten im Kreislaufschock, welche initial therapeutisch ansprechen.	Keine Empfehlung
Messung von HZV und Schlagvolumen bei Patienten im Kreislaufschock, zur Steuerung der Volumen- und Katecholamintherapie, welche initial nicht ansprechen.	Empfehlung
Patienten im Kreislaufschock sollten hämodynamisch evaluiert werden.	Empfehlung
Routinemäßiger Einsatz des PAK für Patienten im Kreislaufschock	Keine Empfehlung
Ein PAK ist bei Patienten im therapierefraktären Schock und bei Rechtsherzversagen indiziert	Empfehlung
Eine transpulmonale oder pulmonalarterielle Thermodilution ist bei Patienten im schweren Schock, insbesondere beim ARDS, indiziert	Empfehlung
Nicht-invasives hämodynamisches Monitoring sollte vor invasiven Verfahren angewandt werden.	Empfehlung.

2.2 Leitlinien und Empfehlungen zum Hämodynamischen Monitoring in der Intensivmedizin

— **Herzchirurgische Intensivmedizin:** Leitlinie DGAI/AWMF: Intensivmedizinische Versorgung herzchirurgischer Patienten. Hämodynamisches Monitoring und Herz-Kreislauf; http://www.awmf.org/leitlinien/detail/anmeldung/1/ll/001-016.html (Carl et al. 2012) (◼ Tab. 2.1)
— **Allgemeine Intensivmedizin:** Consensus on circulatory shock and hemodynamic monitoring. Task force of the European Society of Intensive Care Medicine (Cecconi et al. 2014) (◼ Tab. 2.2)
— **Internistische Intensivmedizin:** Empfehlungen zum hämodynamischen Monitoring in der internistischen Intensivmedizin (Jannssens et al. 2016) (◼ Tab. 2.3)

2.3 Invasives und nichtinvasives hämodynamisches Monitoring in der Intensivmedizin

— Nichtinvasive Verfahren sollten vor invasiven gewählt werden; spezielle invasive Verfahren nur, wenn sich daraus eine therapeutische

2

◘ **Tab. 2.3** Hämodynamisches Monitoring von internistischen Intensivpatienten. (Mod. nach Janssens et al. 2016

Basismonitoring	Erweitertes Monitoring
Atemfrequenz	Erweiterte Echokardiographie
Nichtinvasive Blutdruckmessung, ggf. invasive Messung mit BGA (Laktatbestimmung!)	Transpulmonale Thermodilution und Pulskonturanalyse
EKG (Herzfrequenz, Arrhythmieüberwachung)	PAK nur in sehr speziellen Situationen, z. B. unklare Schocksituationen, Rechtsherzversagen mit pulmonaler Hypertonie
Temperaturmessung	
Urinproduktion	
Pulsoxymetrie	
Notfallechokardiographie, inklusive Sonographie der V. cava inferior	

◘ **Tab. 2.4** Möglichkeiten des invasiven und nichtinvasiven Monitorings

Nichtinvasive Verfahren	Invasive Verfahren
Oszillometrische Blutdruckmessung	Invasive Blutdruckmessung
Echokardiographie, Sonographie der V. cava inferior	Transpulmonale Thermodilution (z. B. PiCCO, EV1000/VolumeView)
Transösophageale Dopplerechokardiographie (z. B. CardioQ-ODM)	Pulmonalarterielle Thermodilution (Pulmonalisarterienkatheter)
Nichtinvasive Pulskonturanalyse (z. B. ccNexfin)	Invasive Pulskonturanalyse – Unkalibriert (z. B. Flotrac) – Kalibriert (z. B. PiCCO)

Anmerkung: „Kalibriert" und „unkalibriert" beziehen sich auf die Ermittlung des patientenindividuellen Korrekturfaktors/Kalibrationskoeffizienten (kalibriert nach HZV-Standardverfahren, unkalibriert nach Algorithmen).

Konsequenz ergibt (Nutzen-Risiko-Abwägung) (◘ Tab. 2.4).

— Die transthorakale Echokardiographie in Kombination mit der $S_{CV}O_2$-Sättigung, dem mittleren arteriellen Druck sowie dem Laktatwert stellen ein völlig ausreichendes hämodynamisches Monitoring für die Intensivmedizin dar.

— Bezüglich der invasiven Verfahren stellt die transpulmonale Thermodilution das Verfahren der 1. Wahl dar (Siegenthaler et al. 2014).

— Sämtliche Werte, welche u. a. aus (verschieden, z. T. Black-Box) Algorithmen resultieren, sollten stets mit Vorsicht und nur unter Berücksichtigung des klinischen Kontexts interpretiert werden.

— Das Ziel jeden Monitorings ist die Optimierung der Gewebe- und Organperfusion und Prävention des Multiorganversagens als Folge eines protrahierten Schockgeschehens (Janssens et al. 2016).

2.4 Bestimmung des Herzzeitvolumens (HZV)

❯ Eine invasive HZV-Messung ist immer dann indiziert, wenn Patienten im Schock inadäquat auf die Initialtherapie mit Volumen und Inotropika/Vasopressoren ansprechen.

2.4.1 Thermodilutionsmethode

- „Goldstandard" der HZV-Messung bildet die Thermodilutionsmethode mittels PAK (Swan-Ganz-Einschwemmkatheter) oder PiCCO-System
- **Diskontinuierliche** Thermodilutionsmethode
  - Injektion (schnell, <4 s) von 10–20 ml gekühlter (<8°C) NaCl-0,9 %-Lösung über den proximalen Schenkel
  - Registrierung der Temperaturveränderung über den distalen Schenkel (PAK) oder peripher arteriell (PiCCO)
- **Kontinuierliche** Thermodilutionsmethode (Wärme dient dabei als Indikator)
  - Thermofilamente geben phasenweise Energie-/Wärmeimpulse ab
  - CCO-(„continuous cardiac output"-)PAK: z. B. Vigilance II
- Anmerkung: neben der Thermodilution existieren des Weiteren Lithiumdilutions-(LidCOR-System) oder Farbstoffdilutionsverfahren (Indozyaningrün)
  - Stewart-Hamilton Formel: $HZV = [V \times (T_B - T_I)/\text{Integral } \Delta\, T_B \times dt] \times K$
  - Abkürzungen: V = Injektatvolumen, T_B = Bluttemperatur, T_I = Injektattemperatur, Integral $\Delta\, T_B \times dt$ = Fläche unter der Thermodilutionskurve (Integral der Blut-Temperaturkurve über die Zeit), K = Kalibrierungsfaktor
  - Errechnung des HZV aus mindestens 3 Messungen
  - Interpretation: Das HZV ist der Fläche unter der Thermodilutionskurve umgekehrt proportional, d. h. je kleiner die Fläche, umso größer das HZV und umgekehrt.
  - Messgenauigkeit der Thermodilutionsmethode – PAK: ±8–10 %
- Berechnung des HZV mittels Fast-response-Thermodilution
  - Indikation: zusätzliche Beurteilung der rechtsventrikulären Funktion
  - Prinzip: Fast-response-Thermistoren sind in der Lage, Bluttemperaturveränderungen in der A. pulmonalis Schlag für Schlag zu messen
  - Parameter: RV-EF (45–65 %), RV-EDV (130–180 ml), RV-ESV (60–100 ml)

2.4.2 Dopplerechokardiographische HZV-Bestimmung

- Grundformel: $HZV = SV \times HF$
- Schlagvolumen (SV)
  - Faktoren: durchströmte Querschnittsfläche (A) und Geschwindigkeits-Zeitintegral (VTI)
  - Bestimmungsort: Ausflusstrakt/Querschnitt der Aorta
  - Formel: $SV = A \times VTI \rightarrow HZV = (A \times VTI) \times HF$
- Möglichkeiten der Dopplerechokardiographischen HZV-Bestimmung:
  - Echokardiographie (monoplane hemodynamic TTE [hTEE] oder Ösophagus-Doppler): Analyse des Blutflusses in der Aorta; die kontinuierliche transösophageale Echokardiographie (z. B. CardioQ® System; ImaCor® ClariTEE®) hat sich bereits zur hämodynamischen Überwachung von postoperativen herzchirurgischen Patienten etabliert (Treskatsch et al. 2015)
  - USCOM („ultrasonic cardiac output monitoring"): hier wird mittels eines 2,2-MHz-Transducers je nach Modus ein aortales oder pulmonalarterielles Flussgeschwindigkeits-Zeit-Integral (VTI) „beat-to-beat" in Echtzeit abgeleitet
- Voraussetzung: Kenntnisse in der Echokardiographie (Doppler-Echokardiographie), inter- und intraindividuelle Variabilität

2.4.3 Fick-Methode

- Hintergrund/Formeln:
  - $HZV = VO_2/a_vDO_2$
  - $HZV = VO_2/(C_aO_2 - C_cO_2) \times 100$
  - $HZV = 0,280\ \text{l/min}/(0,20 - 0,14) = 4,7\ \text{l/min}$
- O_2 dient als natürlicher Indikator
- O_2-Verbrauch (VO_2):
  - Bestimmung optimal über Spirometrie
  - Normtabellen (KOF, Alter, Geschlecht)
  - Faustformel: 3–4 ml/kg KG/min (~ 200–400 ml/min)
  - VO_2-Männer: $VO_2 = KOF \times (161 - \text{Alter} \times 0,54)$

— VO_2-Frauen: $VO_2 = KOF \times (147,5 - Alter \times 0,47)$
— Arterieller bzw. venöser O_2-Gehalt oder *content* $(C_{a/c}O_2)$
  — $C_aO_2 = (S_aO_2 \times Hb \times 1,34) + (p_aO_2 \times 0,0031)$ $\sim 20,4$ ml/dl
— Erläuterungen: $1,34$ = Hüfner-Zahl; $0,0031$ = Bunsen-Löslichkeitskoeffizient
— C_aO_2 = chemisch gebundener O_2-Anteil (Hauptanteil) + physikalisch gelöster O_2-Anteil (minimal, kann vernachlässigt werden)
— Arteriogemischtvenöse O_2-Gehaltsdifferenz (a_vDO_2)
  — $a_vDO_2 = C_aO_2 - C_vO_2 = (Hb \times 1,34 \times S_aO_2) - (Hb \times 1,34 \times S_vO_2) = (15 \times 1,34 \times 1) - (15 \times 1,34 \times 0,7)$, $a_vDO_2 = 20$ ml/dl $- 14$ ml/dl $= 6$ ml $O_2/100$ ml Blut
  — Bestimmung SO_2: PAK (S_vO_2), ZVK $(S_{CV}O_2)$, Arterie (S_aO_2)
  — Interpretation:
    – Beispiel: HZV ↓ = $(VO_2/a_vDO_2$ ↑$)$ → a_vDO_2 ↑ = $(VO_2/HZV$ ↓$)$
    – Maßnahmen: HZV-Anhebung (Volumengabe, Katecholamine), O_2-Gabe, ggf. Erythrozytenkonzentrate
— Beurteilung weiterer Parameter:
  — O_2-Transportkapazität (DO_2): $DO_2 = HZV \times C_aO_2 = 5$ l/min $\times 20,4$ ml/dl $\sim 900-1400$ ml/min
  — O_2-Extraktionsrate $(ER-O_2)$: $ER-O_2 = a_vDO_2/C_aO_2 = (S_aO_2 - S_vO_2)/S_aO_2 = 22-30$ % (Faustregel: S_aO_2 (97–100 %) – S_vO_2 (75 %) = ca. 25 %)

2.4.4 Arterielle Pulskonturanalyse

— Grundformel: HZV = SV × HF
— Schlagvolumen (SV):
  — Bestimmung von Anfang und Ende der Systole aus der arteriellen Druckkurve
  — Berechnung der Fläche unter dem systolischen Anteil der arteriellen Druckkurve (A_{systol}), zusätzlich Berücksichtigung eines Kalibrationsfaktors (Zao): SV = A_{systol}/Zao
  — Heute: Weiterentwicklung eines von Wesseling entwickelten Modells unter Berücksichtigung von HF, A_{systol}, aortale Compliance, Form der Druckkurve und

patientenspezifischer Kalibrationsfaktor bei der kalibrierten Pulskonturanalyse (ermittelt aus der transpulmonalen Thermodilution)
— Herzfrequenz (HF): Monitor, Pulsoxymetrie
— Möglichkeiten der HZV-Berechnung mittels Pulskonturanalyse:
  — Kalibrierte Pulskonturanalyse → PiCCO-System (Pulskontur-Herzzeitvolumen, PCHZV) oder LidCo/PulseCo-System; Voraussetzung sind ein zentraler Venenkatheter und ein Arterienkatheter
  — Unkalibrierte Pulskonturanalyse → FloTrac/Vigileo-System: nur ein Arterienkatheter wird vorausgesetzt

2.4.5 Angiographie (Herzkatheteruntersuchung)

— Grundformel: HZV = SV × HF
— Schlagvolumen (SV): SV = LVEDV–LVESV
— Herzfrequenz (HF): Monitor, Pulsoxymetrie
— Prinzip: Lävokardiographie im Rahmen einer Linksherzkatheteruntersuchung

2.4.6 Zentralvenöse Sauerstoffsättigung

— Die zentralvenöse O_2-Sättigung in der V. cava superior $(S_{CV}O_2)$ entspricht annährend der gemischtvenösen Sauerstoffsättigung, sog. S_vO_2 (Dueck et al. 2005). Arbeiten zu $S_{CV}O_2$ und S_vO_2 konnten zeigen, dass v. a. bei Schockpatienten die $S_{CV}O_2$-Werte ungefähr 5–10 % über den S_vO_2-Werten lagen (erhöhte O_2-Ausschöpfung im koronaren und hepatosplanchialen Stromgebiet).
— Die zentralvenöse O_2-Sättigung gilt als Indikator der Gewebeoxygenierung und Surrogat für ein ausreichendes Herzzeitvolumen und ist schnell über zentralen Venenkatheter (ZVK) zu bestimmen (◘ Abb. 2.2, ◘ Abb. 2.3).
— Zur Verlaufsbeobachtung der Gewebeoxygenierung fungiert neben $S_{CV}O_2$ bzw. S_vO_2 das Laktat. Eine schwere Hyperlaktatämie (>10 mmol/l) ist mit einer nahezu 80 %-igen Sterblichkeit assoziiert. Zusätzlich neben dem

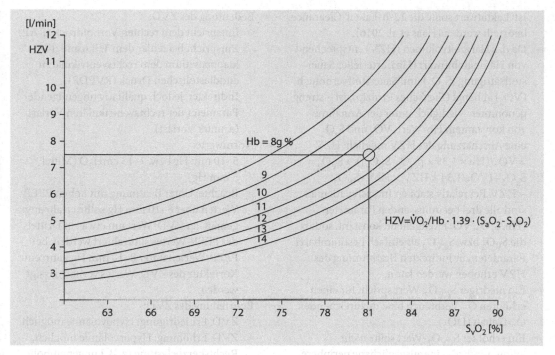

□ **Abb. 2.2** Zusammenhang zwischen HZV und S_VO_2 (bei konstantem Sauerstoffverbrauch und konstanter arterieller Sauerstoffsättigung. (Aus Werdan et al. 2016)

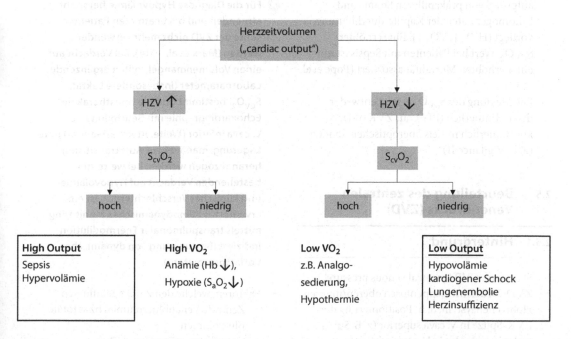

□ **Abb. 2.3** Diagnostischer Algorithmus basierend auf der zentralvenösen Sauerstoffsättigung ($S_{CV}O_2$) und des Herzzeitvolumens. (Mod. nach Vincent et al. 2011)

Ist-Laktatwert sollte die 12-h-Laktat-Clearance beurteilt werden (Haas et al. 2016).

- Da das Herzzeitvolumen (HZV) entsprechend von Hämoglobinwert (Hb), arterieller Sauerstoffsättigung (S_aO_2) und Sauerstoffverbrauch (VO_2) abhängt (Fick'sches Prinzip), ist – streng genommen – lediglich unter der Annahme von konstantem Hb-Wert, VO_2 und S_aO_2 eine Abschätzung des HZV möglich: HZV = $VO_2/(Hb \times 1{,}39 \times [S_aO_2\text{-}S_VO_2]) \rightarrow S_VO_2 = S_aO_2 - (VO_2/1{,}34 \times HZV \times Hb) \rightarrow S_VO_2$ ~ HZV. Bei relativ stabilen Intensivpatienten sind alle drei beeinflussenden Parameter (Hb, S_aO_2, VO_2) weitgehend konstant, sodass die S_VO_2 bzw. $S_{CV}O_2$ als einfach bestimmbarer Parameter zur indirekten Bestimmung des HZV erhoben werden kann.
- Ein niedriger $S_{CV}O_2$-Wert spricht für einen erhöhten O_2-Verbrauch bzw. unzureichenden O_2-Gehalt (DO_2).
- Ein erhöhter $S_{CV}O_2$-Wert sollte nicht automatisch als eine ausgeglichene periphere O_2-Versorgung gewertet werden, da gerade im hyperdynamen septischen Schock trotz hohem HZV eine unzureichende O_2-Ausschöpfung aufgrund von präkapillaren Shunts und Inhomogenitäten der Kapillardurchblutung vorliegt (HZV ↑, VO_2 ↑). Eine erhöhter $S_{CV}O_2$-Wert bei Patienten mit Sepsis ist mit einer erhöhten Mortalität assoziiert (Pope et al. 2010).
- Die Messung der $S_{CV}O_2$ erfolgt entweder diskontinuierlich (BGA aus ZVK) oder kontinuierlich mittels fiberoptischen Sonden (z. B. Vigilance II).

2.5 Beurteilung des zentralen Venendrucks (ZVD)

2.5.1 Hintergrund

- Synonym: CVP („central venous pressure")
- ZVD: Druck im klappenlosen oberen/unteren Hohlvenensystem, d. h. Positionierung der ZVK-Spitze in V. cava superior (z. B. Subklaviakatheter) oder in V. cava inferior (z. B. Femoraliskatheter)

- Bedeutung des ZVD:
  - Entspricht dem rechten Vorhofdruck (RAP)
  - Entspricht bei fehlendem Trikuspidalklappenvitium dem rechtsventrikulären enddiastolischen Druck (RVEDP)
  - Indirekter, jedoch qualitativ ungenügender Parameter der rechtsventrikulären Vorlast (s. unter Vorlast)
- Normwerte:
  - 5–10 mm Hg bzw. 7–13 cmH$_2$O (Mittel: 5 mm Hg)
  - Beachte: Unter Beatmung mit hohen PEEP-Werten über 8–10 mm Hg sollte erfahrungsgemäß der ZVD-Wert um etwa ein Drittel des PEEP-Wertes subtrahiert werden; bei PEEP-Werten unter 8–10 mm Hg kann eine Korrektur des ZVD-Wertes vernachlässigt werden.
- Beurteilung des ZVD:
  - ZVD-Erniedrigung: Hypovolämie möglich
  - ZVD-Erhöhung: Hypervolämie möglich, Rechtsherzbelastung (z. B. Lungenembolie, pulmonale Hypertonie), Perikardtamponade, Spannungspneumothorax

> **Für die Diagnose Hypovolämie bei spontan atmenden und bei beatmeten Patienten sollte der ZVD nicht mehr verwendet werden (Marx et al. 2014). Bei Verdacht auf einen Volumenmangel sollten ergänzende Laborparameter (insbesondere Laktat, $S_{CV}O_2$) bestimmt und die transthorakale Echokardiographie mit Beurteilung der V. cava inferior (Weite, Atemvariabilität) unter Lagerungsmanöver zur Autotransfusion herangezogen werden. Bei weiterhin bestehenden Verdacht auf Hypovolämie und klinischer Verschlechterung ist ein erweitertes hämodynamisches Monitoring mittels transpulmonaler Thermodilution indiziert (Bestimmung von dynamischen Vorlastparametern).**

- Faktoren, welche den ZVD beeinflussen:
  - Zentrale Venenblutvolumen bzw. totale Blutvolumen
  - Compliancestörungen, z. B. Perikardtamponade

— Trikuspidalklappenvitium
— Arrhythmien
— Beeinflussung des intrathorakalen Drucks,
  z. B. PEEP
— Beeinflussung des extrathorakalen Drucks,
  z. B. Aszites

> **Umrechnung von Druckeinheiten:**
> — 1 cm H_2O = 1 mbar = 0,75 mm Hg
> — 1 mm Hg = 1,33 mbar = 1,33 cm H_2O

2.5.2 ZVD-Kurve

— **a-Welle:**
  — Ausdruck der Vorhofkontraktion
  — EKG: P-Welle
  — Herzzyklus: späte Diastole
  — Pathologie: fehlt bei TAA, hohe a-Welle
    bei Trikuspidalstenose oder pulmonaler
    Hypertonie
  — Normwerte: 3–9 mm Hg
— **c-Welle:**
  — Ausdruck der Vorhofwölbung der
    Trikuspidalklappe in den rechten
    Vorhof
  — EKG: S-Zacke
  — Herzzyklus: Systole, Anspannungsphase
  — Normwerte: 3–6 mm Hg
— **x-Welle:**
  — Ausdruck der Bewegung der Ventilebene in
    Richtung Herzspitze
  — EKG: ST-Strecke
  — Herzzyklus: Systole, Austreibungsphase
    → mesosystolisches Druckminimum
  — Pathologie: fehlt bei Vorhofflimmern, tiefe
    x-Welle bei Perikardtamponade
  — Normwerte: 0–3 mm Hg
— **v-Welle:**
  — Ausdruck der Rückkehr der Ventilebene
  — EKG: T-Welle
  — Herzzyklus: Systole, Endsystole
  — Pathologie: überhöht bei Hypervolämie,
    Trikuspidalinsuffizienz, Linksherzinsuffi-
    zienz, Vorhofflimmern
  — Normwerte: 2–6 mm Hg
— **y-Welle:**
  — Ausdruck der Trikuspidalklappenöffnung

— EKG: zwischen T- und P-Welle
— Herzzyklus: Diastole, frühe Phase →
  frühdiastolisches Druckminimum
— Pathologie: tiefes y bei Pericarditis
  constrictiva, restriktive Kardiomyopathie,
  Hypervolämie
— Normwerte: 2–4 mm Hg

2.6 Beurteilung des arteriellen Blutdrucks

2.6.1 Hintergrund

— **Arterieller Blutdruck:**
  — Zusammensetzung aus Systole und
    Diastole
  — Getrennt durch Inzisur (Aortenklappen-
    schließung bzw. Ende der Systole)
— **Mittlerer arterieller Blutdruck (MAP):**
  — Gilt als zuverlässigster Blutdruckwert
  — Systolischer Blutdruck (100–140 mm
    Hg): Korrelation mit dem myokardialen
    O_2-Verbrauch
  — Diastolischer Blutdruck (60–90 mm Hg):
    beeinflusst den koronaren Blutfluss, da
    dieser primär in der Diastole erfolgt
  — Mittlerer arterieller Blutdruck (MAP):
    70–105 mm Hg
  — Berechnung des MAP: MAP = (P_{systol}-
    $P_{diastol}$/3) + $P_{diastol}$
  — Messung des MAP: Flächenintegral
    unter der arteriellen Druckkurve/
    Pulsdauer
— **Perfusionsdruck:**
  — Systemischer Perfusionsdruck: P_{syst}
    = MAP-ZVD = HZV × SVR
  — Zerebraler Perfusionsdruck: CPP
    = MAP-ICP = HZV × CVR
  — Koronarer Perfusionsdruck: P_{koro}
    = MAP-LVEDP = HZV × R_{koro}
    – MAP: besser ist hier der diastolische
      Aortendruck
    – R_{koro}: Zusammensetzung aus
      vasaler (z. B. Makro-/Mikroangiographie)
      und extravasaler Komponente
      (z. B. Herzhypertrophie,
      Tachykardie)

2.6.2 Nichtinvasive Blutdruckmessung

- Methoden:
  - Manuelle Blutdruckmessung: auskultatorisch (Riva-Rocci, RR, Korotkow-Geräusche)
  - Palpation des Pulses zur Blutdruckmessung
  - Photoplethysmographische Blutdruckmessung (Messprinzip der FINAPRES-Geräte)
  - Tonometrische Blutdruckmessung (Messprinzip der COLIN-Geräte)
  - Oszillometrische (automatische) Blutdruckmessung → Methode der Wahl
- Indikation:
  - Basismonitoring
  - Hämodynamisch und respiratorisch stabile Intensivpatienten
- Manschettengröße stets anpassen
- Länge und Breite der Blutdruckmanschette stets an Oberarmumfang anpassen
- Adäquate Manschettenbreite (Standard: 12–13 × 24 cm; Oberarmumfang ≥33 cm: 15 × 30 cm; Oberarmumfang ≥41 cm: 18 × 36 cm)

2.6.3 Invasive Blutdruckmessung

- Methode: direkte Blutdruckmessung
- Goldstandard der Blutdruckmessung
- Prinzip: mechanoelektrische Transduktion (Übertragung der intravasalen Pulswelle mittels Druckaufnehmer)
- Die Höhenausrichtung (Höhe des Koronarvenensinus im rechten Vorhof) und Nullpunktkalibrierung des Druckaufnehmers gegen den Atmosphärendruck ist dabei von großer Bedeutung.
- Indikation:
  - Hämodynamisch und respiratorisch instabile Intensivpatienten
  - Insbesondere bei gleichzeitiger Beatmung (BGA) und/oder Katecholamintherapie
  - Beurteilung Volumenstatus („cardiac cycling": Undulieren der arteriellen Blutdruckkurve)

- Bestimmung des HZV und des SVR (z. B. PiCCO-Technologie)
- Komplikationen: thrombotische Gefäßverschlüsse (<5%), lokale Hämatombildung (15%), Infektionen (<1%)

2.7 Beurteilung der zentral- ($S_{CV}O_2$) und gemischtvenösen O_2-Sättigung (S_VO_2)

2.7.1 Hintergrund und Interpretation

O_2-Sättigung (SO_2)
- Fraktionelle SO_2: $SO_{2(frak)} = HbO_2/(Hb_d + HbO_2 + Met-Hb + CO-Hb + Sulf-Hb)$
- Partielle (funktionelle) SO_2: $SO_{2(part)} = HbO_2/(Hb_d + HbO_2)$
- Abkürzungen: HbO_2 oder oxygeniertes Hb, Hb_d oder deoxygeniertes Hb, Met-Hb oder Methämoglobin, CO-Hb oder Carboxyhämoglobin, Sulf-Hb oder Sulfhämoglobin

Zentralvenöse O_2-Sättigung ($S_{CV}O_2$)
(◘ Tab. 2.5)
- Bestimmung über den distalen Schenkel des ZVK oder den proximalen Schenkel des PAK
- Beurteilung der $S_{CV}O_2$
  - Da die $S_{CV}O_2$ über den ZVK (V. subclavia, V. jugularis) die O_2-Extraktion der oberen Körperhälfte präsentiert und die untere Körperhälfte (insbesondere Splanchnikusstromgebiet) unzureichend erfasst, besteht die Gefahr einer Fehlinterpretation des $S_{CV}O_2$-Wertes.
  - Abschätzung des globalen O_2-Verbrauchs (VO_2)
- Normwert: ca. 70–75 %

> ❯ Die zentralvenöse Sauerstoffsättigung ($S_{CV}O_2$) unterliegt verschiedenen Einflussgrößen und sollte nur in Kombination mit weiteren Parametern (insbesondere Laktat, Hb, HZV) und dem klinischen Kontext interpretiert werden.

□ Tab. 2.5 Interpretation von $S_{CV}O_2$ bzw. S_VO_2			
Abfall		**Anstieg**	
O_2-Verbrauch (VO_2) ↑	O_2-Angebot (DO_2) ↓	O_2-Angebot (DO_2) ↑	O_2-Verbrauch (VO_2) ↓
Stress	C_aO_2 vermindert	HZV-Steigerung	Analgesie
Schmerzen	(Hb-Abfall, Hypoxie)	(z. B. hyperdyname Phase	Sedierung
Fieber	HZV-Verminderung	des septischen Schocks)	Beatmung
Shivering	(z. B. Schock)	Hb-Anstieg	Hypothermie
Weaning			

DO_2 (O_2-Angebot): HZV × C_aO_2; Normwert: >550 ml/min/m²; VO_2 (O_2-Verbrauch):HZV × (C_aO_2-C_vO_2) ≥170 ml/min/m²

Gemischtvenöse O_2-Sättigung (S_VO_2)

(□ Tab. 2.5)
- Bestimmung aus dem distalen Schenkel des PAK:
  - Diskontinuierlich: Messungen über BGA
  - Kontinuierlich: fiberoptische Katheter (z. B. Edwards Vigilance II)
- Beurteilung der S_VO_2:
  - S_VO_2 repräsentiert die O_2-Sättigung des venösen Blutes des gesamten Körpers (Einzugsgebiet von V. cava superior, V. cava inferior und Sinus coronarius) und reflektiert somit den O_2-Metabolismus des gesamten Körpers
  - Abschätzung des globalen O_2-Verbrauchs (VO_2)
  - Ein Abfall der S_VO_2 reflektiert eine unausgeglichene O_2-Bilanz, lange bevor sich eine Gewebehypoxie entwickelt
- Abhängigkeitsfaktoren der S_VO_2:
  - HZV = VO_2/(C_aO_2–C_cO_2) × 100 (Fick-Postulat)
  - HZV = VO_2/(1,34 × Hb [S_aO_2–S_VO_2]) × 100
  - S_VO_2 = S_aO_2–(VO_2/HZV × 1,34 × Hb)
  - Determinanten der S_VO_2: S_aO_2, VO_2, HZV, Hb-Konzentration
  - Normwert: ca. 70 %
- Physiologische Bedingungen:
  - $S_{CV}O_2$ (V. cava inferior) >$S_{CV}O_2$ (V. cava superior)
  - S_VO_2 (A. pulmonalis) <$S_{CV}O_2$ (V. cava superior)
  - Unter physiologischen Bedingungen extrahiert die untere Körperhälfte weniger

O_2 als die obere Körperhälfte, sodass die S_VO_2 um 2–5 % niedriger ausfällt als die $S_{CV}O_2$
- Pathologische Bedingungen: oft umgekehrte Verhältnisse
- Parameter zur Abschätzung einer Gewebehypoxie:
  - O_2-Verbrauch (VO_2), O_2-Angebot (DO_2)
  - Zentralvenöse oder gemischtvenöse O_2-Sättigung ($S_{CV}O_2$ oder S_VO_2)
  - Laktat
- Therapeutisches Ziel (z. B. Early-goal-directed-Therapie der Sepsis): $S_{CV}O_2$ ≥70 %

> Da zwischen $S_{CV}O_2$ und S_VO_2 eine enge Korrelation besteht, kann die $S_{CV}O_2$ anstelle der S_VO_2 angewandt werden.

2.8 Determinanten der kardialen Pumpleistung

2.8.1 Inotropie

- Definition: Schlagkraft, Kontraktilität
- Parameter:
  - **Linksherzkatheter:**
    - Maximale Druckanstiegsgeschwindigkeit (dp/dt) in der isovolumetrischen Anspannungsphase, Normwert: 1500 mm Hg/s
    - Linksventrikuläres Volumen (LV-V), Normwert: ~ 60 ml/m²
    - Ejektionsfraktion (EF): EF = (SV/EDV) = (EDV-ESV/EDV) >55 %

— **Echokardiographische** Parameter der **linksventrikulären** Pumpfunktion:

- EF (Ejektionsfraktion): EF = (EDV-ESV/ EDV) × 100 >55–70 %, Berechnung im M-Mode (selten, Methode nach Teichholz) *oder* im 2D-Echo (häufig, biplane Scheibchensummationsmethode nach Simpson bzw. nach modifizierter Simpson-Volumetrie): leichtgradig eingeschränkt (Mann: 41–51%, Frau: 41–53 %), moderate eingeschränkt (30–40 %), schwer eingeschränkt (<30 %)
- FS („fractional shortening", Verkürzungsfraktion): FS = (EDD-ESD/EDD) × 100 = 25–44 %
- ES-Abstand (Abstand frühdiastolischer Mitralklappenöffnung E bis Septum): <6 mm
- Linksventrikulärer enddiastolischer Diameter (LVEDD): ♂ 42–58 bzw. ♀ 38–52 mm
- Linksventrikulärer endsystolischer Diameter (LVESD): ♂ 25–40 bzw. ♀ 22–35 mm

— **Echokardiographische** Parameter der **rechtsventrikulären** Pumpfunktion:

- Beurteilung: hypertrophierter, dilatierter rechter Ventrikel und rechter Vorhof, ggf. V. cavae, RVEDD>30 mm, paradoxe Septumkinetik, Perikarderguss, Trikuspidalinsuffizienz (Trikuspidalrefluxjet bzw. trikuspidale Regurgitationsgeschwindigkeit: niedrige Wahrscheinlichkeit für eine pulmonale Hypertonie (PH) ≤2,8 m/s, intermediäre Wahrscheinlichkeit für eine PH 2,9–3,4 m/s, hohe Wahrscheinlichkeit für eine PH >3,4 m/s)
- Systolisch pulmonal arterieller Druck (sPAP): sPAP bzw. ΔP_{max} des Refluxes über der Trikuspidalklappe, normal <36 mm Hg, *mögliche* pulmonale Hypertonie 37–50 mm Hg, *wahrscheinliche* pulmonale Hypertonie >50 mm Hg
- Mittlerer pulmonal arterieller Druck (mPAP) – Werte gelten eigentlich für den Rechtsherzkatheter: Normwert: ≤20 mm Hg, pulmonale Hypertonie ≥25 mm Hg in Ruhe; die klinische Bedeutung eines mPAP zwischen 21 und 24 mm Hg ist unklar.
- Rechtsventrikulärer systolischer Druck (RVSP): RVSP = ΔP_{max} (TK) + RAP (=ZVD), Normwert 28±5 mm Hg; RVSP ~ PAPs (bei Ausschluss einer Stenose von Pulmonalklappe bzw. rechtsventrikulärer Ausflusstrakt)
- TAPSE („tricuspid annular plane excursion"): Quantifizierung der longitudinalen Verkürzung des rechten Ventrikels als Komponente der systolischen Funktion (korreliert mit RV-EF, normal ≥18 mm, pathologisch <17 mm)
- TASV („tricuspid annular systolic velocity"), normal >20 cm/s, pathologisch <10 cm/s
- Tei-Index (RV Doppler, normal <0,5): isovolumetrische Kontraktionszeit plus isovolumetrische Relaxationszeit/ Auswurfzeit = ICT + IRT/ET (parasternale Position)
- Lei-Index (LV-Exzentrizitätsindex), Normwert: ≤1
- Rechtsventrikulärer basaler Diameter, Normwert: <41 mm
- Rechtsventrikuläre subkostale Wanddicke, Normwert ≤5 mm
- Diameter rechtsventrikulärer Ausflusstrakt (RVOT) (parasternale kurze Achse), Normwert: ≤30 mm
- Rechtsatriale endsystolische Fläche, Normwert: <18 cm^2
- Rechtsatriale Volumen, Normwerte: 25 ± 7 ml/m^2 (Mann), 21 ± 6 ml/m^2 (Frau)
- Rechtsventrikuläre systolische Funktion, Normwert: >35 %

— **PAK:**

- SVI (Schlagvolumenindex): SVI = SV/ Körperoberfläche = 35–55 ml/beat/m^2
- Linksventrikulärer Schlagarbeitsindex (LVSWI): LVSWI = (MAP-PCWP) × SVI × 0,0136 = 45–55 gm/m^2
- Rechtsventrikulärer Schlagarbeitsindex (RVSWI): RVSWI = (mPAP-ZVD) × SVI × 0,0136 = 7–10 gm/m^2
- CI („cardiac index" oder Herzindex, d. h. HMV pro m^2 Körperoberfläche): CI = 2,5–4,5 l/min/m^2

━ **PiCCO:**
  - Maximale Druckanstiegsgeschwindigkeit (dp_{max}): Berechnung der maximalen Geschwindigkeit des linksventrikulären Druckanstiegs anhand der Pulskonturanalyse
  - Globale Auswurffraktion (GEF): gilt als Parameter der links- und rechtsventrikulären Kontraktilität, gemessen mittels Thermodilution: GEF = 4 × SV/GEDV (s. PiCCO)
  - Kardialer Funktionsindex (CFI): CFI = CI/GEDVI (CI: „cardiac index"; GEDVI: globaler enddiastolischer Volumenindex)

2.8.2 Vorlast („preload")

━ Definition: enddiastolische Wandspannung (= Vordehnung)
━ Beurteilung von:
  ━ **Volumenbelastung**
  ━ **Volumenreagibilität**
━ Bewertung der Vorlast:
  ━ **Statische Parameter:** Druckparameter (ZVD/RVEDP, LVEDP/PCWP) und Volumenparameter (GEDV, ITV)
  ━ **Dynamische oder funktionelle Parameter:** systolische Druckvariation, Schlagvolumenvariation, Pulsdruckvariation
━ Parameter der Vorlast: **enddiastolische Volumen**
━ Blutvolumenverteilung: 80 % befinden sich im venösen und 20 % im arteriellen System.
━ Die Druck-Volumen-Beziehung des Ventrikels wird durch die Frank-Starling-Kurve beschrieben.
━ **Druckparameter → statische Vorlastparameter**
  ━ Warum Druckparameter? Bei normaler ventrikulärer Compliance (C) kann von einem Druckwert (p) auf das Volumen (V) geschlossen werden (C = ΔV/Δp → V = C × p), d. h. kein Rückschluss auf die Vorlast anhand von Druckparametern bei Störungen der Compliance (diastolische Dysfunktion)
  ━ Rechtsventrikuläre Vorlast (RVEDV): ZVD (Normwert: 4–8 cmH$_2$O), ZVD ~ RVEDP ~ RVEDV

━ Linksventrikuläre Vorlast (LVEDV): Wedge-Druck (PCWP, Normwert <12 mm Hg), PCWP ~ LVEDP ~ LVEDV
━ Einflussgrößen auf Druckparameter: erhöhter intrathorakaler (z. B. PEEP-Beatmung, Pleuraerguss) und extrathorakaler Druck (z. B. Aszites, intraabdominelles Kompartment-Syndrom)
━ ZVD als rechtsventrikulärer Vorlastparameter: Der ZVD entspricht nicht in allen klinischen Situationen der RV-Vorlast, weshalb der ZVD nur mit Vorsicht herangezogen werden sollte. Mehrere Studien bei Sepsispatienten konnten zeigen, dass der ZVD als RV-Vorlastparameter ungeeignet ist.
━ PCWP als linksventrikulärer Vorlastparameter: Zwischen dem PCWP bzw. LVEDP und dem LVEDV besteht kein linearer Zusammenhang, zudem sind weitere störanfällige Faktoren zu berücksichtigen (z. B. begleitendes Mitralvitium, Beeinflussung unter Beatmung), sodass der PCWP keinen sinnvollen LV-Vorlastparameter darstellt.

❯ **Die Anwendung von ZVD und PCWP zur Abschätzung einer Volumenreagibilität wird nicht routinemäßig empfohlen.**

━ **Volumenparameter→ statische Vorlastparameter**
  ━ Transpulmonale Thermodilution (kardiale Vorlast):
    - GEDV (globales enddiastolisches Volumen, Blutvolumen aller vier Herzhöhlen), Normwert: 600–700 ml/m^2
    - ITBV (intrathorakales Blutvolumen): Blutvolumen aller vier Herzhöhlen plus pulmonales Blutvolumen, Normwert: 800–1000 ml/m^2
  ━ PAK (Fast-response-Thermodilution): rechtsventrikuläre Vorlast → RVEDV (130–180 ml)

❯ **GEDV und ITBV eignen sich nur eingeschränkt als volumetrische Vorlastparameter.**

▬ Dynamische Vorlastparameter→ funktionelle Vorlastparameter
- ▬ Grundprinzip: je ausgeprägter eine Hypovolämie *unter mechanischer Beatmung* vorliegt, umso stärker wird der venöse Rückstrom zum rechten Herzen behindert, was zu einer Abnahme des linksventrikulären Schlagvolumens führt mit Undulation der Blutdruckkurve
- ▬ Physiologischer Aspekt der Vorlast: enddiastolische Wandspannung reflektiert die Vordehnung der myokardialen Sarkomere
- ▬ Beschreibung durch den Frank-Starling-Mechanismus → mit zunehmender „Vorlast" nimmt das „Schlagvolumen" zu, d. h. *funktionelle schlagvolumenbasierte Parameter* stehen in enger Korrelation mit der *Vorlast!*
- ▬ Funktionelle Vorlastparameter: SPV („systolic pressure variation"), PPV („pulse pressure variation"), SVV (Schlagvolumenvarianz)
  - – Schlagvolumenvariation (SVV): normal <10–12 %, >10–12 % → Hypovolämie
  - – Pulsdruckvariation (PPV): normal <10–12 %, >10–12 % → Hypovolämie
  - – systolische Druckvariation (SPV): Differenz zwischen maximalem und minimalem systolischem Blutdruck während eines Beatmungszyklus; normal <10 %, ≥10 % → Hypovolämie
- ▬ Voraussetzungen: kontrollierte Beatmung und Sinusrhythmus
- ▬ Störfaktoren/Limitationen: Arrhythmien (regelmäßiger Sinusrhythmus wird vorausgesetzt), Spontanatmung (kontrollierte maschinelle Beatmung als Voraussetzung), intraabdominelle Hypertension, Adipositas permagna, Rechtsherzversagen, IABP

❯ Beim invasiv-gesteuerten Volumenmanagement von Intensivpatienten sollte die Einschätzung der Volumenreagibilität auf schlagvolumenbasierte und/oder dynamische Vorlastparameter (insbesondere Schlagvolumenvariation) sowie der Sonographie der V. cava inferior beruhen.

▬ Passiver Beinhebeversuch
- ▬ Zur Diagnose des Volumenmangels/einer Volumenreagibilität dient des Weiteren das Lagerungsmanöver zur Autotransfusion, sog. passiver Beinhebeversuch („passive leg raising").
- ▬ Durchführung: Fußende um 45°für 30–90 s automatisch hochstellen → ca. 300 ml Autotransfusion
- ▬ Bei einem Anstieg des MAP >10% und/oder Schlagvolumen >10% kann mit hoher Wahrscheinlichkeit von einem Volumenmangel bzw. niedriger Vorlast ausgegangen werden.
- ▬ Optimal ist Bestimmung des HZV vor, während und nach dem Lagerungsmanöver (Monnet u. Teboul 2015).
- ▬ Ein Anstieg des HZV um 8–15% spricht für einen Volumenmangel.

2.8.3 Nachlast („afterload")

- ▬ Definition: endsystolische Wandspannung (systolisches Wandspannungsintegral)
- ▬ Beurteilung der **Druckbelastung/Auswurfwiderstand**
- ▬ Parameter der Nachlast: **Drücke** und **Widerstände**
- ▬ Linksventrikuläre Parameter:
  - ▬ **Mittlerer systolischer Blutdruck (MAP)**
    - – Beurteilung der Organfunktion/Organperfusion
    - – Bestimmung: Berechnung oder direkte Messung
    - – Formel: $MAP = (P_{systol} - P_{diastol}/3) + P_{diastol}$
    - – Normwert: ≥65 mm Hg
  - ▬ **Peripherer systemischer Gefäßwiderstand (SVR)**
    - – Berechnung: (MAP-ZVD/HZV) × 80
    - – Erhöht bei endogener/exogener sympathoadrenerger Stimulation und somit optimaler Parameter zur Steuerung von Katecholaminen
    - – Normwert: 800–1200 dyn × s × cm^{-5} (in Wood-Einheiten: dyn × s × cm^{-5}/80)
- ▬ Rechtsventrikuläre Parameter:

- **Mittlerer pulmonalarterieller Blutdruck (mPAP):**
  - Beurteilung der pulmonalen Perfusion
  - Bestimmung: Echokardiographie, Rechtsherzkatheter (PAK)
  - Formel: mPAP = (PAP_{systol}-$PAP_{diastol}$/3) + $PAP_{diastol}$
  - Normwert: 10–25 mm Hg
- **Pulmonaler Gefäßwiderstand (PVR):**
  - Berechnung: (mPAP-PCWP/HZV) × 80
  - Erhöht bei funktioneller Vasokonstriktion (Hypoxie, Hyperkapnie, Azidose, Katecholaminen) und durch organische Gefäßokklusionen
  - Normwert: 150–250 dyn × s × cm^{-5} (in Wood-Einheiten: dyn × s × cm^{-5}/80)
- Perfusionsdrücke:
  - Mittlerer systemischer arterieller Perfusionsdruck: MAP-ZVD = HZV × SVR
  - Mittlerer pulmonalarterieller Perfusionsdruck: mPAP-PCWP = HZV × PVR

2.8.4 Herzfrequenz

- Definition: Häufigkeit des Herzschlages
- Bowditch-Effekt oder Kraft-Frequenz-Beziehung: Herzfrequenzsteigerung führt beim Gesunden zur Kontraktilitätszunahme, beim herzinsuffizienten Patienten nimmt diese dagegen ab
- Herzfrequenzbestimmung: EKG-Monitor, Pulsoxymetrie
- Normwerte: >60 und <100 Schläge/min

2.9 Hämodynamisches Monitoring mittels Sono-/Echokardiographie

- Mittels der nicht-invasiven, fokussierten Sono-/Echographie kann die Hämodynamik qualitativ und quantitativ abgeschätzt werden (Tab. 2.6, Tab. 2.7, Abb. 2.4; Hempel et al. 2016)

 Tab. 2.6 Gegenüberstellung sono-/echokardiographisch und invasiv bestimmbarer hämodynamischer Parameter

	Rechtes Herz		Linkes Herz	
	Sonographische Parameter	Invasive Parameter	Sonographische Parameter	Invasive Parameter
Vorlast	VCI-Diameter, VCI-Kollaps-Index	RAP, RVEDV	E/e´, E/A, B-Linien	PCWP, LVEDP, ELWI
Inotropie	TAPSE, RV-SV	RV-SVI	MAPSE, LV-EF, LV-SV (HZV)	HZV, CI, LV-SVI
Nachlast	sPAP	PVR, PVRI, mPAP	MAP, SVR	MAP, SVR, SVRI

Abkürzungen: EF = Ejektionsfraktion; ELWI = extravasaler Lungenwasserindex; HZV = Herzzeitvolumen; CI = Cardiac Index; LV = linker Ventrikel; LVEDP = linksventrikulärer enddiastolischer Druck; LV-SV = linksventrikuläres Schlagvolumen; LV-SVI = linksventrikulärer Schlagvolumenindex; MAP = mittlerer arterieller Blutdruck; MAPSE = „mitral annular plane systolic excursion"; mPAP = mittlerer pulmonalarterieller Druck; PCWP = pulmonalkapillärer Verschlussdruck; PVR = pulmonaler Gefäßwiderstand; PVRI = pulmonaler Gefäßwiderstandsindex; RAP = rechtsatrialer Druck; RV = rechter Ventrikel; RVEDV = rechtsventrikuläres enddiastolisches Volumen; RV-SVI = rechtsventrikulärer Schlagvolumenindex; RV-SV = rechtsventrikuläres Schlagvolumen; sPAP = systolischer pulmonalarterieller Druck; SVR = systemischer Gefäßwiderstand; SVRI = systemischer Gefäßwiderstandsindex; TAPSE = „tricuspid annular plane systolic excursion"; VCI = V. cava inferior; VTI = Geschwindigkeitszeitintegral; ZVD = zentraler Venendruck

▣ Tab. 2.7 Integration von transthorakaler Echokardiographie und Sonographie im Rahmen der hämodynamischen Therapiesteuerung (Beispiel: Standard – kardiologische Intensivstation der Uniklinik Köln)

	Rechtes Herz	Linkes Herz
Vorlast	VCI (mm): ... Kollaps: ☐ Ja, ☐ Nein	B-Lines beidseitig: ☐ Ja, ☐ Nein
Inotropie	TAPSE (mm): ...	MAPSE (mm): ... VTI$_{LVOT}$ (cm): ...
Nachlast	PAP$_{syst}$ (mm Hg): ...	MAP: ...
BGA	Laktat (mmol/l): ..., S$_{CV}$O$_2$ (%): ...
Add Sono	☐ Perikarderguss, ☐ Pleuraerguss, ☐ Aszites ☐ Nierenstauung

Abkürzungen: VCI = V. cava inferior; TAPSE = „tricuspid annular plane systolic excursion"; MAPSE = „mitral annular plane systolic excursion"; VTI$_{LVOT}$ = Geschwindigkeitzeitsintegral im linksventrikulären Ausflusstrakt; MAP = mittlerer arterieller Druck; S$_{CV}$O$_2$ = zentralvenöse Sauerstoffsättigung; PAP$_{syst}$ = systolischer pulmonalarterieller Druck

▣ Tab. 2.8 Abschätzung des rechtsatrialen Drucks (RAP) über den Diameter und Kollaps der V. cava inferior (VCI)

VCI-Diameter	VCI-Kollaps	RAP
<21 mm	>50 %	3 mm Hg (0–5 mm Hg)
>21 mm	>50 %	8 mm Hg (5–10 mm Hg)
>21 mm	<50 %	15 mm Hg (10–20 mm Hg)

Abkürzungen: VCI = V. cava inferior; RAP = rechtsatrialer Druck

— Anhand der fokussierten Sono-/Echographie wird die Hämodynamik sowohl „morpho- bzw. ätiologisch" (z. B. Perikarderguss) als auch „funktionell bzw. dynamisch" (z. B. VTI$_{LVOT}$ <20 cm) ohne wesentlichen Zeitverlust mit hohem klinischen Informationsgehalt abbildet.

— Die fokussierte Sono-/Echographie stellt, abgesehen davon, dass es sich um ein diskontinuierliches Verfahren handelt, ein ideales Monitoring dar, da alle relevanten Variablen/Parameter enthalten und einfach interpretierbar sind (ohne Algorithmus), es sich um eine nicht-invasive, kostengünstige Methode handelt.

— **Rechtsventrikuläre Vorlast**
  — Darstellung der V. cava inferior (VCI): VCI-Diameter, VCI-Kollaps (▣ Tab. 2.8)
  — Messung des VCI-Diameters: 1–2 cm unterhalb des Zwerchfelldurchtritts bzw. direkt distal der Einmündung der Lebervenen (V. hepaticae) im subkostalen Schallfenster

— Limitationen: Ein zu hoher positiv-endexspiratorischer Druck (PEEP) führt zur Beeinflussung der Messmethode, rechtsventrikuläre Dysfunktion, Trikuspidal- und Pulmonalklappeninsuffizienz

— VCI-Durchmesser <10 mm = Volumenreagibilität wahrscheinlich

— VCI-Durchmesser >22 mm = Volumenreagibilität unwahrscheinlich

— **Inotropie des rechten Herzens**
  — Bestimmung anhand der systolischen basoapikalen Auslenkung des Trikuspidalklappenringes, sog. TAPSE („tricuspid annular plane systolic excursion")
  — Limitation: Ausschluss einer höhergradigen Trikuspidalklappeninsuffizienz
  — Messung der TAPSE: Anlegen des M-Mode im apikalen Vierkammerblick über dem lateralen Anteil des Trikuspidalklappenringes
  — Neben der TAPSE sollte stets die Morphologie des rechten Ventrikels (RV) im Vierkammerblick mitbeurteilt werden: basaler und mittlerer RV-Diameter, RV-zu-LV-Verhältnis, D-Sign
  — Normwerte: TAPSE ≥18 mm, RV basal 25–41 mm, RV Mitte 19–35 mm, RV:LV-Verhältnis <0,6:1

— **Rechtsventrikuläre Nachlast**
  — Bestimmung durch Ableitung des systolischen pulmonalarteriellen Druckes (sPAP) über einer Trikuspidalklappeninsuffizienz

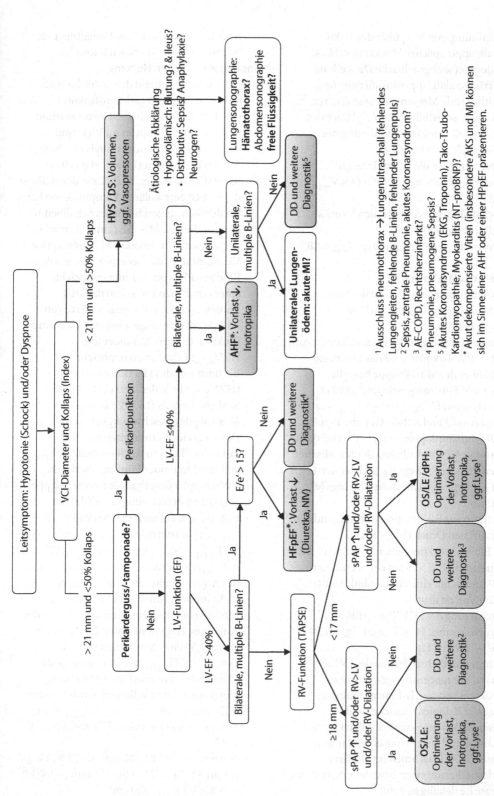

Abb. 2.4 Algorithmus zum integrativen hämodynamischen Monitoring (Abkürzungen: AE-COPD = akut exazerbierte COPD; AHF = akute Herzinsuffizienz; AKS = Aortenklappenstenose; DD = Differenzialdiagnosen; dPH = dekompensierte pulmonale Hypertonie; DS = distributiver Schock; HFpEF = heart failure with preserved ejection fraction bzw. diastolische Dysfunktion; HVS = hypovolämischer Schock; LE = Lungenembolie; LV = linker Ventrikel; MI = Mitralklappeninsuffizienz; NIV = nichtinvasive Beatmung; OS = obstruktiver Schock; PCI = perkutane Koronarintervention; RV = rechter Ventrikel; sPAP = systolischer pulmonalarterieller Druck; VCI = V. cava inferior; VSD = Ventrikelseptumdefekt)

— Bestimmung von V_{max} über der Trikuspidalklappe: apikaler Vierkammerblick, farbdopplersonographische Darstellung der Trikuspidalklappeninsuffizienz und anschließende Messung der systolischen Maximalgeschwindigkeit (V_{max}) über der Trikuspidalklappe (Positionierung des CW-Dopplers im Refluxjet)

— Berechnung des sPAP (vereinfachte Bernoulli-Gleichung): sPAP = $(4 \times V_{max}^2)$ + RAP

— Abschätzung des rechtsatrialen Drucks (RAP) (◘ Tab. 2.8)

— Normwerte: sPAP <35 mm Hg, V_{max} ≤2,8 m/s

— **Linksventrikuläre Vorlast**

— Bestimmung anhand der Analyse des Mitraleinstroms, das sog. E/e'- und E/A-Verhältnis

— Messung im apikalen Vierkammerblick: Mittels PW-Doppler wird das Einstromprofil über der Mitralklappe bzw. die maximale Einstromgeschwindigkeit (E_{peak} = „early rapid filling" [cm/s]; A_{peak} = „atrial contraction") und mittels Gewebedoppler (TDI = „tissue doppler imaging" [cm/s]) die maximale Geschwindigkeit der frühdiastolischen Rückstellbewegung des lateralen (e'_{lat}) und ggf. septalen Mitralklappenrings (e'_{sept}) bestimmt.

— Die Ratio aus E/e' entspricht annähernd dem linksatrialen Druck (E/e' ~ LAP).

— Ein E/e' <8 reflektiert einen normalen LAP, während ein E/e' >15 auf einen erhöhten LAP und damit eine erhöhte linksventrikuläre Vorlast deutet.

— Abschätzung des PCWP mit Hilfe der Nagueh-Formel: PCWP (mm Hg) = 1,24 × (E/e') + 1,9 mm Hg

— Nichtinvasive Abschätzung des LVEDP anhand der lungensonographischen Detektion von sog. B-Linien (multiple, bilaterale B-Linien). Es scheint, dass zwischen den sonographisch detektierten B-Linien und dem extravasalen Lungenwasser (ELWI) als linksventrikulärer Vorlastnäherungswert bzw. dem PCWP eine lineare Beziehung besteht.

— Normwerte: E/e' <8, E/A-Verhältnis 1–2, B-Linien <3 pro Interkostalraum

— **Inotropie des linken Herzens**

— Bestimmung anhand der Ermittlung der linksventrikulären Ejektionsfraktion (LV-EF): biplane Scheibchensummationsmethode nach Simpson im Vier- und Zweikammerblick oder mittels *eye-balling* für den Erfahrenen (Unlüer et al. 2014)

— MAPSE: Analog der TAPSE zur Beurteilung der rechtsventrikulären Pumpfunktion kann bei deutlich eingeschränkten Schallbedingungen die sog. MAPSE („mitral annular plane systolic excursion"; M-Mode, apikaler Vierkammerblick) herangezogen werden.

— Eine MAPSE von ≥11 mm entspricht einer erhaltenen linksventrikulären Pumpfunktion, wohingegen Werte von <8 mm auf eine eingeschränkte LV-Pumpfunktion (EF<50 %) hindeuten.

— HZV_{Echo}: Echokardiographische Bestimmung des Herzzeitvolumens (HZV_{Echo}) bzw. des linksventrikulären Schlagvolumens (LV-SV) anhand der Messung des Geschwindigkeitszeitintegrals (VTI = „velocity time intergral") im linksventrikulären Ausflusstrakt (VTI_{LVOT}, apikaler Drei- oder Fünfkammerblick, PW-Doppler unterhalb des Aortenklappenrings) und Berechnung der effektiven systolischen Öffnungsfläche des LVOT (A_{LVOT}; parasternale lange Achse): LV–SV = $VTI_{LVOT} \times A_{LVOT}$ bzw. HZV_{Echo} = ($VTI_{LVOT} \times A_{LVOT}$) × Herzfrequenz. Die Berechnung des A_{LVOT} scheint aber häufig aufgrund der nicht immer idealen Schallbedingungen bei Intensivpatienten eingeschränkt. Unter der Annahme einer konstanten LVOT-Fläche (Frau: 2,54 cm², Mann: 3,14 cm²) reicht es aus die VTI_{LVOT} zu bestimmen, sodass anhand der vereinfachten Formel das Herzzeitvolumen kalkuliert werden kann: HZV (ml [~ cm³]/min) = [VTI_{LVOT} (cm) × 3 cm²] × Herzfrequenz (Vermeiren et al. 2015).

— Normwerte: LV-EF (Mann) 52–72 %, LV-EF (Frau) 54–74 %, MAPSE ≥11 mm (~ LV-EF >55 %); VTI_{LVOT} >20 cm

- **Linksventrikuläre Nachlast**
  - Bestimmung durch Ermittlung des arteriellen Mitteldrucks (MAP).
  - Sonographisch „kann" der periphere Widerstand entsprechend nach Berechnung des MAP, des VCI-Diameters (~ RAP) und nach Bestimmung des HZV aus dem linksventrikulären Schlagvolumen (LV–SV) bestimmt werden (SVR = MAP–RAP$_{\text{VCI-Diameter}}$/[LV-SV × HF]), ist jedoch zu komplex und zeitaufwendig, sodass der MAP als Hauptparameter der linksventrikulären Nachlast fungiert.
  - Normwerte: MAP ≥65 mm Hg

2.10　Monitoring der Mikrozirkulation

❯ Obwohl die meisten hämodynamisch bestimmbaren Parameter zur Beurteilung der **Makrozirkulation** herangezogen werden, so existieren nur wenige Tools, welche eine detaillierte Interpretation der (wichtigeren) **Mikrozirkulation** erlauben.

- **Laktat**
  - Die Bestimmung des Serumlaktats dient der Beurteilung der Mikrozirkulation.
  - Ziel ist es, das Laktat <4 mmol/l (<36 mg/dl) zu halten.
  - Eine ungünstige Prognose kann schon ab Laktatwerten >2 mmol/l nachgewiesen werden.
  - Eine Hyperlaktatämie >10 mmol/l geht mit einer hohen Mortalität einher.
  - Die Laktatclearance, d. h. prozentualer Abfall des Laktats über einen Zeitraum von 6 oder 12 h, besitzt ebenfalls eine prognostische Bedeutung.
  - Eine Laktatclearance <33% nach 12 h ist mit einer Intensivmortalität von 96,6% assoziiert (Haas et al. 2016).
- **Venös-arterielle pCO$_2$-Differenz (dCO$_2$)**
  - Differenz aus zentralvenösem und arteriellem pCO$_2$ (dCO$_2$)
  - Abhängigkeitsfaktoren: CO$_2$-Produktion (anaerober Stoffwechsel) und

Herzzeitvolumen (Durchflussgeschwindigkeit, Abgabe von CO$_2$ ins Blut)
  - Neben dem Laktat fungiert dCO$_2$ als Marker für eine Mikrozirkulationsstörung
  - Normalwerte: <6–8 mm Hg
  - Eine Verringerung der dCO$_2$ ≤6 mm Hg ist im septischen Schock mit einem signifikant höheren Abfall der Serumlaktatkonzentration assoziiert, eine anhaltende erhöhte dCO$_2$ ≥6 mm Hg ist mit einer erhöhten Multiorgandysfunktions- und 28-Tage-Mortalitätsrate assoziiert (Ospina-Tascon et al. 2013).
  - Patienten im septischen Schock, die eine S$_{CV}$O$_2$ ≥70% sowie eine dCO$_2$ <6 mm Hg erreichen, haben im Vergleich zu Patienten mit einer S$_{CV}$O$_2$ ≥70% und dCO$_2$ ≥6 mm Hg einen größeren Überlebensvorteil (Du et al. 2013).
- **"Orthogonal polarization spectral" (OPS) und "Side stream dark field (SDF) Imaging"**
  - Direkte Visualisierung und Quantifizierung der sublingualen Mikrostrombahn (De Backer et al. 2010)
  - Diese Methode ist pathophysiologisch orientiert und besitzt eine prognostische Wertigkeit (!), sie wird in der Routine jedoch noch nicht klinisch umgesetzt (nicht praktikabel, Untersucherabhängigkeit).
  - Therapiesteuerung der Mikrozirkulation → z. B. Levosimendan, β-Blocker
  - Groß angelegte Studien in der Intensivmedizin sind noch ausstehend.

❯ Die **Mikrozirkulation** als Determinante der Organfunktion ist die eigentliche **Zielgröße des intensivmedizinischen Monitorings.** Aktuell stehen in der Routine lediglich die mikrovaskulären Surrogatmarker S$_{CV}$O$_2$, das Laktat bzw. die Laktatclearance zur Verfügung.

Literatur

Carl M, Alms A, Braun J et al. (2012) S3-Leitlinie zur intensivmedizinischen Versorgung herzchirurgischer Patienten – Hämodynamisches Monitoring und Herz-Kreislauf. http://www.awmf.org/leitlinien/detail/anmeldung/1/ll/001-016.html

Cecconi M, De Backer D, Antonelli M et al. (2014) Consensus on circulatory shock and hemodynamic monitoring. Task force of the European Society of Intensive Care Medicine. Intensive Care Med 40 (12): 1795–1815

De Backer D, Ospina-Tascon G, Salgado D, Favory R, Creteur J, Vincent JL (2010) Monitoring the microcirculation in the critically ill patient: current methods and future approaches. Intensive Care Med 36 (11): 1813–1825

Du W, Liu DW, Wang XT et al. (2013) Combining central venous-to-arterial partial pressure of carbon dioxide difference and central venous oxygen saturation to guide resuscitation in septic shock. J Crit Care 28 (6): 1110.e1–5

Dueck MH, Klimek M, Appenrodt S, Weigand C, Boerner U (2005) Trends but not individual values of central venous oxygen saturation agree with mixed venous oxygen saturation during varying hemodynamic conditions. Anesthesiology 103 (2): 249–257

Haas SA, Lange T, Saugel B et al. (2016) Severe hyperlactatemia, lactate clearance and mortality in unselected critically ill patients. Intensive Care Med 42 (2): 202–210

Hempel D, Pfister R, Michel G (2016) [Hemodynamic Monitoring in Intensive Care and Emergency Medicine - Integration of clinical signs and focused ultrasound]. Med Klin Intensivmed Notfmed [Epub ahead of print]

Janssens U, Jung C, Hennersdorf H et al. (2016) Empfehlungen zum hämodynamischen Monitoring in der internistischen Intensivmedizin. Kardiologe 10: 149–169

Marx G et al. (2014) S3-Leitlinie Intravasale Volumentherapie beim Erwachsenen. http://www.awmf.org/uploads/tx_szleitlinien/001-020k_S3_Intravasale_Volumentherapie_Erwachsenen_2014-09.pdf

Marx G, Schindler AW, Mosch C et al. (2016) Intravascular volume therapy in adults: Guidelines from the Association of the Scientific Medical Societies in Germany. Eur J Anaesthesiol [Epub ahead of print]

Monnet X, Teboul JL (2015) Passive leg raising: five rules, not a drop of fluid! Crit Care 19: 18

Ospina-Tascon GA, Bautista-Rincon DF, Umana M et al. (2013) Persistently high venous-to-arterial carbon dioxide differences during early resuscitation are associated with poor outcomes in septic shock. Crit Care 17 (6): R294

Pope JV, Jones AE, Gaieski DF et al. (2010) Multicenter study of central venous oxygen saturation (SCVO (2)) as a predictor of mortality in patients with sepsis. Ann Emerg Med 55 (1): 40–46

Siegenthaler N, Giraud R, Saxer T et al. (2014) Haemodynamic monitoring in the intensive care unit: results from a web-based Swiss survey. Biomed Res Int 129593

Treskatsch S, Balzer F, Knebel F et al. (2015) Feasibility and influence of hTEE monitoring on postoperative management in cardiac surgery patients. Int J Cardiovasc Imaging 31 (7): 1327–1335

Unlüer EE, Karagöz A, Akoğlu H, Bayata S (2014) Visual estimation of bedside echocardiographic ejection fraction by emergency physicians. West J Emerg Med 15 (2): 221–226

Vermeiren GL, Malbrain ML, Walpot JM (2015) Cardiac Ultrasonography in the critical care setting: a practical approach to asses cardiac function and preload for the "non-cardiologist". Anaesthesiol Intensive Ther 47 Spec No: s89–104

Vincent JL, Rhodes A, Perel A et al. (2011) Clinical review: Update on hemodynamic monitoring – a consensus of 16. Crit Care 15 (4): 229

Werdan K, Müller-Werdan U, Schuster H-P, Brunkhorst FM (Hrsg) (2016) Sepsis und MODS, 5. Aufl. Springer

Beatmungstherapie

M. Kochanek, B. Böll, A. Shimabukuro-Vornhagen, G. Michels

© Springer-Verlag GmbH Deutschland 2017
G. Michels, M. Kochanek (Hrsg.), *Repetitorium Internistische Intensivmedizin*,
DOI 10.1007/978-3-662-53182-2_3

3.1 Physiologie des Respirationstraktes

3.1.1 Resistance – Maß für den Strömungswiderstand

- Die Resistance ist das **Maß für den Strömungs-widerstand** (Atemwegswiderstand, R) des respiratorischen Systems, der vom Luftstrom während der Einatmung und Ausatmung überwunden werden muss (◘ Tab. 3.1).
- Formel:
  - R = U/I (*„Ohm's law"*) ~ Druck/Flow = $\Delta p/V$ (mbar/l/s)
  - Resistance (R) = Spitzendruck (mbar) – Plateaudruck (mbar)/Flow (l/s)
  - Resistance: beschrieben durch **Druck-Fluss-(„flow")-Diagramm** (R = Steilheit der Geraden)

Ursachen für einen erhöhten Atemwegswiderstand

- Tubus/Endotrachealkanüle
- Sekretretention
- Bronchospasmus (Asthma bronchiale, AE-COPD, Asthma cardiale)
- Schleimhautschwellung (Bronchitis, Pneumonie, Asthma bronchiale)
- Emphysem (mit nachfolgender Atemwegskompression)
- Tumorstenose/anatomische Einengungen
- Fremdkörper

◘ **Tab. 3.1** Resistance

Normwerte	
Gesunder Erwachsener:	1–3 mbar/l/s
Intubierter lungengesunder Erwachsener:	4–6 mbar/l/s

Bei obstruktiven Lungenfunktionsstörungen kann die Resistance auf das 10- bis 15-Fache der Norm ansteigen.

3.1.2 Compliance – Maß für die Dehnbarkeit der Lunge

- Die Compliance ist ein **Maß für die Lungen-dehnbarkeit** bzw. beschreibt die elastische Dehnbarkeit des Thorax/Lunge.
- Je niedriger die Compliance bzw. je starrer die Lunge (z. B. ARDS), umso mehr Druck muss man für ein bestimmtes Tidalvolumen aufbringen.
- Formel: Compliance (C) = ΔV (ml)/Δp (mbar)
- Normwerte: gesunder Erwachsener: 70–100 ml/mbar oder 1–2 ml/mbar/kg KG
- Compliance-Formen:
  - **Dynamische** Compliance (während der Spontanatmung) = exspirat. V_T/(P_{peak}-PEEP), Bestimmung anhand der Druck-Volumen-Kurve
  - **Statische** Compliance (unter Apnoe, flow = 0 l/s) = exspiratorische V_T/($P_{plateau}$-PEEP) = 50–70 ml/mbar, Bestimmung anhand der Ruhedehnungskurve
  - **Effektive** Compliance: Messung im Respirator, inklusive innere Compliance (Systemcompliance)
  - **Spezifische** Compliance (bezogen auf die FRC), Vorteil: altersunabhängig
- Besonderheit: **Kompartmentmodell**
  - Tau = Resistance × Compliance ~ 0,2 s
  - Die Zeitkonstante Tau gibt an, welche Zeit benötigt wird, um 63 % des Atemzugvolumens auszuatmen.
  - Eine annähernd komplette Entleerung der Lunge benötigt Exspirationszeiten von mindestens drei Zeitkonstanten.
  - Beispiel volumenkontrollierte Beatmung (CPPV): Hoher Inspirationsflow mit Anstieg des P_{peak} mit Überblähung gesunder Lungenkompartimente (kleine Zeitkonstante Tau) und ungenügende Belüftung von Kompartimenten mit großer Zeitkonstante (hier sind entweder Compliance und/oder Resistance erhöht, z. B. Obstruktion) mit der Folge von Pendelluft, sodass eine inhomogene Ventilation resultiert.

Ursache für eine verminderte Compliance

- ARDS
- Pneumonie
- Lungenödem
- Fibrosen
- Atelektasen
- Aspiration
- Pneumothorax
- Zwerchfellhochstand
- Lungenfibrose
- Mukoviszidose

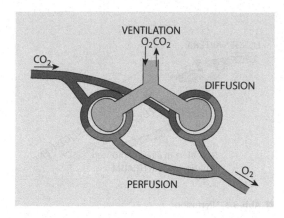

◻ **Abb. 3.1** Gasaustausch

3.1.3 Gasaustausch

❯ **Für den Gasaustausch sind drei Komponenten verantwortlich (◻ Abb. 3.1):**
   - **Ventilation**
   - **Diffusion**
   - **Perfusion**

Ventilation

- Mit dem Begriff Ventilation wird die In- und Exspiration und somit der **Atemgastransport zwischen Alveolen und der Atmosphäre** beschrieben (◻ Abb. 3.2)
- Steuerung:
   - Physiologisch: über den pCO_2
   - Pathologisch (z. B. COPD): über den pO_2
- Einteilung der Ventilation:
   - **Alveoläre Ventilation** (70 %): Atemvolumen, welches effektiv am intrapulmonalen Gasaustausch teilnimmt: $AMV_{alveolär} = AF \times (V_T\text{-}V_D)$, ($V_D$ = Totraumvolumen, V_T = Tidalvolumen, AF = Atemfrequenz)
   - **Totraumventilation** (30 %): Atemvolumen, welches nicht am intrapulmonalen Gasaustausch teilnimmt ($AF \times V_D$)
- Ursache für Ventilationsstörungen:
   - COPD/Asthma, Atemwegsverlagerung, Sekretverhalt
   - Lungenfibrose
   - Atelektasen, Pneumonie
   - Lungenödem

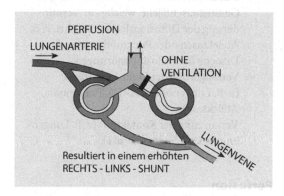

◻ **Abb. 3.2** Ventilation

Diffusion

- Der Austausch von O_2 aus der Atemluft in das Blut bzw. CO_2 aus dem Blut in die Atemluft wird als Diffusion bezeichnet, d. h. **Gasaustausch durch die alveolokapilläre Membran.**
- Entscheidend für den Gasaustausch ist der Konzentrationsgradient. Unter physiologischen Bedingungen besteht ein Druckgradient von ca. 60 mm Hg für O_2.
- Im intensivmedizinischen Bereich ist eine **Diffusionsstörung** oftmals die Hauptursache für eine Gasaustauschstörung.
   - Diffusionsstörung: eine Verbreiterung der alveolokapillären Transportstrecke resultiert in einem alveolokapillären Diffusionsblock

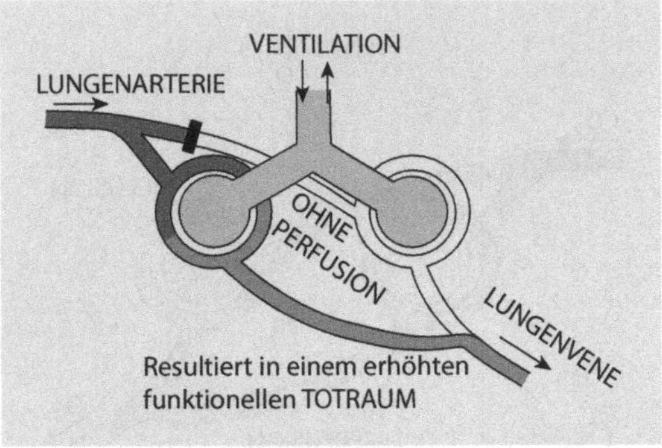

Abb. 3.3 Perfusion

— Diffusionsblock: durch Verkleinerung der Gasaustauschfläche, welche zur Verminderung der Diffusionskapazität führt, z. B. Atelektasen oder Pneumothorax
— Ursache für Diffusionsstörungen:
— Verlängerung der Diffusionsstrecke (z. B. Lungenödem, ARDS, Pneumonie, Atelektase)
— Verkürzung der Kontaktzeit (z. B. Lungenemphysem, Lungenfibrose)

Perfusion

— Die Perfusion beschreibt die **Durchblutung der Alveole** (Abb. 3.3)
— Ventilations-Perfusions-Verhältnis: $V_A/Q \sim$ 0,8–1
— Bei Vorliegen eines Shunt: $V_A/Q <0,8$
— Bei Vorliegen eines erhöhten funktionellen Totraumes: $V_A/Q >0,8$
— Perfusionsstörungen (s. 2 Übersichten)

Ventilation ohne Perfusion = erhöhter funktioneller Totraum
— Ätiologie:
– Perfusionsstörungen im Rahmen kardialer Insuffizienz
– Mikrozirkulationsstörungen (z. B. Sepsis)
– Lungenembolie, Luftembolie, Fettembolie
— Problem: CO_2-Elimination (die Lunge als CO_2-ausscheidendes Organ ~

Clearance-Formel, somit entspricht der funktionelle Totraum der CO_2-Clearance und keinem Raum)
— Kompensation: Anhebung des Atemminutenvolumens

Perfusion ohne Ventilation = erhöhter intrapulmonaler Rechts-Links-Shunt
— Ätiologie:
– Atelektasen (häufigste Ursache)
– Beatmung mit hohem PEEP-Anteil (Vasokonstriktion gesunder Lungenareale)
— Problem: O_2-Aufnahme
— Kompensation: Erhöhung der F_iO_2; ab einer Shuntfraktion von 30 % des Herzzeitvolumens hat eine Erhöhung der F_iO_2 keinen Effekt auf den p_aO_2 (hyperoxieresistente Hypoxie)

> Die CO_2-Elimination ist hauptsächlich von der Ventilation abhängig, während die O_2-Aufnahme hauptsächlich von der Diffusion abhängig ist.

3.1.4 Oxygenierungsindex (Synonym Horovitz-Index)

— Der sog. Oxygenierungsindex dient der Beurteilung der Oxygenierungsfunktion der Lunge, d. h. ihrer Fähigkeit, das durch sie fließende Blut mit O_2 aufzusättigen (s. Übersicht)
— Formel: Oxygenierungsindex = p_aO_2 (mm Hg)/ F_iO_2

Interpretation des Oxygenierungsindex (bei einem PEEP >5 cm H_2O)
— Mildes ARDS, wenn Horovitz-Quotient von 201–300 mm Hg

- Moderates ARDS, wenn Horovitz-Quotient
  <200 mm Hg
- Schweres ARDS, wenn Horovitz-Quotient
  <100 mm Hg

3.1.5 Statische Lungenvolumina

- **Atemzugvolumen (AZV)** (auch: Tidalvolumen, V_T): das Volumen, das bei einer normalen Atmung ein- und ausgeatmet wird. Normalwert ca. 0,4–0,5 l Luft; entspricht 6–7 ml/kg KG
- **Inspiratorisches Reservevolumen (IRV):** das Volumen, das nach normaler Inspiration noch zusätzlich eingeatmet werden kann. Normalwert ca. 2,5–3 l Luft; entspricht ca. zwei Drittel der VC
- **Exspiratorisches Reservevolumen (ERV):** das Volumen, das nach normaler Exspiration noch ausgeatmet werden kann. Normalwert 1–1,5 l Luft; entspricht etwa ein Drittel der VC
- **Vitalkapazität (VC):** setzt sich zusammen aus Atemzugvolumen, inspiratorisches Reservevolumen plus exspiratorisches Reservevolumen
- **Residualvolumen (RV):** das Volumen, das nach maximaler Exspiration noch in der Lunge verbleibt (nicht ausatembar). Spirometrisch nicht erfassbar. Normalwert 1,5–2 l Luft
- **Funktionelle Residualkapazität (FRC):** setzt sich zusammen aus exspiratorischem Reservevolumen und Residualvolumen. Die Menge Luft, die nach einer normalen Ausatmung in der Lunge verbleibt. Im Gegensatz zum inspiratorischen Residualvolumen beinhaltet die FRC keine Gasvolumina, die nicht in direktem Kontakt mit dem Tracheobronchialraum (z. B. ein Pneumothorax) stehen. Darum sind FRC und IRV nur bedingt vergleichbar, in den meisten Fällen jedoch identisch. Die FRC wird aber nicht mittels Ganzkörperplethysmographie, sondern mit der „Gasauswaschmethode" bestimmt

❯ Die funktionelle Residualkapazität gilt als „Maß für die Gasaustauschfläche". Vor einer

elektiven Intubation sollte diese funktionelle Residualkapazität mittels Präoxygenierung ($F_iO_2 = 1$, Dauer: ca. 5 min) aufgefüllt werden (Denitrogenierung), um die Apnoezeit während der Intubation zu verlängern.

- **Totale Lungenkapazität (TLC):** beschreibt jenes Volumen, das sich nach maximaler Inspiration in der Lunge befindet. Setzt sich zusammen aus Vitalkapazität plus Residualvolumen

3.1.6 Dynamische Lungenvolumina

Darunter versteht man die Atemvolumina, die zeitabhängig sind.
- **Atemminutenvolumen (AMV):** Produkt aus Atemzugvolumen und Atemfrequenz. Normalwert 6–8 l/min
- **Forcierte Vitalkapazität (FVC):** das Volumen, das man nach maximaler Inspiration unter maximaler Anstrengung ausatmen kann
- **Forciertes exspiratorisches Volumen in 1 s (FFV$_1$) = Einsekundenkapazität.** Das in 1 s ausgeatmete Volumen stellt das absolute forcierte exspirierte Volumen der ersten Sekunde dar. Das Verhältnis FEV_1/FVC beträgt normalerweise >75 %.
- Beurteilt wird vor allem der auf die Vitalkapazität bezogene Tiffeneau-Wert = FEV_1/VC × 100 (%). Er wird als relative Einsekundenkapazität bezeichnet und beträgt im Normalfall ≥75 %, bei älteren Patienten ≥70 %. FEV_1 ist der Parameter für eine Obstruktion (Verengung) der unteren (intrathorakalen) Atemwege. Er ist dementsprechend eingeschränkt bei obstruktiven Atemwegserkrankungen wie Asthma bronchiale oder Lungenemphysem (COPD).

3.2 Parameter für die Indikation zur maschinellen Atemhilfe

❯ Grundsätzlich gibt es keine Parameter, die eine 100 %ige Indikation zur maschinellen Atemhilfe darstellen.

3

◘ **Tab. 3.2** Indikation zur Beatmungstherapie		
Parameter	Normalbereich	Indikation zur maschinellen Atemhilfe
Oxygenierung		
p_aO_2 [mm Hg]	100–(Alter:2); ~ 75–100	<50 (Raumluft), <60 (unter O_2)
Ventilation		
p_aCO_2 [mm Hg]	35–45	>55 (Ausnahme COPD)
Säure-Basen-Haushalt		
pH-Wert	7,36–7,44	Azidose (<7,35)
Atemmechanik		
Atemfrequenz [pro min]	12–20	>35

3.2.1 Indikation

Die Indikation zur Beatmung stellt sich anhand drei grundlegender Parameter (◘ Tab. 3.2):
- Klinisches Bild: Tachypnoe, Zyanose, tiefes Koma ohne Schutzreflexe
- Werte der arteriellen Blutgasanalyse: Hypoxämie und/oder Hyperkapnie
- Zugrunde liegende Erkrankung

Klinisches Bild
- Der beatmungspflichtige Patient ist oft nicht auf den allerersten Blick zu erkennen.
- Normalerweise handelt es sich um einen tachypnoischen, sehr unruhigen Patienten mit erhöhten Stresszeichen bzw. Sympathikotonus und entsprechend tachykarder Herzaktion, teils hypertensiv, teils hypotone Blutdruckwerte.
- Es gibt aber auch den primär respiratorisch wenig auffälligen Patienten mit Pneumonie, der zunehmend nur verwirrt erscheint und erst im weiteren Verlauf „respiratorisch einbricht".

Zugrunde liegende Erkrankung
- Grundsätzlich spielt die ursächliche Erkrankung, die zur respiratorischen Verschlechterung führt, eine entscheidende Rolle für das weitere Vorgehen.
- Folgende Überlegungen sollten dabei berücksichtigt werden:

- Ursache der respiratorischen Verschlechterung: Bestimmte Erkrankungen sollten erst nach Ausschöpfung konservativer Maßnahmen mit einer mechanischen Atemhilfe behandelt werden (z. B. β_2-inhalative Therapie bei AE-COPD).
- Dauer der respiratorischen Verschlechterung: Sollten die eingeleiteten Therapiemaßnahmen nach kurzer Zeit zu einer absehbaren respiratorischen Verbesserung führen, sollte man von einer mechanischen Atemhilfe Abstand nehmen (z. B. Diuretikatherapie bei kardial bedingtem Lungenödem).
- Palliative Situation: Bei absehbar kardiopulmonal instabilen Patienten ohne kurativen Therapieansatz sollte man rechtzeitig die Art und Dauer intensivmedizinischer Maßnahmen besprechen (z. B. ▶ Abschn. 8.6).

3.3 Initiierung der mechanischen Atemhilfe

3.3.1 Allgemeines

- Nachdem die Indikation zur mechanischen Atemhilfe gestellt worden ist, sollte man die Entscheidung über den Zugangsweg treffen.
- 3 mögliche Zugangsmöglichkeiten zur mechanischen Atemhilfe:

◻ Tab. 3.3 Vor- und Nachteile der Zugangsmöglichkeiten bei der NIV-Beatmung. (Adaptiert nach Schönhofer et al. 2008)

Aspekt	Nasenmaske	Nasen-Mund-Maske	Helm
Leckage	–	+	+
Volumenmonitoring	–	+	–
Initiales Ansprechen der Blutgase	o	+	o
Sprechen	+	–	o
Expektoration	+	–	–
Aspirationsrisiko	+	o	+
Aerophagie	+	o	o
Klaustrophobie	+	o	o
Totraum	+	o	–
Lärm	+	+	–

+ Vorteil; o neutral; – Nachteil.

- „High flow" nasale Oxygenierung (HFNO)
- Nichtinvasive Beatmung (NIV)
- Invasive Beatmung bzw. Intubation
- Vor- und Nachteile der Zugangsmöglichkeiten sind in ◻ Tab. 3.4 dargestellt.

3.3.2 „High flow" nasale Oxygenierung (HFNO)

- Die High-flow-Sauerstofftherapie liefert befeuchteten und erwärmten Sauerstoff in hoher Konzentration über eine Nasenkanüle mit Flussraten von 40–60 l/min
- Durch die HFNO wird einerseits ein positiver endexspiratorischer Druck erzeugt, anderseits wird die Atemarbeit durch Auswaschen von CO_2 und hiermit verbundener Verkleinerung des Totraums reduziert
- Mit der High-flow-Sauerstofftherapie steht neben der invasiven Beatmung und NIV ein weiteres effektives Therapieverfahren für das **hypoxämische akute Lungenversagen** zur Verfügung
- Vorteil des HFNO Verfahrens ist die einfache Applikation und die damit verbundene gute Akzeptanz durch die Patienten

- Die bislang durchgeführten Studien zeigen allerdings keinen Vorteil gegenüber einer NIV-Beatmung
- Absolute und relative Kontraindikationen und Indikation einer HFNO entsprechen der NIV-Beatmung.

3.3.3 Nichtinvasive Beatmung

Einleitung

- Die nichtinvasive Beatmung (NIV) stellt eine Therapieoption bei respiratorischem Versagen (hauptsächlich hyperkapnisch, aber auch bei einer hypoxischen Insuffiizienz) dar (◻ Tab. 3.3)
- Ziel der NIV ist die Reduktion der Intubation und damit auch der Mortalitätsrate von beatmeten Patienten
- Die in ◻ Tab. 3.4 dargestellte Zusammenfassung ist angelehnt an die aktuellen S3-Leitlinien von 2015 (Westhoff et al. 2015).

Absolute Kontraindikationen

- Kardiopulmonale Reanimation, Kreislaufinstabilität

◘ Tab. 3.4 Charakteristika der invasiven und nichtinvasiven Beatmung. (Nach Westhoff et al. 2015)

Komplikationen und klinische Aspekte	Invasive Beatmung	Nichtinvasive Beatmung
Ventilator- (tubus-) assoziierte Pneumonie	Anstieg des Risikos ab dem 3.–4. Tag der Beatmung	
Tubusbedingte zusätzliche Atemarbeit	Ja (während Spontanatmung und im Falle assistierender Beatmung)	Nein
Tracheale Früh- und Spätschäden	Ja	Nein
Sedierung	Häufig tief oder moderat	Nein oder mild
Intermittierende Applikation	Selten möglich	Häufig möglich
Effektives Husten möglich	Nein	Ja
Essen und Trinken möglich	Erschwert (Tracheostoma) bzw. Nein (Intubation)	Ja
Kommunikation möglich	Erschwert	Ja
Zugang zu den Atemwegen	Direkt	Erschwert
Druckstellen im Gesichtsbereich	Nein	Mit Anwendungsdauer zunehmend
CO_2-Rückatmung	Nein	Beim Beatmungshelm
Leckage	Selten	Häufig
Aerophagie	Sehr selten	Häufiger

- Fehlende Spontanatmung, Schnappatmung
- Verlegung der Atemwege
- Gastrointestinale Blutung oder Ileus

Relative Kontraindikationen

- Koma/Vigilanzstörungen
- Nichtvorhandensein des Husten- und Schluckreflexes
- Massive Agitation
- Massiver Sekretverhalt trotz Bronchoskopie
- Schwergradige Hypoxämie oder Azidose (pH <7,1)
- Hämodynamische Instabilität
- Anatomische und/oder subjektive Interface-Inkompatibilität
- Zustand nach oberer gastrointestinaler Operation

Indikation

- Hyperkapnische akute respiratorische Insuffizienz: z. B. AE-COPD-Exazerbation (◘ Abb. 3.4)

- Hypoxämische akute respiratorische Insuffizienz: z. B. akutes kardiales Lungenödem (◘ Abb. 3.5)
- Entwöhnung vom Respirator und Postextubationsphase (bridging)
- ARI bei immunsupprimierten Patienten
- Palliative Maßnahme bei Patienten mit starker Dyspnoe als Intubationsersatz und zur Lebensqualitätsverbesserung

Abbruchkriterien

- Kooperationsprobleme
- Verschlechterung der Bewusstseinslage und/oder fehlende Schutzreflexe
- Hypoxämie mit O_2-Sättigung <85 %
- Schnelle und oberflächliche Atmung (Rapid-shallow-breathing-Index, Atemfrequenz >35/min mit kleinem Tidalvolumina <300 ml)
- Abfall des pH-Wertes <7,3
- Unzureichende Schutzreflexe/Aspiration
- Auftreten von Kontraindikationen
- Hämodynamische Instabilität

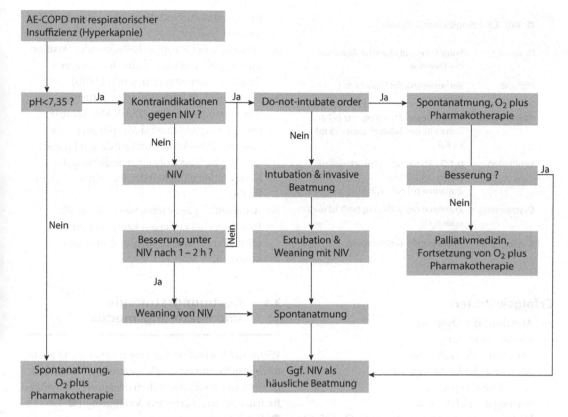

◘ Abb. 3.4   NIV-Algorithmus bei AE-COPD mit respiratorischer Insuffizienz

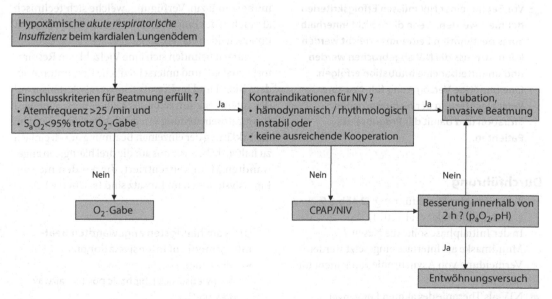

◘ Abb. 3.5   NIV-Algorithmus bei akutem kardialem Lungenödem. (Adaptiert nach Schönhofer et al. 2014)

▣ Tab. 3.5 Erfolgskontrolle der NIV	
Dyspnoe	Subjektive und objektive Abnahme der Dyspnoe
Vigilanz	Verbesserung der Vigilanz des Patienten
Atemtätigkeit	Abnahme der Atemfrequenz (>20 %) Zunahme des Tidalvolumens >5 ml/ kg KG
Ventilation	p_aCO_2-Abnahme in den arteriellen Gasen (>15–20 %) Zunahme pH auf >7,35
Oxygenierung	Zunahme der Sättigung (>90 %) und/ oder p_aO_2
Kardial	Abnahme der Herzfrequenz

Erfolgskriterien

- Abnahme der Dyspnoe
- Vigilanzbesserung
- Abnahme der Tachypnoe
- Abnahme der Herzfrequenz
- Abnahme von p_aCO_2
- Anstieg des pH-Wertes
- Verbesserung der Oxygenierung ($S_aO_2 \geq 85$ %) (▣ Tab. 3.5)

> ❱❱ Vor Beginn einer NIV müssen Erfolgskriterien definiert werden. Wenn diese nicht innerhalb eines bestimmten Zeitraums erreicht werden können, muss die NIV abgebrochen werden und unmittelbar eine Intubation erfolgen. Eine unnötige Verzögerung führt zu einer Verschlechterung der respiratorischen Situation und damit der Prognose des Patienten.

Durchführung

- Techniken der Durchführung: ▣ Abb. 3.5; s. auch Schönhofer et al. (2014)
- In der Initialphase sollte die Nasen-/ Mundmaske als Interface eingesetzt werden
- Vermeidung von Asynchronie von Patient und Maschine
- NIV als Therapie des akuten Lungenversagens sollte ab einem pH <7,3 auf einer

Intensivstation/Notfallaufnahme durchgeführt werden

- NIV sollte bevorzugt in halbsitzender Position durchgeführt werden, da beides zu einer Reduktion der Atemarbeit führt (IIIb)
- Sedierung von stark agitierten Patienten kann erwogen werden (Ziel RASS-Score 0 bis −1). Empfohlen wird Morphium i.v. Es gibt allerdings keine randomisierten Studien. Wichtig ist, dass trotz einer Sedierung die Kooperationsfähigkeit der Patienten erhalten bleibt.
- Anfeuchtung des Atemgases ist sinnvoll. Besonders bei Leckagen kann es zu einer schnellen Austrocknung des Atemgases kommen.

3.4 Beatmungsstrategie und Beatmungsmodus

Wenn die Indikation für eine mechanische Atemhilfe gestellt und eine NIV-Beatmung nicht durchgeführt werden kann, stehen drei unterschiedliche Beatmungsstrategien zur Verfügung (▣ Tab. 3.6, ▣ Abb. 3.6).

Für die Einstellung bzw. Umsetzung der Beatmungsstrategie am Respirator stehen zwei Beatmungsmodi zur Verfügung, welche sich technisch als auch in der Einstellung der Beatmungsparameter unterscheiden (▣ Tab. 3.7).

Zurzeit befinden sich eine Vielzahl von Respiratorherstellern und unterschiedliche Respiratoren auf dem Markt und im Einsatz. Gerade als Anfänger auf der Intensivstation stellt das Kapitel Beatmung und Respiratoreinstellung ein großes Problem dar. Um die Erklärung der einzelnen Beatmungsmodi einfach zu halten, haben wir uns auf die drei häufigsten angewandten Modi konzentriert, die auf den meisten Intensivstationen im Einsatz sind (s. Übersicht).

Die 3 am häufigsten angewandten Beatmungsmodi auf Intensivstationen
- BIPAP (biphasischer positiver Atemwegsdruck [„biphasic positive airway pressure"])

◻ **Tab. 3.6** Beatmungsstrategie

Kontrolliert		Unterstützend		Spontan	
Atemarbeit übernimmt komplett der Respirator		Atemarbeit kann der Patient übernehmen, sonst Respirator		Atemarbeit übernimmt Patient	
Anteil der Atemarbeit des Patienten					
0 %		Ca. 50 %		100 %	
Auswahl/Indikation der Beatmungsstrategie (Beispiele)					
Komplette Übernahme der gesamten Atemarbeit bei Akutem Lungenversagen ARDS Kardialem Pumpversagen Lungenembolie		Teilweise Übernahme der Atemarbeit bei Weaning AE-COPD/Asthma bronchiale Neurologischen Störungen mit insuffizienter Spontanatmung		Patient übernimmt Atemarbeit bei Weaning Unmittelbar vor Extubation stehend Kurznarkose	
Beatmungsmodus					
Druckkontrolliert	Volumenkontrolliert	Druckkontrolliert	Volumenkontrolliert	Druckkontrolliert	Volumenkontrolliert
BIPAP APRV	IPPV CPPV	BIPAP/ASB PSV/ASB CPAP/ASB	SIMV MMV	CPAP	

Abkürzung: BIPAP =„biphasic positive airway pressure"; IPPV =„intermittent positive pressure ventilation"; ASB = „assisted spontaneous breathing"; SIMV =„synchronized intermittent mandatory ventilation"; CPAP =„continuous positive airway pressure"; APRV =„airway pressure release ventilation"; PSV =„pressure support ventilation"; CPPV = „continuous positive pressure ventilation"; MMV =„mandatory minute ventilation"

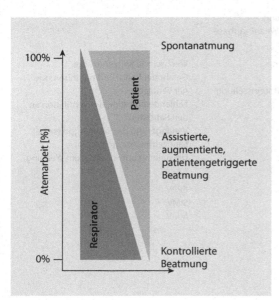

◻ **Abb. 3.6** Grundformen der Beatmung

— **CPAP/ASB** (kontinuierlicher positiver Atemwegsdruck [„continuous positive airway pressure"]/druckunterstützte Spontanatmung [„assisted spontaneous breathing"])
— **CPPV** (kontinuierliche positive Druckventilation [„continuous positive pressure ventilation"]) oder
— **IPPV** (intermittierende positive Druckventilation [„intermittent positive pressure ventilation"])

3.4.1 BIPAP („biphasic positive airway pressure")

❯ Der Name BIPAP wird synonym mit folgenden Namen/Geräteherstellern eingesetzt:

3

◘ Tab. 3.7 Gegenüberstellung druckkontrollierte vs. volumenkontrollierte Beatmung

	Druckkontrollierte Beatmung	Volumenkontrollierte Beatmung
Indikation	Intraoperative Beatmung der *kranken* Lunge Langzeitbeatmung (>24 h) Komplizierte Beatmung ARDS	Reanimation Notfallbeatmung Intraoperative Beatmung der *gesunden* Lunge Isoliertes Schädel-Hirn-Trauma
Kontrolle	Druckkontrolliert	Volumenkontrolliert
Steuerung	Zeitgesteuert	Zeitgesteuert
Überwachung (Freiheitsgrad)	Volumenüberwacht (Atemzugvolumen)	Drucküberwacht (Beatmungsdrücke)
Flow-Zeit-Diagramm (Flowcharakteristik)	Dezelerierender Inspirationsflow	Konstanter Inspirationsflow
Technik	Beatmung findet zwischen zwei Druckniveaus statt	Beatmung findet durch ein fest eingestelltes Volumen statt
Parameter zur Einstellung am Respirator und Grundeinstellung (als Vorschlag in Klammern)	Oberes Druckniveau (Inspirationsdruck P_{insp}, 12–15 mbar über PEEP) Unteres Druckniveau (PEEP ~ 5–8 mbar) Atemfrequenz (10–15/min) Phasenzeit oberes Druckniveau (Inspiration, I) zu unterem Druckniveau (Exspiration, E) Verhältnis (~ 1:2) F_iO_2 (~ 40 %) Druckanstiegsgeschwindigkeit (Rampe 0,2 s)	Atemhubvolumen (V_T) (7–8 ml/kg KG) Atemfrequenz (10–15/min) PEEP (~ 5–8 mbar) F_iO_2 (~ 40 %) I:E Verhältnis (~ 1:2) Inspiratorischer Flow (~ 30–40 l/min) Obere Druckbegrenzung (~ 30 mbar)
Vorteil	Vermeidung hoher Beatmungsdrücke Beatmungsform der Wahl von kranken Lungen Verbesserung der Oxygenierung und Ventilation Lungenprotektive Beatmung Fließender Übergang zur Weaningphase möglich	Konstantes gesichertes Volumen Geeignet bei der Reanimation Einfache/sichere und schnelle Einstellung des Respirators
Nachteil	Schwierigkeiten bei hohen Atemwegswiderständen Erfahrung mit der Respiratoreinstellung notwendig	Wechselnde Spitzendrücke Gefahr der Pendelluft mit inhomogener Ventilation Fehlende Adaption der Ventilation an den Patienten Verlängerung der Weaningphase bei Langzeitbeatmung (>24 h) Umstellung erforderlich zum Weaning
Beispiele für unterschiedliche Beatmungsmodi	BIPAP APRV BIPAP/ASB PSV/ASB CPAP/ASB CPAP	IPPV CPPV SIMV MMV
Häufigste Modi	BIPAP CPAP/ASB	CPPV

◻ Tab. 3.8 Einstellgrößen am Respirator (BIPAP)

Einstellgröße	Grundeinstellung Beispiel
Oberes inspiratorisches Druckniveau (Synonym P_{insp}/P_{hoch})	12–15 mbar über PEEP [a]
Unteres exspiratorisches Druckniveau (Synonym P_{exp}/$P_{niedrig}$/PEEP)	~ 5–8 mbar
Atemfrequenz	10–15/min
Phasenzeit oberes Druckniveau (Inspiration I) zu unterem Druckniveau (Exspiration E) Verhältnis	~ 1:2 [b]
Druckanstiegsgeschwindigkeit („Rampe")	0,2 s
Flow trigger/Triggerschwelle	2–5 l/min
F_iO_2	~ 40 %

[a] Vorsicht: Je nach Respirator bezieht sich der P_{insp}-Druck auf den Atmosphärendruck oder aber auf den Druck über PEEP.
[b] Vorsicht: Wenn am Respirator (Dräger EVITA) die Atemfrequenz geändert wird, hat das auch zur Folge, dass sich das Inspirations- und Exspirationszeitverhältnis ändert. Nach einer Änderung der Atemfrequenz muss daher das I:E-Verhältnis angepasst werden.

— **BIPAP: Dräger EVITA**
— **Di-Vent. Maquet SERVO**
— **DuoPAP: Hamilton GALILEO**
— **Bi-Level: Datex Ohmeda CENTIVA; GE Healthcare Engström CARESTATION**

(Auf Vollständigkeit aller Gerätehersteller wird kein Anspruch erhoben.)

Definition und Funktionsweise

Der BIPAP-Beatmungsmodus ist eine druckkontrollierte, zeitgesteuerte Atemhilfe (◻ Tab. 3.8, ◻ Abb. 3.7).
— Es besteht die Möglichkeit einer spontanen ungehinderten Atmung von Seiten des Patienten.
— Bei dieser Beatmungsform findet die Beatmung zwischen einem oberen, inspiratorischen Druckniveau, auch $P_{inspiration}$ (P_{insp}) oder P_{hoch} genannt, und einem unteren, exspiratorischen Druckniveau, auch $P_{expiration}$ (P_{exp}) oder $P_{niedrig}$ bzw. synonym PEEP genannt, statt.
— Die Atemfrequenz setzt sich zusammen aus der Dauer (T) auf dem oberen Niveau

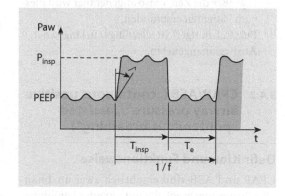

◻ Abb. 3.7 BIPAP-Prinzip

T-Inspiration (T_{insp}) und dem unteren Niveau T-Exspiration (T_E).
— Wenn der Patient einen spontanen Atemzug machen will, erkennt dies der Respirator durch den eingestellten flow trigger und löst einen Druckwechsel aus.
— Niedrig eingestellte Werte bedeuten nur den Einsatz einer geringen Atemarbeit von Seiten des Patienten, um einen Druckwechsel einzuleiten.

3

◻ **Tab. 3.9** Einstellgrößen am Respirator (CPAP/ASB)	
Einstellgröße	**Grundeinstellung Beispiel**
Inspiratorische Druckunterstützung (ASB-Druck)	12–15 mbar über PEEP
PEEP	5–8 mbar
Druckanstiegsgeschwindigkeit („Rampe")	0,2 s
Flow trigger/ Triggerschwelle	2–5 l/min bzw. 1 mbar unter PEEP-Druck
F_iO_2	~ 40 %

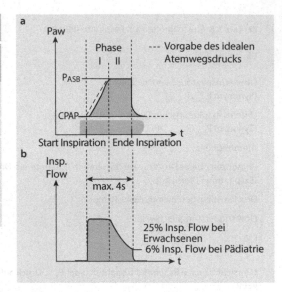

◻ **Abb. 3.8a,b** CPAP/ASB-Prinzip: Druck- und Flowkurvenverlauf

Rampe

- Die Druckanstiegsgeschwindigkeit („Rampe") beschreibt die Steilheit des Druckanstiegs bis zum Erreichen des eingestellten Inspirationsdrucks.
- Je größer die Zeit, umso angenehmer wird dies vom Patienten empfunden.
- Bei „Lufthunger" ist allerdings ein langsamer Anstieg unangenehm.

3.4.2 CPAP/ASB („continuous positive airway pressure"/„assisted spontaneous breathing")

Definition und Funktionsweise

CPAP und ASB sind eigentlich zwei unabhängige Beatmungsmodi, die miteinander kombiniert werden (◻ Tab. 3.9, ◻ Tab. 3.10, ◻ Abb. 3.8).

- CPAP/ASB ist eine Kombination aus einer Spontanatmung mit kontinuierlichem positivem Atemdruck während des gesamtem Atemzyklus (In- und Exspiration) und einer druckunterstützten, flowgesteuerten Atemhilfe während der Inspiration.
- Start und Ende der Inspiration bzw. Exspiration werden allein vom Patienten bestimmt, somit ist es ein rein **unterstützender Beatmungsmodus**.
- Die Beatmung findet damit ähnlich wie bei der BIPAP-Beatmung zwischen dem **CPAP-Niveau**

(~ **PEEP**) und dem **ASB-Niveau** (P_{ASB} ~ P_{insp}) statt, wird aber vom Patienten gesteuert.

- Diese Beatmungsform wird vor allem zur Entwöhnung („weaning") eingesetzt, d. h. mittels des ASB kann die Atemarbeit jedes einzelnen Atemzugs stufenweise wieder vom Patienten übernommen werden.

Rampe

- Bedeutung der Druckanstiegsgeschwindigkeit („Rampe"):
  - Rampe steil (kleiner Wert): wenig Atemarbeit
  - Rampe flach (hoher Wert): viel unnötige Atemarbeit

3.4.3 CPPV („continuous positive pressure ventilation") bzw. IPPV („intermittent positive pressure ventilation")

Allgemeines

- CPPV und IPPV werden oftmals synonym verwendet.

◘ Tab. 3.10 Vor- und Nachteile von CPAP/ASB

Vorteile	Nachteile
Abnahme der Atemarbeit proportional der Druckunterstützung	Ausreichender Atemantrieb erforderlich; bei fehlender Triggerung des Patienten keine Mindestventilation sichergestellt, daher meist Apnoeventilation eingestellt als Sicherung
Patient steuert Atemfrequenz, Atemhubvolumen und Inspirationszeit selbst	Gefahr der Hypoventilation, wenn noch ein Überhang der Analgosedierung besteht
Guter Atemmodus zum Weaning bzw. Entwöhnung vom Respirator	Erhöhter pflegerischer Aufwand in der Anfangsphase des Weanings und bei NIV
Kombinierbar mit BIPAP (gleiche Einstellung der Beatmungsparameter, aber alles vom Patienten gesteuert)	
Respiratoreinstellung bei NIV	

◘ Tab. 3.11 Einstellgrößen am Respirator (CPPV bzw. IPPV)

Einstellgröße	Grundeinstellung Beispiel
Atemhubvolumen (VT)	7–8 ml/kg KG
Atemfrequenz	10–15/min
PEEP	~ 5–8 mbar
F_iO_2	~ 40 %
Inspiration-Exspirations-Verhältnis	~ 1:2
Inspiratorischer Flow	~ 30–40 l/min
Obere Druckbegrenzung	~ 30 mbar

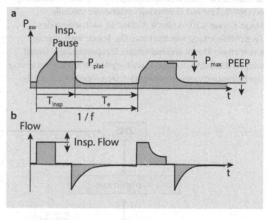

◘ Abb. 3.9a,b   CPPV- Prinzip: Druck- und Flowkurvenverlauf

- Der Beatmungsmodus und die Technik bzw. Einstellung am Respirator sind gleich.
- Der einzige Unterschied ist der dauerhafte Einsatz eines PEEP bei der CPPV-Beatmung im Gegensatz zu einem intermittierenden PEEP bei der IPPV-Beatmung (s. Übersetzung: „intermittent positive pressure").
- Da generell immer ein PEEP eingesetzt wird, wird nur noch CPPV verwendet.
- Allerdings steht an vielen Beatmungsmaschinen immer noch IPPV als Modus.
- Es wird folgend nur noch von CPPV gesprochen.

Definition und Funktionsweise

- Bei CPPV handelt es sich um eine volumenkonstante, zeitgesteuerte Beatmungsform (◘ Tab. 3.11, ◘ Abb. 3.9).
- Ein vorgewähltes Atemhubvolumen (Tidalvolumen oder V_T genannt) wird bei konstantem Flow ohne Rücksicht auf die Atemwegswiderstände beim Patienten appliziert.
- Damit es hier zu keinem Barotrauma der Lunge kommt, muss eine obere Druckbegrenzung eingestellt werden.
- Die Atemfrequenz setzt sich zusammen aus der Dauer für Inspiration T-Inspiration (T_{insp}) und der Dauer der Exspiration T-Exspiration (T_E).

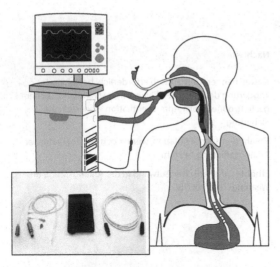

☐ Abb. 3.10 Notwendiges Equipment für die Anwendung von NAVA. Eine mit Elektroden versehende spezielle Magensonde wird so platziert, dass die Aktivierung des Zwerchfells erfasst werden kann. Die Sonde wird über ein Kabel an ein Modul angeschlossen. Das prozessierte Signal wird an das Beatmungsgerät weitergeleitet und zur Steuerung des Beatmungsgerätes verwendet. (Aus Moerer et al. 2008)

3.4.4 NAVA („neurally adjusted ventilatory assist")

— Es handelt sich um eine druckunterstützte Beatmungsform; dabei wird die Beatmungsmaschine durch die elektronische Aktivität des Zwerchfells gesteuert (☐ Abb. 3.10, ☐ Abb. 3.11, ☐ Abb. 3.12).

— Die Ableitung der elektronischen Zwerchfellkontraktion erfolgt durch eine mit einer Ringelektrode versehene Magensonde, die auch zur enteralen Ernährung verwendet werden kann.

— Ziele sind die bessere Synchronisation zwischen Patient und Beatmungsgerät sowie ein bedarfsadaptierter maschineller Support.

— Derzeit wird NAVA nur von einem Hersteller (Servo-i, Fa. Maquet, Rastatt) angeboten und ist als zusätzlicher Triggermechanismus nur in Zusammenhang mit PSV („pressure support ventilation") verfügbar.

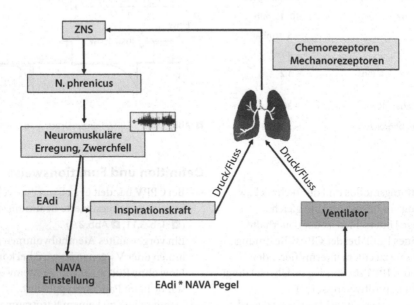

☐ Abb. 3.11 Funktionsprinzip von Neurally Adjusted Ventilatory Assist (NAVA). Mit Hilfe einer mit Elektroden versehenen ösophagealen Sonde wird die elektrische Aktivierung des Zwerchfells *(EAdi)* erfasst und nach Multiplikation mit einem Verstärkungsfaktor (NAVA-Pegel) zur Steuerung des Beatmungsgerätes verwendet (*ZNS* Zentralnervensystem). (Aus Moerer et al. 2008)

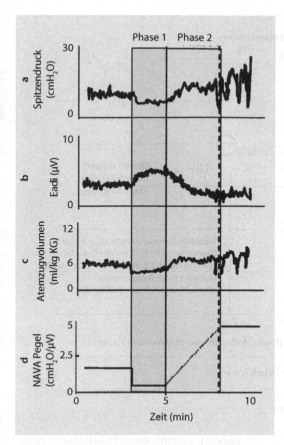

◨ Abb. 3.12a–d Einfluss einer Erhöhung des NAVA-Pegels auf die Zwerchfellaktivität (unveröffentlichte Tierversuchsdaten). Während Phase 1 ist der NAVA-Pegel auf Null gestellt, entsprechend kommt es zu einem Abfall des Atemwegdrucks und des Tidalvolumens bei gleichzeitigem Anstieg der Zwerchfellaktivität. Phase 2 zeigt den Effekt einer Erhöhung des NAVA-Pegels. Es kommt zu einem konsekutiven Abfall der Zwerchfellaktivität. (Aus Moerer et al. 2008)

Es gibt einige Studien, die einen positiven Effekt dieser neuen Beatmungstechnik bzw. Triggerung gezeigt haben. Allerdings gibt es keine randomisierten Studien, die diesen positiven Effekt bestätigt haben.

> ❯ Der Vorteil einer besseren Synchronisierung steht einer sehr aufwendigen und störanfälligen Prozedur gegenüber.

Klinische Untersuchungen haben gezeigt, dass die Signalerkennung der Zwerchfellkontraktur relativ störanfällig ist und eine Triggerung nur in ca. 80 % entsprechend detektiert worden ist.

3.5 Lungenprotektive Beatmung

(▶ Kap. 11.)

3.5.1 Allgemeines

- Die mechanische Beatmungshilfe ist eine lebenserhaltende Funktion und zentraler Bestandteil der akuten Versorgung des Lungenversagens.
- Per se ist sie aber für die Lunge bzw. für den Körper ein unphysiologischer Zustand.
- Es gilt, die sekundären Schäden einer mechanischen Beatmung wie Volumen- und Barotrauma, Ausschüttung von Zytokinmediatoren klein zu halten.
- In der ARDS-Net-Work-Studie konnte durch eine spezifische Einstellung der Respiratoren die Letalität beatmeter Patienten deutlich reduziert werden (Reduktion ca. 10 % bei ARDS-Patienten).

3.5.2 Regime der lungenprotektiven Beatmung

Darunter versteht man folgendes Regime:
- Druckkontrollierte Beatmung (z. B. BIPAP oder APRV)
- Tidalvolumen auf 6 ml/kg KG (Standardkörpergewicht) reduzieren mit Tolerierung höherer Atemfrequenzen
  - Durch die geringeren Volumenänderungen reduzieren sich die Druckamplituden und damit kommt es zu verminderten Scherkräften in der Alveole
  - Ein Baro- und Volutrauma kann dadurch vermindert werden

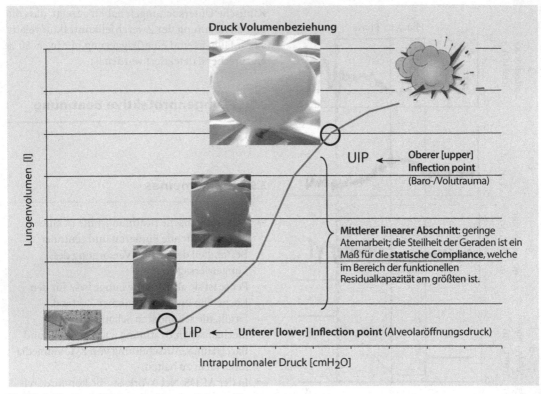

Abb. 3.13   Druck-Volumen-Beziehung – Volu- und Barotrauma

— Berechnung des Standardkörpergewichts:
  – Gewicht Männer [kg] = 50 + 0,91 (Größe [cm] – 152,4)
  – Gewicht Frauen [kg] = 45,5 + 0,91 (Größe [cm] – 152,4)
— Plateaudruck unter 30 cmH$_2$O halten

> Durch eine obere Druckbegrenzung soll die Beatmung ebenfalls nicht zu einem Volu- oder Barotrauma führen (■ Abb. 3.13).

— Ausreichend hoher PEEP (■ Tab. 3.12)
— S$_a$O$_2$ bzw. S$_p$O$_2$ zwischen 85 und 90 % halten
— F$_i$O$_2$ <60 %, wenn möglich keine Luxusoxygenierung
— Permissive Hyperkapnie:
  — Durch die erhöhte Atemfrequenz kommt es zu einer überproportionalen Zunahme der Totraumventilation und damit auch über die Zeit zu einem Anstieg des pCO$_2$.
  — Eine permissive Hyperkapnie sollte nur bedingt bis zu einem pH-Wert von 7,2 ohne Pufferung durchgeführt werden.

— Umgekehrtes Atemzeitverhältnis („inverse ratio ventilation", IRV, selten): Bietet gute Möglichkeit, den Spitzendruck geringer zu halten durch Steigerung des mittleren alveolären Druckes
— Nebenwirkungen von IRV:
  – Reduktion des venösen Rückflusses und Abfall des Herzminutenvolumens
  – Erhöhte Gefahr des Barotraumas
  – Induktion eines intrinsischen PEEP
  – Lange Inspirationszeiten nur bei tieferer Sedierung toleriert
— Gehört nicht mehr zu den allgemeinen Empfehlungen einer lungenprotektiven Beatmung

3.6   Atelektasenprophylaxe

3.6.1   Allgemein

— Beim **liegenden Patienten** und durch den **abdominellen Druck,** der dem Beatmungsdruck des Respirators entgegensteht, entstehen

◘ **Tab. 3.12** Vorschlag für eine PEEP-Einstellung

F_iO_2	0,3	0,4	0,5	0,6	0,7	0,8	0,9	1
PEEP	5	5–8	8–10	10	10–14	14	14–18	18–24

besonders zwerchfellnah Dysatelektasen bzw. Atelektasen.

━ An diesen Stellen kommt es zu einer Minderbelüftung, nachfolgend Minderperfusion (Shuntvolumen) und damit zu einer konsekutiven Verschlechterung der BGA.

━ Des Weiteren ist die Gefahr von pneumonischen Infiltraten an diesen Stellen deutlich erhöht.

3.6.2 Ziele

❯ Eine ausreichende, vom Patienten durchgeführte Zwerchfellkontraktion kann die Neubildung von Atelektasen vorbeugen.

━ **Rekrutierung zwerchfellnaher Lungenabschnitte** mittels spontaner Zwerchfellkontraktion durch den Patienten

━ Überdenkung und Kontrolle des **Sedierungskonzeptes**. Nur durch eine phasenangepasste Sedierung vermag der Patient überhaupt eine Zwerchfellkontraktion auszulösen

━ **Atemtraining** und damit schnelleres Weaning bzw. Extubation möglich. Durch rechtzeitiges Atemtraining wird dem raschen Abbau der Atemmuskulatur und Hilfsmuskulatur entgegengewirkt

3.6.3 Durchführung

━ Adäquates Sedierungskonzept (idealerweise: RASS Score 0 bis –1; ▶ Kap. 4)

━ Umstellung von BIPAP-Modus in CPAP/ASB-Modus

━ Möglichst frühzeitiger Beginn (es sollte eine kardiopulmonal stabile Situation vorherrschen; Katecholamine sind keine Kontraindikation)

━ ASB-Reduktion im Verlauf

━ PEEP sollte <12–15 mbar sein

━ P_{insp} sollte <30–32 mbar sein

━ F_iO_2 <60–70 %

━ Pro Tag mit steigendem Zeitintervall 6–8 Phasen ASB (initial nicht mehr als 5 min), nicht bis zur Erschöpfung im CPAP/ASB lassen!

━ Blutgase werden initial nicht besser pro ASB-Intervall, jedoch über die Zeit!

❯ Man muss sich die Beatmung des Patienten so vorstellen wie das Training zu einem Marathonlauf (= „Extubation ohne maschinelle Beatmungshilfe"). Neben den Trainingseinheiten (CPAP/ASB) muss man dem Patienten auch ausreichende Erholungsphasen gönnen.

3.6.4 Regeln

━ CPAP/ASB-Phasen auf keinen Fall bis zur Erschöpfung durchführen

━ Beginn über maximal 5 min absolut ausreichend

━ Langsame Steigerung der CPAP/ASB-Phasen sowohl in der Länge als auch in der Anzahl über den Tag verteilt; ASB-Reduktion im Verlauf

━ Um den Tag-Nacht-Rhythmus für den Patienten zu simulieren:
  ━ Nachts vollkontrollierte Beatmungsmodi (am besten BIPAP, da komplikationslose Umstellung möglich); in der Nacht findet ein Ausruhen statt
  ━ Daher ist ein fundiertes Sedierungskonzept notwendig (z. B. RASS Score 0 bis -1)

━ Idealerweise sollte die Sedierung so gewählt werden, dass zwischen vollkontrollierter und unterstützender/spontaner Beatmung ohne Probleme hin und her gestellt werden kann

3.7 Lagerungstherapie und Frühmobilisation

3.7.1 Allgemein

- Es bestehen verschiedene Formen der Lagerungstherapie zur Prophylaxe oder Behandlung von pulmonalen Funktionsstörungen
- Die folgenden Empfehlungen haben die S2e-Leitlinie „Lagerungstherapie und Frühmobilisation zur Prophylaxe oder Therapie von pulmonalen Funktionsstörungen" (Stand 4/2015) als Grundlage (Bein et al. 2015).

3.7.2 Lagerungsformen

Bauchlage
- Unter einer Bauchlage versteht man die Umlagerung des Patienten um 180° von der Rückenlage.
- Unter einer inkompletten Bauchlage versteht man eine Lagerung zwischen 135° und <180°.

- **Pathophysiologie**
- Die pathophysiologischen Effekte einer Bauchlage sind:
  - die Veränderung der Atemmechanik
  - die Reduktion des Pleuradruckgradienten und
  - die Reduktion der tidalen Hyperinflation sowie der beatmungsassoziierten Schädigung der Lunge („stress and strain")
- Auswirkungen:
  - Die Bauchlagerung kann zu einer Verbesserung der Atemgasverteilung, zu einer Reduktion der Ventilations-Perfusions-Fehlverteilung, zur Vergrößerung des am Gasaustausch teilnehmenden Lungenvolumens durch Reduktion minder- oder nicht belüfteter Areale (Atelektasen), und zu einer Reduktion des beatmungs-assoziierten Lungenschadens führen.
  - Studien deuten ebenfalls darauf hin, dass es zu einer besseren Mobilisation von Sekret kommen kann.

- **Empfehlung der S2e-Leitlinie**
- Die Bauchlage soll bei Patienten mit ARDS und Einschränkung der arteriellen Oxygenierung (p_aO_2/F_iO_2 <150) frühzeitig durchgeführt werden (Evidenzgrad 1a, Empfehlung Grad A).
- Eine Bauchlagerung sollte für mindestens 16 h und möglichst frühzeitig erfolgen (Evidenzgrad 2b, Empfehlung Grad B).
- Bauchlagerungstherapie sollte beendet werden bei anhaltender Verbesserung der Oxygenierung in Rückenlage oder wenn die Bauchlagerung keine Verbesserung zeigt (Evidenzgrad 3, Empfehlung Grad B).
- Während der Bauchlage gelten die gleichen Maßnahmen der lungenprotektiven Beatmungsstrategie bzw. die Anpassung der Beatmungsparameter nach jedem Lagerungswechsel (Evidenzgrad 3, Empfehlungsgrad B).
- Der Patient sollte in einer hämodynamisch stabilen Situation sein. Eine Katecholamintherapie ist keine Kontraindikation (Evidenzgrad 2b, Empfehlung Grad B).
- Bei Patienten mit einer schweren abdominellen Erkrankung kann aufgrund der schlechten Datenlage keine Empfehlung gegeben werden (Evidenzgrad 4, Empfehlung Grad 0).
- Bei Patienten mit zerebralen Läsionen muss eine individuelle Abwägung erfolgen (Verbesserung der Oxygenierung vs. Risiko Hirndruck) (Evidenzgrad 3, Empfehlung Grad 0). Wenn man sich für eine Bauchlagerung entschieden hat, sollte bei Patienten mit einer zerebralen Läsion eine kontinuierliche Hirndruckmessung erfolgen (Evidenzgrad 2b, Empfehlung Grad A), der Kopf sollte zentriert positioniert und eine Seitdrehung vermieden werden (Evidenzgrad 3, Empfehlung Grad B).
- Die komplette Bauchlagerung sollte der inkompletten Bauchlagerung vorgezogen werden (Evidenzgrad 2b, Empfehlung Grad A).
- Eine Oberkörperhochlagerung während der Bauchlage kann sinnvoll sein (Evidenzgrad 3, Empfehlung Grad 0).
- Bei der Durchführung einer Bauchlagerung sollte auf eine ausreichende Lagerungspolsterung und Sicherung der Atemwege und Überwachung geachtet werden (Evidenzgrad 2, Empfehlung Grad A).

Kontinuierliche laterale Rotationstherapie (KLRT)

- Bei der KLTR kommt es zu einer kontinuierlichen Rotation des Patienten um seine Längsachse in einem motorgetriebenen Bettsystem. Je nach Hersteller kann die Drehung bis zu einem Winkel von 62° erfolgen.

- **Empfehlungen der S2e Leitlinie**
- Der frühzeitige Einsatz der KLRT kann bei bestimmten Gruppen von beatmeten Patienten zusätzlich zur Prävention von beatmungsassoziierten Pneumonien genutzt werden, allerdings sollten andere Maßnahmen (z. B. angepasste Analgosedierung, Mobilisierungskonzepte) hiervon nicht beeinflusst werden (Evidenzgrad 3, Empfehlung Grad B).
- Die kontinuierliche laterale Rotationstherapie soll bei Patienten mit ARDS (p_aO_2/F_iO_2 <150) nicht eingesetzt werden (Empfehlung Grad A). Bei Kontraindikationen zur Bauchlage kann der Einsatz der KLRT zur Verbesserung der Oxygenierung erwogen werden (Evidenzgrad 3, Empfehlungsgrad 0).

Seitenlagerung

- Unter einer Seitenlagerung versteht man eine Lagerung, bei der eine Körperseite bis zu einem Winkel von 90° gedreht wird.

- **Empfehlung der S2e Leitlinie**
- Bei der Beatmung von Patienten ohne Lungenschädigung ist eine Seitenlagerung ausschließlich zur Prävention pulmonaler Komplikationen nicht sinnvoll (Evidenzgrad 2b, Empfehlung Grad B).
- Die Effekte einer intermittierenden Seitenlagerung oder KLRT bis zu einem Drehwinkel <40° auf den pulmonalen Gasaustausch sind nicht ausreichend belegt. Bei Patienten mit akuter bilateraler Lungenschädigung (ARDS) zeigt die KLRT bis 40° keine Überlegenheit gegenüber der intermittierenden Seitenlagerung hinsichtlich Verbesserung der Oxygenierung (Evidenzgrad 2b).

Oberkörperhochlagerung

- Bei der Oberkörperhochlagerung versteht man entweder eine Anhebung des Oberköpers in eine halbsitzende Lagerung 30–45° oder eine Anti-Trendenlenburg-Lagerung (30–45°), d. h. eine komplette Lagerung des Patienten in einer schrägen Position.

- **Empfehlung der S2e Leitlinie**
- Die bevorzugte grundsätzliche Lagerungsform für intubierte Patienten ist die Oberkörperhochlagerung von 20°–45°, vorzugsweise ≥30°, unter Beachtung von Einschränkungen (Evidenzgrad 3, Empfehlung Grad B).
- Die Oberkörperhochlagerung (20°–45°) kann bei Patienten mit ARDS zu einer Verbesserung von Oxygenierung und Atemmechanik beitragen (Evidenzgrad 2b, Empfehlung Grad B).
- Im Rahmen der schwierigen Entwöhnung von mechanischer Beatmung (ohne Vorliegen einer COPD) sollte die Oberkörperhochlagerung (45°) eingesetzt werden, um die Atemarbeit zu senken und den Komfort des Patienten zu erhöhen (Evidenzgrad 2b, Empfehlung Grad B).
- Bei Patienten mit erhöhtem Hirndruck ist die Anwendung einer Oberkörperhochlagerung von 15°–30° sinnvoll und kann zu einer Senkung des intrazerebralen Druckes (ICP) beitragen (Evidenzgrad 2b, Empfehlung Grad B).
- Eine 45°-Oberkörperhochlagerung kann bei Patienten mit Verdacht auf Erhöhung des ICP nicht uneingeschränkt empfohlen werden, da mit zunehmender Hochlagerung der zerebrale Perfusionsdruck (CPP) kritisch erniedrigt werden kann (Evidenzgrad 2b, Empfehlung Grad B).
- Die Oberkörperhochlagerung (45°) kann unter bestimmten Bedingungen eine signifikante Hypotension induzieren. Als Risikofaktoren hierfür gelten
  - die kontrollierte Beatmung (im Vergleich zur unterstützten Spontanatmung)
  - die kontinuierliche Analgosedierung
  - ein erhöhter Bedarf an Vasopressoren
  - ein hoher PEEP und
  - ein hoher SAPS-II-Score (Evidenz Grad 2b).

3.8   Open-lung-Konzept/„Lachmann-Manöver" (Synonym: Recruitment)

3.8.1   Allgemeines

- Unter dem Open-lung-Konzept versteht man eine Verbesserung des Beatmungszustandes der Lunge durch **Aufblähung von minderbelüfteten Atelektasen** durch den Einsatz hoher Spitzendrücke (um die Atelektase „zu öffnen").
- Zum Offenhalten der so gewonnenen neu ventilierten Alveolen muss nachfolgend ein ausreichend hoher PEEP eingestellt werden.
- Entwickelt wurde das Konzept durch B. Lachmann (Lachmann 1992).

3.8.2   Durchführung

- Die Durchführung eines Lachmann-Manövers wird sowohl in der Literatur als auch in den Lehrbüchern sehr unterschiedlich beschrieben.
- Als praktikabel halten wir die „**40-40-Regel**": 40–45 mbar P_{insp} (Spitzendruck), der 40 s gehalten wird (in einigen Publikationen auch 40 Atemzüge).
- Der PEEP sollte in etwa der lungenprotektiven Beatmung angepasst werden, d. h. ein Tidalvolumen von ca. 6 ml/kg KG sollte nicht wesentlich überschritten werden.
- Es sollte zu einer Verbesserung der Oxygenierung (p_aO_2, O_2-Sättigung) und der Ventilation (Anstieg des Tidalvolumens V_T) kommen.
- Nach 40 s wird der Spitzendruck langsam in 2-er-Schritten wieder reduziert, ebenfalls der PEEP.
- Bei kontinuierlicher Messung des Tidalvolumens und der Oxygenierung kommt es bei einer bestimmten Einstellung zu einem Einbruch der Werte (SO_2-, p_aO_2-und V_T-Abfall).
- Man befindet sich dann mit dem PEEP unterhalb des LIP.
- Es sollte dann der PEEP 2 mbar oberhalb des so ermittelten unteren inflection point (LIP) eingestellt werden.

- Parameter der Ruhedehnungskurve (Druck-Volumen-Diagramm)
  - Unterer inflection point: Alveolaröffnungsdruck, closing-volume (Verschlussvolumen)
  - Oberer „inflection point": Gefahr eines Baro-/Volutraumas
  - Zwischen beiden Punkten: geringere Atemarbeit
- Der Spitzendruck richtet sich dann nach dem Tidalvolumen von 6 ml/kg KG (Standardgewicht).
- Weitere Einstellung „Lungenprotektiv" (s. oben).
- Mit dieser Strategie konnte die Survival-Rate von 29 auf 62 % verbessert werden (Valente Barbas 2003).
- Nachteil:
  - Spitzendruck oberhalb des UIP und damit Gefahr eines Barotraumas/Volumentraumas

> ❯ Eigentlich ist ein Lachmann Manöver nicht mehr notwendig, wenn man ab Beginn der Beatmung eine lungenprotektive Beatmung durchführt (s. auch Best-PEEP).

3.9   Weaning und prolongiertes Weaning

3.9.1   Einleitung

- Etwa ein Drittel aller Patienten auf ICU benötigen mechanische Beatmung.
- Über 40 % der benötigten Zeit für die mechanische Beatmung wird für das Weaning beansprucht.
- 20 % der Patienten erleiden ein prolongiertes Weaning, obwohl die eigentliche Ursache für die Beatmung längst behoben ist.
- 10–15 % der Patienten benötigen >3 Versuche der Beatmungsentwöhnung.
- Je länger eine Beatmung, umso höher das Risiko, durch Komplikationen daran zu versterben:
- Risikoanstieg pro Tag von 1 ± 0,76 %, d. h.:
  - 6,5 % an Tag 10
  - 19 % an Tag 20
  - 28 % an Tag 28

◘ **Tab. 3.13** Einteilung des Weanings. (Adaptiert nach Boles et al. 2007)

Gruppe	Anteil an ICU-Patienten	Kategorie	Definition
1	Ca. 65 %	Einfaches Weaning	Erfolgreiches Weaning nach dem 1. SBT bzw. Extubation
2	Ca. 20 %	Schwieriges Weaning	Erfolgreiches Weaning nach initialem Weaningversagen spätestens beim 3. SBT oder innerhalb von 7 Tagen nach dem ersten erfolglosen SBT
3	Ca. 10–15 %	Prolongiertes Weaning	Erfolgreiches Weaning nach mindestens 3 erfolglosen SBT oder Beatmung länger als 7 Tage nach dem 1. SBT

SBT = Spontanatmungsversuch.

◘ **Tab. 3.14** Unterkategorien des prolongierten/erfolglosen Weanings. (Adaptiert nach Boles et al. 2007)

Gruppe	Kategorie	Definition
3a	Prolongiertes Weaning ohne NIV	Erfolgreiches Weaning mit Extubation/Dekanülierung erst nach mindestens 3 erfolglosen SBT oder Beatmung länger als 7 Tage nach dem ersten erfolglosen SBT ohne Zuhilfenahme der NIV
3b	Prolongiertes Weaning mit NIV	Erfolgreiches Weaning mit Extubation/Dekanülierung erst nach mindestens 3 erfolglosen SBT oder Beatmung länger als 7 Tage nach dem ersten erfolglosen SBT und nur mittels Einsatz der NIV, ggf. mit Fortsetzung der NIV als außerklinische Beatmung
3c	Erfolgloses Weaning	Patient kann nicht von der invasiven Beatmung genommen werden und benötigt dauerhaft eine mechanische Ventilation.

SBT = Spontanatmungsversuch.

━ Kumulative Inzidenz, eine Pneumonie zu bekommen:
  ━ Tag 1–3: 8,5 %
  ━ Tag 7: 21 %
  ━ Tag 14: 31 %
  ━ >14 Tage: 45,6 %

3.9.2 Kategorien des Weanings

━ In einer internationalen Konsensuskonferenz (Boles et al. 2007) wird das Weaning in 3 Kategorien eingeteilt (◘ Tab. 3.13, ◘ Tab. 3.14).

━ Die Gruppe 3 mit prolongierten Weaning wurde noch einmal in drei Unterkategorien eingeteilt. Es wurde der Tatsache Rechnung getragen, dass die NIV-Beatmung noch einmal unterschiedliche Gruppen entstehen lässt.

3.9.3 Ursachen des Weaningversagens

━ Es gibt zahlreiche Ursachen für ein Weaningversagen die teilweise einzeln, aber auch in Kombination vorliegen können (◘ Tab. 3.14, ◘ Tab. 3.15).

3

◼ Tab. 3.15 Ursachen für Weaningversagen (Adaptiert nach Perren u. Brochard 2013)

Weaningkategorie	Ursachen
Einfaches Weaning	Verzögertes Aufwachen durch Akkumulation von sedierenden Medikamenten Fehlen des täglichen Screenings auf Weaningpotenzial Exzessive ventilatorische Unterstützung
Schwieriges Weaning	Akkumulation von Sedativa Flüssigkeitsüberladung Linksherzinsuffizienz Atemmuskelschwäche Exzessive Atemarbeit (Sekret, Sepsis, Infektion)
Prolongiertes Weaning	Schwere Herzinsuffizienz Schwere respiratorische Insuffizienz Prolongierte Atemmuskelschwäche (ICUAW) Depression Schlechte Schlafqualität Andere Ursachen

ICUAW= „intensive care unit acquired weakness".

— Pathophysiologisch kann man entweder eine Schwäche oder eine Überlastung der Atempumpe als Grund für eine unzureichende Spontanatmung feststellen (◼ Tab. 3.16).

3.9.4 Strategien für das Weaning

Kriterien für das Weaning

❯ An das Weaning sollte gedacht werden, sobald man den Patienten intubiert hat.

— Eine invasive prolongierte maschinelle Beatmung kann zu unterschiedlichen Komplikationen führen. Dazu zählen neben den durch die Beatmungsmaschine induzierten Schäden (Volu-, Baro-, Atelek-, Biotrauma) auch Infektionen und andere Probleme.
— Allesamt gehen diese Komplikationen mit einer erhöhten Mortalität einher. Deswegen sollte so rasch es geht mit dem Weaning gestartet werden.
— Die folgende Tabelle kann einen Eindruck über die unterschiedlichen Aspekte der Kriterien für ein Weaning wiedergeben. Allerdings steht immer die individuelle Beurteilung des Patienten im Vordergrund.

Beurteilung des Weaningverhaltens

— Um ein erfolgreiches Weaning durchzuführen, sollte die Weaningbereitschaft des Patienten geprüft werden (◼ Tab. 3.17).
— Das Weaningpotenzial kann ermittelt werden durch die **Weaningbereitschaft** des beatmeten Patienten und durch den **Spontanatmungsversuch** (SBT) (◼ Abb. 3.14).

❯ Der Spontanatmungsversuch (SBT) hat in den Leitlinien eine entscheidende Bedeutung für die Abschätzung einer erfolgreichen Extubation.

Sedierung

— Eine wesentliche Bedeutung für ein erfolgreiches Weaning und der anschließenden Extubation kommt der Sedierung bzw. Sedierungsprotokollen zu.
— Durch eine zu lange und tiefe Sedierung wird die Beatmung häufig unnötig verlängert.
— Um ein Weaning durchzuführen, sollte der Patient wach und ansprechbar sein, aber trotzdem eine adäquate Analgosedierung

◾ Tab. 3.16 Gründe für eine unzureichende Spontanatmung (Nach Schönhofer et al. 2014)

Gründe für unzureichende Spontanatmung	Pathophysiologischer Bereich	Mögliche Ursachen	Beispiele
Schwäche der Atempumpe	Atemzentrum	Ischämie Infektion	Enzephalitis Meningitis
	Nervale Steuerung	Neuritis Nervenschädigung	Zwerchfellparese Guillain-Barré-Syndrom CIP ALS Diabetes mellitus
	Atemmuskeln	Myositis Muskeldystrophie Muskelatrophie	CIM VIDD Myasthenie M. Duchenne Post-Polio-Syndrom
Überlastung der Atempumpe	Atemwege	Obstruktion Überblähung Recurrensparese	COPD Mukoviszidose
	Lungenparenchym	Reduzierte Compliance Reduzierte Gasaustauschfläche	Lungenödem Fibrose Emphysem Pneumonie
	Thoraxwand	Reduzierte Compliance	Pleuraerguss Skoliose
	Sauerstofftransport (reduziert)	Anämie Methämoglobin	Blutabnahme Blutung Infektanämie Medikamente
	Sauerstoffverbrauch (erhöht)	Erhöhter Umsatz	Katecholamine Unruhe/Agitation Infektion
	Metabolische Versorgung	Stoffwechselstörung	Hypothyreose Mangelernährung Elektrolytstörungen

Abkürzungen: ALS = amyotrophe Lateralsklerose; CIM = Critical-illness-Myopathie; CIP = Critical-illness-Polyneuropathie; COPD = „chronic obstructive pulmonary disease"; PAH = pulmonal arterielle Hypertonie; VIDD = "ventilator induced diaphragmatic dysfunction".

bekommen. Die Leitlinien empfehlen den RASS-Score als validierten Score für eine adäquate Analgosedierungseinstellung.
- Ebenso sollte alle 8 h mittels z. B. mittels „visual analogue scale" (VAS) oder „numeric" oder „visual rating scale" (NRS, VRS) bei wachen Patienten bzw. anhand klinischer

Symptome wie Mimik, Tachykardie, Schwitzen, Blutdruckverhalten, Atemfrequenz, Tränenfluss auch bei sedierten Patienten anhand von Scoringsystemen wie z. B. der Behaviour Pain Scale (BPS) für intubierte und nicht intubierte Patienten der Schmerz erfasst werden.

3

◘ Tab. 3.17 Kriterien für die Weaningbereitschaft. (Adaptiert nach Schönhofer et al. 2014)

Klinische Kriterien	Ausreichender Hustenstoß	
	Keine massive Sekretbildung	
	Stabilisierung der ursprünglichen Erkrankungsphase	
	Infektfrei	
Objektive Kriterien	Klinische Stabilität	Kardiovaskulär – HF ≤140/min – RR_{syst} 90–160 mm Hg (keine oder nur geringfügige Katecholamingaben, z. B. Noradrenalin <0,2 µg/kg KG/min) – Metabolisch (z. B. Ausschluss einer relevanten metabolischen Azidose, d. h. Base Exzess unter –5 mval/l)
	adäquate Oxygenierung	– S_aO_2 ≥90 % bei F_iO_2 ≤0,4 (bei Vorliegen einer chronischen respiratorischen Insuffizienz >85 %) – oder p_aO_2/F_iO_2 >150 mm Hg – PEEP ≤8 cm H_2O
	adäquate pulmonale Funktion	– AF ≤35/min – V_T>5 ml/kg KG – AF/V_T<105 (= RSBI) – Keine signifikante respiratorische Azidose
	adäquate mentale Funktion	– Keine Sedierung oder adäquate Funktion unter Sedierung (RASS 0/–1)

Abkürzungen: AF = Atemfrequenz; V_T = Tidalvolumen; PEEP = positiv endexspiratorischer Druck; HF = Herzfrequenz; RASS = Richmond Agitation-Sedation Scale; RR = Blutdruck; RSBI = Rapid Shallow Breathing Index; F_iO_2 = inspiratorische Sauerstofffraktion; S_aO_2 = arterielle Sauerstoffsättigung.

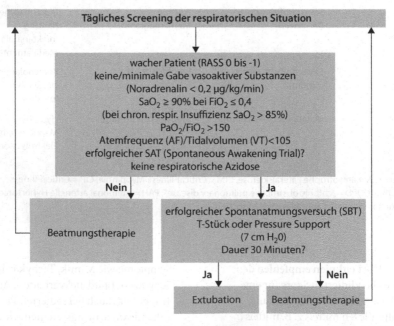

◘ Abb. 3.14 Algorithmus tägliches Screening der respiratorischen Situation im Weaning. (Adaptiert nach Schönhofer et al. 2014)

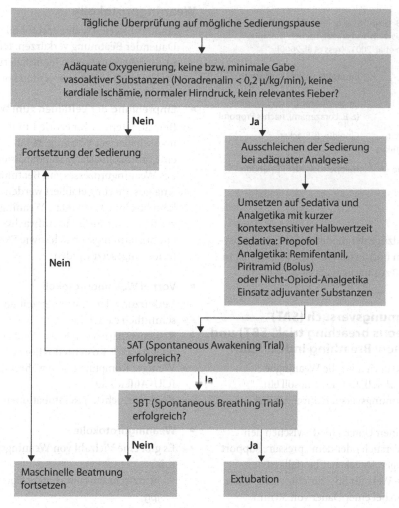

Tägliche Überprüfung auf mögliche Sedierungspause

Adäquate Oxygenierung, keine bzw. minimale Gabe vasoaktiver Substanzen (Noradrenalin < 0,2 μ/kg/min), keine kardiale Ischämie, normaler Hirndruck, kein relevantes Fieber?

Nein   **Ja**

Fortsetzung der Sedierung

Ausschleichen der Sedierung bei adäquater Analgesie

Umsetzen auf Sedativa und Analgetika mit kurzer kontextsensitiver Halbwertzeit
Sedativa: Propofol
Analgetika: Remifentanil, Piritramid (Bolus)
oder Nicht-Opioid-Analgetika
Einsatz adjuvanter Substanzen

Nein

SAT (Spontaneous Awakening Trial) erfolgreich?

Ja

SBT (Spontaneous Breathing Trial) erfolgreich?

Nein   **Ja**

Maschinelle Beatmung fortsetzen

Extubation

Abb. 3.15   Algorithmus tägliche Überprüfung auf eine mögliche Sedierungspause. (Adaptiert nach Schönhofer et al. 2014)

> **Sedierungsprotokolle führen zu einer signifikanten Verkürzung der Beatmungsdauer. Durch ein standardisiertes Weaningprotokoll und ein Sedierungsprotokoll kann die 1-Jahres-Mortalität signifikant verbessert werden.**

– Mittels einer bedarfsgerechten Titration und Reduktion der Sedierung und Analgesie pro Tag oder eine tägliche Unterbrechung der Sedierung kann täglich die Weaningbereitschaft kontrolliert werden (Abb. 3.15).

■ **Auswahl der Medikamente für eine Analgosedierung**

– Es gibt kein optimales Sedierungskonzept und keine idealen Medikamente, vielmehr muss sich die Auswahl an die besonderen Begebenheiten des Patienten anpassen.

– Neben der eigentlichen Ursache für die Intubation spielen auch die Begleiterkrankungen, das Alter, mentaler Status und viele andere Gründe (Angst, Delir, Alkohol- oder Drogenabusus) für ein erschwertes Sedierungsverhalten eine Rolle.

3

> ◘ **Tab. 3.18** Grundzüge der medikamentösen antipsychotischen und anxiolytischen Therapie. (Nach Payen et al. 2001, Kress et al. 2000)

Symptom	Empfohlene Wirkstoffgruppe
Agitation	langwirksame Benzodiazepine (z. B. Lorazepam), nachts Propofol
Hyperaktivität des Sympathikus	Clonidin, β-Blocker
psychotische Symptome	Haloperidol oder Risperidon

— Die Grundzüge der medikamentösen antipsychotischen und anxiolytischen Therapie ist in ◘ Tab. 3.18 zusammengefasst.

Spontanatmungsversuch (SAT) ("spontaneous breathing trial", SBT) und Rapid Shallow Breathing Index (RSBI)

— Sind die Kriterien für die Weaningbereitschaft (◘ Tab. 3.17) erfüllt, soll ein Spontanatmungsversuch durchgeführt werden.
— Es gibt keinen Unterschied zwischen den T-Stück-Versuch oder dem „pressure support" mit niedrigen Drücken. Ebenfalls ist der prädiktive Wert für SBT für eine erfolgreiche Extubation bei einer Dauer von 30 min verglichen mit 120 min gleich.
— Der positive Vorhersagewert für eine erfolgreiche Extubation nach erfolgreichem SBT liegt bei >80 %. Voraussetzung ist, dass keine anderen Gründe für ein Extubationsversagen bestehen (neurologische Defizite, Sekretverhalt, Pleuraerguss, Obstruktion der Atemwege).
— Der Rapid Shallow Breathing Index (RSBI) stellt eine zusätzliche gut validierte Methode zur Einschätzung des Spontanatmungsversuchs dar. Hier wird ein Quotient zwischen der Atemfrequenz und dem Tidalvolumen (in Liter) errechnet.
— Die Atemfrequenz sollte nicht über 35/min liegen und der RSBI <105/min/l sein.
— Der RSBI spiegelt den Grad der muskulären Erschöpfung des Patienten wider.

Weaningprotokolle

— Standardisierte Weaningprotokolle können die Dauer der Beatmung verkürzen. Hintergrund ist die frühestmögliche Identifizierung von Patienten, die extubiert werden können.

■ **Empfehlung der Leitlinien zum Weaning**
— Bei Patienten der Kategorie 1 und 2 (einfaches und schwieriges Weaning; ◘ Tab. 3.13) sollte eine protokollbasierte Standardisierung des Weaningprozesses von Beatmung und Analgosedierung etabliert werden. Dazu können einfach gehaltene Weaningprotokolle zur Sedierungstiefe mit Aufwachversuch und Spontanatmungsversuch sowie Extubationskriterien eingesetzt werden.

■ **Vorteil Weaningprotokolle**
— Verkürzung der Beatmungszeit um durchschnittlich ca. 1,5 Tage
— Kostenersparnis von 3500–5000 Dollar/Fall oder ca. 25 % Kostenreduktion
— Weniger Komplikationen während ICU-Aufenthalt
— Keine vermehrten Reintubationen

■ **Weaningprotokolle**
— Es gibt eine Vielzahl von Weaningprotokollen, z. B.:
  — http://ccforum.com/content/figures/cc3030-1.jpg
  — http://www.dhmc.org/dhmc-internet-upload/file_collection/vlprotocol_1.jpg
— Kritisch muss angemerkt werden, dass auf Intensivstationen mit guten Organisationsformen, wie z. B. strukturierte Visite und guter Personalausstattung, Weaningprotokolle kaum noch einen positiven Effekt haben.
— Auf der anderen Seite konnte ein Drittel der Patienten, die man für nicht entwöhnbar hielt, nach Verlegung in eine Institution mit einem Weaningprotokoll extubiert werden.

Tracheostomie

— Im Rahmen des Weaningprozesses kann es sinnvoll sein eine Tracheostomie in Erwägung zu ziehen. Die Analgosedierung kann bei Patienten mit einem Tracheostoma deutlich

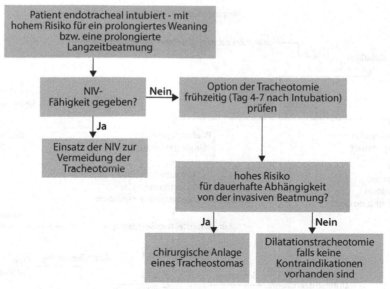

Abb. 3.16 Algorithmus für die Tracheotomie. (Adaptiert nach Schönhofer et al. 2014)

Tab. 3.19 Maßnahmen zum Sekretmanagement im Weaning. (Adaptiert nach Schönhofer et al. 2014)

Maßnahme	Beispiel
Vergrößerung des intrathorakalen Volumens	Rasche Mobilisierung Oberkörperhochlagerung CPAP-Therapie „intermittent positive pressure breathing"
Vergrößerung des maximalen exspiratorischen Flusses	Hustentraining oder manuell assistiertes Husten „huffing" (forciertes Ausatemmanöver durch offen gehaltene Glottis) Verwendung von mechanischen Insufflatoren/Exsufflatoren
Oszillationstherapie zur Sekretolyse	Oszillierende Systeme (endobronchial oder Thoraxwand)
Zunahme des exspiratorischen Volumens	Einsatz von CPAP- oder PEP-Systemen zur Stabilisierung der Atemwege
Endotracheale Sekretentfernung	Endotracheales Absaugen Bronchoskopie

besser eingestellt werden; damit können die Patienten auch besser entwöhnt werden.

- Ebenfalls stellt die Tracheostomie eine gute Alternative bei fehlender NIV-Option zum Tubus dar. Die Technik und die unterschiedlichen Möglichkeiten des Zugangs werden in ▶ Kap. 1 „Intensivmedizinische Arbeitstechniken" erklärt.
- Allerdings besteht zu Indikation, Zeitpunkt und Technik der Tracheotomie zurzeit noch kein allgemein verbindlicher Konsens. Das

Vorgehen nach der aktuellen Leitlinie bildet der Algorithmus in ▶ Abb. 3.16 (Schönhofer et al.) ab.

Strategien im prolongierten Weaning

- Gründe für ein verlängertes Weaning sind die zunehmende Anzahl der Komorbiditäten und ihre Interaktion untereinander.
- Maßnahmen zum Sekretmanagement sind in ▶ Tab. 3.19 zusammengefasst.

3

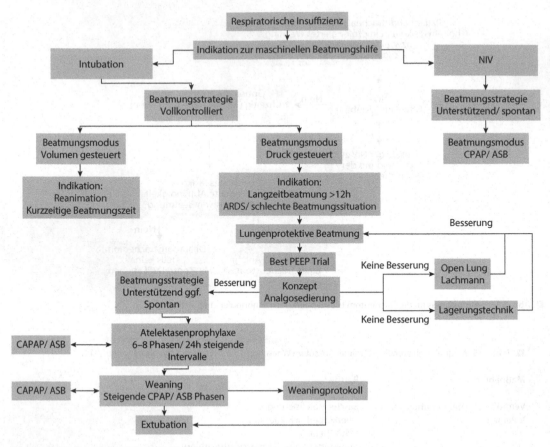

Respiratorische Insuffizienz

Indikation zur maschinellen Beatmungshilfe

Intubation

NIV

Beatmungsstrategie
Vollkontrolliert

Beatmungsstrategie
Unterstützend/ spontan

Beatmungsmodus
Volumen gesteuert

Beatmungsmodus
Druck gesteuert

Beatmungsmodus
CPAP/ ASB

Indikation:
Reanimation
Kurzzeitige Beatmungszeit

Indikation:
Langzeitbeatmung >12h
ARDS/ schlechte Beatmungssituation

Lungenprotektive Beatmung ← Besserung

Best PEEP Trial

Keine Besserung → Open Lung
Lachmann

Beatmungsstrategie
Unterstützend ggf.
Spontan

← Besserung

Konzept
Analgosedierung

Keine Besserung → Lagerungstechnik

CAPAP/ ASB ←→

Atelektasenprophylaxe
6–8 Phasen/ 24h steigende
Intervalle

CAPAP/ ASB ←→

Weaning
Steigende CPAP/ ASB Phasen

→ Weaningprotokoll

Extubation ←

☐ Abb. 3.17   Zusammenfassung der Beatmungstherapie

❯ Ein zusammenfassender Überblick über
die Beatmungstherapie ist in ☐ Abb. 3.17,
der sog. ABC-Check des Weanings („ready
to weaning") in ☐ Tab. 3.20 dargestellt.
Die Leitlinien sind in einer Übersicht
zusammengestellt.

Leitlinien zu Beatmung und Weaning
— S3-Leitlinie „Nichtinvasive Beatmung als
Therapie der akuten respiratorischen
Insuffizienz." http://www.awmf.org/
uploads/tx_szleitlinien/020-004l_
Nichtinvasive_Beatmung_ARI_2015-09.pdf
— S3-AWMF-Leitlinie (2015) „Analgesie,
Sedierung und Delirmanagement
in der Intensivmedizin" http://

www.awmf.org/uploads/tx_szleitli-
nien/001-012l_S3_Analgesie_
Sedierung_Delirmanagement_
Intensivmedizin_2015-08_01.pdf
— S2e-Leitlinie (2015) „Lagerungstherapie
und Frühmobilisation zur Prophylaxe
oder Therapie von pulmonalen
Funktionsstörungen" http://www.
awmf.org/uploads/tx_szleitlini-
en/001-015l_S2e_Lagerungstherapie_
Fr%C3%BChmobilisation_pulmonale_
Funktionsst%C3%B6rungen_2015-05.pdf
— S2k-Leitlinie „Prolongiertes
Weaning" (Deutsche Gesellschaft für
Pneumologie und Beatmungsmedizin
e. V.) http://www.awmf.org/uploads/

Tab. 3.20 ABC-Check des Weanings („ready to weaning")

A: Airway/Atemwege	Kontrolle von Gasautausch, Compliance, Resistance, Sekret: ggf. tägliche Bronchoskopien (Sekretmanagement bei großer Sekretlast), ggf. NIV oder „high-flow" als Bridging nach Extubation, ggf. Tracheotomie Rapid shallow breathing Index, ggf. Spontanatmungsversuch Weaningprotokoll (ein **Muss**!)
B: Brain/Neurologie	Monitoring und Screening von Analgosedierung sowie Delir, Delirmanagement, Biorhythmus/Einhaltung von Tag-Nacht-Rhythmus
C: Cardiac	Behandlung der Herzinsuffizienz (stets TTE zur Abklärung einer diastolischen und/oder systolischen Herzinsuffizienz, ggf. Pleurapunktion) Reduktion der Katecholamindosierung
D: Diaphragma	Sonographische Diaphragmafunktionskontrolle (M-Mode), Anstreben von Spontanatmungsversuchen
E: Endokrine/metabolische Funktion	Individuelle und adäquate Ernährung, Supplementierung von z. B. Phosphat und/oder Magnesium
F: Frühmobilisation und FAST-HUG	Zusammenspiel zwischen Intensivpflege und Physiotherapie: aktive und passive Übungen FAST-HUG („feeding, analgesia, sedation, thrombembolic prevention, head of bed elevated, stress ulcer prophylaxis, glucose control")
G: Gespräche	Anregen der kognitiven Funktion Freunde/Familie/Angehörige Kontaktfähigkeit des Patienten
H: Husten	Evaluation von Husten- und Schluckreflex, Logopädische Evaluation (ggf. FEES)
I: Infektionsstatus	Temperatur-/Infektionsmanagement

tx_szleitlinien/020-015l_S2k_Prolongiertes_Weaning_2014_01.pdf
- S2-Leitlinie (2009) „Nichtinvasive und invasive Beatmung als Therapie der chronischen respiratorischen Insuffizienz" http://www.awmf.org/uploads/tx_szleitlinien/020-008_S2_Nichtinvasive_und_invasive_Beatmung_als_Therapie_der_chronischen_respiratorischen_Insuffizienz_2009_abgelaufen.pdf
- S3-Leitlinie (2010) „Infarkt-bedingter kardiogener Schock - Diagnose, Monitoring und Therapie"
- S2k-Leitlinie (2010) „Prävention, Diagnose, Therapie und Nachsorge der Sepsis" (Deutsche Sepsis-Gesellschaft e. V.)

3.10   Frühmobilisation

- Eine Frühmobilisation bedeutet die passive oder aktive Bewegungsübung, um die Bewegungsfähigkeit zu fördern oder/und zu erhalten.
- Der Beginn der Mobilisation soll innerhalb von 72 h nach Aufnahme auf die Intensivstation erfolgen.
- Man unterscheidet 3 **Arten der Mobilisation**:
  - **passive Mobilisation**: Bewegung der Extremitäten, Bettfahrrad (passiv), Kipptisch, Stehbrett, passiver Transfer in Sitzstuhl
  - **assistierte-aktive Bewegung**: Bewegung in Rückenlage mit manueller Unterstützung, selbstständige Mobilisation im Bett (Hinsetzen, Drehen), Balancetraining, assistiertes Fahrradfahren

- **aktive Mobilisation**: Sitzen an der Bettkante, aktive Mobilisation in den Stand, Stehversuch, Gehübungen, Gehen, aktives Fahrradfahren
- Ziel der Mobilisation ist es, die Bewegungsfähigkeit zu fördern und die negativen Effekte der Immobilisation zu verhindern oder zu reduzieren (s. Übersicht).

Effekte der Frühmobilisation
Eine Frühmobilisation kann folgende Effekte haben:
- Verbesserung der Skelett- und Atemmuskulatur
- Steigerung der hämodynamischen Reagibilität
- Verbesserung des Muskelstoffwechsels
- Steigerung der kognitiven Kompetenz
- Verbesserung des psychischen Wohlbefindens
- Reduktion von Dauer und Inzidenz des Delirs

Empfehlungen der S2e-Leitlinie

- Grundsätzlich soll die Frühmobilisation bei allen intensivmedizinisch behandelten Patienten durchgeführt werden, für die keine Ausschlusskriterien gelten (Evidenzgrad 2b, Empfehlung Grad A).
- Zur Frühmobilisation sollen die in der Übersicht zusammengestellten Voraussetzungen vorliegen oder geschaffen werden.

Voraussetzungen für die Frühmobilisation
- Angepasste, Score-gesteuerte (z. B. RASS) Symptomkontrolle von Schmerz, Angst, Agitation und Delir entsprechend S3-Leitlinie „Analgosedierung"
- Ausreichende respiratorische Reserve und ausreichende kardiovaskuläre Reserve. Als Anhaltspunkte hierfür dienen:
  - mittlerer arterieller Blutdruck >65 oder <110 mm Hg
  - systolischer Blutdruck <200 mm Hg
  - Herzfrequenz >40 oder <130/min
  - arterielle Sauerstoffsättigung (Pulsoxymetrie) ≥88 %
  - keine höherdosierte Vasopressorentherapie

- Wenn sich unter laufender Mobilisierung eine kardiopulmonale Instabilität entwickelt, soll die Übungseinheit bis zur Stabilisierung unterbrochen oder in adaptiertem Maße durchgeführt werden (Evidenzgrad 2b, Empfehlung Grad A).
- Die Behandlung sollte spätestens 72 h nach Aufnahme auf die Intensivstation beginnen und zweimal täglich mit einer Dauer von mindestens je 20 min für die Dauer des Intensivaufenthalts durchgeführt werden.
- Es soll ein stufenweises Vorgehen – beginnend mit passiver Mobilisation – angestrebt werden. Hierfür empfiehlt es sich, einen Stations- oder klinikumeigenen Algorithmus zu entwickeln (Evidenzgrad 3, Empfehlung Grad B) (Beispiel in ◘ Tab. 3.21).
- Bei Veränderungen der Vitalparameter wie Sättigung (<88 %), Herzfrequenzanstieg (>20 % oder <40/min oder >130/min), Herzrhythmusstörungen, Blutdruckveränderungen (>180 mm Hg; MAD <65 mm Hg oder 110 mm Hg) sollte die Frühmobilisation unterbrochen werden (Evidenzgrad 2b, Empfehlungsgrad A).
- Frühmobilisation soll in ein Maßnahmenbündel eingebunden sein, welches die Konzepte zur angepassten Symptomkontrolle von Schmerz, Angst, Agitation und Delir sowie zur täglichen Überprüfung der Spontanatmung enthält (Evidenzgrad 2b, Empfehlung Grad A).

Insgesamt stellt die Frühmobilisation einen wichtigen Baustein in der Prognoseverbesserung der Patienten auf einer Intensivstation dar.

◘ Tab. 3.21 Möglicher Algorithmus der Frühmobilisation. (Adaptiert nach Bein et al. 2015)

Patient	Hilfsmittel	Maßnahmen	Ziel
Eingeschränkte Vigilanz (RASS ≥ –3)	–	Passives Bewegen Passives Cycling/Bettfahrrad (motorbetrieben), z. B. MOTOmed	Prophylaxe von Gelenkkontrakturen und Muskelabbau
Zunehmende Vigilanz (RASS –3 bis –1)	Mobilisationsstuhl (z. B. Thekla), ggf. Kipptisch	Aktivierendes Sitzen im Bett Bewegen der Extremitäten gegen die Schwerkraft Vertikale Mobilisation Passives Cycling/Bettfahrrad (Passiver) Transfer in den Mobilisationsstuhl	Prophylaxe von „Dekonditionierung" und Delir
Vigilanzrückkehr (RASS ≥0)	Mobilisationsstuhl	Aktives Cycling (Bettfahrrad mit eigener Muskelkraft) (Aktiver) Transfer in den Mobilisationsstuhl	Prophylaxe von Dekonditionierung, Delir und Lungenfunktionsstörungen
Keine schwerwiegende hämodynamische Instabilität	Mobilisationsstuhl	Stehen vor dem Bett Gehübungen im Stehen	
Hämodynamische Stabilität	Gehhilfen	Gehen mit und ohne Gehhilfe	

Literatur

Bein T, Bischoff M, Brückner U et al. (2015) Lagerungstherapie und Frühmobilisation zur Prophylaxe oder Therapie von pulmonalen Funktionsstörungen. S2e-Leitlinie der Deutschen Gesellschaft für Anästhesiologie und Intensivmedizin (DGAI). S2e guideline: Positioning and early mobilisation in prophylaxis or therapy of pulmonary disorders. Revision 2015: S2e guideline of the German Society of Anaesthesiology and Intensive Care Medicine (DGAI) AWM-Register-Nr. 001/015. Anaesthesist 64 Suppl 1: 1–26 http://www.awmf.org/uploads/tx_szleitlinien/001-015l_S2e_Lagerungstherapie_Fr%C3%BChmobilisation_pulmonale_Funktionsst%C3%B6rungen_2015-05.pdf

Boles JM, Bion J, Connors A et al. (2008) Weaning from mechanical ventilation. Eur Respir J 29 (5): 1033–1056

Kress JP, Pohlman AS, O'Connor MF et al. (2000) Daily interruption of sedative infusions in critically ill patients undergoing mechanical ventilation. N Engl J Med 342: 1471–1477

Lachmann B (1992) Open up the lung and keep the lung open. Intensive Care Med 18: 319–321

Moerer O, Barwing J, Quintel M (2008) „Neurally adjusted ventilatory assist" (NAVA). Ein neuartiges assistiertes Beatmungsverfahren. Anästhesist 57: 998–1005

Payen JF, Bru O, Bosson JL et al. (2001) Assessing pain in critically ill sedated patients by using a behavioral pain scale. Crit Care Med 29: 2258–2263

Perren A, Brochard L (2013) Managing the apparent and hidden difficulties of weaning from mechanical ventilation. Intensive Care Med 39 (11): 1885–1895

Schönhofer B, Geiseler J, Dellweg D et al. (2014) Prolongiertes Weaning. S2k-Leitlinie herausgegeben von der Deutschen Gesellschaft für Pneumologie und Beatmungsmedizin e. V. Pneumologie 68: 19–75 http://www.awmf.org/uploads/tx_szleitlinien/020-015l_S2k_Prolongiertes_Weaning_2014_01.pdf

Schönhofer B, Kuhlen R, Neumann P et al. (2008) Klinische Leitlinie. Nicht invasive Beatmung bei akuter respiratorischer Insuffizienz. Dtsch Ärztebl 24: 424–434

Valente Barbas CS (2003) Lung recruitment maneuvers in acute respiratory distress syndrome and facilitating resolution. Crit Care Med 31 (4 Suppl): S265–271

Westhoff M, Schönhofer B, Neumann P et al. (2015) Nichtinvasive Beatmung als Therapie der akuten respiratorischen Insuffizienz. In: Deutsche Gesellschaft für Pneumologie und Beatmungsmedizin (Hrsg) AWMF-Register-Nr. 020/004. Pneumologie 2015; 69 (12): 719–756 http://www.awmf.org/leitlinien/detail/ll/020-004.html

Analgosedierung und Delirmanagement

G. Michels, M. Kochanek

© Springer-Verlag GmbH Deutschland 2017
G. Michels, M. Kochanek (Hrsg.), *Repetitorium Internistische Intensivmedizin*,
DOI 10.1007/978-3-662-53182-2_4

4.1 Allgemeine Aspekte der Analgosedierung

> Eine adäquate und individuelle Analgosedierung ist integraler Bestandteil der Intensivbehandlung und beeinflusst die Therapiedauer sowie die Morbidität der Patienten durch z. B. Verkürzung der Beatmungsdauer oder geringere Inzidenz nosokomialer Infektionen. Der Themenkomplex Analgesie, Sedierung und Delirmanagement in der Intensivmedizin werden sowohl in internationalen (PAD-Guideline: Barr et al. 2013) als auch in nationalen Leitlinien präsentiert (DAS-Leitlinie: Baron et al. 2015).

4.1.1 Allgemeine Aspekte

- Sedierung, Analgesie, Delirtherapie und Anxiolyse sind eng miteinander verzahnt, sollten aber separat betrachtet und später gemeinsam evaluiert werden.
- Der Schmerz ist der stärkste Stressor für Intensivpatienten.
- Eine leichte bis moderate Sedierung ist mit einer Verkürzung der Beatmungszeit und mit einer besseren Überlebensrate assoziiert (Shehabi et al. 2013).
- Spätfolgen der Analgosedierung: Entwicklung einer posttraumatischen Belastungsstörung (PTSD) und kognitive Langzeitschäden bis Demenzentwicklung.
- Risiken ◘ Tab. 4.1

4.1.2 Sedierungsmanagement

In der Intensivmedizin sollen patientenorientierte Behandlungskonzepte zur Analgesie, Sedierung und Delir mit individueller patientenspezifischer Festlegung von Therapiezielen und einem adäquaten Monitoring der Behandlungseffekte klinische Anwendung finden, sowohl in Bezug auf gewünschte Wirkungen als auch Nebenwirkungen.

> Das Sedierungsziel soll für den individuellen Patienten klar definiert sein und bedarf einer regelmäßigen Adaptation an die veränderliche klinische Situation (AWMF-S3-Leitlinie: Analgesie, Sedierung und Delirmanagement in der Intensivmedizin, DGAI u. DIVI 2015).

4.2 Monitoring von Analgesie, Sedierung, Angst und Delir

> Das Behandlungsziel und der aktuelle Grad von Analgesie, Sedierung, Angst und Delir sollen mindestens einmal pro Schicht (alle 8 Stunden) evaluiert und dokumentiert werden (AWMF-S3-Leitlinie, 2015). Eine Übersedierung soll stets vermieden werden.

4.2.1 Monitoring von Analgesie

- Einsatz von validierten Selbsteinschätzungs-scores und Fremdeinschätzungsscores
- **Selbsteinschätzungsscores** (durch den Patienten selber):
  - Numerische Ratingskala (NRS):
    - Werte 1–4: leichte Schmerzen
    - Werte 5–6: mittelstarke Schmerzen
    - Werte 7–10: starke Schmerzen
    - Funktionseinschränkungen: ≥4 gilt als Interventionsgrenze
  - Verbale Ratingskala (VRS)
  - Visuelle Analogskala (VAS)
- **Fremdeinschätzungsscores** (durch Ärzte, Pflegekräfte):
  - Behavioral Pain Scale (BPS – intubated)/ Behavioral Pain Scale – not intubated (BPS-NI)
    - Quantifizierung der Schmerzintensität anhand von: Gesichtsausdruck, Bewegung der oberen Extremität und Adaptation an das Beatmungsgerät
    - Zur Abschätzung der drei Kriterien gibt es Trainingsposter.

◘ **Tab. 4.1** Probleme der Analgosedierung

Allgemeine Risiken	Risiken einer zu flachen Sedierung	Risiken einer zu tiefen Sedierung (Übersedierung)
Kardiovaskuläre Depression Verzögerte gastrointestinale Motilität (Opioide) Toleranzentwicklung und ggf. Entzugssymptomatik Ggf. posttraumatische Stressreaktion als Langzeitfolge	metabolischer Stress: z. B. Hypermetabolismus, Substratmobilisierung von Energiespeichern, Lipolyse kardiovaskuläre Symptome: z. B. Tachykardie, Hypertonie, erhöhter Sauerstoffverbrauch Immunsuppression Hyperkoagulabilität Awareness	vermehrt auftretende Entzugssymptome längere Beatmungszeiten neuromuskuläre Veränderungen (CIP/CIM) Höhere Mortalität Erhöhtes nosokomiales Pneumonierisiko Gesteigerte Kostenentwicklung

Abkürzungen: CIM = Critical-illness-Myopathie; CIP = Critical-illness-Polyneuropathie

— Weiterer Score: Critical-Care Pain Observation Tool (CPOT), jedoch gleichwertig mit dem BPS/BPS-NI
— Ein Problem, was dennoch viele Intensivmediziner sehen, ist, dass bei tief sedierten und ggf. sogar relaxierten Patienten die motorischen Reaktionen wegfallen und die oben genannten Scores nur begrenzt angewandt werden können. Letztendlich bleiben in der intensivmedizinischen Praxis nur die Vitalparameter als Beobachtungsinstrument für das Schmerzmonitoring übrig.

4.2.2 Monitoring von Sedierung

— Das Sedierungsziel soll individuell definiert sein und bedarf einer regelmäßigen (alle 8 h, 1 × pro Schicht) Adaptation (◘ Tab. 4.2).
— Sedierungs-SOPs erweisen sich als nützlich.

◘ **Tab. 4.2** Monitoring der Sedierung

Richmond Agitation-Sedation Scale (RASS)	Reliabler und valider Score zur Erfassung des Sedierungsstatus und seiner Änderungen über die Zeit Signifikante Korrelation mit applizierten Dosen an Analgetika und Sedativa
RAMSAY-Sedation-Scale (RSS)	Nie auf Validität und Reliabilität geprüft Zeigt im Vergleich mit dem SAS (s. unten) eine akzeptable Interraterreliabilität Kann nicht unterschiedliche Agitations- und Unruhezustände mit für den Patienten unterschiedlichen Gefährdungsmöglichkeiten diskriminieren
Sedation-Agitation-Scale (SAS)	Erster Score, der in Bezug auf Reliabilität und Validität bei Intensivpatienten getestet wurde (Vergleich mit RAMSAY-Sedation-Scale und HARRIS-Score) Für die Sedierung vergleichbar dem RSS Beschreibt aber differenzierter die Agitationsstadien
Motor Activity Assessment Scale (MAAS)	Adaptiert von SAS Valide und reliable Sedierungsskala zur Einschätzung beatmeter Patienten Überlegenheit gegenüber der subjektiven Visuellen Analogskala zur Schmerzeinschätzung
Vancouver Interaction and Calmness Scale (VICS)	Reliabler und valider Score zur Messung der Sedierungsqualität bei erwachsenen Intensivpatienten

4

◘ Tab. 4.3 RASS-Score

Stufe	Ausdruck	Beschreibung
+4	Wehrhaft, streitlustig	Wehrhaft oder aggressiv, unmittelbare Gefahr für das Personal
+3	Sehr agitiert	Zieht oder entfernt Tubus, Katheter etc. oder verhält sich aggressiv gegenüber dem Personal
+2	Agitiert	Regelmäßig ungerichtete Bewegungen oder unsynchronisierte Beatmung/Atmung am Ventilator
+1	Unruhe	Ängstlich, aber die Bewegungen sind nicht aggressiv oder kräftig
0	Wach und ruhig	
–1	Schläfrig	Nicht komplett wach, aber mit anhaltenden, länger als 10 s dauernden Wachphasen, auf Ansprache Blickkontakt
–2	Leichte Sedierung	Kurze (weniger als 10 s anhaltende) Wachphasen mit Blickkontakt bei Ansprache
–3	Moderate Sedierung	Bewegungen bei Ansprache ohne Blickkontakt
–4	Tiefe Sedierung	Keine Reaktion auf Ansprache, aber Bewegungen auf physikalische Reize
–5	Nicht erweckbar	Keine Reaktion auf Ansprache oder physikalische Reize

> **❯** Der RASS-Score hat sich sowohl bei den meisten Intensivmedizinern als auch in den Leitlinien etabliert, sodass dieser Score primär angewandt werden sollte.

4.2.3 Durchführung am Beispiel des RASS-Score

- Patienten beobachten: Ist er wach und ruhig (Score 0) oder ist der Patient unruhig oder agitiert (Score +1 bis +4 entsprechend der jeweiligen Beschreibung; ◘ Tab. 4.3)
- Wenn der Patient nicht wach ist, mit einer lauten Stimme mit Namen ansprechen und zum Blickkontakt auffordern. Bei Bedarf einmal wiederholen. Wie lange kann der Patient den Blickkontakt aufrechterhalten (Score –1 bis -2)?
- Falls der Patient nicht reagiert, Patient durch Schütteln an den Schultern oder ggf. Schmerzreiz setzen (Score –3 bis –5).

4.2.4 Neurophysiologisches Monitoring unter Analgosedierung

- Der Stellenwert von apparativen, neurophysiologischen Messverfahren kann derzeit nicht abschließend beurteilt werden.

- Beispiele: Narcotrend-Monitor, bispektraler Index (BIS), akustisch Evozierte Potenziale (AEP) oder Patient State Index (PSI)
- Prinzip des Neuromonitorings: Ableitung eines vereinfachten EEG mit anschließender Spektralanalyse (bestehend aus einem Powerspektrum und einer Fourier-Transformation)
- Für den BIS-Index konnte bereits eine gute Validität und Reliabilität in Bezug auf den RASS-Score nachgewiesen werden (◘ Tab. 4.4).
- In der klinischen Praxis zeigen sich diese Verfahren nicht als hilfreich, u. a. bedingt durch extreme Störanfälligkeit (z. B. Bewegungsartefakte) und deutliche individuelle Variabilität, sodass sich bisher das Neuromonitoring nicht hat durchsetzen können.

◘ Tab. 4.4 BIS-Monitoring

BIS-Index	Sedierungsgrad
93,8–100	Patient ist wach
84,7–93,7	Leichte Sedierung
59,8–84,6	Tiefe Sedierung
39,8–59,7	Narkose
<39,8	Burst Suppression bis isoelektrische EEG-Aktivität

4.2.5 Monitoring von Angst

- Angst wurde bisher nicht regelmäßig evaluiert, obwohl Angst bei Intensivpatienten in bis zu 80 % der Fälle auftritt.
- Bestimmte Scores zur Erfassung des Schweregrades der Angst bei Intensivpatienten sind noch Gegenstand aktueller Studien.
- Validierte Testverfahren: State-Trait Anxiety Inventory (STAI), Brief Symptom Inventory, anxiety subscale.
- Als praktikable Einschätzungsskalen eignen sich jedoch der Linear Visual Analogue Scale oder der Faces Anxiety Scale.

4.2.6 Monitoring von Delir

- Ein regelmäßiges gezieltes Screening (alle 8 h, 1 × pro Schicht) soll auf delirante Symptome mit einem validen und reliablen Delir-Score durchgeführt werden.
- Scoresysteme: Confusion Assessment Method for the Intensive Care Unit (**CAM-ICU**) oder Intensive Care Delirium Screening Checklist (**ICDSC**).
- Die Autoren dieses Kapitels favorisieren den CAM-ICU Score.
- Zusammensetzung des CAM-ICU:
  - akuter Beginn oder schwankender Verlauf
  - Aufmerksamkeitsstörung (ANANASBAUM)
  - Bewusstseinsstörung (RASS)
  - unorganisiertes Denken
- Eine Schulung für die Anwender der Scores ist obligat.

4.3 Prinzipien der Analgosedierung

4.3.1 Nichtpharmakologische Analgosedierung

- Nichtpharmakologische Therapieansätze, wie z. B. Frühmobilisation, Atemtherapie, Physio- und Ergotherapie
- Siehe auch Leitlinien zur Frühmobilisation (Bein et al. 2015) sowie Hashem et al. (2016)

4.3.2 Pharmakologische Analgosedierung

(Siehe auch ▶ Abschn 1.5)

Analgesie

- Ziel: individuell, angepasste Schmerztherapie!
- Opioidbasierte Therapie
- Alternativ oder adjuvant: Nicht-Opioid-Analgetika und/oder Koanalgetika

Sedierung

(◻ Tab. 4.5, ◻ Tab. 4.6, ◻ Abb. 4.1)
- Ziel: RASS 0 bis −1!
- Eine Sedierung soll nicht regelhaft bei jedem Patienten erfolgen.
- Bevorzugter Einsatz von steuerbaren Sedativa.
- **Propofol:** Bei invasiv beatmeten Patienten soll Propofol („off-label use": nach 7 Tagen Anwendung) bevorzugt eingesetzt werden; jedoch sei darauf hingewiesen, dass Propofol basierend auf der propofolinduzierten Inhibition der Katecholaminfreisetzung häufig mit einer ausgeprägten Hypotonieneigung und folglich erhöhtem Katecholaminbedarf einhergeht (Han et al. 2016), sodass dieses Sedativum bei katecholampflichtigen Patienten im Kreislaufschock nicht als Langzeitsedativum der 1. Wahl empfohlen werden kann.
- **Midazolam:** Midazolam kann unter adäquatem Sedierungsmonitoring zu einer Sedierung mit Ziel-RASS ≤ −2 eingesetzt werden.
- Wenn keine Kontraindikation vorliegt, soll nur bei Patienten mit Ist-RASS ≤ −2 ein täglicher Aufwach- und Spontanatmungsversuch erfolgen, d. h. ein „daily-wake-up call" ist darüber hinaus nicht notwendig. Eine tägliche Unterbrechung der Sedierung ist nicht unbedingt erforderlich (Mehta et al. 2012), wenn die Sedierung nach einem standardisierten Protokoll (SOP) evaluiert und gesteuert wird. Da die „Daily-wake-up-Strategie" von nicht allen Intensivstationen konsequent durchgeführt wird, sollte hausintern zumindest ein Protokoll zum Sedierungskonzept auf Intensivstation etabliert werden (Kher et al. 2013). Ein kombiniertes „Sedierungs- und

4

☐ Tab. 4.5 i.v.-Sedativa

Generika (Beispiel Handelsname)	Dosierung	Wirkung	Vorteil	Nebenwirkung	Beachte
Propofol* (Disoprivan)	0,8–4 mg/kg KG/h	Hypnotisch, nicht analgetisch	Schnelle und kurze Wirkung	Myoklonien, lokale Schmerzen/Venenreizung, Histaminliberation, PRIS (Propofol Infusionssyndrom)	Blutdruckabfall, Gravidität, Stillzeit, Kinder, Hyperlipidämie (10 % Sojaöl), Tachyphylaxie bei Langzeitsedierung
Midazolam (Dormicum)	0,03–0,2 mg/kg KG/h	Anxiolytisch, antikonvulsiv, zentral relaxierend, hypnotisch, amnestisch	Große therapeutische Breite	Ceiling-Effekt, Floppy-infant-Syndrom, paradoxe Erregung	Myasthenia gravis, Ataxie, akutes Engwinkelglaukom
(S)-Ketamin** (Ketanest)	0,15–0,5 mg/kg KG/h	Dissoziative Anästhesie, analgetisch, Amnesie	Sedierend und analgetisch, Bronchodilatation	sympathomimetisch, Hypersalivation, halluzinogen, Albträume**	Koronare Herzkrankheit, frischer Myokardinfarkt
Lorazepam (Tavor)	6–9 mg/24 h	Anxiolytisch, antikonvulsiv, amnestisch, hypnotisch	Besonders bei Entzugssymptomatik oder in der Weaningphase	Siehe Midazolam	Siehe Midazolam
Lormetazepam (Sedalam)	0,2–0,4 mg	Anxiolytisch, antikonvulsiv, hypnotisch, relaxierend	Geringe Anreicherung im Fettgewebe	Siehe Midazolam	Siehe Midazolam
Barbiturate wie z. B. Thiopental-Natrium (Trapanal)	2–3 mg/kg KG/h	Hypnotisch, antikonvulsiv, hirndrucksenkend		Albträume, Übelkeit, Erbrechen, Niesen, allergische Reaktionen, Broncho/ und Laryngospasmus	Nicht einsetzen bei akuten Vergiftungen mit Alkohol, Schlafmittel, Schmerzmittel und Psychopharmaka, Porphyrie, Status asthmaticus; Cave: Schwangerschaft
Clonidin (Catapresan)	0,2–1,4 µg/kg KG/h	Anxiolyse, Potenzierung von Analgetika, Sedierung und Sympathikolyse	Kosedativa bei hypertensiven Verhältnissen, senkt den Bedarf an Opioiden	Hypotonie, Bradykardie, nach abruptem Absetzen Rebound	Koronare Herzkrankheit, Arrhythmien
Dexmedetomidin (Dexdor)	0,2–1,4 µg/kg KG/h	Anxiolyse, Behandlung des Delirs	Positive Effekte auf Beatmungs- und Delirdauer	Hypotonie, Bradykardie	Niemals zusammen mit Clonidin

◘ Tab. 4.5 Fortsetzung

Generika (Beispiel Handelsname)	Dosierung	Wirkung	Vorteil	Nebenwirkung	Beachte
Etomidat (Hypnomidate)	0,2 mg/kg KG (Intubation)	Hypnotikum, keine Analgesie	Kurze und schnelle Wirksamkeit,		Atemdepression, Myoklonien; Insuffizienz der Nebennierenrinde (M. Addison); Cave Schwangerschaft
γ-Hydroxybuttersäure (Somsanit)	Initial: 30–40 mg/kg KG über 15 min, dann: ca. 10 mg/kg KG/h	GHB als inhibitorischer Neurotransmitter	Sedierend, Suppression der Entzugssymptomatik	Myoklonien, Nausea, Hypernatriämie, metabolische Alkalose	Na$^+$-Kontrolle und bei Epilepsien kontraindiziert

Anmerkungen: * Propofol: Einberechnung mit ins Ernährungsprogramm, 1 ml Propofol enthält ca. 0,1 g Fett, **Ketamin sollte stets mit einem Benzodiazepin kombiniert werden und niemals als Monosedativa appliziert werden, PRIS: Propofol-Infusionssyndrom mit Rhabdomyolyse, kardialer Problematik (therapieresistente Bradykardien bis Asystolie), metabolischer Azidose/Laktatazidose, akutes Nierenversagen

◘ Tab. 4.6 i.v.-Analgetika

Generika (Beispiel Handelsname)	Dosierung	Analgetische Potenz	Maximaler Wirkungseintritt	Wirkdauer	Halbwertszeiten
Sufentanil* (Sufenta-Janssen)	Initialdosis: 0,5–1,5 µg/kg KG Erhaltungsdosis: 0,1–1 µg/kg KG/h	1000	2 min	15–90 min	30 min§ 2–5 h$^\#$
Fentanyl (Fentanyl-Janssen)	Initialdosis: 0,5–2 µg/kg KG Erhaltungsdosis: 0,5–3 µg/kg KG/h	125	6 min	20–30 min	>200 min§ 1–7 h$^\#$
Remifentanil* (Ultiva)	Initialdosis: 0,5–1,0 µg/kg KG (bis 1,5 µg/kg KG) Erhaltungsdosis: 0,5–6 µg/kg KG/h	100–200	1,5 min	3–10 min	3–4 min§ 10–20 min$^\#$
Piritramid (Dipidolor)	Initialdosis: 3–5 mg Erhaltungsdosis: 2–5 mg/h	0,7	10 min	5–8 h	4–10 h$^\#$
Morphin (MSI)	Initialdosis: 2–10 mg Erhaltungsdosis: 5–10 mg/h	1	10 min	4 h	2–5 h$^\#$

Anmerkungen: *Anwendung im Rahmen der i.v.-Analgesie auf Intensivstation; Halbwertszeiten: [#] Eliminationshalbwertszeiten, [§] kontextsensitive Halbwertszeit nach 4 h Dauerinfusion.

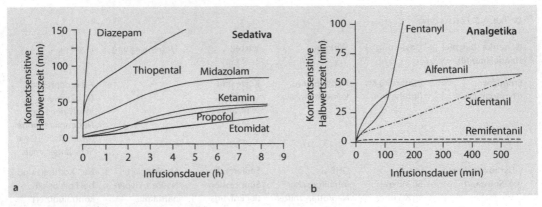

Abb. 4.1a, b Sedativa (a) und Analgetika (b): kontextsensitive Halbwertszeit

Weaningprotokoll" scheint der perfekte Weg, da Analgosedierung als auch der Weaningprozess gemeinsam betrachtet werden sollten (Schönhofer et al. 2014).

- α_2-**Agonisten:** Zur Stressreduzierung und vegetativer Dämpfung, z. B. Dexmedetomidin oder Clonidin
- **Benzodiazepine:** Jedoch bolusweise, zur symptomorientierten Agitationsbehandlung und Anxiolyse (Ziel-RASS 0 bis –1), z. B. Lorazepam (Tavor, z. B. 0,5–1 mg p.o.)
- **Neuroleptika:** Therapie von psychotischen Symptomen, z. B. Levomepromazin (Neurocil), Promethazin (Atosil), Haloperidol (Haldol, z. B. 3 × 10 mg/d p.o.), Melperon (Melperon, z. B. 3 × 25 mg/Tag p.o.)

Sedierung unter NIV

- Sedativa sollten bei Patienten unter nichtinvasiver Beatmung (NIV) nur unter engmaschiger Kontrolle und Vorsicht angewandt werden, da sonst die Gefahr eines NIV-Versagens unter zu tiefer Sedierung besteht.
- Bei starker Agitiertheit sollte zur Reduktion des Gesamtsauerstoffverbrauches und des Atemantriebs eine leichte Sedierung erfolgen (Ziel-RASS 0 bis –1). Hier eignen sich Morphium (2–10 mg i.v.), ggf. remifentanilbasierte Sedierung (Westhoff et al. 2015).

4.3.3 Entzugssymptomatik nach Langzeitbeatmung

- Viele Patienten nach einer Langzeitbeatmung zeigen Symptome eines Entzuges. Wann dies auftritt und wie der Entzug aussieht, kann von Patient zu Patient sehr unterschiedlich sein. Literaturangaben zeigen, dass Patienten nach einer Langzeitbeatmung in bis zu 60 % der Fälle eine Entzugssymptomatik zeigen.
- Entzugssymptomatik ist mit Stress verbunden und damit mit einer Verschlechterung des Outcomes (Herzrhythmusstörungen, myokardiale Ischämie, Ulkusblutung etc.).
- Entzugsprophylaxe durch langsame Reduktion der Analgosedierung
- Versuch, Tag-Nacht-Rhythmus einzuhalten (nachts ggf. höhere Dosierung der Analgosedierung, tagsüber langsame Reduktion der Analgosedierung)

4.3.4 Anwendung von „inhalativen Sedativa" in der Intensivmedizin

- Der Einsatz der inhalativen Anästhetika ist schon seit Jahren in der Anästhesie etabliert.
- Mittlerweile haben verschiedene Systeme (z. B. AnaConDa-[anesthetic conserving device]-System) Einzug in die Intensivmedizin genommen.
- Zum Einsatz kommen Isofluran und gelegentlich Desfluran.

- Bei Isofluran handelt es sich um ein farbloses, nicht brennbares Gas, welches durch einen ätherartigen Geruch charakterisiert ist.
- Isofluran kann im Rahmen einer Langzeitsedierung (>1 Woche) sicher angewandt werden.
- Als wichtige unerwünschte Arzneimittelwirkungen seien zu erwähnen: Hypotonie (kontrollierbar), Hepatitis/Leberzirrhose, maligne Hyperthermie (Dantrolen sollte stets verfügbar sein).
- Bezüglich der individuellen Dosierung wird eine Bestimmung der Gaskonzentration über einen Isofluran-Gasmonitor empfohlen.
- Dosierungsempfehlung Isofluran: 0,3–0,7 Vol.- % endtidal
- Es sei darauf hingewiesen, dass bei Umstellung der Beatmungsparameter eine Dosisanpassung erfolgen sollte.
- In den S3-Leitlinien zu Analgesie, Sedierung und Delirmanagement in der Intensivmedizin wird die inhalative Sedierung als Alternative zur i.v.-Sedierung („Kann-Empfehlung") genannt: „Patienten, die über Trachealtubus oder Tracheostoma beatmet werden, können alternativ zur intravenösen Sedierung auch inhalativ sediert werden" (AWMF-S3-Leitlinie: Analgesie, Sedierung und Delirmanagement in der Intensivmedizin, DGAI u. DIVI 2015).
- Bei Patienten nach CPR unter milder Hypothermie wird eine tiefe Sedierung empfohlen, welche durch i.v.-Sedativa in einigen Fällen nur schwierig erzielt werden kann.
- Neben dem sedativen Effekt von Inhalationsanästhetika kann zusätzlich eine Organprotektion beobachtet werden (Hellström et al. 2014).

- Inhalationsanästhetika sind zudem gut steuerbar und zeigen keinen Überhang, sodass gerade Patienten nach CPR neurologisch schnell beurteilbar sind.
- Unter dem Einsatz des Filters im Zusammenhang mit einem erhöhten PEEP werden oft CO_2-Retentionen in der BGA beobachtet.
- Bisher liegen jedoch noch keine Ergebnisse von prospektiven Studien (z. B. ClinicalTrials.gov: NCT01802255) bezüglich des Einsatzes von Inhalationsanästhetika für beatmete Intensivpatienten vor, sodass aktuell die Verantwortung für den Einsatz in der Hand des durchführenden Intensivmediziners liegt („off-label use").

4.4 Delirmanagement in der Intensivmedizin

- Die Inzidenz des Delirs bei Intensivpatienten liegt zwischen 30 und 80 % (nicht beatmete Patienten: 30–60 %; beatmete Patienten: 60–80 %).

> ❷ Das Delir präsentiert somit die häufigste akut psychiatrische Erkrankung in der Intensivmedizin. Das Auftreten eines Delirs ist mit einer Verschlechterung des Outcomes assoziiert.

- Die Krankenhausliegedauer und die Krankenhausmortalität erhöhen sich um das 3-Fache (Ely et al. 2004). Zudem besteht die Gefahr der späteren Entwicklung eines posttraumatischen Stresssyndroms, von kognitiven Einschränkungen bis hin zur Demenzentwicklung (❑ Tab. 4.7).

❑ **Tab. 4.7** Gegenüberstellung Delir versus Demenz

Delir	Demenz
Rasche und fluktuierende Entwicklung	Schleichender Beginn, langsame Verschlechterung
Bewusstseinsstörung mit Konzentrations- und Aufmerksamkeitsdefizit (Desorientiertheit, Halluzinationen, Verwirrtheit)	Beeinträchtigung des Erinnerungsvermögens
	Veränderungen der Persönlichkeit oder der Stimmung
Kognitive Defizite, nicht in Zusammenhang mit bekannter Demenz (Sprachstörungen, Gedächtnisstörungen)	Keine Störung der Aufmerksamkeit oder des Bewusstseins

4.4.1 Risikofaktoren für Delirentwicklung

- *Basisfaktoren*: Komorbiditäten, vorbestehendes kognitives Defizit, vorbestehende Demenz, chronisches Schmerzsyndrom, Immobilisation, Infektionen, Störungen im Flüssigkeits- haushalt, Elektrolytentgleisungen, Mangeler- nährung, metabolische Entgleisungen
- *Behandlungsassoziierte* Faktoren: operativer Eingriff, Tiefe und Dauer einer Sedierung, Schock
- *Präzipitierende* Faktoren: Angst, Stress, Schmerz, Isolation, Deprivation, Lärm, Licht, iatrogene Faktoren

---

Typen des Delirs
- **Hyperaktives** Delir (ca. 5 %): Gefahr u. a. der Selbstextubation
- **Hypoaktives** Delir (ca. 35 %): Diese Patienten, da „ruhig", werden kaum bzw. schwer identifiziert
- **Mischformen** (ca. 60 %): Werden meist nur bei Überwiegen der hyperaktiven Komponente erkannt

---

4.4.2 Prävention für Delirentwicklung

- **Nicht pharmakologische** Präventionsmaß- nahmen (◘ Tab. 4.8):
  - Eine Frühmobilisation wirkt präventiv (s. S2e-Leitlinie: „Lagerungstherapie und Frühmobilisation zur Prophylaxe oder Therapie von pulmonalen Funktions- störungen; http://www.awmf.org/uploads/ tx_szleitlinien/001-015l_S2e_Lagerungsthe-
    rapie_Fr%C3%BChmobilisation_pulmonale_ Funktionsst%C3%B6rungen_2015-05.pdf)
  - Ziel der Frühmobilisation ist die Reduktion von Inzidenz und Dauer des Delirs.
  - Frühmobilisation soll in ein Maßnah- menbündel eingebunden sein, welches die Konzepte zur angepassten Symptomkontrolle von Schmerz, Angst, Agitation und Delir sowie zur täglichen Überprüfung der Spontanatmung enthält (http://www.awmf.org/uploads/tx_szleit- linien/001-015l_S2e_Lagerungstherapie_ Fr%C3%BChmobilisation_pulmonale_Funkti- onsst%C3%B6rungen_2015-05.pdf)
  - Einhaltung des Tag-Nacht-Rhythmus.
  - Frühzeitige enterale Ernährung.
- **Pharmakologische** Prävention:
  - Zur Delirprophylaxe kann bei hohem Delirrisiko (s. oben) eine „low-dose" Haloperidolprophylaxe angewandt werden, dies wird aber von den Autoren dieses Kapitels nicht empfohlen.
  - Eine routinemäßige pharmakologische Prävention sollte bei Intensivpatienten nicht durchgeführt werden.
  - Die Gabe von Melatonin stellt möglicher- weise einen neuen Ansatz dar.
  - Die Vermeidung einer exzessiven Sedierung bzw. Übersedierung ist von enormer Bedeutung (RASS-Ziel 0 bis –1).

Delirprävention auf Intensivstation
- Optimierung bzw. Wiederherstellung einer fehlenden räumlichen und/oder zeitlichen Orientierung

---

◘ Tab. 4.8 Nichtpharmakologische Delirprävention (Delir-Bundle)

Maßnahmen am Tag	Maßnahmen in der Nacht
Frühmobilisation, z. B. Bettfahrrad, Thekla	Lichtreduktion, z. B. Beatmungsmaschine in Nachtmodus
Kognitive Stimulation (aktive Unterhaltung)	Lärmreduktion
Förderung der Maßnahmen zur Reorientierung, z. B. Bilder mitbringen lassen, regelmäßiger Besuch von Freunden/Bekannten	Einsatz von Ohrstöpseln
Fixierung vermeiden	Wenn möglich, keine routinemäßigen Maßnahmen in der Nacht durchführen

- Frühmobilisierung durch frühzeitige Einleitung von Physio- und Ergotherapie
- Optimierung des Hör- und Sehvermögens (Hörgerät, Brille)
- Vermeidung von Malnutrition und Dehydratation
- Vermeidung von Schlafentzug durch u. a. Einhaltung des Tag- Nacht-Rhythmus
- Vermeidung von Übersedierung

Eine Schulung von Ärzten und Pflegekräften zum Thema Delir ist zwingend erforderlich.

4.4.3 Diagnostik/Screening und Behandlung des Delirs

Diagnostik/Screening

- In der Routineversorgung wird ein Delir eher selten identifiziert, sodass bestimmte Screening-Tools zur Anwendung kommen, z. B. Confusion Assessment Method for the Intensive Care Unit (CAM-ICU).
- Differenzialdiagnostisch sollten eine globale zerebrale Hypoxie, Infektionen (z. B. septische Enzephalopathie, Meningoenzephalitis), metabolische Entgleisungen (z. B. Urämie), Intoxikationen (z. B. Benzodiazepine), Endokrinopathien (u. a. Schilddrüsenhormonstatus) oder fokalneurologische Defizite (z. B. Schlaganfall unter/während Analgosedierung) ausgeschlossen werden, sodass häufig ein CCT und ggf. neurophysiologische Diagnostik erfolgen sollten.

Behandlung des Delirs

- „Symptomorientierte Therapie" des Delirs
- Agitation: Propofol ± α_2-Agonisten
- Produktiv-psychotische Symptomatik: ggf. Neuroleptika
- Angst: ggf. Benzodiazepine (bolusweise)
- Schmerz: Opioide
- Pharmakologische Therapieoptionen:
  - *antipsychotische Medikamente*: z. B. niedrig dosiertes Haloperidol, Olanzapin oder Quetiapin

- α_2-*Agonisten*: Clonidin oder Dexmedetomidin
- Die Beendigung einer Langzeitsedierung sollte zur Vermeidung von Entzugssyndromen ausschleichend erfolgen, ggf. unter Nutzung von α_2-Agonisten
- Anmerkung zu α_2-Agonisten: Schnelleres Abklingen des Delirs unter Dexmedetomidin im Vergleich zu Haloperidol und Benzodiazepinen (MENDS-Studie, SEDCOM-Studie); neben dem positiven Effekt auf die Delirdauer nahmen unter Dexmedetomidin die beatmungsfreien Stunden im Vergleich zu Placebo signifikant zu (Reade et al. 2016). Ein Head-to-head-Vergleichsstudie von Clonidin und Dexmedetomidin zur Behandlung des Delirs ist ausstehend.

Literatur

Baron R, Binder A, Biniek R et al. (2015) Evidence and consensus based guideline for the management of delirium, analgesia, and sedation in intensive care medicine. Revision 2015 (DAS-Guideline 2015) – short version. Ger Med Sci 13: Doc 19

Barr J, Fraser GL, Puntillo K et al. (2013) Clinical practice guidelines for the management of pain, agitation, and delirium in adult patients in the intensive care unit. Crit Care Med 41 (1): 263–306

Bein T, Bischoff M, Brückner U et al. (2015) S2e guideline: positioning and early mobilisation in prophylaxis or therapy of pulmonary disorders: Revision 2015: S2e guideline of the German Society of Anaesthesiology and Intensive Care Medicine (DGAI). Anaesthesist 64 Suppl 1: 1–26

Deutsche Gesellschaft für Anästhesiologie und Intensivmedizin (DGAI), Deutsche Interdisziplinäre Vereinigung für Intensiv- und Notfallmedizin (DIVI) (2015) S3-Leitlinie. Analgesie, Sedierung und Delirmanagement in der Intensivmedizin (DAS-Leitlinie 2015. AWMF-Registernummer: 001/012 http://www.awmf.org/uploads/tx_szleitlinien/001-012l_S3_Analgesie_Sedierung_Delirmanagement_Intensivmedizin_2015-08_01.pdf

Ely EW, Shintani A, Truman B et al. (2004) Delirium as a predictor of mortality in mechanically ventilated patients in the intensive care unit. JAMA 291: 1753–1762

Han L, Fuqua S, Li Q et al. (2016) Propofol-induced Inhibition of Catecholamine Release Is Reversed by Maintaining Calcium Influx. Anesthesiology 124 (4): 878–884

Hellström J, Öwall A, Martling CR, Sackey PV (2014) Inhaled isoflurane sedation during therapeutic hypothermia after cardiac arrest: a case series. Crit Care Med 42 (2): e161–166

Hashem MD, Parker AM, Needham DM (2016) Early Mobilization and Rehabilitation of the Critically Ill Patient. Chest
[Epub ahead of print]

Kersten A, Reith S (2016) [Delirium and delirium management
in critically ill patients]. Med Klin Intensivmed Notfmed
111 (1): 14–21

Kher S, Roberts RJ, Garpestad E et al. (2013) Development,
implementation, and evaluation of an institutional daily
awakening and spontaneous breathing trial protocol: a
quality improvement project. J Intensive Care Med 28 (3):
189–197

Mehta S, Burry L, Cook D et al. (2012) Daily sedation interruption in mechanically ventilated critically ill patients cared
for with a sedation protocol: a randomized controlled
trial. JAMA 308 (19): 1985–1992

Reade MC, Eastwood GM, Bellomo R et al. (2016) Effect of
Dexmedetomidine Added to Standard Care on Ventilator-
Free Time in Patients With Agitated Delirium: A Randomi-
zed Clinical Trial. JAMA 315 (14): 1460–1468

Reade MC, Finfer S (2014) Sedation and delirium in the intensive care unit. N Engl J Med 370 (5): 444–454

Schönhofer B, Geiseler J, Dellweg D et al. (2014) [Prolonged
weaning: S2k-guideline published by the German Respiratory Society]. Pneumologie 68 (1): 19–75

Shehabi Y, Bellomo R, Mehta S, Riker R, Takala J (2013) Intensive care sedation: the past, present and the future. Crit
Care 17 (3): 322

Westhoff M, Schönhofer B, Neumann P et al. (2015) [Noninva-
sive Mechanical Ventilation in Acute Respiratory Failure].
Pneumologie. 69 (12): 719–756

Ernährungstherapie

B. Böll, M. Kochanek, G. Michels

© Springer-Verlag GmbH Deutschland 2017
G. Michels, M. Kochanek (Hrsg.), *Repetitorium Internistische Intensivmedizin*,
DOI 10.1007/978-3-662-53182-2_5

5.1   Allgemeines

5.1.1   Allgemeine Aspekte und Updates

(◘ Tab. 5.1, ◘ Tab. 5.2)
- Die Ernährungstherapie stellt einen festen Bestandteil der Intensivmedizin dar.
- Ziel der Ernährungstherapie ist die Vermeidung von Katabolie.
- Eine optimale Ernährungstherapie sollte sowohl eine Unterernährung als auch eine Überernährung vermeiden.
- Enterale und parenterale Ernährung sollten als ergänzende und nicht als konkurrierende Ernährungsformen angesehen werden.
- Die enterale Ernährung ist weiterhin der parenteralen Ernährung vorzuziehen.
- Eine unzureichende enterale Ernährung sollte durch eine zusätzliche parenterale ergänzt werden.
- Innerhalb der ersten 48 h nach Aufnahme sollte mittels **Screening** das Risiko einer Mangelernährung abgeschätzt werden:
  - „Risiko" einer Mangelernährung bei „Nutrition Risk Score NRS 2002" >3 Punkte
  - „Hohes Risiko" bei Score ≥5;
  - Alternativ NUTRIC Score ≥5 (ohne Bestimmung von Interleukin-6), sonst >6 (◘ Abb. 5.1, ◘ Abb. 5.2)
- Bei allen Patienten sollte die enterale Ernährung so früh wie möglich begonnen werden („early enteral feeding"), sofern keine Kontraindikationen bestehen.
- Bei „hohem Risiko" einer Mangelernährung (NRS 2002 Score ≥5) sollte die enterale Ernährung soweit möglich innerhalb einer Woche auf die Zieldosis an Protein- und Kaloriengehalt gesteigert werden.
- Alle Patienten sollten zur Erhaltung der intestinalen mukosalen Barriere zumindest eine minimale enterale Ernährung („minimal enteral feeding", z. B. 10–20 ml/h) erhalten.
- Häufig wird der quantitative Anteil der enteralen Ernährung unter- und der der parenteralen Ernährung überschätzt.

Überwachungsparameter der Ernährungstherapie
- Blutzuckertagesprofil
- Triglyzeride und Cholesterin
- Harnstoff-Kreatinin-Quotient
- Proteinmarker: Gesamteiweiß, Cholinesterase, Albumin, Transferrin
- Elektrolyte, Phosphat, Laktat

5.1.2   Kalorienbedarf

- Messung durch indirekte Kalorimetrie, z. B. Deltatrac (teuer und fehlerbehaftet, daher praktisch kaum umgesetzt)
- Berechnung: Formeln (Harris-Benedict, begrenzte Anwendbarkeit: Anmerkung s. u.)
- Faustregel nach Körpergewicht: 25–30 kcal/kg KG pro Tag
- Errechnung des Idealgewichts (nach Broca):
  - Idealgewicht (Mann) in Kilogramm = (Körpergröße in Zentimeter − 100) × 0,9
  - Idealgewicht (Frau) in Kilogramm = (Körpergröße in Zentimeter − 100) × 0,85
- Bei einem Body-Mass-Index (BMI) >30 kg/m^2 sollte ein „angepasstes Körpergewicht" eingesetzt werden:
  - Angepasstes Körpergewicht [kg] = Idealgewicht [kg] + (Körpergewicht [kg] − Idealgewicht [kg]) × 0,25
- Akute/initiale Phase (Bozzetti u. Forbes 2009): 20–25 kcal/kg KG pro Tag
- Anabole/späte Phase (Bozzetti u. Forbes 2009): 25–30 kcal/kg KG pro Tag
- Ältere Patienten: Der Stoffwechsel nimmt mit dem Alter ab, sodass der Energiebedarf auf 17–20 kcal/kg KG/d minimiert werden sollte (◘ Abb. 5.3, ◘ Abb. 5.4).
- Selbst auf ernährungsmedizinisch erfahrenen Intensivstationen besteht häufig eine Diskrepanz zwischen der berechneten und der tatsächlich verabreichten Kalorienzufuhr.
- Anmerkung zur Harris-Benedict-Formel: Die häufig angewandte Formel von **Harris und**

◨ **Tab. 5.1** Gemeinsame Leitlinie der SCCM (Society of Critical Care Medicine) und der A.S.P.E.N. (American Society for Parenteral and Enteral Nutrition) zur Ernährung Kritisch Kranker (2016)

Was	Empfehlung	Evidenz-grad
Indikation	Screening aller Patienten nach Aufnahme bezüglich ihres Risikos einer Mangeler-nährung (NRS 2002 Score oder NUTRIC Score).	C
	Enterale Ernährung (EE) innerhalb von 24–48 h bei allen Patienten ohne Möglich-keit spontaner Nahrungsaufnahme und fehlenden Kontraindikationen.	C
Applikationsart	Enterale Ernährung vor parenteraler Ernährung (PE).	B-C
	Implementierung von Ernährungsprotokollen zur enteralen Ernährung. Bevor-zugte Vorgabe von Zielvolumen/24 h statt Laufrate in ml/h.	A
	Zügige Steigerung der EE bei Verträglichkeit innerhalb 24–48 h bei Patienten mit vorbestehender Mangelernährung oder hohem Risiko einer Mangelernährung (NRS 2002 Score ≥5 oder NUTRIC Score ≥5). Steigerung auf >80 % der Zielproteine und Zielenergiemenge innerhalb 48–72 h bis auf Zielmenge innerhalb der ersten Woche.	C
	Zusätzliche parenterale Ernährung sollte nur erwogen werden, falls bei Patienten nach 7–10 Tagen nur <60 % der Zielkalorien und -proteinmenge durch enterale Ernährung erreicht werden können.	B
	Bei Patienten mit vorbestehender Mangelernährung oder mit hohem Risiko einer Mangelernährung (NRS 2002 Score ≥5 oder NUTRIC Score ≥5) parenterale Ernäh-rung so früh wie möglich beginnen, falls eine enterale Ernährung nicht möglich ist, außer bei Patienten mit Sepsis und septischem Schock in der Akutphase (s. unten).	C
	Keine alleinige oder ergänzende PE zusätzlich zur EE in der akuten Phase der schweren Sepsis oder des septischen Schocks unabhängig vom Risiko einer Mangelernährung.	C
Zugangsweg	Beginn der Ernährung bei fehlenden Kontraindikationen regelhaft über Magensonde.	C
	Wechsel zu postpylorischer Applikation (Jejunalsonde) nur bei hohem Aspira-tionsrisiko oder Intoleranz.	B
	Keine Messung von Reflux und des gastralen Residualvolumens (GRV). Bei Messung des GRV keine Unterbrechung der enteralen Ernährung bei GRV <500 ml, falls nicht andere Zeichen der Intoleranz auftreten.	B-C
Zusammenset-zung	Standard enterale Ernährungslösungen zu Beginn für alle Patienten. Keine Anwen-dung von speziellen Ernährungslösungen bei bestimmten Patientengruppen (z. B. Patienten mit Leberzirrhose, Niereninsuffizienz).	C
	Keine routinemäßige Anwendung von speziellen Formulierungen zur Immunonutrition.	C
	Keine routinemäßige Anwendung von Zusätzen mit vermuteter antioxidativer Wirkung (Fischöl etc.).	B-C
	Keine routinemäßige Anwendung von Probiotika.	B
	Keine routinemäßige Zugabe von enteralem oder parenteralem Glutamin.	B

◼ Tab. 5.2 ESPEN-Leitlinie Enterale Ernährung (European Society for Clinical and Metabolism 2006)

Was	Empfehlung	Evidenzgrad
Indikation	Wenn „voraussehbar" ist, dass Patienten über einen Zeitraum von >7 Tagen nicht oral ernährt werden können und wenn sie nicht bedarfsdeckend enteral ernährt werden können.	C
Applikationsart	Expertenempfehlung: hämodynamisch stabile Patienten sollten mit funktionierendem Gastrointestinaltrakt früh (<24 h) mit einer entsprechenden Menge ernährt werden.	C
	Es gibt keine generelle Empfehlung bezüglich der Menge bei guter Toleranz gegenüber der Ernährung.	C
	In der akuten und initialen Phase ist eine Kalorienzufuhr von >25–30 kcal/kg KG/Tag mit einem schlechteren Outcome verbunden.	
	Während der anabolen Erholungsphase sollte die Kalorienzufuhr 25–30 kcal/kg KG/Tag betragen.	
	Patienten mit einer schweren Unterernährung sollten eine Kalorienzufuhr 25–30 kcal/kg KG/Tag erhalten; wenn dies nicht möglich ist, sollte eine parenterale Ernährung zusätzlich gegeben werden.	C
Zugangsweg	Patienten, die keine Zeichen der Mangelernährung aufweisen und enteral ernährt werden können, sollten enteral ernährt werden.	C
	Es gibt keinen Unterschied zwischen Ernährung per Jejunalsonde oder Magensonde.	C
	Keine zusätzliche Ernährung, wenn der Patient enterale Kost gut verträgt und annähernd die Zielkalorienzahl bekommt.	A
Zusammensetzung	Peptidbasierte Zusammensetzungen zeigen keinen klinischen Vorteil gegenüber Gesamtproteinzusammensetzungen.	C
	Immunmodulierte enterale Kost (angereichert mit Arginin, Nukleotiden und Omega-3-Fettsäuren) ist sinnvoll bei elektiven oberen Gastrointestinaloperationen.	A
	Immunmodulierte enterale Kost ist sinnvoll bei Patienten mit einer Sepsis APACHE-II-Score <15.	B
	Bei Patienten mit einer schweren Sepsis (APACHE-II-Score >15) wird eine Immunonutrition nicht empfohlen.	B
	Immunmodulierte enterale Kost ist sinnvoll bei Traumapatienten.	A
	Immunmodulierte enterale Kost ist sinnvoll bei ARDS-Patienten.	B
	Keine Empfehlung für Verbrennungspatienten, da Daten fehlen.	A
	ICU-Patienten die <700 ml/Tag enterale Ernährung vertragen, sollten keine Immunonutrition erhalten.	B
	Glutamin sollte hinzugefügt werden bei Verbrennungspatienten und/oder Traumapatienten.	A

Benedict stammt aus dem Jahre 1918, d. h. diese Formel wurde aus Daten von Probanden mit der Konstitution der Bevölkerung von 1918 etabliert; zudem lag das Durchschnittsalter um ca. 30 Jahre (Harris und Benedict 1918). Die Formeln nach **Faisy/Fagon** oder die **Penn-State**

Formel scheinen bei beatmeten Patienten genauer zu sein als die Harris-Benedict-Formel, da sie neben anthropometrischen Zahlen auch die Beatmung und die Temperatur berücksichtigen. Da einerseits alle Formeln nur Näherungswerte liefern und andererseits

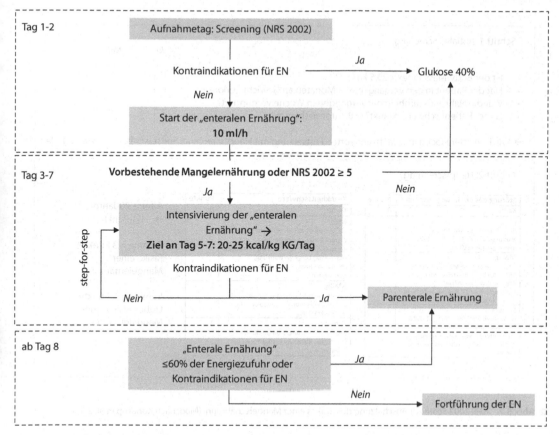

Abb. 5.1 Algorithmus Ernährung in der Intensivmedizin nach A.S.P.E.N. Leitlinien 2016 (EN = enterale Ernährung; NRS = Nutritional Risk Score)

die indirekte Kalorimetrie keinen Einzug in die intensivmedizinische Praxis gehalten hat und da der Energiebedarf/-umsatz intra- und interindividuellen Schwankungen unterliegt, liegen die klinische Anwendbarkeit und die biologische Exaktheit weiterhin relativ weit auseinander.

Anpassungsfaktoren des Grundumsatzes

(☐ Tab. 5.3)

- **Besonderes**
- Die Steigerung des Energieumsatzes bei kritisch Kranken ist keine konstante, sondern eine **dynamische Größe**, die vom Verlauf und vom Schweregrad der Erkrankung abhängt.

- Bei kritisch Kranken sollte im Akutstadium die zugeführte Energie im Bereich des aktuellen Gesamtenergieumsatzes oder sogar leicht darunter liegen (akute Phase s. oben).
- Bei kritisch Kranken, die das Akutstadium überwunden haben, sollte die Energiezufuhr schrittweise auf das 1,2-Fache (bei gleichzeitiger Mangelernährung bis 1,5-Faches) des aktuellen Energieumsatzes gesteigert werden (späte anabole Phase, s. oben).
- Ob kritisch Kranke allgemein eine hypokalorische Ernährung erhalten können (mit ausreichendem Proteingehalt, sog. „permissive underfeeding", Arabi et al. 2015), wird derzeit kontrovers diskutiert.
- Auch adipöse Patienten profitieren von frühzeitiger enteraler Ernährung; eine Ernährung mit höherem Proteinanteil (2,0–2,5 g/kg KG Idealgewicht) bei reduziertem Kalorienziel (65–70 %

Schritt 1: Initiales Screening

	Ja	Nein
• Ist der Body-Mass-Index < 20,5 kg/m²?	☐	☐
• Hat der Patient in den vergangenen 3 Monaten an Gewicht verloren?	☐	☐
• War die Nahrungszufuhr in der vergangenen Woche vermindert?	☐	☐
• Ist der Patient schwer erkrankt? (z.B. Intensivtherapie)	☐	☐

→ Wird eine der Fragen mit „Ja" beantwortet, Fortsetzung mit Hauptscreening. Sonst wöchentlich wiederholen.

Schritt 2: Hauptscreening

Störung des Ernährungszustandes	Punkte
Keine	0
Mild Gewichtsverlust > 5%/ 3 Mo. oder Nahrungszufuhr < 50-75% des Bedarfes in der vergangenen Woche	1
Mäßig Gewichtsverlust > 5%/2 Mo. oder BMI 18,5- 20,5 kg/m² und reduzierter Allgemeinzustand (AZ) oder Nahrungszufuhr 25-50% des Bedarfes in der vergangenen Woche	2
Schwer Gewichtsverlust> 5% /1 Mo. (>15% / 3 Mo.) oder BMI <18,5 kg/m² und reduzierter AZ oder Nahrungszufuhr 0-25% des Bedarfes in der vergangenen Woche	3

Krankheitsschwere	Punkte
Keine	0
Mild z.B. Schenkelhalsfraktur, chronische Erkran- kungen besonders mit Komplikationen: Leberzirrhose, chronisch obstruktive Lungenerkrankung, chronische Hämodialyse, Diabetes, Krebsleiden	1
Mäßig z.B. große Bauchchirurgie, Schlaganfall, schwere Pneumonie, hämatologische Krebserkrankung	2
Schwer z.B. Kopfverletzung, Stammzelltrans-plantation, intensivpflichtige Patienten (APACHE-II >10)	3

Alter ≥ 70 Jahre
→ + 1 Punkt

Summe > 3 Punkte:
Risiko einer
Mangelernährung

Summe ≥ 5 Punkte:
Hohes Risiko einer
Mangelernährung

◻ **Abb. 5.2**   NRS 2002 Score zur Abschätzung des Risikos einer Mangelernährung. (Mod. nach Kondrup et al. 2003)

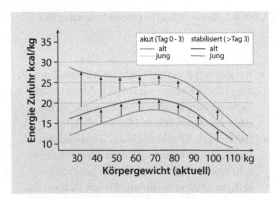

◻ **Abb. 5.3**   Energiezufuhr bei Intensivpatienten unter Berücksichtigung von Alter und Krankheitsphase. (Mod. nach Ockenga u. Sanson 2012)

des Bedarfs) hat nach derzeitigem Wissensstand keinen nachteiligen Effekt bei adipösen Patienten und könnte sogar vorheilhaft sein.

❯ **Die praxisnahe Steuerung der Ernährungstherapie sollte, so die Autoren dieses**

Kapitels, unter Berücksichtigung **von gastrointestinaler Toleranz** und täglichem **metabolischem Monitoring** (Bestimmung von Glukose, Harnstoff, Triglyzeriden) sowie unter Anwendung eines **hauseigenen Ernährungsprotokolls** stets „individuell" erfolgen („individualisierte Ernährungstherapie").

5.2   Enterale Ernährung

— Beginn einer frühen enteralen Ernährung innerhalb von 24–48 h.
— Verbessert die intestinale Perfusion und vermindert so eine sekundäre Translokation von Bakterien aus dem Darm.
— Stimuliert die Mukosazellproliferation, stabilisiert die mukosale Integrität und intestinale Funktion.
— Modulation der Inflammations- und Immunreaktion: Nach der Hypothese

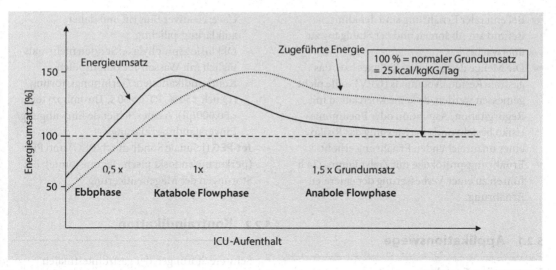

● **Abb. 5.4**   Energieumsatz in den verschiedenen Stoffwechselphasen

● **Tab. 5.3** Anpassungsfaktoren

Aktivitätsfaktor	Temperaturfaktor	Traumafaktor
Strikte Bettruhe = 1,20 Punkte	37°C: 1,0 Punkte	Unkomplizierte einfache Verletzung: 1,0 Punkte
Gelockerte Bettruhe = 1,25 Punkte	38°C: 1,1 Punkte	Postoperative Phase: 1,1 Punkte
Stationäre Patienten = 1,30 Punkte	39°C: 1,2 Punkte	Frakturen, Pneumonie: 1,2 Punkte
	40°C: 1,3 Punkte	Sepsis: 1,3 Punkte
	41°C: 1,4 Punkte	Peritonitis: 1,4 Punkte
	bzw. 0,01 Punkte je 0,1°C Temperaturdifferenz zu 37°C	Polytrauma: 1,5 Punkte
		Polytrauma + Sepsis: 1,6 Faktor
		Verbrennungen 3. Grades 30–50 % KOF: 1,7 Punkte
		Verbrennungen 3. Grades 50–70 % KOF: 1,8 Punkte
		Verbrennungen 3. Grades 70–90 % KOF: 2,0 Punkte
		Niedriges Stressniveau: Grundumsatz × 1,3
		Deutliches Stressniveau: Grundumsatz × 1,5

„gut injury hypothesis" übernimmt das „Immunorgan Darm" eine dominierende Rolle bezüglich der Entstehung von Sepsis und Multiorganversagen.

– Basierend auf dieser Tatsache führt eine entsprechend frühe (innerhalb von 24 h) enterale Ernährung zur Senkung der infektiösen Komplikationen (z. B. Pneumonie).

– Versorgung des Organismus mit Nährstoffen, angepasst an den Stoffwechselbedarf.

– Förderung der metabolisch-endokrinologischen Stoffwechselsteuerung durch Leber und Darm.

- Bei enteraler Ernährung sind der klinische Befund am Abdomen und der Stuhlgang zu überwachen!
- Die Menge des gastralen Refluxes bzw. das gastrale Residualvolumens (GRV) sollte **nicht** gemessen werden, da keine Korrelation mit Regurgitation, Aspiration oder Pneumonie-risiko besteht und eine Messung das Risiko einer unzureichenden Ernährung erhöht.
- Ernährungsprotokolle mit Zielvolumina/24 h führen zu einer Verbesserung der enteralen Ernährung.

5.2.1 Applikationswege

Temporäre Sonden

- **Nasogastrale** Sonde (einlumig oder mehrlumig):
  - Legetechnik: blind, durch vorsichtiges Vorschieben nasogastral oder orogastral
  - Nachteil: höheres Aspirationsrisiko durch Reflux von Sondenkost, was durch das Offenhalten der Kardia durch die Sonde selbst noch gefördert wird.
  - Mehrlumige Sonde: gastraler Dekompressionsanteil plus jejunale Ernährungssonde.
- **Postpylorische Sonde,** z. B. **Jejunalsonde** (einlumig oder mehrlumig):
  - Legetechnik: in der Regel endoskopische Platzierung, ggf. radiologisch gestützt oder alternativ selbstpositionierende Jejunal-sonden (Platzierung mit konventioneller Technik in den Magen und passive Fortleitung durch Peristaltik des Patienten ins Dudodenum/Jejunum).
  - Indikation bei hohem Aspirationsrisiko und persistierender Gastroparese unter prokine-tischer Therapie (s. unten).

Permanente Sonden

- **PEG** (perkutane endoskopische Gastrostomie)
  - Indikation: bei langfristiger enteraler Ernährung (>4 Wochen).
  - Legetechnik: in Durchzugstechnik oder als Direktpunktion (mit Gastropexie).

- Cave: elektiver Eingriff und daher aufklärungspflichtig.
- Okklusionsprophylaxe: Sonden mehrmals täglich mit Wasser/Tee durchspülen.
- Kontraindikationen: Gerinnungsstörung (Quick <50 %, PTT >50 s, Thrombozyten <50.000/µl), Aszites, fehlende Einwilligung/Einverständniserklärung.
- **Jet-PEG** (jejunale Sonde durch PEG) und **PEJ** (perkutane endoskopische Jejunostomie): bei Störungen der Magenentleerung.

5.2.2 Kontraindikation

- Schwere Störungen der gastrointestinalen Funktion: z. B. intestinale Ischämie, akutes Abdomen, mechanischer Ileus, Peritonitis, unstillbares Erbrechen, akute gastrointestinale Blutung, toxisches Megakolon.
- Unmittelbar nach abdominalchirurgischen Eingriffen (z. B. abdominelle Anastomosen), dann nur nach Rücksprache mit der Chirurgie.
- Metabolische Instabilität: z. B. diabetische Ketoazidose, Coma hepaticum.
- Kardiovaskuläre Instabilität (relative Kontra-indikation bei hohem Katecholaminbedarf und Hinweis auf Mikrozirkulationsstörung).
- Ethische Aspekte (terminaler Zustand bei maligner Erkrankung), Ablehnung durch den Patienten.

5.2.3 Weitere Aspekte

- Die kontinuierliche Zufuhr gilt als Verfahren der Wahl, bevorzugt anhand eines Ernäh-rungsprotokolls mit Vorgabe eines täglichen Zielvolumens.
- Der Effekt einer Immunonutrition wird kontrovers diskutiert, je nach Literaturangabe gibt es unterschiedliche Interpretationen der Studienergebnisse und Metaanalysen.
- Die Messung des gastralen Residualvolumens (GRV) und der Refluxmenge und die darauf folgende Anpassung der Ernährung an das gemessene Volumen wird von den meisten

Autoren und aktuellen Leitlinien nicht mehr empfohlen.
- Zur Vermeidung einer Diarrhö ist gelegentlich eine Reduktion von Zufuhrrate oder Osmolarität ausreichend.
- Der Effekt von Prokinetika (z. B. Metoclopramid 2–3 × 10 mg i.v.; Domperidon 2 × 10 mg p.o.; Erythromycin 2 × 200 mg i.v.) zur Aspirationsprophylaxe ist nicht gesichert, wird jedoch von manchen Autoren bei Beachtung der Kontraindikationen empfohlen. Zu beachten sind: eine möglich Resistenzentwicklung, Verlängerung der QTc-Zeit, durch z. B. Erythromycin.

5.2.4 Einteilung der Nährlösungen

- **Nährstoffdefinierte/hochmolekulare Nährlösung (mit oder ohne Ballaststoffe)**
  - Energiegehalt: meist 1–2 kcal/ml.
  - Standardsondenkost: *eiweißreich* plus probiotische *Ballaststoffe* (löslich/unlöslich) plus Fette (Fettfraktion bis zu 70 % aus mittelkettigen Fettsäuren, MCT).
- **Chemisch definierte/niedermolekulare Nährlösungen**
  - Enthalten hydrolysierte Proteine als Oligopeptide, meist fettreduziert (aber hoher MCT-Anteil).
  - Aufgrund der hohen Osmolalität und der fehlenden Ballaststoffe wird diese Diät weniger gut vertragen, daher langsamer Kostaufbau.
  - Indikation: schwere Malassimilation, z. B. bei schweren entzündlichen Darmerkrankungen, Kurzdarmsyndrom.

5.2.5 Probiotika

- Generell gilt: Keine Empfehlung zur Anwendung von Probiotika außerhalb von Studien.
- Konzept der „bioökologischen Steuerung": Zufuhr lebender nicht pathogener Bakterien zur Verminderung von pathogenen Erregern.

- Mögliche Übersterblichkeit bei Patienten mit schwerer akuter Pankreatitis (Besselink et al. 2008).
- Möglicher Überlebensvorteil bei schwerer Sepsis? Probiotika (z. B. 2×10^{10} Lactobacillus rhamnosus, 1 ×/Tag) (Barraud et al. 2010).

5.3 Parenterale Ernährung (PE)

5.3.1 Allgemeines zur PE bei ICU-Patienten

- Eine parenterale Ernährung (PE) sollte nicht durchgeführt werden, wenn eine ausreichende enterale Ernährung (primäres Ziel) möglich ist.
- Kritisch Kranke ohne Zeichen der Mangelernährung und mit niedrigem Risiko einer Malnutrition (s. oben), die voraussichtlich ≤7 Tage nicht ausreichend enteral ernährt werden können, bedürfen keiner vollen PE, sollten aber zumindest eine basale Glukosezufuhr erhalten.
- Kritisch Kranke mit Risiko oder hohem Risiko einer Malnutrition sollten von Anbeginn der Intensivtherapie parenteral ernährt werden, wenn sie nicht enteral ernährt werden können.
- Kritisch Kranke, die nach 7–10 Tagen nur 60 % oder weniger des Kalorien- und Proteinbedarfes über enterale Ernährung erhalten können, sollten eine zusätzlich parenterale Ernährung erhalten.

> **Kritisch Kranke sollten zur parenteralen Ernährung eine Mischung aus Aminosäuren (15–20 % des Energiegehalts), Kohlenhydraten (50–60 % der Nicht-Protein-Energie) und Fetten (30–35 % der Nicht-Protein-Energie) sowie Spurenelemente/Elektrolyte und Vitamine erhalten.**

5.3.2 Kalkulation der Zusammensetzung

Kohlenhydrate

- 50–60 % der parenteralen Nicht-Protein-Energie.
- Empfohlene Tagesdosis: 2–3 g/kg KG/Tag.

5

- Höchstdosis: 3–4 g/kg KG/Tag (0,125 g/kg KG/h).
- Monitoring: Blutzuckerobergrenze 180 mg/dl.
- Bei jeder PE sollen Kohlenhydrate infundiert werden, einzige Kontraindikation zur Kohlenhydratzufuhr ist die kontinuierliche Hyperglykämie mit einem Insulinbedarf von >6 I.E./h. Darüber hinaus gibt es keine krankheitsspezifischen Kontraindikationen. Auch bei manifestem Diabetes mellitus sind Kohlenhydrate fester Bestandteil der PE unter gleichzeitiger Insulinzufuhr.
- Funktion der Kohlenhydratsubstitution: Drosselung der Gluconeogenese aus Aminosäuren als Energielieferant (Neurone, Erythrozyten, Nebennierenmarkzellen, Retinazellen).
- Als Standardkohlenhydratlösung soll Glukose infundiert werden.
- Der Zuckeraustauschstoff Xylit wird aufgrund der kontroversen Datenlage nicht generell empfohlen, ebenso sollen Fruktoselösungen nicht eingesetzt werden.

⊘ **Fruktose, Sorbit und Xylit sollten im Rahmen der parenteralen Ernährung vermieden werden.**

Fette

- 30–35 % der parenteralen Nicht-Protein-Energie.
- Empfohlene Tagesdosis: 0,7–1,3 g Triglyzeride/ kg KG/Tag.
- Höchstdosis: 1,5 g/kg KG/Tag.
- Monitoring: Obergrenze der Triglyzeridkonzentration maximal 400 mg/dl.
- Einteilung der Fettsäuren (FS): kurzkettige FS (<8 C-Atome), mittelkettige FS (8–10 C-Atome), intermediärkettige (12–14 C-Atome), langkettige FS (≥16 C-Atome), gesättigte FS (ohne Doppelbindungen, Energieträger) bzw. einfach oder mehrfach ungesättigte FS (mit Doppelbindungen, u. a. Strukturlipide).
- Eine Lipidinfusion zum Zweck der PE ist bei schwerer Hyperlipidämie (z. B. durch hereditäre oder erworbene Störungen der Triglyzeridhydrolyse), bei schwerer metabolischer Azidose mit beeinträchtigter Lipidutilisation sowie bei Verbrauchskoagulopathie (ab DIC-Stadium III) nicht indiziert.

- Unter parenteraler Lipidinfusion sollte eine Triglyzeridkonzentation >400 mg/dl (4,6 mmol/l) in der Regel zur Dosisreduktion, eine Triglyzeridkonzentation >1000 mg/dl (11,4 mmol/l) in der Regel zur Unterbrechung der Lipidinfusion führen.
- Eine ausgeprägte Hyperlipidämie (Triglyzeridkonzentrationen >1000 mg/dl, meist >5000 mg/dl) kann zu einer akuten Pankreatitis führen.
- Bei akut kranken Patienten sollte die Lipidinfusion über einen längeren Zeitraum (in der Regel mindestens 12 h) verabreicht werden. Je kritischer die Stoffwechselsituation ist, umso eher ist eine kontinuierliche Applikation der gewünschten Fettmenge (>24 h) zu empfehlen. Insbesondere bei stabilen langzeitparenteral ernährten Patienten können bei metabolischer Toleranz auch kürzere Infusionszeiten gewählt werden.
- Für die parenterale Lipidgabe werden Emulsionen mit niedriger Phospholipid-Triglyzerid-Ratio empfohlen.
- Es bestehen Hinweise, dass eine Mischung aus langkettigen (LCT) und mittelkettigen (MCT) Fettlösungen Vorteile bietet (LCT/ MCT). Ebenso die Verwendung von Fischöl oder mit Fischölanteilen zeigt Vorteile. Bislang ist die Studienlage nicht ausreichend, um eine Empfehlung auszusprechen.
- LCT: Carnitin-abhängig, bei Dialysepatienten besteht häufig ein Carnitinmangel, weshalb hier manche Autoren ggf. eine Levocarnitin-Substitution empfehlen. Die routinemäßige Gabe wird in aktuellen Leitlinien nicht empfohlen.
- MCT: Carnitin-unabhängig.
- Vorsicht mit Fetten bei: Thrombozytopenie (<50.000/µl), DIC, kardiogenem Schock, Oxygenierungsstörungen.

Proteine

- 15–20 % des Energiegehalts.
- Empfohlene Tagesdosis: 0,6–1,5 g/kg KG/Tag (empfohlen 0,8 g/kg KG/Tag), Höchstdosis: 2–2,5 g/kg KG/Tag.

- Bei PE sollten stets Aminosäuren infundiert werden.
- Keine der derzeit erhältlichen Aminosäure-lösungen erfüllt bezüglich ihres Gehaltes an entbehrlichen und unentbehrlichen Amino-säuren alle physiologischen Anforderungen.
- Eine über den Grundbedarf gesteigerte Verab-reichung von Glutamin kann bei kontroverser Datenlage und z. T. erhöhter Mortalität nicht empfohlen werden (REDOXS-Studie; Heyland et al. 2013), ebenso ist der Einsatz von Arginin als Supplement derzeit nicht empfohlen.
- Verabreichung von Aminosäuren immer parallel mit Kohlenhydraten (25–30 kcal/1 g Aminosäuren).
- Aminosäuren sollten nicht zügig infundiert werden, da sonst ein renaler Verlust eintritt.

Flüssigkeitsmenge
- Flüssigkeitsbedarf liegt für Erwachsene mit normalem Volumenstatus bei ca. 30–40 ml/kg KG/Tag.
- Bei Fieber erhöht sich in der Regel der Flüssig-keitsbedarf um ca. 10 ml/kg KG/Tag je 1°C Temperaturerhöhung über 37°C.

Elektrolytzufuhr
- Bei normalem Flüssigkeits- bzw. Elektrolyt-haushalt erfolgt die Zufuhr von Elektrolyten initial standardisiert nach den allgemeinen Empfehlungen (◘ Tab. 5.4).
- Vor Beginn einer PE sollte eine Bestimmung von Serumelektrolytkonzentrationen erfolgen.
- Die isolierte Zufuhr von Kalium (1 mval/ml) bzw. NaCl 20 % sollte über einen zentralen Venenkatheter erfolgen.
- Die Elektrolytzufuhr muss im Verlauf der PE nach regelmäßig durchzuführenden Labor-kontrollen angepasst werden.
- Bei initial verändertem Elektrolythaushalt (z. B. bedingt durch chronische Diarrhö, rezidivierendes Erbrechen, Niereninsuffizienz etc.) ist eine individuelle Elektrolytzufuhr erforderlich.

◘ **Tab. 5.4** Standardtagesdosierungen von parenteral zugeführten Elektrolyten unter PE bei erwachsenen Patienten

Elektrolyt	Tagesdosierung (mmol/l)
Natrium	60–150
Kalium	40–100
Kalzium	2,5–7,5
Magnesium	4–12
Phosphat	10–30

Vitamine und Spurenelemente
- Substitution von Vitaminen und Spuren-elementen sollte bei PE grundsätzlich erfolgen, sofern keine Kontraindikationen bestehen. Ab einer PE–Dauer >1 Woche ist die Supplemen-tation von Vitaminen und Spurenelementen obligat.
- Empfohlene Tagesdosierung von Vitaminen und Spurenelementen sind in ◘ Tab. 5.4 und ◘ Tab. 5.5 dargestellt. Die Konzentrationsan-gaben sind aus den Leitlinien bzw. Richtlinien zur parenteralen Ernährung entnommen (DGEM-Leitlinie Parenterale Ernährung 2007) und werden stetig überarbeitet. Aktualisie-rungen finden sich im Internet unter www. dgem.de.
- Aufgrund der eingeschränkten Möglichkeiten zur Festlegung des individuellen Bedarfs erfolgt die Substitution von Vitaminen und Spuren-elementen in der Regel standardisiert.
- Es sollten möglichst „alle" in der normalen Ernährung enthaltenen Vitamine und Spuren-elemente substituiert werden, soweit sie zur parenteralen Substitution verfügbar sind.
- Die Menge der täglich zuzuführenden Vitamine und Spurenelemente orientiert sich an allgemeinen Empfehlungen der Fachge-sellschaften zur oralen Ernährung (Deutsche Gesellschaft für Ernährungsmedizin [DGEM], amerikanische Fachgesellschaft [American Gastroenterologic Association, AGA]).
- Die wasserlöslichen Vitamine können den Glucose- oder Aminosäurelösungen oder separat über Perfusor zugesetzt werden,

◩ **Tab. 5.5** Tagesbedarf (Schätzwerte) an parenteral zugeführten Vitaminen, Spurenelementen und Elektrolyten unter parenteraler Ernährung bei Erwachsenen

Art des Vitamins, des Spurenelements bzw. des Elektrolyts	Menge pro Tag	Funktion Patienten
1. Wasserlösliche Vitamine		
B_1 oder Thiamin	3–6 mg	Koenzym, Nervensystem
B_2 oder Riboflavin	3–6 mg	Koenzym, Vorstufe für Flavin-Koenzyme (FAD, FMN; Oxidoreduktasen, z. B. NADH-Dehydrogenase)
B_6 oder Pyridoxin	3–6 mg	Koenzym, Aminosäurestoffwechsel
B_{12} oder Cobalamin	5–6 µg	Koenzym, Antiperniziosa-Faktor, Extrinsic-Faktor
C oder Ascorbinsäure	200 mg	Koenzym, Antioxidans
B_5 oder Pantothensäure	15 mg	Vorstufe für Koenzym A
B_3, PP, Niacin oder Nikotinsäure	40 mg	Koenzym (NAD/NADP, reduzierte Form NADH/NADPH)
B_7, H oder Biotin	60–120 µg	Koenzym, prosthetische Gruppe von Carboxy-Transferasen
B_9 oder Folsäure	400–600 µg	Koenzym, Vorstufe des Koenzyms Tetrahydrofolat (C1-Stoffwechsel, DNA-Replikation)
2. Fettlösliche Vitamine		
A oder Retinol	1,4–1,8 mg	Photozeption, Membranstabilisierung
D oder Cholecalciferol	5 µg	Kalziumhomöostase
E oder Tocopherol	20–40 mg	Schutz von Membranlipiden vor Oxidation (Antioxidans)
K oder Phyllochinon	100–150 µg	Koenzym, Carboxylierung von Glutamatresten von Gerinnungsfaktoren
3. Spurenelemente		
Kupfer	0,5–1,5 mg	Antioxidans, Oxireduktasen
Zink	2–4 mg	Zink-Enzyme
Selen	20–80 µg (500–750 µg)	Selen-Enyzme, Antioxidans
Chrom	10–20 µg	Koenzym im Kohlenhydrat- und Fettstoffwechsel, Baustein des Glukosetoleranzfaktors, Aktivator von Insulin
Jod	70–140 µg	Schilddrüsenhormone (T_3, T_4)
Eisen	0,5–5 mg	Hämo-, Myoglobin, Cytochrome
Mangan	0,2–0,8 mg	Enzyme
Molybdän	20 µg	Redoxenzyme
Fluorid	1 mg	Knochen, Zahnschmelz
Kobalt	Wird über Vitamin B_{12} zugeführt (Kobalt als zentrales Atom des Vitamin B_{12})	
4. Elektrolyte		
Natrium	60–150 mmol	Extrazelluläres Hauptkation, Osmolarität
Kalium	40–100 mmol	Intrazelluläres Hauptkation, Ruhemembranpotenzial
Magnesium	4–12 mmol	Membranstabilisierung, wichtig für verschiedene enzymkatalysierende Reaktionen

Tab. 5.5 Fortsetzung		
Art des Vitamins, des Spurenelements bzw. des Elektrolyts	**Menge pro Tag**	**Funktion Patienten**
Kalzium	2,5–7,5 mmol	Kalziumhomöostase, Gerinnungskaskade
Phosphat	10–30 mmol	Energiestoffwechsel (ATP), verschiedene Phosphatverbindungen
Beispiele bezüglich der parenteralen Substitution von Vitaminen und Spurenelementen: Cernevit: enthält alle Vitamine (ausgenommen Vitamin K); Soluvit: enthält nur wasserlösliche Vitamine; Vitallpid: enthält nur fettlösliche Vitamine; Addel N oder Tracitrans plus: enthalten alle notwendigen Spurenelemente		

dagegen die fettlöslichen Vitamine den Fettlösungen.

— Bei Leber- und Niereninsuffizienz ist die Ausscheidung von Spurenelementen vermindert.

Literatur

Arabi YM, Aldawood AS, Haddad SH et al. (2015) Permissive Underfeeding or Standard Enteral Feeding in Critically Ill Adults. New Engl J Med 372: 2398–2408

Barraud D, Blard C, Hein F et al. (2010) Probiotics in the critically Ill patient: a double blind, randomized, placebo-controlled trial. Intensive Care Med 36 (9): 1540–1547

Besselink MG, van Santvoort HC, Buskens E et al. (2008) Probiotic prophylaxis in predicted severe acute pancreatitis: a randomised, double-blind, placebo-controlled trial. Lancet 371 (9613): 651–659

Biesalski et al. (2007) Wasser, Elektrolyte, Vitamine und Spurenelemente. Akt Ernähr Med; Supplement 1: S30–S34

Bozzetti F, Forbes A (2009) The ESPEN clinical practice Guidelines on Parenteral Nutrition: present status and perspectives for future research. Clin Nutr 28 (4): 359–364

Harris JA, Benedict FG (1918) A Biometric Study of Human Basal Metabolism. PNAS 4 (12): 370–373

Heyland D, Muscedere J, Wischmeyer PE et al. (2013) A randomized trial of glutamine and antioxidants in critically ill patients. N Engl J Med 368 (16): 1489–1497

Hohn A, Stolecki D, Schröder S (2016) Enterale Ernährungstherapie in der Intensivmedizin. Med Klin Intensivmed Notfallmed 111: 330–340

Kondrup J, Rasmussen HH, Hamberg O, Stanga Z; Ad Hoc ESPEN Working Group (2003) Nutritional risk screening (NRS 2002): a new method based on an analysis of controlled clinical trials. Clin Nutr 22 (3): 321–336

Marik PE, Zaloga GP (2008) Immunonutrition in critically ill patients: a systematic review and analysis of the literature. Intensive Care Med 34 (11): 1980–1990

McClave SA, Taylor BE, Martindale RG et al. (2016) Guidelines for the Provision and Assessment of Nutrition Support Therapy in the Adult Critically Ill Patient: Society of Critical Care Medicine (SCCM) and American Society for Parenteral and Enteral Nutrition (A.S.P.E.N.). J Parenteral Enteral Nutr 40: 159–211

Morrow LE, Kollef MH, Casale TB (2010) Probiotic prophylaxis of ventilator-associated pneumonia: a blinded, randomized, controlled trial. Am J Respir Crit Care Med 182 (8): 1058–1064

Ockenga J, Sanson E (2012) Wie viel „Ernährung" braucht der kritisch kranke Patient? Aktuel Ernährungsmed 37 (01): 22–27

Preiser J-C, van Zanten ARH, Berger MM et al. (2015) Metabolic and nutritional support of critically ill patients: consensus and controversies Critical Care 19: 35

Transfusionsmedizin

G. Michels

© Springer-Verlag GmbH Deutschland 2017
G. Michels, M. Kochanek (Hrsg.), *Repetitorium Internistische Intensivmedizin*,
DOI 10.1007/978-3-662-53182-2_6

6.1   Allgemeines

6.1.1   Transfusionsgesetz und Leitlinien

- Das *Transfusionsgesetz* (TG), Gesetz zur Regelung des Transfusionswesens vom 7. Juli 1998, regelt gemäß § 12a und § 18 die wichtigsten Anforderungen für eine ordnungsgemäße Gewinnung von Blut und Blutbestandteilen sowie für eine sichere Anwendung von Blutprodukten.
  - § 14: *Chargendokumentation* von Blutprodukten und Plasmaderivaten
    - Plasmaderivate: Albumin, Immunglobuline, PPSB, Faktor VII etc.
    - Datenschutz: Aufbewahrung bis 30 Jahre
  - § 15: *Technik der Bluttransfusion*, Bedside-Test, Nachsorge
    - Überprüfung der Übereinstimmung von Blutgruppe bzw. Kompatibilität der AB0- und Rh-Blutgruppe
    - Überprüfung der Unversehrtheit der Präparate
    - Bedside-Test: unmittelbar vor Transfusion von Erythrozyten- und Granulozytenkonzentraten, am Bett des Patienten, Dokumentation des Ergebnisses in Krankenakte und auf Konservenbegleitschein, ein Bedside-Test für eine Transfusionsreihe, Wiederholung des Bedside-Tests bei Arzt-/Personalwechsel
    - Transfusionsbesteck: DIN 58360
  - § 16: *Unterrichtungspflichten*
    - Nebenwirkungen: unerwünschte Ereignisse, Verdacht auf unerwünschte Reaktion/Nebenwirkung, Verdacht auf schwerwiegende Reaktion/Nebenwirkung,
    - Meldung: Transfusionsbeauftragte/Transfusionsverantwortliche, pharmazeutisches Unternehmen, Paul-Ehrlich-Institut, Arzneimittelkommission, Infektionsschutzgesetz, Rechtsabteilung
  - § 19: *Rückverfolgung* (Look-back-Verfahren)
  - Des Weiteren Berücksichtigung von:
    - „Querschnitts-Leitlinien zur Therapie mit Blutkomponenten und Plasmaderivaten"
      der Bundesärztekammer (4. überarbeitete und aktualisierte Auflage, 2014)
    - Empfehlung des Arbeitskreises Blut (http://www.rki.de/DE/Content/Kommissionen/AK_Blut/ak_blut_node.html)
    - Infektionsschutzgesetz (KRINKO-Empfehlungen 2015)
    - Arzneimittelgesetz (Blutprodukte sind Arzneimittel)
- Blutkomponenten und Plasmaderivate sind verschreibungspflichtige Arzneimittel und dürfen nur auf ärztliche Anordnung abgegeben werden (korrekt ausgefüllter und unterschriebener Anforderungsschein). Die Indikation ist streng und individuell differenziert zu stellen (zweite Richtlinienanpassung 2010, Hämotherapierichtlinien nach §§ 12a und 18 TG).
- Die Einleitung einer Transfusion erfolgt nach Aufklärung (mündlich, schriftlich) und Einwilligung des Patienten durch den transfundierenden Arzt.
- Aufklärung und Einwilligungsverpflichtung vor jeder Transfusion
  - Bei Betreuung: über gesetzlichen Vertreter
- Eigenblutspende muss bei elektiven Eingriffen bei einer Transfusionswahrscheinlichkeit >10 % (Hausstatistik) ermöglicht werden
- Aushändigung der Kopie der Aufklärung- und Einwilligungserklärung
- Aufklärung auch auf *unbekannte Erreger* zum Zeitpunkt der Transfusion sowie über *unerwünschte Wirkungen*
- Aufklärung durch behandelnden Arzt
- Nachträgliche Sicherheitsaufklärung (vor Krankenhausentlassung)
- Qualitätssicherung (§ 15 TG):
  - Transfusionsverantwortlicher (TV) für das gesamte Klinikum
  - Transfusionsbeauftragter (TB) in jeder Abteilung bzw. Behandlungseinheit
  - Transfusionskommission (bei Akut-/Maximalversorgung): Transfusionsverantwortliche/Transfusionsbeauftragte der jeweiligen Kliniken, Krankenhausapotheker, Pflegedienstleitung, Krankenhausleitung, Leitung des medizinisch-technischen Dienstes, Leitung der Transfusionsmedizin
  - Qualitätsbeauftragter(QB)

6.1.2 Klinische Transfusionsmedizin

- Inhalte des Anforderungsscheins
  - Standarduntersuchungen in Blutbank: AB0-Blutgruppenbestimmung, Rhesuseigenschaft D, Antikörpersuchtest (Dauer: 3 Tage), serologische Verträglichkeitsprobe (Kreuzprobe)
  - Transfusionsanamnese: Vortransfusion, Nebenwirkungen unter Transfusion, Knochenmark-/Stammzelltransplantation (Blutgruppenänderung möglich), Blutgruppenausweis (insbesondere irreguläre erythrozytäre Antikörper, meist liegt Notfallausweis vor)
  - Untersuchungsmaterial: frische Probe, nicht hämolytisch, Gültigkeit der Kreuzprobe bis 3 Tage, eindeutige Beschriftung des Blutröhrchens vor der Blutentnahme, Identität des Patienten
- Dringlichkeit der Anforderungen (am Beispiel der Uniklinik Köln)
  - *auf Abruf mit Abrufdatum*: elektive Eingriffe, bleibt in der Blutbank
  - *sofort auf Abruf* (2–4 h): Abarbeitung in Routine, verbleibt in Blutbank
  - *Direkt* (2–3 h): erst nach Kreuzprobe, Auslieferung durch Blutbank
  - *Notfall eilt* (2 h): bevorzugte Bearbeitung, Auslieferung nach Kreuzprobe
  - *Notfall ungekreuzt*: keine Kreuzprobe, Auslieferung der Konserven sofort [Blutgruppe 0(+) und 0(−)]; der Bedside-Test muss auch hier durchgeführt werden
- Praktische Hinweise bei Umgang mit Blutprodukten
  - Transfusion von Erythrozytenkonzentraten innerhalb von 6 h
  - Erwärmung von Erythrozytenkonzentraten ist nicht notwendig (Ausnahmen: Massentransfusion, Kälteantikörper, Hypothermie)
  - Thrombozytenkonzentrate sollten nicht länger als 1–2 h liegen (Agglutinationsgefahr), zügig transfundieren
  - Nach Beendigung der Transfusion sind der Blutkomponentenbeutel mit Restblut und das Transfusionsbesteck für 24 h bei +4°C im Kühlschrank aufzubewahren.

6.1.3 Bestrahlung von zellulären Blutkomponenten

Allgemeines

- Ziel der Bestrahlung: Verhinderung der Übertragung mitosefähiger immunkompetenter Lymphozyten und somit Verhinderung einer **transfusionsassoziierten Graft-versus-Host-Reaktion** (ta-GvHD)
- Zur Vermeidung von Graft-versus-Host-Reaktionen bei besonders gefährdeten Empfängern sollten alle **zellulären Blutkomponenten** mit ionisierenden Strahlen behandelt werden.
- In keinem Fall ist eine ta-GvHD nach Transfusion von FFP, unabhängig vom Restgehalt an Leukozyten, belegt (eine Bestrahlung von FFP wird nicht empfohlen).
- Die Bestrahlung erfolgt mit einer mittleren Dosis von 30 Gy und darf an keiner Stelle des Präparats die Dosis von 25 Gy unterschreiten.

Indikationen

- Alle zellulären Blutkomponenten aus gerichteten Blutspenden von Blutsverwandten
- Alle HLA-ausgewählten zellulären Blutkomponenten
- Alle Granulozytenkonzentrate (diese Produkte enthalten herstellungsbedingt eine große Anzahl an T-Lymphozyten, mehrere Fälle einer ta-GvHD durch Granulozyten wurden berichtet)
- Alle zellulären Blutkomponenten für die intrauterine Transfusion
- Erythrozytenkonzentrate für die Austauschtransfusion
- Alle zellulären Blutkomponenten für Patienten mit angeborener Immundefizienz, z. B. SCID („severe combined immunodeficiency"), Wiskott-Aldrich-Syndrom oder DiGeorge-Syndrom
- Alle zellulären Blutkomponenten für Patienten vor autologer Blutstammzellentnahme und während der Phase der autologen Blutstammzell- oder Knochenmarktransplantation

- Alle zellulären Blutkomponenten für Patienten mit allogener Blutstammzell- oder Knochenmarktransplantation
- Alle zellulären Blutkomponenten für Patienten mit M. Hodgkin und Non-Hodgkin-Lymphomen (alle Stadien)
- Alle zellulären Blutkomponenten für Patienten unter Therapie mit Purinanaloga (insbesondere Fludarabin)

6.2   Erythrozytenkonzentrate (EK)

6.2.1   Allgemeines

- Physiologische Funktion von Erythrozyten: O_2-Transport und Aufrechterhaltung der Hämostase (rheologische Funktion und Freisetzung von Adenosindiphosphat zur Stabilisierung der primären Hämostase)
- Die Gabe von EK ist angezeigt, wenn Patienten ohne Transfusion durch eine *anämische Hypoxie* aller Voraussicht nach einen gesundheitlichen Schaden erleiden würden und eine andere, zumindest gleichwertige Therapie nicht möglich ist. Das Behandlungsziel der Transfusion von Erythrozyten ist daher die Vermeidung einer manifesten *anämischen Hypoxie*.
- Pro EK kommt es zum Anstieg des Hämoglobins um 1–1,5 g/dl bzw. des Hämatokrits um 3–4 %.
- Kontrolle des Hämoglobins/Erythrozytenzahlen: mehrere Stunden nach der Transfusion (Umverteilung!), nicht direkt nach Transfusion.
- Eröffnete („angestochene") und unsachgemäß gelagerte Blutkomponenten sind innerhalb von 6 h zu transfundieren oder zu verwerfen (Rückgabe an Blutbank).
- Unmittelbar vor der Transfusion von EK ist vom transfundierenden Arzt *oder* unter seiner direkten Aufsicht der AB0-Identitätstest (Bedside-Test) am Empfänger vorzunehmen. Er dient der Bestätigung der zuvor bestimmten AB0-Blutgruppenmerkmale des Empfängers, d. h. getestet wird der Patient, nicht die Konserve (Ausnahme: Eigenblut).
- Das Erwärmen von EK ist nicht notwendig (Ausnahme: Patienten mit einer

Kälteagglutininerkrankung oder ggf. bei Massivtransfusionen [mehr als 10 EK/24 h]).
- Die Transfusion erfolgt über einen Standardtransfusionsfilter (DIN 58360, Porengröße 170–230 μm) und in der Regel über einen gesonderten venösen Zugang.

> **Vor jeder Transfusion von EK sind stets zu überprüfen:**
> - **Identität des Patienten (AB0-Identitätstest, Bedside-Test (am Patientenbett!) und Dokumentation in Patientenkurve und Konservenbegleitschein)**
> - **Identität des Blutproduktes (Blutgruppe, Verfalldatum und Chargennummer → Chargendokumentationspflicht, § 14 TG)**
> - **Unversehrtheit des EK, sog. optische Qualitätsprüfung, z. B. Verfärbungen, Blutkoagel**

6.2.2   Indikationsstellung

> **Verbindliche Parameter bzw. definitive Grenzwerte zur Verabreichung von EK existieren nicht. Im Gegensatz zu Patienten mit akutem Blutverlust tolerieren Patienten mit chronischer Anämie meistens problemlos Hämoglobinwerte von 6–8 g/dl. Die Transfusion von nur „einem" EK ist nicht indiziert. Die Indikationsstellung zur Erythrozytentransfusion ist abhängig von *Hb-Konzentration, Kompensationsfähigkeit* und *Risikofaktoren* des Patienten.**

- Akuter Blutverlust und klinische Zeichen (◘ Tab. 6.1, ◘ Tab. 6.2)
  - Im Rahmen einer *normovolämischen Anämie* kann die globale O_2-Versorgung bei akutem Blutverlust bis zu einer Hämoglobinkonzentration von 6 g/dl bzw. einem Hämatokrit von 18 % durch physiologische Kompensationsmechanismen ohne dauerhaften Schaden kompensiert werden. Bei einer *hypovolämischen Anämie* dagegen (z. B. akute Blutung mit hämorrhagischem Schock) sind die Kompensationsmechanismen nicht mehr effektiv, sodass schneller eine anämische Hypoxie resultiert.

◘ Tab. 6.1 Indikationen zur EK-Substitution

Hb-Wert (g/dl)	Kompensationsfaktoren	Risikofaktoren	Empfehlung zur EK–Gabe
≤6 g/d	–	–	Ja
6–8 g/dl	Adäquat	Keine	Nein
	Eingeschränkt	Ja	Ja
	Hinweise auf anämische Hypoxie	–	Ja
8–10 g/dl	Hinweise auf anämische Hypoxie	–	Ja
>10 g/dl	–	–	Nein

Anmerkungen: Risikofaktoren (z. B. KHK, Herzinsuffizienz, zerebrovaskuläre Insuffizienz), Hinweise auf anämische Hypoxie (physiologische Transfusionstrigger, z. B. Tachykardie, Dyspnoe, Abfall der zentralvenösen O_2-Sättigung).

◘ Tab. 6.2 Physiologische Transfusionstrigger, die bei gesicherter Anämie und erhaltener Normovolämie auf eine anämische Hypoxie hindeuten

Physiologische Transfusionstrigger	Beschreibung
Klinik	Tachykardie, Tachypnoe, Dyspnoe, Hypotension
Ruhe-EKG	Neu auftretende ST-Streckenveränderungen und/oder Arrhythmien
Echokardiographie	Neu auftretende regionale Wandbewegungsstörungen
Globale Indices einer unzureichenden O_2-Versorgung	Anstieg der globalen O_2-Extraktion >50 %
	Abfall der O_2-Aufnahme >10 % vom Ausgangswert
	Abfall der gemischtvenösen Sauerstoffsättigung (S_vO_2) <50 %
	Abfall der zentralvenösen Sauerstoffsättigung ($S_{cv}O_2$) <60 %
	Laktatazidose (Laktat >2 mmol/l)

- Bei der Transfusionsentscheidung ist nicht allein der Hb-Wert von Relevanz, sondern auch das Vorliegen einer *anämischen Hypoxie.*
- Kompensationsmechanismen bei akuter Anämie: Anstieg des Herzzeitvolumens, Zunahme der O_2-Extraktion, Umverteilung der Durchblutung zwischen den Organsystemen und der Mikrozirkulation
- Chronische Anämien
    - Hkt <24–21 % bzw. Hb <8–7 g/dl
    - Kompensationsmechanismen bei chronischer Anämie: Steigerung der Erythrozytenbildung, Zunahme der intraerythrozytären Konzentration von

2,3-Diphosphoglycerat (Rechtsverschiebung der O_2-Dissoziationskurve)
- Indikationen für spezielle Erythrozytenkonzentrate
    - Bestrahltes leukozytendepletiertes Erythrozytenkonzentrat: die Übertragung vermehrungsfähiger, immunkompetenter Lymphozyten mit Blutprodukten kann bei immunkompromitierten Patienten zu einer Graft-versus-Host-Reaktion (GvHR) führen.
    - Gewaschenes Erythrozytenkonzentrat: Anwendung bei Patienten mit seltenen transfusionsrelevanten Antikörpern gegen IgA oder gegen andere Plasmaproteine

oder bei wiederholt schweren, nicht geklärten, nicht hämolytischen Transfusionsreaktionen.
— CMV-negative EKs (EKs von Spendern, die keine Antikörper gegen CMV aufweisen) und Parvovirus-B19-getestete EKs sind limitiert.

Transfusion von Erythrozytenkonzentraten
— Die Datenlage zur Transfusion von EKs bei anämischen Intensivpatienten favorisiert eine eher restriktive Transfusionsstrategie (Trigger für EK-Gabe: Hb ≤7,0 g/dl).
— Eine Anhebung des Hämoglobinwertes durch Transfusion von Erythrozytenkonzentraten wird bei Weaning-Patienten kontrovers diskutiert. Eine strenge Indikationsstellung besteht nicht, sodass die Transfusion von EKs auf der Basis physiologischer Transfusionstrigger (◻ Tab. 6.2) und individueller Faktoren/Komorbiditäten erfolgen sollte (Schönhofer et al. 2015).
— Patienten mit einem septischen Schock besitzen bei einem Transfusionstrigger von ≤ 7 g/dl das gleiche Outcome (bezogen auf die 90-Tage Mortalität) wie bei einem Transfusionstrigger von ≤ 9 g/dl, sodass auch bei Sepsispatienten eine restriktive Transfusionsstrategie befürwortet wird (Holst et al. 2014 [Triss-Trial])

6.2.3 Kontraindikationen

— Absolute Kontraindikationen sind nicht bekannt.
— Bei potenziellen Empfängern eines Knochenmark-/Stammzelltransplantats ist die Gabe von EK des Transplantatspenders und Blutsverwandten des Spenders vor der Transplantation unbedingt zu vermeiden.

◻ **Tab. 6.3** Auswahl von AB0-kompatiblen Erythrozytenkonzentraten

Blutgruppe des Empfängers	Blutgruppe des Spenders
0	0
A	A, 0
B	B, 0
AB	AB, A, B, 0

6.2.4 Hämolytische Transfusionsreaktionen

— **Hämolytische Sofortreaktion** (1:25.000): Inkompatibilitäten im AB0- und/oder Rhesus-System (◻ Tab. 6.3)
   — Transfusion umgehend stoppen
   — Symptomatische Therapie bis Schocktherapie
— **Hämolytische Spätreaktionen** (1:2000): Inkompatibilitäten im Rhesus-, Kidd-, Duffy-, Kell- oder MNS-System
   — Symptomatische Therapie
   — Genaue Antikörperdifferenzierung veranlassen

6.2.5 Formen

(◻ Tab. 6.4)

6.3 Thrombozytenkonzentrate (TK)

6.3.1 Allgemeines

— Physiologische Funktion von Thrombozyten: Hämostase und Beteiligung im Rahmen inflammatorischer Prozesse
— Thrombozytenzahlen unter 5000/µl führen zu einer Spontanblutung aus einem intakten Gefäßsystem, da mindestens 7000 Thrombozyten pro µl

◻ Tab. 6.4 Erythrozytenpräparate

Form	Beschreibung
Standard-EK oder gefiltertes EK	Leukozytendepletierte EK in Additivlösung (<10^6 Restleukozyten)
	Ziel ist die Verminderung des Risikos einer Immunisierung gegen Leukozytenantigene (HLA-Antigene) und der Übertragung zellständiger Viren (z. B. CMV)
Gewaschene EK	EK gewaschen mit NaCl, welche danach unverzüglich transfundiert werden müssen
	Entfernung von restlichen Plasmaproteinen und Thrombozyten aus leukozytendepletierten EK
	Seltene Indikation: z. B. Patienten, bei denen seltene transfusionsrelevante Antikörper gegen IgA oder andere Plasmaproteine nachgewiesen wurden
Bestrahlte, leukozytendepletierte EK	Bestrahlung: γ-Strahlen (30 Gy)
	Anwendung: Patienten in Aplasie, unter/während Chemotherapie, Patienten mit Immundefekten, Patienten nach Transplantation
Kryokonservierte EK	Leukozytendepletierte EK (Eigendepot) unter Zusatz von DMSO/von Kryokonservierungsmittel Glyzerol (Lagerung: unter −80°C, 10 Jahre haltbar)
	Anwendung für EK mit speziellen und sehr seltenen Blutgruppenantigenen
Anti-CMV-negativ und Parvovirus-B19-getestete EK	Die Auswahl CMV-seronegativer Blutspender für die Gewinnung von leukozytendepletierten Blutkomponenten (außer Granulozytenkonzentrate) zur Vermeidung einer CMV-Infektion wird nicht empfohlen
	Aufgrund fehlender Hinweise auf transfusionsassoziierte Parvovirus-B19-Infektionen können aktuell keine Empfehlungen gegeben werden

benötigt werden, um die vaskuläre Integrität aufrechtzuerhalten.

- Pro TK/TT kommt es zum Anstieg der Thrombozytenzahlen um etwa 5000–10.000/µl.
- Im TK ist eine geringe Menge an Erythrozyten (unter 3×10^9) vorhanden; der Gehalt an Restleukozyten liegt unter 1×10^6 pro TK.
- Eine Bedside-Testung ist jedoch nicht notwendig.
- TK werden aufgrund ihrer Kompatibilität im AB0–Blutgruppensystem entsprechend der Regel für die Erythrozytentransfusionen ausgewählt (◻ Tab. 6.3).
- Transfusion von TK erfolgt über Transfusionsbestecke mit Standardtransfusionsfilter (DIN 58360, Porengröße 170–230 µm) und in der Regel über periphere Venen.
- Vor Stamm-/Knochenmarktransplantation muss die Gabe von Thrombozyten des Spenders oder anderer Blutsverwandter unbedingt vermieden werden.

6.3.2 Indikationsstellung

Thrombozytentransfusion bei hämatologisch-onkologischen Patienten

- **Chronische und therapierefraktäre Thrombozytopenie** (z. B. Aplasie, MDS)
  - Klinisch manifeste Blutung Grad 3 oder Grad 4
  - Vor chirurgischen Eingriffen
  - Abfall der Thrombozytenzahlen unter 5000/µl (prophylaktisch)
- **Patienten mit erhöhtem Thrombozytenumsatz**
  - Immunthrombozytopenien *nur* im Fall von bedrohlichen Blutungen
  - Bei Patienten mit hämolytisch urämischem Syndrom und bei Patienten mit TTP und bedrohlicher Blutung *nur* nach Ausschöpfung aller anderen therapeutischen Optionen
  - Bei Patienten mit Sepsis und Verbrauchskoagulopathie *nur* im Falle bedrohlicher Blutungen

— **Patienten mit akuter Thrombozytenbildungs-
störung durch Chemotherapie**
— Erwachsene mit akuter Leukämie,
prophylaktisch erst ab einem Thrombozytenwert von unter 10.000/µl oder bei
manifesten Blutungen
— Patienten nach Knochenmark- oder Stammzelltransplantation ohne Komplikationen,
wie schwere GvHD oder Mukositis, Zystitis
erst ab einem Thrombozytenwert von unter
10.000/µl oder bei manifesten Blutungen
— Patienten mit soliden Malignomen ohne
zusätzliches Blutungsrisiko erst bei einem
Thrombozytenwert unter 10.000/µl oder bei
manifesten Blutungen
— **Patienten mit akuter Thrombozytenbildungs-
störung und zusätzlichen Blutungsrisiken**
— Patienten mit zusätzlichen Risikofaktoren
bei einem Thrombozytenwert von unter
20.000/µl
— Bei manifesten Blutungen
— Risikofaktoren für das Auftreten von
Blutungskomplikationen bei Thrombozytopenie: Infektionen, GvHD, Zeichen der
Hämorrhagie, Fieber über 38°C, Leukozytose, plasmatische Gerinnungsstörung,
steiler Thrombozytenabfall, vorbestehende
Nekrosebereiche

Thrombozytentransfusion bei
Prozeduren/Eingriffen

(◘ Tab. 6.5)
— Die Thrombozytentransfusion wird bei
Patienten **ohne zusätzliche Blutungsrisiken**
vor invasiven Eingriffen ab einer Thrombozytenzahl von unter **50.000/µl** empfohlen.
— Vor einer Beckenkammbiopsie wird allgemein
keine prophylaktische Gabe von Thrombozyten
empfohlen.

Thrombozytentransfusion bei
Leberinsuffizienz

— Die Thrombozytentransfusion wird bei
Patienten mit Leberinsuffizienz bei **akutem
Leberversagen** bei Thrombozytenwerten
von unter **20.000/µl** oder beim Auftreten von
petechialen Blutungen empfohlen.

◘ **Tab. 6.5** Indikationsstellung zur TK-Substitution
bei Prozeduren/Eingriffen

Transfusionstrigger	Prozedur/Eingriff
<10.000/µl	Transjuguläre Leberpunktion
<20.000/µl	Dringliche Lumbalpunktion
	Gastrointestinale Endoskopie mit geplanter Biopsie
	Bronchoskopie ohne Biopsie
	Angiographien/ Herzkatheteruntersuchung
	ZVK-Anlage
	Gelenkpunktion
<50.000/µl	Elektive Lumbalpunktion
	Bronchoskopie mit transbronchialer Biopsie
	Transkutane Leberbiopsie

— Thrombozytentransfusion bei massiven und
bedrohlichen Blutungen zur Prophylaxe einer
Verlustkoagulopathie bei Thrombozytenwerten
unter **100.000/µl**.

6.3.3 Kontraindikationen

— Erkrankungen mit gesteigerter Thrombozytenaktivierung, z. B. thrombotisch-
thrombozytopene Purpura (TTP) oder
die heparininduzierte Thrombozytopenie
(HIT)
— Vor Stammzell-/Knochenmarktransplantation
muss die Gabe von Thrombozyten des Spenders
oder anderer Blutsverwandter unbedingt
vermieden werden.

6.3.4 Refraktärzustand

Definition
— Fehlender Thrombozytenanstieg nach wieder-
holter TK-Substitution

Ätiologie
— Nicht immunologisch (häufig):

◻ Tab. 6.6 Formen von Thrombozytenkonzentraten

Form	Beschreibung
Pool-TK	Gewinnung aus 4–6 gepoolten Einzelspendern, d. h. hochkonzentrierte TK 1 Pool-TK: $240–360 \times 10^9$ Thrombozyten in 200–300 ml Plasma
Einzelspender-TK	Gewinnung von nur einem Einzelspender 1 Einzelspender-TK: $60–80 \times 10^9$ Thrombozyten in 40–80 ml Plasma
Apherese-TK, sog. TT	Gewonnen von einem Einzelspender, d. h. nur ein HLA-Muster 1 Apherese-TK: $200–400 \times 10^9$ Thrombozyten in 200–300 ml Plasma
Bestrahlte TK/TT	Patienten in Aplasie, unter/während Chemotherapie, Patienten mit Immundefekten, Patienten nach Transplantation

Anmerkung: In einem TK befinden sich weniger als 3×10^9 Erythrozyten; der Gehalt an Restleukozyten liegt unterhalb von 1×10^6 pro TK (~leukozytendepletiert).

— Splenomegalie
— Fieber/Sepsis
— Immunologisch: Immunisierung gegen Merkmale von Thrombozyten (z. B. durch wiederholte Transfusion von Blutkomponenten)

Management des refraktären Patienten

— Bei Verdacht auf einen immunologisch bedingten Refraktärzustand wird empfohlen, bei Erstuntersuchung nach HLA-Klasse-I-spezifischen Antikörper im Serum zu suchen.
— Bei Untersuchung auf HLA-Klasse-I-Antikörper sollte ein glykoproteinspezifischer Test und nicht ausschließlich lymphozytotoxischer Test verwendet werden.
— Bei Nachweis auf HLA-Antikörpern und ineffektiver HLA-kompatibler Thrombozyten-transfusion sollte zusätzlich nach plättchenspezifischen Alloantikörpern (HPA-Antikörpern, sog. *Human-platelet-antigen*-Antikörper) gesucht werden.
— Bei immunisierten Patienten sollte eine serologische Verträglichkeitsprobe (Crossmatch) mit Antiglobulinbindungstests (Immunfluoreszenztest) unter Verwendung von Thrombozyten als antigenes Substrat veranlasst werden.
— Bei Nachweis von HLA-Klasse-I-Antikörpern müssen HLA-kompatible, durch Apherese gewonnene TK herangezogen werden.

— Bei zusätzlichem Nachweis von HPA-Antikörpern müssen HLA- und HPA-kompatible Apherese-Thrombozyten transfundiert werden.
— Bei immunisierten Patienten sollte der Transfusionserfolg anhand des korrigierten Thrombozyteninkrements überprüft werden, damit frühzeitig eine weitere Immunisierung erkannt wird. Hierzu werden Thrombozytenzahl vor, 1 h und ca. 20 h nach TK-Gabe bestimmt. Eine normalisierte Maßzahl stellt das korrigierte Inkrement dar (*„corrected count increment"*, *CCI*).
— Gelingt es nicht, immunologisch kompatible TK zu finden, kann bei manifester Blutung die hochdosierte Gabe von TK (bis zu 10 TK) eine kurzfristige Blutstillung bewirken.
— Bei lebensbedrohlichen Blutungen kann die Gabe des rekombinanten Faktor VIIa indiziert sein.

6.3.5 Formen

(◻ Tab. 6.6)

6.4   Leukozytenkonzentrate

6.4.1 Granulozytenkonzentrate

Indikationen (genau abwägen)
— Patienten, die trotz optimaler antibakterieller und antimykotischer Medikation eine *progrediente lebensbedrohliche*

Infektion bei ausgeprägter Neutropenie von unter 500 neutrophilen Granulozyten/µl aufweisen.

- Patienten mit seltenen angeborenen Granulozytenfunktionsdefekten, z. B. septische Granulomatose; in diesen speziellen Fällen können die Patienten bei progredienten lebensbedrohlichen Infektionen auch bei normaler absoluter Granulozytenzahl im peripheren Blut von einer Granulozytentransfusion profitieren.
- Strenge Indikationsstellung zur Granulozytentransfusion aufgrund möglicher schwerer Nebenreaktionen.

Anmerkung

- Mit der Einführung von G-CSF (Granulozyten-koloniestimulierender Faktor) zur Konditionierung von Granulozytenspendern ist die klinische Anwendung von Granulozytenkonzentraten wieder angestiegen.
- Aufgrund der vorhandenen hohen Zahl an kontaminierenden Erythrozyten sollten Granulozytenpräparate AB0- und Rh(D)-kompatibel transfundiert werden.
- Zur Vermeidung von pulmonalen Transfusionsreaktionen und einer verminderten Transfusionseffizienz ist eine leukozytäre Verträglichkeitsprobe durchzuführen.
- Die Granulozytentransfusion erfolgt über ein normales Transfusionsbesteck mit Standardfilter (Porengröße 170–230 µm).

6.4.2 Lymphozytenkonzentrate

Indikationen
- Spezifisch: Immuntherapie

Anmerkung
- Induktion einer schweren GvHD oder Myeloaplasie (etwa 20 % der Fälle)

6.5 Frischplasma („fresh frozen plasma", FFP)/Plasma zur therapeutischen Anwendung

6.5.1 Allgemeines (◘ Tab. 6.4)

- Faustregel: 1 ml FFP/kg KG erhöht den Gerinnungsfaktorengehalt (Quick-Wert) bei fehlender Umsatzsteigerung um 1 %, bei Umsatzsteigerung um 0,5–1 %.
- Schnell auftauen und verabreichen, die Erwärmung des Plasmas vor oder während der Transfusion mit dafür zugelassenen Geräten ist notwendig bei: Massivtransfusion, Unterkühlung vor Transfusion, Kälteagglutininkrankheit, hochtitrigen Kälteantikörpern, Vasospasmus auf Kältereiz
- Therapeutisches Plasma wird AB0-gleich oder AB0-kompatibel transfundiert
- Eine Bedside-Testung ist nicht notwendig
- Dosierung FFP: 15–45 ml/kg KG als Bolus i.v.
- **Beispiel:** Patient (75 kg) mit Quick-Istwert von 20 %, Quick-Zielwert von 60 % (Differenz: 40 %)
  - Plasmadosierung = 75 kg × 40 ml FFP/kg KG = 3000 ml ~ 12 Einheiten FFP
  - Cave: Hypervolämie bei 12 FFP, sodass die Substitution von PPSB ggf. sinnvoller ist. Da Faktor VII eine sehr kurze Halbwertszeit von 2–5 h besitzt, empfiehlt sich die parallele und wiederholte Gabe von 5–10 mg Vitamin K als Kurzinfusion
- **Faustregel:**
  - 1 I.E. PPSB/kg KG erhöht den Quick-Wert um 1 %
  - FFP-Dosierung in ml ~ PPSB-Dosierung in I.E.
- Fehlende Indikationen: prophylaktische Gaben von Plasma, akute Pankreatitis, Plasmaaustausch bei Guillain-Barré-Syndrom
- Kontraindikationen beachten: Plasmaunverträglichkeit und nachgewiesener IgA-Mangel
- Unerwünschte Wirkungen: Zitratüberladung/-intoxikation nach Transfusion hoher Plasmadosen (Zitrat als Antikoagulans in FFPs, Massivtransfusion oder Plasmaaustausch) bei Patienten mit eingeschränkter

Leberfunktion (u. a. Arrhythmien) sowie Gefahr der Volumenüberladung (Nieren- und Herzinsuffizienz)

6.5.2 Indikationsstellung

- *Verlust- und Verdünnungskoagulopathie bei schwerem akutem Blutverlust*: Plasma sollte in einer Dosierung von 15–20 ml/kg KG transfundiert werden bei Patienten mit schwerem akutem Blutverlust und manifesten oder drohenden mikrovaskulären Blutungen, die durch eine Koagulopathie mit Quick-Werten <50 % oder aPTT >45 s und/oder Fibrinogenspiegel <1 g/l mitverursacht werden.
- *Lebererkrankungen*: Plasma kann bei Patienten mit Hepatopathie und Gerinnungsstörungen mit Quick-Werten <50 % und schweren Blutungen in einer Dosis von 20 ml/kg KG transfundiert werden (Ziel: Sistieren der Blutung und Quick über 50 %).
- *Disseminierte intravasale Gerinnung* (DIC): Plasma kann in einer Dosis von 20 ml/kg KG bei Patienten mit DIC und Koagulopathie mit Quick-Werten <50 % und/oder Fibrinogenspiegeln <1 g/l und schweren Blutungen transfundiert werden. Die Gabe von Plasma hat keinen günstigen Einfluss auf die Prognose von Patienten mit akuter Pankreatitis ohne DIC.
- *Thrombotisch-thrombozytopenische Purpura (TTP) und adultes hämolytisch-urämisches Syndrom (HUS)*:
  - Ein täglicher Plasmaaustausch mit 40–60 ml Plasma/kg KG soll bei Patienten mit TTP oder HUS durchgeführt werden, bis die Thrombozytenzahl >100.000/µl liegt. Bei schlechtem Ansprechen ist ein Versuch mit 2 × täglichem Plasmaaustausch indiziert.
  - Plasma kann in einer Dosis von 10 ml/kg KG bei Patienten mit schwerem angeborenem Mangel an von-Willebrand-Faktor-Cleaving-Protease (vWF:CP; ADAMTS13) und TTP zur Verhütung von TTP-Rezidiven alle 1–3 Wochen transfundiert werden.
- *Hereditärer Faktor-V-Mangel und hereditärer Faktor-XI-Mangel*:

- Plasma soll in einer Dosis von 15–20 ml/kg KG bei Patienten mit schwerem angeborenem FV-Mangel (FV-Restaktivität <5 %) perioperativ, im Rahmen invasiver Eingriffe oder im Falle schwerer Blutungen transfundiert werden mit dem Ziel, hämostatische Plasmaspiegel von 15–20 % aufrechtzuerhalten.
- Plasma soll in einer Dosis von 20 ml/kg KG bei Patienten mit schwerem angeborenem FXI-Mangel (FXI-Restaktivität <5 %) perioperativ, im Rahmen invasiver Eingriffe oder im Falle schwerer Blutungen transfundiert werden mit dem Ziel, hämostatische Plasmaspiegel von 20 % aufrechtzuerhalten, wenn lokale Maßnahmen zur Blutstillung (z. B. Fibrinkleber), Desmopressin (DDAVP) und Antifibrinolytika zur Blutstillung nicht ausreichen.
- Plasma soll in einer Dosis von 20 ml/kg KG bei Patienten mit leichtem angeborenem FXI-Mangel und schwerer Blutungsneigung perioperativ oder im Rahmen invasiver Eingriffe transfundiert werden, wenn lokale Maßnahmen zur Blutstillung (z. B. Fibrinkleber), Desmopressin (DDAVP) und Antifibrinolytika zur Blutstillung nicht ausreichen.

6.5.3 Formen

(◘ Tab. 6.7, ◘ Tab. 6.8)

Starke Blutung

Bei starken Blutungen (▶ Kap. 15) sollte neben der Gabe von FFP (15–45 ml/kg KG) auch an die Substitution folgender Substanzen „gedacht" werden:

- **Erythrozytenkonzentrate**
- **Thrombozytenkonzentrate**
- Gerinnungsfaktoren: **PPSB** (20–40 I.E./kg KG) oder rekombinanter **Faktor VIIa** (90 µg/kg KG)
- **Fibrinogenkonzentrate** (2–6 g)
- Antifibrinolytika: **Tranexamsäure** (10–20 mg/kg KG)

◻ **Tab. 6.7** Formen von Frischplasmaprodukten

Form	Beschreibung
Gefrorenes Frischplasma bzw. „fresh frozen plasma" (GFP oder FFP)	Gewonnen aus Einzelspenden von Vollblut nach Zentrifugation und Abtrennen der Zellen oder mittels Apherese, ggf. leukozytendepletiert Abkühlen der FFP unter −30°C, damit die Aktivitäten der Faktoren V und VIII optimal erhalten bleiben Quarantänelagerung (ca. 4 Monate) und Zweituntersuchung der FFP auf Viren (HIV, HBV und HCV)
Solvent-Detergent-behandeltes Plasma (SDP)	Pool-FFP aus 500–1600 Einzelspenderplasmen Behandlung mit dem Solvens TNBP und dem Detergens Triton-X 100 zur Eliminierung von lipidumhüllten Viren (u. a. HIV, HBV, HCV) Das Risiko der Übertragung der nicht lipidumhüllten Viren (z. B. HAV, Parvovirus B19) wird durch Testung der Einzelspenderplasmen (NAT) und Virusneutralisation minimiert
Methylenblau-Licht-behandeltes Plasma (MLP)	Leukozytendepletierte Einzelspenderplasmen, die mit Methylenblau versetzt und mit Rotlicht (Wellenlänge 590 nm) bestrahlt werden Methylenblau-Licht-Verfahren zur Virusinaktivierung
Lyophilisiertes Humanplasma (LHP)	Einzelspenderplasma wie FFP, das nach Quarantänelagerung und Zellfiltration lyophilisiert (gefriergetrocknet) und erst kurz vor Gebrauch in Lösung gebracht wird

◻ **Tab. 6.8** Gegenüberstellung Frischplasma und Faktorenkonzentrate

Frischplasma	Faktorenkonzentrate (z. B. PPSB)
Niedrige (variable) Konzentration der Einzelfaktoren	Hohe (genau definierte) Konzentration der Einzelfaktoren
Hohe Immunogenität	Niedrige Immunogenität
Gefahr eines TRALI	Keine Gefahr eines TRALI
Hohes Volumen	Niedriges Volumen
Nicht sofortige Verfügbarkeit	Sofortige Verfügbarkeit
Aufwendige Handhabung (Auftauen!)	Einfache Handhabung (direkt auflösen)
Dosierung: 15–45 ml/kg KG als Bolus	Dosierung (PPSB): 20–40 I.E./kg KG
Relativ niedrige Kosten	Hohe Kosten

— **Desmopressin** (0,3–0,4 µg/kg KG): bei Verdacht auf Thrombozytenfunktionsstörung durch Urämie, Hepatopathie oder durch ASS (Freisetzung von FVIII und Von-Willebrand-Faktor aus dem Endothel und Mobilisation von Thrombozyten aus dem Knochenmark)

6.6   PPSB-Konzentrate

6.6.1   Allgemeines

— Bestandteile: Prothrombin (II), Prokonvertin (VII), Stuart-Prower-Faktor (X) und antihämophiler Faktor B (IX), inklusive der antikoagulatorischen Gerinnungsfaktoren (Protein C, S, Z)

□ Tab. 6.9 Blutungstypen

Blutungstyp	Definition und Maßnahmen
Minorblutung („minor bleeding")	Die Kriterien der Majorblutung werden nicht erfüllt (Hb-Abfall <2 g/dl), meist nur Hämatom Klinisch nicht relevante Minorblutung („clinical non-relevant non-major bleeding"): Entlassung Klinisch relevante Minorblutung („clinical relevant non-major bleeding"): stationäre Aufnahme (Verlängerung der stationären Verweildauer) *oder* Notwendigkeit der ärztlichen Behandlung (z. B. Thrombininjektion bei Aneurysma spurium) *oder* Pausierung der NOAC-Therapie
Majorblutung („major bleeding")	Hb-Abfall ≥2 g/dl *und/oder* Substitution ≥2 EKs (innerhalb 24 h) *und/oder* Symptomatische Blutung (zerebral, gastrointestinal, non-gastrointestinal [intraokulär, retroperitoneal, intraartikulär, perikardial, intramuskulär mit Kompartmentsyndrom])
Lebensbedrohliche Blutung („life-threatening bleeding")	fatale oder symptomatische intrakranielle Blutung *oder* Hb-Abfall ≥5 g/dl *oder* Substitution ≥4 EKs *oder* Schock mit Einsatz von Inotropika *oder* blutstillende OP/Intervention (z. B. ÖGD = Ösophagogastroduodenoskopie)

— Indikation: Blutungen unter Vitamin-K-Antagonisten/neuen oralen Antikoagulanzien (NOACs), Leberzirrhose oder bei Verlust- bzw. Verdünnungskoagulopathie (□ Tab. 6.9)
— Ziel-Quick Werte:
  — Leichte Blutungen bzw. kleinere Eingriffen: 30–50 %
  — Schwere Blutungen bzw. größere Eingriffe: 60–80 %
— 1 Einheit PPSB/kg KG hebt den Quick-Wert um 1 %.

6.6.2 Indikationen

— Angeborener Mangel an Prothrombinkomplexfaktoren: Bei angeborenem Mangel kann zur Stillung von spontanen, traumatischen und perioperativen Blutungen bei hämostyptisch nicht ausreichender Faktorenaktivität die Gabe von PPSB erfolgen.
— Erworbener Mangel von Prothrombinkomplexfaktoren: Schwere Blutungen unter neuen oralen Antikoagulanzien oder Vitamin-K-Antagonisten

— Unterbrechung der Wirkung von Vitamin-K-Antagonisten bei akuten bedrohlichen Blutungen und unaufschiebbaren operativen Eingriffen

ⓘ Dosierung
PPSB-Konzentrat
— Dosierung (angeborener Mangel): 20–40 I.E./ kg KG.
— Dosierung (erworbener Mangel): 20–25 I.E./ kg KG.

PPSB-Konzentrat
— Die notfallmäßige Aufhebung des Effektes neuer oraler Antikoagulanzien (NOACs) oder eines schweren Vitamin-K-Mangels sollte mit Prothrombinkomplexkonzentraten (PPSB: 20–50 I.E./kg KG) erfolgen.
— Bei akuten Blutungen unter NOACs können (falls verfügbar) die entsprechenden Antidots eingesetzt werden: Idarucizumab (Praxbind) bei Blutungen unter Dabigatran (Pradaxa) bzw. Andexanet alfa bei

Blutungen unter Faktor-Xa-Inhibitoren (Apixaban [Eliquis], Edoxaban [Lixiana], Rivaroxaban [Xarelto]).

- PPSB-Konzentrate können jedoch Plasma zur Behandlung komplexer Koagulopathien nicht ersetzen, da sie folgende Gerinnungsfaktoren nicht enthalten: Fibrinogen, F V, F VIII, vWF, F XI und F XIII. Ggf. zusätzliche Gabe von rekombinantem Faktor VIIa (90 µg/kg KG).

6.6.3 Kontraindikationen

- Disseminierte intravasale Gerinnung (DIC): Eine PPSB-Gabe bei DIC ist dann indiziert, wenn eine manifeste Blutung besteht, die durch einen Mangel an Prothrombinkomplexfaktoren bedingt oder mitbedingt ist und die Ursache der DIC behandelt wird. Bei DIC sollten PPSB-Präparate nicht ohne Kontrolle und ggf. Normalisierung des AT-Spiegels appliziert werden.
- Heparininduzierte Thrombozytopenie Typ II (HIT-II), da fast alle Präparate Heparin enthalten.
- Schwangerschaft und Stillzeit (PPSB-Gabe nur nach sorgfältiger Abwägung).

6.7 Humanalbumin (HA)

- **Typen von HA-Lösungen**
- Hypoonkotische (4%ige) Infusionslösungen
- Isoonkotische (5%ige) Infusionslösungen
- Hyperonkotische (20%ige) Infusionslösungen (häufig)

- **Physiologische Funktion von Albumin**
- Volumenwirkung (über kolloidonkotischen Effekt)
- Transportfunktion
- Antioxidative und antiinflammatorische Wirkung

6.7.1 Indikationen

- **Hypovolämie**
  - HA soll nicht zum Ausgleich einer Hypovolämie bzw. zur hämodynamischen Stabilisierung beim erwachsenen, nicht septischen Intensivpatienten eingesetzt werden, solange therapeutische Alternativen nicht ausgeschöpft wurden.
  - HA soll bei Verbrennungspatienten in den ersten 24 h nicht zur hämodynamischen Stabilisierung gegeben werden.
  - HA soll nicht zur hämodynamischen Stabilisierung beim Trauma-Patienten eingesetzt werden.
- **Hypalbuminämie**
  - HA zum alleinigen Ausgleich einer Hypalbuminämie bei Intensivpatienten ohne anderweitige Indikation soll nicht eingesetzt werden.
  - Bei Patienten mit *Leberzirrhose* und *spontan bakterieller Peritonitis* soll eine Therapie mit HA (1,5 g/kg KG am Tag 1 und 1 g/kg KG am Tag 3) erfolgen.
  - Bei Patienten mit *Leberzirrhose* und *hepatorenalem Syndrom* Typ 1 soll der Einsatz von HA in Kombination mit der Gabe von Terlipressin erfolgen (1 g/kg KG an Tag 1 [maximal 100 g/Tag], anschließend 20–40 g/Tag).
  - Nach *Parazentese* einer Aszitesmenge von ≥5 l soll eine Volumensubstitution mit HA (6–8 g pro Liter Aszites) erfolgen. Ist das Aszitesvolumen <5 l ist keine Gabe von HA notwendig!
  - HA soll bei Vorliegen eines nephrotischen Syndroms nicht verabreicht werden.

> Die Substitution von Humanalbumin hat keinen Vorteil bei der Behandlung der *schweren Sepsis*. Patienten mit einem *septischen Schock* scheinen jedoch bezogen auf die 90-Tage-Mortalität zu profitieren (Caironi et al. 2014 [Albios-Studie, Ziel Albuminkonzentration 30 g/l], Xu et al. 2015).

6.7.2 Kontraindikationen

- Allergie gegen humanes Albumin
- Dekompensierte Herzinsuffizienz
- Verdünnungskoagulopathie

6.8 Transfusionsassoziierte Wirkungen von Blutkomponenten und Plasmaderivaten

6.8.1 Allgemeines

- Bei Verdacht auf eine unerwünschte Reaktion bzw. Nebenwirkung ist der Blutspendedienst bzw. der pharmazeutische Unternehmer unverzüglich zu unterrichten.
- Das Paul-Ehrlich-Institut ist bei Verdacht auf eine schwerwiegende Transfusionsreaktion zu informieren (§ 63i AMG, § 16 TFG; www.pei. de – Vigilanz – Hämovigilanz).
- Einteilung „unerwarteter Nebenwirkungen" nach der Gabe von Blutkomponenten

- **Transfusionszwischenfälle:** Abweichungen von Verfahrensanweisungen zur Durchführung von Transfusionen, wie z. B. inkorrekte Blutpräparateanforderung, Patienten-/Blutkomponentenverwechslung, Anwendung eines falschen Transfusionsbestecks
- **Transfusionskomplikationen:** unerwünschte Reaktionen oder unerwünschte Wirkungen von Bluttransfusionen, wie z. B. transfusionsbedingte Infektionen, immunologische Transfusionskomplikationen (z. B. Hämolyse, TRALI), kardiovaskuläre oder metabolische Transfusionskomplikationen (z. B. Hypothermie, Hypervolämie)
- Einteilung „unerwarteter Nebenwirkungen" in akute und verzögerte Nebenwirkungen (◘ Tab. 6.10)

> Akute Transfusionsreaktionen stellen die Hauptrisiken einer Transfusion dar.

◘ **Tab. 6.10** Unerwartete Transfusionsreaktionen

Akute Nebenwirkungen	Verzögerte Nebenwirkungen
Hämolytische Reaktion vom Soforttyp	Hämolytische Reaktion vom verzögerten Typ
Febrile, nicht hämolytische Transfusionsreaktion (FNHTR)	Posttranfusionelle Purpura
Allergische Transfusionsreaktion	Transfusionsassoziierte Graft-versus-Host-Reaktion (taGvHD)
Bakterielle Kontamination	Transfusionsassoziierte Virusinfektionen/Parasitosen
Transfusionsassoziierte akute Lungeninsuffizienz (TRALI)	Transfusions-Hämochromatose (erhöhtes Risiko bei Transfusion von mehr als >100 EK; 1 EK enthält 200–250 mg Eisen)
Transfusionsassoziierte akute Volumenbelastung (TACO)	Hemmkörperbildung bei Plasmatransfusionen
Hypothermie	Variante der Creutzfeldt-Jacob-Krankheit (vCJK)
Hyperkaliämie	
Hämolytische EK	
Zitratreaktion	

6.8.2 Allgemeine Symptomatik

- **Fieber** als Zeichen einer möglichen bakteriellen Kontamination (insbesondere Propionibacterium acnes)
- **Hyperkaliämie** bei Massivtransfusionen (>10 EK/24 h bzw. wenn der Blutverlust innerhalb von 24 h die Menge des zirkulierenden Blutvolumens überschreitet)
- **Hypothermie** durch Zufuhr kalter Blutprodukte, insbesondere im Rahmen der Massivtransfusion

6.8.3 Kardiovaskuläre Symptomatik

- **Schock** bei Sofortreaktion oder anaphylaktischer Reaktion
- **Arrhythmien** bei Zitratintoxikationen oder Hyperkaliämie (Massivtransfusionen)
- **Embolien** (Luft oder Koagel)
- **Kardiale Dekompensation** (Hypervolämie)

6.8.4 Pulmonale Symptomatik

- **TRALI** (transfusionsassoziierte Lungeninsuffizienz, „transfusion-related acute lung injury")
  - Inzidenz: 1 auf 10.000 Blutprodukteinheiten mit hoher Letalität (ca. 10 %)
  - Pathophysiologie: durch granulozytäre Antikörper (HLA- und HNA-Antikörper) induzierte Dyspnoe, insbesondere bei Transfusion von *Frischplasma*
  - Klinik: Husten, Dyspnoe, Fieber, respiratorische Insuffizienz bis ARDS
  - Diagnostik: Thoraxsonographie (bilaterale B-Linien?), Röntgen-Thorax, BGA, NT-proBNP, Blutabnahme zum Zeitpunkt der Transfusionsreaktion (Suche nach leukozytenreaktiven Antikörpern)
  - Differenzialdiagnosen
    - transfusionsassoziierte Herzinsuffizienz durch Volumenüberladung
    - transfusionsassoziierter Asthma-bronchiale-Anfall

- transfusionsassoziierte Dyspnoe ("transfusions-associated dyspnea", TAD)
- **TRALI-Kriterien** (Europäisches Hämovigilanz-Netzwerk)
  - Plötzliche Atemnot während oder innerhalb von 6 h nach Bluttransfusion
  - Neue bilaterale Lungeninfiltrationen (Lungenödem) im Röntgen-Thorax
  - Auftreten während oder innerhalb von 6 h nach Bluttransfusion
  - Kein Anhalt für kardiogenes Lungenödem bzw. Volumenüberladung (TACO)
  - Maßnahmen: Intubationspflichtigkeit/ Beatmung (in 70 % der Fälle), Nachweis *granulozytenspezifischer Antikörper* beim Spender oder Empfänger, ggf. Steroide, keine Gabe von Diuretika
  - Anmerkung: Im Falle von transfusionsbedingter Atemnot, die sich weder einem TRALI noch einer Herzinsuffizienz oder einem Asthmaanfall zuordnen lassen, spricht man von einer transfusionsassoziierten Dyspnoe.
- **TACO** (transfusionsassoziierte zirkulatorische Überladung, Hypervolämie)
  - Akutes hydrostatisches Lungenödem mit kardialer Dekompensation
  - Klinik: Husten, Dyspnoe, Tachykardie mit Hypertension
  - Insbesondere bei gleichzeitig bestehender Herzinsuffizienz
  - Maßnahmen: Oberkörperhochlagerung, Sauerstoffgabe, Diuretika, Transfusion unterbrechen
- **TAD** (transfusionsassoziierte Dyspnoe)
  - Klinik: Dyspnoe innerhalb von 12–24 h nach Transfusion
  - Kein Anhalt für TRALI, TACO oder allergische Dyspnoe
  - Insbesondere bei gleichzeitig bestehender Herzinsuffizienz
  - Maßnahmen: Oberkörperhochlagerung, Sauerstoffgabe, Diuretika, Transfusion unterbrechen
- **Transfusionsassoziiertes Asthma bronchiale**
  - Allergische Transfusionsreaktion mit Dyspnoe

◻ Tab. 6.11 Infektionsrisiko allogener Bluttransfusionen

Art der Infektionen	Geschätztes Risiko pro Blutprodukteinheit
Viren	
HIV	<1 : 1.000.000
Hepatitis B	1 : 50.000–100.000
Hepatitis C	1 : 1.000.000
Bakterien (Kontamination)	1: 2000–8000 (TK) 1 : 30.000–150.000 (EK)
Parasiten (Malaria)	1 : 4.000.000
Prionen (neue Variante der Creutzfeldt-Jakob-Krankheit)	Mehrere Fallberichte

Anmerkung: Die Gefahr der bakteriellen Kontamination ist bei der Transfusion von TK höher als von EK, da unterschiedliche Lagerungstemperaturen notwendig sind (EK werden bei 4°C und TK bei 20–24°C gelagert). Seit Einführung der Nukleinsäure-Amplifikationstechnik (NAT) (1999 bei HCV, 2004 bei HIV) gab es in Deutschland 3 „Durchbruchinfektionen" (Stand Ende 2010): 2 × HIV durch eine mutierte HIV-Variante und 1 × HCV durch Spende an der NAT-Nachweisgrenze.

6.8.5 Hämatologische Symptomatik

- **Transfusionsassoziierte Graft-versus-Host-Krankheit**
  - Insbesondere unter Immunsuppression
  - Übertragung proliferationsfähiger Spender T-Lymphozyten auf einen immundefizienten Empfänger
  - Prophylaxe: Bestrahlung von Blutkomponenten
- **Hämolyse** bei hämolytischer Sofortreaktion oder hämolytischer Spätreaktion (Fieber, Atemnot, Hypotonie, Tachykardie, Schmerzen in der Nierengegend, Makrohämaturie, Anstieg der Laktatdehydrogenase um mindestens 50 % innerhalb von 24 h, Anstieg von Bilirubin, Hämoglobinämie, Abfall des Haptoglobins)
- **Thrombozytopenie** als Zeichen der Posttransfusionspurpura (Alloantikörper gegen Thrombozyten)
- **Panzytopenie** bei Verdacht auf GvHD oder als Zeichen der Parvovirusübertragung

6.8.6 Kutane Symptomatik

- **Urtikaria** bei Antikörper gegen Plasmabestandteile
- **Petechien** oder **Purpura** (sog. Posttransfusionspurpura) bei Alloantikörper gegen Thrombozyten bzw. thrombozytenspezifische Alloimmunantwort mit autoimmunem Anteil
- **Generalisiertes Hautexanthem** bei Graft-versus-Host-Krankheit (GvHD)
- Transfusionsassoziierte **Infektionen** (◻ Tab. 6.11)

6.9 Transfusion von Blutkomponenten und Zeugen Jehovas

- **Transfusionen von Fremdblut** werden von Zeugen Jehovas aus Glaubens- und Gewissensgründen auch in Situationen akuter Lebensgefahr abgelehnt, d. h. auch bei vitaler Indikation existiert **keine Therapiegewalt des Arztes**.
- Es gilt der Grundsatz, dass die Verweigerung von Bluttransfusionen die **Hilfeleistungspflicht** des Arztes unberührt lässt.
- Eine derartige Ablehnung von Bluttransfusionen (**Selbstbestimmungsrecht**), wenn sie aus freien Stücken geschieht und in völliger Einsichtfähigkeit in die Tragweite der Entscheidung, ist zu akzeptieren.

- Die **Respektierung des Patientenwillens** führt nicht zu strafrechtlichen Konsequenzen.
- **Antizipierte Behandlungsanweisung**: Für den Fall, dass der Patient z. B. aufgrund einer Bewusstlosigkeit seinen Selbstbestimmungswillen nicht vertraglich absichern kann, trägt jeder Zeuge Jehovas eine Patientenverfügung und ergänzende Patientenverfügung mit Betreuungsvollmacht bei sich. Bei Nicht-Auffinden oder Fehlen der „antizipierten Behandlungsanweisung", ist diese so lange rechtsverbindlich, als der Patient Mitglied der Glaubensgemeinschaft ist.
- Ein Arzt kann jedoch nicht strafrechtlich belangt werden, wenn er Bluttransfusionen in **Akutsituationen** gegen den erklärten Willen des Patienten vornimmt. In einem solchen Fall geht man davon aus, dass das Handeln des Arztes unter dem Gesichtspunkt des sog. **rechtfertigenden Notstands** gerechtfertigt ist.
- Bei elektiven Eingriffen/Prozeduren ist in der Aufklärung genauestens festzuhalten, was, wie und in welcher Situation (inklusive Notfall) zu beachten bzw. zu tun ist.
- Bei **einwilligungsunfähigen Zeugen Jehovas** gelten die **allgemeinen Transfusionsindikationen**. Lehnen Eltern bei ihren minderjährigen Kindern eine medizinisch indizierte Bluttransfusion ab, so muss der Arzt die Transfusion auch gegen den Willen der Sorgeberechtigten vornehmen. Sofern dies zeitlich möglich ist, sollte der Arzt die vorherige Genehmigung des Amtsgerichts/Vormundschaftsgerichts (auch fernmündlich) zur Durchführung der Bluttransfusion einholen.
- **Autologe Transfusionsverfahren** werden *nur* begrenzt akzeptiert.
  - Verfahren der autologen Bluttransfusion werden von den Zeugen Jehovas jedoch überwiegend nicht akzeptiert.
  - Blut, welches den Körperkreislauf des potenziellen (autologen) Empfängers verlassen hat, wird ähnlich wie Fremdblut angesehen. Eine (Re-)Transfusion wird strikt abgelehnt.
  - Gelegentlich gibt es eine etwas liberalere Auffassung, solange das zu retransfundierende Blut zu keinem Zeitpunkt den Kontakt zum Spender/Empfänger verliert (z. B.

Hämodialyse oder Herz-Lungen-Maschine/Cell-Saver).

Literatur

Caironi P, Tognoni G, Masson S et al. (2014) Albumin replacement in patients with severe sepsis or septic shock. N Engl J Med 370 (15): 1412–1421

Holst LB, Haase N, Wetterslev J et al. (2014) Lower versus higher hemoglobin threshold for transfusion in septic shock. N Engl J Med 371 (15): 1381–1391

Kleinmann S, Caulfield T, Chan P et al. (2004) Toward an understanding of transfusion-related acute lung injury: statement of a consensus panel. Transfusion 44: 1774–1778

KRINKO-Empfehlungen (2015) Infektionsprävention im Rahmen der Pflege und Behandlung von Patienten mit übertragbaren Krankheiten. Bundesgesundheitsbl, 58: 1151–1170

Querschnitts-LeitlinienTransfusion(smedizin):Leitlinie zur Therapie mit Blutkomponenten und Plasmaderivaten" der Bundesärztekammer festgehalten (2014) http://www.bundesaerztekammer.de/downloads/QLL_Haemotherapie_2014.pdf

Schönhofer B, Geiseler J, Dellweg D et al. (2015) S2k-Guideline „Prolonged Weaning". Pneumologie 69 (10): 595–607

Xu JY, Chen QH, Xie JF et al. (2015) Comparison of the effects of albumin and crystalloid on mortality in adult patients with severe sepsis and septic shock: a meta-analysis of randomized clinical trials. Crit Care 18 (6): 702

Kardiopulmonale Reanimation

G. Michels

© Springer-Verlag GmbH Deutschland 2017
G. Michels, M. Kochanek (Hrsg.), *Repetitorium Internistische Intensivmedizin*,
DOI 10.1007/978-3-662-53182-2_7

7.1   Drei-Phasen-Modell des Herz-Kreislauf-Stillstands

(■ Tab. 7.1)

7.2   Ursachen bzw. Differenzialdiagnosen des Herz-Kreislauf-Stillstands

(■ Tab. 7.2)

7.2.1   Formen des Kreislaufstillstands

━ **Hyperdynamer oder tachysystolischer Kreis-laufstillstand** (80 % der Fälle)
  ━ Kammerflimmern/-flattern
  ━ Pulslose ventrikuläre Tachykardie
━ **Hypodynamer oder asystolischer Kreislauf-stillstand** (20 % der Fälle)

━ Asystolie
━ Elektromechanische Dissoziation („weak action", EMD) oder Hyposystolie

❯ **"No one is dead, until warm and dead."**

7.3   Aufbau und Ablauf der kardiopulmonalen Reanimation (CPR)

7.3.1   Basismaßnahmen („basic life support", BLS) und automatisierte externe Defibrillation (AED)

BLS-Algorithmus

❯ **„Überlebenskette": Rasch erkennen und Hilfe rufen → frühe CPR → frühe Defibrillation → Postreanimationsphase**

■ **Tab. 7.1** Drei-Phasen-Modell des Herz-Kreislauf-Stillstands

Phase	Klinik	Maßnahmen
Elektrische Phase (<5 min)	Rhythmusproblem, Arrhythmien, meist ventrikuläre Tachykardien mit Degeneration in Kammerflimmern (meist Herz-Kreislauf-Stillstand in der Klinik)	Defibrillation
Zirkulatorische Phase (5–10 min)	Kardiales Pumpversagen (meist Herz-Kreislauf-Stillstand präklinisch)	Kardiopulmonale Reanimation → „Herzdruckmassage"
Metabolische Phase (>10–15 min)	Reperfusionsschäden (Intensivstation)	Ausgleich von Elektrolytstörungen und Störungen des Säure-Basen-Haushalts, Hypothermiebehandlung, neurologische Veränderungen

■ **Tab. 7.2** Differenzialdiagnosen des Herz-Kreislauf-Stillstands

5 H	5 T
Hypoxie (z. B. Bolusaspiration, Lungenödem)	Tamponade (Perikardtamponade: z. B. Thoraxtrauma, Aortendissektion)
Hypovolämie (z. B. hypovolämischer Schock)	Thrombose, pulmonal (Lungenembolie)
Hydrogenion (Azidose)	Thrombose, koronar (Myokardinfarkt)
Hypo-/Hyperkaliämie (z. B. Dialysepatient)	Toxigen (Intoxikation)
Hypothermie	Thorax (Spannungspneumothorax)

- Überprüfung von **Bewusstsein** (lautes Ansprechen, ggf. Schütteln) **und Atmung** (Sehen, Hören, Fühlen → Schnappatmung bzw. agonale Atmung → Freimachen der Atemwege [Esmarch-Heiberg-Handgriff])
- Notruf 112 (Telefon auf Freisprechen einstellen)
- Beginn mit CPR mit 30 Thoraxkompressionen
- Beatmung: 2 Beatmungen
- Verhältnis **Thoraxkompressionen : Beatmung → 30:2**
- AED bringen lassen: einschalten und Anweisungen folgen
- Anmerkungen zu BLS

» Rescuers who are unable or unwilling to provide mouth-to-mouth ventilation should be encouraged to perform at least compression-only CPR (chest compression-only CPR).

❱ Die „qualitativ hochwertige CPR" ist entscheidend für eine Verbesserung des Outcomes.

- „Alle Ersthelfer", ob ausgebildet oder nicht, sollen eine Herzdruckmassage durchführen.
- Die Bedeutung der „**Telefonreanimation**" wird hervorgehoben (Interaktion zwischen Leitstellendisponent und Ersthelfer)
- Die Bedeutung der „**Schnappatmung**" als möglichen Hinweis auf einen Herzstillstand wird betont, da eine Schnappatmung bei bis zu 40 % der Patienten mit Kreislaufstillstand in den ersten Minuten nach Eintreten vorliegt.
- Obwohl durch Thoraxkompression mit und ohne Beatmung bis zum Eintreffen professioneller Helfer vergleichbare Ergebnisse erzielt wurden, werden alleinige Thoraxkompressionen jedoch nicht als Standard empfohlen; sondern nur, wenn ein Helfer sich außerstande sieht oder nicht trainiert ist, eine Mund-zu-Mund Beatmung durchzuführen.
- In beengten Räumen kann bei nur einem Helfer die **Über-Kopf-Wiederbelebung**, bei zwei Helfern die Wiederbelebung in Grätschstellung erwogen werden.

- **Qualität der Herzdruckmassage**
  - Kompressionslokalisation: untere Hälfte des Sternums
  - Drucktiefe: mindestens 5 cm (jedoch nicht mehr als 6 cm)
  - Kompressionsfrequenz: 100–120/min
  - komplette Entlastung anstreben
  - Unterbrechungen der Herzdruckmassagen sind auf ein Minimum (<10 s) zu reduzieren
  - Frühzeitiges Abwechseln der Helfer (alle 2–3 min) bei der Durchführung der Herzdruckmassage, um eine Ermüdung zu verhindern
- **Qualität der Beatmung**
  - Geschulte Helfer sollen auch Beatmungen im Verhältnis von 30 Herzdruckmassagen zu 2 Beatmungen durchführen
  - Für beide Beatmungen sollen zusammen nicht mehr als 10 s aufgewendet werden.
  - Möglichkeiten der Beatmung: Mund-zu-Mund- oder Beutel-Masken-Beatmung; Alternative: Mund-zu-Nase-Beatmung
  - Anwendung von kleinen Tidalvolumina (V_T), da sonst Magenüberblähung: V_T 500–600 ml (6–7 ml/kg KG), hoher F_iO_2, Inspirationszeit 1 s
- **AED (automatisierte externe Defibrillation)**
  - Bei der Anwendung eines AED sollen die Wiederbelebungsmaßnahmen vor und während des AED-Einsatzes nur minimal unterbrochen werden.
  - Audiovisuelle Anweisungen sollten befolgt werden.
  - AED sollten dort stationiert werden, wo ein plötzlicher Herztod etwa alle 5 Jahre zu erwarten ist.

ERC-Leitlinien aus dem Jahr 2015
Die aktuellen ERC-Leitlinien aus dem Jahr 2015 sind in 11 Kapitel aufgeteilt (http://www.cprguidelines.eu/):
- Kap. 1: Kurzdarstellung
- Kap. 2: Basismaßnahmen zur Wiederbelebung Erwachsener und Verwendung automatisierter externer Defibrillatoren

- Kap. 3: Erweiterte Reanimations-
  maßnahmen für Erwachsene
- Kap. 4: Kreislaufstillstand unter besonderen
  Umständen
- Kap. 5: Postreanimationsbehandlung
- Kap. 6: Lebensrettende Maßnahmen bei
  Kindern
- Kap. 7: Die Versorgung und Reanimation
  des Neugeborenen
- Kap. 8: Das initiale Management des akuten
  Koronarsyndroms
- Kap. 9: Erste Hilfe
- Kap. 10: Ausbildung und Implementierung
  der Reanimation
- Kap. 11: Ethik der Reanimation und
  Entscheidungen am Lebensende

Nur für die Intensivmedizin relevanten Aspekte der CPR beim Erwachsenen werden in diesem Kapitel abgehandelt.

7.3.2 Erweiterte Reanimationsmaßnahmen („advanced life support", ALS)

ALS-Algorithmus
(◘ Abb. 7.1, ◘ Abb. 7.2)
- Adaptiert entsprechend den Leitlinien zur kardiopulmonalen Reanimation (*„cardiop-ulmonary resuscitation"*, CPR) des European Resuscitation Council (2015)
- Gewährleistung von qualitativer CPR durch innerklinische Notfallteams (*„rapid response teams"*)
- Der Teamleiter der CPR sollte deutlich erkennbar sein.

- Anmerkungen zu ALS
- Atmung/Beatmung
  - Bei CPR mit Beutel-Masken-Beatmung (Beatmungsbeutel mit Reservoir) stets Anwendung der Zweihelfermethode.
  - Die endotracheale Intubation soll nur von jemandem durchgeführt werden, der darin *ausgebildet*, *kompetent* und *erfahren* ist.

- Endotrachealtubus: Frau: 7,5 mm ID, Mann: 8,0 mm ID
- Supraglottische Atemwegshilfen (z. B. Kombitubus [Doppellumentubus], Larynx-maske/-tubus) sind akzeptierte Alternativen zur endotrachealen Intubation (◘ Abb. 7.3).
- Krikoiddruck zur Vermeidung einer Magenbeatmung wird bei der CPR nicht empfohlen.
- Die Laryngoskopie soll während laufenden Thoraxkompressionen durchgeführt werden.
- Die endotracheale Platzierung des Tubus soll die Thoraxkompressionen nicht länger als 5 sec unterbrechen.
- Kapnographische (nicht kapnometrische!) Lagekontrolle des Endotrachealtubus/ der supraglottischen Atemwegshilfe ist ergänzend zur klinischen Untersuchung/ Auskultation *obligat*, zudem zur Überwachung der CPR-Qualität sowie zur Identifizierung eines möglichen ROSC (*„return of spontaneous circulation"*, hier Anstieg des $p_{et}CO_2$). Niedrige $p_{et}CO_2$-Werte deuten auf eine mögliche schlechte Prognose hin.
- Nach Atemwegssicherung werden die Beatmung mit einer Frequenz von 10 Beatmungshüben pro Minute (ggf. maschinelle Beatmung, dann IPPV-Modus wählen) und die Thoraxkompressionen (Frequenz: mindestens 100/min) kontinuierlich ohne Pausen für die Beatmung fortgeführt.

❯ DOPES bei Oxygenierungsproblemen
- D: Dislokation Tubus
- O: Obstruktion (Schleim, Bronchospasmus, nicht ausreichende Sedierung)
- P: Pneumothorax
- E: Equipment (Ventilator, Sauerstoffflasche)
- S: Stomach (Fehlintubation)

- Herzdruckmassage
  - Die Bedeutung einer qualitativ hochwertigen Herzdruckmassage mit möglichst kurzen Unterbrechungen (<10 s) wird betont (*minimise no-flow time*).
  - Rhythmuskontrolle sollte alle 2 Minuten (mimimale CPR-Unterbrechung) erfolgen; die optimale Zyklusdauer ist unbekannt.

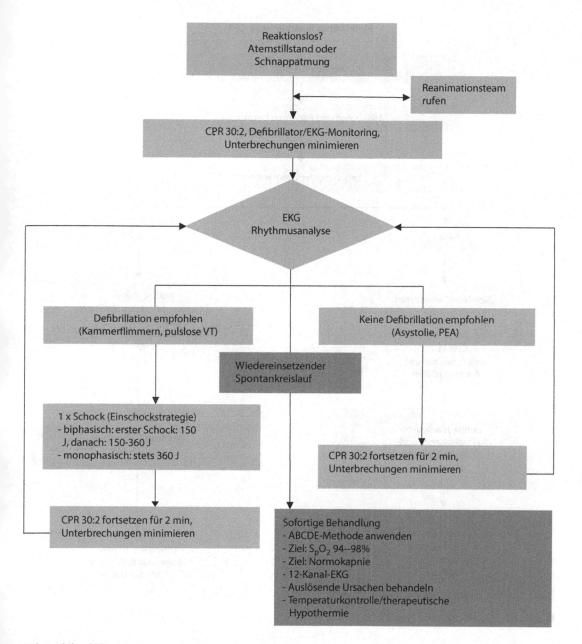

Während der CPR:
- Hochqualifizierte CPR sicherstellen: Frequenz, Tiefe, Entlastung
- Unterbrechungen der Thoraxkompressionen minimieren
- O_2-Gabe
- Kapnographie verwenden
- Herzdruckmassage ohne Unterbrechung, wenn Atemweg gesichert
- Intravenöser oder intraossärer Zugang
- Adrenalin alle 3–5 min
- Amiodaron nach dem 3. Schock

▣ **Abb. 7.1** ALS-Algorithmus der CPR bei Erwachsenen (Empfehlungen des European Resuscitation Council 2015)

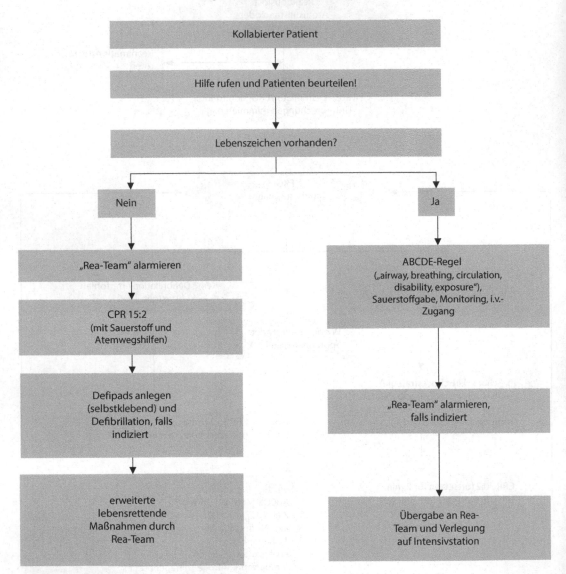

■ **Abb. 7.2** Algorithmus innerklinische CPR

— Die Bedeutung des präcordialen Faust-
schlags (ca. 50 Joule) wurde weiter
abgeschwächt; Anwendung nur bei
beobachtetem VF/VT am Monitor,
wenn kein Defibrillator unmittelbar zur
Verfügung steht
— Die Notfallsonographie (insbesondere des
Herzens/Thorax) zur Feststellung reversibler
Ursachen während ALS wird empfohlen.

❯ Mittels Notfallsonographie können folgende
reversible Ursachen des Herz-Kreislauf-
stillstands nachgewiesen bzw. ausgeschlossen
werden: massive Lungenarterienembolie
(Rechtsherzbelastung), Hypovolämie (*„empty
ventricle"*, kollabierte V. cava inferior), Perikardtamponade, Pneumothorax (fehlendes
Lungengleiten, fehlende B-Linien, fehlender
Lungenpuls, ggf. Nachweis des Lungenpunkts).

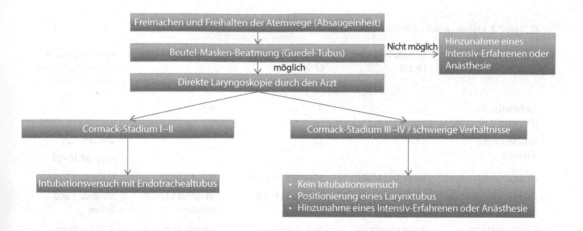

In keiner Studie konnte bisher demonstriert werden, dass die endotracheale Intubation die Überlebensrate nach Kreislaufstillständen erhöht.

■ **Abb. 7.3**   Atemwegsmanagement unter CPR (SOP des Herzzentrums der Uniklinik Köln)

---

❶ **Cave**

Der Ablauf der CPR sollte nicht wesentlich beeinträchtigt werden (minimale Unterbrechung der Thoraxkompressionen). Auch unter maschineller CPR (z. B. LUCAS-System) ist eine orientierende Notfallsonographie möglich.

▬ Kein routinemäßiger Einsatz von mechanischen Reanimationssystemen. Geräte für Thoraxkompressionen: z. B. durch die Anwendung von pneumatischer Thoraxkompression mit einer bis zum Ausgangsniveau aktiven Thoraxdekompression (z. B. LUCAS-CPR, Autopulse-CPR) konnte in Tierexperimenten eine Verbesserung der Hämodynamik und des Kurzzeitüberlebens nachgewiesen werden; klinische Studien dazu zeigten jedoch keinen Vorteil von LUCAS-CPR (LINC-Studie, PARAMEDIC-Studie) bzw. Autopluse-CPR (CIRC-Studie) gegenüber Standard-CPR, sodass Geräte zur Thoraxkompression nur für spezielle Situationen, wie z. B. schwierige technische Rettung oder im Rahmen der Notfallherzkatheteruntersuchung, vorbehalten sind.

▬ Extrakorporale Kreislaufunterstützung sollte bei erfolgloser ALS individuell erwogen werden (■ Tab. 7.3).

▬ **Elektrotherapie/Defibrillation**

▬ Möglichkeiten der Elektrotherapie im Rahmen der CPR:
  – Transkutane Schrittmachertherapie bei totalem AV-Block oder hämodynamisch relevanter Bradykardie
  – Defibrillation bei Kammerflimmern und pulsloser ventrikulärer Tachykardie

▬ Möglichkeiten der Durchführung der Defibrillation
  – Defibrillator mit Klebepads, ggf. Paddels
  – Automatisierter externer Defibrillator (AED)

▬ Entladungscharakteristika und Impulsformen
  – Monophasisch („monophasic damped sinusoidal waveform"): unipolarer Strom - der Strom fließt nur in eine Richtung (→ heute kaum mehr)
  – Biphasisch („biphasic truncated exponential oder rectilinear biphasic waveform"): bipolarer Strom - der Strom bewegt sich initial in positiver Richtung und wechselt dann in die negative Richtung

▬ Defibrillationsenergie
  – Biphasisch: erster Schock mit 150 Joule, danach 150–360 Joule

□ Tab. 7.3 Linksventrikuläre Assist-Devices in der Intensivmedizin

	Impella Recover LP 5.0	Impella Recover LP 2.5	Impella CP	Extracorporal life support (verschiedene Systeme)
Kathetergröße (French)	9	9	9	
Kanülengröße (French)	21	12		Venös 17–21 Arteriell 16–19
Fluss	Maximal 5 l/min	Maximal 2,5 l/min	3,7–4,0 l/min	Maximal 7 l/min
Pumpengeschwindigkeit	Maximal 33.000 U/min	Maximal 51.000 U/min	Maximal 51.000 U/min	Maximal 5.000 U/min
Insertionsstelle/ Platzierung	Arteria femoralis	Arteria femoralis	Arteria femoralis	A./V. femoralis
Antikoagulation	+	+	+	+
Empfohlene maximale Verweildauer	10 Tage	10 Tage	10 Tage	7 Tage
CE-Zertifizierung	+	+	+	+
FDA-Zulassung	+	+	-	+

- Monophasisch: 360 Joule (besser wäre die Angabe in Ampère)
- Elektrodenposition
  - sternal-apikal (anterior-lateral): rechts parasternal und linke mittlere Axillarlinie (Höhe der V_6-EKG-Elektrode)
  - ggf. anterior-posterior
- Schockeffizienz (mono- versus biphasisch):
  - Die biphasische Schockform ist effizienter.
  - Konventionelle monophasische Defibrillatoren sind bei gleicher Energiestufe den biphasischen unterlegen.
  - Mehrere nachfolgende Schocks steigern nicht die Effizienz (Einschockstrategie).
- Die Präschockpause soll so kurz wie möglich gehalten werden (<5 s).
- Die Herzdruckmassage soll während des Ladevorgangs nicht unterbrochen werden.
- Direkt nach Schockabgabe soll die Herzdruckmassage fortgesetzt werden.
- „Einschockstrategie": nur noch eine einzige Defibrillation alle 2 min nach Rhythmuskontrolle und sofortige Fortführung der CPR ohne Rhythmusanalyse und Pulskontrolle.

- Ausnahme der Einschockstrategie: Bei einem am Monitor beobachteten Kammerflimmern/pulslosen ventrikulären Tachykardie (z. B. Herzkatheterlabor, Intensivstation) und schockbereitem Defibrillator kann dagegen sofort bis zu dreimal nacheinander defibrilliert werden (Dreischockstrategie).
- Sicherheitsaspekt
  - Das Risiko eines Helfers, während der elektrischen Defibrillation einen Schaden zu erleiden, ist minimal, insbesondere dann, wenn der Helfer Handschuhe trägt. Ein Vorteil der sog. Hands-on-Defibrillation besteht nicht, sodass allein aus Sicherheitsgründen eine Präschockpause weiter beibehalten werden sollte.
  - In einer mit Sauerstoff angereicherten Atmosphäre (z. B. hoher O_2-Flow über Maske) „kann" der Funkenschlag von unsachgemäß angewendeten Defibrillator-Paddles einen Brand (Verbrennungen des Patienten) zur Folge haben; selbstklebende Defibrillator-Pads verursachen seltener Funkenschläge.

— Hinweise bei Defibrillation mit Paddels
  → Minimierung der transthorakalen
  Impedanz (normalerweise: 70–80 Ω):
  – Optimaler Anpressdruck der Paddles:
    8–10 kg pro Paddle
  – Ggf. Rasur der Brustbehaarung bei
    ausgeprägter Brustbehaarung
  – Die apikale Elektrode sollte bei Frauen
    nicht über der Brust positioniert werden.
  – Die Längsachse der apikalen Elektrode
    sollte kraniokaudal ausgerichtet werden.
  – Die Defibrillation sollte – wenn möglich
    – am Ende der Exspiration (niedrigste
    Impedanz in der Atemphase) erfolgen.
  – Elektrodengröße: Größere Elektroden
    haben eine geringere Impedanz.
  – Kontaktmittel: Bei Verwendung von
    Paddles sollten Einmalgelpads benutzt
    werden; Elektrodenpaste und -gels können
    zwischen den beiden Paddles zusammen-
    laufen und damit die Möglichkeit von
    Funkenschlag oder Kurzschluss schaffen.
    Optimal sind jedoch selbstklebende
    Defibrillator-Pads (→ Monitoring, Schock-
    abgabe, transkutane Schrittmacherthe-
    rapie problemlos möglich).

— Hinweise bei Defibrillation von
  Deviceträgern:
  – Elektroden mindestens 8 cm von
    dem implantierten Gerät entfernt
    positionieren oder andere Elektroden-
    position auswählen (antero-lateral,
    anteroposterior)

❶ Cave
Werden Paddles mit Gelpads verwendet,
kommt es durch die Schockabgabe zu einer
Polarisierung der Elektrolyte im Gelpad und
damit zu einer Abnahme der Leitfähigkeit.
Dies kann 3–4 min lang eine Asystolie
vortäuschen („Scheinasystolie"), wenn
die Paddel-Gelpad-Kombination auch zur
Herzrhythmusüberwachung genutzt wird.
Dieses Phänomen wurde für selbstklebende
Defibrillator-Pads nicht beschrieben,
sodass diesbezüglich und zur Minimierung
von CPR-Unterbrechungen Klebepads
empfohlen werden.

— **Zugangswege zur Applikation von**
  Medikamenten
  — Möglichkeiten:
    – 1. Wahl: periphervenöser Zugang (i.v.)
    – 2. Wahl: intraossärer Zugang (i.o.)
    – 3. Wahl (auf Intensivstation): Anlage eines
      zentralen Venenkatheters (ZVK) über die
      V. femoralis, sodass die CPR ungestört
      fortgeführt werden kann
  — Die endotracheale/-bronchiale Applikation
    wird nicht mehr empfohlen (unzuverlässige
    Plasmakonzentrationen).
  — Alle Medikamente sollen mit 20 ml Elektro-
    lytlösung nachgespült und die betreffende
    Extremität für 10–20 s hochgehalten
    werden.
  — Die Anlage eines zentralvenösen Katheters
    (ZVK) während laufender Reanimations-
    maßnahmen wird nicht empfohlen.
  — Intraossäre Zugangswege
    – proximale Tibia (häufig): anteromediale
      Oberfläche, ca. 1–2 cm unterhalb der
      palpablen Tuberositas tibiae
    – Alternativen: distale Tibia, distaler Femur,
      proximaler Humerus, Sternum
    – Punktion: entweder über spezielle
      Nadel (z. B. Cook-Intraossärnadel)
      oder mit Hilfe einer batteriebetrie-
      benen Bohrmaschine (z. B. EZ-IO™
      Intraossärinfusionssystem)

— **Medikamente während der CPR**
  — Notfallmedikamente: Adrenalin und
    Antiarrhythmika (Amiodaron)
  — Analgosedierung: z. B. Sufentanil und
    Midazolam
  — Bei Reanimation einer defibrillierbaren
    Rhythmusstörung erfolgt die erste Adrena-
    lingabe nach dem 3. Schock, danach alle
    3–5 min (alternierende Zyklen).
  — Bei Reanimation einer nicht defibrillier-
    baren Rhythmusstörung erfolgt die erste
    Adrenalingabe sofort nach Anlage des
    i.v./i.o.-Zugangs, danach alle 3–5 min (alter-
    nierende Zyklen).
  — Amiodarongabe (300 mg) zur Therapie
    von persistierenden ventrikulären Tachy-
    kardien/Kammerflimmern erst nach dem 3.
    Schock.

— Eine Atropingabe bei Asystolie oder PEA
wird nicht mehr empfohlen.
— Spezielle Maßnahmen zur Therapie einzelner
Ursachen des Herz-Kreislauf-Stillstandes

7.3.3   Ablauf

— Überprüfung des Bewusstseins und der
Atmung (max. 10 s, Sehen, Hören und Fühlen)
— **Patient reaktionslos**
    — Kopf überstrecken, Atmung fehlend oder
    „abnormal"
— **Beginn der CPR mit Thoraxkompressionen**
    — Sofortiger Beginn der CPR mit Thorax-
    kompressionen mit dem Ziel, die Dauer der
    „No-flow-Phasen" zu reduzieren
    — Lokalisation: harte Unterlage
    — Druckpunkt: unteres Sternumdrittel
    — Kompressionsfrequenz: mindestens 100/min
    — Eindrücktiefe: mindestens 5 cm
    — Vollständige Dekompression beachten
    (→ verbesserter venöser Rückfluss)
    — Ggf. Überprüfung der Effektivität durch
    Leistenpulskontrolle
        – Selbst nach erfolgreicher Defibrillation ist
        unmittelbar danach nur äußerst selten ein
        Puls zu tasten.
        – Jegliche Unterbrechungen der Herzdruck-
        massagen, wie z. B. um den Puls zu
        überprüfen, wirken sich nachteilig auf die
        Überlebenschance aus.
— **Beatmung**: 2-malige Atemspende
    — Atemzugvolumen: 6–7 ml/kg KG (V_T
    500–600 ml)
    — Beatmungs- bzw. Insufflationsdauer: 1 s
    — Zeitspanne für 2 Beatmungen: <10 s
    — Hyperventilation vermeiden
— **Relation von Thoraxkompression zu
Beatmung**: 30:2

> ❯ Bei der Diagnose einer Asystolie sollte immer
> sorgfältig das EKG auf das Vorhandensein
> von P-Wellen überprüft werden, da in
> einer solchen Situation der Einsatz eines
> transkutanen Herzschrittmachers indiziert
> sein könnte (P-Wellen-Asystolie ~ totaler

AV-Block). Der Einsatz eines Pacers bei
Vorliegen einer definitiven Asystolie ist nicht
indiziert.

— **Rhythmuskontrolle:**
    — EKG-Ableitung über **selbstklebende
    Defibrillatorpads**, Alternativen: Defibril-
    lator-Paddless (*„quick look paddle"*) oder
    normale Elektroden
    — Rhythmuskontrolle etwa alle 2 min
    — **Schock empfohlen**
        – Nur „einmalige" Defibrillation→ erster
        Schock: 150 Joule (biphasisch)
        – Keine EKG- oder Pulskontrolle nach
        Defibrillation!
        – CPR fortsetzen für 2 min, danach
        Rhythmuskontrolle
        – Bei persistierendem Kammerflimmern/
        pulslose VT: zweiter Schock → 150–360
        Joule (biphasisch)
        – CPR fortsetzen für 2 min, danach
        Rhythmuskontrolle
        – Bei persistierendem Kammerflimmern/
        pulsloser VT: dritter Schock → 150–360
        Joule (biphasisch)
        – CPR fortsetzen plus Applikation von
        1 mg Adrenalin und 300 mg Amiodaron
        i.v./i.o.
    — **Schock nicht empfohlen**
        – CPR fortsetzen bei Asystolie oder
        pulsloser elektrischer Aktivität
        – Rhythmuskontrolle nach 2 min CPR
        – Adrenalin-Gabe (1 mg) nach jedem
        2. CPR-Zyklus, d. h. alle 3–5 min
        – Präschockpause, d. h. Zeit zwischen
        Defibrillation und Thoraxkompressionen
        <5 sec
        – Beachte: niedrigamplitudiges bzw. feines
        Kammerflimmern kann häufig nicht von
        einer Asystolie unterschieden werden,
        hier hat die CPR Vorrang und nicht die
        Defibrillation.

> ❯ Notfallpatienten mit einer Subarachnoi-
> dalblutung zeigen häufig ähnliche EKG-Bilder
> wie Patienten mit akutem Koronarsyndrom,
> sodass die Indikationsstellung „zuerst

Herzkatheteruntersuchung oder kranielle Computertomographie" nach klinischer Abwägung erfolgen sollte.

- **Dokumentation der Reanimationsmaßnahmen:**
    - Optimal hausinterne Dokumentations-bögen, ggf. Patientenkurve
    - Anmerkung: Eine nicht dokumentierte CPR ist juristisch betrachtet eine nicht durch-geführte CPR.
    - Ggf. Beteiligung am Deutschen Reanima-tionsregister (https://www.dgai.de/projekte/deutsches-reanimationsregister)
- **Nachbesprechung mit dem Reanima-tionsteam, sog. Debriefing:**
    - Reanimationsablauf, Verbesserungsvorschläge
    - Positive und konstruktive Kritik (Loben)
    - Ggf. Schulung
    - Ggf. individuelles Gespräch über z. B. Ängste/Tod

7.3.4 Medikamente

Allgemeines
- Keine Evidenz für Medikamente bei kardio-pulmonaler Reanimation
- Medikamente zeigen nur Wirkung unter adäquater Hämodynamik, d. h. eine moderate CPR ist Grundlage der Medikamentenwirkung

Adrenalin
- Indikationen:
    - Medikament der 1. Wahl bei Herz-Kreislauf-Stillstand
    - PEA/Asystolie → sofortige Applikation von 1 mg Adrenalin
    - Pulslose ventrikuläre Tachykardie/Kammer-flimmern → Applikation von 1 mg Adrenalin *nach* der dritten Schockabgabe
    - Anaphylaxie bzw. anaphylaktischer Schock
    - Des Weiteren: ausgeprägte Hypotonie oder schwergradiger Asthmaanfall mit Intubationspflichtigkeit

- Dosierung:
    - Initial: 1 mg i.v. oder intraossär (keine Hochdosis-Adrenalingabe)
    - Applikationsrepetition: alle 3–5 min i.v. oder i.o., bis ROSC gesichert ist
    - Anaphylaxie: titrierend 0,1 mg i.v., Perfusor 2–10 μg/min i.v.
- Wirkung:
    - Direkt sympathomimetisch: unselektiver Agonist von α- und β-Adrenozeptoren
    - β_1-Wirkung: positiv chronotrop/inotrop/dromotrop/bathmotrop
    - β_2-Wirkung: Bronchospasmolyse
    - Mit steigender Dosierung auch α-Wirkung: periphere Vasokonstriktion
    - Hemmung der Histaminfreisetzung
- Besonderheiten:
    - Unter Adrenalin kommt es zu einer ausgeprägten Mydriasis, welche während der Reanimation nicht als Zeichen einer zerebralen Hypoxie gedeutet werden darf.
    - Obwohl einige Beobachtungsstudien den Einsatz von Adrenalin im Rahmen der außerklinischen CPR in Frage gestellt haben (Abnahme der Langzeitüberlebensrate), so hat Adrenalin aufgrund seiner höheren ROSC-Rate und Fehlen von randomisiert plazebokontrollierten Studien seinen Stellenwert behalten.

> **Während Patienten mit einer Asystolie/elektromechanischer Entkoppelung von einer frühen Adrenalingabe profitieren, ist die frühe Applikation von Adrenalin bei defibrillierbaren Rhythmusstörungen mit einem schlechteren Outcome assoziiert (Anderesen et al. 2016).**

Sauerstoff (O_2)
- **Während CPR:** Beatmung mit hohem F_iO_2 von 1,0
- **Nach erfolgreicher CPR**
    - Titrierung der F_iO_2 mit dem Ziel einer S_pO_2 von 94–98 %
    - Indikation: S_pO_2 <94 % oder Dyspnoe

— Hintergrund: Hyperoxämie nach
Wiederherstellung der spontanen
Zirkulation (ROSC) kann eine potenzielle
Gefährdung des Patienten darstellen
(Radikalentstehung)

Vasopressin

— Dosierung: 40 I.E. i.v. (wirkt über V1-Rezep-
toren glatter Muskelzellen)
— Keine Empfehlung: Vasopressin „scheint" nur
bei Asystolie besser, Vasopressin nach Epine-
phrin-Gabe ergab ebenfalls keinen Unterschied

Amiodaron

— Indikation:
    — Therapierefraktäre pulslose ventrikuläre
    Tachykardie/Kammerflimmern → *nach* der
    dritten erfolglosen Defibrillation
    — Ventrikuläre und supraventrikuläre
    Tachykardien

> Nach 3-facher ineffektiver Defibrillation
> sollen Adrenalin (1 mg) und Amiodaron
> (300 mg) verabreicht werden. Eine weitere
> Dosis von 150 mg Amiodaron kann nach
> fünf Schocks in Erwägung gezogen werden.
> Amiodaron scheint zudem den Erfolg der
> Defibrillation bei Kammerflimmern oder
> hämodynamisch relevanter ventrikulärer
> Tachykardie zu verbessern.

— Dosierung:
    — Initial: 300 mg i.v., ggf. Repetition
    150 mg
    — Intraossäre Gabe bei fehlendem i.v.-Zugang
    — Ggf. anschließend 900 mg über 24 h als
    i.v.-Perfusor (Verdünnung in Glukose 5 %)
    — *„Lidocain only if Amiodaron is unavailable"*
    (Grundlage: ALIVE-Studie: Amiodaron
    versus Lidocain; Dosierung: 100 mg oder
    1–1,5 mg/kg KG i.v., die Gesamtdosis von
    3 mg/kg KG darf in der ersten Stunde nicht
    überschreiten werden)
— Wirkung:
    — Multi-Ionenkanalblocker, insbe-
    sondere Kaliumkanalblocker

(Klasse-III-Antiarrhythmikum) mit
β-sympatholytischer Komponente
— Verlängerung der kardialen Repolarisationsphase bzw. QT_c-Zeit (Risiko ventrikulärer
Proarrhythmie)

> Die Gabe von Antiarrhythmika
> (Amiodaron, Lidocain) scheint im Rahmen
> der außerklinischen CPR mit keiner
> Verbesserung des Outcomes assoziiert
> zu sein. Da Amiodaron und Lidocain ein
> leicht besseres Überleben (jedoch nicht
> signifikant) gegenüber Placebo aufweisen,
> soll die antiarrhythmische Therapie – wie
> oben beschrieben – bei CPR entsprechend
> beibehalten werden (Kudenchuk et al.
> 2016).

Magnesium

— Indikationen:
    — Hauptindikation: Torsades de pointes
    — Weitere mögliche Indikationen:
        – Schockrefraktäre ventrikuläre Tachy-
        kardie/Kammerflimmern, falls Hypoma-
        gnesiämie möglich
        – Ventrikuläre oder supraventrikuläre
        Tachyarrhythmien mit Hypomagnesiämie
        – Digoxin-Überdosierung
        – Präeklampsie/Eklampsie
— Dosierung:
    — 8 mmol ~ 2 g Mg^{2+} i.v. über 1–2 min
    — Repetition nach 10–15 min möglich
— Wirkung:
    — Physiologischer Kalziumantagonist
    (antihypertensiv)
    — Muskelrelaxierend und tokolytischer Effekt
    — Physiologischer NMDA-Rezeptor-Anta-
    gonist (Anti-Shivering)

Atropin

> Atropin wird aktuell bei der CPR nicht mehr
> empfohlen.

— Indikationen:
    — Hämodynamisch instabile Bradyarrhythmie
    (z. B. totaler AV-Block)

- Alkylphosphat-Intoxikation
- Parasympathomimetika-Intoxikation
▬ Dosierung:
  - Bei Bradykardie: 0,5 mg/3–5 min bis 3 mg Atropin i.v. (komplette Vagolyse)
  - Falls ineffektiv bzw. bei atropinrefraktärer „Periarrest"-Bradykardie: Theophyllin 4–5 mg/kg KG i.v.
  - Antidot bei Alkylphosphat-Intoxikation: initial 5 mg, fraktioniert bis 20 mg Atropin
▬ Wirkung:
  - Kompetitive Hemmung muskarinerger Cholinozeptoren (M-ACh-Rezeptoren)
  - Aufhebung der Acetylcholinwirkung

Theophyllin

▬ Indikationen:
  - Atropinrefraktäre „Periarrest"-Bradykardie
  - Asthma bronchiale
  - Adenosin-Antidot
▬ Dosierung:
  - Ohne Theophyllin-Vorbehandlung: 4–5 mg/kg KG i.v. (bei der Dosisermittlung stets das Idealgewicht heranziehen, da Theophyllin unabhängig vom Fettgewebe aufgenommen wird)
  - Bei Theophyllin-Vorbehandlung: 2–3 mg/kg KG langsam i.v.
▬ Wirkung:
  - Kompetitive Hemmung von Adenosin-Rezeptoren
  - Unspezifische Hemmung von Phosphodiesterasen (cAMP-Anstieg) mit Folgen der Bronchodilatation, Stimulation des Atemzentrums, Nausea, positive ino- und chronotrope Wirkung sowie Vasodilatation

Kalzium

▬ Indikationen:
  - Arrhythmien unter Hyperkaliämie
  - Hypokalzämie (Kalziummangelzustände, z. B. echte Tetanie)
  - Intoxikation mit Kalziumantagonisten
  - Flusssäure-Intoxikation
▬ Dosierung:
  - Initial: 10 ml 10 %-iges Kalziumglukonat i.v. (~2,22 mmol elementares Kalzium)

oder 10 ml 10 %-iges Kalziumchlorid i.v. (~6,8 mmol elementares Kalzium)
  - Repetition: nach 1 min
  - Bei Flusssäure-Intoxikation: zusätzlich intraarteriell, ggf. lokale Infiltration
▬ Wirkung:
  - Erhöhung der Ventrikelerregbarkeit
  - Positiver chronotroper Effekt
  - Erhöhung der Stabilität der Zellmembran
  - gefäßabdichtend
▬ Besonderheit:
  - Keine gemeinsame Gabe mit Natriumbikarbonat, da sonst Kalziumkarbonat ausfallen kann.

Natriumbikarbonat

❯ **Keine routinemäßige Gabe von Natriumbikarbonat während des Kreislaufstillstands oder nach ROSC. Anwendung von NaHCO$_3$ nur bei spezifischen Indikationen erwägen, z. B. exzessive Hyperkaliämie oder hochgradiger Verdacht auf Intoxikation mit trizyklischen Antidepressiva.**

▬ Indikationen:
  - Hyperkaliämie (insbesondere bei gleichzeitig bestehender metabolischer Azidose)
  - Intoxikation mit trizyklischen Antidepressiva oder Barbituraten
  - Schwere metabolische Azidose
▬ Dosierung:
  - 50 mmol ~50 ml 8,4 %-ige NaHCO$_3$ i.v. oder 1 mmol/kg KG
  - Repetition nur unter BGA-Kontrolle
▬ Wirkung:
  - Protonenelimination v. a. aus dem Extrazellulärraum: $H^+ \uparrow + HCO_3 \leftrightarrow H_2CO_3 \leftrightarrow H_2O + CO_2 \uparrow$
  - Cave: $[H^+] \downarrow \leftrightarrow [K^+] \downarrow \rightarrow$ Hypokaliämiegefahr
  - Voraussetzung: suffiziente Ventilation zur CO_2-Elimination
▬ Besonderheit:
  - Katecholamine werden durch Natriumbikarbonat inaktiviert (Inkompatibilitäten).

Thrombolyse bzw. systemische Lysetherapie

> **❯** Keine routinemäßige Lysetherapie während der CPR; Thrombolyse erwägen bei *Verdacht auf* bzw. *nachgewiesener* Lungenembolie als Ursache des Kreislaufstillstands.

— Indikationen:
  — Präklinische Indikation: Lysetherapie bei Kreislaufstillstand zeigte keine Prognoseverbesserung, Benefit nur bei Patienten mit Kreislaufstillstand aufgrund einer akuten Lungenembolie (TROICA Studie).
  — Klinische Indikationen:
    – *Ohne* Spontankreislauf (unter CPR): Kreislaufstillstand mit Verdacht auf Lungenembolie
    – *Mit* Spontankreislauf: STEMI mit zu langem Zeitintervall bis zur perkutanen koronaren Intervention (PCI) sowie bei fulminanter Lungenembolie
— Dosierung:
  — rt-PA (Alteplase): 0,6 mg/kg KG (50–100 mg) i.v.
  — Tenecteplase: 0,5 mg/kg KG (bis 50 mg) i.v.
— Besonderheit:
  — Fortsetzung der CPR für mindestens 60–90 min

7.3.5 Transport

— Patienten unter Reanimationsbedingungen sollten niemals transportiert werden.
— Grundsatz: „Erst stabilisieren, dann transportieren".

7.4 Postreanimationsphase

7.4.1 Allgemeines

— Das Thema „Postreanimationsmanagement" wurde in den neuen ERC-Guidelines als eigenständiges Kapitel aufgenommen.
— Die **Klinikletalität** erfolgreich reanimierter Patienten liegt bei **50–70 %**.

— Wiederherstellung eines ROSC in weniger als 50 % aller CPR.
— Kennzeichnend für die Postreanimationsphase ist das sog. Post-cardiac-arrest-Syndrom:
  — *Zerebrale Schädigung* mit Myoklonien, Krampfanfällen, Koma bis Hirntod, abhängig von Ausprägung der Mikrozirkulationsstörung, Beeinträchtigung der Autoregulation, Hypotonie, Hyperkapnie, Hypoxie, Hyperoxie, Fieber, Hypo-/Hyperglykämie
  — *Myokardiale Dysfunktion* (meist regredient) mit Hypotonie, Abnahme des Herzindex, Arrhythmien
  — *Systemische Antwort* auf Ischämie und Reperfusion mit Modulation von immunologischen Prozessen und des Gerinnungssystems mit erhöhtem Sepsisrisiko bis Multiorganversagen
— Während zunächst **kardiovaskuläre Probleme** im Vordergrund stehen, wird die Gesamtprognose durch das Ausmaß der **zerebralen Erholung** geprägt.
  — Im Rahmen des No-reflow-Phänomens in der Frühphase nach einer CPR findet man Hirnregionen, die trotz einer Spontanzirkulation zunächst nicht reperfundiert werden.
  — In anderen Arealen beobachtet man zum Teil eine **reaktive Hyperämie**, die jedoch nur 30–60 min anhält und schließlich in die **verzögerte postischämische Hypoperfusion** übergeht.
  — Diese Phase dauert bis zu 24 h an und birgt die Gefahr **sekundärer neuronaler Läsionen**, weil sich durch eine gestörte CO_2-Reagibilität zerebraler Gefäße ein Missverhältnis zwischen Sauerstoffangebot und Sauerstoffverbrauch einstellen kann.
  — **Hyperthermie** und **zerebrale Krämpfe** führen zudem in der Phase der verzögerten Hypoperfusion zu einem **gesteigerten zerebralen Metabolismus**.
  — Die ersten 24 (–72) h nach einer CPR sind somit für die zerebrale Erholung von relevanter Bedeutung.
— Ein festes Behandlungsprotokoll nach **Wiederherstellung einer spontanen Zirkulation** (ROSC, *return of spontaneous circulation*) sollte daher implementiert werden (❏ Abb. 7.4).

Akutbehandlung nach ROSC

Atemwege und Beatmung
S_pO_2 94--98%,
endotracheale Intubation,
Kapnographie,
Normoventilation

Temperaturkontrolle
Ziel: 32--36°C,
Analgosedierung

Herz und Kreislauf
12-Kanal-EKG,
i.v.-Zugang für
Katecholamine und/oder
Volumentherapie,
Systolischer Blutdruck >100
mmHg,
Anlage Arterienkatheter

Akutdiagnostik nach ROSC

Ursachenfindung: EKG und Notfallsonographie
- STEMI → Notfallkoronarangiographie
- NSTEMI → ggf. Koronarangiographie
- Nicht-kardial: CT-Kopf, Angio-CT-Thorax, ggf. Triple-Rule-Out CT,
  Labor (inkl. NT-proBNP, CRP, Procalcitonin), Asservierung von
  Blut (Nachbestimmungen, ggf. Toxikologie)

Aufnahme Intensivstation

Optimierte Erholung

Management auf Intensivstation
- Optimierung der Hämodynamik (Makro-/Mikrozirkulation)
- Optimierung der Beatmung/Oxygenierung (Normokapnie,
  Normoxie, lungenprotektive Beatmung)
- Echokardiographie (inkl. Beurteilung der Vena cava inferior)
- Temperaturkontrolle (milde Hypothermie; Fieber für mindestens 72
  h verhindern, Abnahme von Blutkulturen)
- Erhaltene Normoglykämie
- Neurodiagnostik, ggf. Behandlung von Krampfanfällen,
  Prognosestellung ab Tag 3 erwägen

Prognose & Reha

Prognose: Neurologische Untersuchung, CCT, (MRT), NSE, SEP,
EEG, Rehabilitationspotenzial

Rehabilitation: Screening auf kognitive Beeinträchtigungen
und emotionale Probleme bis hin zur Wiedereingliederung in das
Arbeitsleben

Abb. 7.4 Algorithmus Postreanimationsphase

7.4.2 Weiterführende Diagnostik veranlassen

- **Röntgen-Thorax:** Frage nach Tubuslage, Pneumothorax, Zeichen der pulmonalvenösen Stauung, Pleuraerguss, Rippenfrakturen, ZVK-Lage
- **Transthorakale Echokardiographie:** Frage nach Perikarderguss, Rechtsherzbelastung, Pumpfunktion, Vitium sowie Quantifizierung der myokardialen Post-cardiac-arrest-Dysfunktion
- **12-Kanal-EKG:** Ausschluss/Nachweis von Myokardinfarkt, Rhythmusanalyse
- **Laborkontrolle:** BGA, NSE, komplettes Notfalllabor, Kreuzblutentnahme
- **Mikrobiologie:** Entnahme von Blutkulturen und Trachealsekret, da häufig Aspiration im Rahmen der Notfallintubation
- **Abdomensonographie:** bei unklarem Hb-Abfall, ggf. CT-Untersuchung bei stabiler Hämodynamik
- **Computertomographie:** CT-Thorax und CT-Kopf zur Abklärung einer respiratorischen und/oder neurologischen Genese, ggf. Triple-Rule Out-CT bei normofrequentem Sinusrhythmus (Ausschluss/Nachweis von Aortendissektion, Lungenarterienembolie und koronarer Herzerkrankung)

7.4.3 Hämodynamische und metabolische Stabilisierung

- **Hämodynamisches Monitoring und Stabilisierung**
  - Ziel: Vermeidung einer hypotonen Kreislaufsituation sowie Mikrozirkulationsstörungen
  - Echokardiographie: frühzeitige kardiale Statuserhebung (Abklärung von links- und rechtsventrikulärer Pumpfunktion, Vitien, Perikarderguss und Rechtsherzbelastung, einschließlich Beurteilung der V. cava inferior)
  - Maßnahmen: Volumensubstitution und/oder Katecholamintherapie und/oder Anlage eines transvenösen temporären Schrittmachers

- Adäquates Monitoring: invasives hämodynamisches Monitoring (ZVK, Arterie, ggf. erweitertes hämodynamisches Monitoring), Laktat/Laktat-Clearance, $S_{cv}O_2$, Ausscheidung
- Ziel: individuelle Optimierung der Makro- und Mikrozirkulation
- **Adäquate Oxygenierung**
  - Eine Hyperventilation ist wegen der Gefahr zerebraler Ischämien unbedingt zu vermeiden (gesteigerte CO_2-Abatmung → Abfall des p_aCO_2-Wertes → Hypokapnie: zerebrale Vasokonstriktion mit zerebraler Minderperfusion sowie gesteigerte neuronale Erregbarkeit durch verstärkte Freisetzung von Glutamat)
  - Vermeidung von Hyperoxie (oxidativer Stress mit Schädigung postischämischer Neurone) und Hypoxie
  - Nach erfolgreicher CPR: Titrierung der F_iO_2 mit dem Ziel einer S_pO_2 von 94–98 %
  - Hyperoxämie und Hypokapnie in der Postreanimationsphase sind mit erhöhter Letalität assoziiert
  - Hypokapnie ist mit einem schlechteren neurologischen Outcome assoziiert
  - Ziel: Normokapnie ($p_{et}CO_2$, p_aCO_2) und Normoxämie (p_aO_2, S_pO_2)
- **Koronare Revaskularisation** (Herzkatheteruntersuchung bzw. perkutane Koronarintervention, sog. PCI):
  - Aufgrund der Tatsache, dass ein großer Teil der Patienten mit Kreislaufstillstand an einer koronaren Herzerkrankung leidet, soll eine Herzkatheteruntersuchung nach ROSC erwogen werden.
  - Bei reanimierten Patienten und rasch mittels Defibrillation behobenem Herz-Kreislauf-Stillstand sollte nach individueller Abwägung eine möglichst frühzeitige PCI in Erwägung gezogen werden.
    - Reanimierte Patienten mit STEMI → IB-Empfehlung
    - Reanimierte Patienten und NSTEMI → IIaB-Empfehlung
  - Gerade für Patienten nach CPR und NSTEMI wurde eine randomisierte Studie initiiert (TOMAHAWK-Studie: Vergleich

einer unmittelbaren Koronarangiographie mit einer verzögerten Intervention bei Überlebenden eines Herz-Kreislauf-Stillstands, der präklinisch und ohne ST-Hebung [NSTEMI] auftrat).

— Die Indikation einer Herzkatheter-untersuchung bei CPR-Patienten nach **ROSC und NSTEMI** sollte nach klinischer Einschätzung (insbesondere nicht versus defibrillierbarer Initialrhythmus, hämodynamische Situation) und unter Berücksichtigung von verschiedenen Faktoren **abgewogen** werden: Alter, initiale Blutgasanalyse (Laktatwert, pH-Wert), initialer/aktueller Herzrhythmus, neurologischer Status (No-flow-Zeit, Laienreanimation, CPR-Dauer, ROSC >3 min), Komorbiditäten (u. a. Demenz, terminale Herz-/Niereninsuffizienz, bekannte koronare Herzerkrankung), Vorliegen einer Patientenverfügung/mutmaßlicher Wille.

> **❯** Eine Herzkatheteruntersuchung bei CPR-Patienten nach ROSC und STEMI sollte frühzeitig erfolgen.

— **Blutzuckereinstellung: Zielwert <180 mg/dl bzw. <10 mmol/l**
  — Keine intensivierte Insulintherapie (erhöhte Gefahr von Hypoglykämien)
  — Senkung der Blutglukose erst bei Werten >180 mg/dl
  — Vermeidung von Hypoglykämien

7.4.4 Aufrechterhaltung der Nierenfunktion

— Abklärung eines prärenalen oder renalen Nierenversagens
— Monitoring/Bilanzierung des Volumenstatus (insbesondere Beurteilung der V. cava inferior)
— Ausreichende Urinproduktion (1 ml/kg KG/h)
— Maßnahmen: Volumensubstitution, Diuretika, ggf. intermittierende Dialyse

7.4.5 Optimierung der neurologischen Erholung

— *Zerebrale Perfusion*: Anstreben eines optimalen MAP, da die Autoregulation des zerebralen Blutflusses temporär nach dem Kreislaufstillstand gestört bleibt (zerebraler Perfusionsdruck = MAP-ICP).
— Reduktion der $CMRO_2$ (*cerebral metabolic rate of O_2*): tiefe Analgosedierung, Hypothermie
— Vermeidung der Zunahme der $CMRO_2$: Verhinderung von Hyperthermie (Temperaturkontrolle), Krampfanfällen/Myoklonien (Krampfkontrolle), Hypo-/Hyperglykämien (Blutzuckereinstellung), Gabe von Ketamin vermeiden

7.4.6 Zielgerichtetes Temperaturmanagement (milde Hypothermie)

> **❯** Die Begriffe zielgerichtetes Temperaturmanagement (*targeted temperature management*, TTM) oder Temperaturkontrolle werden heute gegenüber dem früher gebräuchlichen Begriff milde/therapeutische Hypothermie verwendet.

Hintergründe

— Die Mechanismen der milden Hypothermie sind vielseitig (Reduktion des zerebralen Metabolismus, Reduktion der Inflammationsreaktion, s. unten). Das Prinzip der milden Hypothermie macht sich die Natur schon langem zunutze. Am Beispiel des Igels werden im Rahmen des Winterschlafes verschiedene Mechanismen aktiviert (Abnahme der Atmung von 50/min auf 2/min; Abnahme der Herzfrequenz von 200/min auf 5–10/min; Abnahme der Temperatur von 36°C auf 1–8°C), um letztendlich den Stoffwechsel auf 75 % zu reduzieren.
— Einsatzgebiete der milden Hypothermie: Postreanimationsphase sowie Therapie von Schlaganfall und Status epilepticus.

— Das zielgerichtete Temperaturmanagement ist eine effektive therapeutische Strategie nach Herz-Kreislauf-Stillstand, es verbessert das Überleben und das neurologische Outcome nach Reanimation.

— Weitere Studien zum optimalen Zeitpunkt, zur optimalen Zeitdauer der milden Hypothermie bzw. zur Kinetik der Induktion der Hypothermiephase und des Rewarmings bleiben abzuwarten.

Mechanismen der milden Hypothermie

— Reduktion der **zerebralen metabolischen Rate** für Sauerstoff ($CMRO_2$) um 6–8 % pro 1°C-Temperaturabnahme

— Supprimierung der Bildung **freier Radikale**, der Ausschüttung **exzitatorischer Aminosäuren** (Glutamat), der **Inflammationsreaktion** sowie der intrazellulären **Akkumulation von Ca^{2+}-Ionen** mit den Folgen der Abnahme der mitochondrialen Schädigung und der Induktion des neuronalen Zelltods

— Verbesserung der **myokardialen Pumpfunktion** (signifikante Zunahme der Ejektionsfraktion unter Hypothermiebehandlung)

Indikation

— **„Alle" Patienten nach Reanimation**, d. h. jeder komatöse Patient nach Herzstillstand (ungeachtet der Ursache) sollte einer milden Hypothermie unterzogen werden

— Ziel der Temperaturkontrolle: Verbesserung des neurologischen Outcomes

Kontraindikationen

— Aktive relevante Blutung oder vorbestehende Koagulopathie (eine Thrombolyse ist keine Kontraindikation für die therapeutische Hypothermie)

— Schwere systemische Infektionen

— Nachgewiesenes Multiorganversagen

— Terminale Erkrankungen

> **Ein zielgerichtetes Temperaturmanagement ist von großer Bedeutung (Fieber**

vermeiden!), da die Entwicklung einer Hyperthermie nach Kühlung (Rebound-Hyperthermie) mit einer erhöhten Mortalität und schlechterem neurologischen Outcome assoziiert ist. Das Auftreten von Fieber sollte daher in den ersten 72 h nach Reanimation durch Antipyretika oder Kühlung verhindert werden.

Möglichkeiten der Hypothermietherapie

— 2–3 l 4°C kalte 0,9 %-ige NaCl-Lösungen (die i.v.-Infusion von 30 ml/kg KG einer 4°C kalten Kochsalzlösung führt zur Senkung der Körperkerntemperatur um etwa 1–1,5°C)

— Eisbeutel und/oder nasse Handtücher bzw. kaltes Abwaschen

— Kühldecken, Kühlmatten und Kühlkissen

— Wasser- oder Luftzirkulationsdecken

— Wasserzirkulationsgelkissen

— Transnasale Verdunstungskühlung (selektive Hirnkühlung, z. B. Rhino Chill-System)

— Coolpacks

— Endovaskuläre Kühlung mittels Kühlkatheter (z. B. CoolGard)

— Extrakorporale Zirkulation (z. B. Herz-Lungen-Maschine, ECMO)

> **Die invasive endovaskuläre Kühlung mittels Kühlkatheter war der externen Oberflächenkühlung im Rahmen der ICEREA-Studie bezüglich des Outcomes nicht überlegen (Deye et al. 2015). Das Erreichen und die Aufrechterhaltung der Zieltemperatur sind jedoch mittels endovaskulärer Kühlung signifikant besser.**

Physiologische Wirkungen bzw. Nebenwirkungen von Hypothermie

— Steigerung der Diurese bis Polyurie (durch Inhibierung der ADH-Ausschüttung)

— Elektrolytverschiebungen (Hypophosphatämie, Hypokaliämie, Hypomagnesiämie und Hypokalzämie)

— Arrhythmieneigung (bevorzugt Bradykardien)

— Blutgerinnungsstörungen (Blutungsgefahr)

- Höhere Infektionsrate (Schwächung des Immunsystems, maskierte Symptome)
- Steigerung des systemischen Gefäßwiderstandes
- Hyperglykämie (Hypothermie vermindert die Insulinsensitivität und die Insulinsekretion)
- Kältezittern (Shivering erhöht den Metabolismus und die Wärmeproduktion)
- Erhöhte Serumamylase
- Demaskierte Krampfanfälle
- Verstärkte Arzneimittelwirkung (gehemmte CYP-450-Enzymaktivität)
- Verminderung der Clearance von Sedativa und Muskelrelaxanzien

Milde Hypothermie
- Voraussetzungen
  - Ausschluss von Kontraindikationen
  - Tiefe Analgosedierung
  - Ggf. Muskelrelaxierung, Magnesium oder Pethidin bei Shivering
  - Adäquates Monitoring
    - Intensivmonitoring
    - Kontinuierliche Temperaturmessung über Blasenkatheter oder ösophageal (Kerntemperatur)
    - Elektrolytkontrollen (Hypokaliämie bei Kühlung und Hyperkaliämie bei Erwärmung)
    - Gerinnung (Beeinträchtigung der Gerinnung unter Hypothermie)
- Studienlage: HACA-Trial, 2002; Kim et al. 2014; Nielsen et al. 2013
- Phasen des TTM: Induktion, Aufrechterhaltung und Wiedererwärmung
- Beginn: frühzeitig nach Kreislaufwiederherstellung (ROSC)
- Ziel-Körperkerntemperatur: **konstante Zieltemperatur** zwischen **32 und 36°C**
  - → Ob bestimmte Subgruppen von niedrigeren (32–34°C) oder höheren (36°C) Temperaturen profitieren, ist Gegenstand aktueller Studien
- Dauer der Hypothermietherapie: **mindestens 24 h**
- Langsame Wiedererwärmung (optimal mittels Kühlkatheter): **0,25–0,5°C pro Stunde**

> **❯** Da ein zielgerichtetes Temperaturmanagement zwischen 32 und 36°C gewählt werden darf, besteht die Option, eine Zieltemperatur von 36°C statt wie bisher 32–34°C anzustreben. Zum einen ist es einfacher, die Körpertemperatur stabil bei 36°C als bei 32–34°C zu halten, und zum anderen sind weniger Nebenwirkungen bei 36°C als bei 32–34°C zu erwarten, sodass bei vergleichbarem neurologischem Outcome von vielen Experten eher eine Körperzieltemperatur von 36°C empfohlen wird.

7.4.7 Postreanimationssyndrome/ Post-cardiac-arrest-Syndrome

Sepsis-like-Syndrom
- Synonym: Postresuscitation-Syndrom
- Merkmale/Hinweiszeichen:
  - Entwicklung von Fieber (insbesondere nach Beendigung der Hypothermiebehandlung), sog. Postreanimationshyperthermie
  - Anstieg von Entzündungsparameter, z. B. Procalcitonin, CRP, Neutrophilie
  - Modulation des SVR durch Chemokin- und Zytokinausschüttung
  - Hypodyname Kreislaufsituation mit Hypovolämie („myocardial stunning")
  - Auftreten von Arrhythmien
  - Reanimationszeitabhängiger Anstieg der D-Dimere als Korrelat einer bestehenden Mikrozirkulationsstörung
- Maßnahmen:
  - Mikrobiologische Asservierung (z. B. von Blut, Trachealsekret, Urin, BAL)
  - Fiebersenkung mit Antipyretika und/oder aktiver Kühlung, da die Erhöhung der Körperkerntemperatur um 1°C zu einer Steigerung des zerebralen Metabolismus um 6–8 % führt
  - Beginn einer Antibiotikatherapie
  - „Early goal directed therapy" (▶ Kap. 8, Sepsis)

Intestinales Versagen
- Auftreten meistens 1–3 Tage nach Reanimation
- Ursache: Reanimationsbedingte mesenteriale Hypoperfusion mit Hypoxie und Zunahme

der Mukosapermeabilität sowie Abnahme der Barrierefunktion führen zur bakteriellen Translokation

- Monitoring: BGA mit Laktat
- Gefahr: Induktion/Aufrechterhaltung einer Sepsis bzw. „Motor des Multiorganversagens"
- Prophylaxe/Maßnahmen:
    - Frühzeitige enterale Ernährung (innerhalb von 12 h): wirkt der Translokation von Bakterien und Toxinen entgegen, Verbesserung der intestinalen Perfusion, Stimulation des intestinalen Immunsystems, Aktivierung des enteralen Nervensystems
    - Zottenernährung:
        - Auch wenn eine enterale Ernährung bedarfsdeckend nicht möglich ist, sollte eine „minimale enterale Nährstoffzufuhr", sog. Zottenernährung, erfolgen.
        - Kontinuierlich 10-20 ml/h über 10 h oder Bolusgabe 6 × 50 ml
    - Additiv Prokinetika: z. B. Metoclopramid oder Domperidon

Hypoxische Hirnschädigung

- Allgemeines zur posthypoxischen Hirnschädigung:
    - Nach ca. 3 min können erste Neuronenuntergänge beobachtet werden
    - Irreversible Schädigungen größeren Ausmaßes sind je nach Restkreislauf und Oxygenierung nach 5–8 min zu erwarten.
    - Ausmaß und Lokalisation sind u. a. von der „selektiven Vulnerabilität" einzelner Hirnareale abhängig (Schädigung → resultierende Funktionsstörung)
        - Hippocampus → Amnesie
        - Kortex sowie Großhirnmarklager → Bewusstseinsstörungen, kognitive Störungen, spastische Paresen
        - Basalganglien → Dystonien, Hyperkinesen
        - Zerebellum (Purkinje-Zellen)→ Ataxie, Myoklonus
- Abklärende Neurodiagnostik:
    - Konsultation Neurologie: Wann eine Neurodiagnostik gestartet werden sollte, ist immer noch nicht einheitlich geklärt. Viele Zentren schlagen den Beginn der Neurodiagnostik

zwischen dem Tag 3 und 5 nach CPR vor. Die aktuellen Guidelines empfehlen den Beginn der Neurodiagnostik ab Tag 3.

- Klinisch-neurologische Untersuchung: Zeichen einer schlechten Prognose → fehlender bilateraler Korneal- und Pupillenreflex, fehlende Abwehrreaktion auf Schmerzreiz, fehlende motorische Reaktion nach 72 h; Krampfanfälle (hypoxisch) und/oder Strecksynergismen nach 48–72 h
- Bildgebung: CCT, ggf. MRT → bildmorphologische charakteristische Veränderungen einer hypoxischen Hirnschädigung sind häufig erst nach 3–5 Tagen erkennbar und nur schwierig in der Frühphase nach CPR nachweisbar.
- Funktionsdiagnostik
    - EEG: Ausschluss/Nachweis von fehlender EEG-Reaktivität, Status epilepticus, Burst-Suppression-EEG
    - EP (somatosensorisch evozierte Potenziale, SEP): Beurteilung der N_{20}-Komponente → bilaterales Fehlen der N_{20}-Antwort im SEP nach 24 h; diese elektrophysiologische Befundkonstellation bleibt für die nächsten 48 h prädiktiv mit einer konsistenten Sensitivität
- Labor
    - NSE: Bestimmung der neuronenspezifischen Enolase (Marker für neuronale Schädigung, Peak-Wert erst nach 72 h) an Tag 2 und 3; prognostische Einschätzung anhand des NSE-Wertes ist häufig erschwert
    - Ggf. Protein-S-100-B (exprimiert in Glia- und Schwannzellen, peak-Wert nach 24 Stunden)
- Neurologische Syndrome nach Reanimation und zerebraler Hypoxie:
    - Akutes Psychosyndrom, sog. Durchgangssyndrom (Tage bis Wochen nach Reanimation)
    - Früher anoxischer Myoklonus (Koma, Status myoclonicus, Auftreten innerhalb von 48 h)
    - Posthypoxischer Myoklonus (Lance-Adams-Syndrom, Auftreten nach Monaten bis Jahren)

- Chronische posthypoxische Enzephalo-
pathie (Auftreten nach Jahren)
- Persistierendes Koma (wird nur wenige
Wochen überlebt)
- Apallisches Syndrom (vegetativer Status)
- Klüver-Bucy-Syndrom: Hyperoralität, d. h.
alle möglichen Dinge werden zum Mund
geführt, Hypersexualität
- Wernicke-Korsakow-Syndrom

Ungünstige Prognosefaktoren
- Zeit bis zum Beginn der CPR („no flow
time"): länger als 5–10 min
- Reanimationsdauer („time to ROSC"):
länger als 20–30 min
- Initiale nicht defibrillierbare
Rhythmusstörung: Asystolie oder pulslose
elektrische Aktivität
- Fehlende **Hirnstammreflexe** (Pupillen- und
Kornealreflex) nach ≥72 h
- Fehlende motorische Reaktion auf
Schmerzreiz nach 72 h
- Myoklonischer **Status epilepticus** innerhalb
von 48 h nach ROSC
- Hohe **NSE-Werte** (gemessen 48–72 h nach
ROSC) → Aufgrund der Variabilität der
Schwellenwerte und der Methode kann
derzeit kein definitiver NSE-Schwellenwert
zur Vorhersage einer schlechten Prognose
definiert werden. Eine Erhöhung der
NSE-Werte zwischen zwei beliebigen
Zeitpunkten war mit einem schlechten
neurologischen Ergebnis assoziiert.
- Pathologischer **EEG-Befund** nach
Wiedererwärmung: Generalisierte
Suppression ohne Weckreaktion, Burst-Sup-
pression, Status epilepticus
- Pathologischer **SEP-Befund** (Ableitung von
SEP des N. medianus): bilaterales Fehlen der
über dem Kortex abgeleiteten N_{20}-Antwort
bereits nach 24 h!
- Pathologischer **CCT-Befund** innerhalb
von 24 h nach ROSC: z. B. schwere
hypoxische Hirnschädigung mit
generalisiertem Ödem und erloschener
Mark-Rinden-Differenzierung

- Pathologischer **MRT-Befund** nach 2–5
Tagen nach ROSC: Vorhandensein von
diffusen ischämischen Veränderungen

Anmerkung: Nach milder Hypothermie ist die
Prognoseabschätzung schwieriger (*„predicting
neurologic outcomes after cardiac arrest: the
crystal ball becomes cloudy"*).

Postreanimationsenzephalopathie bzw. früher anoxischer/postanoxischer Myoklonus

- Interdisziplinäre Therapie mit Neurologie
- Zerebrale Krampfanfälle nach Kreislaufstill-
stand sind häufig und treten in ungefähr 1/3 der
Fälle auf; am häufigsten können Myoklonien
epileptischen und nicht-epileptischen
Ursprungs (meistens) beobachtet werden
- Krampfanfälle führen zu einer Erhöhung des
zerebralen Metabolimus (→ Potenzierung der
bisherigen Hirnschädigung)
- Diagnostik: EEG, klinisch neurologische Unter-
suchung, ggf. Prolaktinspiegel (15–30 min nach
Krampfanfall, Halbwertszeit: ca. 3 min)
- Substanzen:
  - Valproat (Perfusor): 3 × 500 mg i.v.
  (Spiegelbestimmungen)
  - Clonazepam
  - Levetiracetam: initial 1 g über 2 min,
  danach: 2 × 500 mg/Tag i.v. bis 2 × 1500 mg/
  Tag (Spiegelbestimmungen)

❶ **Cave**
**Die gleichzeitige Gabe von Valproat und
Carbapenemen sollte stets vermieden werden,
da es innerhalb von 48 h zu einem dramatischen
Spiegelabfall der Valproinsäure kommt.**

7.4.8 Einleitung von Rehabilitationsmaßnahmen (Frührehabilitation)

- Frühzeitige Einleitung einer Rehabilitation,
z. B. neurologische bzw. neuropsychologische

Frührehabilitation über den Sozialdienst, da häufig **kognitive und emotionale Probleme** sowie ein **Erschöpfungssyndrom („fatigue")** beobachtet werden können.

- Behandlungs-/Rehabilitationsziele für eine Frührehabilitation:
  - Verbesserung des Bewusstseinszustandes
  - Wiederherstellung der Kommunikations- und Kooperationsfähigkeit
  - Beginnende Mobilisierung
  - Minderung des Ausmaßes von Schädigungen des zentralen und peripheren Nervensystems
  - Vermeidung weiterer Komplikationen
  - Planung und Einleitung der weiteren Versorgung

7.5   Abbruch der Reanimationsmaßnahmen

- Die Frage, „wann eine Reanimation beendet werden sollte", bleibt weiterhin offen und sollte stets fallbezogen, individuell und im Team entschieden werden (Klein u. Arntz 2016).
- Ethische Aspekte für Reanimationen und Entscheidungen am Lebensende
  - Patientenautonomie (Patientenwille)
  - Patientenfürsorge (Abwägung von Nutzen und Risiko)
  - Schadensvermeidung („Helfen oder zumindest nicht schaden")
  - Gerechtigkeit (CPR unabhängig vom sozialen Status des Patienten)

> **Reanimationsmaßnahmen sind stets weiterzuführen, so lange Kammerflimmern oder Kammertachykardien vorliegen.**

- Prognostisch günstige Faktoren sind: beobachteter Kreislaufstillstand, ein rascher Beginn der CPR-Maßnahmen (keine No-flow Phase), das Vorliegen von Kammerflimmern/-tachykardie und eine mutmaßlich reversible Ursache (z. B. Myokardinfarkt).
- Ein nicht beoachteter Kreislaufstillstand, ein nicht defibrillierbarer Initialrhythmus und kein eigener Kreislauf vor Eintreffen in die Klinik

stellen prognostisch ungünstige Faktoren dar (Goto et al. 2013).

- Bei Verdacht auf eine massive Lungenarterienembolie sollte unter systemischer Lyse die CPR für mindestens 60–90 min fortgeführt werden (Truhlar et al. 2015).
- Allgemeine Abbruchkriterien einer CPR:
  - $p_{et}CO_2$ <10 mm Hg (endexspiratorische CO_2-Konzentration) nach 20-minütiger CPR (prospektive kontrollierte Studien fehlen)
  - Prolongiert erfolglose Reanimation (>20 min) bei kontinuierlicher persistierender Asystolie ohne Vorliegen reversibler Ursachen
  - Vorliegen einer Patientenverfügung
  - Terminale, nicht verbesserbare Grunderkrankung (z. B. metastasierende Tumorerkrankung)
  - Festlegung der Nichtdurchführung von Reanimationsmaßnahmen: *„Do not resuscitate"* oder *„Allow natural death"*
- Die Entscheidung bezüglich des Reanimationsabbruchs sollte vom Leiter des Reanimationsteams nach Rücksprache mit dem Reanimationsteam getroffen werden.
- Der mutmaßliche Wille des zu reanimierenden Patienten ist stets zu respektieren.

Beendigung einer kardiopulmonalen Reanimation – immer eine Einzelfallentscheidung

Eine CPR sollte unter Berücksichtigung der aktuellen Leitlinien zur CPR nicht durchgeführt oder abgebrochen werden, wenn

- eine offensichtlich tödliche Verletzung vorliegt oder der irreversible Tod eingetreten ist,
- die Sicherheit des Helfers nicht gewährleistet ist,
- sich der Patient eindeutig gegen eine solche Maßnahme ausgesprochen hat (Vorliegen einer Patientenverfügung),
- es einen anderen starken Hinweis darauf gibt, dass weitere Reanimationsmaßnahmen gegen die Wertvorstellungen

und Präferenzen des Patienten verstoßen würden oder die Maßnahmen als aussichtslos betrachtet werden,
- trotz laufender erweiterter CPR-Maßnahmen und fehlender reversibler Ursache eine Asystolie länger als 20 min besteht.

7.6 Überbringen der Todesnachricht

> Beim Überbringen der Todesnachricht gibt es keine Richtlinien oder Standards, einfach nur menschlich sein ist völlig ausreichend ("mitfühlende Kommunikation bzw. einfühlendes Verstehen"). Auch nach jahrelanger Erfahrung stellt das Überbringen der Todesnachricht häufig eine belastende Situation dar.

- Kontaktaufnahme mit der Familie (meist telefonisch):
  - Familie bekannt: durch den Arzt selber
  - Familie unbekannt: über Polizei
- Methode für das Überbringen der Todesnachricht:
  - Angehörige nicht am Telefon über den Tod des Verwandten in Kenntnis setzen, sondern bitten, ins Krankenhaus zu kommen, z. B. „Ihre Frau ist ernsthaft und kritisch erkrankt".
  - Gespräch mit den Angehörigen sollte von Angesicht zu Angesicht erfolgen.
- Vor oder während des Angehörigengesprächs ist der Verstorbene pietätvoll herzurichten; Ausnahme: ungeklärte Todesart oder nicht-natürlicher Tod (Kripo in Kenntnis setzen).
- Schritte bezüglich der Überbringung einer Todesnachricht
  - Vorbereitung: genauer Vorgang der Ereignisse, Familiensituation (falls bekannt)
  - Reden bzw. eigentliche Mitteilung
  - Zuhören
  - Nonverbale Kommunikation: Mitfühlen, aber nicht mitleiden
  - Abschiednehmen vom Verstorbenen (optimal: Trauerraum)

- Empfehlungen zur Durchführung des Überbringens einer Todesnachricht:
  - Vorbereitung: Genauer Ablauf der CPR bekannt (Notarztprotokoll)? Sind die nächsten Angehörigen allein oder sogar in Begleitung mit Kindern?
  - Das Überbringen der Todesnachricht sollte, wenn möglich, zu zweit erfolgen, z. B. mit einer erfahrenen Pflegekraft oder dem Klinikseelsorger
  - Vertrauensbasis schaffen, angemessener Gesprächsrahmen: z. B. anfangs im Arztzimmer und später im Verabschiedungsraum, keine „Flurgespräche"
  - Einfühlvermögen mitbringen und Zeit einplanen (kein Zeitdruck)
  - Interesse für den Verstorbenen zeigen, z. B. „Was war er für ein Mensch?"
  - Keine Fremdwörter verwenden, einfache Wortwahl und einfache Sätze, z. B. „Ihr Mann wurde sehr lange wiederbelebt" und nicht „ihr Mann wurde nach initialer Asystolie präklinisch prolongiert reanimiert"
  - Mitteilung der Todesnachricht ohne Zweifel, z. B. „Es tut uns sehr leid, Ihnen mitteilen zu müssen, dass Ihre Frau gestorben ist."
  - Aktives Zuhören (Ausreden lassen) nach Übermittlung der Todesnachricht
  - Berücksichtigung kultureller, sozialer, emotionaler, religiöser, spiritueller Präferenzen
- Den Angehörigen sollte genügend Zeit gelassen werden, um die Todesnachricht aufzunehmen.
- Der Arzt sollte auf verschiedene Reaktionen der Trauernden gefasst sein.
- Phasen der psychischen Bewältigung:
  - Schock (Angehörige brechen zusammen)
  - Hoffnung auf Rückgängigmachen (Verleugnung)
  - Aggression (bis hin zu körperlichen Angriffen)
  - Depression
  - Beginn der Trauerarbeit
  - Bewältigung
- Wichtig für die Angehörigen ist zu wissen, dass der Patient nicht leiden musste und auch nichts während der Reanimationsmaßnahmen bewusst mitbekommen hat.

- Abschiednehmen im Verabschiedungsraum:
  - Abschiednehmen vom Verstorbenen ermöglichen
  - Abschiednehmen als ein positiver Bestandteil der Trauerbewältigung
  - Angehörigen sollte genügend Zeit gelassen werden
  - Einbeziehung eines Seelsorgers ist oft hilfreich
- Danach sollte der Arzt weiteren offenen Fragen zur Verfügung stehen, z. B. genauer Sachverhalt.
- Ggf. Ersuchen um die Zustimmung zur Obduktion
- Angehörige nicht allein zurücklassen, nach Freunden/Bekannten fragen und ggf. anrufen.
- In Anwesenheit von Kindern (z. B. Tod des Vaters), wenn möglich, professionelle Hilfe wie einen (Kinder)-Psychologen hinzuziehen.
- Das Erlernen schwieriger ärztlicher Gesprächssituationen ist empfehlenswert, z. B. KoMPASS-Training.

» Der Tod ist nichts,
ich bin nur in das Zimmer nebenan gegangen.
Ich bin ich, ihr seid ihr.
Das was ich für Euch war, bin ich immer noch.
Gebt mir den Namen, den ihr mir immer gegeben habt.
Sprecht mit mir, wie ihr es immer getan habt.
Seid nicht feierlich oder traurig.
Lacht weiterhin über das, worüber wir gemeinsam gelacht haben.
Betet, lacht, denkt an mich. Betet für mich, damit mein Name im Hause ausgesprochen wird, so wie es immer war, ohne irgendeine besondere Betonung, ohne die Spur eines Schattens.
Das Leben bedeutet das, was es immer war.
Der Faden ist nicht durchschnitten.
Warum soll ich nicht mehr in euren Gedanken sein,
nur weil ich nicht mehr in eurem Blickfeld bin?
Ich bin nicht weit weg, nur auf der anderen Seite des Weges.
(Charles Péguy, 1873–1914)

Literatur

Andersen LW, Kurth T, Chase M et al. (2016) Early administration of epinephrine (adrenaline) in patients with cardiac arrest with initial shockable rhythm in hospital: propensity score matched analysis. BMJ 353: i1577

Callaway CW, Soar J, Aibiki M, on behalf of the Life Support Chapter Collaborators et al (2015) Part 4: advanced life support. 2015 International consensus on cardiopulmonary resuscitation and emergency cardiovascular care science with treatment recommendations. Circulation 132 (Suppl 1): S84–S145

Deye N, Cariou A, Girardie P et al. (2015) Endovascular Versus External Targeted Temperature Management for Patients With Out-of-Hospital Cardiac Arrest: A Randomized, Controlled Study. Circulation 132 (3): 182–193

Goto Y, Maeda T, Goto YN (2013) Termination-of-resuscitation rule for emergency department physicians treating out-of hospital cardiac arrest patients: an observational cohort study. Critical Care 17: R235

HACA-Trial. Hypothermia After Cardiac Arrest Study Group (2002) Mild therapeutic hypothermia to improve the neurologic outcome after cardiac arrest. N Engl J Med 346: 549–556

Hansen HC, Haupt WF (2010) Prognosebeurteilung nach kardiopulmonaler Reanimation. Notfall Rettungsmed 13: 327–339

Haupt WF, Hansen HC (2008) Neurophysiologische zerebrale Diagnostik in der Intensivmedizin. Aktuelle Neurologie 35: 124–130

Kim F, Nichol G, Maynard C et al (2014) Effect of prehospital induction of mild hypothermie on survival and neurologic status among adults with cardiac arrest: a randomized clinical trial. JAMA 311: 45–52

Klein HH (2016) [New guidelines on resuscitation in adults: What has changed?]. Herzschrittmacherther Elektrophysiol 27 (1): 2–5

Klein HH, Arntz HR (2016) [When to terminate resuscitation in adults?] Dtsch Med Wochenschr 141 (4): 292–294

Kudenchuk PJ, Brown SP, Daya M et al. (2016) Amiodarone, Lidocaine, or Placebo in Out-of-Hospital Cardiac Arrest. N Engl J Med 374 (18): 1711–1722

Monsieurs KG, Nolan JP, Bossaert LL et al. (2015) European Resuscitation Council Guidelines for Resuscitation 2015: Section 1. Executive summary. Resuscitation 95: 1–80

Nielsen N, für die TTM Trial Investigators (2013) Targeted temperature management at 33 C versus 36 C after cardiac arrest. N Engl J Med 369: 2197–2206

Nolan JP, Soar J, Cariou A et al. (2015) European Resuscitation Council and European Society of Intensive Care Medicine Guidelines for Post-resuscitation Care 2015: Section 5 of the European Resuscitation Council Guidelines for Resuscitation 2015. Resuscitation 95: 202–222

Perkins GD, Handley AJ, Koster RW et al. (2015) European Resuscitation Council Guidelines for Resuscitation 2015: Section 2. Adult basic life support and automated external defibrillation. Resuscitation 95: 81–99

Schilling G, Mehnert A (2014) [Breaking bad news – a challenge for every physician]. Med Klin Intensivmed Notfmed 109 (8): 609–613

Soar J, Nolan JP, Böttiger BW et al. (2015) European Resuscitation Council Guidelines for Resuscitation 2015: Section 3. Adult advanced life support. Resuscitation 95: 100–147

Truhlar A, Deakin CD, Soar J et al. (2015) European Resuscitation Council Guidelines for Resuscitation 2015 Section 4: Card ac arrest in special circumstances. Resuscitation 95: 148–201

Rechtliche Aspekte in der Intensivmedizin

G. Michels, J. Taupitz

© Springer-Verlag GmbH Deutschland 2017
G. Michels, M. Kochanek (Hrsg.), *Repetitorium Internistische Intensivmedizin*,
DOI 10.1007/978-3-662-53182-2_8

8.1 Aufklärung und Einwilligung als Voraussetzungen der medizinischen Behandlung (§§ 630d, 630e BGB)

❶ **Cave**
Nur die aufgeklärte Einwilligung des Patienten ermächtigt den Arzt zu einem körperlichen Eingriff.

❯ **Jeder Mensch hat das Recht, selbst über seinen Körper zu entscheiden; er hat auch das Recht, eine medizinische Behandlung abzulehnen, selbst wenn dies aus der Sicht anderer unvernünftig oder unmittelbar lebensbedrohlich ist.**

Es gibt eine sog. „Freiheit zur Krankheit". Das Selbstbestimmungsrecht folgt aus der Menschenwürde, dem Recht auf freie Entfaltung der Persönlichkeit und dem Recht auf körperliche Unversehrtheit.

8.1.1 Aufklärung als Voraussetzung der wirksamen Einwilligung (§ 630e Abs. 2 BGB)

— Nur nach ausreichender Aufklärung kann der Patient seine Einwilligung informiert und selbstbestimmt erteilen („informed consent"); deshalb ist die ausreichende Aufklärung Voraussetzung einer wirksamen Einwilligung.
— Die Einwilligung reicht nicht weiter als die Aufklärung.

❯ **Die Aufklärung ist Voraussetzung einer wirksamen Einwilligung.**

Ausnahmen zur Aufklärungspflicht (§ 630e Abs. 3 BGB)

— Der Patient ist bereits umfassend informiert (davon muss sich der Arzt selbst überzeugen).
— Medizinische Kontraindikation (äußerst selten):
  — Die Aufklärung erweist sich als psychisch oder physisch sehr gefährlich für den Patienten.

— Völliger Wegfall der Aufklärung nur bei einer ernsthaften und anders nicht behebbaren Gefährdung von Leben und Gesundheit des Patienten.
— Der Patient verzichtet auf eine Aufklärung.
  — Für den Gebrauch dieses Rechts auf Nichtwissen bestehen hohe Voraussetzungen: Der Patientenwille muss individuell und ohne Beeinflussung durch den Arzt freiwillig, ernsthaft und ausdrücklich erklärt werden.

Inhalt und Umfang der Aufklärung (§ 630e Abs. 1, 2 BGB)

— Die Aufklärung ist auf die individuellen Kenntnisse und Bedürfnisse/Fragen des Patienten abzustimmen.

Themen der Aufklärung („DVARS") (§ 630e Abs. 1 S. 2, 3 BGB)

— **D**iagnoseaufklärung:
  — Mitteilung über die Diagnose in groben Zügen
— **V**erlaufsaufklärung:
  — Voraussichtliche Weiterentwicklung des Zustandes mit und ohne Behandlung
  — Aufklärung auch über den Verlauf der Behandlung
— **A**lternativen: Aufklärung über ernsthaft in Betracht kommende alternative Behandlungsmöglichkeiten:
  — z. B. konservative, operative, medikamentöse Behandlung, insbesondere bei unterschiedlichen Belastungen, Risiken, Erfolgschancen
— **R**isikoaufklärung: Gefahren der beabsichtigten Therapie bzw. der Alternativen
  — Die Risikoaufklärung umfasst auch:
    – Mögliche Nebenfolgen, die sich auch bei Anwendung der gebotenen Sorgfalt nicht ausschließen lassen
    – Typische, dem Patienten nicht erkennbare Risiken (auch bei seltenem Auftreten)
    – Spezielle Risiken des Patienten wegen individuell gesteigerter Gefahrenlage
— **S**icherungsaufklärung:

— Informationen und Unterweisungen, um den Patienten im Rahmen der Behandlung vor Schaden zu bewahren, z. B. Erforderlichkeit der Nachbehandlung

— Wenn keine vorherige Klärung möglich, muss nach dem mutmaßlichen Willen des Patienten entschieden werden (s. dort).

Zeitpunkt der Aufklärung (§ 630e Abs. 2 S. 1 Nr. 2 BGB)

❯ **Rechtzeitige Aufklärung vor dem Eingriff, sodass noch eine Überlegungsfrist verbleibt.**

— **Kleine und risikoarme Eingriffe:**
  — Stationäre Behandlung: spätestens am Vortag, jedoch nicht erst am Vorabend
— **Ambulante Behandlung:**
  — Am Tag des Eingriffs, aber deutlich vor dem operativen Eingriff (keine Aufklärung auf dem OP- oder Herzkatheter-Tisch), Hinweis auf Bedenkzeit geben
— **Schwierige und risikoreiche Eingriffe:**
  — So früh wie möglich, z. B. bei Festlegung des OP-Termins, bei längerer Zwischenzeit ggf. „Auffrischung" erforderlich; u. U. können auch mehrere Unterredungen notwendig sein, um den Entscheidungsprozess zu ermöglichen.
— **Aufklärung Narkoserisiko:**
  — Spätestens am Vortag
— **Diagnostische Eingriffe** (z. B. Herzkatheteruntersuchung):
  — Am Tag des Eingriffs, aber deutlich vor invasiver Phase; Hinweis auf Bedenkzeit geben
— **Operationserweiterungen:**
  — Soweit vorhersehbar, im Voraus klären
  — Unterbrechung der Operation, wenn ohne übergroßes Risiko möglich, und Abklingen der Narkosewirkung abwarten
    – Ist Unterbrechung medizinisch nicht vertretbar, muss nach dem mutmaßlichen Willen des Patienten entschieden werden (s. dort).
— **Notoperationen oder diagnostische Abklärungen**, die kurz vor dem Eingriff liegen müssen:
  — Soweit möglich auch kurzfristig vorher aufklären, andernfalls ist das Aufklärungsgespräch nachzuholen.

Form der Aufklärung (§ 630e Abs. 2 S. 1 BGB)

— Erforderlich ist ein **individuelles Aufklärungsgespräch**, d. h. nach § 630e Abs. 2 BGB muss die Aufklärung **mündlich** erfolgen
  — Der Arzt muss sich versichern, dass der individuelle Patient die Aufklärung versteht.
  — Dem Patienten muss die Möglichkeit des Nachfragens gegeben werden.
  — Aufklärungsbögen und/oder handschriftliche Erklärungen sind **nur Hilfsmittel**.
  — Aufklärung und Einwilligung bedürfen keiner schriftlichen Form.

❯ **Die Unterschrift des Patienten ist nur ein Indiz für eine erfolgte Aufklärung, ersetzt jedoch nicht das Aufklärungsgespräch.**

Dokumentation der Aufklärung

— Durchführung und wesentlichen Inhalt in der Patientenakte dokumentieren
— Dokumentation als Indiz für ein erfolgtes Gespräch zu Beweiszwecken.
— Abschriften von Unterlagen, die im Zusammenhang mit der Aufklärung oder der Einwilligung vom Patienten unterzeichnet wurden, sind diesem auszuhändigen (§ 630e Abs. 2 S. 2 BGB).

Delegation der Aufklärung nur an ärztliches Personal

— Aufklärung ist die persönliche Pflicht des „behandelnden Arztes" (im Krankenhaus Fachärzteteam, in deren Abteilung der Eingriff erfolgt).
— Delegation an andere Ärzte möglich (§ 630e Abs. 2 S. 1 Nr. 1 BGB), welche über die zur Durchführung der Maßnahme notwendige Ausbildung verfügen.

— Der behandelnde Arzt muss sich schon im eigenen Interesse vergewissern, dass die Aufklärung richtig erfolgt ist. Denn: Ein Aufklärungsfehler geht zu Lasten dessen, der die ärztliche Maßnahme (z. B. Herzkatheteruntersuchung oder Operation) tatsächlich durchführt.

❯ Eine Delegation der Aufklärung an nichtärztliches Personal ist nicht erlaubt.

Wer ist aufzuklären?

— Aufgeklärt wird derjenige, der die Einwilligung erteilen muss, also in der Regel der Patient selbst. (Zu Besonderheiten bei Kindern, Betreuten, Einwilligungsunfähigen: s. nachfolgend unter Einwilligung ▶ Abschn. 8.1.2.)
— Aber auch derjenige, der keine wirksame Einwilligung erteilen kann (z. B. Kind), ist „altersgerecht" aufzuklären, damit er nicht zum bloßen Objekt der Behandlung wird; außerdem: Sicherung der Compliance.

8.1.2 Die Einwilligung als Voraussetzung der Behandlung (§ 630d BGB)

❯ Nur die „aufgeklärte Einwilligung" ermächtigt den Arzt zu einem körperlichen Eingriff (§ 630d Abs. 2 BGB).

Generelle Ausnahme: Notsituation
Wenn in einer Notsituation keine Einwilligung eingeholt werden kann und von einer mutmaßlichen Einwilligung (im Interesse des Patienten) ausgegangen werden kann, darf die unaufschiebbare Behandlung erfolgen (§ 630d Abs. 1 S. 4 BGB)

Voraussetzungen der Einwilligung

— Einwilligungsfähigkeit
— Hinreichende Aufklärung
— Einwilligungserklärung

1. **Einwilligungsfähigkeit (§ 630d Abs. 1 S. 1, 2 BGB)**
— Die Einwilligungsfähigkeit ist von den Anforderungen **der konkreten Situation** abhängig.

❯ Ein Mensch ist einwilligungsfähig, wenn er
   — Wesen, Bedeutung und Tragweite der konkreten Maßnahme in groben Zügen erfassen,
   — das Für und Wider abwägen und
   — seinen Willen danach bestimmen kann.

— Allein aus einer objektiven „Unvernünftigkeit" der Entscheidung folgt nicht, dass der Patient einwilligungsunfähig ist (Stichwort: Freiheit zur Krankheit). Allerdings sollte dann der Frage der Einwilligungsfähigkeit besondere Aufmerksamkeit zugewendet werden.

■■ **Sonderfälle**
Kinder und Jugendliche
— Es gibt keine festen Altersgrenzen; vielmehr sind die individuelle Reife und intellektuellen Fähigkeiten des jeweiligen Patienten maßgeblich.
— Faustregeln:
   — Minderjährige unter 14 Jahren sind im Allgemeinen nicht einwilligungsfähig.
   — Ab dem 16. Lebensjahr werden Minderjährige in der Regel in wenig risikoreiche Eingriffe einwilligen können.
— Auch bei einwilligungs**fähigen** Minderjährigen *sollte* der „Co-Konsens" des gesetzlichen Vertreters (in der Regel **beide** Elternteile) eingeholt werden.
— Bei einwilligungs**unfähigen** Minderjährigen *müssen* die gesetzlichen Vertreter (in der Regel **beide** Elternteile) einwilligen.
— Bei wenig schwerwiegenden Eingriffen reicht in der Regel die Einwilligung des vor Ort erschienenen Elternteils, weil davon ausgegangen werden kann, dass dieser zugleich im Namen des anderen Elternteils handeln kann. Anderes gilt, wenn dem Arzt ein abweichender Wille des anderen Elternteils bekannt ist.
— Beachte: Die Einwilligung des gesetzlichen Vertreters setzt dessen Aufklärung voraus.

Betreute (Erwachsene, die vom Gericht einen Betreuer erhalten haben)

— Die Anordnung der Betreuung führt nicht dazu, dass der Betreute einwilligungs**unfähig** ist. In jedem **Einzelfall ist zu bestimmen, ob der Betreute für die konkrete Behandlung einwilligungsfähig** ist, also in groben Zügen, Wesen, Bedeutung und Tragweite der konkreten Maßnahme erfassen kann, das Für und Wider abwägen und seinen Willen danach bestimmen kann.

— Ist der Betreute einwilligungs**fähig**, entscheidet er allein.

— Ist der Betreute einwilligungs**unfähig**, entscheidet der Betreuer, wenn dieser (auch) für den Aufgabenkreis „Gesundheitsfürsorge" bestellt wurde. Bei Behandlungen, die die Gefahr des Todes oder eines schweren und länger dauernden gesundheitlichen Schaden begründen, ist **zusätzlich die Genehmigung des Betreuungsgerichts** erforderlich, es sei denn, dass mit dem Aufschub der Behandlung Gefahr verbunden ist (§ 1904 BGB).

Zwangsbehandlung

— Eine Zwangsbehandlung liegt vor, wenn eine ärztliche Maßnahme dem natürlichen Willen des Patienten widerspricht (§ 1906 III BGB).

— **Einwilligungsfähiger Patient**

— Eine Zwangsbehandlung gegen den Willen eines einwilligungsfähigen Patienten ist unzulässig. Dies gilt auch, wenn der Patient einen Betreuer hat. Soweit der Betreute einwilligungsfähig ist, ist allein sein Wille maßgeblich. Die Zustimmung des Betreuers genügt nicht. Die Unterbringung nach Betreuungsrecht rechtfertigt allein keine Zwangsbehandlung. Auch der untergebrachte Betreute kann einwilligungsfähig sein.

— **Einwilligungsunfähiger Patient ohne Betreuung**

— Nach den Vorschriften des Zivilrechts ist eine *ambulante* Zwangsbehandlung gegen den Willen des Einwilligungsunfähigen ohne Betreuung unzulässig. Es muss ein Betreuer bestellt werden, der für den Bereich der Gesundheitsfürsorge und der Aufenthaltsbestimmung zuständig ist und der zunächst eine Unterbringung (▶ Abschn. 8.4 Unterbringung des Patienten) veranlasst. Anschließend kann der Betreuer in die Zwangsbehandlungsmaßnahme nach den Anforderungen des § 1906 III, IIIa BGB einwilligen (▶ Abschn. 8.4 Unterbringung des Patienten).

— **Einwilligungsunfähiger betreuter Patient**

— Eine Zwangsbehandlung des einwilligungsunfähigen Betreuten ist nur während einer Unterbringung unter Vorliegen der weiteren Voraussetzungen des § 1906 III, IIIa BGB zulässig (▶ Abschn. 8.4 Unterbringung des Patienten).

— **Nach öffentlichem Recht untergebrachter Patient** (▶ Abschn. 8.4 Unterbringung des Patienten)

2. Hinreichende Aufklärung (§ 630d Abs. 2 BGB)

— Die Einwilligung ist nur wirksam, wenn ihr eine hinreichende Aufklärung („informed consent") vorangegangen ist.

— Der gesetzliche Vertreter/Bevollmächtigte darf nicht auf die Aufklärung verzichten.

3. Einwilligungserklärung (§ 630d Abs. 2, 3 BGB)

— Die Einwilligung bedarf keiner Form.

— Aus Beweisgründen ist aber eine **schriftliche Einwilligungserklärung** zu empfehlen.

— Die Einwilligung kann auch durch **schlüssiges Verhalten** (z. B. Hinhalten des Arms zur Anlage eines arteriellen Zugangs) erfolgen.

— Bei größeren/risikoreicheren Eingriffen sollte eine ausdrückliche Einwilligung eingeholt werden.

8.2 Behandlung aufgrund mutmaßlicher Einwilligung (§ 630d Abs. 1 S. 4 BGB)

Wenn weder eine **Aufklärung** noch die **Einwilligung** möglich ist (Notfall, Bewusstlosigkeit etc.), kann eine Behandlung aufgrund der **mutmaßlichen Einwilligung** des Patienten erfolgen.

Die ärztliche Maßnahme muss **unaufschiebbar** sein.

Diese Situation stellt eine **generelle Ausnahme** zu dem Grundsatz dar, wonach eine Behandlung nur nach erteilter Einwilligung erfolgen darf.

Maßgeblich sind die objektiven Interessen (diejenigen eines normalen Patienten), modifiziert durch die persönlichen Ansichten des Betroffenen.

8.2.1 Ermittlung der mutmaßlichen Einwilligung

1. Fördert die Behandlung die Interessen des Betroffenen?
2. Führen die erkennbaren Wünsche und Interessen des Patienten zu einem anderen Ergebnis?
   - Das objektive Interesse gibt das Referenzmaß dafür, wie deutlich der Patient seinen abweichenden Willen zum Ausdruck gebracht haben muss.
   - Die Anzeichen für einen abweichenden Willen müssen umso deutlicher sein, je größer die Abweichung von den objektiven Interessen des Patienten ist.

8.2.2 Umfang der „Ermittlungspflicht"

- Je dringlicher die Maßnahme und je bedeutsamer der mögliche Schaden bei Unterlassen der Maßnahme ist, umso weniger ist dem Arzt eine umfangreiche „Ermittlungspflicht", z. B. durch Angehörigenbefragung, aufzuerlegen.

In dubio pro vita
Bei der mutmaßlichen Einwilligung gilt: **Im Zweifel immer für das Leben (in dubio pro vita).** Keine Behandlung aufgrund mutmaßlicher Einwilligung,
- wenn der Patient im einwilligungsfähigen Zustand eine **eigene Entscheidung getroffen** hat (s. **Patientenverfügung**) und keine Anzeichen für eine Änderung dieser Entscheidung ersichtlich sind, oder

- die Einwilligung ohne erhebliche Gefährdung (z. B. bei einer Operationserweiterung) **noch einholbar ist,** oder
- der **gesetzliche Vertreter** (Eltern, bestellter Betreuer) oder der **Bevollmächtigte** (Vorsorgevollmacht) eine Entscheidung trifft oder treffen kann. Gegebenenfalls muss also dessen Eintreffen abgewartet werden oder (bei Erwachsenen) die Bestellung eines Betreuers beim Betreuungsgericht beantragt werden.

8.3 Betreuung, Vorsorgevollmacht und Patientenverfügung

Begriffsbestimmung
- **Betreuung:** Gerichtliche Bestellung eines Betreuers für bestimmte Aufgabenkreise, die der Betreute nicht mehr eigenständig wahrnehmen kann.
- **Vorsorgevollmacht:** Erteilung einer Vollmacht und damit Entscheidungsbefugnis zugunsten des Bevollmächtigten (einer Vertrauensperson) für den Fall einer zukünftigen Geschäfts- oder Einwilligungsunfähigkeit des Vollmachtgebers (des Betroffenen, des Patienten)
- **Patientenverfügung:** eigene Bestimmungen des Betroffenen (Patienten) zur zukünftigen Behandlung im Fall der eigenen Einwilligungsunfähigkeit

8.3.1 Betreuung (§ 1896 BGB)

- Volljährige, die ihre Angelegenheiten nicht mehr selbst besorgen können, bedürfen eines Vertreters. Sofern sie nicht selbst einen Vertreter bestellt haben (s. Vorsorgevollmacht), erhalten sie vom Betreuungsgericht (Amtsgericht) einen Betreuer als gesetzlichen Vertreter (§ 1896 BGB).

- Die staatliche Betreuung folgt der Orientierung am Wohl des Betreuten unter Beachtung von Wünschen des Betreuten (§ 1901 Abs. 2, 3 BGB). Hat der Arzt Zweifel, ob der Betreuer dem entspricht, sollte er das Betreuungsgericht informieren.
- Angehörige können nicht automatisch als Vertreter fungieren; sie können aber vom Betreuungsgericht als Betreuer bestellt werden.
- Der Betroffene kann den Vorschlag unterbreiten, möglichst eine bestimmte Person als Betreuer zu bestellen oder ausdrücklich nicht zu bestellen (Betreuungsverfügung).
- Umgehung der staatlichen Betreuung durch die Vorsorgevollmacht: Bestimmung eines Bevollmächtigen durch den Patienten bereits im Vorfeld (§ 1896 Abs. 2 BGB).
- Betreuungsverfahren über das Betreuungsgericht (Amtsgericht)
  - Eilbetreuung: absolute Dringlichkeit
  - Klassische Betreuung: geplantes Betreuungsverfahren
  - Betreuerbestellung erfolgt auf Antrag des Betroffenen oder von Amts wegen
  - Der Arzt kann beim Betreuungsgericht eine (formlose) Anregung auf Durchführung eines Amtsverfahrens geben.
- Ein Betreuer darf nur für Aufgabenkreise bestellt werden, in denen die Betreuung erforderlich ist. Dies ist nicht der Fall, wenn die Angelegenheiten des Volljährigen genauso gut durch einen Bevollmächtigten oder durch den Volljährigen selbst besorgt werden können.
- Generell unzulässiger Aufgabenkreis ist die Vornahme von höchstpersönlichen Rechtsgeschäften.

8.3.2 Vorsorgevollmacht (§ 1901c S. 2 BGB)

- Eine Vollmacht ist die durch eine Willenserklärung erteilte Vertretungsmacht; sie gilt (sofern nicht vom Vollmachtgeber anders gewollt) zeitlich unbegrenzt.
- Der Patient überträgt einer oder mehreren Personen die Vertretungsmacht (Bevollmächtigter, ggf. zusätzlich Ersatzbevollmächtigter),

für ihn rechtsverbindliche Entscheidungen zu treffen.
- Der Patient sollte mit seinem Bevollmächtigten vereinbaren, von der Vollmacht für den Fall einer zukünftigen Geschäfts- oder Einwilligungsunfähigkeit Gebrauch zu machen.
- Unterteilung der Vollmacht
  - Teilvollmacht: z. B. nur Gesundheitssorge oder nur gerichtliche Vertretung; Teilvollmachten können u. U. an verschiedene Bevollmächtigte erteilt werden (z. B. ein Bevollmächtigter für Gesundheitssorge und ein anderer Bevollmächtigter für Vermögenssorge)
  - Generalvollmacht: umfasst alle persönlichen und vermögensrechtlichen Befugnisse
- Funktion/Aufgaben des Bevollmächtigten
  - Rechtsgeschäftlicher Vertreter des Vollmachtgebers
  - Orientierung erfolgt am Patientenwillen und Patientenwohl (bei Zweifel durch den Arzt: betreuungsgerichtliche Überprüfung)
  - Freiwillige Registrierung möglich beim Vorsorgeregister der Bundesnotarkammer
- Form der Vorsorgevollmacht: mündlich, aber Schriftform stets zu empfehlen. Sofern der Bevollmächtigte „gefährliche" Entscheidungen im Sinne des § 1904 Abs. 5 BGB treffen können soll (s. dazu sogleich), ist insofern Schriftform erforderlich.
- Inhalt der Vorsorgevollmacht (z. B. http://www.bmjv.de/SharedDocs/Downloads/DE/Formulare/Vorsorgevollmacht.pdf?__blob=publicationFile&v=3)
  - Sie muss die Entscheidungen, die der Bevollmächtigte treffen darf, so genau wie möglich benennen.
  - Sofern der Bevollmächtigte die Einwilligung in die Untersuchung des Gesundheitszustands des Vollmachtgebers (Patienten), eine Heilbehandlung oder einen ärztlichen Eingriff erteilen soll, aufgrund derer die begründete Gefahr besteht, dass der Vollmachtgeber (Patient) aufgrund der Maßnahme stirbt oder einen schweren und länger dauernden gesundheitlichen Schaden erleidet, müssen sowohl die genannten ärztlichen Maßnahmen als auch

die genannte Gefahr ausdrücklich und sehr klar (s. BGH XII ZB 61/16 vom 6. Juli 2016) in der schriftlichen Vollmacht genannt sein (§ 1904 Abs. 5 BGB). Gleiches gilt für die Nichteinwilligung oder den Widerruf der Einwilligung, wenn die genannte Gefahr damit verbunden ist (§ 1904 Abs. 2, 5 BGB).

- Dies gilt auch für die eventuelle Verweigerung der Einwilligung in die vorstehend genannten Maßnahmen.
- Aufführung von Kontaktadressen: Bevollmächtigter, Hausarzt
- Ort, Datum und Unterzeichnung

- Wie der Betreuer benötigt auch der Bevollmächtigte eine betreuungsgerichtliche Genehmigung, um in medizinische Maßnahmen einwilligen zu können, „bei denen die begründete Gefahr besteht, dass der Betreute aufgrund der Maßnahme stirbt oder einen schweren und länger dauernden gesundheitlichen Schaden erleidet. Ohne die Genehmigung darf die Maßnahme nur durchgeführt werden, wenn mit dem Aufschub Gefahr verbunden ist." (§ 1904, Abs. 1, 5 BGB).
- Das Gleiche gilt für die Nichteinwilligung und den Widerruf der Einwilligung (§ 1904 Abs. 2, 5 BGB). Eine Genehmigung ist nicht erforderlich, wenn zwischen Betreuer/Bevollmächtigtem einerseits und behandelndem Arzt andererseits Einvernehmen darüber besteht, dass die Erteilung, die Nichterteilung oder der Widerruf der Einwilligung dem nach § 1901a BGB festgestellten Willen des Betroffenen entspricht (§ 1904 Abs. 4, 5 BGB).

8.3.3 Patientenverfügung (§ 1901a BGB)

Patientenverfügung
- Die Patientenverfügung ist verbindlich, wenn sie die konkrete Entscheidungssituation erfasst und deutlich aus ihr erkennbar ist, dass der Patient für diese Situation eine verbindliche Entscheidung treffen wollte.

- Sie muss jedenfalls immer zur Ermittlung des mutmaßlichen Willens des Patienten herangezogen werden. Dabei sind frühere mündliche und schriftliche Äußerungen, ethische oder religiöse Überzeugungen und sonstige persönliche Wertvorstellungen des Patienten zu beachten.
- Die Patientenverfügung muss und darf nicht befolgt werden, wenn sich aus den Umständen ergibt, dass der Patient in einwilligungsfähigem Zustand seinen Willen geändert hat.
- (Nur) bei Zweifeln, ob die Patientenverfügung dem tatsächlichen Patientenwillen entspricht: In dubio pro vita.

- Patientenverfügung ist eine schriftliche Festlegung eines einwilligungsfähigen Volljährigen für den Fall seiner Einwilligungsunfähigkeit, ob er in bestimmte, zum Zeitpunkt der Festlegung noch nicht unmittelbar bevorstehende Untersuchungen seines Gesundheitszustands, Heilbehandlungen oder ärztliche Eingriffe einwilligt oder sie untersagt (§ 1901a Abs. 1 BGB).
- Sie ist Ausdruck des Selbstbestimmungsrechts, basierend auf Patientenautonomie und Patientenrechten.
- Patientenverfügungen sind seit dem 01.09.2009 gesetzlich verankert, ihre Rechtsverbindlichkeit ist zudem durch mehrere höchstrichterliche Entscheidungen gesichert.
- Auch wenn eine schriftliche Patientenverfügung vorliegt, muss der Arzt gemeinsam mit dem Betreuer/Bevollmächtigten prüfen, ob diese (noch) Ausdruck des tatsächlichen Willens des Patienten ist. Zur Ermittlung soll er u. a. auch die Angehörigen befragen (soweit nicht Anhaltspunkte dafür vorliegen, dass der Patient die ärztliche Schweigepflicht gegenüber diesem/diesen Angehörigen gewahrt wissen will).
- Die Patientenverfügung entfaltet nur dann **unmittelbare Bindungswirkung**, wenn ihr konkrete Entscheidungen des Betroffenen über die Einwilligung oder Nichteinwilligung

in bestimmte, noch nicht unmittelbar bevorstehende ärztliche Maßnahmen entnommen werden können. Von vornherein nicht ausreichend sind allgemeine Anweisungen wie die Aufforderung, ein würdevolles Sterben zu ermöglichen oder zuzulassen, wenn ein Therapieerfolg nicht mehr zu erwarten ist. Die Anforderungen an die Bestimmtheit dürfen nach Ansicht des BGH zwar nicht überspannt werden (BGH XII ZB 61/16 vom 6. Juli 2016). Vorausgesetzt werden könne nur, dass der Betroffene umschreibend festlegt, was er in einer bestimmten Lebens- und Behandlungssituation will und was nicht. Die Äußerung, „keine lebenserhaltenden Maßnahmen" zu wünschen, enthalte aber jedenfalls für sich genommen keine hinreichend konkrete Behandlungsentscheidung. Gleiches gilt für Aussagen wie „Ich möchte nicht an Schläuche angeschlossen werden" oder „keine Intensivstation", sofern sie ohne Rücksicht auf die Art der Erkrankung und deren Heilungsaussichten getroffen werden.

— Ob die Patientenverfügung dem Patientenwillen entspricht, ist **zweifelhaft**, wenn die Erstellung der Patientenverfügung **zeitlich sehr weit** zurückliegt und anzunehmen ist, dass **zwischenzeitlich ein Meinungswandel** eingetreten ist, z. B. aufgrund mit fortschreitendem Alter gewandelter Ansprüche an den eigenen Gesundheitszustand.

— Liegt keine Patientenverfügung vor oder treffen die Festlegungen einer Patientenverfügung nicht auf die aktuelle Lebens- und Behandlungssituation zu, sind die Behandlungswünsche des Betroffenen maßgeblich oder hilfsweise der **mutmaßliche Wille** des Betroffenen (§ 1901a Abs. 2 BGB).

— Behandlungswünsche können Festlegungen für eine konkrete Lebens- und Behandlungssituation sein, die den Anforderungen an eine Patientenverfügung nicht genügen, etwa weil sie nicht schriftlich abgefasst wurden, keine antizipierenden Entscheidungen treffen oder von einem Minderjährigen verfasst wurden.

— Auch eine Patientenverfügung, die nicht sicher auf die aktuelle Lebens- und Behandlungssituation des Betroffenen passt und deshalb keine unmittelbare Wirkung entfaltet, kann als Behandlungswunsch Berücksichtigung finden (BGH XII ZB 202/13 vom 17. September 2014).

— Der mutmaßliche Wille des Betroffenen ist dem gegenüber maßgeblich, wenn sich ein auf die aktuelle Lebens- und Behandlungssituation bezogener Wille des Betroffenen nicht feststellen lässt.

❯ Wenn die Patientenverfügung eindeutig lebensverlängernde Maßnahmen verbietet bzw. die Angehörigen den entsprechenden mutmaßlichen Willen des Patienten glaubhaft bekräftigen, macht sich ein Arzt, welcher die intensivmedizinischen, lebensverlängernden Maßnahmen dennoch entgegen des Patientenwillens fortführt, wegen Körperverletzung strafbar.

Hilfe des Arztes bei der Erstellung einer Patientenverfügung

Empfehlungen zum Aufbau der Patientenverfügung (eine anderweitig gestaltete Patientenverfügung kann gleichwohl wirksam sein) (https://www.bmjv.de/SharedDocs/Publikationen/DE/FokusKarussell/Patientenverfuegung.pdf?__blob=publicationFile&v=2):

Erstellung einer Patientenverfügung erst nach einem ausführlichen ärztlichen Beratungsgespräch

— Adressat: medizinisches Behandlungsteam, behandelnder Arzt

— Besonderes Augenmerk auf Prognose bei bestimmten Krankheiten und mögliche Therapieoptionen (kurative oder palliative Zielsetzung)

— Krankheitssituationen, in denen lebenserhaltende Therapieformen abgelehnt werden, sollten spezifisch benannt werden

— Schriftliche Fixierung: Text, ggf. unter Verwendung von Formularen

— Eine Kombination mit einer Vorsorgevollmacht wird empfohlen

— Aufführung von Kontaktadressen: Vertrauenspersonen (Bevollmächtigter), Hausarzt

— Ort, Datum und Unterzeichnung

— Aktualisierung: obwohl keine rechtliche Verfallsfrist existiert, wird eine Aktualisierung in 2-jährigen Abständen empfohlen

8.4   Unterbringung des Patienten

> Formen der Unterbringung mit unterschiedlichen Zwecksetzungen
> – Öffentlich-rechtliche Unterbringung
>   – Nach Psych-KG oder Unterbringungsgesetzen der Länder zum Selbstschutz des Patienten und dem Schutz anderer.
>   – Infektionsschutzgesetz (Quarantäne/Absonderung nach § 30 Abs. 2 InfSchG)
>   – Regelungen des Strafrechts zur Unterbringung zum Schutz der Allgemeinheit.
> – Zivilrechtliche Unterbringung
>   – Durch den Betreuer, Bevollmächtigten mit Genehmigung des Betreuungsgerichts nach dem BGB (§ 1906 BGB) zum Wohl des Patienten.

8.4.1   Öffentlich-rechtliche Unterbringung nach den Regelungen der Länder

- Unterbringungsgesetz bzw. Psych-KG je nach Bundesland unterschiedlich (z. B. PsychKG-NRW für Nordrhein-Westfalen)

Voraussetzungen der Unterbringung am Beispiel PsychKG-NRW

- Vorliegen einer **psychiatrischen Erkrankung** bzw. einer Erkrankung, die einer Psychose gleichkommt (§ 1 Abs. 2 PsychKG-NRW).
- Grund der Unterbringung: Wenn und solange durch krankheitsbedingtes Verhalten gegenwärtig eine **erhebliche Selbstgefährdung** oder eine **erhebliche Gefährdung bedeutender Rechtsgüter** anderer besteht. Allein die fehlende Bereitschaft, sich behandeln zu lassen, rechtfertigt noch keine Unterbringung. (§ 11 Abs. 1 PsychKG-NRW).
- Gefahr kann nicht anders als durch eine **geschlossene Unterbringung** abgewendet werden.

Anordnung der öffentlich-rechtlichen Unterbringung nach den Regelungen der Länder

- Ergehen der Anordnung am Beispiel PsychKG-NRW
- Antrag auf Unterbringung an das **Ordnungsamt** (§ 12 PsychKG-NRW) → bei Dringlichkeit: **Polizei** (§ 1 Abs. 1 S. 3 PolG NRW)
- Grundsätzlich: **Anordnung durch Gericht** erforderlich
- Ausnahme: bei Gefahr im Verzug ist diese unverzüglich (= ohne schuldhaftes Zögern) nachzuholen (§ 10 Abs. 2 S. 3 PsychKG-NRW i.V.m. § 1906 Abs. 2 BGB)
- Sofortige Unterbringung (§ 14 PsychKG-NRW)
  - Ist die richterliche Anordnung **nicht bis zum Ablauf des folgenden Tages** erfolgt, muss der **Patient entlassen** werden.
  - Verantwortlich dafür ist die ärztliche Leitung des Krankenhauses, bei selbstständigen Abteilungen die fachlich unabhängige ärztliche Leitung der Abteilung (§ 14 Abs. 2 PsychKG-NRW).
- Durchführung der Unterbringung (§§ 18–30 PsychKG-NRW)

Öffentlich-rechtliche Unterbringung nach den Regelungen des StGB

- In den §§ 63 ff. StGB befinden sich Regelungen, die eine strafrechtliche Unterbringung zum Schutz vor gefährlichen Straftätern oder zur deren Besserung vorsehen.
- Die Unterbringung in einem psychiatrischen Krankenhaus nach § 63 StGB kann erfolgen, wenn der Betroffene eine rechtswidrige Tat im Zustand der Schuldunfähigkeit (§ 20 StGB) oder der verminderten Schuldunfähigkeit (§ 21 StGB) begangen hat und eine Gesamtwürdigung der Umstände die Begehung weiterer rechtswidriger Taten erwarten lässt (Allgemeingefährlichkeit).
- Die Unterbringung in einer Entziehungsanstalt gemäß § 64 StGB setzt voraus, dass der Betroffene einen Hang zum übermäßigen Rauschmittelkonsum hat, dass er wegen einer

hangbedingten rechtswidrigen Tat verurteilt oder aufgrund von Schuldunfähigkeit freigesprochen wurde und dass wegen des Rauschmittelhanges weiterhin eine erhebliche Gefahr der Begehung rechtswidriger Taten besteht.

▬ Die Unterbringung in der Sicherungsverwahrung gemäß § 66 StGB kann erfolgen, wenn der Betroffene wegen einmaliger oder mehrmaliger Begehung der in der Vorschrift benannten Straftaten verurteilt wurde und wegen des Hanges zu diesen Straftaten davon auszugehen ist, dass er gemeingefährlich ist.

Anordnung der öffentlich-rechtlichen Unterbringung nach den Regelungen des Strafrechts

▬ Die Anordnung der Unterbringung erfolgt durch das Strafgericht.
▬ Die Unterbringung nach den §§ 63 und 66 StGB steht nicht im Ermessen des Gerichts, sondern ist zwingend, wenn die gesetzlich normierten Voraussetzungen gegeben sind.
▬ Im Rahmen der Unterbringung nach § 64 StGB darf die Anordnung nur ergehen, wenn eine hinreichend konkrete Aussicht auf Heilung besteht oder der Betroffene durch die Anordnung eine erhebliche Zeit vor einem Rückfall bewahrt werden kann.

8.4.2 Behandlung des untergebrachten Patienten nach den Regelungen des Öffentlichen Rechts

Siehe ▶ Abschn. 8.1 Einwilligung.

Grundsatz: keine Zwangsbehandlung

▬ Die Unterbringung allein rechtfertigt keine Zwangsbehandlung.
▬ Auch bei einer öffentlich-rechtlichen Unterbringung bedarf es in der Regel einer **Einwilligung des Betroffenen bzw. seines Vertreters** in die Behandlung (§ 18 Abs. 3 ff. PsychKG-NRW).

Ausnahmsweise Zwangsbehandlung nach PsychKG bzw. Unterbringungsgesetzen der Länder

▬ Das Bundesverfassungsgericht hat in zwei Beschlüssen aus dem Jahr 2011 die Rechte psychisch kranker Menschen deutlich gestärkt und einige landesgesetzliche Ermächtigungsgrundlagen zur Zwangsbehandlung für unwirksam erklärt (Rheinland-Pfalz, Baden-Württemberg, Sachsen).
▬ Keine einzige Landesregelung aus der Zeit vor der Entscheidung des Bundesverfassungsgerichts erfüllt die vom Bundesverfassungsgericht herausgestellten verfassungsrechtlichen Anforderungen zur rechtmäßigen Durchführung einer Zwangsbehandlung.
▬ Nicht reformierte landesrechtliche Vorschriften (z. B. § 18 IV, V PsychKG-NRW) bilden keine taugliche Ermächtigungsgrundlage mehr zur Vornahme einer Zwangsbehandlung (eine Novellierung in NRW steht noch aus).
▬ Die auf Grundlage einer veralteten Regelung durchgeführte Zwangsbehandlung ist rechtswidrig → Strafbarkeitsrisiken für den Arzt.
▬ Zwangsbehandlungen auf Grundlage novellierter landesrechtlicher Ermächtigungsgrundlagen nur streng nach Maßgabe der dort niedergelegten Voraussetzungen.
▬ Sofern keine verfassungskonforme novellierte landesrechtliche Ermächtigungsgrundlage vorhanden, eine Zwangsbehandlung aber dringend notwendig ist → Durchführung der Zwangsbehandlung auf Grundlage des Betreuungsrechts anstreben.

8.4.3 Zivilrechtliche Unterbringung nach den Regelungen des BGB

▬ Die Voraussetzungen einer Unterbringung von Volljährigen nach dem Betreuungsrecht sind im § 1906 I, II BGB geregelt.
▬ Es muss ein Betreuer bestellt worden sein, der in die Unterbringung des Betreuten einwilligt.

- Wichtig ist, dass der Betreuer für den Bereich der Gesundheitsfürsorge und der Aufenthaltsbestimmung eingesetzt wurde, denn nur dann ist er befugt, eine Unterbringung in eine geschlossene Anstalt zu veranlassen.
- Die Unterbringung muss zum Wohl des Betreuten erforderlich sein. Demnach muss entweder aufgrund der psychischen Krankheit eine Gefahr der Selbstschädigung (§ 1906 I Nr. 1 BGB) oder ein Zustand der Behandlungsnotwendigkeit (§ 1906 I Nr. 2 BGB) bestehen. → Interessen der Allgemeinheit oder Dritter sind im Betreuungsrecht nicht berücksichtigungsfähig.
- Eine krankheitsbedingte Selbstschädigungsgefahr besteht etwa bei Suizidgefahr oder einer erheblichen Gefährdung der eigenen Gesundheit.
- Wenn von der psychischen Erkrankung selbst zwar keine Gefahr für den Betroffenen ausgeht, aber dennoch aufgrund einer anderen somatischen Erkrankung dringend eine Behandlung angezeigt ist, gleichzeitig der Behandlungsbedürftige die Notwendigkeit aufgrund seiner Erkrankung nicht einsieht, so ist ebenfalls ein betreuungsrechtlicher Unterbringungsgrund gegeben.
- Die Unterbringung muss schließlich gemäß § 1906 II BGB vom Betreuungsgericht genehmigt werden.

Anordnung der zivilrechtlichen Unterbringung

- Vorschriften den Ablauf des gerichtlichen Verfahrens zur Unterbringung betreffend befinden sich in den §§ 312–339 FamFG.
- Über alle Arten privatrechtlicher Unterbringung entscheiden Privatpersonen → Betreuer oder Bevollmächtigter (vorbehaltlich der gerichtlichen Genehmigung).
- Ohne die gerichtliche Genehmigung ist die Unterbringung nur zulässig, wenn mit dem Aufschub Gefahr verbunden ist. Die Einholung der Genehmigung ist dann unverzüglich nachzuholen (§ 1906 II S. 2 BGB).
- Der Betreuer hat die Unterbringung sofort zu beenden, wenn ihre Voraussetzungen entfallen. Die Beendigung ist dem Betreuungsgericht anzuzeigen (§ 1906 II S. 3, 4 BGB).

8.4.4 Behandlung des untergebrachten Patienten nach den Regelungen des BGB

Siehe ▶ Abschn. 8.1 Einwilligung.

Grundsatz: keine Zwangsbehandlung

- Die Unterbringung allein rechtfertigt keine Zwangsbehandlung

Ausnahmsweise Zwangsbehandlung nach § 1906 BGB

- Eine Zwangsbehandlung des einwilligungsunfähigen Betreuten ist nur während einer Unterbringung unter Vorliegen der folgenden weiteren Voraussetzungen des § 1906 III, IIIa BGB zulässig:
  - Es muss eine Einwilligung des in Gesundheitsangelegenheiten zuständigen Betreuers in die Zwangsbehandlungsmaßnahme gegeben sein.
  - Es muss der vorherige Versuch unternommen worden sein, den Betreuten über die Durchführung der medizinischen Maßnahme aufzuklären und ihn von deren Notwendigkeit zu überzeugen (§ 1906 III Nr. 2 BGB).
  - Die Behandlung muss zur Abwehr eines drohenden erheblichen Gesundheitsschadens und damit zum Wohl des Betreuten erforderlich sein (§ 1906 III Nr. 3 BGB). Erforderlich ist, dass die Zwangsbehandlungsmaßnahme aus ärztlicher Sicht indiziert ist.
  - Der drohende gesundheitliche Schaden darf durch keine andere dem Betreuten zumutbare Maßnahme abwendbar sein (§ 1906 III Nr. 4 BGB). Die Durchführung der Zwangsbehandlungsmaßnahme kommt nur als Ultima ratio in Betracht.
  - Der Nutzen der Behandlung muss die Risiken unter Berücksichtigung alternativer Behandlungsmöglichkeiten deutlich überwiegen (§ 1906 III Nr. 5 BGB).
  - Die Einwilligung des Betreuers in die Maßnahme muss durch das Betreuungsgericht genehmigt werden (§ 1906 IIIa 1 BGB).

— Anstelle eines Betreuers kann auch ein für den Bereich der Gesundheitsfürsorge eingesetzter Bevollmächtigter in die Zwangsbehandlungsmaßnahme des untergebrachten Einwilligungsunfähigen einwilligen (§1906 V BGB). Die Vollmacht muss schriftlich erteilt sein und eine ausdrückliche Ermächtigung zur Einwilligung in Zwangsbehandlungsmaßnahmen beinhalten > Vollmachtsurkunde vorlegen lassen.

8.5 Sonstige freiheitsentziehende Maßnahmen, insbesondere Fixierung

❯ Freiheitsentziehende Maßnahmen liegen vor, wenn eine Person **gegen ihren Willen oder im Zustand der Willenlosigkeit** in einem räumlich begrenzten Bereich festgehalten wird. Maßgeblich ist, ob dem speziellen Patienten die räumliche Fortbewegungsfreiheit genommen wird.

— Beispiele für freiheitsentziehende Maßnahmen (für die Unterbringung s. dort: ▶ Abschn. 8.4):
  — Einschließen des Patienten,
  — Fixierung (mechanische Bewegungseinschränkung des Patienten z. B. durch Bauchgurt, Hand-/Fußfesseln),
  — Bettgitter, Schutzdecken (wenn der Patient aus eigener Kraft aufstehen könnte),
  — Wegnahme von Hilfsmitteln (z. B. des Rollstuhls).
— Ziel: Schutz vor Selbstverletzung, ggf. Schutz anderer vor Verletzungen; aber keine „Disziplinierung".

Freiheitsentziehende Maßnahmen
— **Grundsatz:** Freiheitsentziehende Maßnahmen sind grundsätzlich rechtswidrig.
— **Rechtfertigungsgründe:**
  – Einwilligung des einwilligungsfähigen Patienten.

  – Einwilligung des Vertreters (Eltern, Betreuer, Bevollmächtigter) bei einwilligungsunfähigen Patienten, ggf. mit Genehmigung des Betreuungsgerichts.
— **Ausnahmen vom Erfordernis der Einwilligung:**
  – **Notwehr:** akute Gefährdung anderer durch den Patienten.
  – **Rechtfertigender Notstand:** akute Eigengefährdung des Patienten, z. B. postoperatives Durchgangssyndrom.
  – Gefährdung muss nach ärztlicher Erkenntnis bestehen (Einschätzung z. B. des Betreuers reicht nicht aus).
  – Einwilligung/Genehmigung kann nicht eingeholt werden.
  – Besteht keine Gefahr mehr, muss die freiheitsentziehende Maßnahme sofort beendet werden.

8.5.1 Fixierung

❯ Eine Fixierung ist stets das letzte Mittel der Wahl.

— **Vorrangig mildere Mittel** prüfen, **solange der gleiche Zweck erreicht** werden kann: z. B. eigenfinanziertes/freiwilliges Zuwendungspersonal, Tieferlegen des Bettes, Hüftprotektoren, Helme, Schlafanzüge mit bis zum Hals reichenden Reißverschlüssen.
— Auch andere (weniger) freiheitseinschränkende Maßnahmen (z. B. Bettgitter statt Gurtfixierung) müssen geprüft werden.
  — **Beachte:** Auch Bettgitter und ähnliche freiheitseinschränkende Maßnahmen sind an die gleichen Voraussetzungen wie die Fixierung gebunden (z. B. Einwilligung bzw. die Genehmigung des Betreuungsgerichts, Vorrangigkeit milderer Mittel).
— Auch bei Fixierung soll das mildeste Fixierungsmittel angewendet werden, welches die Bewegungsfreiheit des Patienten am wenigsten einschränkt.
— Zu beachten sind auch gesundheitliche (psychisch und physisch) Gefahren durch die Fixierung.

— Die Fixierung muss dem Betroffenen vorher
angedroht und begründet werden. Von einer
Androhung ist ausnahmsweise abzusehen,
wenn die Umstände sie nicht zulassen,
insbesondere wenn die sofortige Anwendung
des Zwangsmittels zur Abwehr einer Gefahr
notwendig ist.
— **Rechtliche Risiken für den Arzt**
  — Bei rechtswidriger Fixierung: zivil- und
  strafrechtliche Sanktionierung wegen
  Freiheitsberaubung, Nötigung oder Körperverletzung möglich;
  — andererseits bei unterlassener Fixierung,
  obwohl diese erforderlich war: zivil- und
  strafrechtliche Sanktionierung für die
  Folgen (z. B. Selbst- oder Fremdverletzung)
  wegen Fahrlässigkeit möglich.

> **Jede Art von Fixierung bindet das Personal,
d. h. eine Fixierung darf nicht benutzt
werden, wenn eine ständige Überwachung
des Patienten durch Personal nicht möglich
ist, denn fixierte Patienten müssen unter
ständiger Beobachtung stehen, d. h. unter
Sichtkontrolle (§ 20 Abs. 2 S.7 PsychKG-NRW).**

Einwilligungsunfähiger Patient mit erreichbarem Betreuer

— Einwilligung des Betreuers, der für diesen
Aufgabenkreis (Aufenthaltsbestimmung)
bestellt sein muss. Aufgabenkreis des Betreuers
ergibt sich aus der Bestellungsurkunde
(vorlegen lassen)
— **und** Genehmigung des Betreuungsgerichts
(§ 1906 Abs. 4 BGB), **wenn** die Maßnahme
länger andauert (z. B. einen Tag/eine Nacht – je
schwerwiegender die Maßnahme, umso kürzer
die Frist) oder wiederholt vorgenommen wird.

Einwilligungsunfähiger Patient mit erreichbarem Bevollmächtigten

— Einwilligung des Bevollmächtigten (dessen
schriftliche Vollmacht die freiheitsentziehende
Maßnahme ausdrücklich umfassen muss →
Vollmachtsurkunde vorlegen lassen)

— **und** Genehmigung des Betreuungsgerichts
(§ 1906 Abs. 4 BGB), **wenn** die Maßnahme
länger andauert (z. B. einen Tag/eine Nacht – je
schwerwiegender die Maßnahme, umso kürzer
die Frist) oder wiederholt vorgenommen wird.

Patient ohne (erreichbaren) Vertreter

— Rechtfertigung durch mutmaßliche Einwil-
ligung möglich: Ist es im Interesse des bewusst-
losen Patienten, fixiert zu werden? Sind mildere
Mittel möglich?
— Aber soweit zeitlich möglich: Entscheidung des
Betreuungsgerichts einholen (§§ 1908i, 1846
BGB).
— Nach Erreichbarkeit/Bestellung eines
Vertreters darf die Maßnahme nur fortgeführt
werden, wenn der Vertreter zustimmt.

Vorübergehend bewusstloser, ansonsten aber einwilligungsfähiger Patient

— Rechtfertigung durch mutmaßliche Einwilligung möglich: Ist es im Interesse des bewusstlosen Patienten, fixiert zu werden? Sind mildere
Mittel möglich? Nach Wiedererlangung des
Bewusstseins darf die Maßnahme nur fortgeführt werden, wenn der Patient zustimmt.

Untergebrachter Patient

— Die Unterbringung allein rechtfertigt keine
Fixierung (z. B. nach PsychKG-NRW oder
entsprechenden Landesgesetzen).

Verfahren der ärztlichen Anordnung

— **Schriftliche ärztliche Anordnung**
  — Spätestens unmittelbar nach der freiheits-
  entziehenden Maßnahme
  — Feststellung/Überzeugung von der Notwen-
  digkeit der Maßnahme durch den Arzt
  — Dokumentation der Maßnahme
    – Name des anordnenden Arztes
    – Personalien des Patienten
      (Patientenaufkleber)

- Rechtfertigungs-/Anordnungsgrund
- Art der Maßnahme
- Befristung: voraussichtliche Dauer der Maßnahme
▬ **Besonderheit:** Nur bei unmittelbarer Gefahr im Verzug darf das Pflegepersonal ohne ärztliche Anordnung handeln.

8.6 Therapieentscheidung am Lebensende auf Intensivstation

▬ **Fakten der „neuen" Intensivmedizin:**
  ▬ Intensivmediziner in der heutigen Zeit müssen lernen, dass der Tod eines Patienten kein Versagen darstellt, sondern Gelegenheit bietet, eine besondere Form der Patientenbetreuung zu praktizieren („end-of-life care"), d. h. der Tod darf zugelassen werden.
  ▬ Obwohl die meisten Menschen im häuslichen Umfeld sterben wollen, treten nach Schätzungen in Deutschland über 50 % aller Sterbefälle in Krankenhäusern auf.
  ▬ Demographische Veränderungen (Zunahme der älteren Bevölkerung, wachsende Single-Gesellschaft – fehlender Ansprechpartner) werden in weiterer Zukunft zu einer erheblichen Zunahme komplexer ethischer Fragestellungen in der Intensivmedizin führen.
  ▬ Die Entscheidung für oder gegen lebensverlängernde Maßnahmen gehört zu den schwierigsten ethischen Fragen in der klinischen Versorgung von Intensivpatienten.
  ▬ Kommunikationstrainings (team- und patientenzentriert, kommunikative Kompetenz) sind von großem Nutzen.
  ▬ Eventuell kann ein klinisches Ethik-Komitee Hilfestellung geben.
▬ **Kriterien der Therapiezielentscheidung**
  ▬ **Medizinische/ärztliche Indikation:** Was ist das eigentliche Therapieziel? Wird das *Therapieziel* mit hoher Wahrscheinlichkeit (realistisch) erreicht? Beispiel: In einem Fall besteht keine medizinische Indikation (keine kurative Therapie), aber die Familie möchte eine Maximaltherapie. Hier ist die nicht vorhandene Indikation ausreichend,

um eine Therapiezieländerung zu veranlassen.
▬ **Patientenwille:** Was ist der *aktuelle Wille* des Patienten? Übereinstimmung des Therapieziels mit dem Patientenwillen?
  - Einwilligungsfähige Patient (*aktuell erklärter Wille*): Patient entscheidet selber
  - Nicht einwilligungsfähige Patient mit Patientenverfügung (*vorausgefügter Wille*): Die Patientenverfügung ist verbindlich, muss jedoch auf ihre Wirksamkeit hin überprüft werden (Gesundheitsbevollmächtigter, Betreuer oder im Notfall Behandlungsteam).
  - Nicht einwilligungsfähige Patient ohne Patientenverfügung oder ohne wirksame Patientenverfügung (*Behandlungswunsch* oder *mutmaßlicher Wille*): Gesundheitsbevollmächtigter (Vollmacht im Original vorlegen lassen) oder Betreuer (Betreuerausweis vorlegen lassen) entscheiden. Falls weder ein Gesundheitsbevollmächtigter noch ein Betreuer vorhanden sind, sollte eine Eilbetreuung bestellt werden. Eruierung der Behandlungswünsche oder des mutmaßlichen Willens unter Berücksichtigung von früheren mündlichen oder schriftlichen Äußerungen, ethischen oder religiösen Überzeugungen und sonstigen persönlichen Wertvorstellungen des Betreuten (§ 1901a Abs. 2 BGB).
▬ **Therapiezielfestlegung im Konsens** (Angehörigen-Pflege-Ärzte-Konferenz, ggf. Ethik-Fallberatung) → **diskutable Therapieoptionen (Dokumentation, „shared decision-making")**
  - Kurativ (Restitutio ad integrum): lebensverlängernde Maßnahmen mit dem Ziel der Rehabilitation
  - Palliativ (Linderung/Vermeidung von Leiden [„comfort care"]): Therapiezielbegrenzung und Symptomkontrolle
  - Intensivmedizin und Palliativmedizin schließen sich nicht aus, sondern ergänzen sich komplementär in der Behandlung schwerkranker Patienten.

> ❯ „Sterbehilfe durch Unterlassen, Begrenzen oder Beenden einer begonnenen medizinischen Behandlung (Behandlungsabbruch) ist gerechtfertigt, wenn dies dem tatsächlichen oder mutmaßlichen Patientenwillen entspricht (§ 1901a BGB) und dazu dient, einem ohne Behandlung zum Tode führenden Krankheitsprozess seinen Lauf zu lassen."

- **Angehörigenkonferenz**
  - Alle Mitglieder des Behandlungsteams (Pflege, Ärzte, Palliativmediziner) sollten bei der Konferenz repräsentativ vertreten sein; vor der Konferenz sollte Klarheit und Einigkeit im Behandlungsteam bestehen (gute Vorbereitung), ein Gesprächsleiter sollte festgelegt werden, Sprach- und Wortwahl sollen verständlich sein.
    - **VALUE-Konzept:** Anhaltspunkte für eine strukturierte Durchführung einer Angehörigenkonferenz: (a) Wertschätzung („value") und Anerkennung der Fragen und Einlassungen von Angehörigen, (b) Emotionen der Angehörigen anerkennen („acknowledge"), (c) zuhören („listen"), (d) Fragen zur Person und Persönlichkeit des Patienten stellen, um sich ein besseres Bild vom ihm machen zu können („understand"), (e) Angehörige zu Fragen ermuntern („elicit").
  - Wichtig ist, dass die Betroffenen die reale Chance erhalten, ihre Sichtweise auszudrücken und Fragen zu stellen!
  - Dokumentation in Patientenkurve, d. h. schriftliche Fixierung bei Festlegung keiner Einleitung lebenserhaltender Maßnahmen (keine kardiopulmonale Reanimation): *Do not resuscitate* (DNR) oder *Allow natural death (AND)*
- **Dokumentation bei Therapieentscheidungen**
  - *Strukturierte Kommunikation und Dokumentation hilft bei der Therapiezielentscheidung* (Oczkowski et al. 2016).
  - Eine sorgfältige und genaue Dokumentation ist geboten bei allen Entscheidungen zur Frage der Therapiezieländerung mit Verzicht auf lebensverlängernden Maßnahmen und beim Umgang mit Patientenverfügungen.

- Die Dokumentation sollte Angaben zur medizinischen Situation (Epikrise, Diagnose, Prognose, Therapiebegrenzungen), zum ärztliches Urteil (kurativ oder palliative Situation), zum Patientenwillen (aktuell erklärter, vorausgefügter oder mutmaßlicher Wille) und das Ergebnis des Gesprächs (Konsens/Dissens; Namen der Anwesenden) beinhalten (DIVI-Doku. 2017).
- **Therapiezielbegrenzung** (Janssens et al. 2012)
  - Unter Therapiezielbegrenzung können folgende Vorgehensweise fallen
    - Verzicht auf zusätzliche kurative Maßnahmen
    - Verzicht auf Ausweitung bestehender kurativer Maßnahmen
    - Reduktion bestehender kurativer Maßnahmen
    - Absetzen bestehender kurativer Maßnahmen (z. B. aktives Beenden der Katecholamintherapie)
  - Die Therapiezielbegrenzung kann sich auf folgende Aspekte beziehen: Diagnostik, Medikation, Ernährung und Flüssigkeitszufuhr, Reanimation, Dialyse, Beatmungstherapie, Kreislaufunterstützung, operative/interventionelle Eingriffe (DIVI-Doku. 2017)
  - Optimierung der palliativen Therapie: Symptomkontrolle (Linderung von Dyspnoe, Schmerz, Übelkeit), menschenwürdige Unterbringung, menschliche Zuwendung/Sterbebegleitung, Stillen von subjektiv vorhandenem Hunger und Durst
  - Möglichkeiten der Therapiebegrenzung: schrittweise oder sofortige Therapiebegrenzung
  - Therapiezielwechsel (z. B. Wechsel von kurativer zur palliativmedizinischer Versorgung): durch Re-Evaluation der Akutsituation und Feststellung des Nichterreichens des vorher definierten Therapieziels, insbesondere, wenn durch lebenserhaltende Maßnahmen der Tod verzögert und das Leiden verlängert würde oder der Therapiezielwechsel dem Patientenwillen entspricht (Dokumentation)
  - **Regeln für den Prozess der Therapiebegrenzung**

- Das Handeln sollte nicht von Zeitdruck oder anderen äußeren Zwängen bestimmt werden.
- Ermöglichung einer sorgsamen Sterbebegleitung
- Symptomkontrolle: individuelle Schmerztherapie und ggf. palliative Sedierung
- Eine Leidensverkürzung durch das Zulassen des Sterbens ist ethisch und juristisch legitim.
- Angehörige sind stets einzubinden und über das geplante Vorgehen und mögliche Reaktionen des Sterbenden zu informieren.

- **Entscheidungsethik am Lebensende → 4 Kernelemente nach Beauchamp und Childress**
  - **Selbstbestimmung (Autonomie)** bzw. Respekt vor Eigenständigkeit, d. h. das Recht des Patienten, jegliche Behandlung zu akzeptieren oder abzulehnen. Was will der Patient in dieser Situation selber?

- **Fürsorge** („beneficence"), d. h. Verpflichtung, Gutes zu tun (Wohltun). Das Wohltunsprinzip äußert sich insbesondere im Bedürfnis nach „comfort" bzw. „palliative care". Welches Therapieziel wird mit der zur Diskussion stehenden Maßnahme unter Berücksichtigung des Patientenwohls angestrebt?

- **Schadensvermeidung** („non-maleficence") bedeutet, keinen Schaden zuzufügen bzw. keinen *weiteren* Schaden (Schaden-Nutzen-Abwägung). Schadet die Behandlung mehr, als dass sie möglicherweise nutzt?

- **Gleichheit und Gerechtigkeit**, d. h. Fairness, Transparenz und Konsistenz der Entscheidungen am Lebensende. Werden ähnliche Patienten in dieser Situation gleich behandelt?

- **Model des „shared decision-making" (SDM)** (■ Abb. 8.1)

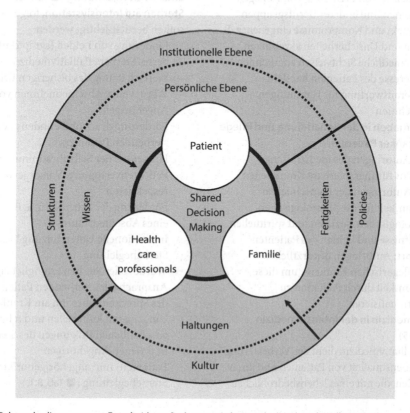

■ Abb. 8.1 Rahmenbedingungen zur Entscheidungsfindung am Lebensende. (Mod. nach Wallner 2010)

— SDM: eine Form der partizipativen
Entscheidungsfindung, d. h. eine partner-
schaftliche gemeinsame Entscheidungs-
findung und -verantwortung
— Voraussetzung für SDM: „kontinuierlicher"
Dialog zwischen Patient/Rechtsvertreter,
Familienangehörigen und dem Behand-
lungsteam („healthcare professionals")
— In einer beziehungsbezogenen Weise
handeln: z. B. persönlichen Kontakt suchen,
Respekt und Empathie zeigen, gegenseitiges
Vertrauen als Basis
— Emotionen, Wünsche und Informationen
ausdrücken bzw. verstehen: z. B. persönliche
Relevanz von Symptomen, auf Befürch-
tungen hören und eingehen
— Informationen und Optionen erläutern: z. B.
Fragen stellen, eigenes Verständnis mitteilen
bzw. fremdes Verständnis erfragen, Nutzen
und Risiken erklären und bewerten, offen
sein für neue Möglichkeiten
— Nach Informationen, Unterstützung und Rat
suchen: z. B. von Freunden, von Kollegen
der eigenen und anderer Berufsgruppen
— Vermitteln und Kompromisse eingehen: z. B.
Risiken und Unsicherheiten akzeptieren,
unterschiedliche Sichtweisen anerkennen
— Im Interesse des Patienten handeln:
z. B. Verantwortung für Handlungen
übernehmen
— **3 Kernaufgaben in der Behandlung und Pflege
schwerkranker Patienten**
— **Cure**: Aufbringen des medizinischen
Könnens für therapierbare Krankheiten
— **Care**: Aufbringen der menschlichen
Achtsamkeit für die physiologischen,
psychologischen, sozialen und spirituellen
Bedürfnisse und Leiden des Patienten
— **Comfort**: Aufbringen des ärztlichen
und pflegerischen Könnens, um diese
Achtsamkeit durch Palliation zu
operationalisieren
— **Palliativmedizin in der Intensivmedizin
(▶ Kap. 25)**
— Die Palliativmedizin dient der Verbesserung
der Lebensqualität von Patienten und ihren
Familien, die mit einer lebensbedrohlichen

Erkrankung konfrontiert sind. Dies geschieht
durch Vorbeugung und Linderung von
Leiden mittels frühzeitiger Erkennung,
hochqualifizierter Beurteilung und
Behandlung von Schmerzen und anderen
Problemen physischer, psychosozialer und
spiritueller Natur (https://www.dgpalliativme-
dizin.de/images/stories/WHO_Definition_2002_
Palliative_Care_englisch-deutsch.pdf).
— Eine palliative Behandlung stellt
keine „Minimaltherapie" und keinen
„Therapieabbruch" dar, sondern eine
Therapiezieländerung.
— Palliativmedizin als Fortführung der für
den Patienten optimalen Therapie mit
geändertem Therapieziel
— Eine palliative Betreuung muss in jeder
Phase einer kritischen Erkrankung
verfügbar sein, d. h. gleichzeitige Beachtung
kurativer und palliativer Elemente mit
unterschiedlichen Ausprägungen im
phasenhaften Ablauf einer Erkrankung.
— **Entscheidungsfindung** (◘ Abb. 8.2)
— **Sterben auf Intensivstation**, folgende Faktoren
sollten berücksichtigt werden:
— Linderung von Leiden (symptomkontrol-
liertes Sterben, Palliativmedizin)
— Wertschätzung des bisherigen Lebens
— Würdevolles Abschiednehmen von
Angehörigen
— Förderung des Wohlbefindens des
sterbenden Patienten
— Hilfsmittel der Selbstbestimmung (z. B.
Patientenverfügung, Vorsorgevollmacht)
respektieren
— Förderung der Fairness (u. a. Bereitstellung
eines Abschiedsraums)
— Institutionelle Unterstützung bezüglich
Sterbebegleitung
— Würdevolles Sterben ermöglichen (z. B.
Ansprache des sterbenden Patienten anstelle
des Sprechens über ihn am Krankenbett)
— Umgang mit kulturellen und religiös-welt-
anschaulichen Prägungen des Sterbenden
und seinen Angehörigen
— Patienten- und angehörigenorientierte
Sterbebegleitung (◘ Tab. 8.1.)

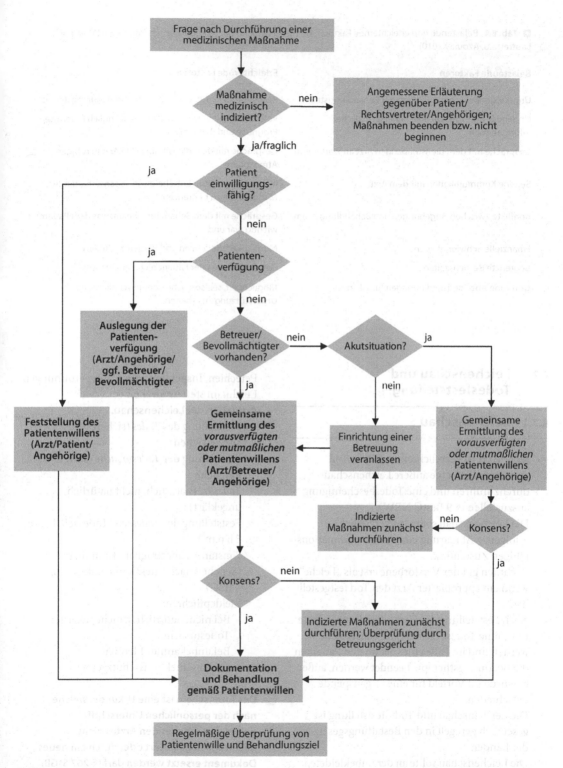

◨ Abb. 8.2 Entscheidungsdiagramm bezüglich der Frage der Durchführung einer medizinischen Maßnahme. (Mod. nach Winkler et al. 2012)

◘ **Tab. 8.1** Belastende und erleichternde Faktoren für Angehörige in der Sterbephase des Patienten. (Mod. nach Lautrette u. Azoulay 2010)

Belastende Faktoren	Erleichternde Faktoren
Ungenügende Kommunikation mit Behandlungsteam	Respekt und Einfühlung seitens des Behandlungsteams
Ungenügende, unklare oder widersprüchliche Informationen	Vollständigkeit von Informationen bezüglich Diagnose, Prognose und Behandlung
Gespräche mit dem diensthabenden Arzt im Warteraum	Gespräche mit dem diensthabenden Arzt in ruhiger Atmosphäre
Seltene Kommunikation mit dem Arzt	Informationen über Entscheidung, lebenserhaltende Maßnahmen zu begrenzen
Konflikte zwischen Angehörigen und Behandlungsteam	Gespräche mit dem Behandlungsteam, was dem Patienten wichtig war und ist
Finanzielle Schwierigkeiten	Möglichkeit, Bedenken und Sorgen zu äußern
Begrenzte Besuchszeiten	Das Gefühl, dass der Patient nicht leiden muss
Unruhige Abschiedsbedingungen (u. a. Lärm)	Möglichkeit, seelsorgliche oder psychologische Unterstützung zu erhalten

8

8.7   Leichenschau und Todesfeststellung

8.7.1 Leichenschau

- Jeder Arzt ist verpflichtet, nach dem Tod „unverzüglich" eine äußere Leichenschau durchzuführen und eine Todesbescheinigung auszustellen (§ 9 BestG NRW).
- Die Leichenschau sollte „unverzüglich" erfolgen → Abklärung eines noch reanimationsfähigen Zustandes.
- Rechtlich gilt der Verstorbene erst als „Leiche", wenn ein approbierter Arzt den Tod festgestellt hat.
- Nach Feststellung des Hirntodes durch 2 Ärzte muss eine Todesbescheinigung ausgestellt werden und im Falle eines beatmeten Patienten die Beatmungstherapie beendet werden, außer es wurde im Vorfeld für eine Organspende entschieden.
- Die Leichenschau und Todesfeststellung ist gesetzlich geregelt in den Bestattungsgesetzen der Länder.
- Die Leichenschau sollte an der unbekleideten Leiche stattfinden, Suche nach Verletzungen,

Petechien, Inspektion „aller" Körperöffnungen, Leichnam stets umdrehen.

- **Aufgaben der Leichenschau:**
  - Feststellung des *Todes* (sichere Todeszeichen)
  - Feststellung der *Todesursache* (soweit möglich)
  - *Todesart* (natürlich, nicht natürlich, ungeklärt)
  - Feststellung der *Todeszeit* (Todeszeit, bis zu 5 h p.m.)
  - Umstände, übertragbare Krankheiten (Seuchen nach Infektionsschutzgesetz – IfSG)
  - Meldepflichten:
    - Bei nicht natürlicher/nicht geklärter Todesursache
    - Bei unbekannter Identität
    - Gemäß Infektionsschutzgesetz

> ❯ **Der Totenschein ist eine Urkunde, welche nach der persönlichen Unterschrift des leichenschauenden Arztes nicht nachträglich geändert oder durch ein neues Dokument ersetzt werden darf (§ 267 StGB, Urkundenfälschung).**

8.7.2 Todeszeichen

- **Sichere Todeszeichen** (ein sicheres Todeszeichen genügt!):
  - Totenflecken (Livores: 15–60 min nach dem Tod)
  - Totenstarre (Rigor mortis: 2–4 h nach dem Tod)
  - Fäulnis (Autolyse)
  - Hirntod
  - Verletzungen, die mit dem Leben nicht vereinbar sind (z. B. Dekapitation oder Durchtrennung des Rumpfes)
  - Abbruch der Reanimation
- **Unsichere Todeszeichen:**
  - Weite und lichtstarre Pupillen (Cave: nach Reanimation mit Adrenalin: Sympathikuseffekt)
  - Areflexie
  - Asystolie
  - Apnoe
  - Abkühlung
  - Scheintod

Ursachen des Scheintodes → AEIOU-Regel:
- **A:** Alkohol, Anoxie, Anämie, Azotämie
- **E:** Elektrizität/Blitz, Epilepsie, Erfrierung
- **I:** „injury" (SHT), Intoxikation
- **O:** Opiate, Medikamente
- **U:** Urämie, Unterkühlung

8.7.3 Todesarten

- **Natürlicher Tod:**
  - Innere, krankhaft bedingte Ursache, ohne äußere Einwirkung
  - Das Ableben war aufgrund des Grundleidens absehbar
- **Nicht natürlicher Tod:**
  - Von außen verursacht: Suizid, Vergiftungen, Behandlungsfehler, Unfall, Einwirkung Dritter, Tötungsdelikte, tödlich verlaufende Folgefehler
  - Abbruch der Leichenschau (zur Spurensicherung: Aufbewahrung der Leiche im „abgeschlossenen" Verabschiedungsraum)

- Die Polizei ist umgehend in Kenntnis zu setzen! Nach §19 BestG NRW kann bei nicht unverzüglich erfolgter Benachrichtigung der Polizeibehörden ein Ordnungsgeld von € 3000 gegen den unterzeichnenden Arzt verhängt werden.
- **Ungeklärte Todesart:**
  - Todesursache durch die Leichenschau unter Berücksichtigung der Anamnese nicht erkennbar (z. B. plötzlicher Tod eines von außen gebrachten unbekannten Notfallpatienten ohne Anamnese), kein Anhalt für einen natürlichen Tod
  - Keine Gegenstände (auch notfallmäßig eingebrachte, wie z. B. Endotrachealtubus, ZVK) entfernen
  - Polizei umgehend in Kenntnis setzen (Spurensicherung: Aufbewahrung der Leiche im „abgeschlossenen" Verabschiedungsraum), Leichenschau erfolgt durch die Kriminalpolizei und Rechtsmedizin

> **Jeder Fall von nicht natürlicher und ungeklärter Todesart ist den Ermittlungsbehörden unverzüglich zu melden. Bei einer offensichtlichen Falschbescheinigung bezüglich der Todesart können straf- und zivilrechtliche Konsequenzen drohen.**

8.7.4 Keine Beförderung von Toten im Rettungswagen

- Auf öffentlichen Straßen und Wegen dürften Tote nur in einem für diesen Transport geeigneten dicht verschlossenen Behältnis befördert werden (§ 16 Abs. 1 Bestattungsgesetz NRW).
- Deshalb keine Beförderung der Leiche eines tödlich Verunglückten vom Unfallort, sofern bereits bei Beginn des Transports der Tod „sicher" festgestellt wurde.

Literatur

Borasio GD, Putz W, Eisenmenger W (2003) Neuer Beschluss des Bundesgerichtshofs: Verbindlichkeit von Patientenverfügungen gestärkt: Dtsch Ärzteblatt 31: A 2062–2065

Borasio GD, Heßler HJ, Wiesing U (2009) Patientenverfügungsgesetz – Umsetzung in der klinischen Praxis. Dtsch Ärzteblatt 40: B 1675–1678

Janssens U, Burchardi H, Duttge G et al. (2012) Therapiezieländerung und Therapiebegrenzung in der Intensivmedizin. Positionspapier der Sektion Ethik der DIVI

Lautrette A, Azoulay E (2010) Families of dying patients. In: Rocker GM et al (eds) End of life care in the ICU. Oxford University Press, Oxford, pp 84–87

Madea B, Rothschild MA (2010) Ärztliche Leichenschau, Feststellung der Todesursache und Qualifikation der Todesart. Dtsch Ärztebl 107: 575–586

Oczkowski SJ, Chung HO, Hanvey L et al. (2016) Communication tools for end-of-life decision-making in the intensive care unit: a systematic review and meta-analysis. Crit Care 20 (1): 97

Schöffner M, Schmidt KW, Benzenhöfer U, Sahm S (2012) Living wills under close scrutiny: Medical consultation is indispensable. Dtsch Med Wochenschr 137 (10): 487–490

Taupitz J (2000) Empfehlen sich zivilrechtliche Regelungen zur Absicherung der Patientenautonomie am Ende des Lebens? Beck, München

Wallner J (2008) Die richtigen Worte für medizinische Entscheidungen am Lebensende finden. Wien Med Wschr 120: 647–654

Wallner J (2010) Organisation medizinischer Entscheidungen am Lebensende. Intensivmedizin 47:49–54

Winkler EC, Borasio GD, Jacobs P, Weber J, Jox RJ (2012) Münchner Leitlinie zu Entscheidungen am Lebensende. Ethik Med 24: 221–234

Wurmb T, Brederlau J (2016) Patients' declared intentions and emergency medicine. Med Klin Intensivmed Notfmed 111 (2): 113–117

Spezielle Intensivmedizin

Kardiologie

R. Pfister, G. Michels

© Springer-Verlag GmbH Deutschland 2017
G. Michels, M. Kochanek (Hrsg.), *Repetitorium Internistische Intensivmedizin*,
DOI 10.1007/978-3-662-53182-2_9

9.1 Akutes Koronarsyndrom (ACS)

R. Pfister, G. Michels

9.1.1 Definition

- **Akutes Koronarsyndrom**
- Alle Zustände der koronaren Herzkrankheit, die mit einer kritischen Verschlechterung der Koronarperfusion einhergehen.

- **Myokardinfarkt**
- Myokardnekrose durch akute Ischämie, klinisch diagnostiziert über eine Dynamik (Anstieg/Abfall) kardialer Biomarker, vorzugsweise der hochsensitiven kardialen Troponine I/T mit mindestens einem Wert über der 99. Perzentile des oberen Referenzlimits und mindestens einem zusätzlichen klinischen Kriterium (Symptom, EKG, Echokardiographie, Koronarangiographie, Autopsie).
- Entscheidend aufgrund des unterschiedlichen Behandlungpfades ist die Identifikation einer anhaltenden ST-Streckenhebung (bzw. eines neuen Linksschenkelblockes) (>20 min) im EKG (◘ Tab. 9.1).

9.1.2 Allgemeines

- Inzidenz (Deutschland): ca. 220.000 Myokardinfarkte/Jahr (ca. 277/100.000 Einwohner/Jahr)
- Auftreten: ca. 40 % aller ACS treten in den frühen Morgenstunden auf
- Mortalität (präklinisch): nach 1–4 h: 25 %, nach 24 h: 30 %
- Mortalität (klinisch): 30-Tage-Mortalität: 5–8 %
- Langzeitmortalität: Die STEMI-Langzeitmortalität nach 7 Jahren ohne Zeitverzögerung (Einhalten der Door-to-balloon-Zeit) beträgt ca. 15 %, während diese mit zunehmender Zeitverzögerung auf bis zu 30 % zunimmt
- Erhöhte Mortalität insbesondere für Frauen und ältere Patienten ≥75 Lebensjahr

9.1.3 Ätiologie akuter myokardialer Minderperfusion

- **Atherosklerotisch bedingt (häufig):** instabile koronare Plaque mit Thrombusbildung und reduzierter Perfusion/Embolisation (Typ-1-Infarkt)
- **Nicht atherosklerotisch bedingt:** Imbalance zwischen O_2-Angebot und -Bedarf, die nicht auf Plaqueinstabilität zurückzuführen ist (Typ-2-Infarkt, wenn mit Nekrose):
  - Koronarspasmen (z. B. Prinzmetal-Angina)
  - Drogen (z. B. Kokain)
  - Vaskulitis (z. B. Panarteriitis nodosa, Kawasaki- oder Takayasu-Arteriitis)
  - Koronardissektionen (spontan, postpartal, Trauma, iatrogen, LAD häufig betroffen)
  - Koronaranomalien (z. B. Bland-White-Garland-Syndrom)
  - endotheliale Dysfunktion
  - Tachykardie/Bradykardie
  - Anämie
  - schwere Hypertension/Hypotension, resp. Insuffizienz (Typ-2-Infarkt, wenn mit Nekrose)

9.1.4 Klinik

- Leitsymptom: Brustschmerzen bzw. instabile Angina pectoris (4 Typen):
  - Jede anhaltende Ruhe-Angina (>20 min)
  - Neu auftretende (de novo) schwere Angina pectoris (Klasse III nach Canadian Cardiovascular Society [CCS])
  - Kürzlich erfolgte Destabilisierung einer stabilen Angina pectoris (Klasse III nach CCS)
  - Angina pectoris nach Myokardinfarkt
- Schmerzsymptomatik
  - Retrosternal bzw. thorakal lokalisiert
  - Mit oder ohne Ausstrahlung in linken Arm, Nacken, Kieferregion
- Dyspnoe
- Vegetative Begleitsymptomatik: Nausea/Emesis, Schweißausbruch, Harndrang

- Unruhe und Todesängste
- Zeichen des Linksherzinfarktes: Hypotension, Tachykardie, Blässe, Kaltschweißigkeit und Lungenödem
- Trias des Rechtsherzinfarktes: Hypotension/Bradykardie, fehlendes Lungenödem und Halsvenenstauung
- Akutes Abdomen mit Nausea/Emesis bei Ischämie der Hinterwand

> **Bei Diabetikern (stummer Myokardinfarkt in 20–25 % der Fälle), Frauen, Herztransplantierten, älteren Patienten (>75 Jahre) und Patienten mit Niereninsuffizienz und/oder Demenz zeigt sich häufig eine atypische Klinik. Bis zum Ausschluss eines akuten Koronarsyndroms ist ein umfassendes Monitoring obligat, ggf. Notaufnahmestation (Chest Pain Unit) oder Intermediate Care Station (IMC).**

9.1.5 Diagnostik

Anamnese

- Eine ausführliche Anamnese ist bei Verdacht auf ein akutes Koronarsyndrom nicht notwendig (*"time is muscle"*), diese sollte nach dem AMPEL-Schema (**A**llergie, **M**edikation, „**p**ast medical history"/Anamnese, „**e**vents"/aktuelle Beschwerden, **l**etzte Mahlzeit) in nur kurzer Zeit durchgeführt werden.

> **Cave**
> **Nitrobedingte Schmerzbesserung ist nicht spezifisch für Angina pectoris (AP)!**

- Risikostratifizierung:
  - *Individuelles* Risikoprofil, insbesondere bei NSTEMI-Patienten (→ Festlegung der invasiven Strategie: dringend, früh-invasiv oder nichtinvasiv, ◘ Tab. 9.15)

◘ **Tab. 9.1** Einteilung des ACS

ACS *mit* anhaltender ST-Streckenhebung über 20 min (STEMI, „ST-segment elevation myocardial infarction", 30 %)
Klassischer transmuraler Myokardinfarkt mit anhaltender ST-Streckenhebung in ≥2 benachbarten Ableitungen oder neu aufgetretenem Linksschenkelblock mit infarkttypischen Symptomen
Labor: positives Troponin (darf **nicht** abgewartet werden für Beginn der Reperfusionstherapie)
Pathologie: kompletter Gefäßverschluss mit absolut anhaltender Myokardischämie
ACS *ohne* anhaltende ST-Streckenhebung (NSTE-ACS)
NSTEMI („non ST-segment elevation myocardial infarction", 50 %)
Myokardinfarkt ohne anhaltende ST-Streckenhebung
EKG: horizontale oder deszendierende ST-Streckensenkungen (≥0,05 mV) oder T-Negativierungen (≥0,1 mV) bei prominenter R-Zacke oder R/S Ratio >1, evtl. normales EKG
Labor: positive Troponindynamik
Pathologie: inkompletter Gefäßverschluss, spontane Reperfusion
UA („unstable angina", Präinfarktsyndrom, 20 %) bzw. instabile Angina pectoris
EKG: wie bei NSTEMI
Labor: ohne Troponindynamik
Klinik: jede Erstangina, zunehmende Schwere, Dauer, Häufigkeit der Schmerzanfälle, Ruhe-Angina, zunehmender Bedarf an antianginösen Medikamenten
Pathologie: temporäre Myokardischämie infolge relativer Koronarinsuffizienz ohne Nekrose

- *Blutungsrisiko* bezüglich der Antikoagulationstherapie
- GRACE-Risk-Score (http://www. outcomes-umassmed.org/grace/acs_risk/ acs_risk_content.html)

Körperliche Untersuchung

- Auskultation: Systolikum: Differenzialdiagnose Aortenstenose, oder Infarktkomplikationen wie Mitralklappeninsuffizienz bei Papillarmuskelabriss oder Ventrikelseptumdefekt (VSD), Zeichen der pulmonalen Stauung bei Linksherzdekompensation

12-Kanal-EKG (Erstliniendiagnostikum!)

- Ein 12-Kanal-EKG ist **innerhalb von 10 min nach Erstkontakt** mit dem Patienten zu schreiben und von einem erfahrenen Arzt zu beurteilen.
- EKG-Aufzeichnungen sind bei unspezifischem Primärbefund nach 15–30 min, mindestens **nach 6 und 24 h** sowie bei **erneuter Symptomatik** zu wiederholen.
- Beurteilung von Herzfrequenz, Rhythmus und Infarktlokalisation (◻ Tab. 9.2)

- ST-Streckenhebungen: am J-Punkt in mindestens 2 benachbarten Ableitungen $\geq 0,1$ mV, außer in Ableitungen V_{2-3}:
  - $\geq 0,2$ mV bei Männern ≥ 40 Jahre
  - $\geq 0,25$ mV bei Männern <40 Jahre
  - $\geq 0,15$ mV bei Frauen

> ❯ **Bei entsprechender Klinik und Nachweis von ST-Hebungen oder einem vermeintlich neuen Linksschenkelblock muss umgehend eine Reperfusionstherapie eingeleitet werden!**

- ST-Senkungen in spiegelbildlichen Ableitungen
- Weitere EKG-Veränderungen:
  - negative T-Wellen
  - AV-Block (bei Hinterwand- und Septuminfarkt)
  - R-Verlust beim Vorderwandinfarkt
- Aufzeichnung zusätzlicher Ableitungen:
  - V_{3R-4R} (Hinweis auf Rechtsherzinfarkt, wenn ST-Hebungen $\geq 0,05$ mV bzw. $\geq 0,1$ mV bei Männern <30 Jahre)
  - V_{7-9} (Hinweis auf Lateralinfarkt, wenn ST-Hebungen $\geq 0,05$ mV bzw. $\geq 0,1$ mV bei Männern <40 Jahre)

◻ Tab. 9.2 EKG-Diagnostik und Koronargefäßzuordnung

Versorgungsregion	Koronararterienverschluss	EKG-Ableitung
Vorderwandinfarkt	LAD: proximal	I, aVL, V_{2-6}
Vorderwandspitzeninfarkt: apikaler Infarkt	LAD: mittlerer oder distaler Teil	I, aVL, V_{3-4}
Vorderer Septuminfarkt: supraapikal oder anteroseptal	LAD mittlere/R. septalis der LAD	I, aVL, V_{1-4}
Vorderer Lateralinfarkt: anterolateral	LAD-Ast: R. diagonalis (RD)	I, aVL, V_{4-6}
Hinterer Lateralinfarkt: posterolateral	RCX-Ast: R. marginalis (PLA)	II, III, aVF, V_{5-7}
Hinterwandinfarkt: inferior oder diaphragmal	RCA oder RCX → falls die RCX den RIVP abgibt	II, III, aVF, ggf. V_{1-3}
Strikt posteriorer Infarkt: basal	RCX: distaler Teil	III, aVF, V_{7-8}
Rechtsventrikulärer Infarkt	RCA: proximal	$V_{R3-R4,}$ Nehb-Ableitung

Abkürzungen: LAD = „left anterior descending", RCX = Ramus circumflexus, RCA = „right coronary artery", RD = Ramus diagonalis, PLA = Posterolateralast.

- EKG-Stadienverlauf (nicht obligat nachweisbar)
  - Stadium 0: Erstickungs-T
  - Stadium I: monophasische ST-Streckenelevation
  - Stadium II: terminale T-Negativierung
  - Stadium III: Infarkt-Q (Pardee-Q, Zeichen der Myokardnekrose)
  - Stadium IV: QS-Komplexe
- Rechtsventrikulärer und posteriorer Infarkt (RCA-Stromgebiet):
  - rechtspräkordiale unipolare Ableitungen nach Wilson V_{3R-6R}
  - Beurteilung der Ableitung V_1: Die Ableitung V_1 reflektiert den rechten Ventrikel und kann daher im Rahmen eines posterioren Infarktes eine ST-Streckenelevation zeigen, falls der rechte Ventrikel mitbetroffen ist. ST-Streckenhebungen in V_1 – als Ausdruck der rechtsventrikulären Beteiligung – sind mit einer schlechteren Prognose assoziiert, ST-Senkungen in V_1 dagegen nicht.
- ST-Streckenhebungen ≥ 1 mm in der Ableitung aVR sind unabhängig von der Infarktlokalisation mit einer höheren 30-Tage-Mortalität assoziiert (prognostische Bedeutung!)

> ⓧ Ein unauffälliges EKG schließt ein akutes Koronarsyndrom nicht aus!

Monitoring

- Initial Hämodynamik (Blutdruck, Puls) und S_pO_2
- Bis zur Diagnosestellung (STEMI-NSTEMI-UA) muss ein Rhythmusmonitoring erfolgen
- **UA** („unstable angina"): bei bestätigter Diagnose UA muss kein weiteres Monitoring erfolgen
- **NSTEMI**: ≤ 24 h, wenn niedriges Risiko: hämodynamisch stabil, keine relevanten Arrhythmien, EF>40 %, erfolgreiche, komplikationslose Reperfusion, keine weiteren kritischen Koronarstenosen; sonst länger als 24 h
- **STEMI**: mindestens 24 h auf einer Überwachungsstation mit der Möglichkeit eines invasiven hämodynamischen und respiratorischen Monitorings und invasiver Beatmung, mindestens weitere 24 h EKG-Monitoring

Labordiagnostik

> ⊗ **Laborbiomarker des Myokardschadens sind neben Klinik und EKG entscheidend für die Diagnose, Risikostratifizierung und Prognosebeurteilung beim ACS (v. a. beim NSTEMI), wobei die hochsensitiven Troponine aufgrund der überlegenen Sensitivität und Spezifität Mittel der 1. Wahl sind. Daneben haben nur CK-MB und Copeptin einen potenziellen klinischen Stellenwert.**

- CK-MB kann aufgrund seines schnellen Abfalls im Vergleich zu Troponinen für die Erkennung von Re-Infarkten genutzt werden. Copeptin (C-terminaler Anteil des Vasopressin-Pro-hormons) als unspezifisches Stresshormon hat für die frühe Diagnose eines NSTEMI einen Zusatznutzen, wenn nur konventionelle (nicht hochsensitive) Troponinassays zu Verfügung stehen.
- Troponin T oder I **sofort** bestimmen: ein ischämiebedingter Anstieg kann mit hochsensitiven Assays bereits 1 h nach der Myokardschädigung erkannt werden; die Werte bleiben bis zu 2 Wochen erhöht
- Die Laborergebnisse sollten innerhalb von 60 min verfügbar sein
- Bei kurz **zurückliegendem Schmerzbeginn (<6 h)** muss die **Troponinbestimmung wiederholt** werden: der bisherige „0 h/6 h-Algorithmus" kann mit einem hochsensitiven Troponinassay auf einen „0 h/3 h-Algorithmus" und bei einigen speziell validierten Assays sogar auf einen „0 h/1 h-Algorithmus" verkürzt werden (◘ Abb. 9.1, ◘ Abb. 9.2)
- Als **relevant** wird ein **Anstieg/Abfall** (Dynamik) des hochsensitiven Troponins um **mehr als 50 %** gewertet, wenn der erste Wert unterhalb des oberen Referenzwertes war (wegen höherer Variabilität des Assays im sehr niedrigen Messbereich), und **mehr als 20 %**,

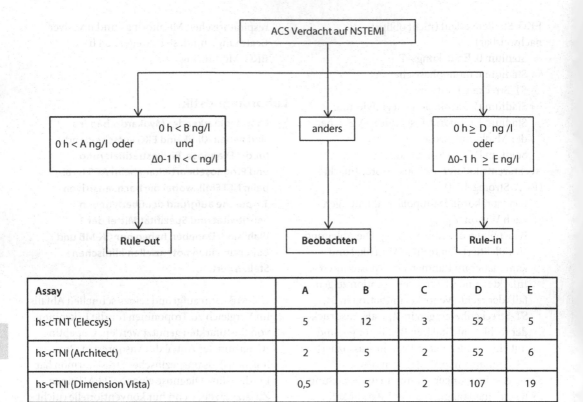

● **Abb. 9.1**   NSTE-ACS – 1 h-Algorithmus (GRACE = Global Registry of Acute Coronary Events Score; hs-cTn = hochsensitive kardiale Troponine; OLN = oberes Limit des Normalen; 99-Perzentile von Gesunden)

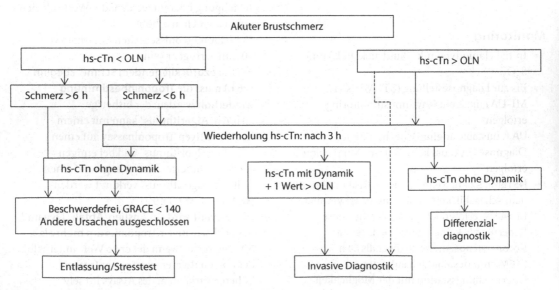

● **Abb. 9.2**   NSTE-ACS – Diagnostik

wenn der erste Wert oberhalb des oberen Referenzwertes war.

- **Erhöhte Troponinwerte bei Niereninsuffizienz** sind meist durch eine relevante kardiale Morbidität verursacht und nicht nur durch die eingeschränkte renale Elimination; sie zeigen ein erhöhtes kardiovaskuläres Risiko an
- Bestimmung weiterer Laborparameter für Differenzialdiagnosen oder Risikostratifizierung: D-Dimere, Retentionswerte, Schilddrüsenparameter, kleines Blutbild, Gerinnung

Differenzialdiagnosen für Troponin-Erhöhungen
ACS: Akutes Koronarsyndrom
Nicht-ACS:
- Tachy-/Bradyarrhythmien
- Aortendissektion
- Schwere Aortenklappenstenose
- Hypertensives Notfallgeschehen
- Akute oder chronische Herzinsuffizienz
- Hypertrophe Kardiomyopathie
- Lungenembolie/schwere pulmonale Hypertonie
- akutes respiratorisches Versagen
- Myokarditis/Perimyokarditis
- Contusio cordis
- Kardiale Interventionen (kardiochirurgischer Eingriff, Radiofrequenz- oder Kryoablationstherapie, Kardioversion/Defibrillation, Myokardbiopsie, CPR)
- Toxische Myokardschädigung (z. B. Doxorubicin, Adriamycin, 5-FU, Herceptin)
- Tako-tsubo-Kardiomyopathie
- Sepsis/septische Kardiomyopathie
- Infiltrative Kardiomyopathien (z. B. Amyloidose, Sarkoidose)
- Schwere neurologische Erkrankungen: Schlaganfall, Subarachnoidalblutung, SHT
- Extreme körperliche Anstrengung
- Schwere Verbrennungen (>30 % verbrannte KÖF)
- Niereninsuffizienz (Kreatinin >2,5 mg/dl)
- Rhabdomyolyse mit kardialer Beteiligung
- Hypo-/Hyperthyreose

Echokardiographie

- Beurteilung der **linksventrikulären Pumpfunktion** (LV-PF)
  - Ejektionsfraktion (EF, dreidimensionale Größe): (EDV-ESV)/EDV × 100 ≥50 %, in vielen Echokardiographiegeräten bereits integriert → Volumetrie nach Simpson, biplane Scheibchensummationsmethode im 2D-Echo
- Beurteilung von **Wandbewegungsstörungen**: Können Wandbewegungsstörungen ausgeschlossen werden, so liegt zu >90 % keine akute kardiale Ischämie vor!
  - Regionale Wandbewegungsstörungen: Normokinesie, Hypokinesie, Akinesie, Dyskinesie (= systolische Auswärts- und diastolische Einwärtsbewegung) → meist Dyskinesie im infarzierten Areal und Hyperkinesie im gesunden Areal
  - Regionale Funktionsbeurteilung: 16-Segment-Modell zur Wandbewegungsanalyse des linken Ventrikes in der parasternalen kurzen Achse und im 2-/3- bzw. 4-Kammer-Blick
  - LAD: septal, anteroseptal und anterior
  - RCX: posterior und lateral
  - RCA: inferior und basal-septal, rechtsventrikuläre Dilatation und Dyskinesie
- Bei **hämodynamisch instabilen Patienten** muss eine Echokardiographie umgehend durchgeführt werden, um Infarktkomplikationen zu erkennen: Septumruptur, Perikarderguss, Aneurysma/intrakavitäre Thromben, akute Mitralklappeninsuffizienz

❯ **Bildgebende Verfahren wie Cardio-CT (oder Triple-Rule-Out), Cardio-MRT und Szintigraphie** haben wegen eingeschränkter Verfügbarkeit eine bisher sehr limitierte Rolle in der Akutdiagnostik. Sie ermöglichen aber in einzelnen Fällen unter Berücksichtigung der Risiken eine frühzeitigere Entlassung bei negativem Befund.

9

9.1.6 Differenzialdiagnostik

ST-Streckenelevation
- Akutes Koronarsyndrom (ACS)
- Perikarditis (ST-Hebung aus dem „S" heraus), ggf. Perimyokarditis
- Koronarspasmus
- Ventrikelaneurysma
- Aortenaneurysma, Aortendissektion
- Schenkelblockierungen
- Linksventrikuläre Hypertrophie
- Benigne frühe Repolarisationen („early repolarization syndrome": Normvariante, erhöhter ST-Abgang, linkspräkordial in V_{2-4})
- Brugada-Syndrom (Ionenkanalerkrankung)
- Subarachnoidalblutung (SAB)
- Lungenembolie (ST-Streckenhebung in Ableitung III) → wichtigste Differenzialdiagnose des Rechtsherzinfarkts
- Osborn-(J-)-Welle: Anhebung des J-Punktes bei Hypothermie, Hyperkalzämie oder SAB wie ein Kamelhöcker
- Hyperkaliämie
- Tako-Tsubo-Syndrom („transient left ventricular apical ballooning syndrome")
  - Transiente Hypokinesie, Akinesie oder Dyskinesie der linksventrikulären medialen Wandabschnitte mit oder ohne apikale Beteiligung und in 2/3 der Fälle Nachweis eines Stressereignisses
  - Ausschluss einer obstruktiven KHK (Anmerkung: Patienten mit einer KHK können auch betroffen sein, hierbei passt die Koronarläsion jedoch meist nicht zur Wandbewegungsstörung.)
  - Neue EKG-Veränderungen (temporäre ST-Streckenhebungen, T-Inversionen oder transiente QT-Verlängerungen)
  - Ausschluss eines Phäochromozytoms und einer Myokarditis

Akuter Thoraxschmerz
- **Kardiovaskulär:** hypertensive Krise/Entgleisung, Perimyokarditis, Tachykardien, Aortenvitien, Aortendissektion, akute Linksherzinsuffizienz, Kardiomyopathie (z. B. HOCM), Mitralklappenprolaps, Koronaranomalien, Vaskulitis (z. B. Kawasaki-Syndrom), Tako-Tsubo-Kardiomyopathie/-Syndrom
- **Pulmonal:** Lungenembolie, Pneumothorax, Pleuritis, Pneumonie
- **Gastrointestinal:** Ösophagitis/Ruptur (Boerhaave-Syndrom), akute Pankreatitis, Ulcus ventriculi/duodeni, Gallen-/Nierenkolik, Mesenterialvenenthrombose, Roemheld-Syndrom, Gastritis
- **Vertebragen:** Interkostalneuralgie, HWS/BWS-Syndrom, zervikale Diskopathie, Rippenfraktur/Prellungen, Herpes zoster, Myopathien, thorakales Schmerzsyndrom/Chondropathie im Bereich der oberen sternokostalen Übergänge (Tietze-Syndrom)
- **Endokrinologisch:** Thyreotoxikose
- **Psychosomatisch:** funktionelles Syndrom (Da-Costa-Syndrom)

9.1.7 Komplikationen

(◘ Tab. 9.3)

9.1.8 Therapie

Akutmaßnahmen

- **Allgemeines**
- Aufrechterhaltung und Stabilisierung der Vitalfunktionen
- Schaffung eines sicheren periphervenösen oder ggf. zentralvenösen Zugangs
- Lagerung: Oberkörperhochlagerung und Immobilisation

> **Tab. 9.3** Komplikationen des Myokardinfarkts

Frühkomplikationen (<48 h)	Spätkomplikationen (>48 h)
Remyokardinfarkt	Remyokardinfarkt
Maligne Rhythmusstörungen (meist Kammerflimmern; Differenzialdiagnose: Reperfusionsarrhythmien z. B. nach Lyse oder PTCA/Stenting; plötzlicher Herztod)	Myokardruptur (hohe Letalität: 98 %) – Auftreten: 2.–7. Tag Postmyokardinfarkt – Pathophysiologie: Tamponade, Hämatoperikard – Therapie: OP, ggf. Nachlastsenkung (Natrium-Nitroprussid bis zur OP)
Primäres Kammerflimmern <24 h	
Sekundäres Kammerflimmern >24 h (schlechtere Prognose)	Herzwandaneurysma/intrakavitäre Thromben in akinetischen Regionen
Akute Linksherzinsuffizienz bzw. Linksherzdekompensation (Lungenödem)	Frühperikarditis (Pericarditis epistenocardica) – Pathophysiologie: durch entzündliche Mitreaktion des Epiperikards; dabei kann das entzündliche Exsudat unter Antikoagulanzientherapie hämorrhagisch sein – Klinik: Postinfarktangina, Perikardreiben und ST-Elevation aus dem S heraus – Therapie: NSAR, z. B. 3 × 50 mg Diclofenac, ggf. Steroide
Kardiogener Schock	
Ventrikelseptumruptur oder sog. Infarkt-VSD – Auftreten: 2.–3. Tag Postmyokardinfarkt – Anteriorer Infarkt-VSD: beim Vorderwandinfarkt, meist nur Septum isoliert betroffen – Posteriorer Infarkt-VSD: beim Hinterwandinfarkt, neben dem Septum meist auch die freie Wand und der Halteapparat der Mitralklappe betroffen – Therapie: Nachlastsenkung, keine Katecholamine (da Shuntsteigerung)	
	Postmyokardinfarktsyndrom (Dressler-Syndrom) – Auftreten: ca. 1–4 Wochen nach Myokardinfarkt – Klinik: Fieber, Verschlechterung des Allgemeinzustands, AP-Beschwerden, Perikardreiben – Echokardiographie: Perikarderguss, ggf. Pleuraerguss – Therapie: NSAR, z. B. 3 × 50 mg Diclofenac (Voltaren), ggf. Steroide
Papillarmuskel- oder Sehnenfadenabriss → akute Mitralinsuffizienz – Klinik: plötzliche Dyspnoe mit akutem Lungenödem plus neues Systolikum – Posteromedial: häufig, Hinterwandinfarkt – Anterolateral: seltener, Vorderwandinfarkt – Therapie: OP anstreben → bis zur OP: Nachlastsenkung (Natrium-Nitroprussid, Nitrate, Diuretika), Volumengabe bei Schock und keine Katecholamine (das Lungenödem ist nicht Folge einer Linksherzinsuffizienz), Beatmung mit hohem PEEP, ggf. IABP	Ausbildung einer Herzinsuffizienz: chronisch ischämische Kardiomyopathie in Form einer dilatativen Kardiomyopathie
	Arrhythmien, wie z. B. Extrasystolen, Bradykardien (meist beim Hinterwandinfarkt)

- **Oxygenierung**
- **O$_2$-Therapie:** bei Hypoxämie (S$_p$O$_2$<90 %) oder symptomatischer Luftnot → eine O$_2$-Therapie ohne Hypoxämie scheint zu einer Vergrößerung des Infarktareals zu führen (AVOID-Studie, 2015)
- O$_2$-Nasensonde (bis 6 l O$_2$/min) oder O$_2$-Maske (>6–15 l O$_2$/min)

- **Antianginosa**
- **Nitrate:** Gabe nur unter der Voraussetzung Blutdruck$_{systol.}$ mindestens >90–100 mm Hg; keine Gabe von Nitraten aus diagnostischen Gründen; Nitro-Spray alle 5 min wiederholen 0,4–0,8 mg p.o. oder Nitro-Perfusor 2–10 mg/h i.v. (besser steuerbar und effektiver); Cave: Kontraindiziert bei 5-Phosphodieraseinhibitor-Einnahme (z. B. Sildenafil).
- **β-Blocker:** aufgrund des erhöhten Risikos einer Hypotonie/Schock v. a. bei STEMI keine routinemäßige Gabe (Ausnahme: spezielle Situationen, wie z. B. eine begleitende Tachyarrhythmia absoluta); Beginn einer oralen β-Blockertherapie in niedriger Dosierung bei hämodynamischer Stabilität bei Non-STE-ACS

zur Ischämiebehandlung, z. B. 2,5–5 mg
Metoprololtartrat (Beloc), titrierend nach
Blutdruck und Herzfrequenz; Cave: kontra-
indiziert bei vasospastischer Angina und
Kokaineinnahme.
- **Antiarrhythmika**: Keine antiarrhythmische
Prophylaxe beim ACS.

- **Schmerz- und Begleittherapie**
- Analgetika: **Morphin** 3–5 mg i.v. → Cave:
Morphin kann die Bioverfügbarkeit v. a. von
ADP-Rezeptor-Antagonisten ungünstig
beeinflussen
- Ggf. Sedativa: z. B. 1–3 mg Midazolam i.v.,
vorsichtig titrieren
- Additive Begleittherapie: z. B. **Atropin** bei
vagaler Reaktion, **Antiemetika** bei Nausea/
Emesis

> **Wenn nach der Initialbehandlung die
> Ischämiesymptome und -zeichen nicht
> verschwinden, ist eine akute Koronaran-
> giographie unabgängig von EKG- und
> Troponinbefund indiziert!**

- **Antikoagulations- und
Thrombozytenaggregationstherapie**
(☐ Tab. 9.4)
- **ASS**: 150 mg i.v. als Bolus (alternativ:
150–300 mg p.o.)
- **ADP-Rezeptor-Antagonisten** (☐ Tab. 9.6)
- **Antikoagulanzien**

- **Organisation/Einleitung
→ Akutherzkatheteruntersuchung (PCI)
oder ggf. Lysetherapie**
- STEMI (☐ Abb. 9.3): Bei allen Patienten
mit Symptombeginn in den letzten 12 h,
anhaltenden Beschwerden und EKG-Veränderungen ist eine Reperfusionstherapie
indiziert: bevorzugt primäre PCI, wenn eine
Contact-to-balloon-Zeit <2 h erreichbar ist
(<90 min bei Patienten mit früher klinischer
Präsentation <2 h oder großem Ischämieareal),
sonst Fibrinolyse.
- NSTE-ACS (☐ Abb. 9.4): Metaanalysen sugge-
rieren, dass ein invasives Vorgehen und ggf.

PCI mit einer Reduktion von Mortalität und
erneuten koronaren Ereignissen assoziiert
ist, wobei der Benefit abhängig vom Risikoprofil ist. Die Entscheidung für ein invasives
Vorgehen und der Zeitpunkt hängen vom
kardiovaskulären Risiko ab. Es müssen aber
auch allgemeine Patientencharakteristika
wie Alter, Gebrechlichkeit und Komorbidität
berücksichtigt werden, die das Komplikations-
risiko beeinflussen. Niedrig-Risiko-Patienten
mit NSTE-ACS werden primär medikamentös
behandelt.

> **Um die Indikation einer Reperfusions-
> therapie (PCI) beim STEMI zu stellen, müssen
> die Laborwerte nicht abgewartet werden, ein
> eindeutiger EKG-Befund und die Klinik sind
> völlig ausreichend.**

Zu beachten
- ASS sollte allen Patienten mit ACS unter
Beachtung der absoluten Kontraindikationen (z. B. blutendes Ulkus, Allergie)
gegeben werden.
- Eine antiarrhythmische Prophylaxe wird
nicht empfohlen (Mortalitätserhöhung).
- Auch 12–24 h nach Symptombeginn kann
eine PCI bei STEMI noch prognostisch
bedeutsam sein.

Antikoagulationstherapie
> **Eine i.v./s.c. Antikoagulation sollte bei jedem
> ACS zusätzlich zur Thrombozytenaggre-
> gationshemmung bei Diagnosestellung
> durchgeführt werden.**

- Die Antikoagulation kann innerhalb von
24–48 h (kurz nach der PCI) nach Koronarintervention beendet werden (Ausnahmen:
linksventrikuläres Aneurysma und/oder
Thrombus, Vorhofflimmern, verlängerte
Bettruhe oder beabsichtigtes Belassen der
Gefäßschleuse).

◘ Tab. 9.4 Antithrombozytäre Substanzen und Antikoagulanzien beim ACS

Substanz/Dosierung beim ACS	Revaskularisation PCI (ESC-Guidelines, 2014)	STEMI (ESC-Guidelines, 2012)	NSTE-ACS (ESC-Guidelines, 2015)
Antithrombozytäre Substanzen			
ASS: 150 mg i.v. (unabhängig von der Vormedikation), danach 1 × 100 mg p.o.	STEMI: I A-Indikation NSTE-ACS: I A-Indikation	pPCI: I B-Indikation Lyse: I A-Indikation	I A-Indikation
Clopidogrel (Iscover) Initialtherapie ("loading dose"): 600 mg mindestens 2 h vor PCI (ACS) oder 300 mg mindestens 6 h vor elektiver PCI Erhaltungstherapie: 1 × 75 mg p.o.	STEMI: I B-Indikation NSTE-ACS: I B-Indikation (nur wenn Prasugrel/ Ticagrelor nicht verfügbar/KI)	pPCI: I C-Indikation Ohne Reperfusions-Therapie: I B-Indikation (nur wenn Prasugrel/ Ticagrelor nicht verfügbar/KI)	I B-Indikation (nur wenn Prasugrel/ Ticagrelor nicht verfügbar/KI)
Prasugrel (Efient) Initialtherapie: 60 mg p.o. Erhaltungstherapie: 1 × 10 mg/Tag p.o. Kontraindikationen: Zustand nach Schlaganfall/TIA, ≥75 Jahre	STEMI: I B-Indikation NSTE-ACS: I B-Indikation (nur wenn Koronaranatomie durch Angiographie bekannt)	pPCI: I B-Indikation Ohne Reperfusions-Therapie: –	I B-Indikation (nur wenn Koronaranatomie durch Angiographie bekannt!)
Ticagrelor (Brilique) Initialtherapie: 180 mg p.o. Erhaltungstherapie: 2 × 90 mg/Tag p.o.	STEMI: I B-Indikation NSTE-ACS: I B-Indikation	pPCI: I B-Indikation Ohne Reperfusionstherapie: –	I B-Indikation
Cangrelor (Kengrexal) Initialtherapie: 30mcg/kg KG Bolus i.v., dann 4 µg/kg KG/min Infusion bis zu 4 h			IIb-A-Indikation Nur bei PTCA ohne orale Vorbehandlung mit ADP-Rezeptor-Antagonist
Antikoagulanzien			
Unfraktioniertes Heparin (UFH; HWZ: 6 h) i.v. als Bolus, anschließend Perfusor (PTT 50–75 s)	STEMI: I C-Indikation NSTE-ACS: I C-Indikation	pPCI: I C-Indikation Fibrinolyse: I C-Indikation	I B- Indikation (bei PTCA wenn nicht vortherapiert) Nicht-dringend invasiv: I C-Indikation
Enoxaparin (Clexane; HWZ: 7–24 h) 0,5 mg/kg KG i.v.-Bolus plus 2 × 1 mg/kg KG s.c. (Wechsel der Heparine bei PCI vermeiden)	STEMI: II a-B-Indikation NSTE-ACS: II a-B-Indikation (wenn auch mit Enoxaparin vorbehandelt)	pPCI: II b-B-Indikation (1. Wahl) Fibrinolyse: I A-Indikation (1. Wahl)	I B-Indikation

◩ **Tab. 9.4** Fortsetzung

Fondaparinux (Arixtra; HWZ: 17–24 h) 1 × 2,5 mg s.c. bis maximal 8 Tage Zusätzliche Gabe von UFH erforderlich!	STEMI: III Nicht-Empfehlung NSTE-ACS: I B-Indikation (zusätzlich UFH-Bolus bei PCI)	pPCI: nicht III B-Indikation Fibrinolyse: bei Streptokinase II a-B-Indikation	I B-Indikation (**1. Wahl**) (zusätzlich UFH-Bolus 70–85 IU/kg KG bei PCI)
Bivalirudin (Angiox; HWZ: 30 min) i.v.-Bolus von 0,75 mg/ kg KG, gefolgt von einer Infusion von 1,75 mg/kg KG/h	STEMI: II a-A-Indikation NSTE-ACS: I A-Indikation (als Alternative zur UFH+GP-II b/III a Inhibitoren)	pPCI: I B-Indikation (als Alternative zur UFH+GP-II b/III a Inhibitoren)	I A Indikation (als Alternative zur UFH+GP-II b/III a Inhibitoren) bei PCI

Anmerkung: Dosisanpassung der NMH bei stark eingeschränkter Nierenfunktion (Kreatinin-Clearance <30 ml/min: 1 × 1 mg Enoxaparin/kg KG s.c.)

Empfehlungsklassifikationen:
– I: klare Empfehlung, sollte verabreicht werden;
– II: die Verwendung der Substanz ist sinnvoll (IIa) oder kann in Erwägung gezogen werden (IIb);
– III: Nicht-Empfehlung.

Evidenzgrade:
– A: basierend auf großen randomisierten Studien oder Metaanalysen;
– B: basierend auf einer randomisierten Studie oder nicht randomisierten Studien;
– C: Expertenmeinung oder kleine Studien.

9

— Bei konservativer Behandlung wird eine Fortführung der Antikoagulation mit Fondaparinux oder Enoxaparin bis zur Krankenhausentlassung empfohlen.

🛑 **Cave**
Kein Cross-over zwischen UFH und NMH wegen exzessiven Blutungsrisikos!

▪ **Heparine**
— **Substanzen:**
  — **Unfraktioniertes Heparin** (UFH):
    ◩ Tab. 9.5; Steuerung über Ziel-ACT bei PCI 250–350 s bzw. 200–250 s, falls ein GP-II-b/III-a-Antagonist verwendet wird, auf Intensivstation über Ziel-aPTT 50–75 s bei Perfusortherapie; keine Dosisadaptation bei Niereninsuffizienz nötig!
  — **Niedermolekulares Heparin** (NMH): Enoxaparin bei NST-ACS 0,3 mg/kg KG i.v.-Bolus, bei STEMI 0,5 mg/kg KG i.v.-Bolus, danach 2 × 1 mg/kg KG s.c.;

die erste s.c.-Dosis soll kurz nach dem i.v.-Bolus verabreicht werden.
Cave: Dosisadaptation von Enoxaparin 1 × 1 mg/kg KG bei GFR 15–29 ml/min (ggf. Faktor-Xa-Aktivitätsbestimmung), bei GFR<15 ml/min nicht empfohlen.
— Studienlage: Vorteil zugunsten Enoxaparin (ExTRACT-TIMI-25, 2010; ATOLL, 2010)

▪ **Selektiver Faktor-Xa-Inhibitor → Fondaparinux**
— Substanz (Handelsname): Fondaparinux (Arixtra)
— Dosierung:
  — 1 × 2,5 mg s.c.
  — Therapiedauer: maximal 8 Tage
— Halbwertszeit: 17–24 h
— Beachte: Bei der Applikation von Fondaparinux im Rahmen einer PCI ist die zusätzliche Gabe von UFH erforderlich, sonst Gefahr der Katheterthrombenbildung!

Reperfusionsstrategien beim STEMI

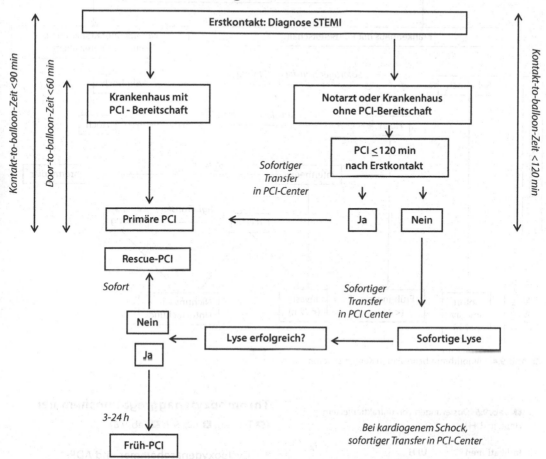

Abb. 9.3   Reperfusionsstrategien beim STEMI

— Besonderheit: Interagiert nicht mit Plättchenfaktor 4, d. h. Anwendung bei HIT-II möglich

— Studienlage: OASIS-5 und 6

- **Direkter Thrombininhibitor → Bivalirudin**

— Substanz (Handelsname): Bivalirudin (Angiox)

— Dosierung:
  — i.v.-Bolus von 0,75 mg/kg KG, gefolgt von einer Infusion von 1,75 mg/kg KG/h bis PCI-Ende (nicht ACT-gesteuert), ggf. noch für weitere 3 h nach PCI-Ende (z. B. 0,25 mg/kg KG/h)

— Dosisanpassung der Infusion bei Niereninsuffizienz: 1 mg/kg KG/h bei GFR 15–29 ml/min, 0,25 mg/kg KG/h bei GFR <15 ml/min/Dialyse

— Halbwertszeit (kurz!): 25–30 min

— Bivalirudin insbesondere bei Vorliegen eines erhöhten basalen Blutungsrisikos

— Bivalirudinmonotherapie bei Patienten mit STEMI, die sich einer primären PCI unterziehen, ist mit einem geringeren Blutungsrisiko verbunden als die Kombinationstherapie bestehend aus UFH plus GP-II-b/III-a-Inhibitoren (HORIZONS-AMI-Studie), hat aber **keine Vorteile im Vergleich mit UFH-Monotherapie**

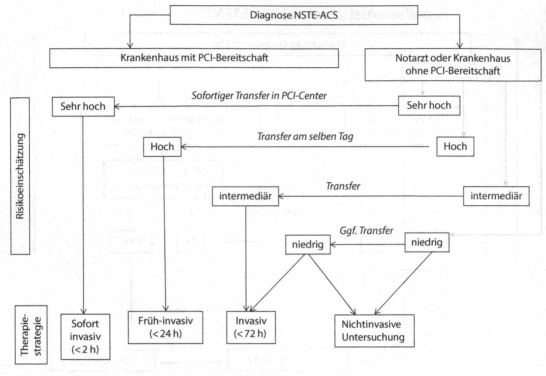

■ **Abb. 9.4**   Algorithmus beim akuten Koronarsyndrom

■ **Tab. 9.5** Dosierungen von unfraktioniertem Heparin (UFH)	
Indikationen	**UFH**
Konservative Therapie des ACS	60–70 IU/kg KG i.v.-Bolus (max. 10.000 IU), danach 12–15 IU/kg KG/h i.v. (max. 1000/h)
PCI Therapie des ACS	100 IU/kg KG i.v.-Bolus *ohne* GP-II-b/III-a Inhibitoren 60 IU/kg KG i.v.-Bolus *mit* GP-II-b/III-a Inhibitoren Nach PCI beenden

- Besonderheit: Interagiert nicht mit Plättchenfaktor 4 und damit Anwendung bei HIT-II möglich; Bivalirudin als Mittel der Reserve für Patienten mit HIT-II, die sich einer PCI unterziehen müssen
- Studienlage: ACUITY, HORIZON-AMI

Thrombozytenaggregationshemmer

(■ Tab. 9.6, ■ Tab. 9.7, ■ Tab. 9.8)

- **Cyclooxygenasehemmer und ADP-Rezeptor-Antagonisten**
- **Triple-Therapie:** orales Antikoagulans (Vitamin-K-Anatgonist oder NOAC) + ASS + Clopidogrel
- **Double-Therapie:** Vitamin-K-Antagonist + Clopidogrel (■ Tab. 9.8)
- Anmerkungen zur „Triple-Therapie":
  - Das Schema entspricht Expertenmeinung, es wird nicht durch randomisierte Studien unterstützt
  - Die alleinige Kombinationstherapie aus ASS plus Clopidogrel bildet bei Vorhofflimmern mit Notwendigkeit zur oralen Antikoagulation keinen ausreichenden Thromboembolieschutz (ACTIVE-W-Studie, 2006)

◨ **Tab. 9.6** Thrombozytenaggregationshemmer beim ACS

	ASS	Clopidogrel	Prasugrel	Ticagrelor	Cangrelor
Handelsname (Beispiel)	Aspisol	Iscover	Efient	Brilique	Kengrexal
Studienlage	CURRENT-OASIS-7 (2010)	CURE (2001), CHARISMA (2006), CUR-RENT-OASIS-7 (2010)	TRITON-TIMI-38 (2007)	PLATO (2009)	CHAMPION-PHOENIX (2013)
Wirkmechanis-mus	Irreversible COX-1-Inhibition	Thienopyridin: irreversibler P2Y$_{12}$-Antagonist	Thienopyridin: irreversibler P2Y$_{12}$-Antagonist	Pyrimidin: reversibler P2Y$_{12}$-Antagonist	ATP-Analogon, reversibel (60 min)
Prodrug	Nein	Ja (variable Akti-vierungskinetik in der Leber)	Ja (konstante Aktivierungskine-tik in der Leber)	Nein	Nein
Eliminations-halbwertszeit	15–20 min (Sali-cylsäure 2–3 h)	30–60 min	30–60 min	6–12 h	5–10 min
Zeit bis zum maximalen Effekt	3 min (i.v.)	2–6 h	30 min	30 min	2 min
Wirkdauer [Tage]	7–10	3–10	7–10	3–5	1–2 h
„loading dose"	130 mg i.v.	600 mg p.o.	60 mg p.o.	180 mg p.o.	30 µg/kg KG Bolus i.v.
Erhaltungsthe-rapie (tägliche Dosis)	1 × 100 mg täglich	1 × 75 mg p.o.	1 × 10 mg p.o. (5 mg: bei Alter ≥75 Jahre und/oder KG<60 kg: dafür keine Outcomedaten!)	2 × 90 mg p.o.	4 µg/kg KG/min i.v.
Besonder-heiten	Clopidogrel bei ASS-Kontraindi-kationen	Clopidogrel-Resistenz: Wechsel z. B. auf Prasugrel	Kontraindika-tionen: Zustand nach Schlaganfall oder TIA	Nebenwirkungen: Verschlechterung einer COPD und Bradykardienei-gung	Nur i.v.
Absetzen vor einer OP	5 Tage	5 Tage	7 Tage	5 Tage	1 h

- Neue Plättchenhemmer (Prasugrel, Ticagrelor) sollten nicht mit oralen Antikoa-gulanzien kombiniert werden
- Neue orale Antikoagulanzien sollten nicht in einem Double-Schema eingesetzt werden
- INR-Zielwert bei Vorhofflimmern unter Triple-Therapie: 2–2,5

- Abhängig vom individuellen Ischämie-/Schlaganfallsrisiko (CHADsVasc-Score bei Vorhofflimmern) und Blutungsrisiko kann die Dauer der Triple-Therapie individuell angepasst werden
- Faktoren zur Einschätzung des Blutungs-risikos bei kardiologischen Patienten (HAS-BLED-Score)

◘ Tab. 9.7 Dauer der dualen Plättchenhemmung (DAPT)

Indikation	Stent	ASS	Clopidogrel
Stabile KHK	BMS	Lebenslang	4 Wochen
	DES	Lebenslang	1–6 Monate (abhängig von Stenttyp)
ACS	DES	Lebenslang	12 Monate

Abkürzungen: ACS = akutes Koronarsyndrom; BMS = „bare-metal" Stent (nicht medikamentenbeschichteter Stent); DES = „drug-eluting" Stent (medikamentenbeschichteter Stent); DAPT = Dual Antiplatelet Therapy Study; KHK = koronare Herzkrankheit.
Duale Plättchenhemmung und anstehende OP (stets interdisziplinäres Abwägen nach kritischer Risiko-Nutzen-Abwägung).

◘ Tab. 9.8 Dauer der „dualen Plättchenhemmung" bei Patienten mit Notwendigkeit zur oralen Antikoagulation (Triple-Therapie)

	Niedriges Blutungsrisiko (HASBLED-Score <3)		Hohes Blutungsrisiko (HASBLED-Score ≥3)	
	Stabile KHK+PCI	ACS	Stabile KHK+PCI	ACS
Monat 1	Triple oder Double	Triple	Triple oder Double	Triple oder Double
Monat 2–6			Double	Double
Monat 7–12	Double	Triple oder Double		
>12 Monate	OAK			

Abkürzungen: KHK = koronare Herzkrankheit; ACS = akutes Koronarsyndrom; PCI = perkutane Koronarintervention; OAK = orale Antikoagulationstherapie; NOAC = neue orale Antikoagulanzien.

Clopidogrel und Protonenpumpen-Inhibitoren (PPI)

- Unter einer „dualen Plättchenhemmung" sollte bei zusätzlich erhöhtem Blutungsrisiko (Zustand nach Gastrointestinalblutung/-ulkus, oraler Antikoagulation, chronischer NSAID/Kortikosteroid-Einnahme) ein PPI eingenommen werden.
- Auch bei einer Kombination aus einem Plättchenhemmer und einem oralen Antikoagulans sollte ein PPI eingenommen werden.
- PPI weisen aber pharmakologische Interaktionen mit Plättchenhemmern auf (v. a. Omeprazol/Esomeprazol und Clopidogrel), sodass neuere PPI wie Pantoprazol bevorzugt werden sollten.

- **GP-II-b/III-a-Antagonisten: zusätzlich zu ASS und Heparin**
(◘ Tab. 9.9)
- **NSTE-ACS**: Eine prophylaktische Gabe vor der Koronarangiographie bringt keinen Nutzen (EARLY-ACS und ACUITY-Studie). Die neuen $P2Y_{12}$-Hemmer Prasugrel und Ticagrelor zeigen ihre überlegene Wirkung unabhängig davon, ob mit GP-II-b/III-a-Inhibitoren behandelt wird. Umgekehrt gibt es keine Daten, die bei Behandlung mit neuen Plättchenhemmern einen Zusatznutzen von GP-II-b/III-a-Inhibitoren zeigen. Aktuell werden GP-II-b/III-a-Inhibitoren nur noch als Bailout-Therapie oder bei **thrombotischen Komplikationen während PCI** empfohlen (IIa-C-Indikation).

◻ **Tab. 9.9** GP-II-b/III-a-Antagonisten

	Abciximab	Tirofiban	Eptifibatid
Handelsname (Beispiel)	RheoPro	Aggrastat	Integrilin
Chemie	Antikörper-Fab-Fragment	Nichtpeptidisches Derivat des Tyrosins	Zyklisches Heptapeptid
Studienlage	GUSTO-IV, EPILOG, ISAR-REACT-2	TACTICS, PRISM, PRISM-PLUS	ESPRIT, IMPACT-II, PURSUIT
Inhibition des GP-II-b/III-a-Rezeptors	Irreversibel	Reversibel	Reversibel
Indikationen bei PCI	STEMI: II-b-A-Indikation	STEMI: II-b-B-Indikation	STEMI: II-b-B-Indikation
	NSTE- und STE-ACS: IIa-C-Indikation (**nur als Bailout**)		
Upstream mit GP-II-b/III-a-Antagonisten (Revaskularisation)	III A-Indikation (Nicht-Empfehlung)		
Rezeptorhalbwertszeit	12–16 h	Sekunden	Sekunden
Plasmahalbwertszeit	10–30 min	2 h	2,5 h
Wirkdauer	24–48 h	2–4 h	4 h
Thrombozytopenierisiko	+++	++	+
i.v.-Dosierung	Loading: 0,25 mg/kg KG als Bolus über 10 min Danach 0,125 µg/kg KG/min über 12 h	Loading: 25 µg/kg KG über 3 min Danach 0,15 µg/kg KG/min über 18 h (Cave: Dosisreduktion ab GFR<30 ml/min)	Loading: 180 µg/kg KG als Bolus (bei STEMI 2. Bolus nach 10 min) Danach 2 µg/kg KG/min bis zu 18 h (Cave: Dosisreduktion ab GFR<60 ml/min)
Antagonisierung	Thrombozyten (TK)	Hämodialyse	Hämodialyse

- **STEMI:** Auch hier hat die Bedeutung der GP-II-b/III-a-Inhibitoren durch die schnell wirkenden und effektiven neuen P2Y$_{12}$-Hemmer abgenommen. Indiziert während PCI als Bailout bei thrombotischen Komplikationen, No- oder Slow-Flow oder massiver Thrombuslast.
- **Applikation:** Eine intrakoronare Gabe von GP-II-b/III-a-Inhibitoren ist ebenfalls möglich, ein Vorteil zu i.v. ist nicht nachgewiesen (INFUSE-AMI; AIDA-STEMI-Studie).
- Bivalirudin kann alternativ zur Kombination GP-II-b/III-a-Inhibitor plus UFH/niedermolekulares Heparin eingesetzt werden.

Perkutane Koronarintervention (PCI)

- Allgemeines ◻ Tab. 9.10, ◻ Tab. 9.11, ◻ Tab. 9.12
- Eine PCI erreicht eine höhere Offenheitsrate und einen besseren Koronarfluss (sog. TIMI-3-Kriterium, ◻ Tab. 9.13) als die Lyse.
- Die primäre PCI gilt beim STEMI als die zu bevorzugende Reperfusionstherapie bei Patienten mit Beschwerdebeginn <12 h (I A-Empfehlung), auch bei älteren Patienten ≥75 Lebensjahre
- Das Erreichen eines TIMI-3-Flusses im Gefäß korreliert mit der Abnahme der Mortalität, daher ist eine Intervention beim STEMI vorzuziehen, sofern die Zeitfenster eingehalten werden können

◘ **Tab. 9.10** Prophylaxe einer Kontrastmittelallergie (anaphylaktoide Reaktion, osmotisch getriggert)

Bei nichtelektiver Kontrastmittelexposition → 20–30 min *vor* Kontrastmittelgabe	H_1-Rezeptorenblocker: Dimetinden (Fenistil): 0,1–0,5 mg/kg KG i.v. (2 Amp. = 8 mg) H_2-Rezeptorenblocker: Ranitidin (Zantic): 5 mg/kg KG i.v. (6 Amp. = 300 mg) Glukokortikoide: 6-Methyprednisolon (Urbason) 250 mg i.v.
Bei elektiver Kontrastmittelexposition:	H_1-Rezeptorenblocker: Dimetinden (Fenistil): 0,1–0,5 mg/kg KG i.v. (2 Amp. = 8 mg) 20–30 min vor der Untersuchung H_2-Rezeptorenblocker: Ranitidin (Zantic): 5 mg/kg KG i.v. (6 Amp. = 300 mg) 20–30 min vor der Untersuchung Glukokortikoide: Prednisolon 50 mg ca. 12 h vor der Untersuchung

◘ **Tab. 9.11** Kontrastmittelinduzierte Nephropathie („contrast-induced nephropathy", CIN)

Definition der CIN	Anstieg des Serumkreatinins von 0,3 mg/dl oder ≥50 % des Ausgangswertes oder Urinproduktion ≤0,5 ml/kg KG/h über mehr als 6 h innerhalb der ersten 48 h nach parenteraler Kontrastmittel (KM)-Gabe
Risikofaktoren	Dehydratation Chronische Niereninsuffizienz Diabetes mellitus (mit diabetischer Nephropathie) Hypo-/Hypertonie (mit renoparenchymatösen Veränderungen) Alter >75 Jahre (mit reduzierter Nierenfunktion) Herzinsuffizienz mit eingeschränkter Pumpfunktion/kardiogener Schock Anämie (und damit assoziiert eine verminderte renale Oxygenierung) Begleitmedikation (z. B. Diuretika, NSAR, Aminoglykoside, ACE-Hemmer, AT_1-Antagonisten) Menge und Art des Kontrastmittels
Maßnahmen/Prophylaxe:	Minimal nötige Kontrastmittelmenge und iso- oder hypoosmolares KM Absetzen von nephrotoxischen Pharmaka: Diuretika, NSAR, Aminoglykoside, Metformin (wenn GFR <30 ml/min) Adäquate Hydratation vor und nach Herzkatheter: isotone NaCl 0,9 %-ige Lösungen (1 ml/kg KG/h bzw. 0,5 ml/kg KG/h bei EF <35 % oder NYHA >II), 12 h vor und kontinuierlich für 12 h nach Intervention

◘ **Tab. 9.12** Kontrastmittelexposition bei Hyperthyreose

Indikation prüfen	Bei elektiver Diagnostik/Intervention ist eine kontrollierte Einstellung der Stoffwechselsituation vorrangig
Latente Hyperthyreose (TSH ↓, T_3/T_4-Werte normwertig)	Ziel: Hemmung der Jodaufnahme in Thyreozyten vor der Gabe jodhaltiger KM Natrium-Perchlorat (Irenat) mindestens 2–4 h *vor* Kontrastmittelexposition 45 gtt (1 ml = 15 gtt = 300 mg) Danach für 2 Wochen: 3 × 20 gtt/Tag Nach ca. 1 Woche: Kontrolle der Schilddrüsenhormone Bei zusätzlichen Risikofaktoren (z. B. Struma, bekannte Autonomie): Kombination mit Thiamazol (Favistan): initial 20–60 mg/Tag p.o., dann 1 × 5–10 mg/Tag p.o.
Manifeste Hyperthyreose (TSH ↓, T_3/T_4-Werte ↑)	Natrium-Perchlorat (Irenat) mindestens 2–4 h *vor* Kontrastmittelexposition 45 gtt Kombination mit Thiamazol (Favistan): initial 20–60 mg/Tag p.o., dann 1 × 5–10 mg/Tag p.o. Therapiedauer: 14 Tage, Dosisanpassung von Thiamazol nach Schilddrüsenwerten, Blutbildkontrolle (da Gefahr der Knochenmarkdepression)

◻ Tab. 9.13 TIMI-(Thrombolysis-in-Myocardial-Infarction)-Klassifikation

TIMI	Koronarfluss
0	Verschluss mit fehlender Darstellung im distalen Gefäßanteil
I	Verschluss mit Darstellung von wenigen Teilen des distalen Gefäßabschnittes
II	Darstellung des Gefäßes distal der Stenose mit verlangsamtem Fluss des Kontrastmittels im Vergleich zu anderen Gefäßarealen (partielle Perfusion)
III	Normaler Ein- und Abstrom des Kontrastmittels (vollständige Perfusion)

◻ Tab. 9.14 PCI nach Fibrinolysetherapie

Rescue-PCI (I A-Empfehlung)	Früh-PCI (I A-Empfehlung)
Sofortige Verlegung zur PCI	PCI nach *erfolgreicher* Lysetherapie
Bei *erfolgloser* Lysetherapie: erneute Ischämiezeichen	Reduziert Re-Infarkt und Re-Ischämie
Bei primärem Lyseversagen: nachgewiesen durch weniger als 50 %-ige Resolution der ST-Streckenhebung 60 min nach der Lysetherapie	Pharmakoinvasive Strategie: Transport in eine Klinik mit PCI-Bereitschaft nach erfolgreicher Lysetherapie, um – nicht unmittelbar, sondern 3–24 h nach Lysetherapie – eine Koronarangiographie durchzuführen
Insbesondere bei großem Myokardinfarkt (Schock)	Eine routinemäßige Angiographie/PCI nach 48 h ohne AP/Ischämiezeichen bringt keinen Nutzen

- **PCI als Therapie der Wahl bei STEMI**, unter den Voraussetzungen:
  - Zeit bis zur Intervention (Contact-to-balloon-Zeit) <120 min
  - Erfahrenes Interventionsteam
- **Primäre PCI**
  - Aktuell wird bei koronarer Mehrgefäßerkrankung nur die Intervention des Infarktgefäßes (Culprit Lesion) empfohlen (II-a-B-Indikation), wobei eine einzeitige oder mehrzeitige Intervention weiterer Läsionen aufgrund der PRAMI Studie (Intervention aller Stenosen>50 % reduziert Tod/MI/refraktäre AP) in Diskussion ist
  - Ausnahme: Kardiogener Schock mit zusätzlichen kritischen/instablien Läsionen (>90 %) und Hinweis auf persistierende Ischämie: Hier können ggf. auch Non-Culprit-Läsionen interveniert werden (aktuell in

  CULPRIT-SHOCK Studie untersucht)
  - Wenn möglich, sollte immer ein Stent implantiert werden (reduziert Re-Infarkt und Re-Intervention; I A-Indikation)
  - Wenn keine Kontraindikation gegen längere doppelte Plättchenhemmung besteht, werden moderne DES gegenüber BMS bevorzugt (Studien: EXAMINATION, COMFORTABLE AMI, I A-Indikation): Reduzieren Risiko für erneute Revaskularisation am Zielgefäß und Stentthrombosen
- **PCI nach Fibrinolyse** (◻ Tab. 9.14): Eine Koronarangiographie mit ggf. PCI sollte nach jeder Lyse innerhalb von 24 h angestrebt werden (I A-Indikation)
- **Zugang für Angiographie**
  - Ein *radialer Zugang* im Vergleich zum femoralen Zugang wird bei erfahrenen

◘ Tab. 9.15 Prozedere beim NSTE-ACS

PCI-Strategie: sofort-invasiv bei sehr hohem Risiko	PCI-Strategie: früh-invasiv bei hohem Risiko	PCI-Strategie: invasiv bei intermediärem Risiko
Sehr hohes Risiko: – hämodynamische Instabilität – lebensbedrohliche Arrhythmien – therapierefraktäre oder rezidivierende Angina pectoris/Ischämiezeichen (temp. ST-Hebungen) Interventionszeitraum: sofort <2 h	Hohes Risiko: – Dynamik im Troponin – dynamische EKG-Veränderungen der ST-T-Strecke – GRACE Score >140 Interventionszeitraum: <24 h	Intermediäres Risiko: – Diabetes mellitus – Niereninsuffizienz (GFR<60 ml/min) – EF<40 %/Herzinsuffizienz – Zustand nach CABG/PTCA – frühe Postinfarkt-AP – GRACE Score 110–139 Interventionszeitraum: <72 h

Untersuchern wegen der Reduktion von Blutungen und kardiovaskulären Ereignissen (Studien: RIVAL, MATRIX, SAFE-PCI) empfohlen (II a-A-Indikation bei STEMI; I A-Indikation bei NSTE-ACS). Für die PCI beim infarktbedingten kardiogenen Schock sollte der Zugangsweg gewählt werden, den der in dieser Technik erfahrene Untersucher auch im Nicht-Schockzustand eines akuten Koronarsyndroms wählen würde.

- **Intrakoronare Thrombektomie**
  - Manuelle *Thrombusaspiration* wird routinemäßig nicht empfohlen, weil kein signifikanter Effekt im Rahmen der primären PCI nachweisbar und ein leicht erhöhtes Risiko für Apoplex gefunden wurde (II b A-Empfehlung); in Einzelfällen anwendbar
  - Studien: TASTE (2013), TOTAL (2015)
- **Revaskularisation bei Mehrgefäßerkrankung**
  - Auch bei komplexer Mehrgefäßerkrankung sollte bei STEMI primär versucht werden, das Infarktgefäß interventionell zu eröffnen (Zeit bis zur operativen Revaskularisation zu lange!)
  - Bei offenem Infarktgefäß und nicht interventionell behandelbarer Anatomie kann eine Notfall-Bypass-OP bei instabilen Patienten (Schock, mechanische Komplikation) indiziert sein.

- Bei instabilen NSTE-ACS-Patienten (Lungenödem, anhaltene Ischämiezeichen, hämodynamisch instabil, ventrikuläre Arrhythmien) mit Mehrgefäßerkrankung sollte ad hoc die Culprit-Lesion interventionell behandelt werden. Bei stabilen Patienten sollte der Befund anhand objektiver Kriterien wie SYNTAX-Score ähnlich wie bei Patienten mit stabiler KHK im Heart Team besprochen werden (◘ Tab. 9.15).

Angestrebte Zeitlimits bis zur Reperfusionstherapie beim STEMI
- **„Door to balloon time"** <60 min (Zeitdifferenz zwischen Eintreffen im Interventionszentrum und PCI)
- **„Contact to balloon time"** <120 min (Erstkontakt bis zur PCI)
- **„Contact to balloon time"** <90 min (für Patienten mit großem Vorderwandinfarkt und kurzer Symptomdauer)
- **„Door to needle time"** <30 min (Erstkontakt bis zum Lysebeginn)
- Maximal tolerabler Zeitverlust PCI versus Lyse <90–120 min, d. h. der maximale Zeitverlust im Vergleich zum Beginn der Lysetherapie sollte 90 min nicht überschreiten

◘ Tab. 9.16 Präparate für die Sekundärprophylaxe nach Myokardinfarkt und Studienlage (z. T. von KHK, Post-Myokardinfarkt bzw. LVEF ≤35–40 % abgeleitet)

Substanzgruppe	Substanz/Dosierung	Studienlage	Verordnung p.o./MS
Thrombozytenaggrega-tionshemmer	ASS 75–100 mg	ATC, CURRENT-OASIS 7	1-0-0
β-Blocker	Metoprolol 12,5–200 mg	TIMI-IIB, MERIT-HF	1-0-0 (Metroprolol-Succinat), 1-0-1 (Metroprolol-Tartrat)
	Bisoprolol 1,25–10 mg	CIBIS II	1-0-0
	Carvedilol 3,125–25 mg	COPERNICUS CAPRICORN	1-0-1
	Nebivolol 1,25–5 mg	SENIORS	1-0-0
ACE-Hemmer	Captopril 6,25–50 mg	ISIS-4, SAVE	1-0-1
	Ramipril 2,5–10 mg	AIRE, HOPE	1-0-0
	Enalapril 2,5–10 mg	CONSENSUS-II	1-0-0
	Lisinopril 2,5–10 mg	GISSI-3	1-0-0
Mineralkortikoidrezeptor-Antagonisten	Spironolacton 12,5–50 mg	RALES-II	1-0-0
	Eplerenon 25–50 mg	EPHESUS	1-0-0
Statine	Atorvastatin 10–80 mg	Pursuit, PRISM	0-0-1
	Rosuvastain 10–30 mg	JUPITER	0-0-1
	Simvastatin 10–80 mg	4 S, HPS	0-0-1
	Pravastatin 10–40 mg	LIPID, CARE	0-0-1
	Lovastatin 20–80 mg	AFCAPS, tex-CAPS	0-0-1
	Fluvastatin 40–80 mg	FLIRT	0-0-1

Abkürzungen: p.o. = per oral; MS = Magensonde.

Einleitung der medikamentösen Langzeittherapie (KHK-Sekundärprophylaxe)

Präparate ◘ Tab. 9.16.
- **ASS:** 1 × 100 mg/Tag p.o. (Clopidogrel bei ASS-Unverträglichkeit oder Kontraindikation); wenn keine Kontraindikation: dauerhaft (I A-Indikation)
- **2. Plättchenhemmer** (ADP-Antagonist) temporär 1 Jahr (s. oben)
- Bei Patienten, die mit ASS und Clopidogrel behandelt werden (heute wegen neuer Plätt-chenhemmer die Minderheit), kann bei hohem ischämischem Risiko und niedrigem Blutungsrisiko, wenn kein Apoplex/TIA in der

Vorgeschichte vorliegt, zusätzlich für 1 Jahr niedrig dosiert mit Rivaroxaban (2 × 2,5 mg) behandelt werden (II b-B Indikation); Cave: dies ist keine Dosis, die für die Emboliepro-phylaxe bei Vorhofflimmern ausreicht!
- **Statine** (◘ Tab. 9.17): Unabhängig vom Choles-terinspiegel sollte so schnell wie möglich mit einem hochpotenten Statin (d. h. LDL-Senkung um mehr als 50 %, z. B. Atorvastatin 40–80 mg, Rosuvastatin 20–40 mg) begonnen werden (I A-Empfehlung)
- Anmerkungen zu Statinen:
    - Pharmakodynamik: Kompetitive Hemmung der HMG-CoA Reduktase (Schlüsselenzym der Cholesterinbiosynthese)

Tab. 9.17 Übersicht häufig angewandter Statine

	Atorvastatin	Fluvastatin	Rosuvastatin	Pravastatin	Simvastatin
Handels-name (Beispiel)	Sortis	Locol	Crestor	Pravasin	Zocor
Startdosis	10 mg/Tag	40 mg/Tag	10 mg/Tag	10 mg/Tag	10 mg/Tag
Maximaldosis	80 mg/Tag	80 mg/Tag	30 mg/Tag	40 mg/Tag	80 mg/Tag
LDL-Senkung	40 %	30 %	40 %	20 %	20 %
HDL-Anstieg	7 %	2 %	10 %	5 %	5 %
Triglycerid-Senkung	15 %	10 %	10 %	10 %	5 %
Bioverfüg-barkeit	10 %	20 %	20 %	20 %	5 %
Metabolis-mus (CYP450)	3A4	2C9	Schwach, 2C9 und 2C19	Sulfatierung	3A4

- Des Weiteren sind pleiotrope Effekte bekannt, z. B. Verbesserung der endothelialen Funktion und Stabilisierung bzw. Aushärtung atherosklerotischer Plaques
- Bei der Verabreichung von Statinen sollte bezüglich einer möglichen „statininduzierten Myopathie" aufgeklärt werden (laborchemische Kontrolle: CK-Wert) sowie bei der Gabe von weiteren Medikamenten deren Metabolismus berücksichtigt werden (Akkumulationsgefahr)
- **β-Blocker** (**Tab. 9.18**)
  - Bei allen Patienten mit eingeschränkter linksventrikulärer Pumpfunktion (LVEF≤40 %) (I A-Empfehlung)
  - Der Nutzen von β-Blockern im Allgemeinen nach Infarkt ohne Herzinsuffizienz und normaler Pumpfunktion ist unklar (für STEMI II a-B-Indikation)
  - Gabe von β-Blockern als Antihypertensivum der 1. Wahl bei Patienten mit KHK und arterieller Hypertonie
- **ACE-Hemmer** (bei Unverträglichkeit: AT$_1$-Antagonisten)
  - Bei allen Patienten mit eingeschränkter Ventrikelfunktion (LVEF ≤40 %), Diabetes mellitus, arterieller Hypertonie und chronischer Niereninsuffizienz (I A-Empfehlung)
  - Bei allen Postinfarktpatienten, die ACE-Hemmer (AT$_1$-Antagonisten) tolerieren und keine Kontraindikationen haben, unabhängig von Blutdruck oder linksventrikulärer Funktion (II a-A-Empfehlung)
- **Mineralkortikoidrezeptor-Antagonisten**
  - Bei Postmyokardinfarktpatienten mit einer LVEF≤35 % und Herzinsuffizienz oder Diabetes mellitus (I A-Indikation)
  - Cave: Niereninsuffizienz oder Hyperkaliämie
- **Antianginosa als symptomatische Therapie:** β-Blocker, Ca^{2+}-Kanalblocker, Nitrate, Ivabradin, Ranolazin
- **Impfung:** Jährliche Grippeschutzimpfung

Zielwerte nach ACS/stabile KHK
- **Blutdruck:** <140/90 mm Hg bzw. <140/85 mm Hg bei Diabetes mellitus
- **Herzfrequenz:** 55–60/min
- **LDL-Cholesterin:** <70 mg/dl, II a B-Empfehlung (wenn dies nicht mit Statinmonotherapie erreicht werden kann, sollte Ezetimib ergänzt werden, das als einziges Nicht-Statin einen signifikanten Effekt auf kardiovaskuläre Endpunkte hat [IMPROVE-IT Studie])
- **HbA$_{1c}$-Wert:** individualisierte Zielwerte, 7–7,5 %
- **Körpergewicht:** Ziel BMI <25 kg/m², Gewichtsreduktion wenn BMI >30 kg/m² bzw. Taillenumfang >102 cm bei Männern und 88 cm bei Frauen (I B-Empfehlung)
- **Absoluter Rauchstopp**

◻ Tab. 9.18 Übersicht häufig angewandter β-Blocker (ohne ISA)

	Bisoprolol	Metoprolol-succinat	Carvedilol
Handelsname (Beispiel)	Concor	Beloc-Zok	Dilatrend
Typ der β-Blockade	β_1-selektiv	β_1-selektiv	kombinierter β- und α_1-Antagonist
Startdosis	1 × 1,25 mg/Tag	1 × 12,5 mg/Tag	2 × 3,125 mg/Tag
Maximaldosis	1 × 10 mg/Tag	1 × 200 mg/Tag	2- mal 25 mg/Tag
Effektbeginn	1–2 h	1–4 h	1–2 h
Orale Bioverfügbarkeit	80–90 %	40–50 %	25–35 %
Proteinbinding	30 %	10 %	98 %
Plasma-HWZ	10–12 h	3–4 h	7–10 h
Eliminationsweg	Leber und Niere	Leber	Leber

Abkürzungen: HWZ = Halbwertszeit; ISA = intrinsische sympathomimetische Aktivität; β-Blocker wirken über eine Reduktion des myokardialen O_2-Verbrauchs durch Reduktion von Herzfrequenz; Blutdruck und Kontraktilität.

Lysetherapie

- **Lysetherapie bei STEMI**
- Die Fibrinolysetherapie ist keine Thrombolyse, daher stets **additive Therapie mit antithrombozytären Substanzen** (ASS plus Clopidogrel) und **Thrombin-Inhibitoren** (Heparin).
    - ASS: 250 mg i.v. oder alternativ 150–500 mg p.o.
    - Clopidogrel: 300 mg Clopidogrel (Alter ≤75 Jahre) oder 75 mg Clopidogrel (Alter >75 Jahre)
    - Antithrombin-Therapie mit Alteplase, Reteplase oder Tenecteplase: 30 mg Enoxaparin i.v.-Bolus, 15 min später gefolgt von der ersten s.c.-Dosis; bei Alter >75 Jahre keine i.v.-Bolusgabe und Beginn mit einer reduzierten ersten s.c.-Dosis *oder* gewichtsadaptierter Bolus (60 I.E./kg KG, maximal 4000 I.E.) von UFH i.v., gefolgt von einer gewichtsadaptierten i.v.-Infusion (12 I.E./kg KG, maximal 1000 I.E.) mit erster aPTT-Kontrolle nach 3 h (Ziel-PTT: 50–70 s) für 24–48 h
    - Antithrombin-Therapie mit Streptokinase: 2,5 mg Fondaparinux i.v.-Bolus, gefolgt von einer subkutanen Dosis (1 × 2,5 mg/ Tag, bis zu 8 Tage) später *oder* 30 mg Enoxaparin i.v.-Bolus, 15 min später gefolgt

von der ersten s.c.-Dosis; bei Alter >75 Jahre keine i.v.-Bolusgabe und Beginn mit einer reduzierten ersten s.c.-Dosis *oder* gewichtsadaptierter Bolus (60 I.E./kg KG) von UFH i.v., gefolgt von einer gewichtsadaptierten i.v.-Infusion (12 I.E./kg KG) mit erster aPTT-Kontrolle nach 3 h (Ziel-PTT: 50–70 s)
- Wenn Lysetherapie: **Je eher desto besser.** Eine prästationäre Einleitung der Fibrinolyse senkt die Mortalität weiter verglichen mit einer erst stationär eingeleiteten Lysetherapie.
- Bei erfolgreicher Lyse schließt sich frühestens 3 h nach Start der Lyse – meist ein Tag nach der Lyse – eine PCI an *(Früh-PCI)*; bei nicht erfolgreicher Lyse sollte umgehend eine Notfall-PCI erfolgen *(Rescue-PCI)*.
- Ein fibrinspezifisches Fibrinolytikum ist zu bevorzugen.
- Zur präklinischen Lysetherapie sind Tenecteplase (Metalyse) oder Reteplase (Rapilysin) zu bevorzugen.
- Indikation zur Lysetherapie: Nichteinhalten des Zeitfensters zur primären PCI von <120 min bzw. <90 min bei großem Myokardinfarkt („contact to ballon time")
- Keine Fibrinolyse, wenn innerhalb des „2 h-Zeitfensters" eine PCI durchgeführt werden kann (DANAMI-2-Studie)

- Die Effizienz der Lysetherapie ist innerhalb der ersten 2 h nach Symptombeginn am größten; ab 3 h nach Symptombeginn zeigt sich eine geringere Effektivität (maximales Zeitlimit bis ca. 12 h).
- Ein „routinemäßige Lyse" bei Patienten mit Kreislaufstillstand wird nicht empfohlen (TROICA-Studie) → Empfehlung bei Kreislaufstillstand aufgrund einer Lungenembolie.

- **Voraussetzungen zur Lysetherapie**
- **Klinik eines Myokardinfarkts** (Klinik plus eindeutiger EKG-Befund) in einem Zeitfenster (Symptom-/Schmerzbeginn bis Lysebeginn) von maximal 12 h
- **Indikationen** für eine Lysetherapie bei **entsprechendem EKG-Befund**:
  - ST-Streckenhebung: am J-Punkt in mindestens 2 benachbarten Ableitungen ≥0,1 mV, außer Ableitungen V_{2-3}: ≥0,2 mV bei Männern ≥40 Jahre; ≥0,25 mV bei Männern <40 Jahre; ≥0,15 mV bei Frauen
  - Neu auftretender Linksschenkelblock mit infarkttypischen Symptomen
- Überprüfung/Abwägen der Kontraindikationen (❏ Tab. 9.19)
- Patienteneinwilligung/-aufklärung
- Medikamentenauswahl in ❏ Tab. 9.20

- **Lyse-Komplikationen**
- **Blutungen** → insbesondere Oropharyngeal-Region; 1 % intrazerebrale Blutung, 4–13 % allgemein größere Blutungen

- Maßnahmen bei ausgeprägten Blutungen
  - Lyse sofort beenden
  - Heparin-Antagonisierung: 1 ml Protamin 1000 I.E. neutralisiert 1000 I.E. Heparin, ACT-/PTT-Kontrollen
  - FFP (ca. 8–10 Konserven direkt „aufgetaut" von der Blutbank bestellen)
  - Antifibrinolytikum: Tranexamsäure (Cyklocapron) 1–3 × 500 mg i.v. oder als Perfusor
  - Ggf. Substitution von Fibrinogen: 2–4 g i.v.

- **Erfolgskriterien der Lyse → Reperfusionskriterien**
- Rückgang der Klinik und der EKG-Veränderungen (ST-Streckenresolution mehr als 50 % 60 min nach der Lysetherapie)
- Auswascheffekt der Enzyme (oft sehr hohe CK-Werte; CK-Maximum nach bereits 4 h spricht für eine erfolgreiche Lyse)
- Lyseversager: in 20 % der Fälle (Rescue-PCI)

9.2   Kardiogener Schock

G. Michels, R. Pfister

9.2.1   Definition

- Akutes Kreislaufversagen aufgrund kardialer Pumpfunktionsstörung mit Folgen der Endorganhypoperfusion, zellulärer Hypoxie und Dysfunktion.

❏ **Tab. 9.19** Kontraindikationen für eine Fibrinolysetherapie

Absolute Kontraindikationen	Relative Kontraindikationen
Schlaganfall in den letzten 6 Monaten (wenn hämorrhagisch zeitunabhängig)	TIA in den letzten 6 Monaten
Trauma, Operation, Kopfverletzung innerhalb der letzten 3 Wochen	Orale Antikoagulanzientherapie
ZNS-Trauma oder Neoplasien	Schwangerschaft oder binnen erster Woche post partum
Gastrointestinale Blutung innerhalb des letzten Monats	Therapierefraktäre Hypertonie (>180 mm Hg)
Bekannte hämorrhagische Diathese	Aktives Ulkusleiden
Aortendissektion	Floride Endokarditis
Nicht komprimierbare Punktion in letzten 24 h	Fortgeschrittene Lebererkrankung
Ablehnung durch den Patienten	Traumatische, refraktäre Reanimationsmaßnahmen

◘ Tab. 9.20 Fibrinolytika – Übersicht

Charakteristika	Streptokinase	Alteplase (rt-PA)	Reteplase (r-PA)	Tenecteplase (TNK-t-PA)
Handelsname	Streptase	Actilyse	Rapilysin	Metalyse
Studienlage	GISSI-1, ISIS-2	GUSTO-I/III, LATE	GUSTO-V	ASSENT-II/-IV
Bolusgabe	–	–	+	+
Dosierung	1,5 Mio. I.E. über 30–60 min i.v.	Neuhaus-Schema: 15 mg rt-PA als Bolus über 2 min, 50 mg (0,75 mg/kg KG) rt-PA über 30 min, 35 mg (0,5 mg/kg KG) rt-PA über 60 min i.v.	10 I.E. i.v. als Doppelbolus in einem Abstand von 30 min	i.v. als Einmalbolus über 5–15 s – 30 mg: KG<60 kg – 35 mg: KG 60 bis <70 kg – 40 mg: KG 70 bis <80 kg – 45 mg: KG 80 bis <90 kg – 50 mg: KG ≥90 kg
Antigenität	+	–	–	–
Plasminogen-Aktivierungstyp	Indirekt	Direkt	Direkt	Direkt
Fibrinspezifität	–	+	+	++
Plasma-HWZ	15–20 min	4–8 min	11–14 min	17–20 min
PAI-1-Resistenz	–	–	–	+
Fibrinogenlyse	++	+	+	+
TIMI-3 Patency	Ca. 40 %	Ca. 50 %	Ca. 60 %	Ca. 60 %
Eliminierung	Renal	Hepatisch	Renal	Renal
Kosten	+	+++	+++	+++

Hämodynamische und pathophysiologische Kriterien des kardiogenen Schocks, die im Einzelfall nicht alle erfüllt sein müssen (Grenzwerte variieren ggf. nach Referenz)

- Hypotonie: Blutdruck$_{systol.}$ <90 mm Hg (oder Mitteldruck <65 mm Hg) für länger als 30 min (oder Abfall um >30 mm Hg, oder Katecholaminunterstützung um Blutdruck$_{systol.}$ >90 mm Hg aufrecht zu erhalten)
- Mindestens ein klinisches Zeichen der Organhypoperfusion:
  - beeinträchtigter Mentalstatus
  - kaltschweißige Haut
  - Oligurie (<20 ml/h) oder
  - Laktat >2 mmol/l
- Cardiac-Index <2,2 l/min/m²
- PCWP („pulmocapillary wedge pressure", LVEDP) >18 mm Hg

9.2.2 Allgemeines

- Der kardiogene Schock stellt eine Unterform der akuten Herzinsuffizienz (ca. 2–4 %) dar.
- Ca. 75 % durch akuten STEMI verursacht (infarktbedingter kardiogener Schock, ◘ Abb. 9.5), aber nur bei 6–10 % aller STEMI-Patienten auftretend
- Häufigste Todesursache für Patienten mit akutem Myokardinfarkt
- Schockform mit der höchsten Letalität
- 30-Tage Mortalität
  - Myokardinfarkt ohne Schock: 5–8 %
  - Myokardinfarkt mit Schock *plus* Revaskularisation: ca. 40 %
  - Myokardinfarkt mit Schock *ohne* Revaskularisation: >70 %
- Auftreten des kardiogenen Schocks: Der infarktbedingte kardiogene Schock tritt im Median 6 h nach Beginn des Infarktereignisses auf

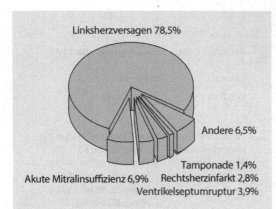

Linksherzversagen 78,5%

Andere 6,5%

Tamponade 1,4%
Akute Mitralinsuffizienz 6,9%   Rechtsherzinfarkt 2,8%
Ventrikelseptumruptur 3,9%

◻ **Abb. 9.5**   Ursachen des kardiogenen Schocks bei Herzinfarkt

▬ Prädiktoren: ältere Patienten, Herzfrequenz bei Aufnahme >75/min, Patienten mit Zustand nach Infarkt/Bypass-OP, Diabetes mellitus, Vorderwandlokalisation, Herzinsuffizienz-zeichen bei Aufnahme

9.2.3   Ätiologie

◉ Bei kardiogenem Schock immer nach einer Koronarkrankheit als Ursache suchen mit EKG, Troponin und ggf. Koronarangiographie.

❶ **Cave**
Fast 25 % der Patienten mit kardiogenem Schock haben (niedrig)-normalen Blutdruck durch starke kompensatorische Erhöhung des Systemgefäßwiderstandes!

Myogene Ursachen
▬ STEMI: meist Linksherzinfarkt (LAD-Versorgungsgebiet), selten Rechtsherz-infarkt mit Einschränkung der links- und/oder rechtsventrikulären Pumpfunktion; mindestens 40 %iger Myokardfunktionsverlust
▬ Takotsubo-Kardiomyopathie
▬ Jede Ursache der akut dekompensierten Herzinsuffizienz (Kardiomyopathie, fulminante Peri-Myokarditis etc.)

▬ Myokardiale Depression bei Schock/Sepsis → septische Kardiomyopathie
▬ Medikamente/Intoxikationen
▬ Lungenembolie mit rechtsventrikulärer systolischer Dysfunktion
▬ Myokarddepression bei Phäochromozytom

Rhythmogene Ursachen
▬ Tachykardien/-arrhythmien
▬ Bradykardien/-arrhythmien

Mechanische Ursachen
▬ Mechanische Komplikationen des Myokard-infarktes: z. B. Septumruptur, Abriss Papillar-muskel, Ruptur der freien Wand
▬ Herzklappenvitien
▬ Aortendissekation
▬ Behinderung der diastolischen Füllung: Perikardtamponade, Spannungspneumothorax
▬ Traumatische Herzschädigung (Contusio cordis)

9.2.4   Pathophysiologischer Verlauf

▬ Kritische Verminderung der **kardialen Pumpleistung** bei myokardialer Dysfunktion mit Reduktion des **Herzzeitvolumens** (Cardi-ac-Index <2,2 l/min/m^2)
▬ Primärer Anstieg und späterer Abfall des **systemischen Widerstands** (Entwicklung einer metabolischen Azidose mit verminderter Ansprechbarkeit auf Katecholamine) mit venösem Pooling
▬ Zunahme des **venösen Rückstroms** und des zirkulierenden Blutvolumens
▬ Abnahme von Koronarperfusion und kontrak-tiler Masse → HZV-Abnahme
▬ **Systemische Entzündungsreaktion** („systemic inflammatory response syndrome"): via Ischämie/Reperfusion (Reperfusionsschaden) oder via Endotoxintranslokation aus dem hypoperfundierten Darm mit Entstehung von Zytokinen/Mediatoren sowie Überex-pression von NO-Synthetasen im Endothel, Myokard, Monozyten; NO wirkt wiederum negativ-inotrop

◻ Tab. 9.21 Killip-Klassifikation der Herzinsuffizienz nach „Myokardinfarkt"

Killip-Stadien	Klinik
Stadium I	Keine Zeichen der Herzinsuffizienz, nicht dekompensiert
Stadium II	Zeichen der pulmonal-venösen Stauung, feuchte Rasselgeräusche beidseitig basal
Stadium III	Manifestes Lungenödem (Blutdruck$_{systol.}$ ≥90 mm Hg), feuchte RG über der gesamten Lunge
Stadium IV	Kardiogener Schock (Blutdruck$_{systol.}$ <90 mm Hg)

9.2.5 Klinik

(◻ Tab. 9.21)
- Zeichen der Hypoperfusion durch Low-Output:
  - zerebral (Agitiertheit bis Bewusstseinseintrübung)
  - peripher (blasse, kühle, schweißige, marmorierte Haut, Zyanose)
  - kompensatorische Tachykardie
  - Oligurie
  - Hypotonie
- Zeichen des Rückwärtsversagens:
  - linkskardial (Dyspnoe, Tachypnoe)
  - rechtskardial (Oligurie, Halsvenenstauung)

9.2.6 Diagnostik

> Die **Echokardiographie** und die Messung des **Herzzeitvolumens** (HZV) bzw. **Cardiac-Index (CI)** sind die Basis für (Differenzial-)Diagnostik und Therapiemonitoring beim kardiogenen Schock.

Anamnese
- Kardiale Vorerkrankungen (KHK, Herzinsuffizienz etc.)

- Medikamente (insbesondere Diuretika)
- Im Gespräch: inadäquate Reaktion, Agitation, Somnolenz

Körperliche Untersuchung
- Inspektion: blass-zyanotische Hautfarbe
- Auskultation:
  - pulmonal → feuchte Rasselgeräusche bei pulmonaler Stauung
  - kardial → ggf. Herzgeräusch (Systolikum bei Aortenstenose oder mechanischen Komplikationen des Infarktes), 3. Herzton (Ausdruck der frühdiastolischen Kammerfüllung bzw. Zeichen der myokardialen Belastung)

Basis-Monitoring
- **Blutdruck** (MAP): **invasiv** (A. radialis oder A. femoralis)
- **ZVK:** zentralvenöse Blutgasanalyse mit **zentralvenöser O_2-Sättigung:** korreliert näherungsweise mit der gemischtvenösen Sättigung [Qualität abhängig von der Lage des ZVK!; es ist zu berücksichtigen, dass die Werte der zentralvenösen O_2-Sättigung ($S_{cv}O_2$) im Mittel um 7 % höher liegen als die der gemischtvenösen O_2-Sättigung (S_vO_2)]; beides Surrogatmarker für periphere Sauerstoffausschöpfung =Gewebeperfusion = HZV/CI
- **EKG:** 12-Kanal-Ableitung inklusive rechtspräkordiale Ableitungen (Infarktzeichen?)
- **Pulsoxymetrie** (S_pO_2)
- **Diurese:** Dauerkatheteranlage zur genauen Bilanzierung
- **Temperatur** (Blasenkatheter): insbesondere bei therapeutischer (milder) Hypothermie nach CPR
- **Notfallsonographie:**
  - Herz (Perikarderguss, links-/rechtsventrikuläre Pumpfunktion, akute Vitien)
  - Lunge (B-Linien, Pleuraerguss, Konsolidierung)
  - Abdomen (freie Flüssigkeit/Aszites, Beurteilung der V. cava inferior)

Hämodynamisches Monitoring
→ HZV/CI als wichtigste Regelgröße!

Mit entscheidend für die Methodenauswahl zum hämodynamischen Monitoring ist die lokale Kompetenz. Je schwerer und komplexer das Krankheitsbild, desto invasiver ist die Messmethodik für HZV/CI und andere Parameter gerechtfertigt. Beim refraktären (nach initialer Volumen- und Inotropika-/Vasopressorgabe) kardiogenen Schock sollte ein „erweitertes" hämodynamisches Monitoring (s. unten) erfolgen.

Wichtiger als absolute hämodynamische Zielbereiche einzuhalten sind die relativen, dynamischen Veränderungen auf Therapie.

> **❯** Der über einen ZVK gemessene ZVD ist kaum aussagekräftig und wird nicht für ein differenziertes Volumenmanagement empfohlen, hier sonographische Beurteilung der V. cava inferior (s. auch ► Kap. 2).

- Primär ursächlich für den kardiogenen Schock ist eine kritische Reduktion der Kontraktilität und damit Auswurfleistung (HZV/CI) des Herzens. Neben der Kausaltherapie ist der 2. therapeutische Ansatz die Steigerung des HZV/CI, was dementsprechend auch streng mittels Monitoring überwacht werden muss.
- Hämodynamisches Monitoring: Anwendung von invasiven (Edwards FloTrac oder Edwards Vigileo) und nichtinvasiven Methoden (Echokardiographie, Sonographie) (► Kap. 2).

- **Methoden des erweiterten hämodynamischen Monitorings**
- Bei beatmeten Patienten im infarktbedingten kardiogenen Schock soll ein erweitertes hämodynamisches Monitoring durchgeführt werden
- **Transpulmonale Thermodilution und Pulskonturanalyse**: kontinuierliche Messung über einen arteriellen und zentralvenösen Zugang
- **Pulmonalisarterienkatheter**: gerechtfertigt nur beim refraktären kardiogenen Schock und beim rechtsventrikulären Schock mit Rechtsherzversagen

- Thermodilutionsmethode (modifiziert nach Stewart-Hamilton-Gleichung; temporäre oder kontinuierliche HZV-Messung)
- Fick-Prinzip (HZV = VO_2/a_vDO_2), d. h. nach Bestimmung der arteriellen und gemischt-(zentral)-venösen O_2-Sättigung ($a_vDO_2 = C_aO_2 - C_{cv}O_2$, $C_aO_2 = [S_aO_2 \times Hb \times 1{,}34]$ bzw. $C_{cv}O_2 = [S_{cv}O_2 \times Hb \times 1{,}34]$; VO_2 → aus Normtabellen (ca. 3–4 ml/kg KG/min) *oder* durch Messung der mittleren CO_2-Konzentration mittels Massenspektrometrie, $VO_2 = VCO_2/RQ$)
- Kalkulation des **Cardiac-power-Index** (CPI): prognostisch der aussagekräftigste Parameter, aber nicht für die differenzierte Therapiesteuerung hilfreich!
  - **Linksventrikulär:** $CPI_{LV} = CI \times \textbf{MAP} \times 0{,}0022$ (W/m²), Norm: 0,5–0,7 W/m², Schock: 0,1–0,4 W/m²; CPI als Interpretation der Energie, die zur Verfügung steht, um die Perfusion vitaler Organe aufrecht zu erhalten
  - **Rechtsventrikulär:** $CPI_{RV} = CI \times \textbf{mPAP} \times 0{,}0022$ (W/m²), zur Beurteilung der rechtsventrikulären Funktion, insbesondere bei Hinterwandinfarkten; für diejenigen Patienten mit infarktbedingtem kardiogenem Schock, welche einen mindestens 30 %-igen Anstieg des CPO_{RV} innerhalb der ersten 24 h hatten, wurde eine höhere Überlebensrate berichtet

> **❯** Eine Verbesserung der Prognose durch ein Monitoring wie Pulmonalarterienkatheter oder weniger invasive Verfahren konnte bisher **nicht** nachgewiesen werden.

Labordiagnostik

- Insbesondere: Herzenzyme, BNP/pro-BNP, Elektrolyte, Retentionswerte und Transaminasen/Bilirubin (Organschaden durch Hypoperfusion), CRP, Procalcitonin (Infektkomplikation), Blutbild
- Laktat über Blutgasanalyse arteriell/zentralvenös (unspezifischer Parameter der Gewebehypoperfusion; prognostisch sehr

relevant); serielle Bestimmung ermöglicht Beurteilung des Therapieansprechens (Cave: Adrenalin erzeugt Laktatanstieg!)

Bildgebende Diagnostik

— **Echokardiographie** (TTE, ggf. TEE): **obligat** bei jedem kardiogenen Schock bei Aufnahme zur Beurteilung der Ursache der Schocks: „Pumpfunktion", Klappenfunktion, Erguss, etc. und dann Verlaufsmonitoring (s. ► Kap. 2)

— **Röntgen-Thorax:** Beurteilung von Herzgröße, Herzform, zentrale Gefäße, Lungenödem, Pleuraergüsse, Infiltrate, Lagekontrolle ZVK, Pneumothorax

9.2.7 Differenzialdiagnostik

(◘ Tab. 9.22, ◘ Tab. 9.23)

9.2.8 Therapie

Kausaltherapie

▶ Die Behebung der Schockursache hat höchste Priorität.

▪ **Ursachen**
Beim **infarktbedingten kardiogenen Schock** → primäre **perkutane Koronarintervention** (PCI) (SHOCK-Trial), ggf. Bypasschirurgie oder Lysetherapie, bei tachykarden Rhythmusstörungen → Elektrokardioversion/Defibrillation, bei bradykarden Rhythmusstörungen → Einlage eines transvenösen Shrittmachersystems, bei valvulären Erkrankungen Valvuloplastie oder Klappentherapie.

▶ **Jeder Patient mit kardiogenem Schock sollte in einem Zentrum behandelt werden/verlegt werden, wo 24 h/7 Tage eine Herzkathetermöglichkeit und Methoden zur mechanischen Kreislaufunterstützung verfügbar sind.**

▪ **Therapieziele des kardiogenen Schocks**

Neben der Kausalbehandlung ist wie bei jedem Schock die Optimierung der Gewebeversorgung, respektive Gewebeperfusion, anzustreben und dementsprechend zu monitoren (◘ Abb. 9.6).

— **Optimierung der kardialen Funktion und der Hämodynamik**
  — Steigerung der Kontraktilität (Cardiac-Index, CI): Inotropika.

◘ Tab. 9.22 Hämodynamische Differenzialdiagnose des Low-cardiac-output-Syndroms

Diagnosen	ZVD (V. cava inferior)	LVEDP (B-Linien)	PAP (mPAP, V_{max})
Linksherzversagen	n–↓	↑←	n–↑
Rechtsherzversagen	↑	n–↓	n
Lungenembolie	↑	n–↓	>LVEDP
Pulmonale Hypertonie	↑	n–↑	>LVEDP
Hypovolämie	↓	↓	↓
Perikardtamponade	↑	↑	↑

Abkürzungen: LVEDP = linksventrikulärer enddiastolischer Druck; PAP = pulmonalarterieller Druck; ZVD = zentraler Venendruck.
Anmerkung: Da der Trend zum weniger invasiven Monitoring geht, werden anstelle von ZVD die Weite/Atemvariabilität der V. cava inferior, anstelle des LVEDP der thoraxsonographische Nachweis von B-Linien und anstelle des PAP der echokardiographisch ermittelte mPAP oder V_{max} über Trikuspidalklappe herangezogen.

◻ Tab. 9.23 Schockformen

Schock	Ursachen
Kardiogener Schock	Infarktbedingter kardiogener Schock
	Dekompensierte Herzinsuffizienz
	Akute Myokarditis
	Rechtsherzinfarkt
	Perikardtamponade
	Akute Mitralinsuffizienz
Obstruktiver Schock	Lungenembolie
	Perikardtamponade
	Spannungspneumothorax
Distributiver (vasodilatatorischer) Schock	Septischer Schock
	Toxisches Schocksyndrom
	Anaphylaktischer Schock
	Neurogener bzw. spinaler Schock
Hypovolämischer Schock	Hämorrhagischer Schock (Blutung)
	Nicht hämorrhagischer Schock (Flüssigkeitsverluste: renal, gastrointestinal, extravasal, über die Haut)

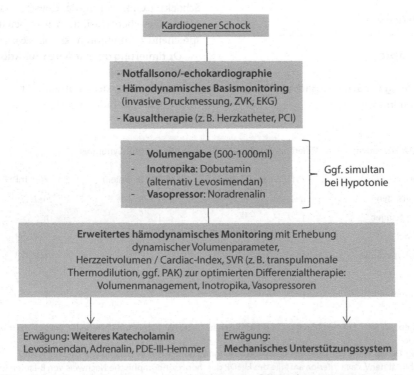

◻ Abb. 9.6   Therapiealgorithmus bei kardiogenem Schock (Abkürzungen: PCI = perkutane Koronarintervention; ZVK = zentraler Venenkatheter; SVR = systemischer Gefäßwiderstand; PAK = Pulmonalarterienkatheter; PDE = Phosphodiesterase)

— Vorlast=Volumenmanagement (V. cava inferior, PCWP/LVEDP): Die absoluten Druckwerte sind beim einzelnen Patienten nur schlecht aussagekräftig bezüglich des Volumenbedarfs, es sollten Veränderungen (z. B. von CI) auf Therapie gemessen werden oder primär „dynamische" Parameter wie Schlagvolumen-/Pulsdruck-Variation; Volumenentzug (Diuretika, ggf. Nitrate) bei manifestem Lungenödem; Volumensubstitution bei Mangel.

— Nachlast (systemischer Gefäßwiderstand, SVR oder MAP): Beim kardiogenen Schock ist primär eine Nachlastsenkung anzustreben, um das Herz zu entlasten. Dem entgegen muss aber ein Mindestblutdruck aufrecht erhalten werden, um die Organperfusion zu gewährleisten: Nachlastsenker (z. B. Nitrate), wenn $RR_{systol.}$>110 mm Hg, oder Vasopressoren, um MAP>65 mm Hg zu halten.

— **Optimierung der Oxygenierung**
  — Optimierung der O_2-Transportkapazität bzw. des O_2-Angebots (DO_2) und der O_2-Aufnahme (VO_2).
  — Oxygenierung: O_2-Gabe über Maske (S_pO_2<90 %, p_aO_2<60 mm Hg).
  — Intubation und invasive Beatmung bei *hämodynamischer Instabilität* und/oder *gemischter Hypoxie/Hyperkapnie* (p_aO_2<60 mm Hg, p_aCO_2>50 mm Hg, pH-Wert <7,35) → Cave: PEEP bei Rechtsherzinfarkt, Lungenembolie.
  — Analgosedierung bei invasiver Beatmung: i.v.-Analgosedierung (z. B. Sufentanil plus Midazolam) oder ggf. volatile Anästhetika (insbesondere nach CPR, schnellere Beurteilung der Neurologie).
  — Maßnahmen: HZV-Anhebung (Volumengabe, Katecholamine), O_2-Gabe (S_aO_2 >90 %), ggf. zusätzlich Erythrozytenkonzentrate bei Hb <7 g/dl bzw. Hkt <25 % (bei Patienten ≥65 Jahre sollte ein Abfall des Hkt <30 % vermieden werden).

Zielwerte beim kardiogenen Schock

— Organfunktion/-versorgung: Laktatspiegel (arteriell) <1,1 mmol/l, Diurese >20 ml/h, gemischtvenöse O_2-Sättigung (S_vO_2) >65 %

— Organperfusion: Mittlerer arterieller Druck (MAP): 65–70 mm Hg

— O_2-Transportkapazität: Hb-Wert 7–9 g/dl bzw. Hkt-Wert >25 % (>30 % bei >65 Jahre), S_aO_2 95-98%

— Die Titration von absoluten Zielwerten hämodynamischer Parameter (PCWP „pulmocapillary wedge pressure", LVEDP, Cardiac-Index,CI) wird aktuell zurückhaltend gesehen, da erhebliche inter- und intraindividuelle Variabilität der optimalen physiologischen Grenzen besteht.

— SVR („systemic vessel resistance") ≤~ 800–1000 dyn × s × cm^{-5} (10–13 WE [Wood-Einheiten]), wenn mit dem Ziel-MAP vereinbar

---

Stabilisierung der kardialen Funktion und der Hämodynamik

❯ **Beim infarktbedingten kardiogenen Schock erfolgt in der Regel primär die hämodynamische Stabilisierung des Patienten, um danach die Koronarintervention effizient und sicher gestalten zu können.**

▪ **Volumensubstitution**
— Bei vielen Patienten im kardiogenen Schock liegt ein (meist relativer!) Volumenmangel vor: empirische Gabe von i.v.-Volumensubstitution von 500–1000 ml Ausnahme: manifestes Lungenödem bei nichtbeatmeten Patienten
— Substanzen: Vollelektrolytlösungen (Ringer-Lösung)

❯ **Volumengabe trotz erhöhtem ZVD beim Rechtsherzinfarkt, da hohe Vorlast für dysfunktionalen RV notwendig ist.**

◼ **Tab. 9.24** Übersicht therapeutisch einsetzbarer Katecholamine

	Dobutamin (Dobutrex)	Dopamin (Dopamin Giulini)	Noradrenalin (Arterenol)	Adrenalin (Suprarenin)
α_1-Effekt	+	++	++++	++++
β_1-Effekt	+++	++	++	++++
β_2-Effekt	++	+	0 bis +	+++
D_1-Effekt	0	+	0	0
D_2-Effekt	0	+	0	0
Dosierung [µg/kg KG/min, i.v.]	2–20	2–10	0,05–1	0,01–0,5
Herzfrequenz	0 bis +	+	0 bis +	+
Inotropie	++++	+++	++	++
HZV	++++	+++	+++	+++
Afterload	0 bis -	- bis +	+++	++
Preload	0 bis -	(+)	+	+
Myokardiale O_2-Verbesserung	+	++	+++	++
Renale Perfusion	0 bis -	- bis +	-	-

Abkürzung: HZV = Herzzeitvolumen. Dosierungsangabe ggf. in „Gamma" ~ µg/kg KG/min
Anmerkungen: Nach derzeitiger Datenlage gibt es für den Einsatz von Vasopressin und Dopexamin beim infarktbedingtem kardiogenen Schock keine ausreichende Evidenz.

9

■ **Positive Inotropika**

— Substanzen: Katecholamine (◼ Tab. 9.24), PDE-III-Inhibitoren (Enoximon, Milrinon), Kalziumsensitizer (Levosimendan)

— Eine vorbestehende orale Medikation mit Nitraten, Kalziumantagonisten, ACE-Hemmern, AT_1-Antagonisten und je nach Hämodynamik auch mit β-Blockern ist für die Dauer des Schockzustands abzusetzen, weil sie den Inotropika entgegenwirken und die bestehende arterielle Hypotonie verstärken.

❯ **Dobutamin gilt als Inotropikum und Noradrenalin als inotroper Vasopressor der 1. Wahl beim kardiogenen Schock.**

— Dobutamin, das Katecholamin der Wahl zur Inotropiesteigerung: β_1-stimulatorisch ohne wesentliche Zunahme des peripheren (SVR) und des pulmonalen (PVR) Gefäßwiderstands.

— Der Einsatz von Dopamin wird nicht mehr empfohlen.

— Adrenalin (Ultima ratio) wegen ungünstigen Nebenwirkungsprofils: Tachyarrhythmien, Laktatazidose

— Anwendung: Nur so lange wie notwendig (hohe und prolongierte Katecholamindosen wirken kardiotoxisch, inflammationssteigernd, proarrhythmogen und führen zur Wirkminderung über Tachyphylaxieeffekte)

— Studienlage: SOAP-II-Studie (direkter Vergleich Dopamin versus Noradrenalin zugunsten Noradrenalin wegen Tachyarrhythmien, in Subgruppe des kardiogenen Schocks Mortalitätsbenefit)

■ **PDE-III-Hemmer**

— Indikation (Therapie der 2. Wahl): Bei Patienten mit infarktbedingtem kardiogenem Schock unter β-Blockertherapie und bei „Katecholaminintoleranz"

— Merke: Im katecholaminrefraktären kardiogenen Schock sollte initial Levosimendan gegenüber den PDE-III-Inhibitoren bevorzugt werden.
— Substanzen: Milrinon (Corotrop) oder Enoximon (Perfan), ggf. in Kombination mit Noradrenalin (wegen Gefahr der abrupten Vasodilatation)
— Patienten mit akuter Herzinsuffizienz bei ischämischer Kardiomyopathie zeigen eine erhöhte Sterblichkeit, Patienten mit dilatativer Kardiomyopathie scheinen keine Prognoseverschlechterung zu zeigen
— Studienlage: OPTIME-CHF-Studie

▪ **Levosimendan**

— Indikationen: Bei Patienten mit kardiogenem Schock unter β-Blockertherapie und bei „Katecholaminintoleranz" und beim katecholaminrefraktärer kardiogenen Schock
— Nach Beendigung einer 24-h-Infusion halten die hämodynamischen Effekte mindestens 24–48 h an und können bis zu 7–9 Tage beobachet werden
— Aufgrund der Tendenz zu Blutdruckreduktion ist eine ausreichende linksventrikuläre Vorlast vor der Anwendung mit Levosimendan besonders wichtig, ggf. Gegensteuerung mit Volumen oder vasopressorischen Katecholaminen
— Studienlage: Große randomisiert-kontrollierte Studien zum Einsatz von Levosimendan beim kardiogenen Schock fehlen!

ℹ **Dosierung**
Milrinon (Corotrop)
— Initial: 25–75 µg/kg KG in 10 min i.v. (Bolus wird meist vermieden)
— Erhaltungsdosis: 0,375–0,75 µg/kg KG/min i.v.
— Maximale Tagesdosis: 1,13 mg/kg KG i.v.
— Halbwertszeit: 0,5–2 h

Enoximon (Perfan)
— Initial: 0,25–0,75 mg/kg KG langsam i.v. (Bolus wird meist vermieden)
— Maximale Tagesdosis: 3–10 mg/kg KG i.v.

— Erhaltungsdosis: 1,25–7,5 µg/kg KG/min i.v.
— Halbwertszeit: 2–4 h

Levosimendan (Simdax)
— Initial: 12–24 µg/kg KG über 10 min i.v. (auf ein Loading wird jedoch häufig verzichtet)
— Erhaltungsdosis: 0,05–0,2 µg/kg KG/min für 24 h
— Halbwertszeit: 1 h (Levosimendan) und 80 h (aktiver Metabolit)

▪ **Senkung des systemischen Gefäßwiderstands (SVR)**

— Indikation: SVR >1000 dyn × s × cm^{-5}
— Maßnahmen: Katecholamine reduzieren und Gabe von Nachlastsenkern
— Ziel: Nachlastsenkung (SVR ~ 800–1000 dyn × s × cm^{-5}): aufgrund der meistens ausgeprägten Hypotonie verbietet sich eine Senkung des SVR mit Vasodilatanzien oft
— Substanzen: Gyceroltrinitrat (Nitroglycerin), Nitroprussid-Natrium (Nipruss, Voraussetzung: MAP ≥70 mm Hg)

▪ **Frühzeitige mechanische (extrakorporale) Unterstützung**

— Intraaortale Ballongegenpulsation (**IABP**) zeigt beim infarktbedingten kardiogenen Schock mit leitliniengerechter pimärer PCI-Therapie **keinen Nutzen** (IABP-Shock II Studie) und sollte deshalb nicht eingesetzt werden; ggf. bei mechanischen Infarktkomplikationen (insbesondere VSD oder akute Mitralklappeninsuffizienz) als Bridging bis zur OP
— Die Auswahl des Unterstützungssystems richtet sich auch nach lokaler Verfügbarkeit und Expertise
— **Impella:**
  — Transfemoral retrograd eingebrachte, intrakorporale Koaxialpumpe auf einem Pigtail-ähnlichen Katheter für linksventrikuläre und rechtsventrikuläre Unterstützung verfügbar (pumpt von RV in Pulmonalarterie bzw. von LV in Aorta ascendens)
  — Unterschiedliche Leistungen möglich: Typ 2,5-CP-5, wobei 5 l/min über chirurgischen Gefäßzugang inseriert werden muss

— Kontraindikation: anhaltene VT/VF, Aortenvitien
— **TandemHeart:**
  — Extrakorporale Zentrifugalpumpe mit femoralen Zugängen, die das Blut über eine transseptale Punktion aus dem linken Atrium in die iliakofemorale Arterie pumpt
— Life-Bridge-Prinzip: Venoarterielle **ECMO** (femoraler Zugang): heute in vielen Zentren favorisierte Methode, da sie bei Erfahrung schnell und einfach implantierbar ist und maximale kardiorespiratorische Unterstützung liefert

- **Kardiochirurgie**
— Linksventrikuläre Unterstützungssysteme wie LVAD („left ventricular assist device"): Bei instabilen Patienten im Schock wird aufgrund des hohen operativen Risikos als Bridge-to-LVAD oder Bridge-to-Decision heute primär eine ECMO implantiert
— Das LVAD/BiVAD ist aber das einzige der genannten Systeme zur dauerhaften Benutzung
— Ggf. Bypassoperation, wenn die Rekanalisation eines Infarktgefäßes und hämodynamische Instabilität nicht durch medikamentöse oder interventionelle Maßnahmen geschaffen werden kann.

Kontraindikationen zur mechanischen Kreislaufunterstützung
— Sepsis/septischer Schock
— Schwere Gerinnungsstörung (z. B. Verbrauchskoagulopathie)
— Fortgeschrittenes Multiorganversagen
— Keine potenzielle Reversibilität bzw. keine Transplantationsperspektiven
— Abhängig vom verwendeten System: Einschänkungen der Zugangswege bei ausgeprägter Adipositas oder pAVK

Mögliche Ziele einer Kreislaufunterstützung
— Überbrückung bis zu einer weiteren Entscheidung *(„bridge to decision")*
— Überbrückung bis zur Organerholung *(„bridge to recovery")*
— Überbrückung zuerst mittels Kurzzeit, später mit Langzeit VAD *(„bridge to bridge")*
— Überbrückung bis zu einem definitiven Entscheid, ob HTX sinnvoll oder möglich *(„bridge to candidacy")*
— Überbrückung bis zur HTX *(„bridge to transplant")*
— Definitiver Organersatz *(„destination therapy" oder „alternative to transplantation")*

Mechanische Kreislaufunterstützung im kardiogenen Schock
Indikationen zur mechanischen Kreislaufunterstützung
— Refraktärer Schock unter ausgereizter Katecholamintherapie mit persistierend reduziertem Herzindex (CI) <2 l/min/m^2, Laktatazidose und Organversagen (Nieren, Leber)
— Man tendiert heute oft dazu, Unterstützungssysteme früher zu erwägen, um das Multiorganversagen zu verhindern. Allerdings gibt es dafür keine unterstützenden Studiendaten.

- **Supportive Maßnahmen und Management des Multiorganversagens**
(Tab. 9.25)
— **Oligurie:** Balance aus vorsichtiger Volumen- und Diuretikagabe, ggf. Nierenersatzverfahren
— **Ernährung**
  — Bei Patienten im kardiogenen Schock sollte, unter der Voraussetzung einer relativ stabilen Hämodynamik, frühzeitig (innerhalb von 24–48 h) eine enterale Ernährungstherapie initiiert werden
  — Die enterale Ernährung sollte der parenteralen Ernährung vorgezogen werden

▣ Tab. 9.25 Management des Multiorganversagens im Rahmen des kardiogenen Schocks

Organdysfunktion	Maßnahmen
Lunge	Lungenprotektive Beatmung (▶ Kap. 11, ARDS), frühzeitiges Weaning
Niere	Management des akuten Nierenversagen (▶ Kap. 13)
Leber/Gerinnung	Insbesondere Gerinnungsmanagement
Gastrointestinaltrakt	Management von Gastroparese (Prokinetika), Gastrointestinalblutungen, intraabdominelle Hypertension bis hin zum abdominellen Kompartmentsyndrom, paralytischer Ileus, Stressulkusprophylaxe
Endokrinium	Management von Non-Thyroidal-Illness-Syndrom (Low-T_3-Syndrom) und "critical illness related corticosteroid insufficiency" (ggf. Gabe von Kortikosteroiden)
Stoffwechsel	Ernährung, Azidosekorrektur ab pH >7,15
Neurologie	Monitoring Delirium, Enzephalopathie; Management der "ICU-aquired weakness" (ICUAW)

— Die enterale Ernährung sollte bei deutlicher hämodynamischer Instabilität (Hochdosiskatecholamintherapie) aufgrund der Gefahr der Schädigung der gastrointestinalen Mikrozirkulation durch Ischämie und Reperfusion reduziert (z. B. 10–30 ml/h) werden
— Eine parenterale Ernährung sollte bei Vorliegen eines normalem Ernährungsstatus nur dann nach 7–10 Tagen erfolgen, wenn der Aufbau einer enteralen Ernährung keine Kalorien- und Proteinzufuhr >60 % ermöglicht oder Kontraindikationen für eine enterale Ernährung (z. B. hohe Refluxmengen, Hochdosiskatecholamintherapie) vorliegen
— Blutzuckerspiegel: <150 mg/dl
▬ **Antiarrhythmische oder Elektrotherapie**
— Gabe von Amiodaron bei hämodynamisch relevanten Tachyarrhythmien
— Kardioversion bei neu aufgetretenem Vorhofflimmern/-flattern
— Serumkaliumspiegel >4,0 mmol/l
— Magnesium-Gabe bei rezidivierenden ventrikulären Tachykardien
— Schrittmachertherapie bei hämodynamisch relevanten Bradykardien und Torsade-de-pointes-Tachykardien unter Bradykardien
▬ **Thromboseprophylaxe:** i.v.-Heparin, da nicht vorhersagbare s.c.-Resorption unter Schockbedingungen

▬ **Stressulkusprophylaxe:** PPI oder ggf. H_2-Blocker bei niedrigem Blutungsrisiko
▬ **Temperaturmanagement:** Hypothermietherapie bei Zustand nach CPR (24 h, 32–36°C)

9.3 Akute Herzinsuffizienz

R. Pfister, G. Michels

9.3.1 Definition

Unter Herzinsuffizienz ist **keine eigenständige Erkrankung**, sondern ein **klinisches Syndrom** zu verstehen mit:
▬ **typischen Symptomen** (z. B. Dyspnoe, Ödeme, Schwäche),
▬ ggf. **klinischen Zeichen** (z. B. Tachykardie, Tachypnoe, Aszites, Ergüsse, pulmonalen Rasselgeräuschen),
▬ verursacht durch **strukturelle oder funktionelle Veränderungen** des Herzens, die zu einer **reduzierten Auswurfleistung** und/oder **erhöhten Füllungsdrücken** in Ruhe oder unter Belastung führen.

Unter **akuter Herzinsuffizienz** versteht man eine (rasche) klinische Verschlechterung als Erstmanifestation oder akute Dekompensation einer chronischen Herzinsuffizienz. Die akute Herzinsuffizienz ist eine lebensbedrohliche Konstellation, die dringlicher Evaluation und Therapie bedarf.

9.3.2 Allgemeines

Einteilung
(◘ Tab. 9.26)

Prävalenz

- Allgemein: ca. 2–3 %
- Altersabhängigkeit: Anstieg der Prävalenz auf >10 % bei über 80-Jährigen
- Mittleres Lebensalter herzinsuffizienter Patienten: 74 Jahre
- Männer sind häufiger betroffen als Frauen

◘ Tab. 9.26 Einteilung der Herzinsuffizienz	
Lokalisation der ventrikulären Funktionsstörung	Links-, Rechts- oder Globalinsuffizienz
Akute Herzinsuffizienz (6 Gruppen)	Dekompensierte chronische Herzinsuffizienz
	Lungenödem
	Hypertensive Herzinsuffizienz
	Kardiogener Schock (Low-output-Syndrom)
	Rechtsherzversagen
	Akutes Koronarsyndrom und akute Herzinsuffizienz
Kontraktionsverhalten	**HFrEF** Systolische Herzinsuffizienz (HFrEF: Herzinsuffizienz mit reduzierter Ejektionsfraktion, EF<40 %): primäre Kontraktionsstörung mit Dilatation des linken Ventrikels
	Ursachen: Myokardinfarkt, arterielle Hypertonie, Kardiomyopathien (dilatative Kardiomyopathie, Chagas-Krankheit, alkoholtoxische Kardiomyopathie)
	Hämodynamische Merkmale: Reduktion der Ejektionsfraktion (EF) bei vermindertem HZV und kompensatorisch erhöhtem systemischem Widerstand (SVR)
	HFpEF Diastolische Herzinsuffizienz oder Herzinsuffizienz mit erhaltener Pumpfunktion (HFpEF = „heart failure with preserved ejection fraction", EF≥50 %):
	Myokardversteifung bei normaler systolischer Pumpfunktion (EF) → Störung der frühdiastolischen Entspannung (Relaxation) und/oder der spätdiastolischen Ventrikeldehnbarkeit (Compliance)
	Kompensatorisch sind u. a. erhöhte linksatriale Drücke notwendig, um den linken Ventrikel noch zu füllen
	Es gelangt weniger Blutvolumen in die linke Kammer, gleichzeitig ist der linksventrikuläre enddiastolische Druck (LVEDP) erhöht, sodass ein sekundärer pulmonaler Druckanstieg resultiert
	Ursachen: Compliancestörungen und Relaxationsstörungen
	Hämodynamische Merkmale: Erhöhung des linksventrikulären enddiastolischen Drucks, sog. LVEDP (>16 mm Hg) bei normalen Füllungsvolumina (EDV, ESV, SV) und normaler EF und Symptomen der pulmonalen Stauung (Dyspnoe)
	Die Dyspnoe ist führendes Symptom und kann klinisch nicht von einer systolischen Herzinsuffizienz getrennt werden
	HFmrEF Herzinsuffizienz mit „mid-range" Ejektionsfraktion, sog. HFmrEF, EF 40–49 %:
	Unterscheidet sich prognostisch und bezüglich Morbidität von HFpEF-Patienten
	Wurde bislang aber nicht in Therapiestudien untersucht

9

- Diastolische Funktionsstörung: ca. 50–60 % aller Patienten mit chronischer Herzinsuffizienz
- Systolische Funktionsstörung: ca. 40–50 % aller Patienten mit chronischer Herzinsuffizienz

Jährliche Mortalität

- Systolische Herzinsuffizienz: ca. 8–25 %
- Diastolische Herzinsuffizienz: bis 19 %

Prognose

- Entsprechend der Prävalenz und Inzidenz altersabhängig

9.3.3 Ätiologie

- Häufigste Ursachen: **koronare Herzkrankheit** (ca. 50 %) und **arterielle Hypertonie** (ca. 15 %)
- Auslöser einer akuten Herzinsuffizienz
  - Dekompensation einer bekannten chronischen Herzinsuffizienz
  - Akute Arrhythmien
  - Akutes Koronarsyndrom
  - Hypertensive Entgleisung
  - Aortendissektion
  - Vitien: z. B. akute Mitralklappen-endokarditis oder dekompensierte Aortenklappenstenose
  - Akute Myokarditis/Perimyokarditis (Perikardtamponade)
  - Schwangerschaft: peripartale Kardiomyopathie
  - Chirurgische Operation
  - Stress: Takotsubo-Kardiomyopathie
- Auslöser für eine Verschlechterung einer chronischen Herzinsuffizienz
  - Non-Compliance (medikamentös)
  - Diätfehler
  - Verschlechterung der Nierenfunktion (mit Überwässerung)
  - Infektionen (z. B. Pneumonie)
  - Medikamente: nichtsteroidale Antirheu-matika (NSAR), Ca^{2+}-Antagonisten

- Lungenembolie
- Arterielle Hypertonie
- Hyper-/Hypothyreose ("high-/low-cardiac output syndrome")
- Anämie ("high-cardiac output failure")
- Tachykarde oder bradykarde Arrhythmien ("high-/low-cardiac output syndrome")
- Im Rahmen der manifesten Herzinsuffizienz lassen sich meistens Störungen sowohl der systolischen als auch der diastolischen Funktion nachweisen

---

Pathogenese der chronischen Herzinsuffizienz

Systolische Ventrikelfunktionsstörung
- Koronare Herzkrankheit (50–60 %)
- Arterielle Hypertonie/Druckbelastung (isoliert 10 %)
- Kardiomyopathien (DCM, 15–20 %)
- Vitien (10 %)

Diastolische Ventrikelfunktionsstörung
→ **Relaxations-** und/oder
Compliancestörungen
- Arterielle Hypertonie bzw. hypertensive Herzerkrankung
- Diabetes mellitus
- Ischämische Herzerkrankung (KHK)
- Hypertrophe, restriktive oder infiltrative Kardiomyopathien (z. B. Amyloidose)
- Obstruktives Schlafapnoesyndrom (u. a. Entwicklung einer arteriellen Hypertonie)
- Herzbeuteltamponade
- Langjährige Aortenklappenstenose
- Pericarditis constrictiva

9.3.4 Klinik

Linksherzinsuffizienz

- „Forward failure" („low output") mit peripherer Minderperfusion: Leistungsminderung, muskuläres Schwäche-gefühl, Schwindel (Klassifikation der Schwere, ❏ Tab. 9.27)

◘ Tab. 9.27 NYHA-Klassifikation der Herzinsuffizienz

Klassifikation	Belastbarkeit und Klinik
I	Herzerkrankung **ohne körperliche Einschränkung**. Alltägliche körperliche Belastung verursacht keine inadäquate Erschöpfung, Rhythmusstörungen, Dyspnoe oder Angina pectoris.
II	Herzerkrankung **mit leichter Einschränkung** der körperlichen Leistungsfähigkeit. Keine Beschwerden in Ruhe. Schwere körperliche Belastung (>1 Etage Treppensteigen) verursacht Erschöpfung, Rhythmusstörungen, Dyspnoe oder Angina pectoris.
III	Herzerkrankung **mit höhergradiger Einschränkung** der körperlichen Leistungsfähigkeit bei gewohnter Tätigkeit. Keine Beschwerden in Ruhe. Geringe körperliche Belastung (≤1 Etage Treppen steigen) verursacht Erschöpfung, Rhythmusstörungen, Dyspnoe oder Angina pectoris.
IV	Herzerkrankung mit Beschwerden bei geringen körperlichen Aktivitäten (Zähne putzen etc.) und in Ruhe. **Bettlägerigkeit.**

Abkürzung: NYHA = New York Heart Association (1928).

- „Backward failure" mit Lungenstauung: Dyspnoe bis Orthopnoe, Tachypnoe, Husten („Asthma cardiale"), Blutspucken (Hämoptysen) bis Lungenödem, Bendopnoe: Dyspnoe beim Nach-vorne-Beugen

Rechtsherzinsuffizienz

- Halsvenenstau, Füllung der Jugularvenen bei Leberpalpation (hepatojugulärer Reflux), Knöchel-/Beinödeme, Aszites, Anasarka, Stauungsleber (Hepatomegalie), Stauungsgastroenteropathie (Bauchschmerzen, Nausea, Völlegefühl, Meteorismus), Stauungsnieren mit Proteinurie

Globalinsuffizienz und gemeinsame Symptome

- Nykturie, Tachykardie, Herzvergrößerung mit relativer AV-Klappeninsuffizienz (Gefügedilatation), Pleuraergüsse (meist rechts)

9.3.5 Diagnostik

Anamnese

- Kardiale Vorerkrankungen: KHK, arterielle Hypertonie

- Fragen nach Symptomen im Vorfeld: Orthopnoe/nächtliche Dyspnoe, beidseitige Knöchelödeme, Verwirrtheit (zerebrale Minderperfusion)
- Medikamentenanamnese: insbesondere Diuretika, kardiotoxische Medikamente oder thorakale Bestrahlung in der Vorgeschichte

Körperliche Untersuchung
(◘ Tab. 9.28, ◘ Tab. 9.29)

12-Kanal-EKG

- Tachysystolische Herzinsuffizienz?
- Akutes Koronarsyndrom?
- Bradykardie?

> **Ein komplett unauffälliges EKG hat einen hohen negativ prädiktiven Wert für Herzinsuffizienz.**

Laborchemische Untersuchungen

- Natriuretische Peptide:
  - Bei **jedem** Patienten mit akuter Dyspnoe und Verdacht auf akute Herzinsuffizienz in der Notaufnahme/

◘ **Tab. 9.28** Untersuchung bei Herzinsuffizienz

Beurteilung	Zeichen
Zeichen der Minderperfusion	Hypotonie
	Flacher fadenförmiger Puls
	Kalte und feuchte Haut
Zeichen der Organdysfunktion	Renal: Oligurie/Anurie
	Zentral: Bewusstseinstrübung
Venöser Füllungszustand	Jugularvenenstauung
	Abschätzung des ZVD, wenn in liegender Position eine Venenfüllung der Jugularvenen erkennbar ist → Kopfteil des Bettes langsam hochstellen, bis die Venenfüllung verschwindet = ZVD (cmH$_2$O)
	Hepatojugulärer Reflux
Anhaltspunkte für Ursache der Herzinsuffizienz	Pathologisches Herzgeräusch → akutes Vitium
	Eindrückbarkeit der Haut an herabhängenden Körperpartien → mindestens 30 s drücken (meist Unterschenkelödeme) → bekannte chronische Herzinsuffizienz
	Lateral verlagerter Herzspitzenstoß
	Angina pectoris → ACS
Speziell: Auskultation	Herz → Geräusch (akutes Vitium?)
	Lunge → Zeichen der pulmonalen Stauung, feuchte Rasselgeräusche

◘ **Tab. 9.29** Klinische Klassifikationen der akut dekompensierten Herzinsuffizienz als Basis einer „individualisierten Therapie"

Kriterium	Kategorien	Konsequenz
Vitalparameter	Manifester Schock? Respiratorische Insuffizienz?	Intensivstation, Kreislaufunterstützung, Beatmung
Blutdruck (RR$_{systol.}$)	>140 mm Hg 90–140 mm Hg <90 mm Hg	Vasodilatanzien? Katecholamine?
Ursachen mit dringlicher Therapie (CHAMP)	Akutes Coronarsyndrom Hypertensiver Notfall Arrhythmien Mechanische Ursache (infarktassoziiert, Trauma, Aortendissektion, akute Klappeninsuffizienz) Pulmonalarterienembolie	Koronarangiographie Rasche i.v. Blutdrucksenkung Schrittmacher/Kardioversion Intervention/OP Lyse
Profil: Stauung-Perfusion	**Trocken (5 %) – Feucht (95 %):** gestaut, überwässert (pulmonale Rasselgeräusche, Orthopnoe, Ödeme, Halsvenenstauung, hepatojugulärer Reflux, Aszites) **Warm – Kalt:** hypoperfundiert (schwitzige, kalte Extremitäten, Oligurie, Verwirrtheit, Schwindel, kleine Blutdruckamplitude)	Differenzialtherapie: Diuretika Inotropika Vasopressoren

Cave: Hypoperfusion ist nicht gleichbedeutend mit hypoton, ist aber oft mit Hypoperfusion assoziiert!

CPU/CCU/ICU zur differenzialdiagnostischen Abklärung:

Für den **Ausschluss** einer kardialen Genese: **NT-proBNP** <300 pg/ml, BNP <100 pg/ml, **MR-proANP** („mid-regional pro-atrial natriuretic peptide") <120 pg/ml; Cave: erhöhte Werte machen die Diagnose nicht direkt sicher!

- **Kardiale Ursachen für BNP-Erhöhung:** Herzinsuffizienz, ACS, Lungenembolie, Myokarditis, Myokardhypertrophie, Tachykardien, Vitien, ICD-Schock
- **Extrakardiale Ursachen für BNP-Erhöhung:** Alter, Schlaganfall, SAB, Niereninsuffizienz, hydrope Leberzirrhose, Sepsis
- **Troponin I/T**: Diagnose ACS → auch bei Herzinsuffizienz leicht erhöht!
- Retentionswerte
- Blutbild: kardiorenales Anämiesyndrom → gleichzeitiges Vorliegen einer Niereninsuffizienz plus renale Anämie
- Serumelektrolyte: Hyponatriämie bei manifester Herzinsuffizienz, Hypokaliämie unter Diuretika
- Transaminasen/Stauungsenzyme
- Glukose
- Entzündungsparameter (Infekt als Auslöser der Dekompensation, z. B. Stauungspneumonie)
- Schilddrüsenhormone
- Ggf. periphere BGA bei Lungenödem, COPD oder Verdacht auf Hypoperfusion: u. a. metabolische Alkalose durch Hyperventilation bei pulmonalvenöser Stauung, Laktat und metabolische Azidose bei Hypoperfusion

Echokardiographie und Thoraxsonographie

- **Echokardiographie** für Diagnosestellung und Ursachenfindung
  - Parameter der linksventrikulären Funktion (◘ Tab. 9.30, ◘ Tab. 9.31, ◘ Tab. 9.32)
  - Parameter der rechtsventriklären Funktion
  - Bei **hämodynamisch instabilen** Patienten: **umgehend (!)**, sonst innerhalb der ersten 48 h

- **Thoraxsonographie**
  - Pleuraerguss: am ehesten Zeichen der chronischen Herzinsuffizienz
  - Multiple und bilaterale B-Linien: als Zeichen des interstitiellen Lungenödems

> **❯ Der Nachweis von multiplen und bilateralen B-Linien in der Thorax- bzw. Lungensonographie ist hoch sensitiv für das Vorliegen eines interstitiellen Lungenödems und spricht in der Akutmedizin bis zum Beweis des Gegenteils für eine pulmonalvenöse Stauung.**

Röntgen-Thorax

- Zeichen der pulmonalvenösen Stauung → Kerley-(A-, B-, C-) Linien als Zeichen des interstitiellen Lungenödems *oder* diffuse Verschattungen beim alveolären Lungenödem
- Kardiomegalie (Herz-Thorax-Quotient >0,5)
- Pneumologische Differenzialdiagnosen
- In 20 % unauffällig

Herzkatheteruntersuchung

- Ausschluss/Nachweis einer KHK
- Bestimmung systolischer (z. B. EF) und diastolischer Parameter (z. B. LVEDP)

9.3.6 Differenzialdiagnostik

- Pulmonale Erkrankungen: z. B. COPD, Lungenemphysem, Lungenembolie
- Endokrinologische Erkrankungen: z. B. Myxödem, Hyperthyreose
- Neurologisch: z. B. Myopathien
- Psychiatrisch: z. B. Depression, Erschöpfungszustände
- Andere: ausgeprägte Anämie, Niereninsuffizienz, Leberzirrhose

9.3.7 Therapie

Ähnlich wie beim akuten Koronarsyndrom wird bei der akuten Herzinsuffizienz eine zeitnahe Diagnostik und Therapie angestrebt, wenngleich bislang nur

◘ **Tab. 9.30** Einteilung der echokardiographisch bestimmten linksventrikulären systolischen Pumpfunktion (LV-PF)

LV-PF	LV-EF (%)
Normal	♂ 52–72 % bzw. ♀ 54–74 %
Leicht eingeschränkt	♂ 41–51 % bzw. ♀ 41–53 %
Mäßig eingeschränkt	30–40 %
Schwer eingeschränkt	<30 %

Linksventrikulärer enddiastolischer Diameter, LVEDD ♂ 42–58 bzw. ♀ 38–52 mm

Linksventrikulärer endsystolischer Diameter, LVESD ♂ 25–40 bzw. ♀ 22–35 mm

EF (Ejektionsfraktion) = (EDV-ESV/EDV) × 100, Berechnung im 2D-Echo (biplane Scheibchensummationsmethode nach Simpson bzw. modifizierte Simpson-Volumetrie)

Regionale Funktionsbeurteilung → 16-Segment-Modell/Wandbewegung (z. B. akinetisch, hypokinetisch)

Abkürzungen: LV-PF = linksventrikuläre Pumpfunktion, LV-EF = linksventrikuläre Ejektionsfraktion.

◘ **Tab. 9.31** Diagnosekriterien zur Objektivierung der abnormalen Struktur/Funktion bei HFmrEF und HFpEF

BNP>35 pg/ml, NT-proBNP >125 pg/ml

Linksatrialer Volumenindex (LA-VI) >34 ml/m^2

Linksventrikulärer Massenindex LV-MI: ♂ ≥115 g/m^2 bzw. ♀ ≥95 g/m^2

E/e' Mittel sep-lat ≥13 mit e'<9 cm/s

Diastolische Funktionsstörung (◘ Tab. 9.32)

Bei Unklarheiten: ggf. Belastungsuntersuchungen mit Nachweis eines erhöhten Füllungsdruckes: halbliegende Fahrradergometrie mit echokardiographischer Bestimmung von Trikuspidal-Regurgitations-Velocity für pulmonal-arteriellen Druck, E/e', ggf. longitudinalen Strain

Invasive Hämodynamik mit ggf. Belastung: pulmonal-kapillärer Verschlussdruck PCWP ≥15 mm Hg, oder linksventrikulär-enddiastolischer Druck LVEDP ≥16 mm Hg

Cave: Bei Vorhofflimmern sind u. a. natriuretische Peptide und LA-VI nur eingeschränkt aussagekräftig.

◘ **Tab. 9.32** Echokardiographische Beurteilung der diastolischen Dysfunktion

	Stadium I	Stadium II	Stadium III/IV
Parameter	Verzögertes Füllungsmuster	Pseudo-Normalisierung	Restriktives Füllungsmuster
E/A-Verhältnis	<1	1–2	>2
E-Wellen DT (ms)	>220	140–220	<140
IVRT (ms)	>110	60–100	<60
e'septal (cm/s)	<8	<8	<8
e'lateral (cm/s)	<10	<10	<10
E/e' Mittel sep-lat		≥13	≥13

Abkürzungen: IVRT = isovolumetrische Relaxationszeit; e' = Mitralanulusgeschwindigkeit; E-Wellen DT = Dezelerationszeit oder Dauer des Geschwindigkeitsfalls der E-Welle.

�‑ **Tab. 9.33** „Personalisierte Therapie" nach klinischem Profil der akuten Herzinsuffizienz

Feucht und warm: – Diuretika – Vasodilatatoren (nach Blutdruck)	**Feucht und kalt:** $RR_{systol.}$ >90 mm Hg: – Vasodilatatoren – Diuretika – Ggf. Inotropika $RR_{systol.}$ <90 mm Hg: – Inotropika – Ggf. Vasopressoren – Bei Stabilisierung Diuretika – Wenn refraktär: mechanische Unterstützung
Trocken und warm: – Orale Langzeittherapie adjustieren	**Trocken und kalt:** – Volumenbolus – Inotropika

indirekte Daten einen Vorteil einer schnellen Therapieeinleitung zeigen.

Allgemeine Maßnahmen

- Initiales Monitoring mit Pulsoxymetrie, EKG, Blutdruck, Atemfrequenz, Urinausscheidung → Ziel Aufrechterhaltung und Stabilisierung der Vitalfunktionen
- Lagerung: Oberkörperhoch- und Beintieflagerung zur Senkung des venösen Rückstroms
- Oxygenierung: Eine routinemäßige Sauerstoffgabe wird bei nicht hypoxämischen Patienten nicht empfohlen (→ Vasokonstriktion und Senkung des CO_2): 2–6 l O_2/min über Nasensonde oder >6 l O_2/min über Maske (Ziel: S_aO_2 ≥90 %, p_aO_2 >60 mm Hg)
- Ggf. Beatmung, wenn Atemfrequenz >25/min oder S_aO_2 <90 %
  - Methode der 1. Wahl → nichtinvasive Beatmung (NIV): Masken-CPAP
  - Methode der 2. Wahl → invasive Beatmung (BiPAP) bei Vorliegen von NIV-Kontraindikationen (fehlende Spontanatmung, Schnappatmung, fixierte oder funktionelle Verlegung der Atemwege, gastrointestinale Blutung/Ileus, massive Agitation, hämodynamische Instabilität)
- **Umgehende Kausaltherapie:** bei CHAMP-Ursachen (◘ Tab. 9.29)
- Ggf. je nach Schweregraduierung: Anlage eines zentralvenösen und arteriellen Zugangs, Thermodilution mit Pulskonturanalyse (▶ Abschn. 9.2, Kardiogener Schock)
- Thromboseprophylaxe

Leichte Sedierung/Analgosedierung

- Nur sehr zurückhaltend einzusetzen!
- Morphin (MSI) ggf. bei schwerster Dyspnoe (Lungenödem), Cave: Atemdepresion
- Midazolam (Dormicum) ggf. bei Delir oder schwerer Agitation

Diuretika

- Basistherapie, wenn Zeichen der Überwässerung/Stauung („feuchter" Phänotyp; ◘ Tab. 9.33)
- Schleifendiuretika → Furosemid (Lasix) i.v.: Diuresesteigerung mit Abnahme der kardialen Füllungsdrücke und leichter vasodilatierender Wirkung

- Wenn zusätzlich hypoperfundiert (feucht und kalt): Zunächst Perfusion optimieren!
- DOSE-Studie (2011):
  - Intermittierende (alle 12 h) versus kontinuierliche i.v.-Gabe von Furosemid bei akut dekompensierter Herzinsuffizienz sowie Low-dose- (i.v. Dosis = orale Vortherapie) versus High-dose-Strategie (i.v. Dosis = 2,5 × der oralen Vortherapie)
  - Es konnte kein relevanter Unterschied festgestellt werden, bei Hochdosis schneller Dyspnoebesserung bei stärkerem Kreatininanstieg
- Furosemid 20–40 mg i.v. (mindestens die Dosis der oralen Vortherapie; Effektivität Furosemid : Torasemid ungefähr 1 : 2)
- Monitoring der Urinausscheidung!
- Nierenersatzverfahren (meist Ultrafiltrationsverfahren CVVH): Haben präventiv keinen Effekt auf das kardiorenale Syndrom und sind nicht effektiver als Diuretika (CARRESS Studie). Indiziert bei medikamentenrefraktärer Überwässerung und/oder akutem Nierenversagen (Oligurie, Hyperkaliämie >6,5 mmol/l, Azidose pH <7,2, Harnstoff >150 mg/dl).

Vasodilatatoren

- Voraussetzung: Blutdruck$_{systol.}$ >90 mm Hg, Ausschluss hochgradiger Klappenstenosen und engmaschige Blutdruckkontrolle unter Therapie
- Zweithäufigste Therapeutika bei akuter Herzinsuffizienz („warmer" Phänotyp!)
- Ein Nutzen ist nur für den hypertensiven Notfall mit Lungenödem gezeigt!
- Glyceroltrinitrat (Nitroglycerin) i.v. 10–20 µg/min, bis auf 200 µg/min steigern
- Isosorbiddinitrat 1 mg/h, bis 10 mg/h
- Nitroprussid: 0,3 µg/kg KG/min bis 5 µg/kg KG/min

Inotropika/Vasopressoren

Siehe auch ▶ Abschn. 9.2 (Kardiogener Schock), ▢ Tab. 9.24)

- **Katecholamine**
- Inotropika: Nur bei schwer reduzierter kardialer Auswurfleistung mit Organhypoperfusion („kalter" Phänotyp) refraktär nach Volumenbolus
- Gabe von reinen Vasopressoren, wie Noradrenalin, nur nach Volumenausgleich und unter Dobutamin
- Nachteile der Katecholamine: kardiodepressiv (IL-6-Erhöhung), Anstieg des myokardialen O_2-Verbrauchs, proarrhythmogener Begleiteffekt, sind mit einer erhöhten Mortalität assoziiert (ADHERE-Register)

- **Kalziumsensitizer**
- Substanz: Levosimendan (Simdax)
- Einsatz bei akut dekompensierter Herzinsuffizienz mit Zeichen der Organhypoperfusion unter β-Blocker
- Vorteile: Widerstandssenkung, kann eine Hypotonie initial verstärken → bei RR$_{systol.}$ <85 mm Hg und Schock Kombination mit Vasopressoren
- Anmerkung: Obwohl eine initiale Bolusgabe empfohlen wird, kann auch eine kontinuierliche Infusion mit 0,05–0,2 µg/kg KG/min für 24 h gewählt werden (oft günstiger)
- Studienlage: Levosimendan versus Dobutamin bei akut dekompensierter Herzinsuffizienz (SURVIVE-Studie) ohne Prognoseverbesserung

> **Die chronische orale Herzinsuffizienzmedikation sollte auch bei akuter Dekompensation fortgeführt werden, außer bei hämodynamischer Instabilität (kardiogener Schock) oder manifesten Kontraindikationen!**

Einleitung der Langzeittherapie bei chronischer Herzinsuffizienz

(▢ Tab. 9.34, ▢ Tab. 9.35, ▢ Tab. 9.36, ▢ Tab. 9.37, ▢ Tab. 9.38, ▢ Tab. 9.39, ▢ Tab. 9.40, ▢ Tab. 9.41)

9

◻ Tab. 9.34	Langzeittherapie der systolischen Herzinsuffizienz
Nicht medikamentöse Basistherapie	Gewichtsnormalisierung: Ziel BMI <35 kg/m^2
	Cave: Ungewollte Gewichtsabnahme ist prognostisch sehr ungünstig: kardiale Kachexie definiert als ungewollte, nicht ödematöse Gewichtsreduktion ≥6 % des KG in 6–12 Monaten
	Nikotinkarenz und Begrenzung des Alkoholkonsums 10–30 g/Tag
	Impfung: Pneumokokken- und jährliche Grippeimpfung
	Körperliches Training bei stabiler Herzinsuffizienz (20–30 min/Tag): Verbesserung der Leistungsfähigkeit, Lebensqualität, Depression, jedoch keine signifikante Reduktion der Gesamtmortalität (HF-ACTION-Studie)
	Vermeidung exzessiver Salzzufuhr (>6 g/Tag)
	Flüssigkeitsrestriktion (<1,5–2 l): nur bei schwer symptomatischen, hydropen Patienten
	Selbstmonitoring: Anstieg des KG >2 kg/3 Tage: Diuretikasteigerung
ACE-Hemmer	Indikation – Basistherapie in allen Stadien („first line therapy") – Empfohlen bei einer LVEF <40 % unabhängig von der Symptomatik – Postinfarktpatienten
	Laborchemische Kontrollen vor und während Therapiebeginn: – Cave: Serum-K$^+$ >5 mmol/l und GFR <30 ml/min: engmaschige Kontrolle durch Kardiologen – Ein Anstieg der Kreatinins +50 %/>3 mg/dl (das kleinere) ist tolerabel
	Absolute Kontraindikationen: – Beidseitige Nierenarterienstenose – Auftreten eines Angioödems unter ACE-Hemmern – Hyperkaliämie (>5,5 mmol/l) – Schwangerschaft (Aufklärung von Frauen mit potenziellem Kinderwunsch)
	Dosierung: Die Initialdosis sollte immer niedrig gewählt werden, bei adäquater Anpassung kann entsprechend innerhalb von 2–3 Wochen die Dosis verdoppelt werden, bis zur Zieldosis oder maximal tolerierbaren Dosis
	Bei ACE-Hemmer-Intoleranz und -Unverträglichkeit **AT$_1$-Antagonisten** als Alternative: Zugelassen zur Behandlung der Herzinsuffizienz sind – **Losartan**/z. B. Lorzaar (ELITE-II), – **Candesartan**/z. B. Atacand (CHARM) und – **Valsartan**/z. B. Diovan (Val-HeFT)
	Bei Kontraindikationen/Unverträglichkeiten für ACE-Hemmer und AT$_1$-Antagonisten: – **Hydralazin** und – **Nitrate**
β-Blocker	Indikation: ab NYHA II und post Myokardinfarkt ab NYHA I, EF<40 %
	Substanzen (Studie): – **Carvedilol** (COPERNICUS, US-Carvedilol-Programm), – **Metoprolol-succinat** (MERIT-HF), – **Bisoprolol** (CIBIS-II), – **Nebivolol** (SENIORS, bei älteren Patienten >70 Jahre)
	Dosierung: Beginn mit 1/10–1/5 der Zieldosis und langsame Dosissteigerung
	Kardiale Verschlechterungen sind gerade in der Einleitungsphase zu beachten
	Eine symptomatische Besserung ist in der Regel erst nach ca. 2–3 Monaten zu erwarten
	Anders als bei den ACE-Hemmern geht man bei den β-Blockern nicht von einem Gruppeneffekt aus, daher sollten nur die oben aufgeführten Substanzen angewandt werden.
	Meist simultaner Therapiebeginn mit einem ACE-Hemmer möglich/anzustreben
	Kontraindikation: AV-Block ≥2. Grades, pAVK mit kritischer Ischämie, Asthma bronchiale gilt als relative Kontraindikation
	Merke: COPD ist **keine** Kontraindikation für die Einnahme von β-Blockern bei gleichzeitig bestehender Herzinsuffizienz.

◨ **Tab. 9.34** Fortsetzung

Mineralkortikoid-rezeptorantago-nisten (MRA)	Indikation: Wenn der Patient unter ACE-Hemmer und β-Blocker noch symptomatisch und LVEF ≤35 %, oder Postinfarktpatienten mit eingeschränkter LVEF≤40 % und Zeichen der Herzinsuffizienz/Diabetes (EPHESUS)
	
	Substanzen (Studie):
	  Spironolacton (RALES-II),
	  – **Eplerenon** (EPHESUS, EMPHASIS-HF)
	
	Dosierung/Handelsname:
	  – Spironolacton/z. B. Aldactone (12,5–50 mg/Tag)
	  – Eplerenon/z. B. Inspra (25–50 mg/Tag) → insbesondere bei Gynäkomastieausbildung unter Spironolacton
	
	Pausierung bei ansteigenden Retentionswerten (Kreatinin >3,5 mg/dl) oder Hyperkaliämie (K$^+$ >6 mmol/l)
	
	Kontrolle: Serum-K$^+$ und Retentionswerte

Diuretika	Indikation: NYHA I-IV (bedarfsadaptiert) bei Flüssigkeitsretention (Ödeme) Keine randomisierten Studien zum Nutzen vorliegend, aber Hinweis auf Effekte auf Mortalität/Verschlechterung der Herzinsuffizienz aus Metaanalysen Milde Herzinsuffizienz mit mäßiger Flüssigkeitseinlagerung: Thiazide sind oft ausreichend Bei steigender Flüssigkeitsretention: Schleifendiuretika Schwere Herzinsuffizienz mit eingeschränkter Nierenfunktion: Schleifendiuretikum plus Thiazid (= sequenzielle Nephronblockade) Bei ausgeprägten Ödemen: langsamer Wasserentzug und tägliche Gewichtskontrollen Hyperkaliämien werden gehäuft bei herzinsuffizienten Patienten beobachtet, die ACE-Hemmer und K$^+$-sparende Diuretika einnehmen
Angiotensinre-zeptor-Neprilysin Inhibitor (ARNI)	Substanz LCZ696 (Entresto): Hybridmolekül aus dem AT$_1$-Antagonisten **Valsartan** und dem Neprilysininhibitor **Sacubitril** Über Neprilysininhibition wird die Aktivität der natriuretischen Peptide mit Vasodilatation und Natriurese gesteigert Indikation: NYHA ≥II und EF≤35 % unter ACE-Hemmer, β-Blocker und MRA, wenn die volle Zieldosis des ACE-Hemmers (z. B. 1 × 10 mg Ramipril) bzw. des AT$_1$-Blockers vertragen wird und Hochrisikokriterien erfüllt: BNP ≥150 pg/ml bzw. NT-proBNP ≥600 pg/ml, oder bei stationärer Dekompensation ≤12 Monaten BNP ≥100 pg/ml bzw. NT-proBNP ≥400 pg/ml (für diese Patienten ist eine Mortalitätssenkung im Vergleich zu ACE-Hemmern nachgewiesen, PARADIGM-Studie) Cave: Nicht mit ACE-Hemmern kombinieren (hohe Angioödemrate! 36 h Auswaschzeit bei Therapiewechsel beachten!) Nebenwirkung: Leicht erhöhte Angioödemrate und stärkere Blutdrucksenkung als unter ACE-Hemmern
I$_f$-Kanal-Inhibitor	Indikation: ab NYHA ≥II, EF<35 % unter maximal tolerabler Dosis ACE-Hemmer, β-Blocker und MRA, Sinusrhythmus >70/min Substanzen (Studie): **Ivabradin** (SHIFT) Merke: Ivabradin als Zusatzmedikation zur β-Blocker-Therapie oder bei absoluter β-Blocker-Kontraindikation Dosierung: Beginn mit 2 × 5 mg/Tag, Zieldosis 2 × 7,5 mg/Tag In der SHIFT-Studie zeigte sich eine signifikante Reduktion der Hospitalisationsrate und Tod durch Herzinsuffizienz
Digitalis	Kann bei NYHA ≥II unter optimaler medikamentöser Therapie mit ACE-Hemmer, β-Blocker MRA bzw. ggf ARNI oder Ivabradin eingesetzt werden, wobei ein Nutzen unter dieser extensiven Basistherapie nicht gezeigt wurde (DIGIT-HF untersucht dies aktuell für Digitoxin) Bei Patienten mit Niereninsuffizienz (meist alle älteren Patienten) → Bevorzugung von Digitoxin aufgrund des bimodalen Ausscheidungsmodus (renal und biliär)

◘ Tab. 9.34 Fortsetzung

Antikoagulation	Keine routinemäßige orale Antikoagulation empfohlen! Empfehlung der Antikoagulation: – gleichzeitiges Vorhofflimmern – Nachweis von intrakardialen Thromben – Vorausgegangene thrombembolische Ereignisse – Klappenprothesen Substanzen: Phenprocoumon (p.o.) oder temporär Heparine (s.c.)
Komorbiditäten	**Zentrales Schlafapnoesyndrom:** Therapie mit adaptiver Servoventilation obsolet (erhöhte Sterblichkeit, SERVE-HF-Studie) **Diabetes mellitus:** Metformin als Mittel der 1. Wahl (wenn keine Kontraindikationen) **Funktioneller/absoluter Eisenmangel** (Ferritin <100 µg/l, oder Ferritin 100–299 µg/l und Transferrinsättigung <20 %): i.v. Substitution mit Carboxymaltose-Eisen → verbessert Symptomatik, Belastbarkeit und Lebensqualität (Studienlage: FAIR-HF- und CONFIRM-Studie)
Kontraindiziert bei chronisch systolischer Herzinsuffizienz	– Thiazolidinedione (Glitazone) – NSAR/COX-2 Inhibitoren: wenn möglich alternative Analgetika – Diltiazem/Verapamil – Kombination aus ACE-Hemmer, AT_1-Blocker und MRA

9

◘ Tab. 9.35 ACE-Hemmer in der Herzinsuffizienztherapie

Substanz (Studie)	Handelsname	Initialdosis	Zieldosis
Captopril (SAVE)	Z. B. Lopirin	3 × 6,25 mg/Tag	3 × 50 mg/Tag
Enalapril (CONSENSUS-II, SOLVD)	Z. B. Xanef	2 × 2,5 mg/Tag	2 × 10 mg/Tag
Lisinopril (ATLAS)	Z. B. Acerbon	1 × 2,5 mg/Tag	1 × 35 mg/Tag
Ramipril (AIRE, AIREX)	Z. B. Delix	1 × 1,25 mg/Tag	1 × 10 mg/Tag
Trandolapril	Z. B. Gopten	1 × 0,5 mg/Tag	1 × 4 mg/Tag

Anmerkung: Bei den ACE-Hemmern wird von einem Klasseneffekt ausgegangen, sodass auch Substanzen eingesetzt werden, von denen keine großangelegten, randomisierten, prospektiven Studien existieren.

◘ Tab. 9.36 AT_1-Antagonisten in der Herzinsuffizienztherapie

Substanz (Studie)	Handelsname	Initialdosis	Zieldosis
Candesartan (CHARM)	Z. B. Atacand	1 × 4 mg/Tag	1 × 32 mg/Tag
Lorsartan (ELITE-II)	Z. B. Lorzaar	1 × 12,5 mg/Tag	1 × 150 mg/Tag
Valsartan (Val-HeFT)	Z. B. Diovan	2 × 40 mg/Tag	2 × 160 mg/Tag

Anmerkung: AT_1-Antagonisten gelten als Second-line-Therapeutika bei systolischer Herzinsuffizienz, wenn ACE-Hemmer nicht vertragen werden und/oder kontraindiziert sind. Eine Kombination von ACE-Hemmern mit AT_1-Antagonisten sollte stets vermieden werden.

◻ **Tab. 9.37** β-Blocker in der Herzinsuffizienztherapie

Substanz (Studie)	Handelsname	Initialdosis	Zieldosis
Bisoprolol (CIBIS-II)	Z. B. Concor	1 × 1,25 mg/Tag	1 × 10 mg/Tag
Carvedilol (COPERNICUS)	Z. B. Dilatrend	2 × 3,125 mg/Tag	2 × 25 mg/Tag
Metoprolol-Succinat (MERIT-HF)	Z. B. Beloc-Zok	1 × 12,5 mg/Tag	1 × 200 mg/Tag
Nebivolol (SENIORS)[a]	Z. B. Nebilet	1 × 1,25 mg/Tag	1 × 10 mg/Tag

[a] Bei älteren Patienten >70 Jahre.

◻ **Tab. 9.38** Diuretika in der Herzinsuffizienztherapie

Substanzgruppe/Substanz	Handelsname (Beispiele)	Initialdosis [mg/Tag]	Mittlere Tagesdosis [mg/Tag]
Schleifendiuretika: Furosemid	Lasix	20–40	40–240
Schleifendiuretika: Torasemid	Torem	5–10	10–100
Schleifendiuretika: Piretanid	Arelix	3	3–12
Thiaziddiuretika: Hydrochlorothiazid	Esidrix	12,5–25	12,5–100
Thiaziddiuretika: Chlortalidon	Hygroton	50	50–100
Thiaziddiuretika: Xipamid	Aquaphor	10	10 80

Anmerkungen: bei Oligurie und terminaler Niereninsuffizienz – Furosemid bis maximal 1 g/Tag, Torasemid bis maximal 200 mg/Tag.

◻ **Tab. 9.39** Digitalis – Pharmakokinetik

Glykosid (Handelsname)	Aufsättigung (p.o.)	Erhaltungsdosis (p.o.) [mg/Tag]	Spiegel [µg/l]	Plasmaeiweiß-bindung [%]	Eliminations-HWZ
Digoxin (Lanicor)	2 × 0,5 mg/Tag über 3 Tage	0,25	0,5–1,5	20–30	40 h
Digitoxin (Digimerck)	3 × 0,1 mg/Tag über 3 Tage	0,07	10–18	>95	6–8 Tage

Anmerkung zu Digitoxin: ggf. schnelle Aufsättigung i.v. 2- bis 4 × 0,25 mg/Tag für 1-2 Tage.

◻ **Tab. 9.40** Langzeittherapie der diastolischen Herzinsuffizienz

Optimale Behandlung, wenn möglich Prävention der Grunderkrankung (u. a. arterielle Hypertonie, Diabetes mellitus, COPD, chronische Nierenerkrankungen)

Revaskularisierung bei KHK

Diuretika sind die Basis der symptomatischen Behandlung bei Stauung/Überwässerung

Bislang sind alle randomisierten Therapiestudien neutral.

Es gibt schwache Evidenz, dass bei Sinusrhythmus Nebivolol, Digoxin, Spironolacton und Candesartan einen Effekt auf die Hospitalisierungsrate haben könnten.

◼ **Tab. 9.41** Indikationen zur kardialen Resynchronisationstherapie (CRT) bei systolischer chronischer Herzinsuffizienz (ICD-Indikation ► Abschn. 9.8)

Befund		ESC-Empfehlung (Guidelines 2016)
Sinusrhythmus NYHA II–IV	QRS ≥150 ms und LSB	I A
	QRS 130–149 ms und LSB	I B
	QRS ≥150 ms und Nicht-LSB	IIa B
	QRS 130–149 ms und Nicht-LSB	IIb B
Vorhofflimmern NYHA III-IV	QRS ≥130 ms, vorausgesetzt eine hohe biventrikuläre Stimulationsrate	IIa B
HFrEF: NYHA I-IV	Schrittmacherindikation bei höhergradigem AV-Block	I A
HFrEF: mit RV-Schrittmacher/ICD	Verschlechterung der Beschwerden und hohe RV Stimulationsrate	IIb B
QRS <130 ms	CRT kontraindiziert!	III A

Bezieht sich auf Patienten mit EF ≤35 % (außer HFrEF: EF ≤40 %).
Abkürzungen: LSB = Linksschenkelblock, RV = rechtsventrikulär.

9.4   Infektiöse Endokarditis

G. Michels, R. Pfister

9.4.1   Definition

Akute oder subakute/chronische Entzündung des Endokards (meist) der Herzklappen.

9.4.2   Allgemeines

— Hohe diagnostische Latenz (d. h. das Zeitintervall vom Auftreten der Symptome bis zur Diagnosestellung) 29±35 Tage
— Hohe Letalität (je nach Keimbefall):
  — Durchschnittlich 20–30 %
  — 40 % bei Staphylokokkenendokarditis
  — 50 % bei Pilzendokarditis
— Lokalisation der Endokarditis
  — Linksherzendokarditis (Aorten-/Mitralklappe): Am häufigsten ist die Aorten- und Mitralklappe mit jeweils ca. 45 % betroffen!

— Rechtsherzendokarditis (meist Trikuspidalklappe): 5–10 % aller infektiösen Endokarditiden
— Die Mitralklappenendokarditis zeigt eine signifikant höhere Mortalität als die Aortenklappenendokarditis.
— Kunstklappenendokarditis
  — Kunstklappenendokarditiden machen ca. 20 % aller Endokarditisfälle aus
  — Eine Kunstklappenendokarditis tritt bei 1–6 % der Patienten mit künstlichen Herzklappen auf
— Relaps: Wiederholte Episoden einer infektiösen Endokarditis, verursacht durch den gleichen Erreger <6 Monate nach der initialen Episode
— Reinfektion
  — Wiederholte Episode einer infektiösen Endokarditis verursacht durch den gleichen Erreger >6 Monate nach der initialen Episode *oder* Infektion mit einem anderen Erreger
  — Risikofaktoren für eine Reinfektion: i.v.-Drogenabusus, Klappenprothesenendokarditis und chronische Hämodialyse

- Die Behandlung von Endokarditispatienten sollte in „multidisziplinären Teams" (z. B. Endokarditis-Board) an tertiären Zentren (Zugang zu TEE, CT, MRT, Nuklearmedizin, Herzchirurgie, Infektiologie, Mikrobiologie) erfolgen, insbesondere bei komplizierten Fällen mit Herzinsuffizienz, Abszess, septischen Embolien, angeborenen Vitien

9.4.3 Ätiologie

- Prinzipiell kann zwischen einer **nichtinfektiösen**/abakteriellen (meist rheumatisches Fieber) und einer **infektiösen Endokarditis** unterschieden werden.
- Die infektiöse Endokarditis unterteilt man nach Akuität in eine akute (**E. acuta**) und subakute (**E. lenta**) Form.
- Bei der Nativklappenendokarditis und der späten Kunstklappenendokarditis sind v. a. **Staphylokokken, Streptokokken** und **Enterokokken** als Haupterreger zu erwarten.

Kunstklappenendokarditis
- Frühendokarditis: <1 Jahr postoperativ
  → Staphylokokken (S. epidermidis oder MRSA), Pilze und gramnegative Bakterien
- Spätendokarditis: ≥1 Jahr postoperativ
  → Keime wie Nativklappen-Endokarditis (Staphylokokken, Streptokokken und Enterokokken)

❯ Es besteht ein enger Zusammenhang zwischen **Streptococcus bovis (Typ S. gallolyticus)** und **Kolonkarzinom und Polypen.** Deshalb ist eine Koloskopie im stationären Verlauf anzustreben.

9.4.4 Klinik

❯ Leitsymptome der infektiösen Endokarditis sind Fieber und ein neu aufgetretenes Herzgeräusch.

❶ **Cave**
Der dermatologischen Untersuchung sollte eine hohe Aufmerksamkeit geschenkt werden, da nur so septisch-embolische und immunologische Hautveränderungen in Form von *Osler*-Knötchen, *Janeway*-Läsionen oder *Splinter*-Hämorrhagien frühzeitig erkannt werden können.

- **B-Symptomatik:** Fieber in 90 % (subfebril bis Sepsis), Schüttelfrost, Gewichtsverlust, Nachtschweiß
- **Neues Herzgeräusch** in 85 % → neue Klappenläsion
- **Arthralgien** und **Myalgien**
- **Kutane Symptome**
  - Petechien (Akren, Bindehaut)
  - *Splinter*-Hämorrhagien (Einblutungen unter den Fingernägeln)
  - *Osler*-Knötchen (subkutane, schmerzhafte hämorrhagische Knötchen an Zehen/Fingerkuppen → immunkomplexbedingte Vaskulitis bzw. Ausdruck von Mikrothromben)
  - *Janeway*-Läsionen (subkutane Blutungen an Handinnenflächen und Fußsohlen → schmerzlos!)
- **Zeichen bakterieller/septischer Mikroembolien**
  - Neurologische Ereignisse (Auftreten in 25 % der Fälle vor Beginn der Antibiotikatherapie): embolische Herdenzephalitis und Schlaganfall (v. a. A. cerebri media)
  - Retina: Roth-Flecken
  - Knochen: Osteomyelitis
- **Glomeruläre Löhlein-Herdnephritis:** Hämaturie und Proteinurie
- **Niereninfarkt:** inkonstanter Flankenschmerz und Makrohämaturie
- **Splenomegalie**
- **Intrakranielle Blutungen** (ICB) → Ausbildung mykotischer Aneurysmen als Folge septischer Embolisation

9.4.5 Diagnostik

(❏ Tab. 9.42)

◘ Tab. 9.42 Modizifierte Duke-Kriterien der infektiösen Endokarditis (nach ESC-Leitlinien 2015)

2 Hauptkriterien	**Positive Blutkultur**
	Nachweis endokarditistypischer Erreger in 2 unabhängigen Blutkulturen: Viridans-Streptokokken, Streptococcus bovis, HACEK-Gruppe, Staphylococcus aureus; oder ambulant erworbene Enterokokken ohne Nachweis eines primären Fokus
	Mikroorganismen vereinbar mit einer infektiösen Endokarditis in persistierend positiven Blutkulturen: mindestens 2 positive Blutkulturen aus Blutentnahmen mit mindestens 12 h Abstand; oder jede von 3 oder eine Mehrzahl von ≥4 separaten Blutkulturen (erste und letzte Probe in mindestens 1 h Abstand entnommen)
	Eine einzelne positive Blutkultur mit Coxiella burnetii oder Phase-I-IgG-Antikörpertiter >1 : 800
	Bildgebender Nachweis der Endokardbeteiligung
	Echokardiographie: Vegetation, Abszess, Pseudoaneurysma, intrakardiale Fistel, Klappenperforation/-aneurysma, neue Prothesendehiszenz
	^{18}F-FDG-PET/CT: Periprothetische Anreicherung in ^{18}F-FDG-PET/CT oder Leukozytenszintigraphie (wenn seit der Operation >3 Monate vergangen sind)
	Herz-CT: Paravalvuläre Läsion im kardialen CT
5 Nebenkriterien	**Prädisposition:** Prädisponierende Herzerkrankung oder i.v.-Drogenabusus **Fieber:** >38°C
	Vaskuläre Phänomene: arterielle Embolien, septisch-pulmonale Infarkte, mykotische Aneurysmen, intrakranielle oder konjunktivale Blutungen, Janeway-Läsionen
	Immunologische Phänomene: Glomerulonephritis/Löhlein-Herdnephritis, Osler-Knötchen, Roth-Flecken, positiver Rheumafaktor
	Mikrobiologie: Positive Blutkulturen, die nicht einem Hauptkriterium entsprechen, oder serologischer Nachweis einer aktiven Infektion mit einem mit infektiöser Endokarditis zu vereinbarenden Mikroorganismus
Beurteilung	**„Definitive" Endokarditis:** 2 Hauptkriterien *oder* 1 Haupt- und 3 Nebenkriterien *oder* 5 Nebenkriterien
	„Mögliche" Endokarditis: 1 Haupt- und 1 Nebenkriterium *oder* 3 Nebenkriterien
	„Ausgeschlossen": Keine Kriterien, sichere alternative Diagnose, Wirksamkeit einer antibiotischen Therapie oder negativer Operations-/Autopsiebefund bei Antibiotikatherapie ≤4 Tagen

Anamnese und körperliche Untersuchung

- Risikofaktoren (s. oben)
- Fragen zur Klinik: Dauer und Verlauf von Fieber, Leistungsminderung, Dyspnoe, Arthralgien und Hautveränderungen (s. oben)
- Rückenschmerzen → Bei ca. 30 % der Endokarditiden liegt eine Spondylodiszitis vor
- Neu aufgetretenes Herzgeräusch

Labordiagnostik

- Blut: BSG, CRP, Procalcitonin, Blutbild (mäßige bis ausgeprägte Leukozytose, Infektanämie: Ferritin erhöht und Transferrin erniedrigt)
- Urinstatus: Hämaturie/Erythrozyturie, Proteinurie
- Rheumafaktor, Antikörper gegen Coxiella burnetti, Legionella pneumophila, Bartonella, Brucella, Mycoplasma, Aspergillus spp.

> Die BSG ist bei infektiöser (aktiver) Endokarditis fast immer erhöht. Eine normale BSG spricht gegen eine infektiöse Endokarditis. „BSG was less sensitive than CRP."

Echokardiographie (Schlüsseldiagnostik!)

> „TTE is recommended as the first-line imaging modality in suspected IE." (Habib et al. 2015)

- Methoden: **transösophageal** (TEE: Sensitivität 96 %, bei Kunstklappen 92 %) und/oder **transthorakal** (TTE: Sensitivität 70 %, bei Kunstklappen 50 %)
- TTE als primäres Bildgebungsverfahren bei Verdacht auf das Vorliegen einer infektiösen Endokarditis; bei niedrigem klinischem Verdacht und guter Qualität ausreichend, **sonst immer TEE anschließen** (v. a. bei Klappenprothesen, intrakardialem Device)
- Auch wenn mittels TTE die Verdachtsdiagnose einer infektiösen Endokarditis bestätigt wird, so ist ein anschließendes TEE zur exakten Quantifizierung und Identifikation von lokalen Komplikationen stets obligat.
- Ein einzelner negativer TEE-Befund schließt eine infektiöse Endokarditis nicht zwingend aus; v. a. bei kurz zuückligendem Symptombeginn Wiederholung nach 5–7 Tagen
- Echokardiographische Befunde, die auf Endokarditis hinweisen:
  - Majorkriterien: Vegetationen, paravalvulärer Abszess (Höhle *ohne* Kommunikation) oder Pseudoaneurysma (Höhle *mit* Kommunikation), neue Prothesendehiszenz (neu aufgetretenes paravalvuläres Leck an einer Klappenprothese)
  - Weitere Kriterien: Perforation der Taschen/Segel, Fistelbildungen (z. B. zwischen Aorta ascendens und linkem Ventrikel/Vorhof)
- Eine „Staphylococcus-aureus-Bakteriämie" rechtfertigt bereits die Indikation für eine TTE-Untersuchung.
- Echokardiographische Kontrolluntersuchungen unter Therapie: Immer wenn klinisch der Verdacht auf einen Progress besteht, routinemäßig in regelmäßigen Abschnitten (abhängig vom Initialbefall alle 1–2 Wochen), und nach Abschluss der Antibiotikatherapie

Mikrobiologische Diagnostik (Schlüsseldiagnostik!)

- Mindestens 3 Paare (aerob/anaerob, je 10 ml Blut) im Abstand von je 30 min
- Abnahme von Blutkulturen (BK) „immer" vor Beginn der antibiotischen Therapie!
- Kein obligates Warten auf Fieberspitzen: Die Bakteriämie ist kontinuierlich!

- BKs aus peripherer Vene und – falls vorhanden – aus zentralen Venenkathetern
- Arterielle BKs sind venösen BKs unterlegen
- BKs auch unter antibiotischer Therapie (Kontrolle des Therapieerfolgs nach 3–4 Tagen)
- BKs sollten nach Beendigung der Antibiotikatherapie im Abstand von 2–4 Wochen abgenommen werden.
- Blutkulturen sind bei ca. 85 % aller infektiösen Endokarditiden positiv.
- Kulturnegative Endokarditis: in 10–30 % der Fälle kann kein Erreger nachgewiesen werden
  - 40–50 % der Fälle sind auf eine antibiotische Vorbehandlung zurückzuführen
  - 15–30 % der Fälle sind auf das Vorliegen schwer anzüchtbarer Mikroorganismen zurückzuführen: HACEK-Gruppe, Coxiella burnetii, Bartonella spp., Brucella spp., Chlamydien, Mykoplasmen, Legionella spp. oder Tropheryma-Whipplei, Pilze
  - Ggf. serologische Untersuchungen oder PCR veranlassen
  - Nichtinfektiöse Endokarditis in Betracht ziehen: ANA und bei Verdacht auf Antiphospholipidsyndrom Anti-Cardiolipin-AK und Anti-β2-Glykoprotein-1-AK bestimmen, Tumore, Leukämien
- OP-Material
  - Der Goldstandard für die „definitive Diagnose" der infektiösen Endokarditis ist die histologische bzw. immunhistologische Untersuchung von operativ gewonnenem Gewebe
  - Die mikrobiologische Untersuchung exzidierten Herzklappenmaterials ist obligat, hier kann im Gegensatz zur Blutuntersuchung die PCR richtungsweisende Ergebnisse liefern.

Modifizierte Duke-Kriterien

- Die modifizierten Duke-Kriterien beruhen auf **klinischen, echokardiographischen** und **mikrobiologischen** Befunden
- Ihr Wert ist bei bestimmten Formen der Erkrankung eingeschränkt (Klappenprothesen, Schrittmacher, ICD/CRT, negative Blutkulturen)

- Die Ergänzung von **weiterer Bildgebung mit CT und PET** kann hier die Sensitivität verbessern
- Suche nach septischen Embolien/Organinfarkten: Abdomensonographie (CEUS), CT-Thorax (Angio)/Abdomen, MRT-Kopf, PET-CT
- Die modifizierten Duke-Kriterien können und dürfen in keinem Fall die klinische Beurteilung ersetzen.

Suche des Fokus

❯ **Erfolgreiche Fokussuche leider nur in <50 % der Fälle.**

- Inspektion der Haut!
- Patienten vollständig entkleiden, insbesondere Inspektion der Füße/Zehen/Interdigitalräume (Pilz, Mal perforans)
- Inspektion der Mundhöhle
- Zahnstatus (Konsil)
- Zentrale Zugänge (ZVK, Shaldon-, Arterien-, Demers-Katheter, Dialyseshunt etc.)
- Kardiale Implantate: Schrittmacher, CRT-/ICD-Devices (Sonden, Aggregat)
- Urologie/Gynäkologie (Konsil)
- HNO (Konsil)
- Röntgen-Thorax (Pneumonie?)
- Bewegungsapparat (Osteomyelitis oder Spondylodiscitiden?)

12-Kanal-EKG

- AV-Blockbilder und/oder Linksschenkelblock bei septaler Beteiligung (paravalvuläre Abszessbildung nahe des membranösen Septums und des AV-Knotens)
- ST-Streckenveränderungen bei septischer Koronarembolie

- Lambl-Exkreszenzen („valvular strands", fadenförmiges Material – welches an Klappen anhaftet, degenerative Klappenveränderungen)
- Mitralklappenprolaps: myxomatöse Segelveränderung (Segelbauch)
- Traumatische Klappenschäden
- Tumoren
  - Papilläres Fibroelastom: häufig gestielte, echoinhomogene, mobile, der Herzklappe aufgelagerte Struktur mit Embolisationspotenzial
  - Myxom: von ovalärer bis kugeliger Form, bei villösem Myxom mobile kleinere Oberflächenstrukturen, Lokalisation an einer Herzklappe ist jedoch eine Rarität
- Thrombotische Auflagerungen
  - Häufig breitbasige Auflagerungen
  - Im Falle mobiler Thromben kein wesentlicher Unterschied zu endokarditischen Vegetationen
- Marantische Endokarditis: nicht bakterielle, sterile, thrombotische Endokarditis bei Leukämien oder anderen Tumorerkrankungen
- Endokardfibrosen, z. B.
  - Endokarditis parietalis fibroplastica Löffler (Hypereosinophilie mit biventrikulärer Endokardverdickung)
  - Hedinger-Syndrom bei Karzinoid mit Endokardfibrose des rechten Herzens mit Trikuspidalklappeninsuffizienz und Pulmonalklappenstenose
- Kollagenosen und Erkrankungen des rheumatischen Formenkreis wie z. B. Endokarditis Libmann-Sacks bei systemischem Lupus erythematodes

Differenzialdiagnosen bei Vegetationen
- Klappenverkalkung
- Alte Vegetation
- Sehnenfäden- bzw. Papillarmuskelabriss
- Mitralsegelteilausriss („flail leaflet"): Mitralinsuffizienz, durch Abriss eines oder mehrerer Chordafäden

Charakteristika endokarditischer Vegetationen
- Hypermobil
- Echodicht
- Weich
- Inhomogen
- Irregulär (nicht glatt begrenzt)

Bildgebende Diagnostik zur Detektion septischer Embolien

- Linksherzendokarditis
  - Gehirn/septischer Schlaganfall: cMRT, ggf. CCT
  - Milz/Milzinfarkt: Kontrastsonographie (CEUS), ggf. CT
  - Leber/Leberinfarkt: CEUS, ggf. CT
- Rechtsherzendokarditis: Septische Lungenembolien → Angio-CT oder PET-CT

9.4.6 Prädiktoren für eine schlechte Prognose

- **Patientencharakteristika**
- Höheres Alter
- Klappenprothesenendokarditis
- Diabetes mellitus
- Komorbiditäten: z. B. kardiovaskuläre, renale oder pulmonale Erkrankungen

- **Vorhandene Komplikationen**
- Herzinsuffizienz
- Nierenversagen
- Schlaganfall oder zerebrale Blutung
- Septischer Schock

- **Mikroorganismen**
- Staphylococcus aureus
- Pilze
- Gramnegative Bakterien nicht aus der HACEK Gruppe

- **Echokardiographische Befunde**
- Perianuläre Komplikationen
- Schwere linksseitige Klappeninsuffizienzen
- Erniedrigte linksventrikuläre Ejektionsfraktion
- Pulmonale Hypertonie
- Große Vegetationen
- Schwere Klappenprothesendysfunktion
- Vorzeitiger Mitralklappenschluss und andere Zeichen eines erhöhten diastolischen Drucks

9.4.7 Komplikationen

- Akute Herzinsuffizienz bis kardiogener Schock
- Unkontrollierte Infektion bis septischer Schock
- Neurologische Komplikationen (embolische Herdenzephalitis, ischämischer oder hämorrhagischer Schlaganfall)
- Infektiöse/mykotische Aneurysmata (häufig intrakranielle Lokalisation)
- Akutes Nierenversagen
- Rheumatische Komplikationen (Arthralgien, Myalgien)
- Milzabszess
- Myokarditis/Perimyokarditis

9.4.8 Therapie

Antibiotikatherapie

Bei Kunstklappenendokarditis sollte Rifampicin erst begonnen werden nach 3- bis 5-tägiger effektiver Antibiotikatherapie, d. h. BK-Negativität (da sonst ggf. antagonistische Effekte auftreten).

Aminoglykoside sollten als 1× tägliche Gabe verabreicht werden (reduziert Nephrotoxozität) und sind bei Nativklappenendokarditis bei Staphylococcus aureus nicht mehr indiziert.

Die i.v.-Antibiotikatherapie bei Endokarditis sollte über einen periphervenösen Zugang erfolgen, nur in absoluten Ausnahmefällen, wie z. B. maximaler Intensivpflichtigkeit, über ZVK, da zentrale Venenkatheter ein hohes Infektionsrisiko haben.

Obwohl die ESC-Leitlinie (ESC 2015) auch die Möglichkeit einer i.m.-Applikation von Antibiotika eröffnet, so wird diese Option bei der initial-kalkulierten/empirischen Therapie oder bei septischen Zuständen nicht empfohlen.

Eine ambulante Therapie ist auch weiterhin nur nach einer 2-wöchigen stationären Behandlung bei ausgesuchten Patienten mit strenger Indikationsstellung zu erwägen. Der Grund für diese Empfehlung ist, dass Komplikationen in den ersten 2 Wochen nach Beginn der Antibiotikatherapie noch gehäuft auftreten und ein engmaschiges Monitoring auch bei offensichtlich blanden Verläufen empfohlen werden muss.

Die Dauer der Therapie der infektiösen Endokarditis wird anhand der Erstapplikation einer effektiven Antibiotikatherapie berechnet und nicht anhand des Datums des chirurgischen Eingriffes. Nach einer chirurgischen Sanierung sollte nur dann eine erneute Antibiotikatherapie in voller Dauer erfolgen, wenn die mikrobiologischen Kulturen der exzidierten

Herzklappe positiv sind. Die Wahl des Antibiotikums sollte in diesen Fällen stets dem Resistenzprofil des zuletzt identifizierten Mikroorganismus angepasst werden.

Bei persistierendem Fieber (mehr als 7–10 Tage) unter antibiotischer Therapie sollte an folgende Ursachen gedacht werden:

- Echtes Therapieversagen
- Paravalvulärer Abszess
- „Drug-fever"
- Venenkatheterinfektion: BKs peripher und zentral zum gleichen Zeitpunkt → Bestimmung der „differential time to positivity" (DTP) → DTP ≥2 h = CRBSI („central venous catheter-related bloodstream infection")
- Sekundärinfekt, z. B. Pneumonie, Harnwegsinfekt
- Extrakardialer Abszess als Primärfokus oder Emboliefokus (z. B. Wirbelsäule)
- Antibiotikaassoziierte Diarrhö (Clostridien)

- **Antibiotikatherapie der infektiösen Endokarditis**

Initial-kalkulierte (ungezielte, empirische) Therapie ohne Erregernachweis bei foudroyantem Verlauf
- Voraussetzung:
  - Abnahme von mindestens 3 Blutkulturpaaren vor Therapiebeginn!
  - Immer i.v.-Therapie!
- **Ambulant erworbene Nativklappen und Kunstklappenprothesen-Endokarditis ≥12 Monate postoperativ** (hohe Letalität):
  - Ampicillin (12 g/Tag i.v. in 4 Dosen, 4–6 Wochen) *plus* Flucloxacillin/Oxacillin (12 g/Tag i.v. 4–6 Dosen) *plus* Gentamicin (3 mg/kg KG/Tag i.v., 1 Dosis)
  - Alternativ bei β-Laktam-Unverträglichkeit: Vancomycin (30–60 mg/kg KG/Tag i.v. in 2–3 Gaben) *plus* Gentamicin (3 mg/kg KG/Tag i.v., 1 Dosis)
- **Kunstklappenprothesen – ≤12 Monate postoperativ oder nosokomial erworbene Endokarditis:**
  - Vancomycin (30 mg/kg KG/Tag i.v. in 2 Dosen) *plus*
  - Gentamicin (3 mg/kg KG/Tag i.v. in 1 Dosis) *plus*

- Rifampicin (900–1200 mg/Tag i.v. oder p.o. in 2 Dosen)

Streptokokken-Endokarditis (orale und Str. -bovis-Gruppe)
- **Standardtherapie bei *Penicillin-sensiblen* Stämmen (MHK ≤0,125 mg/l)**
  - Penicillin G i.v. : 12–18 Mio. I.E./Tag in 6 Einzeldosen (Dauer: 4 Wochen; bei Allergie: Vancomycin 30 mg/kg KG/Tag i.v. in 2 Dosen) *oder*
  - Amoxicillin i.v.: 100–200 mg/kg KG/Tag in 4–6 Gaben für 4 Wochen *oder*
  - Ceftriaxon i.v.: 2 g/Tag als Einzelgabe für 4 Wochen
- **Standardtherapie bei *Penicillin-(relativ) resistenen* Stämmen (MHK = 0,250–2 mg/l)**
  - Penicillin G i.v. : 24 Mio. I.E./Tag in 6 Einzeldosen (Dauer: 4 Wochen; bei Allergie: Vancomycin [30 mg/kg KG/Tag i.v. in 2 Dosen] oder Amoxicillin i.v.: 200 mg/kg KG/Tag in 4–6 Gaben für 4 Wochen oder Ceftriaxon i.v.: 2 g/Tag als Einzelgabe für 4 Wochen plus Gentamycin i.v.: 3 mg/kg KG/Tag i.v. als Einmalgabe für 2 Wochen

Enterokokken-Endokarditis
- Amoxicillin i.v.: 200 mg/kg KG/Tag in 4–6 Gaben für 4–6 Wochen (Vancomycin bei Penicillinunverträglichkeit 30 mg/kg KG/Tag i.v. in 2 Dosen) *plus* Gentamycin i.v. 3 mg/kg KG/Tag in 1 Dosis für 2–6 Wochen
- Ampicillin i.v.: 200 mg/kg KG/Tag in 4–6 Gaben für 6 Wochen (Vancomycin bei *Penicillinunverträglichkeit* 30 mg/kg KG/Tag i.v. in 2 Dosen)*plus* Cephtriaxon i.v.: 4 g/Tag in 2 Dosen für 6 Wochen (Mittel der Wahl bei E. faecalis, v. a. bei High-Level-Aminoglykosid-Resistenz; wirkt nicht bei E. faecium)

Staphylokokken-Endokarditis
- **Nativklappen-MSSA:** Flucloxacillin oder Oxacillin (12 g/Tag i.v. in 4–6 Gaben, 4–6 Wochen)

■ **Nativklappen-MRSA oder Penicillinallergie:**
Vancomycin (30–60 mg/kg KG/Tag i.v. in 2–3
Gaben, 4–6 Wochen)
■ *alternativ* Daptomycin (10 mg/kg KG/Tag i.v. in
1 Dosis 4–6 Wochen)
■ **Klappenprotheseninfektion:** Flucloxacillin bei
MSSA bzw. Vancomycin bei MRSA/Penicillin-
allergie (Therapiedauer ≥6 Wochen)*plus*
Rifampicin (900–1200 mg/Tag i.v. oder p.o.
in 2–3 Gaben, ≥6 Wochen)*plus* Gentamycin
(3 mg/kg KG/Tag i.v. in 1 Dosis, 2 Wochen)

Sonstige
■ **HACEK Gruppe:** Ceftriaxon 2 g/Tag für 4
Wochen (Nativ), für 6 Wochen (Prothese)
■ **Coxiella burnetii:** Doxycyclin (200 mg/Tag)
plus Hydroxychloroquin (200–600 mg/Tag)
p.o. >18 Monate
■ **Bartonella spp.:** Doxycyclin (100 mg/12 Std.
p.o., 4 Wochen) *plus* Gentamycin (3 mg/kg KG/
Tag; 2 Wochen)
■ **Brucella spp.:** Doxycyclin (200 mg/Tag) *plus*
Cotrimoxazol (960 mg/12 h) *plus* Rifampicin
(300–600 mg/Tag) über ≥3–6 Monate p.o.
■ **Chlamydien/Mykoplasmen:** *Levofloxacin
500 mg/12 h i.v. oder p.o.*, >6 Monate
■ **Legionella spp.:** Levofloxacin 500 mg/12 h
i.v. oder p.o. ≥6 Wochen oder Clarithromycin
500 mg/12 h i.v. 2 Wochen, dann p.o.
weitere 4 Wochen *plus* Rifampicin
(300–1200 mg/Tag)
■ **Tropheryma-whipplei:** Doxycyclin
200 mg/24 h *plus* Hydrochloroquin
200–600 mg/24 h p.o. ≥18 Monaten

■ **Monitoring unter Antibiotikatherapie**
■ Laborchemie: Blutbild, Entzündungsparameter
und Retentionsparameter
■ Drug-Monitoring (Gentamycin und Vanco-
mycin): abhängig vom eingesetzten Testkit!
■ Zeitpunkt der Blutentnahme
　■ Peak-Konzentration: ca. 1 h nach Infusion
　■ Tal-Konzentration: unmittelbar vor der
　　nächsten Dosis
■ Gentamycin: Peak (Maximum) ca. 10 mg/l,
Tal (Minimum) <1–2 mg/l
■ Vancomycin: Peak (Maximum) 30–45 mg/l,
Tal (Minimum) 10–15 mg/l

Antikoagulation bei Endokarditis

■ Generelle Empfehlung: Keine Antikoagulation
bei Nativklappenendokarditis!
■ Antikoagulation bei Kunstklappenendokarditis
nach Abwägen von Nutzen und Risiko
■ Risiko unter Antikoagulation:
Intrakranielle Blutung, besonders bei
Infektion mit S. aureus
■ Evtl. Low-dose-Antikoagulation zur
Thromboseprophylaxe bei speziell
ausgewählten Patienten
(Nutzen-Risiko-Abwägung)
■ i.v.-Applikation: Heparin-Perfusor: 400 I.E./h
■ s.c.-Verabreichung: 2 × 7500 I.E. Heparin/Tag
oder 1 × 40 mg Enoxaparin/Tag

OP-Indikationen der infektiösen Endokarditis
(◘ Tab. 9.43)

**Hauptindikationen zur kardiochirurgischen
Therapie**
■ Herzinsuffizienz (am häufigsten!)
■ Unkontrollierte Infektion (lokal
unkontrolliert oder persistierende
positive Blutkulturen)
■ Embolisationsprävention (große
Vegetationen >10 mm und
Embolisation)

> Individuelle und interdisziplinäre Festlegung
der Behandlungsstrategie (optimal z. B.
im Rahmen eines „Endokarditis-Teams"). Bei
ca. 50 % der Endokarditispatienten ist eine
OP nötig.

**Indikationen zur präoperativen
Koronarangiographie**
■ Männer >40. Lebensjahr
■ postmenopausale Frauen
■ Patienten mit kardiovaskulärem Risikoprofil
oder bekannter KHK

◻ Tab. 9.43 OP-Indikationen bei linksseitiger Nativklappenendokarditis

Notfallindikation (innerhalb von 24 h)	Dringende Indikation (innerhalb 1 Woche)	Elektive Indikation (nach 1–2 Wochen Antibiotikatherapie)
Herzinsuffizienz: Relevante Klappeninsuffizienz/intrakardiale Fistel mit refraktärem Lungenödem/kardiogenem Schock	Herzinsuffizienz: Schwere Klappeninsuffizienz/-stenose mit Herzinsuffizienzsymptomen oder echokardiographischem Anhalt für schwere hämodynamische Beeinträchtigung	*Unkontrollierte Infektion:* Ggf. Pilzinfekt, multiresistente Erreger, Protheseninfekt mit Staphylococcus aureus/non-HACEK gramnegativen Keimen
	Unkontrollierte Infektion: Lokal (Abszess, Pseudoaneurysma, Fistel, progrediente Vegetation), Pilzinfekt, multiresistente Erreger, persistierend positive Blutkulturen unter effektiver Antibiotikatherapie, Protheseninfekt mit Staphylococcus aureus/non-HACEK gramnegativen Keimen	
	Embolisationsprävention: Linkskardiale Vegetationen persistierend >10 mm nach Embolisation unter effektiver Antibiotikatherapie, linkskardiale Nativklappenvegetation >10 mm mit sicherer Insuffizienz/Stenose und niedrigem OP-Risiko, linkskardiale Vegetationen >30 mm, ggf. linkskardiale Vegetationen >15 mm	

Anmerkung: Die OPperationsindikation bei rechtsseitiger Nativklappenendokarditis wird zurückhaltend gestellt.

Therapeutische Strategien bei infektiöser Endokarditis und neurologischen Komplikationen

- **Symptomatische neurologische Komplikationen: 15–30 %,** v. a. Embolisation von Vegetationen, asymptomatische Komplikationen 30–60 %
- **CCT oder MRT-Schädel:** Bei Verdacht auf neurologische Komplikationen
- Ein neurologisches Ereignis beeinflusst die grundsätzliche Indikation zum kardiochirurgischen Eingriff nur selten
- **Kontraindikation** für Kardiochirurgie: Akute intrazerebrale Blutung (Mikroblutungen im MRT), hier Verschieben der Operation um mindestens 1 Monat, oder ischämischer Schlaganfall mit sehr großer Ausdehnung (klinisch Koma oder per se sehr schlechte Prognose)

- Das optimale Intervall zwischen einem Schlaganfall und einem herzchirurgischen Eingriff ist unbekannt; bei asymptomatischen Ereignissen oder TIA ist eine Operation sofort möglich, sonst interdisziplinäre Besprechung mit Neurologen

Therapeutisches Vorgehen bei infektiöser Endokarditis „kardialer Implantate" (CRT-/ICD-Devices, Schrittmacher): „cardiac device-related IE" (CDRIE)

- Infektionen (60–80 % koagulasenegative Staphylokokken) treten häufiger nach Implantationen von Defibrillatoren und ICD-/CRT-Devices auf als nach der Implantation von Schrittmachern.
- Die Häufigkeit einer Geräteinfektion liegt bei 2/1000 Device-Jahren

— Risikofaktoren für Infektionen kardialer
  Implantate:
  — Patientenseitig: Nierenversagen, Kortison-
    einnahme, Diabetes mellitus, Antikoagu-
    lation, Taschenhämatom, Herzinsuffizienz
  — Fieber innerhalb von 24 h vor Implantation
  — Gerätewechsel oder Revision
  — Fehlen einer perioperativen
    Antibiotikaprophylaxe
  — Anlage einer passageren Schrittmacher-
    sonde vor Implantation
  — Frühe Reimplantation nach Geräteinfektion
— Eine Infektion kardialer Implantate ist oft
  besonders schwer zu diagnostizieren und sollte,
  insbesondere bei älteren Patienten, auch bei
  untypischen Symptomen als Verdachtsdiagnose gestellt werden.
— Diagnose: Echo (!), ggf. Ergänzung nuklearme-
  dizinischer Bildgebung, Duke-Kriterien wenig
  sensitiv, hier ggf. Ergänzung lokaler Infektzeichen und Lungenembolien als zusätzliche
  Kriterien
— Die Prognose ist ungünstig, besonders wegen
  des gehäuften Auftretens bei älteren Patienten
  mit zahlreichen Komorbiditäten
— Die Therapie besteht aus der raschen, vollständigen Entfernung von Aggregat und Elektroden
  mit einer verlängerten Antibiotikatherapie
  über 4–6 Wochen, nach Explantation noch
  mindestens 2 Wochen; empirisch: Vancomycin
  wegen hoher Rate an Methicillin-Resistenz
— Die perkutane Extraktion wird bei den meisten
  Patienten mit einer Endokarditis kardialer
  Implantate empfohlen, sogar in Fällen mit
  großen Vegetationen (>10 mm). Bei sehr
  großen Vegetationen (>20 mm) individuelle
  Entscheidung bezüglich chirurgischer/
  offener Extraktion, abhängig vom generellen
  Operationsrisiko.
— Nach erfolgter Extraktion wird empfohlen,
  die Indikation zur Reimplantation erneut zu
  evaluieren. Es gibt keine klare Empfehlung für
  den optimalen Zeitpunkt der Reimplantation,
  mindestens 72 h nach negativer Blutkultur,
  bzw. >14 Tage bei begleitender
  Klappenendokarditis.
— Die Anlage einer transvenösen, passageren
  Schrittmachersonde vor der Explantation bis

zur Reimplantation sollte – wenn möglich –
vermieden werden.
— Vor Implantation eines Schrittmachers/CRT-/
  ICD-Device wird eine perioperative Antibiotikaprophylaxe empfohlen (z. B. Cephazolin
  30–60 min vor der Prozedur für 24–36 h).

Monitoring nach Endokarditis

— Im 1. Jahr nach durchgemachter Endokarditis
  sollte eine regelmäßige Nachsorge erfolgen
— Umfang des Monitorings
  — Klinische Untersuchung
  — Labor: Insbesondere Blutbild, BSG und
    CRP: mindestens bei der ersten Nachvisite
  — Transthorakale Echokardiographie

Endokarditisprophylaxe (ESC-Leitlinien 2015)

— Hohe Priorität haben unspezifische präventive
  Maßnahmen, die Bakteriämien verhindern:
  gute Mundhygiene, Zahnsanierung, zahnärztliche Kontrollen, frühe antibiotische Therapie
  von bakteriellen Infektionen, Vermeiden von
  Piercings und Tätowierungen
— Ziel der Antibiotikaprophylaxe: Vermeidung
  von Bakteriämien, die im Rahmen medizinischer Eingriffe entstehen, bei Patienten
  mit dem höchsten Risiko für eine infektiöse
  Endokarditis

- **Hochrisikogruppen mit Indikation für
  Antibiotikaprophylaxe bei Risikoeingriffen**
— **Patienten mit Herzklappenersatz** (mechanisch
  oder biologisch oder kathetergestützt
  implantierte Klappen); rekonstruierte
  Klappen unter Verwendung von alloprothe-
  tischem Material in den ersten 6 Monaten
  postoperativ
— **Patienten mit angeborenen Vitien:**
  — Unkorrigierte zyanotische Vitien oder
    residuelle Defekte, palliative Shunts oder
    Conduits (mit/ohne Klappe)
  — Operativ oder interventionell unter
    Verwendung von prothetischem Material
    korrigierte Herzfehler in den ersten 6
    Monaten nach der Prozedur

- Persistierender residueller Defekt an der Implantationsstelle von chirurgisch oder interventionell eingebrachtem prothetischem Material
- **Patienten mit Zustand nach bakterieller Endokarditis**, insbesondere Patienten mit Endokarditisrezidiven
- Alle anderen Risikogruppen, z. B. erworbene Vitien, bikuspide Aortenklappe, HOCM, Mitralklappenprolaps mit Insuffizienz, haben keine Indikation

- **Medizinische Prozeduren mit Indikationen zur Antibiotikaprophylaxe**
- **Zahnärztliche Eingriffe**, bei denen es zu einer Manipulation der **Gingiva** oder der **periapikalen Zahnregion** oder zu einer Perforation der **oralen Mukosa** kommt.
- Bei Eingriffen an **infiziertem Gewebe bei Risikopatienten** wird empfohlen, in Abhängigkeit vom Infektionsort auch organtypische potenzielle Endokarditiserreger mitzubehandeln. Dies schließt beispielsweise bei Infektionen der oberen Atemwege und bei Haut- und Weichteilinfektionen Streptokokken- und Staphylokokkenspezies ein, bei gastrointestinalen oder urogenitalen Prozeduren ist an Enterokokken zu denken.

- **Keine Indikationen zur Antibiotikaprophylaxe**
- *Zahnärztliche Eingriffe*: Injektionen von Lokalanästhetika in nicht infiziertes Gewebe, bei Nahtentfernung, Behandlung oberflächlicher Karies, Röntgenaufnahmen der Zähne, Platzierung oder Einstellung von prothetischen oder kieferorthopädischen Verankerungselementen, Platzierung kieferorthopädischer Klammern. Ebenfalls besteht keine Indikation für eine Antibiotikaprophylaxe bei Lippentraumata oder Traumata der oralen Mukosa sowie physiologischem Milchzahnverlust.
- *Eingriffe am Respirationstrakt*: u. a. Bronchoskopie, Laryngoskopie, transnasale und endotracheale Intubation.
- *Eingriffe am Gastrointestinal- oder Urogenitaltrakt*: u. a. Gastroskopie, Koloskopie,

Zystoskopie oder transösophageale Echokardiographie, Kaiserschnitt.
- *Haut und Weichteile* (Ausnahme bei infiziertem Geweben): nicht indiziert

- **Perioperative Antibiotikaprophylaxe**
- Antibiotikaprophylaxe: Mindestens 30–60 min vor einer Prozedur, falls versäumt: 120 min nach der Prozedur
- Substanzen: Amoxicillin 2 g p.o. *oder* Ampicillin 2 g i.v. (bei Penicillin- oder Ampicillinallergie: Clindamycin 600 mg p.o. oder i.v.)

9.5 Myokarditis

G. Michels, R. Pfister

9.5.1 Definition

Akute oder chronische Inflammationsreaktion des Myokards unterschiedlicher Genese, welche in unterschiedlichem Umfang die Kardiomyozyten, die Fibroblasten (interstitielle Bindegewebe) und die Endothelzellen (perivaskulär) sowie koronare Arteriolen, Kapillaren und in einigen Fällen sogar die epikardialen Koronararterien einbezieht (*inflammatorische Kardiomyopathie*).

WHO/ISFC Entzündung des Myokards, die über histologische (Dallas-Kriterien), immunologische und immunhistochemische Kriterien definiert wird.

9.5.2 Allgemeines

- Männer 1,5-fach häufiger betroffen
- Inzidenz: unbekannt (USA: 1–10/100.000 Einwohner)
- Prävalenz: 2–42 % (Autopsiestudien)
- Myokarditis als Ursache für plötzlichen Herztod von jungen Erwachsenen (<40 Jahre, Autopsie): bis 20 %
- In-Hospital-Mortalität der akuten fulminanten Myokarditis: 30–50 %
- 5-Jahres-Mortalität nach akuter Myokarditis: ca. 20 %

- Prognosefaktoren: Klinik (NYHA III–IV), Echo (EF<50 %), Biopsie (positive Immunhistologie), MRT (insbesondere Nachweis von LGE), Therapie (Nicht-Gabe eines β-Blockers)
- Spontanheilung ohne Residuen: 50–70 % der Fälle
- DCM-Entwicklung: 20–30 % der Fälle
- Progressiver Verlauf: 5–10 % der Fälle

9.5.3 Ätiologie

(❏ Tab. 9.44)

9.5.4 Klinik

(❏ Tab. 9.45)

Klinischer Verdacht auf eine Myokarditis
- Klinischer Verdacht auf eine Myokarditis besteht, wenn
  - symptomatischer Patient und ≥1 Diagnosekriterium (❏ Tab. 9.45) oder
  - asymptomatischer Patient und ≥2 Diagnosekriterien.
- Voraussetzung: Ausschluss von KHK, kardiovaskulärer Erkrankungen, Klappenvitien, Intoxikationen, pulmonalen Ursachen und Hyperthyreose

- Dyspnoe (40–70 %), Brustschmerzen (30–60 %), Palpitationen (10–30 %), kardiogener Schock (5 %)
- Symptomatik ähnlich einem akuten Koronarsyndrom (10–30 %): Oft 1–4 Wochen nach

❏ Tab. 9.44 Myokarditisursachen	
Infektiöse Genese	Viren in 50 % der Fälle: Parvovirus B19, Coxsackie B1–B5, Coxsackie A, Adenoviren, ECHO („enteric cytopathogenic human orphan"), humanes Herpesvirus 6 (HHV6), Hepatitis C oder HI-Virus, Influenza A+B, Cytomegalie, Epstein-Barr-Virus
	Bakterien: Diphtherie (toxische Myokarditis), Borreliose (Lyme-Erkrankung), β-hämolysierende A-Streptokokken, Leptospira, Coxiella burnetii
	Pilze: insbesondere bei HIV (Aspergillus, Candida, Cryptococcus)
	Protozoen: Chagas-Krankheit durch Trypanosoma cruzi, Toxoplasmose, Entamoeba, Leishmania
	Parasiten: Trichinella spiralis, Echinococcus gran, Taenia solium
Nicht-infektiöse Genese	Immunologische Myokarditis
	Allergen: Tetanustoxin, Impfstoffe, Serumkrankheit, Medikamente (Antibiotika, Antidepressiva, Antirheumatika, Colchizin, Furosemid)
	Autoantigene: Infekt-negative lymphozytäre- oder Riesenzellmyokarditis, Lupus erythematodes, rheumatoide Arthritis, Churg-Strauss-Syndrom, Kawasaki-Syndrom, entzündliche Darmerkrankungen, Sklerodermie, Polymyositis, Myasthenia gravis, Sarkoidose, M. Wegener, rheumatisches Fieber
	Granulomatöse Riesenzellmyokarditis: mit riesenzellartigen Granulomen vom Sarkoidosetyp bei Sarkoidose, Wegener-Granulomatose
	Alloantigen: Abstoßungsreaktion nach Herztransplantation
	Toxische Myokarditis
	Medikamente: Katecholamine, Anthrazykline, Lithium, Kokain, Cyclophosphamid, Trastuzumab, Clozapin
	Schwermetalle: Blei, Eisen, Kupfer
	Andere: Ethanol, Zytokine (Sepsis), radioaktive Strahlung, Stromunfall

Tab. 9.45 Diagnosekriterien für den klinischen Verdacht auf eine Myokarditis	
Klinische Präsentation (Symptomatik)	Akuter Brustschmerz (perikarditisch oder pseudoischämisch)
	Neue oder verschlechterte (<3 Monate) Dyspnoe/Fatigue, ggf. mit Herzinsuffizienzzeichen
	Subakute/chronische (>3 Monate) Dyspnoe/Fatigue, ggf. mit Herzinsuffizienzzeichen
	Palpitationen oder andere Arrhythmiesymptome oder Synkope oder überlebter Herztod
	Unerklärter kardiogener Schock
Diagnosekriterien	**EKG/Holter/Ergometrie:** Neu: AV-Block, Schenkelblock, ST-T-Wellen Veränderungen, Sinusarrest, VT/Kammerflimmern, Asystolie, Vorhofflimmern, R-Reduktion, pathologische Q-Zacke, häufige Extrasystolen, Low-Voltage, supraventrikuläre Tachykardie
	Laborchemie: Zeichen des Myokardschadens mit Troponinerhöhung
	Kardiale Bildgebung: Funktionelle oder strukturelle Veränderungen in Echokardiographie/MRT, unerklärte Dysfunktion, Dilatation, Hypertrophie, Perikarderguss, endokavitäre Thromben
	Kardio-MRT: Gewebecharakterisierung: Lake-Louise-Konsensus-Kriterien

respiratorischem oder gastrointestinalem Infekt mit rekurrenten Brustschmerzen
- Symtomatik wie akute (5–15 %) oder chronische Herzinsuffizienz (>50 %) mit: Belastungsdypnoe, Ödeme, Fatigue, thorakale Missempfindungen
- Akut lebensbedrohliche Symptomatik (5 %): maligne Herzrhythmusstörungen, plötzlicher Herztod, kardiogener Schock

9.5.5 Diagnostik

Anamnese
- Ggf. zurückliegender grippaler oder gastrointestinaler Infekt (unspezifisch!)

Körperliche Untersuchung
- Auskultation: akzidentelle Herzgeräusche, bei Perimyokarditis evtl. Perikardreiben

Labor
- Evtl. BSG ↑, CRP ↑, BNP ↑ und/oder Troponin ↑ (wenig sensitiv und wenig spezifisch)
- Der serologische Nachweis kardiotroper Viren ist wenig spezifisch und wird nicht empfohlen!
- Nachweise von speziellen Autoantikörpern werden ebenfalls nicht empfohlen!

EKG
- Es existieren keine typischen EKG-Veränderungen: Sinustachykardie, Rhythmusstörungen, insbesondere Extrasystolen, ST-Streckensenkung, terminal negatives T, konkave (ohne reziproke Senkungen, im Gegensatz zu Myokardinfarkt!) ST-Streckenhebung bei Perimyokarditis
- AV-Blockierungen → Diphterie, Borreliose (Lyme-Karditis), Sarkoidose oder Riesenzellmyokarditis

Echokardiographie
- Eine Myokarditis selbst kann echokardiographisch nicht diagnostiziert werden
- Gelegentlich zeigt sich eine Zunahme der Signalintensität und der Wanddicke bei ödematösen Veränderungen
- Beurteilung der diastolischen und systolischen Pumpfunktion, ggf. Perikarderguss
- Die Echokardiographie eignet sich optimal zur Verlaufskontrolle.

Herzkatheteruntersuchung
- **Koronarangiographie**: Zum Ausschluss/Nachweis einer ischämischen Genese

❯ **Die höchste Empfehlungsstärke zur Biopsie besteht bei Patienten mit lebensbedrohlicher klinischer Präsentation: maligne Herzrhythmusstörungen, kardiogener Schock und schwere akute Herzinsuffizienz.**

━ **Endomyokardbiopsie**
  ━ Die Endomyokardbiopsie stellt den Goldstandard für die Diagnose einer Myokarditis dar
  ━ Aktuelle Leitlinien empfehlen alle Patienten, bei denen der begründete Verdacht auf eine Myokarditis besteht (entsprechend ◨ Tab. 9.45), zu biopsieren; dies wird in der Praxis aufgrund eingeschränkter Kapazitäten, Ressourcen und oft fehlender therapeutischer Konsequenz nicht umgesetzt
  ━ Materialgewinnung aus der rechtsventrikulären Seite des interventrikulären Septums, ggf. linksventrikuläre Biopsie, zur *histologischen* (lymphozytäre Infiltrate und Nekrosen), *immunhistologischen* (Anti-CD3-T-Lymphozyten, Anti-CD4-T-Helferzellen, Anti-CD68-Makrophagen, Anti-HLA-DR etc.) und *molekularpathologischen* (Erregernachweis mittels PCR, zusätzlich auch aus dem Serum zur Detektion von Systemmanifestation) Begutachtung
  ━ Mehr als 3 Biopsate (1–2 mm³), Fixierung in 10 %-igem Formalin (für einen umgehenden Transport in die Pathologie sorgen)
  ━ An die Möglichkeit eines „sampling error" denken, d. h. die entnommene Biopsie ist möglicherweise nicht repräsentativ für das gesamte Myokard
  ━ Eine Echokardiographie nach der Endomyokardbiopsie ist obligat (Perikarderguss?)

Bildgebende Verfahren
━ **Kardio-MRT:** Standard zur nichtinvasiven myokardialen Gewebecharakterisierung: „Lake-Louise-Kritierien" (2 von 3 müssen erfüllt sein):
  ━ Myokardiales „Ödem" auf T2-gewichteten Bildern
  ━ Early-Gadolium-Enhancement-Ratio >4 (oder absoluter Signalanstieg um >45 %)

  ━ Late-Enhancement mindestens eine fokale Läsion (nichtischämisches Verteilungsmuster)
━ Ggf. Wiederholung des Kardio-MRT nach 1–2 Wochen, wenn nur 0–1 Kriterien erfüllt sind und klinisch ein hoher Verdacht besteht
━ Nuklearkardiologie: Keine Bedeutung in der Routine, ggf. 18-FDG-PET oder Gallium-67-Szintigraphie bei Verdacht auf Sarkoidose

9.5.6 Differenzialdiagnostik

━ Koronare Herzerkrankung
━ Hyperthyreose
━ Intoxikationen (z. B. Paracetamol)
━ Perikarditis/Perimyokarditis
━ Mitralklappenprolaps
━ Arrhythmien
━ Pulmonale Ursachen
━ Kardiomyopathien, z. B. HOCM oder Tako-Tsubo-Syndrom

9.5.7 Therapie

Kausale Therapie
━ Eine kausale Therapieoption ist nur für wenige Myokarditisentitäten belegt/verfügbar
━ Bakterien/Protozoen/Parasiten: Antiinfektiva
━ **Virale Myokarditis:** Es liegen keine konsistenten Daten für einen Effekt einer spezifischen antiviralen Therapie vor → ggf. **Immunmodulation** bei **viruspositiven Myokarditiden** (biopsiegesichert) in Zentren: z. B. antivirale Therapie bei einer kardialen Herpesvirusinfektion mit Ganciclovir, Valaciclovir oder Aciclovir; β-Interferontherapie (IFN-β) bei Nachweis von Entero- oder Adenoviren
━ **Infektnegative immunologische Myokarditis** (biopsiegesichert): **Immunsuppression** (z. B. Steroide ± Azathioprin: Prednison 1 mg/kg KG/Tag für 4 Wochen, danach 0,33 mg/kg KG/Tag für 5 Monate; Azathioprin 2 mg/kg KG/Tag für 6 Monate [TIMIC-Studie, EHJ, 2009]) bei chronischer virusnegativer Inflammationskardiomyopathie: Riesenzellmyokarditis, eosinophile Myokarditis, autoimmunen

Systemerkrankungen mit kardialer
Beteiligung, granulomatöse Myokarditis/
kardiale Sarkoidose sowie
Autoimmunmyokarditis.
- **Infektnegative lymphozytäre Myokarditis**
  (biopsiegesichert): Es fehlen konsistente
  Daten, als Einzelfall bei schwerer
  therapierefraktärer Funktionsstörung zu
  entscheiden.
- Keine Empfehlung einer Immunglobulinthe-
  rapie oder einer Immunadsorptionstherapie.

Symptomatisch

- Keine sportliche Aktivität (für mindestens 6
  Monate)
- Thromboembolieprophylaxe bei hospitali-
  sierten, bettlägerigen Patienten
- Kontraindikation für NSAR während der
  Akutphase einer viralen Myokarditis, da
  sonst eine Progression der myokardialen
  Zellschädigung resultieren kann

Herzinsuffizienztherapie

- Behandlung von Herzinsuffizienz/Arrhythmie/
  kardiogenem Schock entsprechend der
  Leitlinien für diese Krankheitsbilder

9.6   Perikarditis

G. Michels, R. Pfister

9.6.1   Definition

- Entzündung des Perikards, welche als **isolierte
  Perikarditis** *oder* **Perimyokarditis** auftreten
  kann.
- Inzidenz: ca. 2–3 (hospitalisierte) Fälle pro
  100.000 Einwohner, ca. 10 × mehr Patienten in
  ambulanter Versorgung

- **Einteilung der Perikarditis**
- Akute Perikarditis (mit oder ohne
  Perikarderguss)
- Anhaltende Perikarditis
  (>4–6 Wochen, <3 Monate)
- Chronische Perikarditis
  (>3 Monate anhaltende Perikarditis)
- Rezidivierende Perikarditis (Rezidiv nach
  akuter Perikarditis und symptomfreiem
  Intervalll von >4–6 Wochen)

9.6.2   Ätiologie

(◘ Tab. 9.46)

◘ **Tab. 9.46** Ursachen der Perikarditis

Infektiöse Genese	Viren (in Deutschland am häufigsten): Parvovirus B19, Enteroviren (Coxsackie und ECHO), Adeno-viren, Herpesviren (EBV, CMV, HHV6)
	Bakterien: Mycobacterium tuberculosis (in Entwicklungsländern häufig), Borreliose (Lyme-Erkran-kung), Coxiella burnetii
	Pilze (selten): Aspergillus spp., Histoplasma spp., Blastomyces spp.
	Parasiten (selten): Toxoplasmose, Echinococcus spp.
Nichtinfektiöse Genese	Autoimmun (häufig): Lupus erythematodes, Sjögren Syndrom, rheumatoide Arthritis, Churg-Strauss-Syndrom, entzündliche Darmerkrankungen, Sklerodermie, Sarkoidose, M. Horton, Takayasu Vaskulitis, M. Behçet, fam. Mittelmeerfieber, M. Still
	Neoplasie: Mesotheliom, Bronchialkarzinom, Mammakarzinom
	Metabolisch: Urämie, Myxödem, Anorexia nervosa
	Traumatisch: Ösophagusperforation, penetrierendes Trauma, Postkardiotomie-/-infarkt-Syndrom
	Medikamentös: Lupus-ähnliches Syndrom (Procainamid, Hydralazin, Methyldopa, Isoniazid, Phenytoin), Chemotherapeutika (Doxorubicin, Daunorubicin, Cytoarabin, 5-FU, Cyclophosphamid), Penicilline als Hypersensitivitätsperikarditis, Mesalazin, Clozapin, Minoxidil, Thiazide
	Andere: Amyloidose, Aortendissekation, pulmonale Hypertonie

9.6.3 Klinik

- Scharfe, pleuritische linksthorakale Schmerzen, nach Aufsetzen und Vorbeugen besser (>85 %)
- Ggf. Zeichen der Herzinsuffizienz: Dyspnoe und Leistungsminderung, allgemeine Schwäche
- Subfebrile Temperaturen bis Fieber
- Perikard- oder Herzbeutelerguss/-tamponade als Komplikation

---

Herzbeuteltamponade → Beck-Trias
- **Pulsus paradoxus:** Bei Inspiration fällt der Blutdruck um 10 mm Hg mit "low-cardiac output syndrome". Da sich der Ventrikel nicht nach außen ausdehnen kann, folgt die Ausweitung nach innen mit Verschiebung des Septums in den linken Ventrikel (Beurteilung mittels Echokardiographie und/oder Herzkatheter)
- **Kussmaul-Zeichen:** Paradoxer inspiratorischer Druckanstieg in Jugularvenen sowie ZVD-Anstieg
- **Leise Herztöne**

9.6.4 Diagnostik

Anamnese und körperliche Untersuchung (Auskultation)

- **Perikardreiben** (<33 %): pulssynchrones, knarrendes/lederartiges systolisch-diastolisches Geräusch
- Pericarditis sicca: trocken, z. B. bei Urämie, systolisch-diastolische Reibegeräusche
- Pericarditis exsudativa: feucht, z. B. bei Tbc, Verschwinden der Reibegeräusche

Laborchemie

- Blutbild, **CRP**, BSG, Harnstoff (urämische Perikarditis), TSH/T_3/T_4 (Myxödemperikarditis bei Hypothyreose), HDL/LDL (Cholesterinperikarditis)
- Evtl. Erhöhung der Herzenzyme (35–50 % der Fälle)

Mikrobiologie/Blutkulturen

- Suche nach Bakterien, insbesondere Mykobakterien (Tbc-Diagnostik)

Immunologie

- ANA, ds-DNS-Antikörper, ANCA, RF, C3, C4

Ruhe-Elektrokardiogramm

- Konkave ST-Streckenhebungen „aus dem S heraus" (Ausdruck der subepikardialen Entzündung, ca. bei 60 %)
- Terminale T-Negativierungen in der 2. Woche
- Niedervoltage bei Perikarderguss und Tamponade
- Elektrischer Alternans: Wechsel der R-Amplitude von Aktion zu Aktion

Radiologische Diagnostik

- **Röntgen-Thorax**
  - Dreieck- bzw. Bocksbeutelform (Ergussmengen >300 ml)
  - Kalkschwielen bei Pericarditis constrictiva
- **CT-/MRT-Untersuchung**
  - Beurteilung/Darstellung lokalisierter Perikardergüsse und des um das Perikard liegenden Gewebes, Tumoren und Pathologien der umgebenden Organe (Nachweis/Ausschluss mediastinaler oder pulmonaler Ursachen), Darstellung von Perikardkalzifizierungen/-verdickungen
  - CT: Unterscheidung zwischen hämorrhagischen und serösen Ergüssen anhand der gemessenen Dichtewerte (Hounsfield-Einheiten)
  - MRT: Diskriminierung zwischen Exsudat und Transsudat anhand der Signalintensität in der T1- und T2-Gewichtung

Echokardiographie

(❏ Tab. 9.47, ❏ Tab. 9.48)
- Physiologisch: seröse Flüssigkeit zw. Epi- und Perikard <30 ml
- Ergussnachweis (bei 60 % der Fälle): ab ≥50 ml bis „swinging-heart"

⬛ Tab. 9.47 Echokardiographische Einteilung des Perikardergusses

Einteilung	Echokardiographischer Befund	Maßnahmen
Kleiner Perikarderguss	<10 mm	Wenn idiopathisch: keine, sonst weitere Kontrolluntersuchungen
Mäßiger Perikarderguss	10–20 mm	Diagnostische Punktion, wenn Verdacht auf purulente oder neoplastische Genese, bei erhöhten Entzündungsmarkern ohne ersichtliche Ursache, Monitoring
Großer Perikarderguss	>20 mm	Hohes Risiko für Tamponade bzw. maligne Genese → Punktion, Monitoring

- Quantifizierung: Beurteilung der hämodynamischen Relevanz (Kompression des rechten Atriums [RA] und/oder des rechten Ventrikels [RV])
- Lokalisation: lokaler, gekammerter oder zirkulärer Perikarderguss
- Differenzialdiagnostik: peri-/epikardiales Fett, Zyste, Hämatom, Aszites, Pleuraerguss
- Kontinuierliche Verlaufskontrollen: akuter oder chronischer Verlauf, Progredienz oder Regredienz

Gegebenenfalls Perikardioskopie mit gezielter Epi-/Perikardbiopsie

- Anschließende histopathologische, molekularbiologische und immunologische Beurteilung

---

Diagnosestellung akute Perikarditis

Mindestens 2 der folgenden 4 Kriterien:
- Klinik: Perikarditischer scharfer, Brustschmerz
- Auskultation: Perikardreiben
- EKG: Neue, ausgedehnte ST-Streckenhebungen (aus dem S heraus) oder PR-Senkungen
- Echokardiographie: Perikarderguss

In entwickelten Ländern muss nicht immer nach der Ursache der Perikarditis gesucht werden, da die meist viral bedingte Perikarditis einen gutartigen klinischen Verlauf zeigt. Eine **stationäre** Abklärung sollte erfolgen

bei Verdacht auf **spezifische Ursachen** (Tuberkulose, Autoimmunerkrankung, Neoplasien) oder bei einem der folgenden **Risikofaktoren:**

- Majorkriterien
  - Fieber >38°C
  - Subakuter Beginn
  - Großer Perikarderguss oder Tamponade
  - Refraktär auf antiphlogistische Behandlung nach 1 Woche
- Minorkriterien
  - Perimyokarditis
  - Immunsuppression
  - Trauma
  - Orale Antikoagulationstherapie

9.6.5 Therapie

Therapieziel

- Behandlung der akuten Symptomatik und Vermeidung von Rezidiven

Allgemeine Maßnahmen

- Körperliche Schonung bis Symptomfreiheit, EKG und Labor normal; bei kompetitiven Sportlern mindestens 3 Monate
- Behandlung der Grunderkrankung
- Keine Antikoagulanzien (Ausnahmen: mechanische Klappenprothese, chronisches Vorhofflimmern, Lungenembolie oder akuter Myokardinfarkt)

◘ Tab. 9.48 Pericarditis constrictiva – restriktive Kardiomyopathie – Perikardtamponade

	Pericarditis constrictiva	Restriktive Kardiomyopathie	Perikardtamponade
Ursachen	Chronische Perikarditis, Zustand nach Radiatio	Amyloidose, Sarkoidse, Hämochromatose	Akute Perikarditis
Morphologie	Ca. 20 % Verkalkung, echo-dichtes Perikard	Keine Verkalkung	Perikarderguss
Klinik	Primäres Rechtsherzver-sagen, dann Vorwärts-versagen (Hypotension, Dyspnoe)	Globale Herzinsuffizienz	Erhöhter ZVD, Tachykardie, Hypotonie
Diastole			
Relaxation	Ungestört	Ungestört	Linksventrikulär initial unge-stört, jedoch Störung der rechtsventrikulären Füllung
Compliance	Gestört	Gestört	
Echokardiographie	Atemabhängigkeit im Geschwindigkeitsprofil über Mitral- (e-Wellen Variation >25 %) und Trikuspidalklappe, Gewebedoppler e'>8 cm/s, typischer „septal bounce"	**Keine** Atemabhängigkeit im Geschwindigkeitsprofil über Mitral- und Trikuspi-dalklappe, Gewebedoppler e'<8 cm/s, riesige Vorhöfe	Pulsus paradoxus Diastolischer Kollaps von rechtem Vorhof und Ven-trikel bis „swinging heart", dilatierte V. cava inferior
Herzkatheterunter-suchung	Dip-Plateau-Muster (frühe RV-Füllung noch möglich, y-Tal=Dip=Füllungsstopp) LVEDP = RVEDP PAP: <50 mm Hg Atemabhängige Sys-tolische Druckflächen-divergenz in RV und LV: simultane Druckmessung!	Selten Dip-Plateau-Muster LVEDP>RVEDP um mehr als 5 mm Hg PAP: >50 mm Hg Keine atemabhängige systolische Druckflächen-divergenz in RV und LV	Kein Dip-Plateau-Muster ZVD (RAP): erhöht
Kardio-MRT/-CT	Perikardverkalkung/-ver-dickung >3 mm	Unauffällige Perikardmorphologie	Ergusssaum
Therapie	Perikardektomie	Herzinsuffizienz-/Kausaltherapie, ggf. Herztransplantation	Punktion

Abkürzungen: LVEDP = linksventrikulärer enddiastolischer Druck, RVEDP = rechtsventrikulärer enddiastolischer Druck, PAP = pulmonalarterieller Druck, ZVD = zentraler Venendruck (entspricht dem RAP oder rechtsatrialen Druck).

First-line-Therapie

- **NSAR als Basistherapie**
- Ibuprofen: 3 × 600 mg/Tag p.o. für 1–2 Wochen, dann um 200–400 mg/1–2 Wochen reduzieren, ggf. plus Protonenpumpenhemmer
- Bei vorbestehender ASS-Therapie: ASS 750–1000 mg 3×/Tag, dann um 250–500 mg/1–2 Wochen reduzieren

- **Colchizin als Kombinationspartner**
- Colchizin: Mitosehemmstoff aus dem Gift der Herbstzeitlosen (Hemmung der Tubulinpolymerisation); Entzündungs-hemmung, indem es Migration und Funktion (Phagozytose und Freisetzung von Mediatoren) der Neutrophilen hemmt

- Die zusätzliche Gabe von Colchizin führt zu einer rascheren Beschwerdefreiheit und einer Reduktion der Rezidivrate von 30 % auf 10 %
- Dosierung:
  - >70 kg KG: 2 × 0,5 mg Colchizin/Tag p.o.
  - ≤70 kg KG: 1 × 0,5 mg Colchizin/Tag p.o.
- Dauer: Colchizin über 3 Monate bei akuter und über 6 Monate bei chronischer Perikarditis
- Cave bei Leber- und Nierenfunktionsstörungen
- Überwachung: CRP, Blutbild, Retentionsparameter, Leberparameter
- Kontraindikationen: Deutlich eingeschränkte Leber- und Nierenfunktion (hepatobiliäre und renale Elimination), absolut kontraindiziert bei Dialysepatienten, Dosishalbierung bei eingeschränkter Nierenfunktion (GFR <60 ml/min)

Second-line-Therapie

- **Kortikosteroide**: Nur bei Kontraindikation für NSAR/ASS/Colchizin
- Dosierung: 0,25–0,5 mg Prednison/kg KG/Tag p.o.
- Anmerkung: Erhöhtes Rezidivrisiko unter Steroidtherapie
- Dosierung bei Autoimmunprozessen: 1–1,5 mg Prednisolon/kg KG/Tag p.o.
- Dauer: 1 Monat, danach über 3 Monate ausschleichen

Third-Line-Therapie

- i.v.-Immunglobulin
- Anakinra: Interleukin-1-Rezeptor-Antagonist
- Azathioprin: Immunsuppressiva, Purinanalogon
- Ggf. Perikardektomie als fourth line Behandlungsoption

9.6.6   Komplikationen

Rezidivierende Perikarditis

- Häufigste Komplikation der akuten Perikarditis
- Rezidivrate nach dem Erstereignis: ca. 30 %, nach dem ersten Rezidiv: ca. 50 %

- Ursachen: Autoimmunprozess, virale Ursachen, unzureichende Therapiedauer von NSAR und/oder Colchizin
- Rezidivprophylaxe: Kausale Therapie und antiphlogistische Kombinationstherapien:
  - NSAID (Ibuprofen oder ASS oder Indometacin) bis Symptomfreiheit (ggf. Wochen bis Monate) in Kombination mit Colchizin (mindestens 6 Monate)
  - Kortison: Wenn unter NSAID keine Symptomfreiheit oder erneutes Rezidiv; immer in Kombination mit NSAID und Colchizin; initial Prednison 0,2–0,5 mg/kg KG/Tag, dann um ca. 10 % alle 1–2 Wochen reduzieren
- Jedes Medikament separat ausschleichen
- Therapiemonitoring über CRP-Bestimmung
- 3. Wahl: i.v. Immunglobuline, Azathioprin, Anakinra

Perikarderguss/Perikardtamponade

❶ Cave
Ein akuter Perikarderguss kann bereits ab einer Größe von ca. 150 ml von hämodynamischer Relevanz sein, während ein chronischer Perikarderguss von bis zu 1 l mit keiner Beeinflussung der Hämodynamik einhergeht.

Zur Beurteilung und Punktionsindikation werden die **Klinik** (Dyspnoe) und die **Hämodynamik** (Hypotonie plus Tachykardie) sowie **echokardiographische Parameter** (diastolischer Kollaps rechtes Atrium oder rechter Ventrikel, „swinging heart", V.-cava-inferior-Stauung, atemabhängig Variation der E-Welle über Mitral-/Trikuspidal-/Pulmonalklappe um mehr als 25 %/50 %/30 %) herangezogen (◘ Tab. 9.47).

❯ Die akute Perikardtamponade muss differenzialdiagnostisch von einer akuten Lungenembolie und einem akuten Rechtsherzversagen (Rechtsherzinfarkt) abgegrenzt werden.

- Ursache: Wenn zusammen mit Perikarditis → meist infektiös oder maligne; isolierter Perikarderguss → in entwickelten Ländern 50 % idiopathisch, in Entwicklungsländern >60 % Tuberkulose

- Klinik: Von asymptomatisch bis Herzinsuffizienz, Verdrängungssymptome (Zwerchfell: Übelkeit; Ösophagus: Dysphagie; N. laryngeus: Heiserkeit; N. phrenicus: Singultus)
- Befunde: Nur wenn hämodynamisch relevant: Halsvenenstauung, Pulsus paradoxus, leise Herztöne

- **Perikardpunktion (unter echokardiographischer Kontrolle)**
- Indikationen:
  - Hämodynamisch relevanter und/oder große (>20 mm) Perikardtamponade
  - Verdacht auf purulenten Perikarderguss (Fieber und Perikarderguss!)
  - Verdacht auf tuberkulösen Perikarderguss
  - Verdacht auf neoplastischen Perikarderguss (Tumoranamnese)
  - Symptomatischer Perikarderguss ohne Therapieansprechen
- Durchführung: Einstich „Larrey-Punkt" im Winkel zwischen Xiphoid und 7. Rippenknorpel, Weiteres ► Kap. 1
- Komplikationen:
  - Major Komplikationen (ca. 2 %): interventionsbedürftige Ventrikel-/Koronarverletzung, Hämato-/Pneumothorax, Verletzung der Leber oder anderer Organe
  - Minor Komplikationen (4– 34 %): Arrhythmien, kleiner Pneumothorax, transiente Ventrikelverletzung

- **Analyse der Perikardflüssigkeit**
- Laborchemie: Bestimmung des spezifischen Gewichts, der Proteinkonzentration und der LDH bzw. der Ratios → Anwendung der „Light-Kriterien" zur Diskriminierung der Perikardergüsse in Exsudate und Transsudate
  - Exsudat: Spezifisches Gewicht >1.015, Proteingehalt >30 g/l, PE/Serum-Protein-Ratio >0,5, LDH-Aktivität >300 U/l und eine PE/Serum-LDH-Ratio >0,6
  - Transudat: Kein Kriterium erfüllt oder entsprechend niedrigere Werte
- Versand des Punktatmaterials zur weiteren Diagnostik

- Serologie/Virologie (Viren)
- Mikrobiologie (natives Material, Blutkulturflaschen, PCR für Tbc)
- Zytologie/Pathologie
- Hauptlabor (Blutbild, Fette, CRP, Harnsäure, LDH, Amylase, Lipase, Glukose, CEA [maligne Ergüsse?], ADA (Adenosindeaminase), IFN-γ und Lysozym [Tbc?])

Pericarditis constrictiva

- Die konstriktive Perikarditis ist das Folgestadium einer chronisch-persistierenden Perikarditis (meist viraler oder idiopathischer Genese, nach Bestrahlung oder kardiochirurgischer Perikardiotomie).
- Durch die zunehmende Fibrosierung, Verdickung und Versteifung beider Perikardblätter kann ein sog. *Panzerherz* resultieren.
- Epikardiale Myokardschichten können mit in den Krankheitsprozess einbezogen sein. Das führt zu einer regionalen oder globalen Myokardatrophie.
- Pathophysiologie/Klinik: Diastolische Füllungsbehinderung aller Herzhöhlen, Zeichen der zentralvenösen Stauung (Stauungshepatitis, Aszites und periphere Ödeme) und des verminderten HZV (kardiale Kachexie, Müdigkeit, Leistungsminderung).
- Dip-Plateau-Phänomen: Schnelle frühdiastolische Füllung (dip, ungestörte Relaxation) und abrupter Füllungsstopp (Plateau, Ausdruck der Compliancestörung); bedingt durch diese fixierte diastolische Füllung sind auch die Schlagvolumina konstant.
- Differenzialdiagnostisch schwierig von einer restriktiven Kardiomyopathie abzugrenzen (◘ Tab. 9.48). Wichtig: Bildgebung (Echokardiographie, CT, MRT zur Beurteilung von Verkalkungen, Perikarddicke, Ausdehung) und invasive Hämodynamikmessung
- Therapie: Perikardfensterung bis Perikardektomie (partiell oder total).
- Dekortikation (operative Schwielenentfernung).
- Bei tuberkulöser Pericarditis constrictiva muss eine antituberkulostatische Therapie für mindestens 2 Monate vor der Perikardektomie erfolgen.

9.6.7 Differenzialdiagnose

(◘ Tab. 9.48)

> ❯ Bei geringer/asymptomatischer Klinik
> der Perikarditis constrictiva kann eine
> konservative Haltung mit echokardiogra-
> phischen Verlaufskontrollen in Erwägung
> gezogen werden.

9.7 Herzrhythmusstörungen

G. Michels, R. Pfister

9.7.1 Herzrhythmusstörungen in der Intensivmedizin

- Inzidenz: 10–20 %
- Prävalenz: 10–20 %
- Ursachen für Herzrhythmusstörungen in der Intensivmedizin:
  - Komplikation einer kardialen Erkrankung (z. B. Myokardinfarkt, Kardiomyopathien, Myokarditis)
  - Komplikation einer extrakardialen Erkrankung (z. B. Hyperkaliämie bei M. Addison oder Niereninsuffizienz, Intoxikationen [z. B. Digitalis], Thoraxtrauma, Sepsis)
  - Nebenwirkung von Medikamenten (z. B. Katecholamine, Diuretika, Digitalis, Theophyllin)
- Allgemeines
  - Arrhythmien („new-onset arrhythmias") treten bei 10–20 % aller Patienten auf Intensivstation auf
  - Am häufigsten sind die tachykarden Herzrhythmusstörungen
  - Vorhofflimmern (>45 %) und monomorphe ventrikuläre Tachykardien (>40 %) sind die häufigsten Arrhythmien in der Intensivmedizin
  - Supraventrikuläre und ventrikuläre Arrhythmien sind mit einer höheren Krankenhausmortalität assoziiert
- Risikofaktoren für Arrhythmien auf Intensivstation
  - Höheres Alter
  - Kardiopulmonale Erkrankungen

- Endokrinopathien (assoziiert mit Elektrolytstörungen)
- Schweregrad der Intensivpflichtigkeit (SAPS-II)
- Beatmungstherapie
- Katecholamintherapie

9.7.2 Arrhythmogene Mechanismen von Rhythmusstörungen

(◘ Tab. 9.49)

9.7.3 Einteilung

- **Frequenz:** tachykarde und bradykarde Rhythmusstörungen
- **Ursprung:** Reizbildungs- und Reizleitungsstörungen, supraventrikuläre und ventrikuläre Rhythmusstörungen
- **Breite des QRS-Komplexes:** Schmal- und Breitkomplex-Arrhythmien
- **Hämodynamik**
  - Hämodynamisch stabile und instabile Rhythmusstörungen
  - Kreislaufstillstand: tachysystolisch hyperdynam (Kammerflimmern, -flattern, pulslose ventrikuläre Tachykardie) oder hypo- bis asystolisch hypodynam (Asystolie, Hyposystolie, EMD oder „weak action")

9.7.4 Hämodynamische Auswirkungen

- **Herzzeitvolumen** (HZV): Herzfrequenz (HF) und Schlagvolumen (SV) → HZV = HF × SV
- **Schlagvolumen** (SV) hängt ab von ventrikulärer Füllung (SV=EDV-ESV) und kardialer Pumpleistung (Inotropie, Chronotropie, Vor- und Nachlast)
- **Funktionelle Konsequenz der Tachykardie**
  - Verkürzung der Diastolendauer
  - Abnahme der Koronarperfusion mit Myokardminderperfusion
  - Abnahme der diastolischen Ventrikelfüllung mit Abnahme des Herzzeitvolumens (HZV) bis Kreislaufstillstand

◘ Tab. 9.49 Arrhythmogene Mechanismen von Rhythmusstörungen

Mechanismus	Reentry (Kreiserregung)	Getriggerte Aktivität	Gesteigerte *oder* abnorme Automatie
Häufigkeit [%]	Ca. 80–90	Ca. 10	Ca. 10
Pathologisches Korrelat	Mit *oder* ohne anatomisches Korrelat, d. h. anatomischer *oder* funktioneller Reentry	Zellmembran (Nachdepolarisationen)	Zellmembran: gesteigerte Automatie von Schrittmacherzellen *oder* spontane Depolarisationen von Zellen des Arbeitsmyokards
Lokalisation	Fokal	Fokal >diffus	Diffus oder fokal
Elektrophysiologisches Korrelat	Heterogenität zwischen gesundem und krankem Gewebe	Phase 3 des AP: verzögerte Repolarisation mit frühen Nachdepolarisationen (EAD); Phase 4 des AP: späte Nachdepolarisationen (DAD)	Phase 4 des AP: I_f, I_{Ca}, I_{K1} Gesteigerte diastolische Depolarisation *oder* abnorme diastolische Depolarisation im Arbeitsmyokard
Beispiele	Paroxysmale supraventrikuläre Tachykardien	EAD: Torsade-de-pointes-Tachykardie bei LQTS, DAD: Arrhythmien bei zellulärer Ca^{2+}-Überladung (Digitalisintoxikation)	Sinustachykardie (gesteigerte Automatie), ektope atriale Tachykardie (abnorme Automatie)

Abkürzungen: AP = Aktionspotenzial, APD = Aktionspotenzialdauer, EAD = „early afterdepolarization", DAD = „delayed afterdepolarization", LQTS = Long-QT-Syndrom, I_x = Ionenströme verschiedener Ionen (z. B. I_f = Funny-Ionenstrom, I_{Ca} = Ca^{2+}-Ionenstrom).

9.7.5 Klinik

- Palpitationen
- Schwindelattacken bis Adams-Stokes-Anfall (Zustand kurzer Bewusstlosigkeit bei kurzauftretender Asystolie infolge totaler AV-Blockierung)
- Herzinsuffizienz (brady- oder tachysystolisch)
- Akutes Koronarsyndrom (pektanginöse Beschwerden)
- Dyspnoe
- Polyurie
- Arterielle Embolie bei Vorhofflimmern/-flattern
- Klinik einer ventrikulären Extrasystolie: Kein peripherer Puls, auskultatorisch jedoch Herztöne hörbar
- Ggf. Kreislaufstillstand/plötzlicher Herztod

9.7.6 Diagnostik

Instabilitätszeichen rhythmogener Notfälle
- $Blutdruck_{systol.}$ <90 mm Hg mit Symptomen
- Pektanginöse Beschwerden
- Brady- oder tachysystolische Herzinsuffizienz
- Herzfrequenz (HF): <40 oder >150/min mit Symptomen

Anamnese
- **Kardiale Vorgeschichte**: Koronare Herzkrankheit, paroxysmale Tachykardie
- **Medikamentenanamnese**: insbesondere Präparate, welche zur Verlängerung der Repolarisation führen (http://www.qtdrugs.org/); bradykardisierende Medikamente (Digitalispräparate,

β-Blocker) → v. a. bei Präparatwechsel und begleitender Niereninsuffizienz. Präparate mit direkter Auswirkung auf Elektrolythaushalt: Aldosteronantagonisten, Diuretika.

- **Familienanamnese**: Genetische Prädisposition, plötzlicher Herztod.
- **Warm-up- und Cool-down-Phänomen**: Hinweis für eine *Automatie-Tachykardie* (z. B. fokal atriale Tachykardie, AV-junktionale Tachykardie), Patienten berichten über einen langsamen Pulsanstieg und ein langsames Sistieren der Tachykardie.
- **On-off-Phänomen**: Hinweis für eine *Reentry-Tachykardie*, plötzlicher Beginn und abruptes Ende der Tachykardie („wie ein Schalter"), regelmäßige Tachykardie, häufig postiktaler Harndrang (ANP- bzw. BNP-Freisetzung mit renaler Na^+- und Wasserausscheidung)

Körperliche Untersuchung

- Insbesondere Auskultation von Herz (Vitien) und Lunge; Bradykardie (Frequenz: <60/min), Tachykardie (Frequenz: >100/min), Arrhythmie

Labordiagnostik

- Insbesondere Elektrolyte (K^+), Nierenretentionsparameter, Schilddrüsenparameter

EKG

- Ruhe-EKG mit Rhythmusstreifen
- Langzeit-EKG und/oder ggf. Event-Recorder
- Ergometrie, insbesondere zur Evaluierung belastungsinduzierter Arrhythmien

Echokardiographie

- Ausschluss oder Identifikation struktureller Herzerkrankungen, Vitien, perimyokardiale Erkrankungen

Sonstige

- Ggf. elektrophysiologische Untersuchung (EPU)
- Ggf. „cardio-mapping"

9.7.7 Therapie

Akuttherapie – tachykarde Rhythmusstörungen

- **Allgemeines**
- Aufrechterhaltung und Stabilisierung der Vitalfunktionen
- Lagerung: Oberkörperhochlagerung
- Oxygenierung: 2–6 l O_2/min über Nasensonde oder >6 l O_2/min über Maske, wenn notwendig
- Evtl. Sedierung mittels Benzodiazepinen: z. B. Midazolam (Dormicum)

- **Ätiologische Abklärung**
- z. B. Ischämiezeichen, Elektrolytstörungen

- **Vagusstimulationsmanöver**
- Möglichkeiten
  - Valsalva-Pressversuch (Methode der 1. Wahl)
  - Einseitiger Karotissinusdruckversuch (keine Empfehlung bei älteren Patienten: erhöhtes Risiko für neurologische Komplikationen, insbesondere Schlaganfall)
  - Kaltes Wasser trinken lassen
  - Gesicht in kaltes Wasser eintauchen (Tauchreflex)
- Wenn Vagusstimulationsmanöver, dann Valsalva-Pressversuch
  - Position: liegende Position bei der Durchführung des Manövers
  - Dauer: mindestens 15 s (Aufbau eines Drucks von mindestens 40 mm Hg)

- **Medikamentöse antiarrhythmische Differenzialtherapie**
- Es sollte nicht mehr als ein Antiarrhythmikum verwendet werden.
- Bei eingeschränkter Pumpfunktion führen die meisten Antiarrhythmika zu einer weiteren myokardialen Funktionsverschlechterung (negativ inotrop).

- **Elektrotherapie**
- Frühzeitige **Defibrillation/Kardioversion** bei drohender hämodynamischer Instabilität (externe Defibrillation/

Kardioversion oder interne Defibrillation/
Kardioversion über ICD)
- Kardioversion: Applikation von Strom
synchronisiert über R-Zacken-
Erkennung
- Defibrillation: unsynchrone Applikation eines
Stromimpulses
- Die vorherige Gabe verschiedener Antiarr-
hythmika kann den Defibrillationserfolg
verschlechtern
- **Ggf. Überstimulation** („overdrive
pacing")

❶ **Antiarrhythmika-Therapie von
Rhythmusstörungen**
- Mittel der Wahl bei **„rhythmischen"
Schmalkomplextachykardien:**
Adenosin (Adrekar) 6–18 mg
rasch i.v.
- Mittel der Wahl bei **„arrhythmischen"
Schmalkomplextachykardien** (meist
Tachyarrhythmia absoluta): **Metoprolol**
(Beloc) 5–15 mg i.v.
- Mittel der Wahl bei **Breitkomplexta-
chykardien: Amiodaron** (Cordarex) 5 mg/
kg KG bzw. 300 mg/70 kg KG langsam i.v.
oder **Ajmalin** (Gilurytmal) 0,5–1 mg/kg KG
langsam i.v.

Langzeittherapie – tachykarde
Rhythmusstörungen
- **Medikamentös:** Prinzipiell alle Antiarr-
hythmika (Klasse-I-Antiarrhythmika
nicht bei strukturellen
Herzerkrankungen)
- **Implantierbarer Cardioverter-Defibrillator**
(ICD, ▶ Abschn. 9.8)
- **Katheterinterventionell
(Radiofrequenzablation):**
  - Koagulation des Kent-Bündels beim
  WPW-Syndrom
  - AV-Knotenmodulation bei
  AV-Knoten-Reentrytachykardie
  - Pulmonalvenenisolation bei Vorhof-
  flimmern (entweder mittels Kryo- oder
  Thermoablationsverfahren, FIRE AND
  ICE-Studie 2016)

Akuttherapie – bradykarde
Rhythmusstörungen

- **Medikamentöse Therapie**

❶ **Antibradykarde Substanzen**
- **Parasympatholytika**
  - Atropinsulfat (Atropinum sulfuricum):
  0,5–3 mg als i.v.-Bolus
  - Ipratropiumbromid (Itrop): 0,5 mg auf
  5 ml NaCl 0,9 % langsam i.v.
- **Sympathomimetika**
  - Orciprenalin (Alupent): 0,25–0,5 mg als
  i.v.-Bolus
  - Adrenalin (Suprarenin): 0,02–0,1 mg
  als i.v.-Bolus oder als Perfusor
  (2–10 µg/min)

- **Elektrotherapie**
- Transkutane Schrittmachertherapie unter
Analgosedierung
- Transvenöse Schrittmacheranlage über
Schleuse (meist rechte V. jugularis
interna)
- Ggf. transösophageale
Schrittmacherstimulation (oft nicht
100 %-ig zuverlässig)

Langzeittherapie – bradykarde
Rhythmusstörungen
- Absetzen bradykarder Substanzen
- Ätiologische Abklärung: z. B. Ausschluss/
Nachweis einer KHK, Digitalisspiegel etc.
- Ggf. permanente Schrittmacherimplantation

9.7.8 Tachykarde Rhythmusstörungen

Ätiologie
- **Physiologisch:** Kompensatorisch
(Anstrengung, Anämie, Entzündungszeichen
etc.)
- **Kardial:** Koronare Herzkrankheit, akutes
Koronarsyndrom, Kardiomyopathien,
Herzinsuffizienz, Endokarditis, Myokarditis/
Perimyokarditis, Vitien, Herztumoren,
angeborene Leitungsbahnen

◻ Tab. 9.50 Differenzialdiagnostik von Schmalkomplextachykardien

Rhythmische Schmalkomplextachykardien	Sinustachykardie (adäquat [kompensatorisch, vegetativ] oder inadäquat)
	AV-Knoten-Reentrytachykardie (◻ Abb. 9.10)
	Orthodrome AV-Reentrytachykardie bei akzessorischer Leitungsbahn
	Vorhofflattern mit regelmäßiger Überleitung (◻ Abb. 9.7)
	Fokal ektope atriale Tachykardie
	Junktionale (AV-Knoten) Tachykardie (selten)
Arrhythmische Schmalkomplextachykardien	Tachyarrhythmia absoluta (TAA) bei Vorhofflimmern (häufig)
	Vorhofflattern mit unregelmäßiger bzw. inkonstanter AV-Überleitung
	Fokal atriale Tachykardie mit unregelmäßiger Überleitung
	Multifokal atriale Tachykardie mit intermittierenden Arrhythmiephasen
	Sinustachykardie mit supraventrikulären Extrasystolen

— **Extrakardial:** Elektrolytstörungen, Lebererkrankungen (Hämochromatose), Endokrinopathien (Hyperthyreose, Phäochromozytom), Autoimmunerkrankungen, Neoplasien, Genussmittel (z. B. Nikotin, Kaffee), toxisch (z. B. Alkohol, Kokain), Medikamente (Antiarrhythmika, Digitalis, Antidepressiva, Neuroleptika)

Unterscheidung tachykarder Rhythmusstörungen
— Hämodynamisch stabil oder instabil
— Instabilitätszeichen
  – Blutdruck$_{systol.}$ <90 mm Hg
  – Herzfrequenz: >150/min
  – Pektanginöse Beschwerden
  – Zeichen der tachysystolischen Herzinsuffizienz
— QRS-Komplex
  – <0,12 s: Schmalkomplextachykardien (◻ Tab. 9.50)
  – ≥0,12 s: Breitkomplextachykardien (◻ Tab. 9.51)
— Rhythmus
  – Regelmäßige Tachykardie
  – Unregelmäßige Tachykardie oder Tachyarrhythmie

❯ „Behandle immer den Patienten und nie das EKG".

❯ „Schmalkomplextachykardien mit mehreren Erregungen" (z. B. TAA bei Vorhofflimmern) werden nicht selten in Form eines „funktionellen Schenkelblocks" übergeleitet, sodass im EKG eine „Breitkomplextachykardie" imponiert.

— Eine arrhythmische Breitkomplextachykardie beruht daher meistens auf einem Vorhofflimmern mit funktionellem (Ermüdung) oder vorbestehendem Schenkelblock (selten: Präexzitationssyndrom mit Vorhofflimmern).

❗ **Cave**
Im Notfall gilt, dass jede Breitkomplextachykardie bis zum Beweis des Gegenteils primär als ventrikuläre Tachykardie anzusehen ist.

— Falls zwischen einer supraventrikulären und einer ventrikulären Breitkomplextachykardie nicht direkt unterschieden werden kann, stellt Ajmalin das Medikament der 1. Wahl dar.
— Bei sicherem Nachweis einer ventrikulären Tachykardie und bekannter kardialer Anamnese (z. B. KHK) sollte Amiodaron primär appliziert werden.

Tab. 9.51 Differenzialdiagnostik von Breitkomplextachykardien

Rhythmische Breitkomplextachykardien	Ventrikuläre Tachykardie (▣ Abb. 9.12)
	Kammerflattern
	Supraventrikuläre Tachykardie mit Schenkelblock
	Antidrome AV-Reentrytachykardie beim WPW-Syndrom
Arrhythmische Breitkomplextachykardien	Kammerflimmern
	Vorhofflimmern mit Schenkel- oder funktionellem Block (Ermüdungsblock)
	Präexzitationssyndrom mit Vorhofflimmern (▣ Abb. 9.13)
	Polymorphe ventrikuläre Tachykardie (Torsade-de-pointes-Tachykardie, ▣ Abb. 9.15)

Pathophysiologie (allgemein)

- **Arrhythmogenes Substrat**: Infarktnarbe, Aneurysma, dualer AV-Knoten, Hypertrophie, Fibrose, Dispersion der Repolarisation als funktionelles arrhythmogenes Substrat (z. B. beim LQTS)
- **Trigger-Faktoren**: Extrasystolen, Hypoxämie, Ischämie
- **Modulierende Faktoren**: Neurohumoraler Einfluss, Elektrolytstörungen (z. B. Hypokaliämie, Hypomagnesämie), proarrhythmische Pharmaka (z. B. Antiarrhythmika)

9.7.9 Sinustachykardien

- **Adäquate Sinustachykardie**: Anämie, Dehydratation, Fieber, Schmerz, Lungenembolie, Perikarditis, Mitral-/Aortenklappeninsuffizienz, Myokardinfarkt, Pneumothorax, Hyperthyreose, Hypoglykämie, Medikamente/Drogen (z. B. Katecholamine, Kokain)
- **Inadäquate Sinustachykardie**: z. B. HCN4-Schrittmacherionenkanalmutation („gain of function")
  - Therapie: Ivabradin, Diltiazem, β-Blocker, ggf. Katheterablation

9.7.10 Atriale Tachykardien

Ätiologie

- Ektop versprengtes Erregungsbildungsgewebe
- Cor pulmonale
- Chronisch obstruktive Lungenerkrankung (COPD)
- Pulmonale Hypertonie
- Kardiomyopathie
- Ausgeprägte Herzinsuffizienz
- Digitalisüberdosierung

> Atriale Tachyarrhythmie sind Tachykardien, bei denen die Ventrikel passiv an die Rhythmusstörung angekoppelt sind („bystander").

Einteilung

- Atriale Nicht-Reentrytachykardien → fokale bzw. ektope atriale Tachykardie
- Unifokale atriale Tachykardie
- Multifokale atriale Tachykardie (häufig bei Digitalisüberdosierung, sog. medikamenteninduzierte Form der fokal atrialen Tachykardie)
- Anmerkung: Bedingt durch Automatie bzw. getriggerte Aktivität meist unbeeinflussbar, d. h. sie lassen sich weder induzieren noch durch Überstimulation terminieren

- Atriale Reentrytachykardien
- Meist atypisches Vorhofflattern *oder* atriale Inzisions-Reentrytachykardien („incisional atrial re-entry", nach operativer Korrektur von kongenitalen Herzfehlern oder durch chirurgische Manipulationen an der freien Wand des rechten Vorhofs)

- Regelmäßige Vorhoftachykardien mit isthmusunabhängigen Reentrykreisen („non-isthmus dependent"), der Mechanismus entspricht dem des Vorhofflatterns (Makro-Reentry)

Hinweise für eine ektope atriale Tachykardie

- Warm-up-/Cool-down-Phänomen → Hinweis für eine Automatie-Tachykardie
- Vorhoffrequenz <250/min, Kammerfrequenz 150–200/min
- Tachykardiedauer: Minuten bis Stunden, ggf. permanent anhaltend („incessant")
- Im Gegensatz zum typischen Vorhofflattern ist die isoelektrische Linie vorhanden

EKG-Charakteristika

- Schmalkomplextachykardie
- **Unifokale atriale Tachykardie**
  - Regelmäßige Tachykardie mit Veränderung der P-Wellen-Konfiguration im Vergleich zum Sinusrhythmus (meist kaum erkennbar)
  - Herzfrequenz: 150–200/min
  - Bei gleichzeitig bestehendem AV-Block sollte an eine Digitalisintoxikation gedacht werden
- **Multifokale atriale Tachykardie**
  - Intermittiernd arrhythmische Tachykardie
  - Mindestens 3 oder mehrere deformierte bzw. variierende P-Wellen
  - Wechselnde PP- und PQ-Intervalle
- **Atriale Reentrytachykardie**
  - Regelmäßige Tachykardie mit „flatterähnlichen" P-Wellen zwischen den Kammerkomplexen
  - Variierende atriale Frequenzen und P-Wellen-Morphologie
  - In der Literatur wird die atriale Reentrytachykardie häufig mit dem atypischen Vorhofflattern gleichgesetzt

Akuttherapie – atriale Tachykardien

- Vagale Stimulationsmanöver → meist ineffektiv, da der AV-Knoten selbst nicht in die Arrhythmogenese involviert
- Medikamentös

ℹ **Medikamentöser Therapie-„Versuch" atrialer Tachykardien**
- Therapie-„Versuch", weil sich der atriale Fokus häufig nicht supprimieren lässt
- β-Blocker, z. B. Metoprolol (Beloc): 5 mg i.v
- Ca^{2+}-Antagonisten, z. B. Verapamil (Isoptin): 5 mg langsam i.v.

❗ **Cave**
Bei gleichzeitig antegrad leitfähigem akzessorischem Bündel und medikamentöser AV-Blockierung im Rahmen der Frequenzkontrolle (Digitalis oder Ca^{2+}-Antagonisten vom Verapamil-/Diltiazem-Typ) besteht die Gefahr einer induzierten schnellen Überleitung bis hin zu Kammerflattern/-flimmern (hyperdynamer Kreislaufstillstand).

Langzeittherapie – atriale Tachykardien

- Ätiologische Abklärung und Behandlung der Grunderkrankung
- Medikamentös: β-Blocker oder Ca^{2+}-Antagonisten, ggf. Amiodaron
- Ggf. Überstimulation („atrial overdrive pacing")
- Ggf. Ablationsbehandlung (unter Anwendung moderner Mappingsysteme)

9.7.11 Vorhofflattern

Ätiologie

- **Kardiale Ursachen:** koronare Herzkrankheit, Kardiomyopathien, Mitralvitien, Perimyokarditis, Zustand nach kardiochirurgischem Eingriff
- **Extrakardiale Ursachen:** Lungenembolie, Hyperthyreose, arterielle Hypertonie, Herztrauma, Alkoholkonsum („holiday-heart syndrome")

Einteilung bzw. Typisierung

- **Isthmus-abhängiges Vorhofflattern** („isthmus-dependent flutter")
- **Typisches** Vorhofflattern („typical atrial flutter")

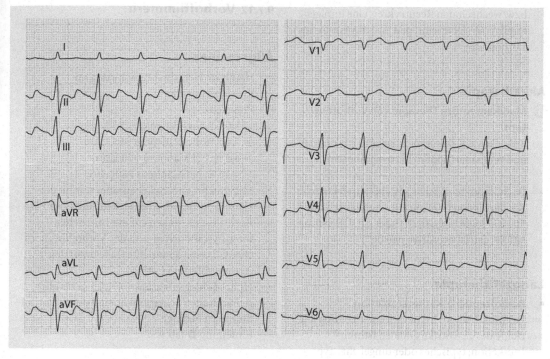

□ Abb. 9.7 Typisches Vorhofflattern (2:1-Überleitung)

— Isthmus: anatomisch-strukturelle Region zwischen Einmündung der V. cava inferior und Trikuspidalklappenring
— Homogener Makro-Reentry im Gegenuhrzeigersinn („counterclockwise type")
— **Umgekehrt-typisches** Vorhofflattern („reverse-typical atrial flutter")
— Homogener Makro-Reentry im Uhrzeigersinn („clockwise type")

- **Nicht isthmusabhängiges Vorhofflattern („non-isthmus-dependent flutter")**
— **Atypisches** Vorhofflattern („atypical atrial flutter")
— Das atypische Vorhofflattern entspricht pathogenetisch der atrialen Makro-Reentrytachykardie
— Heterogene bzw. variierende Reentry-Mechanismen
— Häufig Degeneration in grobes Vorhofflimmern, sog. Flimmernflattern
— **Linksatriales** Vorhofflattern („left atrial flutter")
— Reentry um die Pulmonalvenenregion oder um den Mitralklappenanulus

— **Inzisionales** Vorhofflattern (sog. Narbenflattern)
— Reentry um eine Atriotomienarbe nach kardiochirurgischen Eingriffen (z. B. Zustand nach Mustard-Operation oder Zustand nach ASD-Verschluss)

EKG-Charakteristika

— **Typical type:** atriale Frequenzen von 240–340/min, negative Sägezahn-Flatterwellen in inferioren Ableitungen (II, III, aVF), und positiv in V_1 bzw. negativ in V_6 (□ Abb. 9.7)
— **Reverse-typical type:** wie typisches Vorhofflattern nur spiegelbildliche, positive Sägezahn-Flatterwellen in den inferioren Ableitungen (II, III, aVF), und negativ in V_1 bzw. positiv in V_6
— **Atypical type:** atriale Frequenzen >340/min, positive Sägezahn-Flatterwellen in den inferioren Ableitungen (II, III, aVF), zeigt ggf. durch eine Erregung ohne definierten

bzw. wechselnden Reentrykreis eine unregelmäßige AV-Überleitung, d. h. arrhythmisches Vorhofflattern

Akuttherapie

ⓘ **Medikamentöse Therapie von Vorhofflattern**
β-Blocker, z. B. Metoprolol (Beloc) 5 mg i.v. oder ggf. Verapamil (Isoptin) 5–10 mg langsam i.v.

▬ Bei hämodynamischer Instabilität: elektrische Kardioversion (100 Joule monophasisch oder 50–200 Joule biphasisch) oder ggf. Überstimulation („atrial overdrive pacing")

Langzeittherapie

▪ **Radiofrequenz-Katheterablation**
▬ Isthmusablation: Induktion einer Leitungsblockade des „cavotrikuspidalen Isthmus"
▬ Indikation: typisches oder umgekehrt-typisches Vorhofflattern
▬ Anmerkung: Beim atypischen Vorhofflattern gelingt eine Terminierung des Vorhofflatterns durch Ablation bzw. durch Elektrostimulation nur selten

▪ **Pharmakotherapie/Frequenzkontrolle**
▬ β-Blocker-Monotherapie oder in Kombination mit Digitalis
▬ Klasse-III-Antiarrhythmika (Amiodaron)
▬ Klasse-I-Antiarrhythmika (Propafenon oder Flecainid) bei fehlender struktureller Herzkrankheit

▪ **Thromboembolieprophylaxe:**
▬ Entsprechend wie beim Vorhofflimmern

❯ **Klasse-IC-Antiarrhythmika sollten grundsätzlich mit β-Blockern zusammen verabreicht werden, da sonst eine 1:1-Überleitung auf die Kammern droht. Dies gilt insbesondere für Flecainid, das keine nennenswerte hemmende Wirkung am AV-Knoten hat, während Propafenon eine geringe β-blockierende Eigenwirkung aufweist.**

9.7.12 Vorhofflimmern

Allgemeines

▬ Häufigste Herzrhythmusstörung im Erwachsenenalter
▬ Prävalenz
  ▬ <0,5 %: bei Patienten <55 Jahre
  ▬ >0,5 %: bei Patienten >55 Jahre
  ▬ >5 %: bei Männern >70 Jahre
  ▬ >10 %: bei Männern >80 Jahre
▬ Mit zunehmendem Lebensalter nimmt die Häufigkeit zu, pro Altersdekade um etwa 1 %.
▬ Bei kritisch Kranken auf internistischen Intensivstationen nimmt das Vorhofflimmern ebenfalls eine dominante Rolle unter den Arrhythmien ein (>45 %)
▬ Hohes Schlaganfallrisiko: Ca. 25–30 % aller ischämischen Schlaganfälle sind durch Vorhofflimmern bedingt.
▬ Einteilung ◘ Tab. 9.52

Ätiologie

▬ **Kardiale Ursachen:** koronare Herzkrankheit, Kardiomyopathien, Mitralvitien, Perimyokarditis, Z. n. kardiochirurgischen Eingriffen, Assoziation mit anderen Rhythmusstörungen (z. B. Sick-Sinus-Syndrom, WPW-Syndrom, atriale Tachykardien), Herztrauma, arterielle Hypertonie (Cor hypertonicum, hypertensive Herzkrankheit, Hypertrophie)
▬ **Extrakardiale Ursachen:** Lungenembolie, Hyperthyreose, Störung des Elektrolythaushaltes (insbesondere Hypokaliämie), Diabetes mellitus, chronisch obstruktive Lungenerkrankung (COPD), Alkoholkonsum („holiday-heart syndrome": pro 10 g Alkohol pro Tag steigt das Risiko für Vorhofflimmern um 8 %), Drogenmissbrauch (z. B. Kokain), Niereninsuffizienz
▬ **Idiopathische** Form oder „**ione atrial fibrillation**" (vagal getriggertes Vorhofflimmern)

❯ **Eine arterielle Hypertonie erhöht das Risiko für die Entwicklung von Vorhofflimmern um ca. 80 % und besteht bei ca. 50 % der Patienten mit Vorhofflimmern.**

◻ Tab. 9.52 Einteilung des Vorhofflimmerns

Erstdiagnose Vorhofflimmern	
Chronisches Vorhofflimmern	**Paroxysmale** Form: rezidivierend, anfallsartig, selbstlimitierend (spontane Konversion in Sinusrhythmus) und gewöhnlich innerhalb von 48 h (≤7 Tage); wenn bereits einmalig kardiovertiert wurde, ist es definitionsgemäß persistierend
	Persistierende Form: anhaltend (>7 Tage) und nicht selbstterminierend, Konversion in Sinusrhythmus nur durch medikamentöse oder elektrische Kardioversion
	Langanhaltende persistierende Form: >1 Jahr bei Start der Rhythmuskontrolle, hier wird noch eine Konversion in den Sinusrhythmus angestrebt
	Permanente Form: chronisch manifestes Vorhofflimmern (akzeptiert), ineffektive Kardioversionsversuche
	Asymptomatisches Vorhofflimmern: wird erst durch Komplikationen manifest

◻ Tab. 9.53 EHRA-Klassifizierung von Symptomen bei Vorhofflimmern

Klassifikation	Schwere der Symptome	Definition
EHRA I	Keine Beschwerden	Die normale tägliche Aktivität ist nicht eingeschränkt
EHRA II	Milde Beschwerden	Die normale tägliche Aktivität ist nicht eingeschränkt
EHRA III	Schwere Beschwerden	Die normale tägliche Aktivität ist eingeschränkt
EHRA IV	Massiv behindernde Beschwerden	Die normale tägliche Aktivität ist unmöglich

Klinik

(◻ Tab. 9.53)

Diagnostik

- **Screening**

Aufgrund der Häufigkeit wird ab dem 65. Lebensjahr ein Screening mit „Pulsfühlen" und ggf. EKG bei Arrhythmie empfohlen.

- **Anamnese**
  - Wurde der Beginn sicher bemerkt, wenn ja, wann?
  - Kardiovaskuläre Vorerkrankungen (z. B. arterielle Hypertonie, KHK, Herzinsuffizienz)?
  - Auslösende Faktoren (Anstrengung, Emotionen, Infektion oder Alkohol)?
  - Symptomatisches oder asymptomatisches Vorhofflimmern (EHRA-Klassifizierung)?
  - Dauer und Häufigkeit der arrhythmischen Episoden?
  - Familienanamnese von Vorhofflimmern?

- **Labordiagnostik**
  - Elektrolyte (insbesondere Kalium)
  - Retentionswerte, Leberwerte, Gerinnung (→ Blutungsrisiko)
  - Schilddrüsenwerte (TSH)
  - Glukose/HbA$_{1c}$ (Diabetes mellitus als thrombembolischer Risikofaktor)
  - Blutbild (Blutungsanämie?)

- **Echokardiographie**
  - **TTE**: Vitien, Vorhofgröße (LA norm: 20–40 mm) und linksventrikuläre Pumpfunktion, Klappenvitien
  - **TEE** vor geplanter Kardioversion (nicht indiziert, wenn zuvor eine kontinuierliche und adäquate Antikoagulation >3 Wochen erfolgt ist): Ausschluss von Vorhofthromben und von Spontanechos (enge Assoziation mit intrakardialen Thromben), Bestimmung der Vorhofohr-Flussgeschwindigkeit (<0,2 m/s → Zeichen erhöhten thrombogenen Milieus)

- **Ruhe-EKG**
- Fehlen von P-Wellen, evtl. feine oder grobe Flimmerwellen erkennbar
- Absolute Arrhythmie der R-Zacke durch unregelmäßige AV-Überleitung
- Atriale Frequenz (wenn erkennbar) >300/min (Zykluslänge <200 ms)
- Herzfrequenz >100/min: Tachyarrhythmia absoluta (TAA)
- Herzfrequenz <60/min: Bradyarrhythmia absoluta

Therapie

- **Allgemeine Therapiemaßnahmen**
  (◘ Abb. 9.8)

- Aufrechterhaltung und Stabilisierung der Vitalfunktionen
- Optimierung der Oxygenierung (O_2-Gabe)
- Anlage eines sicheren periphervenösen Zugangs, ggf. zentralvenösen Zugangs bei notwendiger Kaliumsubstitution (Ziel: hochnormales K^+)
- Beginn der Vollantikoagulation:
- Substanz der Wahl bei schwer kranken Intensivpatienten: Heparin i.v. (PTT-gesteuert), weil eingeschränkte Nierenfunktion, unklares Absorptionsverhalten des Subkutangewebes, keine Antagonisierung im Notfall möglich
- Sonst niedermolekulare Heparine

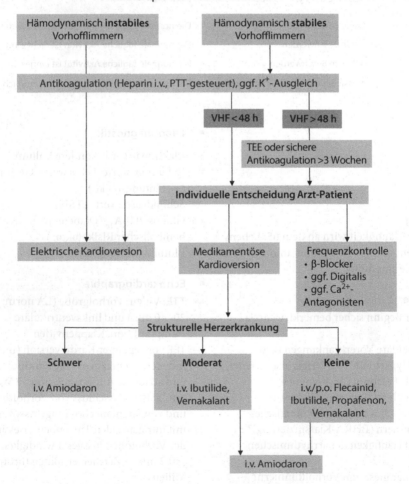

Akuttherapie von Vorhofflimmern

◘ **Abb. 9.8**   Akuttherapie bei Vorhofflimmern

Therapieziele bei Vorhofflimmern
- Prävention von Vorhofflimmern
- Regulierung der Kammerfrequenz, Beendigung von Vorhofflimmern und sinusrhythmuserhaltende Therapie
- Verhinderung von thrombembolischen Komplikationen

- **Prävention**
- Primärprävention: Verhinderung von Vorhofflimmern durch eine effektive Therapie der kardialen Grunderkrankungen, z. B. arterielle Hypertonie oder Herzinsuffizienz
- Sekundärprävention (nach Kardioversion)

- Nach einer Kardioversion tritt Vorhofflimmern in 25–50 % der Fälle im ersten Monat auf.
- Bei 60–80 % der Fälle kommt es im ersten Jahr nach Kardioversion zu einem Vorhofflimmernrezidiv.

- **Regulierung der Kammerfrequenz, Beendigung von Vorhofflimmern und sinusrhythmuserhaltende Therapie**

❯❯ Ob primär eine **Rhythmus- oder Frequenzkontrolle** indiziert ist, sollte **individuell/nach Symptomatik** entschieden werden. Eine grundsätzliche Überlegenheit einer Rhythmuskontrolle konnte bislang nicht gezeigt werden (AFFIRM-Studie, AF-CHF-Studie; ◻ Tab. 9.54).

◻ **Tab. 9.54** Akute Therapieoptionen: Frequenzkontrolle versus Rhythmuskontrolle

Frequenzkontrolle	Rhythmuskontrolle

Substanzen:
– β-Blocker (Mittel der Wahl): z. B. Metoprolol (Beloc) 5–15 mg i.v. oder Esmolol (Brevibloc) 500 μg/kg KG über 1 min i.v., dann 50 μg/kg KG/min über 4 min
– Ca²⁺-Antagonist: Verapamil (Isoptin): 2,5–5 mg über 5–10 min i.v., nicht bei systolischer Herzinsuffizienz, da negativ-inotrop
– Digitalis
  – Digoxin (Lanicor): 0,25 mg alle 2–4 h i.v. (max. 1,5 mg)
  – Digitoxin (Digimerck): schnelle Aufsättigung 0,25 mg alle 6 h i.v. (1 mg/Tag) für 2 Tage
	Elektrische Kardioversion: Erfolgreicher v. a. bei länger bestehendem Vorhofflimmern, macht aber Analgosedierung nötig; Mittel der Wahl bei hämodynamisch instabilen Patienten

	Medikamentöse Kardioversion: v. a. bei frischem Vorhofflimmern (<48 h) erfolgreich (Konversion >50 % in ersten 2 h)
Bei Patienten mit Herzinsuffizienz sollte Digitalis und Amiodaron (5 mg/kg KG i.v. über 1 h) zur Frequenzkontrolle verwendet werden	Medikamentöse Kardioversion *ohne* strukturelle Herzerkrankung – Flecainid (Tambocor): 2 mg/kg KG i.v. über 10 min, oder 200–300 mg p.o. – Propafenon (Rytmonorm): 2 mg/kg KG i.v. über 10 min oder 450–600 mg p.o. – Ibutilide (Corvert): 1 mg i.v. über 10 min (in Deutschland nicht zugelassen) – Vernakalant (Brinavess): bei Vorhofflimmern ≤7 Tage oder ≤3 Tage nach kardiochirurgischer Operation, 3 mg/kg KG i.v. über 10 min, ggf. Infusion nach 15 min (2 mg/kg KG i.v. über 10 min)
Bei Patienten mit Vorhofflimmern bei Präexzitationssyndrom sollten Klasse-I-Antiarrhythmika verwendet werden (Flecainid, Porpafenon); Digitalis, β-Blocker, Ca-Antagonsiten und Adenosin sind kontraindiziert!	Medikamentöse Kardioversion *mit* struktureller Herzerkrankung: – Amiodaron (Cordarex) 5 mg/kg KG i.v. über 1 h; eine konsistente Überlegenheit eines Präparates konnte nicht gezeigt werden – Ggf. medikamentöse Kardioversion als Pill-in-the-Pocket durch Patient mit Flecainid oder Propafenon p.o.: wenn Sicherheit einmalig kontrolliert dokumentiert wurde

⬛ Tab. 9.55 Elektrische Kardioversion

Technik zur elektrischen Kardioversion	Kontraindikationen für eine „elektive" elektrische Kardioversion
Elektrodenposition: Eine anteroposteriore hat im Vergleich zu anterolateralen Position eine höhere Erfolgsrate (linker Vorhof liegt im hinteren Teil des Thorax)	Manifeste Hyperthyreose
	Akute Infektion oder systemische inflammatorische Reaktion (Sepsis)
Schockform: Die biphasische Schockform ist effektiver als die monophasische (unter den biphasischen Impulsformen wurden keine Unterschiede festgestellt)	Digitalisintoxikation
	Elektrolytentgleisungen (insbesondere Hypokaliämie)
Energieauswahl: Beginn mit 200 Joule, danach stufenweise steigern	Bekanntes symptomatisches Sick-Sinus-Syndrom ohne Schrittmacherschutz
Vorbehandlung mit Antiarrhythmika erhöht die Erfolgrate	Thrombus im linken Atrium bzw. Zeichen erhöhten thrombogenen Milieus
	Alkoholintoxikation
Bei Patienten mit Schrittmacher sollten die Elektroden mindestens 8 cm vom Aggregat entfernt und in anteroposteriore Position geklebt werden	Intermittierender spontaner Wechsel zwischen Vorhofflimmern und Sinusrhythmus
	Kontraindikationen gegen Kurznarkose mit Maskenbeatmung (z. B. fehlende Nüchternheit)
	Fehlende Einwilligung und Aufklärung

9

▪ **Elektrische Kardioversion**

(⬛ Tab. 9.55)

Kardioversion
— Vor einer Kardioversion, egal ob medikamentös oder elektrisch, muss außer bei vitaler Indikation ein linksatrialer Thrombus immer ausgeschlossen sein (**Vorhofflimmern <48 h, effektive orale Antikoagulation >3 Wochen, TEE ohne Trombusnachweis**).
— Wenn der Patient den Beginn des Vorhofflimmerns nicht sicher angeben kann, muss im Zweifel immer ein TEE durchgeführt werden.
— Eine orale Antikoagulation nach Kardioversion ist für 4 Wochen indiziert.

▪ **Langfristige Frequenzkontrolle**

(⬛ Tab. 9.56)

Zielfrequenzen im Rahmen der Frequenzkontrolle
— Asymptomatisches oder gering symptomatisches Vorhofflimmern: „moderate" Frequenzkontrolle <110/min
— Bei Symptomatik oder Tachykardiomyopathie: Versuch der „strengeren" Frequenzkontrolle <80/min (unter Belastung <110/min)

Anmerkung: Eine *moderate* Frequenzkontrolle ist einer *strengen* Frequenzkontrolle grunsätzlich nicht unterlegen (RACE-II-Studie, 2010).

▪ **Langfristige Rhythmuskontrolle**

(⬛ Tab. 9.56)

ℹ **Dosierung Amiodaron (Cordarex)**
Aufsättigungsdosierung:
— Parenteral/oral: 300 mg i.v. über 1 h und orale Fortführung: 3 bzw. 5 × 200 mg/Tag bis

☐ **Tab. 9.56** Langfristige Frequenz- und Rhythmuskontrolle

Langfristige Frequenzkontrolle	Langfristige Rhythmuskontrolle
β-Blocker: z. B. Metoprolol CR/XL (Beloc zok) 100–200 mg/Tag, oder Bisoprolol (Concor) 5–10 mg/Tag p.o.	β-Blocker: haben nur Effekt bei Thyreotokikose und Aktivitäts-assoziiertem Vorhofflimmern
Ca²⁺-Antagonist: Verapamil (Isoptin) 3 × 80–120 mg/Tag p.o.; nicht bei begleitender systolischer Herzinsuffizienz	Antiarrhythmika verdoppeln die Wahrscheinlichkeit, im Sinusrhythmus zu bleiben
Digitalis: nur in Kombination mit β-Blocker oder Ca²⁺-Antagonist effektiv: bevorzugt → Digitoxin (Digimerck)	Das effektivste Antiarrhythmikum, das aber die höchste Toxizität aufweist, ist Amiodaron, deshalb ultima ratio
Langsame orale Aufsättigung: 3 × 0,1 mg/Tag über 3 Tage, dann 1 × 0,07 mg/Tag p.o.	Die Auswahl des Antiarrhythmikums orientiert sich an der kardialen Begleiterkrankung und der Sicherheit der entsprechenden Präparate
Schnelle i.v.-Aufsättigung: 4 × 0,25 mg/Tag für 2 Tage	Keine kardiale Begleiterkrankung: Flecainid, Propafenon, Sotalol, Dronedaron, nächste Eskalationsstufe Amiodaron
Kontrolle: Digitalisspiegel, Elektrolyte (insbesondere Kalium und Kalzium)	Hypertonie mit Myokardhypertrophie: Dronedaron, nächste Eskalationsstufe Amiodaron
Multi-Ionenkanalblocker: Dronedaron (Multaq): 2 × 400 mg/Tag oder Amiodaron (Cordarex): 1 × 200 mg/Tag p.o.: nur als ultima-ratio bei sonst nicht beherrschbarer Tachyarrhythmie	KHK: Sotalol, Dronedaron, nächste Eskalationsstufe Amiodaron
Ggf. AV-Knoten-Ablation mit Schrittmacherimplantation bei refraktärer Tachyarrhythmie	Herzinsuffizienz: Amiodaron
	Eine Katheterablationsbehandlung (mit Pulmonalvenen-isolation) in einem „erfahrenen Zentrum" ist indiziert:
Anmerkung: Bei Patienten mit einem nichtaktiven Lebensstil wird Digitalis zur Frequenzkontrolle empfohlen (Digitalis senkt primär die Ruhefrequenz und nicht die Belastungsherzfrequenz).	Bei symptomatischen Patienten mit paroxysmalem Vorhofflimmerrezidiv unter antiarrhythmischer Medikation (Klasse I A-Indikation)
	Bei selektierten, symptomatischen Patienten mit paroxysmalem Vorhofflimmern ohne strukturelle Herzerkrankung als Erstlinientherapie (Klasse IIa-B-Indikation)

Aufsättigungsdosis von 10 g erreicht, dann 1 × 200 mg/Tag
- Rein parenteral: 900 mg i.v. (Perfusor) über 24 h für 10 Tage

Erhaltungsdosierung: 1 × 200 mg/Tag p.o.
Diagnostik vor und während einer Amiodarontherapie → Aufklärungspflicht über Nebenwirkungen
- **Schilddrüse:** TSH-Bestimmung, ggf. Schilddrüsen-Sonographie, Gefahr der Amiodaron induzierten Hyperthyreose (3–5 %) und Hypothyreose (10–20 %); 200 mg Amiodaron enthalten 75 mg gebundenes Jod (37 %) mit Gefahr der Amiodaron-induzierten Thyreotoxikose (AIT): Typ 1 (früh, gefährlich, Thyreostatika) und Typ 2 (spät, mild, Steroide)

- **Leber:** Transaminasen (Lebertoxizität), meist Dosisreduktion ausreichend
- **Lunge:** Lungenfunktion (gestörte CO-Diffusion), Röntgen-Thorax (Pneumonitis → interstitielle Pneumonie → irreversible Lungentoxizität, Fibrose)
- **Augen:** Pigmentablagerungen auf der Cornea (Cornea verticillata/Vortexkeratopathie) sind in 90 % nach 6 Monaten Therapie nachweisbar und reversibel. Als Nebenwirkung mit Therapiekonsequenz ist dies **nur** bei Visuseinschränkung einzustufen. Dagegen ist die sehr seltene Optikusneuropathie mit Gesichtsfeldausfällen eine absolute Kontraindikation.
- **Haut:** Teils irreversible gräuliche Hautverfärbung bei Sonnenexposition

◼ **Tab. 9.57** CHA$_2$DS$_2$-VASc-Score zur Abschätzung des Schlaganfallrisikos bei Vorhofflimmern

Score		Schlaganfallrisiko pro Jahr [%]	
C („chronic heart failure")	1 Pkt.	0 Pkt.	0
H („hypertension")	1 Pkt.	1 Pkt.	1,3
A$_2$ („age", ≥75 Jahre)	2 Pkt.	2 Pkt.	2,2
D („diabetes mellitus")	1 Pkt.	3 Pkt.	3,2
S$_2$ („stroke")	2 Pkt.	4 Pkt.	4
V („vascular disease")	1 Pkt.	5 Pkt.	6,7
A („age", 65-74 Jahre)	1 Pkt.	6 Pkt.	9,8
Sc („sexual category", weiblich)	1 Pkt.	>6 Pkt.	>10

◼ **Tab. 9.58** HASBLED-Score zur Abschätzung des Blutungsrisikos unter oraler Antikoagulation bei Vorhofflimmern

H (Hypertonie, RR$_{systol.}$ >160 mm Hg)	1 Pkt.
A (Abnormale Nieren- [Kreatinin>2 mg/dl] oder Leberfunktion [Bilirubin >2 mg/dl, Transaminasen >3x der Norm, manifeste Zirrhose])	1 oder 2 Pkt.
S (Schlaganfall)	1 Pkt.
B (Blutung: stattgehabt oder Prädisposition)	1 Pkt.
L (labiler INR: Zeit im therapeutischen Bereich <60 %)	1 Pkt.
E (Alter >65 Jahre)	1 Pkt.
D (Drogen oder Alkohol)	1 oder 2 Pkt.

Anmerkung: Bei einem HAS-BLED-Score ≥3 besteht ein hohes Blutungsrisiko.

■ Verhindern von thrombembolischen Komplikationen bzw. Thromboembolieprophylaxe

(◼ Tab. 9.57, ◼ Tab. 9.58)

❯ **Basis für die individuelle Therapieentscheidung ist die objektive Abschätzung des Embolierisikos mit dem CHA$_2$DS$_2$-VASc-Score und des Blutungsrisikos mit z. B. dem HASBLED-Score.**

Zur Thromboembolieprävention sind Thrombozytenaggregationshemmer viel weniger effektiv (Risikosenkung –20 %) als orale Antikoagulanzien (Risikosenkung –70 %). Auch eine doppelte Plättchenhemmung ist deutlich weniger effektiv als eine orale Antikoagulation (ACTIVE-W-Studie: Risiko für kardiovaskuläre Ereignisse unter dualer Plättchenhemmung 44 % höher als unter Vitamin-K-Antagonist).

❯ **Deshalb gilt heute das folgende Konzept:**
  ▬ **Wenn ein Risiko besteht (CHA$_2$DS$_2$-VASc-Score von >1): orale Antikoagulation.**
  ▬ **Wenn kein Risiko besteht (CHA$_2$DS$_2$-VASc-Score von 0, oder 1 durch weibliches Geschlecht): keine Antikoagulation (auch keine Thrombozytenaggregationshemmer).**

Unklar ist der Status CHA$_2$DS$_2$-VASc-Score=1: Hier muss individuell entschieden werden zwischen keiner Antikoagulation, ASS 100 mg/Tag oder oraler Antikoagulation, wobei Letzteres bei niedrigem Blutungsrisiko präferiert wird.

Eine weitere Option zur Antikoagulation neben den klassischen Vitamin-K-Antagonisten

◨ **Tab. 9.59** Anwendung von NOAC bei nicht valvulärem Vorhofflimmern

	Dabigatran	Rivaroxaban	Apixaban	Edoxaban
Zulassungsstudien Vorhofflimmern	RE-LY	ROCKET-AF	ARISTOTLE, AVERROES	ENGAGE-AF
Dosierung	2 × 150 mg/Tag 2 × 110 mg/Tag	1 × 20 mg/Tag (1 × 15 mg/Tag)	2 × 5 mg/Tag (2 × 2,5 mg/Tag)	1 × 60 mg/Tag (1 × 30 mg/Tag)
Kontraindi-kation bei Niereninsuffizienz	CrCl <30 ml/min	CrCl <15 ml/min	CrCl <15 ml/min	CrCl <15 ml/min
Dosisadaptation	Alter ≥80 Jahre, P-gp Inhibitoren (z. B. Verapamil, Amiodaron)	GFR 15–49 ml/min	GFR 15–29 ml/min oder wenn 2 der folgenden Kriterien: – Kreatinin ≥1,5 mg/dl – Alter ≥80 Jahre – Körpergewicht ≤60 kg	GFR 15–49 ml/min oder Körpergewicht <60 kg, P-gp Inhibitoren (z. B. Verapamil, Amiodaron)

stellen die direkten oder neuen oralen Antikoagulanzien (DOAC, NOAC) dar, die direkt Faktor Xa oder Faktor IIa hemmen. In den Zulassungsstudien haben alle NOAC im Vergleich zu Vitamin-K-Antagonisten das Risiko der intrazerebralen Blutung um ca. 50 % reduziert, bei insgesamt mindestens gleichwertiger Effektivität und Blutungssicherheit, sodass NOACs in den aktuellen Leitlinien für die meisten Patienten mit nicht valvulärem Vorhofflimmern (keine Kunstklappe, keine rheumatische Mitralklappenstenose) und nicht schwer eingeschränkter Nierenfunktion (GFR>30 ml/min) die präferierte Antikoagulation darstellen (IA-Indikation).

Bei Behandlungsbeginn mit Vitamin-K-Antagonisten muss bis zur effektiven INR-Werteinstellung überlappend mit Heparin i.v. oder NMH behandelt werden.

- Trotz absolut höherem Blutungsrisiko profitieren auch ältere, fragile Patienten (>75 Jahre) mit Sturzneigung aufgrund des sehr hohen Thrombembolierisikos von einer oralen Antikoagulation
- Der HASBLED-Score dient dazu, modifizierbare Blutungsrisiken zu erkennen und zu behandeln, und nicht primär, um eine orale Antikoagulation auszuschließen
- Bei hohem thrombembolischen Risiko und Kontraindikation gegen orale Antikoagulation kann bei selektierten Patienten interventionell das Vorhofohr verschlossen werden (z. B. mit Watchman-Device, PROTECT und PREVAIL-Studie; IIb-C-Indikation)

Bei Behandlung mit NOAC zu beachten
- Einsatz bei schwerer Niereninsuffizienz (GFR<30 ml/min) nur in Ausnahmefällen
- Aufklärung des Patienten: u. a. über kurze Halbwertszeit, Nebenwirkungen
- Ausstellen eines Antikoagulationsausweises
- Nachsorgetermine mindestens einmal im Quartal, mit Bestimmung der GFR
- Keine Gerinnungskontrolle notwendig

- Anwendung von NOACs bei nicht valvulärem Vorhofflimmern (◨ Tab. 9.59; s. auch ▶ Kap. 10).
- Absetzen von NOAC vor chirurgischen Eingriffen ◨ Tab. 9.60

▪ **Bridging**
Die Unterbrechung einer oralen Antikoagulation für medizinische Prozeduren ist mit einem erhöhten Risiko für kardiovaskuläre Ereignisse assoziiert, sodass in der Vergangenheit sehr oft eine Überbrückung („bridging") mit (niedermolekularen) Heparinen durchgeführt wurde. Mehrere retrospektive Analysen und 2 randomisierte Studie zeigen allerdings, dass ein „Bridging" das Risiko für schwere Blutungen um den Faktor 3–4 erhöht, wobei das Risiko für embolische Ereignisse bei einer kurzen periprozeduralen Unterbrechung der Antikoagulation sehr niedrig ist.

◻ Tab. 9.60 Absetzen von NOAC vor chirurgischen Eingriffen

Kreatinin-Clearance	Dabigatran		Rivaroxaban/Apixaban/Edoxaban	
	Niedriges Risiko	Hohes Risiko	Niedriges Risiko	Hohes Risiko
≥80 ml/min	≥24 h	≥48 h	≥24 h	≥48 h
50–80 ml/min	≥36 h	≥72 h	≥24 h	≥48 h
30–50 ml/min	≥48 h	≥96 h	≥24 h	≥48 h
15–30 ml/min	kontraindiziert	kontraindiziert	≥36 h	≥48 h

Bridging mit Heparin/NMH bei NOACs nicht notwendig!
Niedriges Blutungsrisiko: z. B. Endoskopie ± Biopsie, Schrittmacherimplantation.
Hohes Blutungsrisiko: z. B. bei Spinal-/Epiduralanästhesie, Thorax-, Abdominal-, orthopädische Chirurgie,
Leber-/Nierenbiospie, transurethraler Prostataresektion.

◻ Tab. 9.61 Risikostratifizierung für periprozedurale Thrombembolien als Basis für eine Bridging-Entscheidung

Thromboembolisches Risiko	Niedriges Risiko	Moderates Risiko	Hohes Risiko
Thromboembolierate pro Jahr, unbehandelt	<5 %	5–10 %	>10 %
Vorhofflimmern	CHA$_2$DS$_2$-VASc-Score: 0–4, keine TIA/Apoplex	CHA$_2$DS$_2$-VASc-Score: 5–6	CHA$_2$DS$_2$-VASc-Score: >6, valvulär, Apoplex/TIA<3 Monate
Zustand nach Herzklappenoperation	Doppelflügel-Aortenklappenprothese *ohne* weitere Risikofaktoren (VHF, Apoplex/TIA, Hypertonie, Diabetes mellitus, Herzinsuffizienz, Alter >75 Jahre)	Doppelflügel-Aortenklappenprothese *plus* ein zusätzlicher Risikofaktor	Mechanischer Mitralklappenersatz, Kippscheiben- und „ältere" Herzklappenprothesen, TIA/Apoplex <6 Monate
Venöse Thrombembolie	>12 Monate	3–12 Monate Rezidiv, aktives Malignom, heterozygot Faktor-V-Leiden, Prothrombinmutation	<3 Monate Protein-C-/-S-/ATIII-Mangel, Antiphospholipidsyndrom

⟩ Es wird deshalb aktuell empfohlen, abhängig vom *Blutungsrisiko des Eingriffes* und dem *Embolierisiko des Patienten* (◻ Tab. 9.61) **entweder die orale Antikoagulation periprozedural weiterzuführen** (z. B. während Schrittmacherimplantation, BRUISE-CONTROL-Studie) **oder ohne Bridging zu unterbrechen** (z. B. bei Vorhofflimmern, BRIDGE-Studie), **und nur bei sehr hohem Embolierisiko zu bridgen** (◻ Abb. 9.9).

9.7.13 AV-Knoten-Reentrytachykardien (AVNRT)

Definition

Atrioventrikuläre (AV) Tachykardien sind Tachykardien, für deren Aufrechterhaltung die atrioventrikuläre Leitung essenziell ist. Bei den AV-Tachykardien werden eine AV-Knoten („node") -Reentry-Tachykardie (AVNRT) und eine AV-Reentrytachykardie (AVRT) mit akzessorischer Leitungsbahn unterschieden.

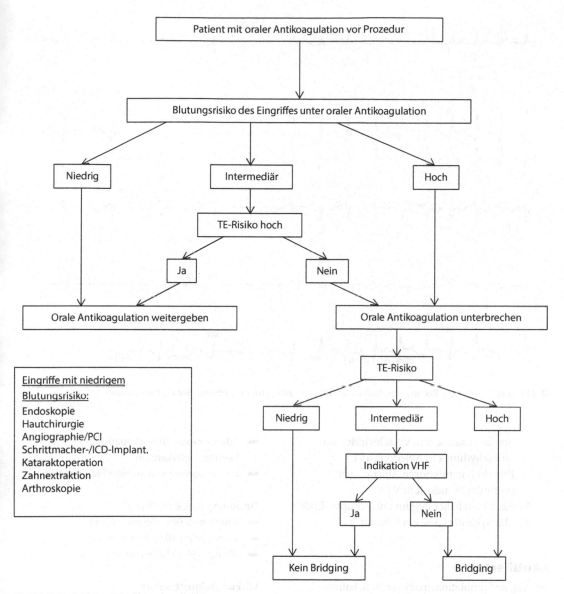

■ **Abb. 9.9** Bridging (TE = Thrombembolie)

Einteilung

- AV-Knoten-Reentrytachykardien vom **gewöhnlichen** Typ → **„slow-fast** type" (>90 % der Fälle)
- AV-Knoten-Reentrytachykardien vom **ungewöhnlichen Typ** → **„fast-slow** type" oder „slow-slow type" (selten)

EKG-Charakteristika

- Regelmäßige Schmalkomplextachykardie
- Herzfrequenzen: ca. 160–220/min

- P-Wellen
  - Meist Fehlen von P-Wellen bei der *Slow-fast*-AVNRT: Maskiert im oder kurz nach dem QRS-Komplex mit Deformierung des terminalen QRS-Anteiles (Pseudo-rSr'-Muster), da retrograde Vorhoferregung
  - Negative P-Wellen meist vor dem QRS-Komplex bei der *Fast-slow*-AVNRT
- Abgrenzung zur AVRT
  - Nachweis von aVL-notch (jede positive Auslenkung am Ende des QRS-Komplexes

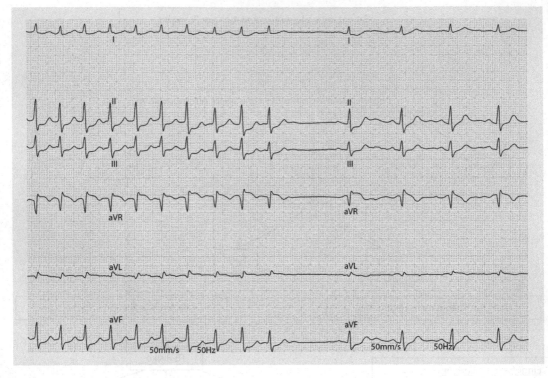

◙ Abb. 9.10   AV-Knoten-Reentrytachykardien (AVNRT) vor und nach 6 mg Adenosin-Bolusgabe (Adrekar)

bei Tachykardie und Verschwinden im Sinusrhythmus in Ableitung aVL)
- Pseudo-S in inferioren Ableitungen und/oder Pseudo-R in V_1
- Verlauf: Plötzlicher Beginn und abruptes Ende der Tachykardie („wie ein Schalter")

Akuttherapie
- Vagale Stimulationsmanöver: z. B. kaltes Wasser trinken lassen, Valsalva-Manöver (Pressversuch) oder Bulbusdruck
- Medikamentös und/oder ggf. elektrische Kardioversion bei hämodynamisch instabiler AVNRT (◙ Abb. 9.10)

ⓘ Dosierung Adenosin (Adrekar)
Substanz der 1. Wahl bei AVNRT
Indikationen
- Rhythmische Schmalkomplextachykardien: AVNRT oder AVRT ohne Vorhofflimmern (auch bei Schwangerschaft und Stillzeit)

- Adenosin-sensitive idiopathische Kammertachykardien
- Demaskierung von atrialen Tachykardien

Dosierung (Gabe rasch i.v.)
- 6 mg (etwa 60 % Terminierung)
- 12 mg (etwa 90 % Terminierung)
- 18 mg (>90 % Terminierung)

Wirkungseintritt: sofort
Halbwertszeit: <10 s
Wirkzeit: <2 min
Wirkung:
- Verlängerung des AV-Knoten-Intervalls, meist kommt es zum kurzfristigen „medikamentös transienten AV-Block" nach Applikation (präautomatische Pause, ◙ Abb. 9.10)
- Bei längeren Pausen Atropin und/oder Adrenalin als *Stand-by*-Medikamente sowie Theophyllin als Antidot bereithalten

Kontraindikationen
- Schwere obstruktive Atemwegserkrankung
- AV-Blockierung 2. und 3. Grades
- Sick-Sinus-Syndrom
- Arrhythmische Arrhythmien

Nebenwirkungen: temporärer Sinusarrest, Brustenge, Hitzewallung/Flush, Atemnot (fraglich Bronchospasmus), Kopfschmerzen, Nausea
Mittel der 2. Wahl: Ajmalin (Gilurytmal), Metoprolol (Beloc), Verapamil (Isoptin)

Langzeittherapie
- **Therapie der Wahl: katheterinterventionell (Radiofrequenzablation)**
- AV-Knoten „Modulation" (meist der *langsamen* Leitungsbahn)
- Ablationsort: Region des Koch-Dreiecks (Trikuspidalklappen-Annulus, Todaro-Sehne und Koronarsinusostium)

- **Pharmakotherapie**
- Ggf. bei Herzgesunden: β-Blocker (z. B. Bisoprolol), Flecainid (Tambocor) 2 × 100 mg/Tag, Propafenon (Rytmonorm) 2 × 300 mg/Tag, Sotalol (Sotalex) 2- bis 3 × 80–160 mg/Tag, Verapamil (Isoptin) 3 × 80–120 mg/Tag p.o.
- Bei Herzkranken: ggf. Amiodaron (Cordarex) 1 × 200 mg/Tag p.o.

9.7.14 AV-Reentrytachykardien (AVRT) mit akzessorischer Leitungsbahn

Einteilung
- **Orthodromer Typ** (90–95 %):
  - Antegrad über das AV-Knoten-His-Bündel-System
  - Schmalkomplextachykardie
- **Antidromer Typ** (≤5 %):
  - Antegrad über das akzessorische Bündel
  - Breitkomplextachykardie

EKG-Charakteristika
- Regelmäßige Schmalkomplex- (orthodromer Typ) oder Breitkomplextachykardie (antidromer Typ) → bei Vorhofflimmern entsprechend unregelmäßiger Rhythmus
- Herzfrequenzen: ca. 160–220/min
- Fehlen von P-Wellen oder nach dem QRS-Komplex
- Eine Unterscheidung zwischen AVNRT und AVRT anhand des EKG ist häufig nicht möglich

Akuttherapie
- Vagusreiz (z. B. Valsalva-Pressversuch, Eiswasser)
- Kardioversion bei hämodynamischer Instabilität (selten)
- Pharmakotherapie bei hämodynamischer Stabilität

ⓘ Dosierung
Medikamente der 1. Wahl bei Präexzitation
- *Ohne* Vorhofflimmern: **Adenosin** (Adrekar) 6–18 mg rasch i.v. beim 70-kg-Patient
- *Mit* Vorhofflimmern: **Ajmalin** (Gilurytmal) 0,5–1 mg/kg KG, langsam i.v., bei Präexzitationssyndrom mit antegrad leitfähigem akzessorischem Bündel und gleichzeitig bestehendem Vorhofflimmern sind Ca^{2+}-Antagonisten vom Verapamil-/Diltiazem-Typ und Digitalis wegen der Gefahr der schnellen AV-Überleitung kontraindiziert

Medikamente der 2. Wahl bei Präexzitation
- Propafenon (Rytmonorm) 1–2 mg/kg KG i.v.
- Amiodaron (Cordarex) 2,5–5 mg/kg KG i.v.

Langzeittherapie
- **Radiofrequenzablation** als Therapie der 1. Wahl (bei offenem bzw. verborgenem [„concealed"] WPW-Syndrom)
  - V_1 positiv: sternalpositiv somit linksseitig verlaufende Bahn
  - V_1 negativ: sternalnegativ somit rechtsseitig verlaufende Bahn
- **Pharmakotherapie:** z. B. β-Blocker, Sotalol (Sotalex) 2- bis 3 × 80–160 mg/Tag, Flecainid

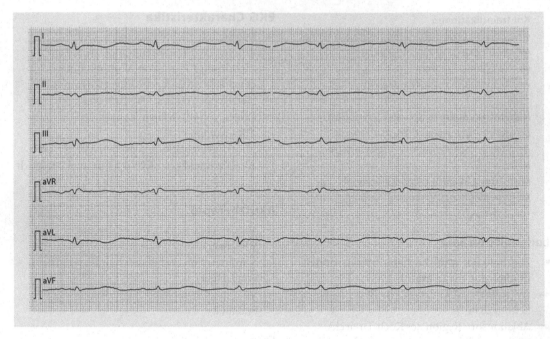

◘ Abb. 9.11 Hypokaliämie (K⁺ 2,2 mmol/l, Patient unter alleiniger Furosemid-Therapie): T-Abflachung, präterminale T-Negativierung, TU-Verschmelzungswellen, normale bis leicht verlängerte QT-Zeit

(Tambocor) 2 × 100 mg/Tag, Propafenon (Rytmonorm) 2 × 300 mg/Tag

9.7.15 Ventrikuläre Tachykardien (VT)

Definition
Eine ventrikuläre Tachykardie liegt bei mehr als 3 aufeinander folgenden ventrikulären Aktionen vor mit einer Frequenz von >100/min.

Ätiologie
- **Koronare Herzkrankheit** (Myokardinfarkt), häufig
- **Kardiomyopathien** (ischämisch, dilatative, hypertrophe, arrhythmogene rechtsventrikuläre Dysplasie)
- **Elektrolytstörungen:** Hypokaliämie (◘ Abb. 9.11), Hypomagnesiämie
- **Proarrhythmie durch Medikamente:** Digitalis, Antiarrhythmika etc.
- **Idiopathisch,** d. h. bei Ausschluss einer strukturellen Herzerkrankung

- **Ausflusstrakt VTs**
  - Rechtsventrikuläre Ausflusstrakt-VT (RVOT-VT): LSB-Charakteristika und Rechtslagetyp
  - Linksventrikuläre Ausflusstrakt-VT (LVOT-VT): RSB-Charakteristika und Linkslagetyp
  - Induktion der RVOT-/LVOT-VT: körperliche Belastung, sympathomimetische Situation
- **Ionenkanal-/Rezeptorerkrankungen** („ion channel diseases or channelopathies")
  - **Brugada-Syndrom:** Mutationen der porenbildenden Region des Na⁺-Ionenkanals (SCN5A) mit Verminderung des Natriumstroms („loss of function"), des Weiteren Mutationen von KCNE3, Glycerol-3-Phosphatdehydrogenase, β-Untereinheiten des L-Typ Ca²⁺- und des Na⁺-Ionenkanals; Ggs. SCN5A-Mutation beim LQTS3 mit anhaltender Aktivität des I_{Na} („gain of function")
  - **Katecholaminerge polymorphe ventrikuläre Tachykardie (CPVT):** Mutationen des Ryanodin-2-Rezeptor- (RYR2) und

◙ Tab. 9.62	Beurteilung und Bestimmung der QT-Zeit
Frequenzkorrigierte QT-Zeit (in mehreren EKGs):	Bei jedem Patienten mit Verdacht auf plötzlichen Herztod oder mit Zustand nach ventrikulären Arrhythmien sollte stets die „frequenzkorrigierte QT-Zeit" (QT_c) bestimmt werden
	Abnormal: Mann $\geq$460 ms, Frau $\geq$450 ms (von klinischer Relevanz: QT_c >500 ms)
	Short-QT-Syndrom (hereditär): QT_c $\leq$340 ms, oder $\leq$360 ms mit nachgewiesener pathogenetischer Mutation, überlebtem SCD, fam. SQTS, fam. SCD <40 Jahre
	Long-QT-Syndrom (hereditär): QT_c $\geq$480 ms, oder $\geq$460 ms mit unerklärter Synkope
Berechnung der QT-Zeit:	Die Bazett-Formel und Fridericia-Formel werden nicht mehr für die Korrektur empfohlen, dafür „lineare Formeln" wie
	– Framingham: $QT_c = QT + 0{,}154*(1000 - RR\text{-Abstand})$
	– Hodges: $QT_c = QT + 105\,(1/RR\text{-Abstand} -1)$

des Calsequestrin-2-Gens (CASQ2) begünstigen über eine intrazelluläre Kalziumüberladung die Entstehung von späten Nachdepolarisationen („delayed afterdepolarizations", DAD)

- **Long-QT-Syndrome** (LQTS, ◙ Tab. 9.62)
  - Erworbenes LQTS: durch repolarisationsverlängernde Medikamente (http://www.qtdrugs.org), z. B. Antiarrhythmika, Antidepressiva, Neuroleptika, Makrolide, Antihistaminika, Antimykotika
  - Angeborene LQTS: Romano-Ward (autosomal-dominant), Jervell-Lange Nielsen (autosomal-rezessiv), sporadisch-familiär; Mechanismen der Mutationen: „gain of function" (Na^+-, Ca^{2+}-Ionenkanälen, Ankyrin-Zytoskelettprotein) oder „loss of function" (K^+-Ionenkanäle)
  - Funktionelle Konsequenz des LQTS: Bedingt durch die Abnahme repolarisierender K^+-Ionenströme oder durch anhaltende Aktivität depolarisierender Na^+-Ionenkanäle kommt es zu einer Verlängerung der Repolarisationsphase bzw. der Aktionspotenzialdauer. Bei einer zusätzlichen Dispersion der Repolarisation und damit der Refraktärzeiten können frühe Nachdepolarisationen („early afterdepolarizations", EAD) zur Induktion von Tachyarrhythmien führen.
- **Short-QT-Syndrom** (SQTS): Meist Mutationen von verschiedenen K^+-Ionenkanälen, welche an der späten Repolarisation beteiligt sind

Einteilung

> **Formen der ventrikulären Tachykardie (VT)**
> - Nicht anhaltende („non-sustained") VT: Dauer <30 s
> - Anhaltende VT („sustained"): Dauer $\geq$30 s (◙ Abb. 9.12)
> - „Incessant": andauernde bzw. unaufhörliche (therapierefraktäre) VT

- **Monomorphe VT** mit uniformen Kammerkomplexen: Meist bei Zustand nach Myokardinfarkt (Narbe) bzw. Kardiomyopathie oder strukturellen Herzerkrankungen (genetisch determiniert); Mechanismus: meist Reentry
- **Polymorphe VT** mit multiformen Kammerkomplexen: meist im Rahmen einer akuten Myokardischämie (Myokardinfarkt), Elektrolytstörungen oder Hypoxie, die QT-Zeit sollte hier beachtet werden: QT normal → ischämisch exogen bzw. QT-Verlängerung → LQTS; Mechanismus: Automatie und/oder Reentry (schnelle Leitung um die Ischämieregion, langsame Leitung durch das Ischämieareal zurück)
- **Torsade-de-pointes-Spitzenumkehrtachykardie** („spindle and note pattern"): erworbenes oder angeborenes LQTS, $QT_{korrigiert}$ >450 ms; Mechanismus: getriggerte Aktivität

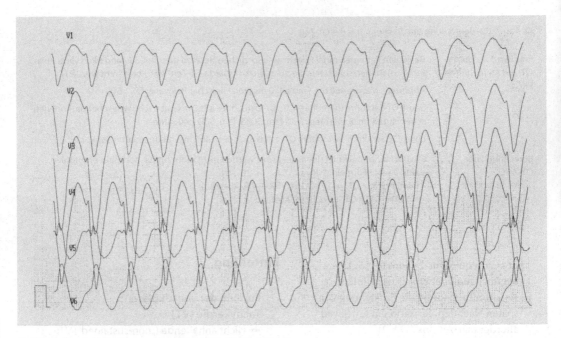

Abb. 9.12   Anhaltende monomorphe ventrikuläre Tachykardie

- **Repetitive monomorphe VT vom Gallavardin-Typ:** Salvenartige oder extrasystolische Form der kurzen VT, meist mit fokalem Ursprung im rechtsventrikulären Ausflusstrakt (RVOT-VT), sog. idiopathische rechtsventrikuläre Tachykardie mit Linksschenkelblock-Morphologie und häufig langsamer Frequenz (120–140/min); Mechanismus: getriggerte Aktivität
- **Bundle-branch-Reentry-VT:** Meist bei dilatativer Kardiomyopathie; Mechanismus: Reentry
- **Kammerflattern:** rhythmische, monomorphe Flatterwellen mit einer Frequenz von ca. 300/min, meist Degeneration in Kammerflimmern
- **Kammerflimmern:** Arrhythmische Undulationen mit wechselnden Konturen, Zeiten und Amplituden (grobes oder feines Flimmern); ursächlich kommen in 80 % der Fälle eine koronare Herzkrankheit, bei Infarkt sog. Okklusionsflimmern, eine Kardiomyopathie, Elektrolytstörungen, Vorhofflattern mit schneller Überleitung, eine Contusio cordis oder ein Long-QT-Syndrom in Betracht; Mechanismus: Reentry; Einteilung des Kammerflimmern in ein primäres (z. B. innerhalb von Minuten nach Koronarverschluss) und sekundäres Kammerflimmern (durch Degeneration einer primären ventrikulären Tachykardie)
- **Weak action:** Bizarre, deformierte und unregelmäßige Kammerbreitkomplexe; mögliche Ursachen: Volumenmangel, Perikardtamponade, Thoraxtrauma, Azidose, Spannungspneumothorax, Hypoxie, Lungenembolie oder Ausdruck des „sterbenden Herzens"
- **Ventrikuläre Extrasystolie:** Herzgesunde: keine prognostische Bedeutung unter Ruhebedingungen, jedoch erhöhtes Risiko bei Auftreten unter Belastungsbedingungen oder in der Erholungsphase (ggf. β-Blockertherapie); Herzkranke: Assoziation mit erhöhter Sterblichkeit

EKG-Charakteristika
(■ Abb. 9.12, ■ Abb. 9.13, ■ Tab. 9.63)
- **Herzfrequenz:** 100–240/min
- **Differenzialdiagnose der Breitkammerkomplex-Tachykardie:**
    - Ventrikuläre Tachykardie (80 %)
    - Schrittmacherstimulation

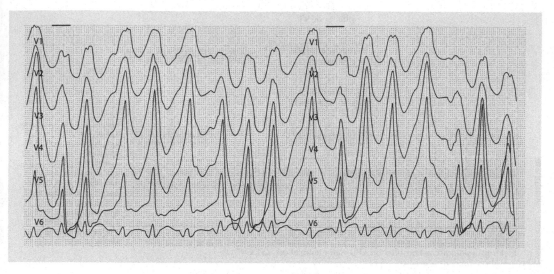

Abb. 9.13 Schnell übergeleitetes Vorhofflimmern bei WPW-Syndrom (sog. FBI-Tachykardie [fast-broad-irregular])

Tab. 9.63 Differenzialdiagnostische Unterscheidungskriterien der Breitkomplextachykardie

	Supraventrikulärer Ursprung	Ventrikulärer Ursprung
Alter des Patienten	Meist <35 Jahre	Meist >35 Jahre
Kardiale Vorgeschichte: KHK oder Herzinsuffizienz	Fehlt	Meist vorhanden
Rhythmus	Rhythmisch oder arrhythmisch	Meist rhythmisch
Terminierung Valsalva etc.	Oft	Meist nicht
(Q)RS-Komplexe (>0,14 s)	RS-Konfiguration in allen Brustwandableitungen	Fehlen einer RS-Konfiguration in Brustwandableitungen
RS-Intervall in einer Brustwandableitung	<100 ms	>100 ms
QRS-Konkordanz in V_{1-6}	Fehlt	Meist vorhanden
AV-Dissoziation	Fehlt	Meist vorhanden
Fusionsschläge	Fehlen	Meist vorhanden
Capture beats	Fehlen	Meist vorhanden
$V_{1(-3)}$-Kriterium bei LSB	Steiler Abgang der S-Zacke (<60 ms nach QRS-Beginn)	Träger Abgang der S-Zacke (>60 ms) mit S-Zacken-Knotung
$V_{(4-)6}$-Kriterium bei LSB	Keine Q-Zacke	Q-Zacke
$V_{1(-3)}$-Kriterium bei RSB	Triphasisch: rSR'-Konfiguration	Mono- oder biphasisch (QR oder RS)
$V_{(4-)6}$-Kriterium bei RSB	R/S>1	R/S<1 oder QS-Komplex

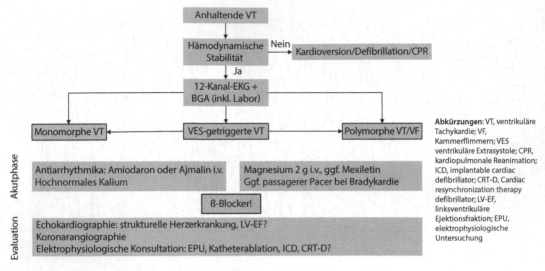

□ **Abb. 9.14**   Management der anhaltenden ventrikulären Tachykardie

— Supraventrikuläre Tachykardie (15–20 %) mit vorbestehendem oder funktionellem Schenkelblock, Präexzitationstachykardie, intramyokardialer Leitungsverzögerung (Kardiomegalie, Kardiomyopathie, angeborene Herzerkrankungen), Hyperkaliämie oder Antiarrhythmikaintoxikation
— **QRS-Komplexdauer:** RSB-Konfiguration >0,14 s (VT mit linksventrikulärem Ursprung) *oder* LSB-Konfiguration >0,16 s (VT mit rechtsventrikulärem Ursprung)
— **Überdrehter Linkslagetyp:** in 70 % der Fälle bzw. sehr *überdrehter Rechtstyp* (Nord-West-Achse, „no man's land")
— **AV-Dissoziation:** Vorhöfe und Ventrikel schlagen unabhängig voneinander (in ca. 50 % der Fälle)
— **Fusionsschläge** („fusion beats"): Ausdruck der gleichzeitigen Erregung von Vorhof und Ventrikel, sog. Kombinationssystole
— **„Capture beats":** Vorkommen vereinzelt schmaler QRS-Komplexe
— **Präkordiale Konkordanz:** QRS-Komplexe sind in Brustwandableitungen entweder positiv (Ursprung: Hinterwand) *oder* negativ gerichtet (Ursprung: Vorderwand); Diskordanz spricht für eine supraventrikuläre Tachykardie

— **Josephson-Zeichen:** Knotung/Kerbung am absteigenden Schenkel der S-Zacke
— **Brugada-Zeichen:** zeitlicher Abstand zwischen R-Gipfel und S-Tal >70 ms

Akuttherapie – hämodynamisch stabile ventrikuläre Tachykardie

(□ Abb. 9.14)
— Wenn möglich, immer 12-Kanal-EKG schreiben (für Differenzialdiagnostik und ggf. Planung der Ablationsbehandlung)
— Primär: **Amiodaron** (Cordarex) *oder* ggf. **Ajmalin** (Gilurytmal)
— Ggf. Kardioversion unter Analgosedierung
— Ggf. zusätzlich Magnesiumsulfat (Cormagnesin) 2 g über 20 min i.v.

❯ Falls initial nicht zwischen einer supraventrikulären und einer ventrikulären Breitkomplextachykardie unterschieden werden kann, stellt **Ajmalin** (Gilurytmal) das Medikament der 1. Wahl dar. Bei sicherem Nachweis einer ventrikulären Tachykardie und bekannter kardialer Anamnese (z. B. Herzinsuffizienz mit reduzierter LV-Funktion) sollte **Amiodaron** (Cordarex) primär appliziert werden.

ⓘ Dosierung

Medikamente der 1. Wahl bei hämodynamisch stabiler VT

- **Amiodaron** (Cordarex)
  - Dosierung: 2,5–5 mg/kg KG, meist 300 mg/70 kg KG langsam i.v. über 10 min
  - Anschließend: i.v-Perfusor (900 mg/Tag)
  - Kontraindikation: Hyperthyreose
  - Vorteil: kaum proarrhythmisch <10 % (Ggs. Lidocain 16 %)
- **Ggf. Ajmalin** (Gilurytmal):
  - Dosierung: 0,5–1 mg/kg KG langsam i.v.

Medikamente bei „persistierenden ventrikulären Tachykardien"

- **Mexiletin** (Mexitil) 250 mg langsam i.v., dann 250 mg über 1-h-Perfusor (leider nur noch über Zentralapotheke lieferbar)
- **Lidocain** (Xylocain) 1–1,5 mg/kg KG i.v., dann 1 g (20 mg/ml) über 5-h-Perfusor

Akuttherapie – hämodynamisch instabile ventrikuläre Tachykardie oder Kammerflimmern

- **Kardioversion** unter Analgosedierung oder ggf. Defibrillation bei Kammerflattern/-flimmern: biphasisch 200 Joule oder monophasisch 360 Joule, ggf. anschließende Amiodaron-Aufsättigung (300 mg i.v., anschließend 900 mg/Tag i.v. oder 3–5 × 200 mg/Tag p.o.)
- **Kalium**kontrolle bzw. Ausgleich
- **Ggf. Akutablationstherapie** bei „incessant" (therapierefraktäre) VT

Langzeittherapie zur Prävention ventrikulärer Tachykardien

- **Behandlung der Grundkrankheit**, z. B. Revaskularisation bei KHK, Herzinsuffizienz mit eingeschränkter Pumpfunktion
- **Pharmakotherapie**
  - β-Blocker (Mittel der Wahl) *oder* Amiodaron (bei struktureller Herzerkrankung, keine Prognoseverbesserung, meist in Kombination mit β-Blocker)
- **Elektrotherapie**: ICD-Implantation zur Primärprophylaxe *und* speziell zur Sekundärprävention (► Abschn. 9.8)

- **Ablationstherapie:**
  - Faustregel: Monomorphe ventrikuläre Tachykardie und durch monomorphe Extrasystolen getriggerte ventrikuläre Tachykardie; nicht sinnvoll bei polymorphen ventrikulären Tachykardien (da mehrere/wechselnde Foci)
  - Dringliche Katheterablation bei Patienten mit narbenassoziierter Herzerkrankung (z. B. Postmyokardinfarkt) und unaufhörlichen VTs/elektrischem Sturm
  - Ischämische Herzerkrankung und rezidivierende ICD-Schocks bei anhaltenden VTs
  - Eine Katheterablation sollte nach einer ersten Episode einer anhaltenden VT bei ischämischer Herzerkrankung und ICD in Betracht gezogen werden.

Spezielle Therapie

- **Torsade-de-pointes-Tachykardie**
- Sonderform der polymorphen ventrikulären Tachykardie
- Ursachen: Angeborenes (selten) oder erworbenes verlängertes QT-Syndrom („drug-induced long QT-syndrome", häufig)
- Klinik: Schwindelattacken oder rezidivierende Synkopen
- Risikofaktoren: Weibliches Geschlecht, Alter >65 Jahre, Bradykardie, strukturelle Herzerkrankung, Hypokaliämie, Hypomagnesämie, QT-verlängernde Medikamente (Antibiotika, Antiarrhythmika), QT_c-Zeit >500 ms
- EKG: Spitzenumkehrtachykardie mit undulierenden Rotationen der QRS-Achse um die isoelektrische Linie (◘ Abb. 9.15)
- Verlauf: Häufig selbstlimitierend, evtl. Degeneration in Kammerflimmern
- Akuttherapie: Magnesium (2 g i.v.) als Bolus und anschließend als Perfusor, ggf. Defibrillation (200–360 Joule) und/oder Schrittmacherstimulation bei symptomatischer Bradykardie (Zielfrequenz: >80/min)
- Langzeittherapie: Absetzen von QT-verlängernden Substanzen, β-Blocker, ggf. Ablationstherapie und/oder ICD-Therapie

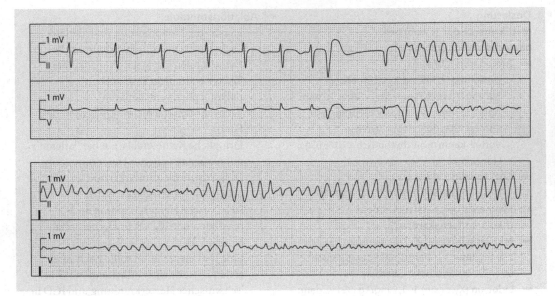

Abb. 9.15   Torsade-de-pointes-Spitzenumkehrtachykardie (Induktion durch ventrikuläre Extrasystole [VES])

9

ⓘ Dosierung
Medikamentöse Therapie der
Torsade-de-pointes-Tachykardie
- Magnesiumsulfat (Cormagnesin):
  2 g i.v. über 1–2 min, Repetition nach
  5–15 min
- Evtl. Adrenalin (Suprarenin) zur
  QT-Verkürzung und Herzfrequenzsteigerung
- Evtl. K$^+$-Ausgleich (Kalium-Perfusor)
- Evtl. Mexiletin (Mexitil) 250 mg langsam i.v.,
  dann 250 mg über 1-h-Perfusor

- **Brugada-Syndrom**
- Klinik: Schwindelattacken und/oder rezidi-
  vierende Synkopen (meist in Ruhe, frühe
  Morgenstunden, junges Erwachsenenalter) als
  Ausdruck ventrikulärer Tachykardien
- EKG: Gewölbte, am Ende abfallende
  ST-Hebung ≥2 mm in mindestens einer
  der rechtspräkordialen Ableitungen V$_{1-2}$
  (Typ-1-Morphologie)
- Diagnostik: Familienanamnese (dominant
  vererbt, mehr als 12 Gene identifiziert), EKG,
  ggf. Ajmalin-Test, Fehlen einer strukturellen
  Herzkrankheit
- Differenzialdiagnostik: Ausschluss einer
  koronaren Herzkrankheit, Myokarditis

- Ajmalin-Test: Pharmakologische
  Demaskierung durch i.v.-Gabe von
  Ajmalin (Na$^+$-Ionenkanalblocker)
  unter EKG-Monitoring und
  Reanimationsbereitschaft (Gesamtdosierung
  von Ajmalin: 1 mg/kg KG, jeweils
  10 mg alle 2 min i.v.)
- Therapie: ICD-Implantation bei Zustand
  nach Reanimation, anhaltenden VTs oder
  Typ I EKG mit Synkopen
- Bei elektrischem Sturm: Quinidin oder
  Isoproterenol i.v.
- Merke: β-Blocker sind kontraindiziert
  (vagale oder Ruhebedingungen gelten als
  Trigger)
- Vermeidung von induzierenden Medika-
  menten (http://www.brugadadrugs.org),
  Fieber, exzessiver Alkoholzufuhr oder großen
  Mahlzeiten (Auslöser!)

Speziell: Plötzlicher Herztod
(„sudden cardiac death", SCD)
- **Allgemeines**
- Definition: Nicht traumatischer und
  unerwarteter Tod mit einem Zeitintervall
  von maximal 1 h ab Beginn der Symptomatik

mit Nachweis einer potenziell tödlichen kardialen Erkrankung oder Fehlen einer extrakardialen Ursache in der Post-mortem-Untersuchung
- Inzidenz (Deutschland): 2–6/100.000/Jahr

- **Ätiologie**
- Koronare Herzkrankheit: ca. 80 %
- Nicht ischämische Kardiomyopathien, Klappenerkrankungen
- Bei Jugendlichen: HCM, Myokarditis, Ionenkanalerkrankungen

- **Initialer Grundrhythmus**
- Primäres Kammerflimmern: 10 %
- Sekundäres Kammerflimmern (Degeneration einer VT in Kammerflimmern): 60 %
- Bradykardien, einschließlich Asystolie: 20 %
- „Torsade de pointes": 10 %

- **Risikofaktoren für SCD (Erwachsene)**
- Allgemein: Kardiovaskuläre Risikofaktoren, Depression, Medikamente, Elektrolytentgleisungen, familiäre Häufung von SCD
- Postmyokardinfarkt: klinisch relevant nur Ejektionsfraktion, ggf. BNP/NT-proBNP

- **Prognose**
- Nur ca. 30 % der prähospitalen Reanimationen sind erfolgreich; die Krankenhausletalität beträgt zusätzlich ca. 10–15 %. Der Erfolg der CPR hängt neben dem zeitlichen Ablauf der Rettungskette vom initialen Grundrhythmus ab:
  - Asystolie → Reanimationserfolg: <10 %
  - Elektromechanische Entkopplung → 20 %
  - Kammerflimmern → 25 %
  - Kammertachykardie → 75 %
  - Nicht kardial (z. B. Hypovolämie) → 40 %

- **Therapie/Prophylaxe**
- Behandlung der Grunderkrankung, ICD-Implantation, Reduktion von SCD-Fällen: β-Blocker (MERIT-HF, CIBIS-II, CAPRICORN), Aldosteronantagonisten (RALES-Studie) bei systolischer Herzinsuffizienz

9.7.16 Bradykarde Rhythmusstörungen

Ätiologie

- **Physiologisch**: Sportlerherz (vegetativ)
- **Kardial**: partielles oder totales Versagen der Sinusknotenautomatie oder AV-Knotenüberleitung (z. B. Sinusknotendysfunktion bzw. Sick-Sinus-Syndrom), akutes Koronarsyndrom/Myokardinfarkt (◘ Tab. 9.64),

◘ **Tab. 9.64** Myokardinfarkt und Bradykardien

Hinterwandinfarkt	Vorderwandinfarkt
Häufigkeit: 5 % der Fälle	Häufigkeit: 10–20 % der Fälle
RCA-Versorgungsgebiet	LCA-Versorgungsgebiet
Ort der Blockierung: Sinus-/AV-Knoten	Ort der Blockierung: Tawara-Schenkel
Supra-/intranodale Bradykardien: häufig SA- oder AV-Blockierungen	Infranodale Bradykardien: Schenkelblöcke
Ersatzrhythmus: schmaler oder breiter QRS-Komplex, 40–60/min	Ersatzrhythmus: breiter QRS-Komplex, <40/min
Meist Atropin-sensibel	Oft Atropin-resistent, Adrenalin-Therapieversuch (Tachyarrhythmiegefahr)
Evtl. Schrittmacher („stand-by mode")	Meist Schrittmacherindikation
Prognose: gut	Prognose: ungünstig, da His-Bündel und Purkinje-System von der proximalen LAD versorgt werden und bereits eine transseptale Ischämie vorliegt

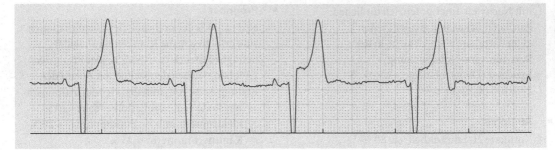

◘ Abb. 9.16   Hyperkaliämie (K⁺ 8,7 mmol/l) bei einem Dialysepatienten (EKG: 25 mm/s). Auffällig sind spitzhohe, schmalbasige T-Wellen und eine Sinusbradykardie (ca. 40/min)

◘ Tab. 9.65 Differenzialdiagnostik von Schmalkomplexbradykardien	
Rhythmische Schmalkomplexbradykardien	– Sinusbradykardie – AV-Knoten-Rhythmus – Sinuatrialer Block (SA-Block) oder atrioventrikulärer Block (AV-Block) 2.–3. Grades mit regelmäßiger Überleitung bzw. junktionalem Ersatzrhythmus (◘ Abb. 9.17)
Arrhythmische Schmalkomplexbradykardien	– Bradyarrhythmia absoluta bei Vorhofflimmern – Sinusbradykardie mit supraventrikulären Extrasystolen

Kardiomyopathien, Myokarditis, Zustand nach Herztransplantation (chronotrope Imkompetenz)

— **Hypersensitives Karotissinussyndrom:** Hypersensitivität der A.-carotis-interna-Druckrezeptoren, welche bei Reizung (z. B. heftige Kopfdrehungen, enger Kragen) zur Reflexbradykardie bis Asystolie (kardiodepressiver Typ, ca. 90 %) oder zu Blutdruckabfällen (vasopressorischer Typ, ca. 10 %) führt; häufig ältere Männer

— **Extrakardial:** Elektrolytstörungen (insbesondere Hyperkaliämie, ◘ Abb. 9.16), Medikamentenüberdosierung/Intoxikation (z. B. Digitalis, β-Blocker), Endokrinopathien (z. B. Hypothyreose), zentrale Ursachen (erhöhter Hirndruck mit Kompression der Medulla oblongata), Schrittmacherversagen (z. B. Batterieerschöpfung)

> Nach/während eines Myokardinfarktes auftretende AV-Blockierungen können sich innerhalb von 3–14 Tagen wieder zurückbilden (◘ Tab. 9.64).

Das Sick-Sinus-Syndrom oder Syndrom des kranken Sinusknotens stellt die häufigste Indikation zur Schrittmacherimplantation dar.

Unterscheidung bradykarder Rhythmusstörungen

— Hämodynamisch stabil oder instabil
— Instabilitätszeichen
  – Blutdruck$_{systol.}$ <90 mm Hg
  – Herzfrequenz: <40/min
  – Ventrikuläre Arrhythmien
  – Herzinsuffizienz-Zeichen („low cardiac output")
— QRS-Komplex
  – <0,12 s: Schmalkomplexbradykardien (◘ Tab. 9.65)
  – ≥0,12 s: Breitkomplexbradykardien (◘ Tab. 9.66)
— Rhythmus
  – Regelmäßige Bradykardie
  – Unregelmäßige Bradykardie oder Bradyarrhythmie

Tab. 9.66 Differenzialdiagnostik von Breitkomplexbradykardien

Rhythmische Breitkomplexbradykardien	– Sinusbradykardie bei Schenkelblock – SA-/AV-Block 2.–3. Grades mit Schenkelblock bzw. ventrikulärem Ersatzrhythmus – Idioventrikulärer Rhythmus (elektromechanische Dissoziation, EMD)
Arrhythmische Breitkomplexbradykardien	– Bradyarrhythmia bei Vorhofflimmern mit Schenkelblock – Polymorpher ventrikulärer Ersatzrhythmus

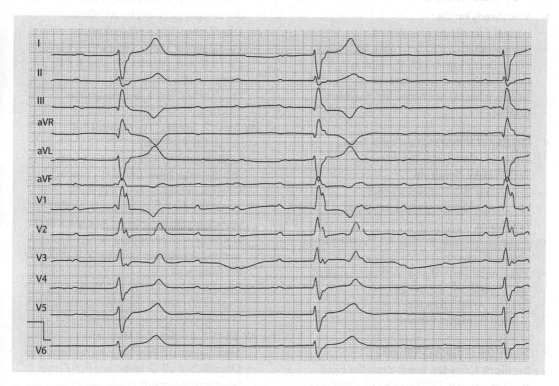

Abb. 9.17 AV-Blockierung 3. Grades mit ventrikulärem Ersatzrhythmus (Vorhoffrequenz: ca. 120/min; Frequenz aus dem Ersatzzentrum: ca. 30/min)

Diagnostik

(◘ Tab. 9.65, ◘ Tab. 9.66)
- **Anamnese**, insbesondere Medikamentenanamnese (z. B. Digitalisüberdosierung bei untergewichtigen Patienten oder chronischer Niereninsuffizienz)
- **Elektrokardiogramm**
  - **Ruhe-EKG, Belastungs-EKG** (z. B. chronotrope Inkompetenz, wenn eine HF von 90/min nicht überschritten wird) und ggf. Langzeit-EKG (◘ Abb. 9.17)

- **Karotissinusmassage** (zuvor Auskultation der Karotiden zum Ausschluss einer Karotisstenosierung; Massage maximal für 10 s) bei Verdacht auf ein hypersensitives Karotissinussyndrom → pathologisch: Asystolie ≥3 s *oder* systolischer Blutdruckabfall ≥50 mm Hg
- **Atropin-Test** bei Verdacht auf Sinusknotendysfunktion: i.v.-Atropin-Applikation von 0,04 mg/kg KG i.v. → normal: Herzfrequenzanstieg von mindestens 15 % der Ausgangsfrequenz bzw. mindestens ≥90/min

- **Labordiagnostik:** Elektrolyte, Schilddrüsen-parameter, ggf. Digitalisspiegel
- **Ggf. EPU** (elektrophysiologische Untersuchung) bei Verdacht auf Sinusknotendysfunktion

Bradykardieformen und EKG-Charakteristika

- **Sinusbradykardie**
- Formal: Herzfrequenz <60/min
- Asymptomatische Ruhefrequenzen <60/min am Tag und ca. 35–40/min in der Nacht sind besonders bei sportlich trainierten Menschen durchaus normal.

- **Sinusknotendysfunktion oder Sick-Sinus-Syndrom oder Bradykardie-Tachykardie-Syndrom**
- Belastungs-EKG: unzureichender Herzfrequenzanstieg unter Belastung (<90/min)
- Atropin-Test: unzureichender Herzfrequenz-anstieg (s. oben)
- EPU: verlängerte Sinusknotenerholungszeit (korrigierte SKEZ >550 ms)
- Erhöhte Anfälligkeit für Vorhofflimmern/-flattern

- **Sinuatrialer Block (SA-Block)**
- **SA-Block 1. Grades:** konventionelles EKG: nicht erkennbar, EPU: verzögerte sinuatriale Leitungszeit
- **SA-Block 2. Grades** (Typ **Wenckebach**): bei gleichbleibender PQ-Zeit werden die PP-Inter-valle kontinuierlich kürzer bis zum Ausfall der Vorhofüberleitung mit Herzpausen, d. h. Fehlen von P-Wellen mit nachfolgendem QRS-Komplex
- **SA-Block 2. Grades** (Typ **Mobitz**): plötzlicher Ausfall von Vorhof- und Kammerkomplexen bei konstanten PP-Intervallen, d. h. es treten Herzpausen auf, deren Dauer dem Vielfachen des normalen PP-Intervalls entspricht
- **SA-Block 3. Grades:** Sinusknotenstillstand, Sinusarrest bzw. totale Leitungsunterbrechung mit asystolischen Phasen, Fehlen von

P-Wellen, Auftreten von Ersatzrhythmen: junktionaler (AV-Knoten) oder ventrikulärer Ersatzrhythmus, evtl. Morgagni-Adams-Stokes-Anfälle bei zu langen Herzpausen bis zum Einsetzen des Ersatzrhythmus

- **Atrioventrikulärer Block (AV-Block)**
- **AV-Block 1. Grades:**
  - Lokalisation der Blockade: Verlangsamung der Erregungsleitung im AV-Knoten
  - Oberflächen-EKG: PQ-Zeit >0,2 s
  - Funktioneller Typ: bei erhöhtem Parasym-pathikotonus, verschwindet nach z. B. Atropin- oder Orciprenalin-Gabe
  - Organischer Typ: z. B. Intoxikation, Ischämie
- **AV-Block 2. Grades** (Typ **Mobitz I** mit Wenckebach-Periodik):
  - Lokalisation der Blockade: AV-Knoten (häufig) oder Intra-/Infra-His (selten)
  - Oberflächen-EKG: kontinuierliche Zunahme der PQ-Zeit bis zum Ausfall eines Kammerkomplexes (Ausdruck der zunehmenden Ermüdung der AV-Über-leitung, infolge periodischer Zunahme der Refraktärzeit)
  - Intrakardiales EKG: AH-Verlängerung (Norm: 60–120 ms) bei gleichbleibendem HV-Intervall (Norm: 30–60 ms)
- **AV-Block 2. Grades** (Typ **Mobitz II**):
  - Lokalisation der Blockade: Intra-/Infra-His
  - Oberflächen-EKG: konstante PQ-Zeiten bei einem intermittierenden totalen Leitungsblock bzw. ausbleibende Überleitung in bestimmtem Verhältnis, d. h. nur jede zweite, dritte bzw. x-te P-Welle wird übergeleitet
  - Intrakardiales EKG: subjunktionaler Block mit verlängertem HV-Intervall
  - Das AV-Areal braucht mehr als einen Impuls, um die Erregung auf das His-Bündel überzuleiten, d. h. einem QRS-Komplex gehen konstant mehrere P-Wellen voraus. Es besteht die Gefahr des Übergangs in einen totalen AV-Block.
- **AV-Block 3. Grades:**
  - Totale Leitungsunterbrechung mit AV-Dissoziation

— „Durchlaufende" P-Wellen, dabei Auftreten eines AV-junktionalen oder ventrikulären Ersatzrhythmus (Automatie)
— Evtl. Morgagni-Adams-Stokes-Anfall
— Absolute Indikation zur DDD-Schrittmacherimplantation, wenn keine kausal behebbare Ursache nachweisbar

- **Intraventrikuläre Leitungsverzögerungen (Schenkelblöcke)**
— **Monofaszikuläre Blockierungen:**
  — Linksanteriorer Hemiblock (LAH, überdrehter Linkslagetyp)
  — Linksposteriorer Hemiblock (LPH, Steil- bis überdrehter Rechtslagetyp)
  — Rechtsschenkelblock (RSB)
— **Bifaszikuläre Blockierungen:**
  — LAH+LPH (=kompletter Linksschenkelblock)
  — LAH+RSB (RSB mit überdrehtem Linkslagetyp = Bayley-Block)
  — LPH+RSB
— **Trifaszikuläre Blockierung (Gefahr):**
  — Hinweis, wenn sich bifaszikuläre Blöcke intermittierend abwechseln
— **Kompletter Schenkelblock:**
  — QRS-Dauer ≥0,12 s
  — OUP (oberer Umschlagpunkt, Zeit vom Beginn des QRS-Komplexes bis zum Beginn der endgültigen Negativitätsbewegung)
  — OUP >0,03 s in $V_{1/2}$ beim RSB
    OUP >0,055 s in $V_{5/6}$ beim LSB
— **Inkompletter Schenkelblock:**
  — QRS Dauer <0,12 s (QRS-Dauer = 0,11 s)
  — Verspätung des OUP wie beim kompletten Schenkelblock

Maßnahmen
- **Akuttherapien von Bradykardien**

ℹ️ **Medikamentöse Therapie**

Parasympatholytika
— **Atropin** (Atropinsulfat): 0,5 bis maximal 3 mg i.v. [0,04 mg/kg KG] (meist ineffektiv bei infranodalem Block: wie z. B. Vorderwandinfarkt und AV-Block 2. Grades Typ Mobitz II)

— Evtl. **Ipratropiumbromid** (Itrop): 0,5 mg auf 5 ml NaCl 0,9 % langsam i.v.
Sympathomimetika
— **Orciprenalin** (Alupent): Bolus 0,25–0,5 mg i.v., ggf. 5 mg auf 50 ml NaCl 0,9 % als i.v.-Perfusor; keine Empfehlung bei Reanimation → periphere Vasodilatation ($\beta_{1/2}$-mimetisch), Antidot bei β-Blockerüberdosierung
— Evtl. **Adrenalin** (Suprarenin): Bolus 0,01–0,1 mg i.v., ggf. 2–10 µg/min als i.v.-Perfusor; Indikation: insbesondere bei höhergradigen AV-Blockierungen

— **Schrittmacherstimulation** (▶ Abschn. 9.8): Externer, transkutaner Pacemaker in anteroposteriorer Ableitung unter Analgosedierung (Stimulationsfrequenz: ca. 80/min; Energie: 120–200 mA), ggf. temporärer, transvenöser Schrittmacher

- **Langzeittherapie von Bradykardien**
— **Kausaltherapie:** d. h. Ursachenabklärung, wie z. B. Digitalis- oder Amiodaronspiegelbestimmung → insbesondere bei älteren, niereninsuffizienten, kachektischen Patienten; Hyperkaliämie bei Dialyse-Patienten; koronare Herzkrankheit; Myokarditis
— **Absetzen von bradykardisierenden Substanzen**
— **Ggf. permanente Schrittmacherimplantation**

9.8 Schrittmacher- und ICD-Patient

G. Michels, R. Pfister

9.8.1 Schrittmachertypen

— **Endokardialer** oder **transvenöser** Typ: meist V. subclavia oder V. cephalica (bei geplanter Implantation sollten zentrale Zugänge des oberen Hohlvenensystems zuvor entfernt werden)
— **Epikardialer** Typ: Meist nach kardiochirurgischen Eingriffen
— **Myokardialer** Typ: von außen, wenn ein transvenöser Zugang nicht möglich ist, bei Säuglingen und Kleinkindern

- **Subkutaner Typ (s-ICD):** Bislang nur als ICD: Aggregat an der lateralen Thoraxwand, Sonden s.c. parasternal
- **Sondenfreier Typ:** Das Aggregat wird endokardial im rechten Ventrikel über Katheter eingebracht und verankert (Micra System)
- **Antitachykarde** Schrittmacher, sog. ATP – antitachykardes Pacing, schmerzlose Überstimulation bei ventrikulären Tachykardien
- **Antibradykarde** Schrittmacher
  - Einkammerschrittmacher: eine Sonde befindet sich im rechten Vorhof (AAI) oder in der rechten Kammer (VVI), meist als Demand-Schrittmacher, der erst in Funktion tritt, wenn eine vorprogrammierte Schrittmacherfrequenz abweicht, also bei Bedarf (Inhibitionsschrittmacher)
  - Zweikammerschrittmacher (häufig): 70–80 % aller Schrittmacherimplantationen, hier sind die Sonde sowohl im rechten Vorhof als auch in der rechten Kammer lokalisiert und imitieren den physiologischen Erregungsablauf
- **Biventrikuläre Schrittmachersysteme** (kardiale Resynchronisationstherapie, ◘ Tab. 9.41)

9.8.2 Wahl des Schrittmachers

- **VAT-Modus:** Bei erhaltener Sinusknotenfunktion, aber gestörter AV-Überleitung: vorhofgetriggerte Ventrikelstimulation
- **DDD-Modus:** Dieser erfasst Vorhof- und Kammerimpulse, verarbeitet diese entsprechend und stimuliert je nach Bedarf Vorhof und/oder Kammer; evtl. Umprogrammierung des DDD-Modus in z. B. VVI- oder VAT-Modus
- **AAI-Modus:** Dabei wird der rechte Vorhof stimuliert, wenn eine programmierte Grenzfrequenz unterschritten wird. Eigenaktionen im Vorhof inhibieren die Impulsabgabe. Durch einen AAI-Schrittmacher wird eine vorhofsynchrone Kammererregung erhalten. Indikation: isolierte Sinusknotendysfunktion bei normaler AV-Überleitung

- **VVI-Modus:** Meist nur bei chronischem Vorhofflimmern und niedriger Herzfrequenz, bei keinem Vorhofflimmern werden nur die Ventrikel gereizt, die Vorhofkontraktion bleibt unbeachtet

9.8.3 Indikationen zur Schrittmacher- und ICD-Implantation

Schrittmacher (nach ESC 2013)

Klasse-I-Indikation
- Persistierende Sinusbradykardien, auch als Folge einer essenziellen medikamentösen Langzeittherapie, mit eindeutigem Zusammenhang zur klinischen Symptomatik
- Intermittierende Sinusbradykardie oder Sinusarrest mit eindeutigem Zusammenhang zur klinischen Symptomatik
- Intermittierender oder persistierender, erworbener AV-Block 2. Grades Typ Mobitz II und AV-Block 3. Grades unabhängig von der Symptomatik
- Alternierende Schenkelblöcke, unabhängig von der Symptomatik
- Unerklärte Synkope, Schenkelblock und auffälliger EPU (HV-Intervall ≥70 ms oder höhergradiger His-Purkinje-Block)
- Rezidivierende, unerwartete Synkopen und dominant kardioinhibitorisches Carotis-Sinus-Syndrom (>6 s Asystolie, symptomatisch, nach 10 s Sinusmassage)

Klasse IIa-Indikation
- Persistierender, erworbener AV-Block 2. Grades Wenckebach bei Symptomatik oder nachgewiesener Intra-/Infra-His-Bündel-Lokalisation in der EPU
- Rezidivierende, unerwartete Reflexsynkopen bei Patienten ≥40 Jahre mit dokumentierten, symptomatischen Pausen bei Asystolie oder AV-Block
- Synkopen und dokumentierte, asymptomatischen Pausen >6 s bei Sinusarrest, SA-Block oder AV-Block

Biventrikulärer Schrittmacher

- Kardiale Resynchronisationstherapie
  (◘ Tab. 9.41)

Automatischer Defibrillator (AICD, ICD)

- Sekundärprävention

Klasse-I-Indikation

- Zustand nach überlebtem plötzlichem Herztod oder dokumentierter hämodynamisch instabiler ventrikulärer Tachykardie (I A-Indikation)
  - Unter optimaler medikamentöser Therapie
  - >48 h nach akutem Myokardinfarkt, Abwesenheit reversibler Ursachen und einer Lebenserwartung mit gutem funktionellem Status von >1 Jahr

Klasse-IIa-Indikation

- Rezidivierende anhaltende VTs unter optimaler Therapie, >48 h nach akutem Myokardinfarkt und einer Lebenserwartung mit gutem funktionellem Status von >1 Jahr
- Studienlage: AVID-, CASH-, CIDS-Studie

- Primärprävention
- Ischämische (I A-Indikation) und **nicht ischämische** (I B-Indikation) Herzinsuffizienz (EF ≤35 %, NYHA II–III) unter **optimaler Medikation ≥3 Monate** und einer Lebenserwartung mit gutem funktionellem Status von >1 Jahr (SCD-HeFT-Studie)
- Genetische Erkrankungen mit hohem familiärem Risiko für einen plötzlichen Herztod:
  - Long-QT- und/oder Short-QT-Syndrom
  - Arrhythmogene rechtsventrikuläre Kardiomyopathie
  - Brugada-Syndrom
  - Hypertrophe Kardiomyopathie
  - Meist mit einem oder mehreren Hochrisiko-faktoren: dokumentierte anhaltende VT, Zustand nach Reanimation/Kammer-flimmern, familiärer Herztod, exzessive LV-Hypertrophie ≥30 mm, unklare Synkopen

Prinzip

- Terminierung tachykarder Arrhythmien nach verschiedenen Therapiezonen bis hin zur Auslösung eines Energieimpulses (>10 Joule)

Fahruntüchtigkeit für Privatfahrer (nach DGK Positionspapier 2010)

- Nach ICD-Implantation bei Primärprävention oder nach Aggregat/Sondenwechsel: 1 Woche, bei Sekundärprävention 3 Monate, nach adäquatem Auslösen: 3 Monate ohne erneutes Auslösen
- Nach SM-Implantation: 1 Woche

Schockprävention

- Medikamentöse Prävention: Bei ICD-Patienten mit hoher Arrhythmielast durch Kombina-tionstherapie bestehend aus Amiodaron plus einem β-Blocker (OPTIC-Studie, 2006)

9.8.4 Schrittmacherstimulationsmodi („commission of heart diseases ressources code", NBG-Code)

- 1. Buchstabe → Stimulationsort, „pacing" (A: Atrium, V: Ventrikel, D: dual)
- 2. Buchstabe → Detektionsort (Wahrnehmung), „sensing" (A: Atrium, V: Ventrikel, D: dual)
- 3. Buchstabe → Betriebsmodus (0 = ungesteuert; I = inhibiert, d. h. bei Wahrnehmung einer Eigenaktion wird der Schrittmacherimpuls unterdrückt; T = getriggert, Impulsabgabe fällt bei Spontanerregung des Herzens in die Refraktärphase der R-Zacke bzw. eine gesenste Herzeigenaktion löst einen Schrittmacherimpuls aus; D = dual, d. h. getriggert und inhibiert, häufigste Betriebsart)
- 4. Buchstabe → Programmierbarkeit/ Frequenzadaptation: M = multipro-grammierbar; R = „rate response" oder

Frequenzanpassung (an die Aktivität des Patienten); „mode-switch" als Sicherheitsmodus: bei plötzlichem Vorhofflimmern/-flattern schaltet das DDD-Schrittmachersystem in den VVI-Modus um, sonst Gefahr der 1:1-Überleitung und bei retrograd leitendem AV-Knoten, Gefahr der schrittmacherinduzierten Reentrytachykardie

- 5. Buchstabe → **Antitachykardiefunktion/ multifokale Stimulation** (0: keine; P: antiarrhythmische Stimulation; S: Elektroschock (ICD); D (dual): P plus S)

9.8.5 Begriffe der Programmierung

Stimulation

- Asynchron: starrfrequent (unabhängig von der Eigenaktion, z. B. bei Magnetauflage)
- Overdrive: Überstimulation bzw. Stimulation mit hoher Frequenz zur Terminierung tachykarder Arrhythmien
- Stimulationsart: Modus (*NBG-Code*, s. oben)

Impulsamplitude/-dauer

- Impulsamplitude: Höhe bzw. Ausschlag des Schrittmacherimpulses
- Impulsdauer: Breite des Schrittmacherimpulses
- Impulsamplitude und -dauer: beide zusammen bestimmen die Reizschwelle
- Anpassung an die Reizschwelle (mV) der Elektroden, nach Implantation werden stets eine hohe Impulsamplitude (mV) und eine Impulsdauer von 0,4 ms eingestellt, welche postoperativ mittels Reizschwellentest individuell eingestellt werden sollten (Batterie)

Sensitivität

- Wahrnehmungsschwelle für intrakardiale Signale
- Empfindlichkeit entspricht der R-/P-Amplitude (mV), die als intrakardiales Signal erkannt wird
- Ziel: Vermeidung eines „under-" und „oversensing"

Grundfrequenz

- Z. B. 65/min: programmierbare Mindeststimulationsfrequenz

Hysteresefrequenz

- Z. B. 50/min: bei Demand-Schrittmacher, minimale Herzfrequenz, die vom Eigenrhythmus unterschritten werden muss, bevor eine Schrittmacherstimulation mit der Grundfrequenz erfolgt
- Beispiel: 50- zu 70-Hysterese → ein auf 70/min programmierter Schrittmacher springt ein, wenn die Eigenfrequenz <50/min sinkt, während ein Anstieg der Eigenfrequenz >70/min zur Inhibierung der Schrittmacherimpulsabgabe führt

Auslöseintervall

- „Escape interval": Zeitintervall (ms) von der letzten Eigenaktion des Herzens bis zur Abgabe eines neuen Schrittmacherimpulses

AV-Intervall

- Normales AV-Intervall: 150–250 ms
- Optimierung des AV-Intervalls mittels Echokardiographie, insbesondere bei biventrikulärer Stimulation: Abnahme der Mitralregurgitation, Verlängerung der diastolischen Füllungszeit, Verbesserung der linksventrikulären Druckanstiegsgeschwindigkeit (dp/dt); ggf. Anwendung der Formel nach Koglek
- Zu kurzes AV-Intervall führt zum Schrittmachersyndrom, zu langes AV-Intervall zum vorzeitigen Mitralklappenschluss mit Gefahr einer diastolischen Mitralregurgitation (HZV ↓) und Begünstigung von Endless-loop-Tachykardien bei vorhandener retrograder VA-Leitung
- Automatische AV-Intervallanpassung zur Vermeidung einer RV-Stimulation

Refraktärzeit

- Bezeichnet das Intervall, in dem nach einer wahrgenommenen Herzaktion oder einer Impulsabgabe des Schrittmachers weder ein Signal wahrgenommen wird noch eine Stimulation erfolgen kann.

Schrittmacherstimulation

- **Unipolare Stimulation (selten)**
- Stimulation mit Minuspol an der Elektrodenspitze und als Pluspol dient das Metallgehäuse des Schrittmacherimplantates
- Oberflächen-EKG: große Schrittmacherspikes (3,5–5 mV)
- **Bipolare Stimulation (häufig)**
- Stimulation mit Minuspol (Elektrodenspitze) und Pluspol durch einen Elektrodenring, wenig proximal der Elektrodenspitze, dabei ist das Schrittmacheraggregat isoliert; weniger störanfällig
- Oberflächen-EKG: kleine Schrittmacherspikes (2–4 mV)

Mode switch

- Automatische Umschaltung des Modus, meist von DDD nach VVI

9.8.6 Komplikationen

Elektrodenbedingte Komplikationen

- Elektrodendislokation
- Reizschwellenerhöhung
- Elektrodenbruch
- Adapterdiskonnektion
- Myokardpenetration
- Thrombosen/Vegetationen
- Lungenembolie
- Skelettmuskelstimulation

Systembedingte Komplikationen

- Batterieerschöpfung: Hier liegt in den meisten Fällen nur intermittierend eine maximale Frequenz von 65/min vor.
- Gerätedefekt mit Ausfall der Schrittmachertätigkeit: Bei Patienten mit höhergradigem AV-Block kann, muss aber nicht, ein langsamer ventrikulärer Ersatzrhythmus vorliegen.

- Twiddler-Syndrom: Durch Drehung oder Rotation des Schrittmachers in seiner Tasche kommt es zum Zug an der Schrittmacherelektrode, die evtl. aus ihrer endokardialen Lage herausgelöst wird.

9.8.7 Schrittmacherinduzierte Rhythmusstörungen

Schrittmacherinduzierte Reentrytachykardie („pacemaker mediated tachycardia", PMT)

- **Mechanismus:** Bei Patienten mit Zweikammerschrittmacher und dualer Leitungseigenschaft des AV-Knotens oder akzessorischer Leitungsbahn kann die stimulierte Ventrikelantwort sofort vom Vorhof wahrgenommen werden („sensing"), der daraufhin wieder den Ventrikel stimuliert, eine Schrittmacher-Reentrytachykardie bzw. eine Endless-loop-Tachykardie ist die Folge.
- **Ursache:** Moderne Schrittmachersysteme besitzen sog. PMT-Erkennungsalgorithmen (mit Verlängerung der post-ventrikulären-atrialen Refraktärperiode), dennoch kann bei älteren Modellen eine ventrikuläre Extrasystole zur PMT-Induktion führen.
- **EKG:** Schrittmacher-EKG an oberer Grenzfrequenz, Zykluslänge der Endless-loop-Tachykardie = aktuelles AV-Intervall (150–250 ms) plus retrograde Leitungszeit (Mittelwert: ca. 250 ms)
- **Therapie:** Verkürzung des AV-Intervalls (100–150 ms) *oder* Verlängerung der Refraktärzeit *oder* Magnetauflage im Notfall. Dadurch wird der Schrittmacher auf eine starrfrequente Stimulation (VOO- bzw. DOO-Mode, Entrance-Block) umgeschaltet, d. h. Pacing ohne Sensing. Ggf. Karotissinusdruckmassage oder Adenosin (Adrekar) i.v.
- **Prophylaxe:** Adäquate Programmierung von Output und Sensing, Refraktärzeit entsprechend der retrograden VA-Zeit, VES-Reaktion und PMT-Intervention aktivieren.

Schrittmachersyndrom

- **Mechanismus:** Hier schlagen Vorhof und Ventrikel synchron zueinander, der Patient wird synkopal. Das Schrittmachersyndrom ist durch eine VVI-Stimulation (meist ältere Geräte, Einkammersysteme im VVI-Modus) mit retrograder ventrikuloatrialer Leitung und konsekutivem Blutdruckabfall gekennzeichnet.
- **Ursache:** inadäquate AV-Synchronisation → sehr kurze AV-Delays → Kontraktion des linken Atriums gegen die bereits geschlossene Mitralklappe.
- **EKG:** ventrikulärer Schrittmacherrhythmus mit retrograden P-Wellen.
- **Therapie:** Programmierung eines optimalen AV-Intervalls *oder* ggf. Magnetauflage *oder* Atropin i.v.

Exit-Block und „failure to capture" (Schrittmacherdefekt, Ausgangsblockierung)

- **Mechanismus:** Ein vom Schrittmacher abgegebener Stimulationsimpuls bewirkt keine myokardiale Reizantwort (ineffektive Schrittmacherstimulation).
- **Ursache:** z. B. Sondendislokation, Sondenbruch, Isolationsdefekt, Konnektorprobleme, Reizschwellenanstieg (Myokardinfarkt mit perifokaler Ödembildung, metabolische Entgleisungen, Elektrolytstörungen, Antiarrhythmika). Reizschwellenanstiege und Impedanzveränderungen (Impedanz-Anstieg bei Elektrodenbruch, Impedanz-Abfall bei Isolationsdefekt der Elektrode) über Wochen. Gefahr: Bradykardien bis Asystolie.
- **EKG:** Komplettes Fehlen von Stimulationsartefakten (Exit-Block) oder nackte Spikes ohne nachfolgenden QRS-Komplex („failure to capture").
- **Therapie,** falls notwendig: Atropin (Atropinsulfat) i.v., externe Stimulation im VOO-Mode bei ausreichender Analgosedierung.

Undersensing (Sensing-Defekt, Entrance-Block bzw. Eingangsblockierung)

- **Mechanismus:** Vorhof- und Kammereigenaktionen werden vom Schrittmacher nicht mehr wahrgenommen.
- **Ursachen:** z. B. Sondendislokation/Mikrodislokation, Sondenbruch, neu aufgetretener Schenkelblock, Hypokaliämie, Antiarrhythmika.
- **EKG:** Starrfrequente Spikes (programmierte Stimulationsfrequenz des Schrittmachers), die nicht inhibiert werden, z. B. Stimulation sehr kurz nach dem QRS-Komplex.
- **Gefahren:** Bei ventrikulärem Undersensing Stimulation in die vulnerable Phase mit Induktion ventrikulärer Tachykardien oder beim atrialen Undersensing mit Auslösung von Vorhofflimmern.
- **Kennzeichen beim Abfragen des Gerätes:** Elektrodenimpedanz <200 Ω ~ Isolationsdefekt, Elektrodenimpedanz >2000 Ω ~ Elektrodenbruch
- **Therapie:** Erhöhung der Empfindlichkeit (nach Reizschwelltestung) *oder* im Notfall eine Anhebung der Frequenz durch Magnetauflage, sodass keine Herzeigenaktionen mehr stattfinden können

Oversensing

- **Mechanismus:** Zu niedrige Wahrnehmungsschwelle, elektrische Störquellen, wie z. B. Registrierung ventrikulärer Stimuli durch die Vorhofsonde („fairfield sensing"), Muskelpotenziale (insbesondere bei unipolaren Schrittmachersystemen) oder externe elektrische Geräte wie TENS (transkutane elektrische Nervenstimulation), führen zu einer Fehlwahrnehmung, sodass der Schrittmacher diese Störpotenziale als Herzeigenaktionen deutet. Des Weiteren können Detektionen von Vorhofaktionen als Kammeraktionen fehlinterpretiert werden („AV-cross talk").
- Beim Einkammerschrittmacher (z. B. VVI oder AAI) kommt es zur Inhibierung der Schrittmacherstimulation mit der Gefahr von

Bradykardien und rezidivierenden Synkopen. Im Gegensatz dazu führt die Wahrnehmung von Muskelpotenzialen durch die Vorhofsonde beim Zweikammersystem zur schnellen ventrikulären Überleitung (Tachykardie).

- **EKG:** Fehlen von Spikes, d. h. ausbleibende Stimulation durch den Schrittmacher
- **Therapie:** Umprogrammierung auf eine bipolare Wahrnehmung *oder* Magnetauflage im Notfall, ggf. Atropin (Atropinsulfat) i.v.

9.8.8 Differenzialdiagnostik beim Schrittmacherpatienten

Fehlende Schrittmacherstimulation ohne Stimulusartefakt
- Batterieerschöpfung (Schrittmacher stimuliert im Energiesparmodus mit einer Frequenz von ca. 65/min)
- Batteriedefekt
- Kabelbruch
- Oversensing (z. B. Muskelpotenziale oder externe elektrische Geräte führen zur Inhibierung)
- Unipolare Elektrode mit bipolarer Programmierung

Fehlende Schrittmacherstimulation mit Stimulusartefakt, jedoch kein nachfolgender QRS-Komplex
- Batterieerschöpfung (Schrittmacher stimuliert mit ca. 65/min)
- Elektrodendislokation
- Kabelbruch
- Reizschwellenanstieg
- Andere Ursachen: metabolisch, Elektrolytentgleisungen, Medikamente, etc.

Bradykardien mit Schrittmacherspikes
- Exit-Block
- Oversensing
- Schrittmachersyndrom

9.8.9 Differenzialdiagnostik beim ICD-Patienten

> Bei rezidivierenden ICD-Schockabgaben sollte immer zwischen adäquaten („electric storm") und inadäquaten Defibrillationen unterschieden werden.

Elektrischer Sturm

- **Mechanismus:** Elektrischer Sturm („electric storm"), d. h. repetitive Entladungen des ICD's → mindestens 3 „adäquate" Schockabgaben innerhalb von 24 h
- **Ursachen**
  - Unaufhörliche Tachykardien bei Progression der Grunderkrankung, z. B. kardiale Dekompensation oder myokardiale Ischämie
  - Elektrolytentgleisungen (häufig Hypokaliämien)
  - Proarrhythmische Medikamente
- **Therapie**
  - Bestimmung von Kalium und Magnesium und ggf. sofortige Substitution
  - Auslesen des ICDs und ggf. Umprogrammierung
  - Überprüfung von QT-verlängernden Medikamenten (z. B. Antibiotika, Antimykotika, Neuroleptika, Antidepressiva)
  - Kombinierte Gabe von β-Blocker (z. B. 5–10 mg Metoprolol i.v.) und Amiodaron (300 mg i.v., QT_c-Zeit?)
  - Ggf. Ranolazin 2 g/d p.o. (Ranolazin vermindert die Arrhythmielast)
  - Ggf. Sedierung
  - Ggf. Notfallablationstherapie (insbesondere bei dilatativer Kardiomyopathie [DCM])
  - Ggf. Einleitung der kardiopulmonalen Reanimation (CPR)

Inadäquate Schockabgaben

- **Mechanismus:** supraventrikuläre Tachykardien *oder* „oversensing" führen zu Fehlinterpretation von EKG-Signalen, welche inadäquat mittels Schockabgabe terminiert werden

9

Ursachen:
- Supraventrikuläre Tachykardien: z. B. tachykarde Überleitung von Vorhofflimmern, das als ventrikuläre Tachyarrhythmie fehlinterpretiert und anschließend durch Defibrillation terminiert wird
- „Oversensing": Vortäuschung von ventrikulären Arrhythmien durch verschiedene Störeinflüsse: Elektrodendefekte, elektromagnetische Interferenz (z. B. Elektrokauterisation, Ablationstherapie), Muskelpotenziale, T-Wellen-Oversensing

Therapie:
- Sofortige Inaktivierung des Gerätes durch Magnetauflage (Ringmagnet)
- Umprogrammierung, durch z. B. Anhebung der Detektionszone
- Ggf. Pulmonalvenenisolation oder AV-Knoten-Ablation bei tachykarder Überleitung von Vorhofflimmern
- Ggf. bei psychokardiologischen Folgen von inadäquaten Schockabgaben (Traumatisierung, Angstpsychosen) → Initiierung einer psychosomatischen Mitbetreuung

Ventrikuläre Tachykardien unterhalb der Erkennungsgrenze

Ursachen:
- Programmierfehler (VT cut-off [160–180/min], VF cut-off [180–240/min])
- Progression der Grunderkrankung, z. B. KHK

Therapie:
- Medikamentöse Terminierung der ventrikulären Tachykardie, z. B. Amiodaron
- Kardiopulmonale Reanimation
- Umprogrammierung: Erkennungsgrenze (VT „cut-off") heruntersetzen
- Je nach Grunderkrankung, ggf. Kontrollherzkatheteruntersuchung

Bei ICD zu beachten
- Interne Schockentladungen durch den ICD stellen keine Gefahr für den/die Behandelnden dar.
- Das Schrittmachersystem des ICD wird durch die Magnetauflage nicht beeinträchtigt.
- Nach Magnetauflage gilt stets eine obligate Monitorpflicht.

Systembezogene Komplikationen
- Elektrodenbrüche, Elektrodendislokationen, Aggregatdysfunktionen und Sensingdefekte, entsprechend den Schrittmacherkomplikationen
- Insbesondere „**oversensing**" bei Sondendefekten/Elektrodenbrüchen: hier werden die Störsignale als Kammerflimmern fehlinterpretiert

9.8.10 Therapie

> **Therapiebedürftigkeit nur bei symptomatischen Patienten und bei Gefahr der Induktion maligner Rhythmusstörungen.**

Magnetauflage
- **Schrittmacherpatient:** Inbetriebnahme des Schrittmachers mit einer Magnetfrequenzstimulation von meist 85 oder 100 Schlägen/min, d. h. der Schrittmacher wird auf starrfrequente Stimulation umgeschaltet (VOO- bzw. DOO-Mode, Entrance-Block). Falls die Magnetfunktion herausprogrammiert sein sollte, erfolgt keine Reaktion auf die Magnetauflage.
- **ICD-Patient:** Inaktivierung der Schockfunktion.

- **Transkutaner externer Schrittmacher:** Bei symptomatischer Bradykardie bzw. Ventrikelasystolie unter Analgosedierung (z. B. Morphin-Diazepam) im starrfrequenten VOO-Modus (Frequenz: 70–80/min, Impulsbreiten: 20–40 ms, Stromstärke bzw. Reizschwelle: schrittweise erhöhen bis zur Reizantwort – Anhaltswert: ca. 200 mA).
- **Medikamentös:** Ggf. Atropin (Atropinsulfat) oder Adrenalin (Suprarenin) i.v.
- **Kardioversion/Defibrillation:**
  - Zur Vermeidung von Schäden des Stimulationsgerätes sollte die Kardioversion bzw. Defibrillation, wenn möglich, in

anteroposteriorer Konfiguration oder in inverser Herzachse erfolgen.
- Das Sensing der Schrittmachersonden sollte vor Kardioversion auf bipolar umprogrammiert werden.
- **Sofortige Diagnostik** nach Sicherstellung des Akutproblems: AICD-/Schrittmacheraggregatabfrage und ggf. Neueinstellung, Labor (Elektrolyte), Röntgen-Thorax

9.9 Hypertensives Notfallgeschehen

G. Michels, R. Pfister

9.9.1 Definition

- Das hypertensive Notfallgeschehen ist definiert durch eine starke Erhöhung des systolischen Blutdrucks (>180 mm Hg) und/oder des diastolischen Wertes (>120 mm Hg), wobei keine absoluten Grenzwerte entscheidend/anwendbar sind, sondern die klinische Beeinträchtigung.
- Man unterscheidet die hypertensive Dringlichkeit und den hypertensiven Notfall (◘ Tab. 9.67).

- Eine Sonderform des hypertensiven Notfalls ist die maligne Hypertonie, die über eine ischämische Organschädigung der Retina, Niere, Herz oder Hirn definiert ist, selten ist und prinzipiell wie ein hypertensiver Notfall behandelt wird.

9.9.2 Allgemeines

- Betroffen sind 1 % aller Hypertoniker.
- Aufgrund der hohen Prävalenz der arteriellen Hypertonie treten hypertensive Notfälle absolut gesehen in über 25 % aller internistischen und in ca. 3 % aller Notfälle auf.

9.9.3 Ätiologie

Krisenhafte Blutdruckspitzen
- Essentielle Hypertonie
- Sekundäre Hypertonieformen: renoparenchymatös/renovaskulär
- Primärer Hyperaldosteronismus
- Eklampsie, HELLP-Syndrom

◘ Tab. 9.67 Hypertensives Notfallgeschehen

Hypertensive Dringlichkeit („hypertensive urgency")	Hypertensiver Notfall („hypertensive emergency")
Früher: hypertensive Krise	Häufigkeit: 25 % der Fälle
Häufigkeit: 75 % der Fälle	Assoziiert mit Endorganschäden: hypertensive Enzephalopathie, intrakranielle Blutung (Schlaganfall), retinale Blutung, akute Linksherzinsuffizienz, Lungenödem, akutes Koronarsyndrom oder Aortendissektion
Ohne Endorganschäden	
Langsame Blutdrucksenkung über 24 h	Intravenöse Applikation von Antihypertensiva
Perorale antihypertensive Therapie	Intensivüberwachung erforderlich
	Die Intensität der akuten Drucksenkung richtet sich nach der Klinik:
	Akuter ischämischer Schlaganfall: In den ersten 24 h Behandlung nur wenn >220/120 mm Hg oder andere Organe gefährdet; außer bei Lyseindikation: dann ab 185/110 mm Hg
	Akute intrazerebrale Blutung: Senkung unter 140 mm Hg systolisch
	Akutes Lungenödem/Aortendissektion: schnelle und aggressive Drucksenkung
	Sonst: MAP ca. 25 % in den ersten Stunden senken, dann langsam weiter

- Katecholaminsyndrome:
  - MAO-Hemmer plus Tyramin
  - Phäochromozytomkrise
  - Drogen mit sympathomimetischer Wirkung (Kokain, Amphetamine, LSD)
- Schädel-Hirn-Trauma, Hirntumor, zerebrale Blutung, Infarkt
- Guillain-Barré-Syndrom
- Akute intermittierende Porphyrie

Inadäquate Medikation

- Non-Responder
- Salzkonsum
- Escape-Phänomen im Rahmen der ACE-Hemmertherapie (kompensatorischer Anstieg von Angiotensin II über die Aktivierung von ACE-unabhängigen Pathways)
- Komedikation mit COX-Hemmern

Non-Compliance

- Vergesslichkeit, Unwissenheit

Rebound-Phänomen

- bei abruptem Absetzen der antihypertensiven Therapie (Rebound-Hypertonie): z. B. bei abruptem Absetzen von β-Blockern kann es noch nach Wochen – bedingt durch eine Up-Regulation von β-Rezeptoren – zum krisenhaften Blutdruckanstieg kommen

Auslöser

- Verschiedene Triggerfaktoren, wie psychische Belastung, Schmerzzustände

> **Der absolute Blutdruckhöchstwert ist nicht so ausschlaggebend wie zum einen das Maß der Zunahme, d. h. der Geschwindigkeit des Blutdruckanstiegs, und zum anderen das klinische Gesamtbild.**

9.9.4 Klinik

! Cave
Warnsymptome des hypertensiven Notfallgeschehens: Kopfschmerzen, Augenflimmern, Schwindel, Nausea, Ohrensausen, Palpitationen, Belastungsdyspnoe, Epistaxis, psychomotorische Agitiertheit.

- **Additiv Organmanifestationen beim hypertensiven Notfall**
- **Zerebral:** Hypertensive Enzephalopathie (Nausea, Vigilanz-, Sehstörungen, neurologische Ausfälle), ischämischer oder hämorrhagischer Insult (Stammganglien, Capsula interna, Thalamus)
- **Kardial:** Akutes Koronarsyndrom, akute Linksherzinsuffizienz mit „hypertensivem Lungenödem"
- **Vaskulär:** Aortendissektion (heftigste in den Rücken ausstrahlende Schmerzen), Retinablutungen (Sehstörungen), akutes Nierenversagen (rückläufige Urinproduktion)
- **Sonderfall:** Gestationshypertonie im 2.–3. Trimenon (Präeklampsie, Eklampsie)

9.9.5 Diagnostik

> **Beim hypertensiven Notfallgeschehen sollte möglichst zwischen dem Vorhandensein und dem Nicht-Vorhandensein von Komplikationen bzw. Endorganschäden unterschieden werden („emergency"/ "urgency").**

- **Anamnese:** Vorerkrankungen (arterielle Hypertonie, koronare Herzkrankheit, Schlaganfall), Medikamente (Antihypertensiva), Nikotin, Alkohol, Drogen (z. B. Kokain), gastrointestinale Beschwerden beim HELLP-Syndrom (Mutterpass)
- **Körperliche Untersuchung:**
  - Erhebung des kardiovaskulären, pulmonalen und neurologischen Status
  - Blutdruckmessung an beiden Armen
  - Abdomenpalpation/-Auskultation (Aortenaneurysma)

- **EKG**: Hypertrophie-, Ischämiezeichen, Rhythmuskontrolle
- **Labor**: Elektrolyte, Retentionswerte, Herzenzyme, ggf. Kreuzblut bei Verdacht auf Aortendissektion
- **Bildgebung**: CT-Thorax/Abdomen mit Kontrastmittel bei Verdacht auf Aortendissektion
- **Echokardiographie**: TEE bei Verdacht auf Aortendissektion

9.9.6 Differenzialdiagnostik

- **Reaktive Blutdrucksteigerung**: z. B. Schlaganfall, Kokain-Abusus, Cushing-Reflex bei intrakranieller Druckerhöhung (z. B. bei intrazerebralen Blutungen: erhöhte Blutdruckwerte, Cheyne-Stokes-Atmung, Bradykardie und/oder Tachykardie zur Aufrechterhaltung der zerebralen Perfusion)
- **Hyperthyreose**
- **Phäochromozytom**

❗ Cave
Ein hypertensiver Notfall mit zerebraler Symptomatik führt nicht selten zur Imitierung eines akuten Schlaganfalls.

9.9.7 Therapie

Therapieziele des hypertensiven Notfallgeschehens
- **Hypertensiver Notfall**: Reduktion des MAP (mittlerer arterieller Druck) um maximal 20–25 % während der ersten 30–120 min mittels i.v.-Applikation von Antihypertensiva (❏ Tab. 9.68) → Endorganschäden gelten als Therapiekriterium (Ziel: 160/100 mm Hg innerhalb der folgenden 2–6 h). Das heißt, der MAP sollte beim hypertensiven Notfall nicht zu „normalen" Blutdruckwerten gesenkt werden.
  (Ausnahme: akuter Schlaganfall, akutes Lungenödem/Aortendissektion)

- **Hypertensive Dringlichkeit**: Langsame Blutdrucksenkung innerhalb von 24–48 h durch *perorale* Applikation von Antihypertensiva.

❗ Cave
Der häufigste Fehler bei der Behandlung des hypertensiven Notfallgeschehens ist die zu rasche oder zu starke Blutdrucksenkung mit nachfolgender Organminderperfusion, die insbesondere beim akuten Hirninfarkt zu einer Progression der Hirnschädigung führen kann.

Allgemeine Maßnahmen

- Aufrechterhaltung und Stabilisierung der Vitalfunktionen
- Patienten beruhigen, ggf. Sedativa
- Lagerung: Oberkörperhochlagerung
- Oxygenierung: 2–6 l O_2/min über Nasensonde, wenn notwendig

Therapie bei kardialen Endorganschäden: akutes Koronarsyndrom

(❏ Tab. 9.68)
- Antihypertensivum der Wahl: **Glyceroltrinitrat** (Nitroglycerin, Spray, Kapsel oder besser steuerbar als i.v.-Perfusor): Senkung von Vor- und Nachlast sowie koronare Vasodilatation
- Beim hypertensiven Lungenödem scheint **Urapidil** (Ebrantil) eine Alternative zu Nitroglycerin, additiv erweisen sich **Diuretika** (Furosemid, Lasix) und **β-Blocker** (Metoprolol, Beloc) als sinnvoll.

Therapie bei vaskulären Endorganschäden: akute Aortendissektion oder akutes Aortensyndrom

- **β-Blocker** (Metoprolol, Beloc)
  - Therapiebeginn mit β-Blocker (Metoprolol): Arterielle Drucksenkung und Abnahme

◻ Tab. 9.68 Übersicht häufiger i.v.-Antihypertensiva

Substanz/-klasse	Wirkdauer	Initialdosierung	Perfusordosierung	Indikation
Furosemid/ Schleifendiuretikum (Lasix)	3–6 h	20–80 mg	Lediglich Bolus	Linksherzinsuffizienz mit Zeichen des Lungenödems
Urapidil/zentraler 5-HT$_{1A}$ Agonist und peripherer α$_1$-Blocker (Ebrantil)	4–6 h	12,5–25 mg	5 mg/ml (250 mg/50 ml)	akutes Koronarsyndrom
Glyceroltrinitrat/ Nitrate, NO-Freisetzung (Nitroglycerin)	15–30 min	0,5–1 mg	1 mg/ml (50 mg/50 ml)	Akutes Koronarsyndrom, Linksherzinsuffizienz
Metoprololtartrat/β$_1$-Blocker (Beloc)	2–5 h	2,5–10 mg (bis 40 mg)	1 mg/ml (50 mg/50 ml)	Akute Aortendissektion
Clonidin/α$_2$- und Imidazolrezeptor-Agonist (Catapresan)	6–8 h	0,075 mg	24 µg/ml (1,2 mg/50 ml)	Entzugssymptomatik Delir
Dihydralazin/Hydrazine, Vasodilatator (Nepresol)	6–8 h	6–12,5 mg	1,5 mg/ml (75 mg/50 ml)	Meist Kombination mit Clonidin, hypertensive Gestose
Natrium-Nitroprussid/ Stimulator der löslichen Guanylylzyklase, NO-Freisetzung (Nipruss)	2–5 min	0,2–10 µg/kg KG/min (keine Empfehlung zur Kombination mit Na$^+$-Thiosulfat)	1,2 mg/ml (60 mg/50 ml)	Akute Aortendissektion (Merke: Lichtschutz)

der linksventrikulären Inotropie bzw. der aortalen Wandspannung
- β-Blocker: Meist hohe Dosen notwendig, z. B. bis zu 40 mg Metoprolol, ggf. Perfusor (alternativ bei β-Blocker-Unverträglichkeit: Nicht-Dihydropyridin-Ca^{2+}-Antagonisten)
— **ACE-Hemmer und/oder andere Vasodilatatoren** (Urapidil, Glyzeroltrinitrat, Clonidin) falls – nachdem bereits eine β-Blocker-Therapie eingeleitet wurde – der systolische Blutdruckwert immer noch Werte >120 mm Hg zeigt
  - Vasodilatatormonotherapie führt über eine reflektorische Sympathikusaktivierung mit Herzfrequenzanstieg zum Anstieg der ventrikulären Kontraktionsgeschwindigkeit (Baroreflexstimulation) und damit zur Progression der Dissektion, daher vorherige β-Blocker-Therapie in die Wege leiten
  - Ziel: Blutdruck$_{systol.}$ 100–120 mm Hg *und* Beobachtung (CT, Sonographie)

- Ggf. Nitroprussid-Natrium (Nipruss) additiv, falls Blutdruck nicht kontrollierbar

Therapie bei zerebralen Endorganschäden

■ **Akuter ischämischer Schlaganfall**

 Cave
Ein zu schneller und starker Blutdruckabfall kann bei aufgehobener zerebraler Autoregulation zu einer Minderperfusion der Penumbra mit Größenzunahme des Infarktareals führen.

— Antihypertensive Therapie
  - erst bei Blutdruck$_{systol.}$ >220 mm Hg bzw. Blutdruck$_{diastol.}$ >120 mm Hg
  - oder wenn andere Organe simultan gefährdet sind

- oder wenn Indikation zur Lyse besteht: Therapie ab 185/110 mm Hg
- Antihypertensivum der 1. Wahl: **Labetalol** (Trandate, kombinierter Alpha- und Betablocker): Gute Steuerbarkeit, keine Reflextachykardie: 10–20 mg i.v., ggf. alle 10 min wiederholen, oder **Nicardipin** 5 mg/h Perfusor, ggf. um 2,5 mg/h titrieren nach 10 min

- **Intrazerebrale Blutung**
- Senkung des Blutdrucks auf <140 mm Hg systolisch in der ersten Stunde besser als restriktive Senkung ab 180 mm Hg (INTERACT-2 Studie)

Hypertensiver Notfall im Rahmen einer EPH-Gestose bzw. hypertensive Gestose

- Antihypertensiva erst bei wiederholten Blutdruckwerten von Blutdruck$_{systol.}$ >180 mm Hg oder persistierendem Blutdruck$_{diastol.}$ >110 mm Hg
- Anmerkung: Zur adäquaten Aufrechterhaltung der uteroplazentaren Perfusion ist ein Blutdruck$_{diastol.}$ von ungefähr 90 mm Hg wünschenswert.
- Antihypertensiva der Wahl: **Labetalol** (Trandate) oder **Nifedipin** (Adalat) s.l., ggf. Nitrate oder Nitroprussid-Natrium

⊗ Cave
Inhibitoren des Renin-Angiotensin-Aldosteron-Systems sind kontraindiziert, unter β-Blockern ggf. Wachstumsretardierung im 1. Trimenon, unter Diuretika ggf. Plazentainsuffizienz.

Literatur

Adler Y, Charron P, Imazio M et al. (2015) ESC Guidelines for the diagnosis and management of pericardial diseases. Eur Heart J 36: 2921–2964

Blumenfeld JD, Laragh JH (2001) Management of hypertensive crises: the scientific basis for treatment decisions. Am J Hypertens 14: 1154–1116

Brignole M, Auricchio A, Baron-Esquivias G et al. (2013) ESC Guidelines on cardiac pacing and cardiac resynchronization therapy: the Task Force on cardiac pacing and resynchronization therapy of the European Society of Cardiology (ESC). Developed in collaboration with the European Heart Rhythm Association (EHRA). Eur Heart J 34 (29): 2281–2329

Caforio ALP, Pankuweit A, Arbustini E et al. (2013) Current state of knowledge on aetiology, diagnosis, management, and therapy of myocarditis: a position statement of the European Society of Cardiology Working Group on Myocardial and Pericardial Diseases. Eur Heart J 34: 2636–2648

Califf RM, Bengtson JR (1994) Cardiogenic shock. N Engl J Med 330: 1724–1730

Camm AJ, Kirchhof P, Lip GYH et al. (2010) Guidelines for the management of atrial fibrillation. Eur Heart J 31: 2369–2429

Camm AJ, Lip GY, De Caterina R et al. (2012) Focused update of the ESC Guidelines for the management of atrial fibrillation: an update of the 2010 ESC Guidelines for the management of atrial fibrillation. Developed with the special contribution of the European Heart Rhythm Association. Eur Heart J 33 (21): 2719–2747

Cherney D, Straus S (2002) Management of patients with hypertensive urgencies and emergencies: a systematic review of the literature. J Gen Intern Med 17: 937–945

Cooper LT, Baughman KL, Feldman AM et al. (2007) The role of endomyocardial biopsy in the management of cardiovascular disease. Eur Heart J 28: 3076–3093

De Backer D, Biston P, Devriendt J et al. (2010) Comparison of Dopamine and Norepinephrine in the Treatment of Shock. N Engl J Med 362: 779–789

Habib G, Lancellotti P, Antunes MJ et al. (2015) ESC Guidelines for the management of infective endocarditis: The Task Force for the Management of Infective Endocarditis of the European Society of Cardiology (ESC). Endorsed by: European Association for Cardio-Thoracic Surgery (EACTS), the European Association of Nuclear Medicine (EANM). Eur Heart J 36 (44): 3075–3128

Harrison TR (2004) Harrison' principles of internal medicine. 16th edn. McGraw Hill, New York

Heidbuchel H, Verhamme P, Alings M et al. (2015) Updated European Heart Rhythm Association Practical Guide on the use of non-vitamin K antagonist anticoagulants in patients with non-valvular atrial fibrillation. Europace 17 (10): 1467–1507

Hochman JS, Buller CE, Sleeper LA et al. (2000) Cardiogenic shock complicating acute myocardial infarction-etiologies, management and outcome: a report from the SHOCK Trial Registry. SHould we emergently revascularize Occluded Coronaries for cardiogenic shocK? J Am Coll Cardiol 36 (3 Suppl A): 1063–1070

Jauch EC, Saver JL, Adams HP et al. (2013) Guidlines fort he early Management of patients with acute ischemic stroke. Stroke 44: 870–947

Klein HH, Krämer A, Pieske BM, Trappe HJ, de Vries H (2010) Fahreignung bei kardiovaskulären Erkrankungen Kardiologe 4: 441–473 (DOI 10.1007/s12181-010-0308-9)

Lemke B, Nowak B, Pfeiffer D (2005) Leitlinien zur Herzschrittmachertherapie. Z Kardiol 94: 704–720

Lip GY, Windecker S, Huber K et al. (2014) Management of antithrombotic therapy in atrial fibrillation patients presenting with acute coronary syndrome and/or undergoing percutaneous coronary or valve interventions: a joint consensus document of the European Society of Cardiology Working Group on Thrombosis, European Heart Rhythm Association (EHRA), European Association of Percutaneous Cardiovascular Interventions (EAPCI) and European Association of Acute Cardiac Care (ACCA) endorsed by the Heart Rhythm Society (HRS) and Asia-Pacific Heart Rhythm Society (APHRS). Eur Heart J 35 (45): 3155–3179

Mancia G, Fagard R, Narkiewicz K et al. (2013) ESH/ESC guidelines for the management of arterial hypertension: the Task Force for the Management of Arterial Hypertension of the European Society of Hypertension (ESH) and of the European Society of Cardiology (ESC). Eur Heart J 34 (28): 2159–2219

Montalescot G, Sechtem U, Achenbach S et al. (2013) ESC guidelines on the management of stable coronary artery disease: the Task Force on the management of stable coronary artery disease of the European Society of Cardiology. Eur Heart J 34 (38): 2949–3003

Priori SG, Blomström-Lundqvist C, Mazzanti A et al. (2015) ESC Guidelines for the management of patients with ventricular arrhythmias and the prevention of sudden cardiac death: The Task Force for the Management of Patients with Ventricular Arrhythmias and the Prevention of Sudden Cardiac Death of the European Society of Cardiology (ESC). Endorsed by: Association for European Paediatric and Congenital Cardiology (AEPC). Eur Heart J 36 (41): 2793–2867

Rautaharju PM, Surawicz B, Gettes LS et al. (2009) AHA/ACCF/HRS recommendations for the standardization and interpretation of the electrocardiogram: part IV: the ST segment, T and U waves, and the QT interval: a scientific statement from the American Heart Association Electrocardiography and Arrhythmias Committee, Council on Clinical Cardiology; the American College of Cardiology Foundation; and the Heart Rhythm Society: endorsed by the International Society for Computerized Electrocardiology. Circulation 119 (10): e241–250

Rechenmacher SJ, Fang JC (2015) Bridging Anticoagulation Primum Non Nocere. JACC (66): 12: 1392–1403

Roffi M, Patrono C, Collet JP et al. (2016) ESC Guidelines for the management of acute coronary syndromes in patients presenting without persistent ST-segment elevation: Task Force for the Management of Acute Coronary Syndromes in Patients Presenting without Persistent ST-Segment Elevation of the European Society of Cardiology (ESC). Eur Heart J 37 (3): 267–315

Spodick HH (2003) Acute cardiac tamponade. N Engl J Med 349: 684–690

Steg PG, James SK, Atar D et al. (2012) ESC Guidelines for the management of acute myocardial infarction in patients presenting with ST-segment elevation. Eur Heart J 33: 2569–2619

Steiner T, Al-Shahi Salman R, Beer R et al. (2014) European stroke organisation (ESO) guidelines for the management of spontaneous intracerebral hemorrhage. Int J Stroke 9: 840–855

Stub D, Smith K, Bernard S et al. (2015) Air Versus Oxygen in ST-Segment–Elevation Myocardial Infarction. Circulation 131: 2143–2150

Teerlink JR (2005) Overview of randomized clinical trials in acute heart failure syndromes. Am J Cardiol 96: 59G-67G

The ACTIVE Writing Group on behalf of the ACTIVE Investigators (2006) Clopidogrel plus aspirin versus oral anticoagulation for atrial fibrillation in the Atrial fi brillation Clopidogrel Trial with Irbesartan for prevention of Vascular Events (ACTIVE W): a randomised controlled trial. Lancet 367: 1903–1912

Thiele H, Zeymer U, Neumann FJ et al. (2012) Intraaortic balloon support for myocardial infarction with cardiogenic shock. N Engl J Med 367 (14): 1287–1296

Thygesen K, Alpert JS, Jaffe AS et al. (2012) Third universal definition of myocardial infarction. Eur Heart J 33 (20): 2551–2567

Thygesen K, Mair J, Giannitsis E et al. (2012) How to use high-sensitivity cardiac troponins in acute cardiac care. Eur Heart J 33 (18): 2252–2257

Varon J, Marik PE (2000) The diagnosis and management of hypertensive crises. Chest 118: 214–227

Werdan K, Ruß M, Buerke M et al. (2011) Deutsch-österreichische S3-Leitlinie „Infarktbedingter kardiogener Schock – Diagnose, Monitoring und Therapie". Kardiologe 5: 166–224

Windecker S, Kolh P, Alfonso F et al. (2014) ESC/EACTS Guidelines on myocardial revascularization: The Task Force on Myocardial Revascularization of the European Society of Cardiology (ESC) and the European Association for Cardio-Thoracic Surgery (EACTS)Developed with the special contribution of the European Association of Percutaneous Cardiovascular Interventions (EAPCI). Eur Heart J 35 (37): 2541–2619

Angiologie

G. Michels

© Springer-Verlag GmbH Deutschland 2017
G. Michels, M. Kochanek (Hrsg.), *Repetitorium Internistische Intensivmedizin*,
DOI 10.1007/978-3-662-53182-2_10

10.1 Akuter peripherer arterieller Verschluss bzw. akute Extremitätenischämie

10.1.1 Definition

- Plötzlich auftretende, embolisch oder thrombotisch bedingte Okklusion einer Arterie.
- Im Allgemeinen versteht man darunter akute Verschlüsse von Extremitätenarterien, sog. **akute Extremitätenischämie.**
- Bis zu **4 Wochen nach Auftreten der Symptome** spricht man von einer akuten bzw. subakuten Extremitätenischämie, darüber hinaus als chronisch (Schwarzwälder u. Zeller 2014).

10.1.2 Allgemeines

- Altersgipfel: 50–80 Jahre
- Inzidenz: ca. 7–15/100.000 Einwohner pro Jahr

- 10–15 % aller hospitalisierten Patienten mit Gefäßerkrankungen
- 30-Tages-Amputationsrisiko: 10–30 % (thrombotisch >embolisch)
- 30-Tages-Mortalität: 15–30 % (embolisch >thrombotisch)
- Männer und Frauen sind gleich häufig betroffen.

> **Die S3-Leitlinie zur Diagnostik, Therapie und Nachsorge der peripheren arteriellen Verschlusskrankheit (pAVK) aus dem Jahre 2015 beinhaltet ebenfalls das Management der akuten Extremitätenischämie (http://www.awmf.org/leitlinien/detail/ll/065-003. html). Betont wird die Unterscheidung zwischen Embolie und arterieller Thrombose bei vorbestehender pAVK.**

10.1.3 Ätiologie

(◼ Tab. 10.1)

◼ **Tab. 10.1** Ätiologie des akuten arteriellen Verschlusses

Embolien (70–80 %):	Kardiale Emboliequellen (80–90 %): Vorhofflimmern (auch bei paroxysmalem Vorhofflimmern können Vorhofthromben entstehen), Postkardioversionsembolien, Herzwandaneurysma nach Myokardinfarkt, Vitien (degenerative Veränderungen), Endokarditis (Vegetationen), paradoxe oder gekreuzte Embolie (offenes Foramen ovale), dilatative Kardiomyopathie (mit apikaler Thrombusneigung), ineffektive Antikoagulation bei Kunstklappen, Tumoren des linken Herzens (z. B. Vorhofmyxom)
	Extrakardiale oder arterio-arterielle Emboliequellen (10–20 %): Plaques in der Aorta, atheromatöse Arterien, Thromboembolie aus Aneurysmasack, Luft-, Fremdkörper-, Fett-, Tumorembolien, iatrogen (katheterinduzierte Embolien), idiopathisch
Thrombosen (20–30 %):	Generalisierte oder regionale Atherosklerose (pAVK)
	Postoperativ, z. B. akuter Bypassverschluss
	Dilatierende Arteriopathie
	Kompressionssyndrome/externe Kompression (z. B. Entrapment-Syndrom, sog. Popliteakompressionssyndrom)
	Dissektionen (periphere Arterien/Aorta, iatrogene Dissektion [z. B. im Rahmen einer Herzkatheteruntersuchung])
	Arterienverletzung durch Trauma
	Exsikkose/Dehydratation (ältere Patienten und Herzinsuffizienz)
	Hämatologisch/Gerinnungsstörungen: Polyglobulie, Polycythaemia vera, Hyperkoagulopathien (z. B. Heparin-induzierte Thrombopenie Typ II, AT-III- oder Protein-C-Mangel)
	Vasospasmen assoziiert mit Thrombose (z. B. Ergotismus, Kokainabusus, Vaskulitiden)
Traumatische Genese (5–10 %):	Iatrogen: Punktion, Herzkatheterschleusen, intraarterielle Gabe von Medikamenten z. B. Katecholamine, Zytostatika etc.
	Trauma: z. B. Intimadissektion mit konsekutivem Thrombus

10.1.4 Lokalisationen

- **Untere Extremität (85 % der Fälle):** häufig Verschluss der A. femoralis (Femoralisbifurkation) mit gleichzeitiger Okklusion von Unterschenkelarterien (Tractus tibiofibularis)
- **Obere Extremität (15 % der Fälle):** A. axillaris, A. brachialis
- Prädilektionsstellen: Bifurkationen, z. B. Aortenbifurkationsverschluss (Leriche-Syndrom)
- Viszeralarterien: meist A. mesenterica superior → akute mesenteriale Ischämie
- Organarterien → embolische Organinfarkte (z. B. Niereninfarkt, Milzinfarkt)

10.1.5 Klinischer Verlauf

❯ Die akute Extremitätenischämie ist einer der häufigsten Indikationen für eine Extremitätenamputation.

- Das Ausmaß des arteriellen Verschlusses wird von der sog. „Ischämietoleranz" bestimmt. Diese wiederum hängt von verschiedenen Faktoren ab:
  - **Dauer** der Ischämie:
    - Haut (Hautschädigung): 10–12 h
    - Skelettmuskulatur (Myolyse): 6–8 h
    - Neuronales Gewebe (nervale Schädigung, Sensibilität <Motorik): 2–4 h
  - **Lokalisation** und **Länge** des Verschlusses:
    - Lokalisation: supra- oder infrainguinal
    - Kollateralisierung: vorbestehende oder fehlende Kollateralkreisläufe
    - Herzminutenvolumen und Blutviskosität
- Folgen der totalen Muskelischämie:
  - Anstieg von K^+, Laktat, Myoglobin und verschiedener zellulärer Enzyme (LDH, GOT, CK)
  - Zeichen des hypoxischen Gewebeschadens mit Ausbildung einer Azidose und Rhabdomyolyse (verstopft Nierentubuli)

❯ Besteht eine komplette Ischämie länger als 4–6 h, so ist mit einer gefährlichen Rhabdomyolyse zu rechnen.

10.1.6 Klinik

6 P's nach Pratt (1954) in „zeitlicher" Reihenfolge
- Pulslosigkeit („pulselessness")
- Blässe („paleness")
- Schmerz („pain")
- Gefühlsstörung („paresthesia")
- Bewegungsunfähigkeit („paralysis")
- Schock („prostration")

Anmerkung: Die Ausprägung der „P-Symptome" kann individuell stark variieren, zudem müssen nicht alle Symptome gleichzeitig vorliegen. Insbesondere bei fehlenden Kompensationsmechanismen über Kollateralen können die klassischen Symptome nach Pratt beobachtet werden.

Unterscheidung inkomplette versus komplette Ischämie
- **Inkomplette Ischämie:**
  - Bei einer inkompletten Ischämie sind nicht alle 6 Leitsymptome vorhanden (bei thrombotischer Genese und Kollateralenbildung)
  - Eingeschränkte Motorik und Sensibilität
- **Komplette Ischämie:**
  - Wenn alle 6 Leitsymptome ausgeprägt sind (meist embolischer Genese)
  - Völliger Verlust von Motorik und Sensibilität

Anmerkung: Bei thrombotischem Verschluss einer Stenose ist die Symptomatik weniger stark ausgeprägt, da die Stenose schon lange vorher zu Minderdurchblutung und Kollateralenbildung führt. Eine plötzliche Klinik wird dagegen durch arterielle Embolien und selten durch arterielle Thrombosen hervorgerufen.

10.1.7 Stadien der akuten Extremitätenischämie

(❑ Tab. 10.2)

◻ Tab. 10.2 Rutherford-/TASC-II Stadieneinteilung der akuten Ischämie

Stadien	Prognose	Gefühlsstörung (Sensibilität)	Bewegungsstörung (Motorik)	Dopplersignal
I	Funktionsfähig	Keine	Keine	Hörbar
II-A	Marginal bedroht	Minimal (Zehen)	Keine	Arteriell: oft hörbar Venös: hörbar
II-B	Unmittelbar bedroht	Zehenüberschreitend, Ruheschmerz	Leicht bis mäßig	Arteriell: nicht hörbar Venös: hörbar
III	Irreversibel	Ausgedehnt, Anästhesie	Paralysis (Rigor)	Arteriell: nicht hörbar Venös: ggf. hörbar

10.1.8 Differenzierung zwischen akutem embolischen und thrombotischem Verschluss

(◻ Tab. 10.3)

10.1.9 Diagnostik

❯ **Klinische Untersuchung (HTPMS)** *immer* im Seitenvergleich
  — **Hautkolorit**
  — **Temperatur**

◻ Tab. 10.3 Differenzierung zwischen akutem embolischen und thrombotischem Verschluss

Klinik	Embolischer Verschluss	Thrombotischer Verschluss
Plötzlicher Beginn	+++	+
Vorbestehende Claudicatio	–	+++
Pratt-Symptomatik	+++	+
Absolute Arrhythmie bei Vorhofflimmern	+++	+
Trophische Hautveränderungen	+	+++
Kontralateraler Pulsstatus	+++	+
Pathologische Auskulatation	(+)	+++

— **Pulsstatus (Doppleruntersuchung bei bestehender pAVK)**
— **Motorik**
— **Sensibilität (Berührungsempfindung, Zwei-Punkte-Diskrimination)**

▬ **Anamnese:** Vorerkrankungen (kardial), Zustand nach postoperativem Krankenhausaufenthalt, Medikamente (Antikoagulation), akut auftretende starke Schmerzen (Linderung bei Beintieflagerung)
▬ **Klinik:** akut einsetzender Ruheschmerz der Extremität („peitschenartig", insbesondere bei fehlender Kollateralisierung)
▬ **Inspektion** (Unterscheidung nach Vollmar):
  ▬ **Blasse Ischämie (günstige Prognose):** Hautblässe bei kollabierten Venen, d. h. kein Hinweis für eine beginnende venöse Stagnationsthrombose
  ▬ **Zyanotische Ischämie (schlechte Prognose):** als Zeichen der beginnenden Stase des Kapillarbettes und des venösen Systems mit fleckförmiger Blaufärbung (marmoriert) durchsetzt von blassen Hautarealen
▬ **Palpation:**
  ▬ Seitengleiche Pulskontrolle (!)
  ▬ Kühle distale Extremität
  ▬ Distale Pulslosigkeit (zu beachten: möglicher „Auflaufpuls" durch Fortleitung von Pulsationen bei frischen Thromben)
▬ **Labordiagnostik:**
  ▬ Blutbild (Hämoglobin, Hämatokrit, Thrombozytenzahl, Leukozyten)

- Retentionswerte, Elektrolyte, CK, LDH, Myoglobin, Laktat
- Gerinnung (partielle Thromboplastinzeit, INR)

❯ **Bestimmung von Myoglobin (Mb), Kreatininkinase (CK) und Laktatdehydrogenase (LDH) zur Bestimmung des Ausprägungsgrades der Myolyse. Das Troponin-T ist ebenfalls bei einer akuten Extremitätenischämie erhöht und dient u. a. als Prognosefaktor (Linnemann et al. 2014).**

- **12-Kanal-EKG:** Ausschluss von Rhythmusstörungen, z. B. Vorhofflimmern, jedoch schließt ein normaler Sinusrhythmus die kardioembolische Genese nicht aus

❯ **Die farbkodierte Duplexsonographie gilt als Methode der 1. Wahl, mit welcher neben der Verschlusslokalisation auch das Ausmaß und die Gefäßmorphologie nachweisbar sind.**

- **Bildgebende Verfahren:**
    - **Dopplersonographie:** Dopplerdruckmessung und Farbduplexsonographie
    - **Angiographie:** digitale Subtraktionsangiographie, intraarterielle DSA (radiologisch-bildgebende Goldstandard)
        - Embolischer Verschluss: sog. Kuppelphänomen und kaum Kollateralgefäße
        - Thrombotischer Verschluss: Kollateralkreisläufe erkennbar
        - Neben der Diagnostik kann gleichzeitig interveniert werden (Sequenz Diagnostik/endovaskuläre Therapie 1:1)
    - **Angio-MRT:** jedoch nicht in der Akutphase
    - **Angio-CT:** insbesondere bei unklarer Verschlusslokalisation oder bei komplexer Vorgeschichte
    - **Echokardiographie (TTE/TEE):**
        - Vor allem bei Rezidiven
        - Suche nach Herzwandaneurysma, Vitien, Endokarditis
        - Darstellung des linken Vorhofohrs (nur TEE aussagekräftig, allerdings ist eine Vollantikoagulation sowieso notwendig, sodass die therapeutische Konsequenz

eines Thrombusnachweises gering ist, Ultima ratio bei großem flottierendem Vorhofohrthrombus → OP)

❯ **Bei Verdacht auf eine akute Extremitätenischämie ist die rasche Diagnosestellung wichtig, d. h. rasche farbkodierte Duplexsonographie von einem erfahrenen Untersucher.**

10.1.10 Differenzialdiagnostik „akuter Extremitätenschmerzen"

- Vaskulär: Venenthrombose (Rötung, Schwellung, Überwärmung), Phlegmasia coerulea dolens (Schwellung, kalte Extremität durch schlagartige und komplette Thrombose aller venösen Abflussbahnen einer Extremität), Raynaud-Syndrom, Ergotismus (Vasospasmen mit Abblassen der Akren)
- Extravaskulär: akute Nervenkompressionssyndrome (insbesondere Spinalkanalstenose, Claudicatio intermittens spinalis), degenerative Gelenkerkrankungen, Ischialgie, Muskelfaserriss (umschriebener Muskelschmerz mit Hämatombildung), Rheuma, Gicht

10.1.11 Komplikationen

- **Tourniquet-Syndrom** (Ischämiedauer >6 h oder Komplikation nach Revaskularisation, sog. Reperfusionssyndrom) mit systemischen Komplikationen:
    - Heftige Schmerzen begleitet mit massivem Ödem
    - Myoglobinämie/-urie
    - Metabolische Azidose
    - Hyperkaliämie
    - Volumenverlust (Schock)
    - Drohendes Nierenversagen
- **Kompartmentsyndrom** durch Reperfusion mit Drucksteigerung in den Muskellogen:
    - Druckschädigungen der Nerven-Gefäßbündel
    - Ischämie-Reperfusion-Sequenz
    - Meist chirurgische Faziotomie notwendig

10.1.12 Therapie

Erstmaßnahmen

- Aufrechterhaltung und Stabilisierung der Vitalfunktionen
- Optimierung der Oxygenierung: O_2-Applikation, falls S_pO_2<94 % oder Dyspnoe
- Lagerung:
  - „Tieflagerung" der Extremität (30°)
  - Anlage eines „Watteverbands" bzw. eines Wattestiefels
- **Analgesie** (keine i.m.-Injektion): Opioide
- **Systemische Heparinisierung**
  - Initial: 5000–10.000 I.E. Heparin als Bolus
  - Danach: Heparin-Perfusor: 500 I.E./ml (PTT gesteuert: 2- bis 3fach)
  - Ziel: Vermeidung weiterer Embolien und venöser Stagnationsthrombosen
- Kreislaufüberwachung/-stabilisierung: Volumensubstitution, u. a. auch zur Verbesserung der Rheologie
- Interdisziplinäre Therapieentscheidung: Angiologie, Radiologie und Gefäßchirurgie

Erstmaßnahmen

- Das therapeutische Zeitfenster von 6 h sollte möglichst eingehalten werden. Nach Erstversorgung (insbesondere Schmerztherapie und Heparinisierung) sollte der Patient mit Verdacht auf oder bestätigtem akutem Gefäßverschluss umgehend in ein **gefäßmedizinisches Zentrum** verlegt werden.
- Bei **kompletter Ischämie** muss sofort **operiert oder interventionell** therapiert werden. Ein operativer Eingriff ist bei motorischen und sensorischen Defiziten (Stadium IIB) indiziert. Im Stadium III der akuten Ischämie muss abhängig vom Gewebedefekt häufig primär amputiert werden.
- Bei **inkompletter Ischämie** sollte zuvor eine **Angiographie** veranlasst werden, um periphere Anschlussgefäße nachzuweisen. Die Angiographie kann nach interdisziplinärer Evaluation als lokale Katheterlyse und/oder Aspirationsthrombektomie erweitert werden.

Fibrinolyse

- Indikation: insbesondere bei Patienten mit hoher Komorbidität (risikoarme Alternative zur Operation) und inkompletter Ischämie und/oder periphere Verschlusslokalisation
- Substanzen: Urokinase oder rt-PA
- Möglichkeiten: systemische oder lokale intra-arterielle Fibrinolyse
- Thrombolyseverfahren der Wahl: **Lokale Lyseverfahren**
  - Verfahren: Infusionsthrombolyse oder Infiltrationsthrombolyse
  - Meist in Kombination mit einer Aspirations-embolektomie oder Angioplastie mit oder ohne Stentimplantation
  - Vorteile der Infiltrationsthrombolyse (Pulsed-Spray-Thrombolyse-Technik) gegenüber der Infusionsthrombolyse → bessere Wiedereröffnungsraten bei niedrigeren Komplikationsraten
  - Initiale Wiederöffnungsrate beider Lyseverfahren: 70–90 %
  - Angiographische Kontrolle nach 12–24 h

Interventionelle Radiologie

- Indikationen:
  - Bei Ischämie (TASC II a, II b, III) mit distalem arteriellem Verschluss unabhängig von seiner Genese
  - Bei geringgradigen Beschwerden (TASC I und II a) und zentralem arteriellem Verschluss (Becken) ohne Femoralisga-belbeteiligung sowie bei langstreckigem (>20 cm) arteriellem Verschluss der A. femoralis superficialis
- Möglichkeiten: Intervention (PTA = perkutane transluminale Angioplastie) mit oder ohne lokale Lyse
- Verfahren:
  - Perkutane Aspirationsthrombembolektomie (PAT): meist in Kombination mit lokaler Lyse
  - Mechanische Fragmentationskatheter-systeme, z. B. Straub-Rotarex-Katheter, welcher die Thrombusfragmentation mit einer Thrombusaspiration kombiniert

- Wiedereröffnungsrate der perkutanen Aspirationsthrombembolektomie: >80 % (PTA alleine) und 85–90 % (PTA plus Lyse)

Gefäßchirurgie

- Indikationen:
  - Bei Ischämie (TASC I–III) mit eindeutigem Verdacht auf arterielle Embolie
  - Bei schwerwiegender Ischämie (TASC II b und III) mit zentralem arteriellem Verschluss (Becken, Oberschenkel inklusive Femoralisgabel) sowie mit langstreckigem (>20 cm) arteriellem Verschluss der A. femoralis superficialis
  - Bei schwerwiegender Ischämie (TASC III) mit eindeutig irreversibel geschädigter Extremität, primäre Majoramputation
- Möglichkeiten bei Embolie:
  - Embolektomie (Methode der Wahl)
  - Ggf. Amputation bei protrahierter kompletter Ischämie mit Myolyse
- Möglichkeiten bei akuter Thrombose:
  - Klassischer Eingriff: Thrombembolektomie nach Fogarty
  - Thrombendarteriektomie
  - Bypassverfahren
- Für das operative Vorgehen wird eine Beinerhaltungsrate von 67–95 % und eine Mortalität von 8–25 % angegeben
- Mögliche Komplikationen nach Revaskularisation (abhängig von Dauer und Ausmaß der Ischämie)
  - Reperfusionssyndrom (Kompartmentsyndrom)
  - Crush-Niere (infolge Myoglobinurie)
  - Hypovolämie (durch Flüssigkeitsextravasation)
  - Arrhythmien (Hyperkaliämie und metabolische Azidose)
  - Multiorganversorgen, Sepsis

Gefäßchirurgie *oder* interventionelle Verfahren

- Bei geringgradigen Beschwerden (TASC I und II a) infolge autochthoner Thrombose bei vorbestehender pAVK mit Verschlüssen im Bereich der A. femoralis superficialis sowie der A. poplitea im Segment I–III
- Stets interdisziplinäre und individuelle, risikenadaptierte Entscheidung anstreben

Rezidivprophylaxe

- Thrombozytenaggregationshemmer (lebenslang, 1 × 100 mg ASS/Tag)
- Nach infrainguinaler endovaskulärer Therapie mit Stentimplantation wird die temporäre Kombination von ASS mit Clopidogrel zur Verbesserung der Offenheitsrate empfohlen.
- Ultima ratio bei Vorhofflimmern: Verschluss des Vorhofohrs operativ oder mittels Device (Watchman), falls keine Antikoagulation möglich

10.2 Akute Mesenterialischämie

10.2.1 Allgemeines

- In bis zu 85 % der Fälle ist die **A. mesenterica-superior** (AMS) betroffen:
  - Die AMS stellt das Hauptversorgungsgefäß des Intestinums dar.
  - AMS und ihr Stromgebiet sind wegen der unfixierten Lage der Dünndarmschlingen und der nur zentralen Kollateralisierungsmöglichkeiten funktionell als **Endstromgebiet** zu werten, d. h. ein akuter Hauptstammverschluss der AMS führt praktisch immer zum Mesenterialinfarkt.
  - Die Gebiete des Truncus coeliacus und der A. mesenterica inferior sind dagegen phylogenetisch relativ gut vor einer akuten Hauptstammokklusion geschützt.
- Weitere Lokalisationen viszeraler Gefäßverschlüsse:
  - Truncus coeliacus (12 %)
  - A. mesenterica inferior (3 %)
- Ungefähr 0,5–2 % „aller" akuten Abdominalbeschwerden sind auf eine akute viszerale Ischämie zurückzuführen; bei über 70-jährigen Patienten macht die akute Mesenterialischämie bis zu 10 % der Fälle eines akuten Abdomens aus.

- Das Mesenterialstromgebiet wird in Ruhe von etwa 1/4 des Herzzeitvolumens perfundiert.
- Altersgipfel: 70–80 Jahre (kardiovaskuläre Komorbidität)
- Inzidenz: 1/100.000 Einwohner pro Jahr
- Letalität (durchschnittlich): 50 %
- Einteilung der akuten Mesenterialischämie in 3 Entitäten (■ Tab. 10.4):
  - Akute Mesenterialarterienembolie/-thrombose
  - Akute Mesenterialvenenthrombose
  - Non-okklusive Mesenterialischämie

> ❯❯ **Auf das Management der akuten Mesenterialischämie** wird leider weder in der ESC-Leitlinie (Tendera et al. 2011) noch in der AWMF S3-Leitlinie zur pAVK (2015) eingegangen, sodass auf einige Übersichtsarbeiten zurückgegriffen wurde (Hoffmann u. Keck 2014; Scheurlen 2015; Kammerer et al. 2015).

10.2.2 Ätiologie

(■ Tab. 10.4)

10.2.3 Klinik

- **Mesenterialarterienembolie/-thrombose** (■ Tab. 10.5) → mögliche Vorboten
  - Postprandiale „abdominelle Angina", ggf. schmerzhafte Koliken und Verkrampfungen
  - Ischämische Gastropathie (Übelkeit, Erbrechen, Durchfall, Malabsorption und unbeabsichtigten fortschreitenden Gewichtsverlust)
- **NOMI**: Symptome ähneln der okklusiven Mesenterialischämie, jedoch sehr vielfältige Klinik, ein diagnostisch wichtiger Parameter ist das Serumlaktat!
- **Mesenterialvenenthrombose**: weniger ausgeprägte Symptomatik, anhaltende Bauchschmerzen über mehrere Tage bis hin zum Ileus/Peritonitis

10.2.4 Diagnostik

> ❶ **Cave**
> Das Zeitintervall bis zur Diagnosestellung bestimmt das Überleben bei mesenterialer Ischämie. Bereits nach 6 h bestehen

■ Tab. 10.4 Ursachen der viszeralen Ischämie

Einteilung	Ursachen
Okklusive viszerale Ischämie → **Mesenterialarterie**	– Ca. 30 %: Akute **Mesenterialarterienthrombose** (meist Vorliegen einer stenosierenden Arteriosklerose, Vaskulitiden, externe Kompression) – Ca. 40 %: Akute **Mesenterialarterienembolie** (meist Vorhofflimmern) – Ca. 2 %: dissezierendes Aortenaneurysma, Vaskulitiden
Okklusive viszerale Ischämie → **Mesenterialvene**	Ca. 15%: Akute **Mesenterialvenenthrombose**
Nicht okklusive viszerale Ischämie → **angioplastische Reaktion**	– Ca. 15%: **Non-okklusive Mesenterialischämie** (NOMI) – „Low-cardiac output syndrome": kardiogener Schock, Katecholamintherapie (Vasokonstriktion vor allem durch Adrenalin, Noradrenalin), Herzinsuffizienz – Vor allem nach herzchirurgischen Eingriffen und bei Sepsis-Intensivpatienten Merke: Die NOMI hat die schlechteste Prognose, da komplexe Komorbiditäten den Schweregrad des Kranksheitsverlaufs bestimmen!

◻ **Tab. 10.5** Stadienabhängige Klinik des Verschlusssyndroms der A. mesenterica superior

Stadium	Ischämie-dauer [h]	Klinik	Revaskularisa-tion möglich	Darmresek-tion nötig	Letalität [%]
Initialstadium: Stadium der Minderperfusion bzw. Infarzierung	0–6	Akutes Abdomen Diarrhö (anoxisch) Beginnender Schock	+++	–	10–20
Stilles Intervall: Stadium der Wandnekrose bzw. der Perforation (fauler Frieden)	7–12	Dumpfer Bauchschmerz Darmparalyse/Subileus	++	+	20–40
Endstadium: Stadium der Durchwanderungs-peritonitis	12–24	Paralytischer Ileus Peritonitis Multiorganversagen/ Sepsis	(+)	++	40–100

irreversible Mukoschäden mit dem Risiko des transmuralen Fortschreitens bis hin zur Darmwandperforation (Peritonitis).

❯ **Das diagnostische Verfahren der Wahl bei akuter Mesenterialischämie ist die hochauflösende Kontrastmittel-CT-Untersuchung des Abdomens. Die transfemorale intraarterielle *digitale Subtraktionsangiographie (DSA,* Mesenteri-kographie*)* als früherer Goldstandard *mit der Option der* sofortigen Intervention findet aufgrund limitierter Verfügbarkeit nur noch selten Anwendung.**

━ **Anamnese** (u. a. kardiovaskuläre Erkrankungen, Vorhofflimmern, Angina abdominalis)
━ **Körperliche Untersuchung**
━ **Labordiagnostik** (inklusive BGA):
  ━ Laktat-Anstieg
  ━ CRP-Anstieg
  ━ Leukozytose
  ━ LDH-Anstieg
  ━ Metabolische Azidose
  ━ Blutbild (Hyperviskosität, Hkt)
━ **Bildgebung:**
  ━ Kontrast-CT des Abdomens (!): Bei Verdacht auf eine akute Mesenterialischämie sollte das CT-Abdomen in arterieller und venöser Kontrastmittelphase erfolgen („bolus tracking" mit automatischer

intravenöser Kontrastmittelapplikation, alters- und gewichtsadaptiert, Flussrate 4–6 ml/s, gefolgt von einem NaCl „chaser")
  ━ Ggf. Angiographie (radiologisch-bildgebender Goldstandard)
    – Darstellung aller viszeralen Stromgebiete
    – Möglichkeiten zur anschließenden interventionellen Therapie: Pharmako-spülperfusion, Lysetherapie, Katheter-thrombembolektomie oder Stent-PTA
  ━ Ggf. Abdomen-Sonographie mit Farbduplexsonographie
    – Wandödem
    – Motilitätsänderungen
    – Aszites
    – direkte Darstellung von Stenosen/ Thrombosen
    – Aortendissekat → eingeschränkte Bedingungen durch geblähtes Abdomen
    – Keine Darstellung der Peripherie und Kollateralen
  ━ Ggf. Gadolinium-gestützte Magnetresonanzangiographie

10.2.5 Differenzialdiagnostik

━ Andere Kolitisformen, z. B. mikroskopische Kolitis (kollagene oder lymphozytäre Kolitis) oder ischämische Kolitis
━ Andere Ursachen des paralytischen Ileus

Ischämische Kolitis
- Häufigste Form der intestinalen Durchblutungsstörung
- Frauen sind häufiger betroffen, >80. Lebensjahr
- 5-Jahres-Überlebensrate: ca. 60 %
- Klassische ischämische Kolitis: meist linksseitiges Kolon, meist Folge von passageren Gefäßspasmen
- Sonderform: rechtsseitige ischämische Kolitis mit hoher Letalität
- Prädisponierende Faktoren: pAVK, koronare Herzerkrankung, Vorhofflimmern, Herzinsuffizienz, Obstipation, Reizdarmsyndrom, Diabetes mellitus
- Klinik: krampfartige Bauchschmerzen (Tenesmen), Stuhldrang und Absetzen von hellem bis dunkelrotem Blut, Druckschmerz über den betroffenen Darmsegmenten
- Diagnostik: Angio-CT Abdomen und Koloskopie („single-stripe-sign")
- Therapie: Volumengabe, Nahrungskarenz mit parenteraler Ernährung, prophylaktische Antibiotikagabe, Thromboseprophylaxe bis Laparotomie

10.2.6 Therapie

> Eine akute Darmischämie hat eine hohe Mortalität. Die rechtzeitige Kontrastmittel-CT-Untersuchung des Abdomens und ggf. Laparotomie sind essenziell.

Allgemeinmaßnahmen
- Aufrechterhaltung und Stabilisierung der Vitalfunktionen
- Optimierung der Oxygenierung (O_2-Gabe falls notwendig)
- Anlage eines zentralvenösen und arteriellen Zugangs (insbesondere vor Lysetherapie)
- Ausgleich des Flüssigkeitshaushaltes → **Volumensubstitution**
- Hämodynamische Stabilisierung (arterielles Monitoring, MAP >65 mm Hg)

- **Antikoagulation** (Heparin-Perfusor: 500 I.E./ml) bei Verdacht auf Mesenterialvenen- oder Mesenterialarterienthrombose; kontraindiziert bei gastrointestinaler Blutung oder anstehender Operation
- **Prophylaktische Antibiotikagabe**, insbesondere bei klinischem Verdacht auf Durchwanderungsperitonitis (gesamtes Keimspektrum, insbesondere Anaerobier)
- Adäquate Analgesie

Interdisziplinäre Maßnahmen (Angiologie, Gefäß-, Viszeralchirurgie, Radiologie)
- Maßnahmen bei **okklusivem** Geschehen: **Mesenterialarterienthrombose/-embolie**
  - Akute Mesenterialarterienischämie mit Zeichen der Peritonitis
    - explorative Laparotomie bei operationsfähigen Patienten
    - vaskuläre Rekonstruktion bei zentralen vaskulären Gefäßverschlüssen
    - Darmresektion bei avitalen Darmabschnitten (Second-look-Re-Laparotomie)
    - ggf. PTA±Stentimplantation falls technisch erreichbar (spezielle Katheter, z. B. Kobra-Kopf oder reversed)
  - Akute Mesenterialarterienischämie ohne Zeichen der Peritonitis
    - Arterielle Embolie → Aspirationsthrombektomie
    - Arterielle Thrombose → meist basierend auf einer hochgradigen Abgangsstenose der A. mesenterica superior: PTA ± Stenting oder Operation (z. B. Bypassanlage, Erweiterungsplastik im Abgangsbereich der Arterie)
    - Bezüglich Stenting → Die Restenoserate nach endovaskulärer Therapie beträgt bis zu 40 %, duale Plättchenhemmung für 4 Wochen, danach ASS-Monotherapie
- Maßnahmen bei **okklusivem** Geschehen: **Mesenterialvenenthrombose**
  - Lysetherapie/Antikoagulation mit Heparin
  - Vollantikoagulation im Verlauf
- Maßnahmen bei **nicht okklusivem Geschehen**: **Spasmen** oder **NOMI**

- Pharmakospülperfusion über den liegenden transfemoralen Mesenterialgefäßkatheter (Kontrollangiographie nach 12–24 h)
  - Ringer-Lösung *plus*
  - PGE$_1$ Alprostadil 20 µ g als Bolus, 60–80 µ g/Tag (0,1–0,6 ng/kg KG/min) über Perfusor (alternativ: PGI$_2$ Epoprostenol 5–6 ng/kg KG/min; Papaverin 5–10 mg als Bolus, danach 60 mg/h) *plus*
  - Heparin 10.000 I.E./l
- Behandlung der Grunderkrankung (z. B. Volumensubstitution bei Sepsis)

10.3 Thrombosen des Pfortadersystems

10.3.1 Allgemeines

- Bezogen auf alle viszeralen Venen sind die **Portalvenen** am häufigsten von einer Thrombose betroffen (Pfortaderthrombose, prähepatischer Block).
- Bei der akuten Mesenterialvenenthrombose handelt es sich um einen thrombotischen Verschluss von V. portae, V. lienalis und/oder V. mesenterica superior.
- Altersgipfel: 40 Jahre
- Inzidenz: 0,05–0,5 % (allgemein) und 1–20 % (Patienten mit Leberzirrhose)
- Letalität der akuten Pfortaderthrombose: 20–50 %

10.3.2 Ätiologie

❯ Die Ursachen von Thrombosen des Pfortadersystems können ebenso wie andere Venenthrombosen der Virchow-Trias (Hyperkoagulabilität, Hämostase mit Strömungsverlangsamung, Venenwandveränderungen [Vaskulopathien]) zugeordnet werden. In ungefähr 50 % der Fälle bleibt dennoch die Ursache für eine Thrombosierung im Pfortadersystem unklar.

- **Hyperkoagulabilität:**
  - Neoplasien: myelodysplastische Syndrome, Polycythaemia vera, Leberzellkarzinome, Metastasen etc.

- Angeborene Gerinnungsstörungen (AT-III, Protein C, Protein S Mangel, Faktor-V-Leiden Mutation, Prothrombingenmutation [G20210A], Sichelzellanämie)
- Erworbene Gerinnungsstörungen (Leberzirrhose, Schwangerschaft, essentielle Thrombozytose, orale Antikonzeption, nephrotisches Syndrom, chronisch-entzündliche Darmerkrankungen etc.)
- **Hämostase mit Strömungsverlangsamung:**
  - Leberzirrhose
  - Kompression durch Tumorgewebe
  - Splenektomie
  - M. Ormond
  - Radiatio
- **Vaskulopathien:** fortgeleitete Appendizitis, Pankreatitis, Cholangitis etc., sog. septische Pfortaderthrombosen

10.3.3 Klinik und Diagnostik

- Symptome und klinische Manifestationen:
  - Vielfältig bis akutes Abdomen
  - Gastrointestinale Blutung
  - Splenomegalie, Hepatomegalie
  - Anämie
  - Aszites
  - Hämorrhagischer Dünndarminfarkt (bei Ausdehnung der Thrombose auf die V. mesenterica superior)

❯ Bei *neu aufgetretener Aszites bei Leberzirrhose* sollte neben einer SBP immer eine Pfortaderthrombose, eine Lebervenenverschlusskrankheit („veno-occlusive disease") sowie ein Budd-Chiari-Syndrom (Verschluss der Lebervenen) ausgeschlossen werden (◻ Tab. 10.6).

- **Bildgebung:**
  - Abdomensonographie/ Farbduplexsonographie:
    - Portale Hypertension >10 mm Hg
    - Nachweis echogener Thromben (zum Teil echoarmer Randsaum), ggf. teils rekanalisierte Pfortader
    - Fehlender oder deutlich reduzierter portaler Fluss (<11 cm/s)

◘ **Tab. 10.6** Schweregrade der Pfortaderthrombose

Stadium	Kennzeichen
1	Verschluss intrahepatischer Pfortaderäste
2	Verschluss des rechten oder linken Hauptstammes
3	Partieller Verschluss des kompletten Hauptstammes
4	Totaler Verschluss des kompletten Hauptstammes

– Prästenotische Dilatation der Pfortader
– Kompensatorische Zunahme des arteriellen intrahepatischen Flusses (A.-hepatica-Flusses)
— Angio-MRT und/oder KM-CT

10.3.4 Therapie (interdisziplinär: Angiologie, Chirurgie und Radiologie)

❯ **Das therapeutische Ziel jeder Behandlung der akuten Mesenterialvenenthrombose ist die Vermeidung/ggf. frühzeitige Behandlung eines hämorrhagischen Mesenterialinfarktes und die langfristige Vermeidung einer portalen Hypertension.**

— **Konservativ:** Heparinisierung und anschließende orale Antikoagulation (Phenprocoumon oder neue orale Antikoagulanzien), ggf. Fibrinolyse z. B. fibrinogengesteuerte Urokinase-Lyse
  — Initial: 250.000 I.E. Urokinase (rheotromb) über 20 min
  — Danach: Perfusor 2–4 Mio. I.E./Tag über 3–5 Tage (Ziel: Fibrinogenspiegel 100–150 mg/dl)
  — Begleitend: Heparin-Perfusor 500 I.E./ml
  — Zusätzlich: Gabe eines Breitbandantibiotikums
— **Interventionelle Möglichkeiten:**
  — Transjugulär-transhepatisch (TIPS) mit oder ohne lokaler Lyse
  — Transhepatische, kathetergesteuerte Lyse, ggf. in Kombination mit Katheterthrombektomie

— **Chirurgie:** explorative Laparotomie mit Darmresektion bei gleichzeitig vorliegender Darmischämie

10.4 Aortenaneurysma

10.4.1 Definition

— Unter einem **Aortenaneurysma** versteht man eine **abnorme Ausweitung** der aortalen Gefäßwandung entweder der **Aorta abdominalis** und/oder der **Aorta thoracalis** (normale Transversaldurchmesser der Aorta in ◘ Tab. 10.7)
  — **Aorta abdominalis**
    – *Bauchaortenaneurysma* (infrarenal): ≥30 mm bzw. fokale Erweiterung der Aorta >50 % des normalen Transversaldurchmessers (Moll et al. 2011)
    – *Aortenektasie* (infrarenal): Ausweitung der aortalen Gefäßwandung >25 mm bis <30 mm; zu einer aortalen Verbreiterung kann eine Elongation mit Schlängelung, sog. Kinking, hinzukommen

◘ **Tab. 10.7** Normale Transversaldurchmesser der Aorta. (Nach Ures et al. 1988; Johnston et al. 1991; Hager et al. 2002)

Abschnitt der Aorta	Durch-messser beim Mann	Durchmes-ser bei der Frau
Aortenwurzel (auf Höhe der Aortenklappe)	3,04 ± 0,50 cm	2,88 ± 0,38 cm
Aorta thoracalis ascendens (maximaler Durchmesser)	3,20 ± 0,42 cm	2,90 ± 0,34 cm
Aortenisthmus	2,55 ± 0,39 cm	2,32 ± 0,36 cm
Aorta thoracalis descendens (diaphragmaler Anteil)	2,51 ± 0,34 cm	2,27 ± 0,31 cm
Aorta abdominalis descendens (subdiaphragmaler Anteil)	1,81 ± 0,29 cm	1,72 ± 0,23 cm
Aorta abdominalis (Bifurcatio aorticae)	1,54 ± 0,20 cm	1,43 ± 0,18 cm

- **Aorta thoracalis**
  - Thorakales Aortenaneurysma: ≥50 mm (Aorta ascendens) und ≥40 mm (Aorta thoracalis descendens) bzw. fokale Erweiterung der Aorta >50 % des normalen Transversaldurchmessers (Moll et al. 2011)
  - Aortenektasie: fokale Erweiterung der Aorta <50 % des normalen Transversaldurchmessers je nach Aortenabschnitt
- Einflussfaktoren (unter Ausschluss von Erkrankungen) auf den Aortendurchmesser: Alter (Zunahme mit dem Alter), Geschlecht (Mann >Frau) und BMI (0,27 mm pro BMI-Einheit)
- **Pseudoaneurysma**: Ein aortales Pseudoaneurysma (Aneurysma falsum oder Aneurysma spurium) wird als Dilatation der Aorta mit Unterbrechung/Einriss aller Wandschichten definiert. Das Pseudoaneurysma wird nur durch periaortales Bindegewebe begrenzt.

> **Das aktuelle Management von Aortenerkrankungen wird in den ESC-Leitlinien abgebildet (Erbel et al. 2014).**

10.4.2 Allgemeines

(□ Tab. 10.8)
- Altersgipfel: >60 Jahre
- Männer häufiger betroffen als Frauen
- Pathogenetisch bestehen zwischen Bauchaorten- und thorakalem Aortenaneurysma signifikante Unterschiede (u. a. unterschiedliche Genexpressionsmuster)

10.4.3 Ätiologie

- Arteriosklerotisch bedingt: Hauptrisikofaktoren: arterielle Hypertonie und Rauchen
- Kongenitale Mediadefekte mit Mediadysplasie
- Infektiös/inflammatorisch: z. B. Lyme Disease oder luisches Aneurysma → tertiärer Lues

10.4.4 Komplikationen

- Thrombembolische distale Verschlüsse
- **Aortendissektion**

□ Tab. 10.8 Einteilung des Aortenaneurysmas	
Klinische Einteilung	Thorakale Aortenaneurysma (15 % der Fälle) – Aneurysma der Aorta ascendens (51 % der Fälle) – Aneurysma des Aortenbogens (11 % der Fälle) – Aneurysma der Aorta thoracalis descendens (38 % der Fälle)
	Bauchaortenaneurysma (80 % der Fälle) – Infrarenale Aortenaneurysma (95 % der Fälle) – Suprarenale Aortenaneurysma und juxtarenale Aortenaneurysma (5 % der Fälle)
	Thorakoabdominelles Aortenaneurysma
	M. aneurysmaticus: Aneurysmen in verschiedenen Gefäßen
Klinisch-pathologische Einteilung	Aneurysma verum: Alle drei Gefäßschichten (Intima, Media, Adventitia) betroffen
	Aneurysma dissecans: Abhebung einer dünnen Intimalamelle mit Ausbildung eines falschen Lumens (Pseudolumens), welches häufig einen größeren Durchmesser aufweist als das wahre Lumen, evtl. mit Perfusion durch Entry und Reentry
	Aneurysma spurium/falsum: perivasales Hämatom, z. B. iatrogen nach Arterienpunktion, welches mit dem Gefäß in Verbindung steht und perfundiert wird. Das Hämatom täuscht Aneurysma vor hat aber keine Gefäßwand
Morphologische Einteilung des Aneurysma verum	Fusiformes (spindel-/bauchförmiges) Aneurysma
	Sacciformes (sackförmiges) Aneurysma mit hohem Rupturrisiko

▬ **Ruptur** (frei oder gedeckt), gelegentlich mit symptomfreiem Intervall (◘ Tab. 10.9, ◘ Tab. 10.10)
  ▬ **Gedeckte Ruptur**
    – schmerzhafte pulsierende abdominelle Resistenz und/oder Schmerzausstrahlung in den Rücken/Flankenbereich
    – hämodynamisch meist stabil
    – Labor: Erniedrigung von Hkt und Hb als Ausdruck der retroperitonealen Einblutung
  ▬ **Freie Ruptur:**
    – Akutes Abdomen
    – Hämodynamische Instabilität

> **Bei Verdacht auf eine Ruptur wird eine dringliche CT-Angiographie zur Bestätigung der Diagnose empfohlen.**

▬ Aortoduodenale Fistel
▬ Aortocavale Fistel (ggf. Zeichen der Rechtsherzinsuffizienz, Körperstammzyanose)

◘ **Tab. 10.9** Durchmesserorientiertes Rupturrisiko des Bauchaortenaneurysmas (Moll et al. 2011)	
Durchmesser des Bauchaortenaneurysmas	**Jährliches Rupturrisiko**
30–39 mm	0 %
40–49 mm	1 %
50–59 mm	1–11 %
60–69 mm	10–22 %
>70 mm	30–33 %

Anmerkung: Das Rupturrisiko ist u. a. mit der jährlichen Wachstumsrate und weiteren Faktoren assoziiert.

◘ **Tab. 10.10** Durchmesserorientiertes Rupturrisiko des thorakalen Aneurysmas (Coady et al. 1997)	
Durchmesser des thorakalen Aortenaneurysmas	**Jährliches Rupturrisiko**
<40 mm	0 %
40–49 mm	1,4 %
50–59 mm	4,3 %
>60 mm	19 %

▬ Thrombembolie aus Aneurysmasack (→ akuter arterieller Verschluss)

10.4.5 Klinik

▬ Meist asymptomatisch bis symptomatisch (lokalisationsabhängig)
  ▬ Distale Embolisationen
  ▬ Hämoptoe (Arrosion eines Bronchus)
  ▬ Paresen/Paraplegie (Wirbelsäulenarterien)
  ▬ Stridor
  ▬ Dysphagie (Druck auf Ösophagus)
  ▬ Heiserkeit (N.-recurrens-Druckschädigung)
  ▬ Diffuse Bauchschmerzen (wie bei Lumbalsyndrom, Pyelonephritis, Ulkus etc.)

10.4.6 Diagnostik

▬ **Anamnese** (kardiovaskuläre Grunderkrankungen und Risikofaktoren)
▬ **Risikofaktoren für ein Aortenaneurysma:**
  ▬ Rauchen
  ▬ Arterielle Hypertonie
  ▬ Männliches Geschlecht
  ▬ Alter
  ▬ pAVK
  ▬ Zerebrovaskuläre arterielle Verschlusskrankheit
  ▬ Aneurysmen in anderen Gefäßen (z. B. Poplitealaneurysma)
  ▬ Positive Familienanamnese
  ▬ COPD
  ▬ Angeborene Bindegewebserkrankungen (insbesondere Marfan-Syndrom)
  ▬ Hyperlipidämie
  ▬ Vaskulitiden großer Gefäße (z. B. M. Horton, Takayasu-Arteriitis)
▬ **Körperliche Untersuchung:** pulsierende Raumforderung?
▬ **Labordiagnostik:** Retentionsparameter, Blutbild, Herzenzyme
▬ **Bildgebende Verfahren:**
  ▬ Doppler-/Duplexsonographie als Screening- und Routineuntersuchung beim stabilen infrarenalen Aortenaneurysma,

bei Dissekaten des Aortenbogens auch Karotiden und Vertebralisfluss:
- Gefäßerweiterung über 30 mm
- Gefäßwandverkalkung
- Echoreiches thrombotisches Material
- Nachweis einer Pulsation
- CT-Thorax plus Abdomen mit KM
- MRT: nur im speziellen Fall → Abgrenzung inflammatorischer Prozesse versus M. Ormond
- PET: Entzündungs(Aktivitäts)nachweis im speziellen Fall

> Wenn ein Aortenaneurysma an irgendeiner Stelle der Aorta diagnostiziert wird, so soll die **gesamte Aorta** einschließlich der **Aortenklappe** untersucht werden. Ein **Screening auf Aortenaneurysma** wird bei Männern >65 Jahre empfohlen (I-A) und kann bei Frauen >65 Jahre mit Raucheranamnese (IIb-C) erwogen werden (TTE und Abdomensonographie).

10.4.7 Therapie

Therapiemanagement: Bauchaortenaneurysma
- Aneurysmadurchmesser 25–29 mm und asymptomatisch: konservativ und sonographische Kontrollen alle 4 Jahre
- Aneurysmadurchmesser 30–39 cm und asymptomatisch: konservativ und sonographische Kontrollen alle 3 Jahre
- Aneurysmadurchmesser 40–44 mm und asymptomatisch: konservativ und sonographische Kontrollen alle 2 Jahre
- Aneurysmadurchmesser >45 mm und asymptomatisch: konservativ und jährliche sonographische Kontrollen
- Aneurysmadurchmesser >55 mm oder symptomatisch oder Rupturrisiko oder jährliche Wachstumsrate >10 mm: operativ oder interventionell (endovaskuläre Verfahren)

Therapiemanagement: thorakales Aortenaneurysma
- Aneurysmadurchmesser <45 mm und asymptomatisch: konservativ und jährliche CT-/MRT-Kontrollen
- Aneurysmadurchmesser 45–55 mm und asymptomatisch: konservativ und halbjährliche CT-/MRT-Kontrollen
- Aneurysmadurchmesser >45 mm oder Progression >3 mm/Jahr bei Patienten mit bikuspider Aortenklappe: konservativ und jährliche TTE-Kontrollen
- Aneurysmadurchmesser >50 mm oder Progression >3 mm/Jahr bei Patienten mit bikuspider Aortenklappe: konservativ und CT-Kontrollen
- Aneurysmadurchmesser >55 mm oder symptomatisch oder Zeichen der lokalen Kompression: operativ oder ggf. endovaskuläre Verfahren (Hybridverfahren)

- **Anmerkung:** Ausnahmen bezüglich der in den oben genannten Übersichten dargestellten Therapieempfehlungen:
  - **Marfan-Patienten:** Grenzwert ≥ 45 mm *mit* Risikofaktoren (familiäre Prädisposition, Aorten-/Mitralklappeninsuffizienz, Progredienz >3 mm/Jahr, Schwangerschaftswunsch) oder Grenzwert ≥50 mm *ohne* Risikofaktoren
  - **Patienten mit bikuspider Aortenklappe:** Grenzwert ≥50 mm *mit* Risikofaktoren (Hypertonie, Progredienz >3 mm/Jahr, Aortenisthmusstenose, familiäre Prädisposition bezüglich Dissektion) oder Grenzwert ≥55 mm *ohne* Risikofaktoren
- Aktuelle Leitlinien: Hiratzka et al. 2010 [thorakales Aortenaneurysma]; Moll et al. 2011 [Bauchaortenaneurysma]; Erbel et al. 2014.

> Die Behandlung eines symptomatischen Aneurysmas kann nicht aufgeschoben werden und bedarf der Dringlichkeit (24-h-Zeitfenster).

Konservative Therapie („best medical treatment")

- β-Blocker, ACE-Hemmer/AT$_1$-Antagonisten und **Statine**
  - Ziele: Senkung des Blutdrucks (<140/90 mm Hg; Abnahme der Wandspannung durch Reduktion der Druckanstiegsgeschwindigkeit) und der Wachstumsrate
  - Besonderheit zu **β-Blockern**: Senkung der perioperativen Mortalität, jedoch *keine* Beeinflussung bezüglich BAA-Progression oder Rupturrisiko, sie scheinen jedoch bei schwerer Aorteninsuffizienz prognostisch günstig
  - Besonderheit zu **ACE-Hemmern** und **AT$_1$-Antagonisten**: Für ACE-Hemmer und AT$_1$-Antagonisten wurde nur postoperativ eine Verminderung der Progression der Aortendilatation beschrieben.
  - Besonderheit zu **Statinen**: neben dem Einfluss auf den Lipidstoffwechsel führen Statine (Simvastatin, Pravastatin und Atorvastatin) zu einer Abnahme der Expression von inflammatorischen Molekülen und von Matrixmetalloproteinasen; Statine scheinen die Überlebensrate bei thorakalen Aneurysmen zu verlängern.
- Vermeiden körperlicher Belastungen (v. a. isotone Anstrengung/Gewichte heben) sowie Risikofaktorenmanagement (**Nikotinverbot**, insbesondere bei abdominellen Aortenaneurysam)

> **Medikamentöse Therapie bei Aortenaneurysma**: β-Blocker, ACE-Hemmer/AT$_1$-Antagonisten und Statine.

Operative oder interventionelle Therapie

- **Abhängigkeitsfaktoren**
  - Symptomatik des Aortenaneurysmas
  - Durchmesser des Aortenaneurysmas
  - Morphologie/Lokalisation des Aortenaneurysmas
  - Besonderheiten bei bikuspider Aortenklappe und Marfan-Syndrom
  - durchmesserorientiertes Rupturrisiko unter konservativer Therapie mit „best medical treatment"

- Individuelles OP- und Narkoserisiko
- Lebenserwartung
- **Interventionelle/endovaskuläre Verfahren**
  - infrarenale Aneurysmen, insbesondere bei hohem OP-Risiko (KHK, Niereninsuffizienz, Anämie, ältere Patienten, Neurologie)
  - Juxtarenale abdominelle Aortenaneurysmen: in spezialisierten Zentren endovaskuläre Therapie mit sog. fenestrierten Stentprothesen möglich
  - Thorakoabdominale Aortenaneurysmen: in spezialisierten Zentren endovaskuläre Therapie mit sog. „branched" (verzweigten) Stentprothesen möglich, ggf. Hybridverfahren
- **Operative Verfahren**
  - Offen operativ oder ggf. laparoskopisch: Kunststoffprothesen (Rohr-, Y-Prothese)
  - Ggf. Hybridverfahren: kombinierte endovaskuläre und chirurgische Vorgehensweise
  - Ggf. Bentall-OP mit Aortenklappenersatz bei klappennahen Aneurysmata

---

Behandlung des Aneurysmas
- Sowohl die Behandlung des thorakalen Aortenaneurysmas der Aorta descendens als auch die des adominellen Aneurysmas sollte individuell unter Berücksichtigung verschiedener Faktoren (u. a. Anatomie, Pathologie, Komorbiditaten) im Team – bestehend aus Angio-, Radio-, Kardiologie, Gefäß- und Herzchirurgie – erfolgen (offene OP vs. endovaskuläre Versorgung [EVAR, „endovascular aortic repair"]).
- Der rein herzchirurgische Ansatz beschränkt sich auf Erkrankungen der Aorta ascendens und des Aortenbogens.
- Obwohl die endovaskuläre Therapie des abdominellen Aneurysmas anfangs mit einem Überlebensvorteil assoziiert ist, nimmt dieser aufgrund von erhöhter Spätrupturrate über die Zeit ab (Schermerhorn et al. 2015).

10.5 Aortendissektion (Aneurysma dissecans aortae)

10.5.1 Definition

Intimaeinrisse durch pulsatile Belastung und shear-stress führen zum Durchtritt von Blut in die Aorten-media und somit zur Ausbildung einer Aortendis-sektion. Die Erweiterung des falschen Lumens kann zum Aneurysma dissecans führen.

In den aktuellen ESC-Leitlinien (Erbel et al. 2014) zählt die Aortendissektion zum **akuten Aortensyndrom**. Unter dem akuten Aortensyn-drom werden 4 Krankheitsbilder zusammengefasst (◨ Tab. 10.11).

- Auftreten in den Morgenstunden (zwischen 6 und 10 Uhr)
- Kältere Jahreszeiten (Frühling, Herbst, Winter)
- Auslösende Ereignisse bei Dissektion:
- Pressen beim Stuhlgang
- Heben schwerer Lasten
- Trauma (z. B. Dezelerationstrauma)
- Iatrogen (z. B. während/nach Herzkatheteruntersuchung)
- Kokainabusus
- Lokalisation von Aortendissektionen
- Aorta ascendens: 65 %
- Arcus aortae: ca. 10 %
- Aorta thoracica descendens: ca. 20 %
- Aorta abdominalis descendens: ca. 5 %

10.5.2 Allgemeines

- Inzidenz: ca. 3/100.000 Einwohner pro Jahr
- Prävalenz: ca. 0,5–4/100.000
- Altersgipfel: >60 Jahre
- Männer sind 3 × häufiger betroffen als Frauen.
- Zirkadiane und saisonale Häufung

10.5.3 Ätiologie

- **Arterielle Hypertonie** (70 % der Fälle) und **Arteriosklerose** (30 % der Fälle)
- Aortendissektionen in der Familienanamnese (z. B. Mutationen von TGFBR2, MYH11, ACTA2 oder Turner-Syndrom)
- Aortenisthmusstenose

◨ **Tab. 10.11** Einteilung des akuten Aortensyndroms.

Krankheitsbilder	Pathophysiologie	Häufigkeit
Klassische Aortendissektion	Intima-Einriss (Entry) → Einblutung in die Media → Inflamma-tion (CRP-Anstieg) und Auftrennung der Aortenwandung → Entstehung von wahrem und falschem Lumen → Kompression des wahren Lumens durch das falsche Lumen oder erneuter Intimaeinriss (Re-Entry) oder Ruptur der Adventitia	80 %
Intramurales Hämatom (IMH)	Hämatom in Media, verursacht durch eine Ruptur der Vasa vasorum → isoliertes Hämatom bleibt und bildet sich zurück oder Aortendissektion (ca. 40 %); Aorta descendens häufiger betroffen	15 %
Penetrierendes atheromatöses Ulkus (PAU)	Folge einer ulzerösen atheromatösen Plaqueruptur → Pene-tration durch die Lamina elastica interna in die Media; Aorta descendens häufiger betroffen → Gefahr der Aortendissektion oder intramurales Hämatom in 40 % der Fälle	5 %
Traumatische (iatrogene) Verletzungen der Aorta	Stanford-A bei thoraxchirurgischen Eingriffen, Stanford-B bei Herzkathetereingriffen Unterteilung in: – Typ I – Einriss der Intima – Typ II – IMH – Typ III – Pseudoaneurysma – Typ IV – Ruptur	0,01 %

◘ **Tab. 10.12** Einteilung der Aortendissektion	
Stanford-Klassifikation (1970)	Proximaler Typ A (60 %): Beteiligung der Aorta ascendens, Letalitätszunahme um 10 %/h
	Distaler Typ B (40 %): distal Arteria subclavia sinistra bzw. Aorta descendens, Überleben ohne OP ca. 80 %
De-Bakey-Klassifikation (1965)	Typ I: Aorta ascendens mit orthograder Ausbreitung (OP-Indikation)
	Typ II: nur Aorta ascendens (OP-Indikation)
	Typ III: distal der Arteria subclavia sinistra (konservative Behandlung)
	– IIIA: nur thorakal
	– IIIB: thorakal und abdominal
ESC (Svensson)-Klassifikation (2001)	Klasse 1: Klassische Aortendissektion mit wahrem und falschem Lumen mit/ohne Kommunikation der Lumina
	Klasse 2: Mediaspaltung mit intramuralem Hämatom
	Klasse 3: Angedeutete Aortendissektion mit Ausbuchtung der Aortenwand
	Klasse 4: Ulzeration eines Aortenplaque mit nachfolgender Plaqueruptur, perforierendes atheromatöses Ulkus
	Klasse 5: Iatrogene oder traumatische Dissektion
ESC (Erbel)-Klassifikation (2014)	Klassische Aortendissektion (AD)
	Intramurales Hämatom (IMH)
	Penetrierendes atheromatöses Ulkus (PAU)
	Traumatische (bzw. iatrogene) Verletzungen der Aorta

- Bikuspide Aortenklappe: wahrscheinlich mit begleitender Wandschwäche/Dystrophie der Aorta ascendens assoziiert
- Chirurgischer Aortenklappenersatz und Aortenisthmusstenose
- Medianecrosis Erdheim-Gsell
- Bindegewebserkrankungen (meist jüngere Patienten): z. B. Marfan-Syndrom (5 % aller Dissekate, Störung der Bildung des extrazellulären Matrixproteins Fibrillin-1), Loeys-Dietz Syndrom (Mutationen der TGF-beta-Rezeptoren), Ehlers-Danlos-Syndrom (gestörte Synthese des Typ-III-Prokollagenpeptids), Turner-Syndrom (Karyotyp 45, X0)
- Schwangerschaft als Risikofaktor (meist im letzten Trimenon, peripartal)
- Kokain-/Amphetamin-Abusus (Katecholamingetriggerte Hypertonie)
- Entzündliche Gefäßveränderungen (Aortitis): Riesenzellarteriitis, mykotisch (bakteriell, Salmonellen), Takayasu-Arteriitis, M. Ormond (retroperitoneale Fibrose), Kawasaki-Syndrom (mukokutanes Lymphknoten-Syndrom) mit vaskulitischen Koronararterienaneurysmen (Myokardinfarkt), Mesaortitis luica, M. Behçet
- Einteilung der Aortendissektion ◘ Tab. 10.12 und ◘ Abb. 10.1

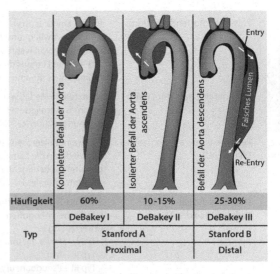

◘ **Abb. 10.1** Klassifikation der Aortendissektion (aus Feldmann 2014)

10.5.4 Klinik

Akute Aortendissektion (≤14 Tage)

❯ Die akute Aortendissektion ist nach dem akuten Koronarsyndrom eine der häufigsten der akut lebensbedrohlichen Differenzialdiagnosen des Thoraxschmerzes.

- **Massivster Thoraxschmerz** („messerstichartig")
  - Vernichtungsschmerz: in den Rücken ausstrahlend, reißender Schmerz
  - Lokalisation: Typ A: retrosternaler, Typ B: interskapulärer bzw. linksthorakaler Initialschmerz (❏ Tab. 10.13; Hagan et al. 2000)
- **Kardiovaskuläre Symptomatik**
  - Zeichen der akuten Aorteninsuffizienz durch Aortenringdilatation
  - Zeichen des Myokardinfarkts: Abriss der Koronararterien oder Koronarostium-Dissekation oder Dissektionsmembran verlegt Koronarostium oder Koronarostium entspringt aus dem falschen Lumen; die rechte Koronararterie ist gehäuft betroffen
  - Zeichen der Perikardtamponade
  - Hämorrhagischer Schock bei Ruptur
- **Neurologische Symptomatik**
  - Zerebrales Ischämiesyndrom
  - Periphere ischämische Neuropathie
  - Querschnittssyndrom
  - Vigilanzstörungen bis Koma
- **Organischämien durch Abklemmung der aortalen Seitenäste**
  - **Typ A:** Pulslosigkeit beidseits (Extremitätenarterien), Sehstörungen (A. carotis interna), Horner-Syndrom, Synkope/Apoplex (Verlegung der hirnversorgenden Arterien), ungünstige Prognose
  - **Typ B:** akutes Nierenversagen (durch Verlegung der Aa. renales), Querschnittssymptomatik (Aa. spinales), Mesenterialischämie mit akutem Abdomen, Beinarterienverschluss, gelegentlich symptomfreies Intervall nach erster Ruptur bzw. Dissektion

❏ **Tab. 10.13** Schmerzlokalisation der akuten Aortendissektion

Schmerzlokalisation	Häufigkeit [%]
Brustschmerzen	72,7
Anterior	60,9
Posterior	35,9
Rückenschmerzen	53,2
Bauchschmerzen	29,6

Die Schmerzlokalisation kann sich mit der Zeit ändern, sog. Migration. Auch schmerzlose Verläufe werden beschrieben.

Subakute (15–90 Tage) und chronische Aortendissektion (>90 Tage)

- Rückenschmerzen (evtl. durch Arrosion)
- Durchblutungsstörung von Gehirn und inneren Organen
- CT-Befundkonstellation: verdickte, immobile Dissektionsmembran, Thrombusformation im falschen Lumen sowie Falschlumenaneurysma, welches sich typischerweise im distalen Aortenbogen entwickelt.
- Komplikationen: aneurysmatische Degeneration des falschen Lumens, chronische Organmalperfusion bzw. Malperfusion der peripheren Arterien, persistierende/rekurrente Schmerzen sowie Ruptur
- Asymptomatische chronische Typ-A-Dissektion: elektive OP
- Komplizierte chronische Typ-B-Dissektion (Größenzunahme der Aorta thoracalis >10 mm/Jahr, Falschlumenaneurysma >60 mm der gesamten Aorta, Malperfusionssyndrom oder rekurrente Schmerzen): gefäßchirurgisches Vorgehen oder elektive OP
- Unkomplizierte chronische Typ-B-Dissektion: konservativ, Blutdruckeinstellung (<130/80 mm Hg)

■ Tab. 10.14 Einschätzung der Vortestwahrscheinlichkeit für das Vorliegen eines akuten Aortensyndroms

Hochrisiko Anamnese	Hochrisiko Schmerzmerkmale	Hochrisiko Untersuchungsmerkmale
Marfan-Syndrom (oder andere Bindegewebserkrankungen)	Brust-, Rücken- oder abdominelle Schmerzen, die eine der folgenden Eigenschaften haben: abrupter Beginn, hohe Schmerzintensitat, zerreißender Charakter	Evidenz eines Perfusionsdefizits: Pulsdefizit, Unterschiede im systolischen Blutdruck, fokale neurologische Defizite
Familienanamnese für Aortenerkrankungen		Diastolikum über Erb (neu)
Bekannte Aortenklappenerkrankung		Hypotension oder Schock
Bekanntes thorakales Aortenaneurysma		
Vorangegangene Manipulation im Bereich der Aorta (OP, Herzkatheter)		

Anmerkung: Der Risiko-Score variiert von 0–3 je nach Anzahl der positiven Kategorien (1 Punkt pro Spalte): Niedrige Wahrscheinlichkeit → Score 0–1, hohe Wahrscheinlichkeit → Score 2–3

10.5.5 Diagnostik

- **Anamnese/Fremdanamnese**: kardiovaskuläre Grunderkrankungen, Ermittlung von Risikofaktoren und Einschätzung der Vortestwahrscheinlichkeit für das Vorliegen eines akuten Aortensyndroms (■ Tab. 10.14)

Akutes Aortensyndrom – Diagnostik
Die Diagnostik sollte in Abhängigkeit von der klinischen **Vortestwahrscheinlichkeit** und der **Akutität/hämodynamischen Situation** für ein akutes Aortensyndrom erfolgen:
- niedrige Vortestwahrscheinlichkeit: D-Dimere,
- hohe Vortestwahrscheinlichkeit: Bildgebende Untersuchung.

Bei niedriger klinischer Vortestwahrscheinlichkeit kann eine Aortendissektion bei negativen D-Dimeren ausgeschlossen werden (Empfehlung IIa, Evidenzgrad B).

- **Risikofaktoren für eine Ruptur:**
  - Aneurysmadurchmesser >55 mm
  - Zunahme des Durchmessers >10 mm/Jahr
  - Frauen
  - Positive Familienanamnese
  - Rauchen
  - Arterielle Hypertonie
  - Starke lumbale Schmerzen in den letzten Tagen
  - Inflammatorische Aneurysmen
  - Sacciforme Aneurysmen
- **Körperliche Untersuchung:**
  - Abdomenpalpation: Pulsation?
  - Pulsstatus: Pulsdefizit, einseitig abgeschwächter bis fehlender Puls
  - Blutdruckmessung an beiden Extremitäten: Blutdruckdifferenz >20 mm Hg, kalte Extremität
  - Aneurysma spurium: pulsatil, hochfrequentes Strömungsgeräusch (meist an Punktionsstelle)
  - Zeichen der akuten Aortenklappeninsuffizienz (Diastolikum)
- **EKG:**
  - Nachweis/Ausschluss eines akuten Myokardinfarkts
  - Aufgrund einer möglichen begleitenden Koronarostium-Dissekation kann ein Myokardinfarkt nur schwierig ausgeschlossen werden
- **Labordiagnostik:**
  - Herzenzyme und Troponin-T (bei Mitbeteiligung der abgehenden Koronargefäße)

- ▬ Retentionsparameter (bei Nierenarterienbeteiligung)
- ▬ Blutbild (Hb-Kontrolle)
- ▬ Laktat (bei Mesenterialarterienverlegung)
- ▬ „CRP und D-Dimer": wenn normal → dann Dissektion unwahrscheinlich!
- ▬ Abnahme von Kreuzblut und Blutkonserven auf Abruf!
- ▬ **Bildgebende Verfahren:**
- ▬ **TTE** (transthorakale Echokardiographie, Sensitivität 77–80 %, Spezifität 93–96 %):
    - – Ausschluss/Nachweis einer Aortenklappeninsuffizienz und eines Perikardergusses → Indikation für Notfalltherapie
    - – Beurteilung lediglich des proximalen Abschnitts der Aorta ascendens möglich (→ parasternale Längsachse)
    - – TTE ist jedoch nicht ausreichend für weitere Therapieplanung
- ▬ **TEE** (transösophageale Echokardiographie, Sensitivität 99 %, Spezifität 89 %):
    - – Darstellung der Dissektionsmembran, „intima flap"
    - – Überprüfung der Koronarostien und der Aortenklappe, mittels Farbduplex → Unterscheidung zwischen wahrem und falschem Lumen
    - – Wegen Trachealüberlagerung → mittlere und distale Aorta ascendens schlechter darstellbar (Typ-B-Dissektion?)
    - – Optimale Methode bei sehr instabilen Patienten, bei welchen keine umgehende CT-Untersuchung möglich ist
    - – Ggf. Anwendung von Kontrastmittel (z. B. SonoVue®)
- ▬ **Röntgen-Thorax:**
    - – Nur bei niedriger klinischer Wahrscheinlichkeit, sonst keine Bedeutung
    - – Mögliche Befunde: Mediastinalverbreiterung, atypische Aorten- oder Herzkontur
    - – Veränderungen können fehlen
    - – Daher bei Verdacht auf Aortendissektion direkt CT-Diagnostik veranlassen
- ▬ **CT-Thorax plus Abdomen mit KM** (Sensitivität 95–100 %, Spezifität 98–100 %):

- – instabiler Patient, Verdacht auf Ruptur, OP-Planung
- – Differenzierung von Aortendissektion, intramurales Hämatom, penetrierendes atheromatöses Ulkus
- – Ggf. Triple-rule-out-Protokoll bei Patienten mit normofrequentem Sinusrhythmus zum Ausschluss/Nachweis von koronarer Herzerkrankung, Aortendissektion und Lungenarterienembolie
- ▬ Ggf. **PET-CT** im Verlauf zur Abklärung von inflammatorischen Aortenerkrankungen bzw. Aortitis (z. B. Takayasu-Arteriitis)
- ▬ **MRT** (Sensitivität und Spezifität zw. 95–100 %): Einsatz nur bei stabilen Patienten und zur Verlaufskontrolle
- ▬ **Abdomensonographie:**
    - – Intraluminal flottierende echogene Intimamembran
    - – Abgrenzung eines „Pseudogefäßlumens"
    - – DD: Existenz einer intraluminalen Rohrprothese

> **TTE wird als initiales bildgebendes Verfahren empfohlen. TEE und Angio-CT gelten als Diagnostikum der Wahl bei instabilen Patienten. Bei primär negativer Bildgebung, aber fortbestehendem Verdacht auf ein akutes Aortensyndrom wird eine erneute Bildgebung (CT oder MRT) empfohlen.**

10.5.6 Differenzialdiagnostik

- ▬ Akutes Koronarsyndrom
- ▬ Lungenarterienembolie
- ▬ Myokarditis/Perikarditis
- ▬ Kostovertebralsyndrom
- ▬ Pleuritis
- ▬ Pneumonie
- ▬ Pneumothorax
- ▬ Ösophagusruptur
- ▬ Aortenruptur
- ▬ Thoraxtrauma
- ▬ Pankreatitis
- ▬ Gastritis
- ▬ Ulkus
- ▬ Cholezystitis, Cholezystolithiasis

10.5.7 Therapie

> **Faktoren, die zur Zunahme der aortalen Pulswelle bzw. der Druckanstiegsgeschwindigkeit (dP/dt) führen, bestimmen das Risiko der Dissektion und deren Folgen:**
> - **Myokardiale Kontraktilität**
> - **Mittlerer arterieller Blutdruck → Ziel: Blutdruck$_{systolisch}$· 100–120 mm Hg**
> - **Herzfrequenz → Ziel: Reduktion der Herzfrequenz**

Allgemeine Erstmaßnahmen

- Aufrechterhaltung und Stabilisierung der Vitalfunktionen
- Optimierung der Oxygenierung: O_2-Gabe, ggf. Intubation und Beatmung
- Anlage eines **zentralvenösen Katheters**, ggf. Shaldon-Katheter (bei ausgeprägter Volumensubstitution)
- Anlage eines **Arterienkatheters** (→ A. radialis rechts wählen, da hierüber die Perfusion des Truncus brachiocephalicus kontrolliert werden kann; bei Verdacht auf Einbeziehung des Truncus brachiocephalicus in die Dissektion sollte eine zweite invasive Blutdruckmessung über die A. radialis links erfolgen; Wurster et al. 2015)
- **Analgosedierung**
- Start der **medikamentösen Therapie** (stabiler Patient: β-Blocker i.v.) oder **Schocktherapie** (instabiler Patient: Volumensubstitution, Transfusion von Erythrozytenkonzentraten)
- Ggf. Perikardpunktion und Entlastung mittels Pigtailkathetereinlage → u. U. kontinuierliche Absaugung notwendig („*bridge to thoracotomy*")
- Diagnosesicherung (TEE, CT, MRT und ggf. Triple-rule-out-CT) erzwingen
- Umgehende Vorstellung in Kardio-/Gefäßchirurgie

Medikamentöse Therapie

- **β-Blocker** (Metoprolol, Beloc)
  - Therapiebeginn mit β-Blocker (Metoprolol i.v.): arterielle Drucksenkung und Abnahme der linksventrikulären Inotropie bzw. der aortalen Wandspannung
  - β-Blocker: meist hohe Dosen notwendig, z. B. bis zu 40 mg Metoprolol i.v., ggf. Perfusor (alternativ bei β-Blocker-Unverträglichkeit: Nicht-Dihydropyridin-Ca^{2+}-Antagonisten)
  - Cave bei Aortenklappeninsuffizienz: strenge Indikation für β-Blocker, da sie die kompensatorische Tachykardie unterdrücken und das Regurgitationsvolumen erhöhen können; Alternative: Nicht-Dihydropyridin-Ca^{2+}-Antagonisten
- **ACE-Hemmer und/oder andere Vasodilatatoren** (Urapidil, Glyzeroltrinitrat, Clonidin) falls - nachdem bereits eine β-Blocker-Therapie eingeleitet wurde – der systolische Blutdruckwert immer noch Werte >120 mm Hg zeigt
  - Vasodilatatormonotherapie führt über eine reflektorische Sympathikusaktivierung mit Herzfrequenzanstieg zum Anstieg der ventrikulären Kontraktionsgeschwindigkeit (Baroreflexstimulation) und damit zur Progression der Dissektion, daher vorherige β-Blocker-Therapie in die Wege leiten
  - Ziel: Blutdruck$_{systol.}$ 100–120 mm Hg *und* Beobachtung (CT, Sonographie)
  - Ggf. Nitroprussid-Natrium (Nipruss) additiv, falls Blutdruck nicht kontrollierbar

Interventionelle oder operative Therapie (Herz-/Gefäßchirurgie)

- **Typ-A-Dissektion:** OP als Therapie der Wahl
- **Unkomplizierte Typ-B-Dissektion:** konservativ und ggf. gefäßchirurgisches Vorgehen
- **Komplizierte Typ-B-Dissektion:** gefäßchirurgisches Vorgehen oder ggf. OP (◘ Abb. 10.2)

> **Eine Stanford-A-Dissektion muss *sofort* operiert werden, während bei einer unkomplizierten Stanford-B-Dissektion stets eine konservative Therapie angestrebt werden sollte (Kontroll-CT oder MRT nach 1–3 Tagen, um die Gefahr einer Progression aufzudecken). Die komplizierte Stanford-B-Dissektion (nicht kontrollierbare Schmerzen, Hypertension, Organmalperfusion und Progression der Dissektion sowie Anzeichen für eine drohende Ruptur) sollte mittels endovaskulärer Stentgraftimplantation (TEVAR, „thoracic endovascular aortic repair") versorgt werden (◘ Abb. 10.2).**

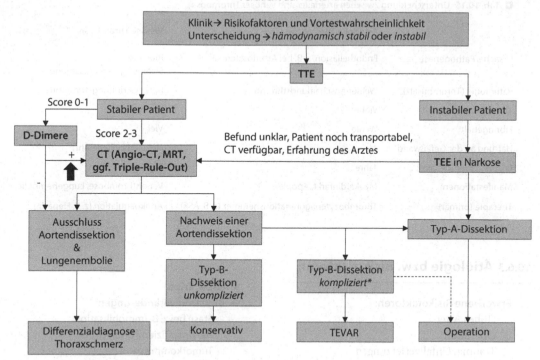

Verdacht auf Aortendissektion

Abb. 10.2 Diagnostischer Algorithmus bei Verdacht auf Aortendissektion. (Mod. nach Grundmann et al. 2006 und Erbel et al. 2014 (TEVAR =„thoracic endovascular aortic repair") *Organmalperfusion, rekurrente Schmerzen, unkontrollierte Hypertonie, frühe Expansion oder Ruptur

Andere D-Dimer-positive Differenzialdiagnosen berücksichtigen (z.B. D-Dimer ist u.a. auch bei Schwangerschaft oder Infektionen erhöht), ggf. zusätzlich Abdomensonographie zur Beurteilung der Aorta abdominalis.

10.5.8 Krankenhausletalitäten

- Typ-A-Dissektion plus OP, ca. 20 %
- Typ-A-konservativ, ca. 55 %
- Typ-B-Dissektion plus OP, ca. 28 %
- Typ-B-konservativ, ca. 10 %

10.6 Tiefe Beinvenenthrombose (TVT)

10.6.1 Definition

Partielle oder *komplette Verlegung* von Beinvenen durch ein intravasales Blutgerinnsel (☐ Tab. 10.15). Der häufigste Verlaufstyp ist die *aszendierende* Thrombose, die meist ursprünglich von den Venen des Unterschenkels ausgeht.

10.6.2 Epidemiologie

- Frauen sind häufiger betroffen als Männer.
- 80.000 tiefe Beinvenenthrombosen/Jahr (Deutschland)
- Inzidenz: 1 % der Gesamtbevölkerung (100–200/100.000 Einwohner im Jahr)
- **4-Etagen-Lokalisation**: V. iliaca (10 %), V. femoralis (50 %), V. poplitea (20 %), Unterschenkelvenen (20 %)

❯ Das Management der **tiefen Beinvenenthrombose (TVT)** und der **Lungenembolie (LE)** wird sowohl in den **S2k-Leitlinien** (http://www.awmf.org/leitlinien/detail/ll/065-002.html; 2015) als auch in den **ESC-Leitlinien** (Konstantinides et al. 2014) und in den **CHEST-Guidelines** (Kearon et al. 2016) wiedergeben.

□ Tab. 10.15 Unterscheidung zwischen arterieller und venöser Thrombose

	Arterielle Thrombose	Venöse Thrombose
Ursache/Pathogenese	Endothelläsion, z. B. bei Arteriosklerose	Blutstase, d. h. Strömungsverlangsamung
Pathologie (Thrombusart)	Weißer Abscheidungsthrombus	Roter Gerinnungsthrombus
Thrombozytengehalt	Viel	Wenig
Fibringehalt	Wenig	Viel
Haftung an der Gefäßwand	Ja	Nein (Emboliegefahr)
Prozessdauer (gesamt)	Jahre	Tage
Manifestationen	Myokardinfarkt, Apoplex	Venenthrombose, Lungenembolie
Therapie (primär)	Thrombozytenaggregationshemmer (z. B. ASS)	Antikoagulation (z. B. Heparin)

10.6.3 Ätiologie bzw. Risikofaktoren

– **Erworbene Risikofaktoren:**
  – Hohes Alter
  – Operation
  – Trauma, Unfallverletzungen
  – Immobilisation, Parese
  – Malignom (Hyperkoagulabilität)
  – Chemotherapie
  – Z.n. TVT
  – Diabetes mellitus
  – Schwangerschaft (5-fach erhöhtes Risiko)
  – Nephrotisches Syndrom
  – Adipositas
  – Varikosis
  – Orale Kontrazeptiva (relativ 2- bis 5-fach erhöhtes Risiko)
  – Rauchen
– **Angeborene Risikofaktoren:**
  – Protein-C-, Protein-S-Mangel
  – AT-III-Mangel
  – Faktor-V-Leiden-Mutation (G1691A; APC-Resistenz)
  – Faktor-II-Mutation (Prothrombinpolymorphismus, G20210A)
  – Antiphospholipidsyndrom
  – Faktor-VIII-Erhöhung
  – Plasminogenmangel
  – Sichelzellanämie

Virchow-Trias
– **Blutstromveränderungen:**
  – Stase bei z. B. Immobilisation, Herzinsuffizienz und Schock, Tumorkompression
  – Turbulenzen bei z. B. Varikosis
  – Kontaktzeit der Thrombozyten mit physiologisch vorhandenen gerinnungsaktiven Mediatoren (ATP, Faktor X, Thrombin, Fibrin) verlängert
– **Intimaschädigung:** Inflammation, Infektionen, Arteriosklerose, Trauma/OP, Neoplasien, Ischämie, Rauchen
– **Hyperkoagulabilität:**
  – Plasmatische Gerinnungsveränderungen: Lebersynthese- oder Abbaustörungen von Gerinnungsfaktoren (Stauungsleber, Leberzirrhose etc.), hereditäre Störungen (Antithrombin-III ↓, Protein C ↓, Protein S ↓, APC-Resistenz (Faktor V-Leiden), Lupus-Antikoagulans, t-PA ↓, t-PA Inhibitor ↑, Östrogensubstitution („Pille")
  – Zelluläre Gerinnungsveränderungen: Thrombozytenfunktionsstörung z. B. Urämie
  – Dehydratation

(Rudolph Virchow, Würzburg, 1862)

10.6.4 Klinik

> **Trias der Beinvenenthrombose:**
> - Schwellung mit Umfangsdifferenz meist eines, seltener auch beider Beine
> - Schmerz (Druckempfindlichkeit)
> - Zyanose

- Dilatierte oberflächliche Venen
- Überwärmung
- Livide Färbung oder Rötung
- Spannungsgefühl, Glanzhaut, Zyanose, Muskelkater
- Pratt-Warnvenen (Kollateralen an Schienbeinkante)

> **Bei der Thrombusorganisation zwischen Tag 1 und 7 kann es zur Ablösung von Thrombusmaterial von der Gefäßwandung mit Embolie kommen.**

10.6.5 Komplikationen

- In der Frühphase: **Lungenembolie**
- In der Spätphase: **postthrombotisches Syndrom mit CVI nach Widmer:**
  - Grad I: Stauungsödem, Corona phlebectatica paraplantaris, perimalleoläre Kölbchenvenen
  - Grad II: Ödeme, Hämosiderose der Haut (rotbraune Hyperpigmentierung), Dermatosklerose, Atrophie blanche (depigmentierte, atrophische Areale), Stauungsekzem mit Juckreiz und Neigung zu allergischen Reaktionen, Zyanose
  - Grad III: Ulcera cruris venosum über insuffizienten Venae perforantes
- In der Spätphase: **Thromboserezidiv**

> **Ungefähr 65 % der an einer tiefen Beinvenenthrombose erkrankten Patienten entwickeln ein postthrombotisches Syndrom unterschiedlichen Schweregrades.**

10.6.6 Diagnostik

(◘ Abb. 10.3)

> **Die Diagnostik der TVT sollte stets mit der Einschätzung der klinischen Wahrscheinlichkeit (z. B. Wells-Score) beginnen.**

- **Anamnese** und **Risikofaktorenabschätzung**
- **„Klinische Wahrscheinlichkeit"** einer TVT → **Wells-Score** (◘ Abb. 10.3)
- **Körperliche Untersuchung:** Inspektion und Palpation
  - Akutes Phlebödem: Beinschwellung durch Beeinträchtigung des venösen Abflusses mit konsekutiver venöser Hypertension und vermehrtem Flüssigkeitsaustritt ins Interstitium
  - Unterschenkelschwellung von mehr als 3 cm im Vergleich zur Gegenseite
  - Eindrückbares Ödem
  - Kollateralbildung oberflächlicher Venen (verstärkte Venenzeichnung)
  - Wadenkompressionsschmerz (manuell: Meyer-Zeichen; mit Blutdruckmanschette: Lowenberg-May)
  - Druckschmerz der medialen Fußsohle (Payr-Zeichen)
  - Wadenschmerz bei Dorsalflexion des Fußes (Homans-Zeichen)
  - Druckschmerz im Kniegelenkbereich
  - Druckschmerz an der Oberschenkelinnenseite (Sartorius, Gracilis)
  - Meyer-Druckpunkte im Verlauf der V. saphena magna
- **Labordiagnostik:**
  - D-Dimere
    - Bestimmung der D-Dimere nach vorheriger Schätzung der klinischen Wahrscheinlichkeit (z. B. Wells-Score).
    - Bei Patienten mit einer ersten idiopathischen venösen Thrombose oder Lungenembolie lässt sich das Rezidivrisiko im Langzeitverlauf abschätzen, wenn D-Dimere etwa 4 Wochen nach Beendigung einer 3- bis 6- monatigen Antikoagulation weiterhin erhöht sind.

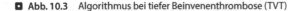

```
┌─────────────────────────────────────────┐
│          Arbeitsdiagnose: TVT            │
└─────────────────────────────────────────┘

┌─────────────────────────────────────────────────────────┐
│ Klinische Wahrscheinlichkeit – Wells-Score              │
│ •Aktive Tumorerkrankung                       1 Punkt   │
│ •Lähmung/kürzliche Immobilisation             1 Punkt   │
│ •Bettruhe >3 Tage; große Operation <12 Wochen 1 Punkt   │
│ •Schmerz/Verhärtung entlang tiefer Venen      1 Punkt   │
│ •Schwellung des gesamten Beines               1 Punkt   │
│ •Umfangsdifferenz Unterschenkel > 3 cm        1 Punkt   │
│ •Eindrückbares Ödem am symptomatischen Bein   1 Punkt   │
│ •Sichtbare Kollateralvenen                    1 Punkt   │
│ •Zustand nach TVT                             1 Punkt   │
│ •Alternative Diagnose wahrscheinlicher als TVT -2 Punkte│
└─────────────────────────────────────────────────────────┘
```

Score? — < 2 → D-Dimer-Test — negativ → Keine Therapie

≥ 2 / positiv

Therapie ← positiv — **Kompressions-Ultraschall** — negativ → Keine Therapie

nicht eindeutig

Therapie ← positiv — **Kompressions-Ultraschall nach 4-7 Tagen oder Phlebographie** — negativ → Keine Therapie

■ **Abb. 10.3**   Algorithmus bei tiefer Beinvenenthrombose (TVT)

- Cut-off-Werte: 500 µ g/l bei Patienten <50 Jahre bzw. altersadaptierter Cut-off-Wert bei Patienten >50 Jahre: Alter × 10 µ g/l
— Thrombophilie-Screening
  - Die Abklärung bezüglich Thrombophilie hat keine Bedeutung für die Diagnostik und Initialtherapie der akuten Venenthrombose.
  - Ein breites Thrombophilie-Screening bei gesunden Patienten ohne geringsten Verdacht auf familiäre Defekte wird nicht empfohlen; zudem ist bei über 50-Jährigen eine Thrombophilie als Ursache der Thrombose praktisch ausgeschlossen.
  - Nur in wenigen Fällen wird ein Thrombophilie-Screening empfohlen, z. B. bei Verdacht auf ein Antiphospholipidsyndrom oder bei einer auffälligen Häufung von Thromboembolien unter erstgradigen Verwandten, da dies

die Entscheidung über die Dauer der Antikoagulation beeinflussen kann.
— Folgende Gerinnungsfaktoren sollten im Rahmen des Thrombophilie-Screenings untersucht werden:
  - Genetische Tests: Faktor-V-Leiden (ggf. alternativ APC-Resistenz-Test), Prothrombin 20210-Mutation
  - Plasmatische Tests: Protein C, Protein S, Antithrombin, Lupusantikoagulans, Cardiolipinantikörper und Antikörper gegen β_2-Glycoprotein-I
  - Optional: Faktor VIII, D-Dimere

❯ Durchführung eines *D-Dimer-Tests* nur nach vorheriger Einschätzung der *klinischen Wahrscheinlichkeit*. Bei niedriger klinischer Wahrscheinlichkeit (Wells-Score <2) und normwertigen D-Dimeren ist keine weitere Diagnostik bezüglich einer Venenthrombose erforderlich (Blättler et al. 2010). Bei hoher

◻ Tab. 10.16 Beurteilung der Venen mittels Kompressionssonographie (Nach Michels u. Jaspers 2011)	
Grad der Komprimierbarkeit	**Grad der Thrombosierung**
Komplett komprimierbar	Keine Thrombose
Inkomplett komprimierbar	Inkomplette, umflossene Thrombose oder postthrombotische Veränderungen
Nicht komprimierbar	Komplette Thrombose/Okklusion

klinischer Wahrscheinlichkeit (Wells-Score ≥2) soll kein D-Dimer-Test durchgeführt, sondern gleich eine bildgebende Diagnostik veranlasst werden.

- **Kompressionssonographie bzw. Kompressionsultraschall (KUS)**
  - Die Kompressionssonographie fungiert als primäre Bildgebung (Goldstandard) zum Ausschluss bzw. Nachweis einer Venenthrombose (◻ Tab. 10.16).
  - Der KUS des symptomatischen Beins ist in der Regel ausreichend, da die diagnostische Aussagekraft der Untersuchung des asymptomatischen Beins sehr gering ist.
  - Probleme machen Adipositas und Ödeme (hier ggf. ergänzende Untersuchung mit einem Abdomenschallkopf)
  - Unterschenkelthrombosen: Detektion durch erfahrene Untersucher mit einer Sensitivität >90 % und Spezifität >90–95 %
  - Iliofemorale und popliteale Thrombosen: Sensitivität >95 %, Spezifität 90–94 %
  - Untersuchungsvorgang
    - Untersuchung der gesamten Venen im Verlauf von proximal nach distal
    - Darstellung der Venen im Querschnitt unter intermittierender Kompression
    - Die begleitenden Arterien können als Leitstruktur herangezogen werden
  - Sonographische Kennzeichen einer Venenthrombose im B-Bild:
    - Echoarmes Reflexmuster bzw. stationäre Binnenechos im Venenlumen
    - Dilatierter Venenquerschnitt: Venenlumen oft deutlich größer als Arterienlumen
    - Fehlende zusätzliche Aufweitung unter Valsalva-Pressmanöver
    - Kompressionssonographie: fehlende Komprimierbarkeit (im Unterschenkelbereich mit der zweiten Hand ein Widerlager bilden)

- **Phlebographie**
  - Die Phlebographie ist in der Thromboseabklärung der Sonographie und anderen Schnittbildverfahren nachgeordnet
  - Indiziert bei sonographisch nicht eindeutiger Abklärung einer Rezidivthrombose; Vorbereitung eines rekanalisierenden Eingriffs

- **MR- oder CT-Phlebographie**
  - Detaillierte Diagnostik von iliofemoropoplitealen Venenthrombosen bzw. Thrombosen der Beckenstrombahn oder der V. cava inferior
  - Bei einer akuten iliofemoralen (deszendierenden) Thrombose sollte eine lokale Ursache abgeklärt werden, z. B. ein Tumor sowie speziell bei jüngeren Patienten eine anatomische Variante oder Fehlanlage der Venen (z. B. Syndrom der Kompression der V. iliaca communis links, sog. May-Thurner Syndrom).

- **Tumorsuche**
  - Insbesondere bei älteren Patienten und nicht erkennbarer Ursache einer Thrombose
  - Bei ungefähr 15 % der Patienten mit akuter TVT ist zum Diagnosezeitpunkt ein Malignom bekannt.
  - Bei idiopathischer Venenthrombose sollte die Abklärung auf ein möglicherweise zugrunde liegendes Malignom erfolgen, wegen des altersabhängig gehäuften Auftretens vorzugsweise ab dem 50. Lebensjahr.
  - Patienten mit Malignomen haben ein etwa 4-fach erhöhtes Risiko für

Venenthrombosen, aber gleichzeitig auch ein etwa 3-fach erhöhtes Risiko für eine vermehrte Blutungsneigung, sodass das Management dieser Patienten bei Auftreten einer TVT häufig Schwierigkeiten bereitet.

— Bei iliofemoraler (deszendierender) Thrombose und/oder V. cava-Thrombose sollte nach einer lokalen Ursache gepfandet werden, z. B. Tumor oder anatomische Varianten (vor allem May-Thurner-Beckenvenensporn).

— Die Screening-Untersuchungen beinhalten: Anamnese und Untersuchung, Basislabor, geschlechtsspezifische Vorsorgeunter-suchungen, Abdomensonographie, Röntgen-Thorax.

— Eine routinemäßige Durchführung von CT-Abdomen/Becken zum Tumorscreening bei Patienten mit idiopathischer venöser Thrombose ist nicht sinnvoll.

> Bei Patienten mit **Thrombose nach Krankenhausaufenthalt** sollte an eine **HIT-II** gedacht werden, da diese Patienten im Verlauf des vorherigen stationären Aufenthaltes mit Heparin (unfraktioniertes Heparin >niedermo-lekulares Heparin) behandelt worden sind und sich möglicherweise unbemerkt poststationär eine Thrombose im Rahmen der Thrombozytopathie entwickelt hat.

⊘ **Cave**
Keinesfalls sollte man bei dieser Konstellation erneut Heparin verabreichen (Katheter spülen etc.), sondern auf andere Antikoagulanzien wie z. B. auf **Argatroban (i.v.)** oder **Fondaparinux (s.c.)** oder **neue orale Antikoagulanzien (p.o.)** ausweichen (◘ Tab. 10.17).

◘ **Tab. 10.17** Heparininduzierte Thrombozytopenie (HIT)

HIT-Typ	I	II
Inzidenz [%]	10	0,5–3
Diagnostik	Ausschlussdiagnostik	Klinik, HIPA-Test (IgG-Nachweis), PF4-Heparin ELISA
Pathogenese	Nicht immunologisch	Immunologisch
	Direkte Plättchenaktivierung	Heparin-induzierte Antikörper
Auftreten	Sofort	5–21 Tage nach Beginn, bei Reexposition früher
Komplikationen	Keine	Thromboembolische Verschlüsse (venös >arteriell)
Thrombozyten	>100.000/µl	<100.000/µl, Abfall um 50 % ab Tag 5!
Therapie	Keine weiteren Maßnahmen notwendig	Keine Thrombozytengabe ! Heparin-Ersatzpräparate: **Danaparoid-Natrium** (Orgaran) → renale Elimination **Argatroban** (Argatra) → hepatobiliäre Elimination **Lepirudin** (Refludan) → renale Elimination, PTT-Steuerung **Desirudin** (Revasc) → renale Elimination, nur zur Prophylaxe zugelassen **Fondaparinux** → Off-label Use **Neue orale Antikoagulanzien** → Rivaroxaban und Apixaban sind nicht nur für die Erhaltungstherapie, sondern auch für die initiale Antikoagulation zugelassen

Abkürzungen: HIPA = Heparin-induzierte Plättchenantikörper, PF4 = Plättchenfaktor 4.

„4 T-Scoresystem" zur Diagnostik einer HIT Typ II
- „Thrombocytopenia", d. h. Ausmaß der Thrombozytopenie
- „Timing of platelet count fall", d. h. Zeit seit Abfall der Thrombozyten
- „Thrombosis", d. h. neue Thrombose, Rezidiv etc.
- „Other causes of thrombocytopenia", d. h. andere Ursachen für eine Thrombozytopenie: EDTA-induzierte Pseudothrombopenie, posttransfusionelle Purpura, hämatologische Systemerkrankung, thrombotisch-thrombozytopenische Purpura, andere Medikamente (außer Heparin z. B. Chinin, Chinidin, Cotrimoxazol, Rifampicin, Paracetamol, Diclofenac, Carbamazepin), Immunthrombopenie oder Sepsis
- Zur Berechnung des Punktescores: z. B. http://www.labor-limbach.de
  - Hohe Wahrscheinlichkeit bzgl. einer HIT-II: 6–8
  - Mittlere Wahrscheinlichkeit bzgl. einer HIT-II: 4–5
  - Niedrige Wahrscheinlichkeit bzgl. einer HIT-II: 1–3

10.6.7 Differenzialdiagnostik

- Oberflächliche Thrombophlebitis mit Ausdehnung ins tiefe Venensystem (roter harter Strang), am Arm meist durch Venenkanülen ausgelöst
- Postthrombotisches Syndrom (PTS): Ätiologie: inkomplette Rekanalisation nach Thrombose, nach Monaten bis Jahre: Ödeme und sekundäre Varizen
- Lymphödem
- Akuter arterieller Verschluss
- Erysipel
- Muskelfaserriss (Anamnese: meist nach Trauma)
- Ausbreitendes Hämatom

- Baker-Zyste (Anschwellung poplitealer Schleimbeutel/Bursa, kann dopplersonographisch ausgeschlossen werden)
- Nekrotisierende Fasziitis: massive Schmerzen
- Akute Arthritis mit Gelenkerguss

10.6.8 Therapie

> Sofort nach Diagnose einer TVT soll eine therapeutische Antikoagulation begonnen werden. Die TVT und die Lungenembolie werden in der Regel 3 bis 6 Monate mittels Vollantikoagulation behandelt, danach Reevaluation bezüglich Therapieverlängerung oder Beendigung der Antikoagulationstherapie.

Therapieziele der Thrombosebehandlung
- Verhinderung einer Lungenembolie
- Vermeidung der Ausbreitung der Thrombose
- Rekanalisierung mit Erhalt der Venenklappen bzw. Verhinderung eines postthrombotischen Syndroms

Allgemeine Maßnahmen
- Kompressionstherapie
  - Ziel: Reduktion von Häufigkeit und Schwere des postthrombotischen Syndroms
  - Wadenkompressionsstrümpfe der Kompressionsklasse II, ggf. Anpassung
  - Kompressionsstrumpf nur auf der betroffenen Seite (keine Kompressionstherapie auf der gesunden Seite)
  - Keine prophylaktische Kompressionstherapie
  - Dauer der Kompressionsbehandlung: 3–6 Monate, ggf. länger
  - Kontraindikationen: pAVK und Phlegmasia coerulea dolens
- Mobilisation oder Immobilisation?
  - Nach Einleitung einer effektiven Heparintherapie ist eine Mobilisierung des Patienten

unabhängig von Lokalisation (auch bei Mehr-Etagen-Thrombosen) und Morphologie des Thrombus (flottierend, wandhaftend oder okkludierend) umgehend möglich.

— Ein flottierender Thrombus ist keine Indikation zur Bettruhe!

— Die Immobilisation begünstigt vermutlich sogar das Thrombuswachstum.

— Die Mobilisation führt beim antikoagulierten Patienten nicht zu einer vermehrten Lungenembolierate.

— Nur in Einzelfällen, z. B. bei einer sehr ausgeprägten schmerzhaften Beinschwellung, kann eine temporäre Immobilisierung mit Hochlagerung des Beins erforderlich sein.

— **Ambulante Behandlung**
  — Eine ambulante Behandlung ist bei „fehlenden Begleiterkrankungen", „guter Compliance" und „guter hausärztlicher Versorgung" gleichwertig mit stationärer Behandlung.

Antikoagulanzientherapie

❯ Falls der D-Dimer-Test und/oder die bildgebende Diagnostik aus verschiedenen Gründen nicht zeitgerecht zur Verfügung stehen oder die Ergebnisse noch nicht vorliegen und eine hohe klinische Wahrscheinlichkeit für eine TVT besteht (Wells-Score ≥2), sollte mit einer Antikoagulation – bevorzugt mit niedermolekularem Heparin oder Fondaparinux – unmittelbar begonnen werden. Bei schwerer Niereninsuffizienz (Kreatinin-Clearance ≤30 ml/min) und im Rahmen gefäßrekanalisierender Maßnahmen sollte unfraktioniertes Heparin eingesetzt werden.

Antikoagulation
Die Antikoagulation wird wie folgt aufgeteilt
— **Initiale Antikoagulation** (mindestens 5 Tage):
  Niedermolekulare Heparine (NMH), Fondaparinux, unfraktioniertes Heparin (UFH), Rivaroxaban und Apixaban

---

— **Erhaltungstherapie** (3–6 Monate):
  Vitamin-K-Antagonisten (Phenprocoumon, Acenocoumarol oder Warfarin; INR 2–3; überlappende Antikoagulation mit Heparin oder Fondaparinux; INR-Kontrolle ca. alle 3 Wochen) oder direkte orale Antikoagulanzien (DOACs: Rivaroxaban, Dabigatran, Apixaban, Edoxaban)

— **Verlängerte Erhaltungstherapie** (>6–12 Monate):
  Nach 3–6 Monaten soll eine Entscheidung über die Beendigung oder Fortführung der Antikoagulationstherapie getroffen werden (Abwägung von Rezidiv- und Blutungsrisiko; ❏ Tab. 10.18, ❏ Tab. 10.19, ❏ Tab. 10.20)

---

1. **Option: Niedermolekulare Heparine (NMH) und Heparinoide**

(❏ Tab. 10.18)
— **Labordiagnostik** vor und während Antikoagulation:
  — Kreatininbestimmung: bei ausgeprägter Niereninsuffizienz → Umstellung auf UFH *oder* Monitoring mittels Anti-Xa-Spiegel
  — Anti-Xa-Spiegel (nicht routinemäß!)
    – Indikation: bei Verdacht auf Kumulation im Rahmen einer leichten oder mittelschweren Niereninsuffizienz oder im Verlauf der Schwangerschaft
    – Abnahme 4 h nach s.c.-Applikation
    – Ziel-Anti-Faktor Xa-Aktivität: bei Einmalgabe 1,0–2,0 E/ml (Prophylaxe)
    – Ziel-Anti-Faktor Xa-Aktivität: bei Zweimalgabe 0,6–1,0 E/ml (Therapie)
    – Besonderheit zu Fondaparinux: maximale Plasmakonzentrationen (Peak) 1–3 h nach s.c.-Applikation 1,2–1,26 mg/l; zudem besteht bei Fondaparinux kein Risiko, eine HIT II zu entwickeln
  — Thrombozytenkontrollen:
    – Ziel: frühzeitige Detektion einer HIT
    – Thrombozytenabfall und konsekutive neue Gefäßverschlüsse sind nicht vor dem 5. und selten nach dem 14. Tag zu erwarten

◘ Tab. 10.18 Antikoagulation bei Venenthrombose und Lungenembolie mit niedermolekularen Heparinen und Heparinoiden

Wirkstoffgruppe	Handelsname	Initiale Antikoagulation	Erhaltungstherapie
Niedermolekulare Heparine (NMH)			
Nadroparin	Fraxiparin	2 × 0,1 ml/10 kg KG s.c.	2 × 0,1 ml/10 kg KG s.c.
Enoxaparin	Clexane	2 × 1,0 mg/kg KG s.c	2 × 1,0 mg/kg KG s.c
Certoparin	Mono-Embolex	2 × 8000 I.E. s.c.	2 × 8000 I.E. s.c.
Tinzaparin	Innohep	1 × 175 I.E./kg KG s.c.	1 × 175 I.E./kg KG s.c.
Reviparin	Clivarin	2 × 0,6 ml bei 45–60 kg; 1 × 0,6 ml bei über 60 kg	2 × 0,6 ml bei 45–60 kg; 1 × 0,6 ml bei >60 kg
Dalteparin	Fragmin	2 × 100 I.E./kg KG s.c.	2 × 100 I.E./kg KG s.c.
Pentasaccharid (Anti-Xa-Präparat)			
Fondaparinux	Arixtra	1 × 7,5 mg s.c. (5 mg bei <50 kg; 10 mg bei >100 kg)	1 × 7,5 mg s.c. (5 mg bei <50 kg; 10 mg bei >100 kg)

– Kontrollen der Thrombozytenzahl bei einer Behandlungsdauer von ≥5 Tagen für 2 Wochen

❯ Bei Vasopressor-/Katecholamintherapie sind Resorptionsprobleme nach s.c.-Applikation nachgewiesen. Deshalb wird eine i.v.-Antikoagulation mit unfraktioniertem Heparin empfohlen.

2. **Option: unfraktioniertes Heparin (UFH)**
- Indikation: Schwere Niereninsuffizienz (GFR ≤30 ml/min), Dialysepflichtigkeit, peripartale Phase, Patienten im Kreislaufschock (Katecholaminpflichtigkeit)
- Intravenöse Applikation:
  - Initial (Bolus): 70–80 I.E./kg KG i.v. (meist 5000 I.E. i.v.)
  - Heparin-Perfusor: 500 I.E./ml (danach: 15–20 I.E./kg KG/h)
- Subkutane Applikation: 35.000 I.E./Tag, z. B. 3 × 12.000 I.E./Tag s.c.
- Laborkontrollen vor und während der Heparintherapie:
  - aPTT: mindestens 2 ×/Tag
  - Thrombozyten (HIT-II): insbesondere vor Start der Heparintherapie

= AT-III-Bestimmung: bei ungenügender Wirksamkeit (Heparinwirksamkeit ist AT-III-abhängig)
= Ziel aPTT: 2- bis 3-fach Ausgangs-PTT

3. **Option: Orale Antikoagulanzien (Vitamin-K-Antagonisten und DOACs)**
(◘ Tab. 10.19, ◘ Tab. 10.20)
= DOACs werden bei Patienten mit TVT und Lungenembolie mit Ausnahme von Krebspatienten primär als orale Antikoagulanzien für 3 Monate empfohlen (Kearon et al. 2016).
= DOACs: Direkte Faktoren (IIa, Xa) werden gehemmt; Antagonisierung mit PPSB oder spezifischen Antidots (Izarucizumab: Antidot bei Dabigatran; Andexanet alfa: ein rekombinantenr Faktor-Xa)
= VKA: Vitamin-K-abhängige Gerinnungsfaktoren (II, VII, IX und X, Protein S/C/Z) werden gehemmt (kompetitive Hemmung der Vitamin-K_1-Epoxid/Chinonreduktase); Antagonisierung: Vitamin K_1 (Konakion i.v. oder oral) oder FFPs bzw. PPSB-Komplex (Faktoren II, VII, IX und X, Beriplex).
= Pharmakokinetik von Vitamin-K-Antagonisten (VKA) in ◘ Tab. 10.21.

◘ **Tab. 10.19** Antikoagulation bei Venenthrombose und Lungenembolie mit oralen Antikoagulanzien

Wirkstoffgruppe	Handelsname	Initiale Antikoagulation	Erhaltungstherapie
Direkte orale Antikoagulanzien (DOACs)			
Dabigatran	Pradaxa	NMH, Fondaparinux oder UFH für mindest. 5 Tage	2 × 150 mg p.o.
Rivaroxaban	Xarelto	2 × 15 mg p.o. für 3 Wochen	1 × 20 mg p.o.
Apixaban	Eliquis	2 × 10 mg p.o. für 7 Tage	2 × 5 mg p.o.
Edoxaban	Lixiana	NMH, Fondaparinux oder UFH für mindest. 5 Tage	1 × 60 mg p.o.
Vitamin-K-Antagonisten (VKA)			
Phenprocoumon	Marcumar	Überlappung mit NMH, Fondaparinux oder UFH für mindestens 5 Tage	1 × 1,5–4,5 mg nach INR
Warfarin	Coumadin	Überlappung mit NMH, Fondaparinux oder UFH für mindest. 5 Tage	1 × 2,5–10 mg nach INR

❯ **Majorblutungen treten unter Apixaban und Edoxaban seltener (2–3 % pro Jahr) auf als unter VKA (3–6 % pro Jahr), dies gilt nicht für Dabigatran und Rivaroxaban. Während intrazerebrale Blutungen bei allen DOACs im Vergleich zu VKA deutlich seltener auftreten (0,2 % vs. 0,8 %), können gastrointestinale Blutungen – mit Ausnahme von Apixaban – vermehrt nachgewiesen werden (2 % versus 1 %).**

V.-cava-Filter

━ Keine generelle Empfehlung für *permanenten* V.-cava-Filter, ggf. Einzelfallentscheidung.
━ Ein *temporärer* V.-cava-Filter kann bei rezidivierenden Lungenembolien trotz therapeutischer Antikoagulation oder bei hohem Blutungsrisiko (z. B. bei Polytrauma oder in der perioperativen Phase) und gleichzeitig hohem Lungenembolierisiko (z. B. femoral angelegter Angel-Katheter) angewandt werden.

Rekanalisierende Maßnahmen

━ Eine primäre rekanalisierende Maßnahme kann bei iliofemoraler Thrombose eingesetzt werden und soll – wenn indiziert – so früh wie möglich durchgeführt werden.

━ Ziel: Verringerung von Häufigkeit und Schwere des postthrombotischen Syndroms
━ Behandlungsverfahren: venöse Thrombektomie, Kombination von Thrombolyse und Thrombektomie sowie die kathetergestützte pharmakomechanische Thrombektomie
━ Die systemische Thrombolyse zur Therapie der Venenthrombose wird wegen des erheblichen Blutungsrisikos nicht mehr angewandt, ggf. bei Phlegmasia coerulea dolens.

Sekundärprophylaxe mit Vitamin-K-Antagonisten

(◘ Tab. 10.22)
━ Beginn der Behandlung mit Vitamin-K-Antagonisten: am 1. oder 2. Tag
━ INR-Zielbereich: 2,0–3,0
━ Fortführung der „überlappenden" parenteralen Antikoagulation für mindestens 5 Tage.
━ Bei der Festlegung der Behandlungsdauer soll das Blutungsrisiko berücksichtigt werden.
━ Anwendung von niedermolekularen Heparinen bei Kontraindikationen oder Unverträglichkeit gegen Vitamin-K-Antagonisten.
━ Während das absolute Risiko für das erste Auftreten einer Venenthrombose bei 0,1–0,2 % pro Jahr liegt, ist nach Auftreten einer venösen Erstthrombose das absolute Risiko 2–5 % pro Jahr.

□ Tab. 10.20 Pharmakokinetik von direkten oralen Antikoagulanzien (DOACs)

	Dabigatran	Rivaroxaban	Apixaban	Edoxaban
Zulassungsstudien Venenthrombose/ Lungenembolie	RE-COVER I, RE-COVER II, RE-SONATE	EINSTEIN-DVT, PT, EXT	AMPLIFY (EXT)	HOKUSAI-VTE
Zulassungsstudien Vorhofflimmern	RE-LY	ROCKET-AF	ARISTOTLE	ENGAGE-AF
Wirkmechanismus	Faktor IIa-Inhibition (K_i 4,5 nM) (Thrombin)	Faktor-Xa-Inhibition (K_i 0,4 nM) (Inhibition von Prothrombin zu Thrombin)	Faktor-Xa-Inhibition (K_i 0,1 nM)	Faktor-Xa-Inhibition (K_i 0,56 nM)
Prodrug	Dabigatranetexilat	Nein	Nein	Nein
Dosierung	2 × 150 mg/d (2 × 110 mg/d)	1 × 20 mg/d (1 × 15 mg/d)	2 × 5 mg/d (2 × 2,5 mg/d)	1 × 60 mg/d (1 × 30 mg/d)
Kontraindikation bei Niereninsuffizienz	CrCl <30 ml/min	CrCl <15 ml/min	CrCl <15 ml/min	CrCl <15 ml/min
Dosisadaptation	Alter ≥80 Jahre, P-gp Inhibitoren (z. B. Verapamil, Amiodaron)	GFR 15–49 ml/min	GFR 15–29 ml/min oder wenn 2 der folgenden Kriterien: Kreatinin ≥1,5 mg/dl, Alter ≥80 Jahre, Körpergewicht ≤60 kg	GFR 15–49 ml/min oder Körpergewicht <60 kg, P-gp Inhibitoren (z. B. Verapamil, Amiodaron)
Orale Bioverfügbarkeit	Ca. 6 %	>80 %	50–60 %	Ca. 50 %
Zeit bis zum Maximaleffekt	0,5–2 h	2–4 h	3–4 h	1–2 h
Plasmaproteinbindung	35 %	92–95 %	87 %	40–59 %
Renale Elimination	>85 %	30 %	25 %	30–40 %
Hepatische Elimination	Gering	70 %	25 %	–
Intestinale Elimination	–	–	50 %	50–60 %
Halbwertszeit	12–14 h	9–13 h	8–15 h	6–11 h
P-gp-Substrat	Ja (stark)	Ja	Ja	Ja
CYP3A4-Substrat	Nein	Ja	Ja	Ja

Verlaufsuntersuchungen

— In den ersten 5–21 Tagen der Thrombosebehandlung sollte zur Überprüfung der Therapie eine *klinische Untersuchung* erfolgen.

— Nach 3 Behandlungsmonaten ist eine *sonographische Kontrolle* sinnvoll, um die Residualthrombose (Thrombuslast) zu erfassen, um ggf. die Antikoagulation weiter fortzuführen und nicht nach Schema zu beenden.

◘ **Tab. 10.21** Gegenüberstellung der Vitamin-K-Antagonisten (Cumarine)

Substanzen	Wirkeintritt	Halbwertszeit	Abklingdauer	Wirkstoffmenge pro Tablette
Phenprocoumon	2–3 Tage	4–7 Tage	7–14 Tage	3 mg
Warfarin	2–3 Tage	30–40 h	3–5 Tage	5 mg

Anmerkungen: Antidot → Vitamin K$_1$, ggf. FFP oder PPSB bei Blutungen, therapeutischer Ziel-INR 2,0–3,0.

◘ **Tab. 10.22** Risiko-Nutzen-Analyse bezüglich Rezidivrisiko und Blutungsrisiko

Risikofaktoren bezüglich einer erhöhten Rezidivthromboseneigung	Risikofaktoren bezüglich einer Blutungsneigung
– **Proximale Thrombosen** (spontane Erstthrombosen) – **Thromboserezidive** – Erhöhte **D-Dimere** einen Monat nach Absetzen der oralen Antikoagulation – Wiederholter Nachweis von **Antiphospholipid-antikörpern** – Nachweis einer hereditären **Thrombophilie** – **Männliches Geschlecht** – Nachweis von **Restthromben** in den proximalen Venen	**Morbidität** – Eingeschränkte Nieren-/Leberfunktion – Eingeschränkte plasmatische und zelluläre Gerinnung (Thrombozytopenie, funktionelle Thrombozytendefekte) – Gastrointestinale Ulzera, Gastritis, Refluxerkrankung **Komedikation** – Thrombozytenaggegationshemmer – NSAR – Starke Inhibitoren von P-Glykoprotein (Amiodaron, Azol-Antimykotika, HIV-Protease-Inhibitor Ritonavir) **Anamnese** – Höheres Lebensalter (>65 Jahre) – Blutung in der Anamnese, Zustand nach ICB – Zustand nach Trauma, Zustand nach Operation – HAS-BLED Score ≥3: Hypertonie, abnormale Nieren- und Leberfunktion, Schlaganfall, Blutung, labiler INR, Alter >65 Jahre, Drogen/Alkohol

Sonderformen

- **Muskelvenenthrombose (meist Soleusthrombose)**
  - Meist krurale Muskelgruppen, insbesondere Soleusmuskelvenen
  - Progression zu einer tiefen Beinvenenthrombose möglich: posteriore Tibialisvenen/fibulare Leitvenen (Soleusmuskelvenen) und V. poplitea (Gastrocnemiusmuskelvenen)
  - Therapie (diskutabel): Kompressionstherapie und/oder LMWH bis 3 Monate
- **Thrombophlebitis (oberflächliche Venenthrombose)**
  - Bei transfaszialem Thrombuswachstum soll wie bei einer Venenthrombose vorgegangen werden, da Varikothrombosen der V. saphena magna oder parva und grosskalibriger Varizenäste die Gefahr eines appositionellen Wachstums (aszendierende Phlebitis) und Einwachsens des Thrombus in das tiefe Venensystem bergen.
  - Eine oberflächliche Thrombophlebitis sollte daher in Abhängigkeit von Ausdehnung und Lokalisation mit Antikoagulanzien behandelt werden.
  - Die Dauer der Therapie richtet sich nach der klinischen Situation.
  - Ursachensuche und -beseitigung
- **Gravidität/Wochenbett und Thrombose**
  - Inzidenz (schwangerschaftsassoziierte Thrombose): 0,8–1,7:1000 Schwangerschaften

- Häufung im 3. Trimester
- LEFt-Score (L = "symptoms in the left leg"; E = "calf circumference difference ≥2 cm"; Ft = "first trimester presentation")
- Diagnostik: Sonographie und ggf. MRT-Phlebographie unter Anwendung nicht kontrastangehobener Sequenzen
- D-Dimere sind aufgrund des physiologischen Anstiegs im Verlauf der Schwangerschaft nur eingeschränkt verwertbar
- In 90 % der Fälle ist meist das linke Bein betroffen.
- Antikoagulationstherapie
  - Die Antikoagulation soll mindestens 6 Wochen postpartal fortgeführt werden, Gesamttherapiedauer 3 Monate
  - Vitamin-K-Antagonisten (Phenprocoumon, Warfarin) passieren die Plazenta → in der Schwangerschaft kontraindiziert: teratogen/Embryopathien im 1. Drittel (0–28 %), Hepatopathie im letzten Drittel, fetale Blutung
  - DOACs sind während der Schwangerschaft und in der Stillzeit kontraindiziert!
  - Stillperiode: Anstelle von niedermolekularem Heparin kann auf Warfarin oder Acenocoumarol übergegangen werden unter Beachtung der Empfehlungen zur Vitamin-K-Prophylaxe des Säuglings.
  - Niedermolekulare Heparine (NMH): gewichtsadaptiert 2 ×/Tag für die gesamte Schwangerschaft (ggf. Bestimmung der Anti-Faktor-Xa-Aktivität 4 h nach s.c.-Applikation, Ziel 0,6–1 IU/ml, alle 2 Wochen)
  - Fondaparinux bei Kontraindikationen gegen Heparin (z. B. HIT-II)
- Bei erneuter Schwangerschaft und Zustand nach schwangerschaftsassoziierter Thrombose: prophylaktische Antikoagulation plus 6 Wochen postpartal
- Bei erneuter Schwangerschaft und rezidivierenden Thrombosen: Antikoagulation in therapeutischer oder in 75 %iger therapeutischer Dosierung plus 6 Wochen postpartum

- Bei Kinderwunsch interdisziplinäre Mitbetreuung → Hämostaseologie und Gynäkologie
- **Tumorpatienten mit Thrombose**
  - Tumorpatienten mit Thrombose („*cancerassociated thrombosis*") sollen anstelle von Vitamin-K-Antagonisten für 3–6 Monate mit NMH behandelt werden, ggf. verlängerte Erhaltungstherapie mit DOACs oder Vitamin-K-Antagonisten.
  - Art und Dauer der nachfolgenden Antikoagulation richten sich nach der Aktivität des Tumorleidens und dem Blutungsrisiko.
- **Katheterassoziierte Thrombosen**
  - Funktionsfähige implantierte Langzeitkatheter (z. B. Portkatheter) in thrombosierten Venen sollten belassen werden, es sei denn, sie sind infiziert.
  - Eine katheterassoziierte Thrombose sollte für 6–12 Wochen antikoaguliert werden.
  - Thrombosierte zentrale Venenkatheter (ZVK) sollten gewechselt oder entfernt werden.
  - Thrombosierte implantierte Langzeitkatheter (z. B. Port- oder Demers-Katheter) sollten belassen und rekanalisiert (z. B. 10 mg rt-PA oder 10.000 I.E. Urokinase) werden.
- **Thrombose der Arm- und Schultervenen**
  - Ätiologische Unterscheidung:
    - Primäre Form: z. B. idiopathisch, nach körperlicher Anstrengung, Thoracic-Outlet-Syndrom
    - Sekundäre Form (häufig): z. B. nach ZVK-Anlage, Schrittmacherkabel und Malignome
  - Diagnostik: Duplexsonographie oder CT-/MR-Phlebographie
  - Therapie: wie TVT mit einer Behandlungsdauer von mindestens 3 Monaten

TVT-Prophylaxe

Thromboseprophylaxe in der Intensivmedizin
- Die S3-Leitlinie zur Prophylaxe der venösen Thromboembolie (Encke et al. 2015; Haas et al. 2016) betonen, dass Patienten mit

intensivmedizinischer Behandlung eine medikamentöse VTE-Prophylaxe erhalten sollen.
- Bei internistischen Intensivpatienten handelt es sich bezogen auf das Thromboembolierisiko um eine Hochrisikogruppe (Risiko für distale Beinvenenthrombosen 40–80 %, Risiko für proximale Beinvenenthrombosen 10–30 %, Risiko für Lungenembolie >1 %).
- Substanzen: unfraktioniertes Heparin oder NMH subkutan in Hochrisikoprophylaxe-Dosierung, bevorzugt sollen NMH eingesetzt werden.
- Bei Blutungsneigung, deutlich eingeschränkter Nierenfunktion (Kreatininclearance <30 ml/min für NMH bzw. <20 ml/min für Fondaparinux) oder unsicherer Resorption (Schock oder Katecholamintherapie) kann alternativ die intravenöse Verabreichung von unfraktioniertem Heparin in „low-dose" erfolgen.
- Bei Kontraindikationen gegen eine medikamentöse Thromboseprophylaxe sollten physikalische Maßnahmen, bevorzugt intermittierende pneumatische Kompression, eingesetzt werden.
- Die Dauer der medikamentösen Prophylaxe richtet sich nach dem Abklingen der akuten Erkrankung und der Zunahme der Mobilität.

- **Basismaßnahmen** (niedriges Thromboserisiko)
  - Allgemeine Basismaßnahmen: Frühmobilisierung, Lagerung bei Intensivpatienten, Physiotherapie, Bewegungsübungen, Anleitung zu Eigenübungen, ausreichende Flüssigkeitsbilanz (bei Patienten mit starker Diurese, Erkennen von Risikofaktoren)
  - Physikalische Maßnahmen: z. B. Kompressionsstrümpfe, intermittierende pneumatische Kompression
- **Medikamentöse Maßnahmen** (mittleres bis hohes Thromboserisiko)
  - Zusätzlich zu den Basismaßnahmen werden bei Patienten mit mittlerem/hohem Thromboserisiko (alle ICU-Patienten) medikamentöse Maßnahmen empfohlen
  - Die Dauer der medikamentösen Thromboembolieprophylaxe soll sich am Fortbestehen relevanter Risikofaktoren für venöse Thromboembolien orientieren (◘ Tab. 10.23, ◘ Tab. 10.24).
  - Zugelassene Substanzen: Heparine, Fondaparinux, bei HIT u. a. Lepirudin, Argatroban, Danaparoid und ggf. orale Antikoagulanzien (seltene Anwendung)
  - Die meisten NMH sind bei einer Kreatininclearance unter 30 ml/min und Fondaparinux bei einer Kreatininclearance unter 20 ml/min kontraindiziert.
  - NMH mit einer Kreatininclearance <30 ml/min akkumulieren und führen zu einer erhöhten Rate an schweren Blutungen.
  - Vorzugsweise: niedermolekulare Heparine „low-dose": diverse Präparate zugelassen, z. B. Enoxaparin 0,4 ml (40 mg) 1 ×/Tag s.c. ohne Gewichtsadaptation und ohne Nierenanpassung
  - Alternativ: unfraktioniertes Heparin, Dosierungen: 3 × 5000 I.E. bzw. 2 × 7500 I.E./Tag s.c, stets an das Risiko einer HIT II denken: regelmäßige Kontrolle der Thrombozytenzahl zwischen dem 5. und 14. Tag
  - ASS soll zur Thromboembolieprophylaxe nur in begründeten Einzelfällen eingesetzt werden.

10.7 Lungenembolie (LE)

10.7.1 Definition

Akute partielle oder vollständige Verlegung einer oder mehrerer Pulmonalarterien meist durch Embolisation von nicht ortsständigem Material (Thrombembolie).

10.7.2 Epidemiologie/Allgemeines

- Inzidenz: 0,5–2/1000 Einwohner pro Jahr
- Männer sind häufiger betroffen als Frauen.

◘ **Tab. 10.23** Pro und Contra bezüglich einer verlängerten Erhaltungstherapie

Kriterien	Pro	Contra
Risikofaktoren (z. B. Pille, Rauchen)	Weiter bestehend	Vermindert
Genese	Unklar	Getriggert
Rezidiv	Ja	Nein
Blutungsrisiko	Gering	Hoch
Bisherige Antikoagulationsqualität	Gut	Schlecht
D-Dimere nach Therapieende	Erhöht	Normal
Residualthrombus (Sonographie vor Therapieende)	Ja	Nein
Geschlecht	Mann	Frau
Thrombusausdehnung	Langstreckig	Kurzstreckig
Thrombuslokalisation	Proximal	Distal
Schwere Thrombophilie	Ja	Nein
Patientenpräferenz	Dafür	Dagegen

◘ **Tab. 10.24** Rezidivrisiko-Score (RR-Score) für Patienten mit einer spontanen, venösen Erstthrombose (Lindhoff-Last 2011)

Item	±Punkte
Symptomatische Lungenembolie mit/ohne TVT	+ 1 Pkt.
Isolierte proximale TVT (ohne symptomatische LE)	+ 1 Pkt.
Restthrombuslast in proximaler Vene >40 % des Lumens	+ 1 Pkt.
Männliches Geschlecht	+ 1 Pkt.
Angeborener Inhibitormangel	+ 1 Pkt.
Antiphospholipid-Syndrom	+ 1 Pkt.
Negativer D-Dimertest nach Beendigung der Antikoagulation	– 1 Pkt.

Auswertung

Gesamtpunktzahl	Rezidivrisiko	Geschätztes Rezidivrisiko pro Jahr	Mögliche Dauer der Antikoagulation nach spontanem Erstereignis
≤1 Punkt	Niedrig	2–4 %	6–12 Monate
2 Punkte	Mittel	5–10 %	Prolongiert 12–24 Monate
≥3 Punkte	Hoch	>10 %	Langfristig >24 Monate

- Prävalenz (bei Autopsien): ca. 12–15 %
- Durchschnittliche Letalität: 10–15 %
- Todesfälle: ca. 30.000/Jahr (Deutschland) → dritthäufigste kardiovaskuläre Todesursache

- 90 % aller Todesfälle ereignen sich innerhalb von 1–2 h nach Symptombeginn
- Hohe Mortalitätsrate: unbehandelt 30 %, unter adäquater Therapie 2–8 %

— Hohe Frühmortalität: ca. 30 % aller LE enden
  primär letal, bis zu 90 % aller Todesfälle
  ereignen sich innerhalb der ersten 2 h nach
  Symptombeginn.
— Ca. 20 % aller postoperativen LE treten nach
  Krankenhausentlassung auf.
— In 40–70 % der Fälle ist eine asymptomatische
  tiefe Beinvenenthrombose vorausgegangen.
— Häufigkeitsgipfel: 70 ± 10 Jahre
— Diagnosestellung: ca. 30 % der Fälle ante
  mortem und ca. 30 % der Fälle post mortem
— Nachweis einer Thrombemboliequelle: nur in
  ca. 50–70 % der Fälle

— Östrogen-/Progesterontherapie
— Höheres Alter
— Adipositas
— Zigarettenrauchen
— Akute COPD-Exazerbation
— Nephrotisches Syndrom/fortgeschrittene
  Niereninsuffizienz
— Paroxysmale nächtliche Hämoglobinurie

10.7.3 Ätiologie

— Embolus stammt in über 80 % der Fälle aus
  dem Einzugsgebiet der V. cava inferior und
  selten aus den Venen der oberen Extremitäten
  oder aus dem rechten Herzen.
— Andere Ursachen der Embolie: z. B. Luft
  (Verletzung zentraler Venen, Herz-Thorax-OP,
  Caisson-Krankheit 5–15 ml/kg KG letal
  → Aspirationsversuch, wenn Luftblase im
  RV „klebt"), Tumorfragmente, Fruchtwasser,
  Knochenmark bzw. Fett (traumatisch,
  Frakturen langer Röhrenknochen) oder
  septische Embolien

**Risikofaktoren für eine tiefe Beinvenen-
thrombose und Lungenembolie**
— Immobilisation (über 3 Tage)
— Extremitätenparese
— Zustand nach Operation (bis 3 Wochen)
— Multiple Traumata
— Zustand nach Thrombose/Thrombophlebitis
— Zustand nach Lungenembolie
— Malignome (Pankreas, Pulmo [Lunge],
  Prostata)
— Schwangerschaft/Wochenbett
— Schwere Herzinsuffizienz (NYHA III-IV)
— Angeborene Risikofaktoren
  (s. unter TVT)
— Chronisch-venöse Insuffizienz (Varikosis)

10.7.4 Klinischer Verlauf

— Vorhandensein einer tiefen
  Phlebothrombose → Mobilisation des
  Thrombus u. a. durch spontane Fibrinolyse
  (Thrombusauflockerung) oder Anstieg des
  venösen Druckgradienten (Bauchpresse/
  Stuhlgang) → Embolisation großer
  Pulmonalarterien (zentrale Lungenarterienembolie) oder kleiner Äste (periphere Lungenarterienembolie) → Verlegung der Lungen-
  strombahn → reflektorische und mediator-
  vermittelte **Vasokonstriktion** (Erhöhung der
  rechtsventrikulären Nachlast, akutes Cor
  pulmonale) und **Bronchokonstriktion** (DD:
  Asthma bronchiale)
— Erst ab einem Verschluss von >40 % der
  pulmonalarteriellen Strombahn kommt es zu
  einem signifikanten Anstieg des pulmonalarteriellen Drucks.
— Zwei wesentliche Faktoren lassen ein Circulus
  vitiosus entstehen:
  — Ventilationsstörung
  — Perfusionsstörung und rechtsventrikuläre
    Nachlasterhöhung → Gefügedilatation
    des rechten Ventrikels → Abnahme der
    RV-Kontraktilität → Rechtsherzversagen

10.7.5 Klinik

(◻ Tab. 10.25)

⊗ Leitsymptome einer Lungenembolie sind:
  Dyspnoe, Tachypnoe und substernale

◘ Tab. 10.25 Einteilung der Lungenembolie nach den ESC- und S2k-AWMF-Leitlinien (2014/2015)

Stadium (AHA)	Risiko (ESC)	30-Tage-Mortalität	Merkmale	Therapie
Leichte Lungenembolie	"Low risk" (Normalstation oder ambulant)	≤1 %	Hämodynamisch stabil *ohne* Rechtsherzbelastungszeichen und *ohne* Zeichen der myokardialen Schädigung, meist asymptomatisch sPESI = 0	Antikoagulation
Submassive Lungenembolie	"Intermediate low risk" (Intermediate-Care-Station)	5–10 %	Hämodynamisch stabil *mit* Rechtsherzbelastungszeichen im TTE **oder** Marker der myokardialen Schädigung im Labor **oder** keine Zeichen der Rechtsherzbelastung sPESI ≥ 1	Antikoagulation
	"Intermediate high risk" (Intermediate-Care-Station)	5–15 %	Hämodynamisch stabil *mit* Rechtsherzbelastungszeichen im TTE **und** Marker der myokardialen Schädigung im Labor sPESI ≥ 1	Antikoagulation, ggf. Lyse im Falle einer hämodynamischen Dekompensation*
Massive Lungenembolie	„High risk" (Intensivstation)	20–50 %	Hämodynamisch instabil, Schock bis CPR	Lyse, ggf. Katheterfragmentation oder operative Embolektomie

Abkürzungen: AHA = American Heart Association, ESC = European Society of Cardiology, Marker der myokardialen Schädigung (CK, CK-MB, Troponin T/I, hs-Troponin, NT-proBNP), sPESI = simplified pulmonary embolism severity index (Die Faktoren Alter >80 Jahre, aktives Krebsleiden, chronische Herz- oder Lungenkrankheit, Herzfrequenz ≥ 110/min, systolischer Blutdruck <100 mm Hg, S_aO_2 <90 % zählen jeweils einen Punkt. Wenn der Patient keinen dieser Faktoren hat, so beträgt sein sPESI = 0 Punkte → low risk), CPR = kardiopulmonale Reanimation, TTE = transthorakale Echokardiographie.
*Dekompensationkriterien: Schock, Blutdruckabfall systolisch <90 mm Hg, und Katecholaminpflichtigkeit.

(pleuritische) Thoraxschmerzen (Pleurairritation bei peripheren Embolien und Zeichen rechtsventrikulärer Ischämie).

- Todesangst durch Luftnot
- Tachykardie, ggf. Hypotonie
- Husten, Hämoptysen
- Zyanose
- Halsvenenstauung
- Präsynkope/Synkope
- Zeichen einer Beinvenenthrombose

10.7.6 Diagnostik

> **Reihenfolge der Diagnostik der Lungenembolie**
> Die Reihenfolge der Diagnostik ist abhängig vom klinischen Beschwerdebild.
> - Bei *hämodynamischer Instabilität* ist eine umgehende bildgebende Diagnostik (primär Echokardiographie [Rechtsherzbelastungszeichen?] und sekundär

Angio-CT mit Kontrastmittel [Thorax] oder Triple-Rule-out-Protokoll) zur Abschätzung des Schweregrades und zur Differenzialdiagnostik (Myokardinfarkt, Perikardtamponade, Aortendissektion etc.) durchzuführen. Das Abwarten auf Laborwerte (D-Dimere) oder Suchen nach einer tiefen Beinvenenthrombose (Kompressionsultraschall) ist zweitrangig.

— Bei *hämodynamisch stabilen* Patienten bietet sich zur Abschätzung der klinischen Wahrscheinlichkeit einer Lungenembolie das Wells-Score-System an.

— **Anamnese/Fremdanamnese** (Wells-Score, ◘ Abb. 10.2)
— **Körperliche Untersuchung:** Inspektion (Klinik), Auskultation (ggf. vierter Herzton, betonter und gespaltener zweiter Herzton, feuchte/trockene Rasselgeräusche)
— **Monitoring**
  — Hämodynamik (Blutdruck, Puls) und Atmung (Atemfrequenz, S_pO_2)
  — EKG: Sinustachykardie, Vorhofflimmern/flattern, supraventrikuläre Extrasystolen, S_IQ_{III}-Mc Ginn-White-Typ

oder $S_IS_{II}S_{III}$-Typ (◘ Abb. 10.4), neuer Rechtstyp/Steiltyp (Vor-EKGs?), inkompletter/kompletter Rechtsschenkelblock, Erregungsrückbildungsstörungen rechts präkordial (V_1–V_4) sowie ST-Hebungen mit terminalen negativen T in Ableitung III, aVF, V_{1-4} (DD: Hinterwandinfarkt, Rechtsherzinfarkt), P-dextroatriale in Ableitung II >0,25 mV. Periphere Niedervoltage

> **Das EKG ist nicht geeignet, eine akute Lungenembolie auszuschließen. Unauffällige EKGs machen eine Lungenembolie aber unwahrscheinlicher (30 % aller Patienten mit gesicherter Lungenembolie haben ein normales EKG).**

— **Labordiagnostik**
  — D-Dimere:
    – Cut-off-Werte: 500 µ g/l bei Patienten <50 Jahre bzw. altersadaptierter Cut-off-Wert bei Patienten >50 Jahre: Alter × 10 µ g/l
    – Die Aussagekraft eines negativen D-Dimers hängt entscheidend von der ermittelten Vortestwahrscheinlichkeit ab, d. h. Durchführung eines D-Dimer-Tests

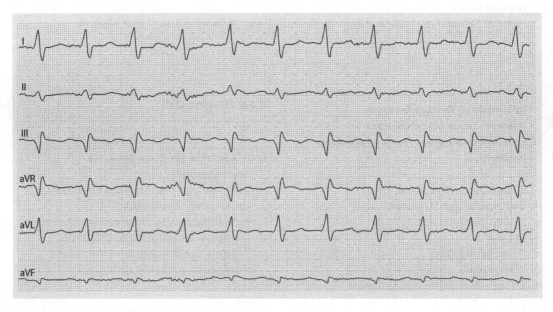

◘ **Abb. 10.4** S_IQ_{III}-Typ als Zeichen der Rechtsherzbelastung

nur nach vorheriger Einschätzung der klinischen Wahrscheinlichkeit.
– Bei einer niedrigen Vortestwahrscheinlichkeit liegt die klinische Wahrscheinlichkeit für eine Lungenembolie bei nur 0,5 %.
– Bei einer mittleren bis hohen Vortestwahrscheinlichkeit für eine Lungenembolie kann auch bei negativem D-Dimer-Test eine Lungenembolie bestehen (3,5 % [mittlere Vortestwahrscheinlichkeit] bzw. 21 % der Fälle [hohe Vortestwahrscheinlichkeit]), sodass in diesen Fällen auf die Durchführung eines D-Dimer Nachweises verzichtet werden kann.
- Blutgase: Eine normale BGA schließt eine Lungenembolie nicht aus (kompensiert).
- Troponin-Erhöhung: durch rechtsventrikuläre Ischämie und rechtsventrikuläre Dysfunktion
- BNP/NT-proBNP-Anstieg: durch Zunahme der ventrikulären Wandspannung
- Troponin und NT-proBNP: Prädiktoren für ungünstigen Verlauf, jedoch kein Ausschlussparameter (falls beide Faktoren nicht erhöht → gute Prognose)

- Große Hämatome
- Verbrennungen
- Leberzirrhose (hepatogene Koagulopathie)
- Niereninsuffizienz
- Hämolyse
- Heparininduzierte Thrombozytopenie (HIT) Typ 2
- Malignome (insbesondere nichtkleinzelliges Bronchialkarzinom und Mammakarzinom)
- Schwangerschaft
- HELLP-Syndrom
- DIC (disseminierte intravasale Gerinnung)/ Verbrauchskoagulopathie

Keine Indikation zur Bestimmung der D-Dimere zum Ausschluss/Nachweis einer Venenthrombose bzw. Lungenembolie
- Trauma oder Operationen innerhalb der vergangenen 4 Wochen
- Gerinnungshemmende Therapie seit >24 h
- Fibrinolysetherapie vor <7 Tagen
- Disseminierte Malignome
- Bekanntes Aortenaneurysma
- Sepsis, Pneumonie
- Leberzirrhose
- Schwangerschaft

Differenzialdiagnosen eines erhöhten D-Dimers
- Thromboembolie (Myokardinfarkt, Schlaganfall, arterielle/venöse Thrombose)
- Infektionen (Pneumonie, AE-COPD, Hautinfektionen etc.) bis Sepsis
- Aortenaneurysma (andere Gefäßaneurysmen) und Aortendissektion
- Hämangiome
- Portokavale Shunts
- Lungenembolie
- Trauma oder Zustand nach Operation innerhalb der vergangenen 4 Wochen

❯ Ein *D-Dimer-Test* soll nur nach vorheriger Einschätzung der *klinischen Wahrscheinlichkeit* durchgeführt werden. Bei hoher klinischer Wahrscheinlichkeit für eine Lungenembolie (Wells-Score ≥4) sollte der D-Dimer-Test nicht durchgeführt werden (Blättler et al. 2010).

- **Bildgebende Verfahren**
  - *Röntgen-Thorax:* (nur in 40–50 % der Fälle) gestaute A. pulmonalis, einseitiger Zwerchfellhochstand, Gefäßlücken/ Gefäßrarifizierung, Westermark-Zeichen als passagere lokale Aufhellung nach dem Gefäßverschluss, Atelektasen, Infiltrate, Pleuraerguss

- *CT-Pulmonalisangiographie* (CTPA) in Mehrschicht-Spiraltechnik oder Triple-Rule-Out-CT (insbesondere bei zentralen Lungenembolien, bei guter Qualität bis Subsegmentarterien): 84–94 % Sensitivität, 96 % Spezifität, weitere Vorteile: Dyspnoe-Differenzialdiagnostik, Zeichen der rechtsventrikulären Belastung (rechts- zu linksventrikulärem enddiastolischen Durchmesser ≥1), bedenken: CT-Abdomen → Tumorsuche
- *Jod-Mapping CT*: noch keine Routine; Dual-Energy-Technik mit Jod-Mapping des Lungenparenchyms zur Beurteilung der Lungenperfusion (Jod-Verteilungs-Karten als valides Surrogat der Lungenperfusion)
- *Pulmonalisangiographie*: historischer Goldstandard → heute nur noch in seltenen Fällen indiziert (z. B. im Rahmen einer kathetertechnischen Thrombusaspiration/-fragmentation)

❯ **Die kardiale Beeinträchtigung gilt als Prädiktor für einen ungünstigen Verlauf und zur Risikostratifizierung, d. h. überwachungspflichtiger Patient.**

- **Echokardiographie**
  - Ziel: Risikoabschätzung → eine normale Echokardiographie schließt eine Lungenembolie nicht aus
  - Zeichen der Rechtsherzbelastung mittels Echokardiographie
    - Wandbewegungsstörung des rechten Ventrikels (Hypo-, Akinesie)
    - Rechtsventrikuläre Dilatation (grob orientierend: RV >LV, RVEDD >30 mm parasternal)
    - Paradoxe Septumkinetik („septum bulging")
    - Reduzierte systolische Bewegung des Trikuspidalklappenrings (TAPSE, *tricuspid annular plane systolic excursion*)
    - Nachweis einer Trikuspidalklappeninsuffizienz mit darüber abgeschätztem erhöhtem systolischem pulmonalarteriellem Druck

- Erweiterung der V. cava inferior (nicht atemvariabel >2 cm, Lebervenenstauung als indirekte Zeichen einer RVEDP-Erhöhung, erweiterte zentrale Lebervenen >1 cm, Lebervenenreflux)
- Erweiterung der zentralen Pulmonalarterie
- Evtl. Perikarderguss
- Evtl. direkter Thrombusnachweis in zentralen Pulmonalarterien

Limitationen der Echokardiographie
- Die echokardiographische Beurteilung des rechten Herzens ist jedoch bei bekannter pulmonaler Hypertonie deutlich eingeschränkt.
- Ferner sind ein ausgeprägtes Übergewicht, ein Lungenemphysem oder eine maschinelle Beatmung bezüglich der Aussagefähigkeit der Echokardiographie limitierend.
- Unter Umständen ist daher eine transösophageale Echokardiographie (TEE) notwendig.
  - Bei instabiler Hämodynamik wird eine Analgosedierung zum TEE nur schlecht toleriert, daher stets Intubationsbereitschaft.
  - Vorteil der TEE-Untersuchung ist der zusätzliche Ausschluss einer Aortendissektion und anderen im TTE übersehbaren kardialen Veränderungen (insbesondere Klappenvitien).

- **Kompressions-/Duplexsonographie der Beinvenen**
  - Findet man eine TVT, gilt bei entsprechender Symptomatik eine Lungenembolie als gesichert (Therapie der TVT und der hämodynamisch stabilen LE sind gleich).
  - Bei stabilen asymptomatischen Patienten ist die Sensitivität schlechter als für den stabilen, symptomatischen Patienten.
  - Bei ca. 15–25 % der Patienten mit Lungenembolie kann eine TVT diagnostiziert werden.

- Empfohlen als weiterführende Diagnostik für stabile Patienten mit hoher klinischer Wahrscheinlichkeit für eine Lungenembolie.
- **Thoraxsonographie**
  - Der Lungenultraschall kann bei hämodynamisch stabilen Patienten bei der Abklärung des Verdachts auf Lungenembolie eingesetzt werden, z. B. Dyspnoe in der Schwangerschaft oder bei Kindern.
  - Ein Training im Lungenultraschall wird jedoch gefordert.
  - Die sonographische Diagnostik von peripheren Lungenembolien gestaltet sich meist als sehr zeitaufwendig und ist daher in Akutsituationen ungeeignet.
  - Sonographische Kriterien: ≥2 typische pleuranahe Läsionen (Form: triangulär/rund, Größe: 5–30 mm), Pleuraerguss
  - Hohe diagnostische Genauigkeit bei Kombination von Lungenultraschall mit Kompressionssonographie und Echokardiographie (Sensitivität 90 %, Spezifität 86 %)
- **Ventilations-Perfusionsszintigraphie**
  - Kombinierte Ventilations-/Perfusionsszintigraphie beim hämodynamisch stabilen Patienten als Alternative zur CT-Pulmonalisangiographie
  - Diagnostische Genauigkeit: hohe Sensitivität (92 %) und Spezifität (91 %), hoher negativ-prädiktiver Wert, d. h. ein Normalbefund macht eine Lungenembolie unwahrscheinlich
  - Ventilation: Inhalation von Tc-99m-markierten Aerosolen, Perfusion: Tc-99m-markiertes makroaggregiertes Albumin (MAA)
  - Nichtinvasiver Goldstandard → optimal für Patienten mit Niereninsuffizienz, da eine Niereninsuffizienz keine Kontraindikation für die Tc-99m-MAA-Gabe darstellt
  - Nicht überall verfügbar, nicht für instabile Patienten geeignet
  - Positiver Perfusionsdefekt: auch bei Atelektasen, COPD, daher vorzugsweise mit Ventilationsszintigraphie: „Mismatch", d. h. Perfusionsausfall bei normaler Ventilation weist auf eine Lungenembolie hin

- Ggf. Kombination der Ventilations-/Perfusionsszintigraphie mit low-dose-CT
- **Pulmonalisarterienkatheter** (PAK)
  - Vor allem zur Therapiesteuerung bei hämodynamisch instabilen Patienten mit Rechtsherzversagen
  - Cave: zentrale Thromben
  - Elektiv eingesetzt zur Diagnostik und Differenzialdiagnostik der pulmonalen Hypertonie (Abgrenzung von Linksherzinsuffizienz über Wedge-Druck)

10.7.7 Differenzialdiagnostik

- Kardiovaskulär: akutes Koronarsyndrom, Perimyokarditis, Perikardtamponade, Aortendissektion, dekompensierte Herzinsuffizienz
- Pulmonal: Pneumonie, Bronchitis, Pleuritis, Pneumothorax, Lungenödem, akute Exazerbation der COPD (AE-COPD), Asthma bronchiale, psychogen
- Des Weiteren: muskuloskelettale Schmerzen, Interkostalneuralgie

10.7.8 Therapie

> **Therapieziele der Lungenemboliebehandlung:**
> - **Progrediente, neuerliche Embolie (Appositionsthromben) vermeiden**
> - **Gefäßrekanalisation**

Allgemeine Maßnahmen

- Aufrechterhaltung und Stabilisierung der Vitalfunktionen
- Oxygenierung: ca. >6 l O_2/min über Maske falls S_pO_2<94 % oder klinischen Zeichen der Dyspnoe
- Ggf. Intubation und Beatmung:
  - Niedrige Beatmungsmitteldrücke (PEEP) wählen, da sonst eine weitere Zunahme der rechtsventrikulären Nachlast und ein verminderter Rückstrom zum linken Herzen mit low cardiac output resultiert

◻ Tab. 10.26 Vor- und Nachteile unfraktionierter Heparine (UFH)

Vorteile	Nachteile
Kurze Halbwertszeit (ca. 2 h [UFH] versus ca. 4 h [NMH])	Intravenöse Applikation (Therapie)
Einfaches Monitoring	Obligate Kontrollen (aPTT und Thrombozytenzahlen)
Bei Niereninsuffizienz keine Dosisanpassung	Die Ziel-PTT und damit der therapeutische Bereich werden selten erreicht und eingehalten
Antidot (Protamin) vorhanden	
Kombination mit Lyse möglich	Überdosierung: PTT >3-fach entspricht einem 8-fachen Blutungsrisiko
Bei Schwangerschaft problemlos anwendbar	Unterdosierung: hohe Frührezidivrate bei ineffektiver PTT

◻ Tab. 10.27 Therapieschema der intravenösen Heparinisierung (UFH)

aPTT-Bereich	Dosierung
Bolus	80 I.E./kg KG („5000–7500" I.E. Bolus)
	Anschließend: kontinuierlich intravenös 18 I.E./kg KG, entspricht z. B. bei Perfusor mit 25.000 I.E./50 ml bei 75 kg ca. 2,7 ml/h
<35 s	Erneuter Bolus 80 I.E./kg KG → Perfusor um 4 I.E. steigern auf 22 I.E./kg KG (3,3 ml/h)
35–45 s (1,2- bis 1,5fach)	Erneuter Bolus 40 I.E./kg KG → Perfusor um 2 I.E. steigern auf 24 I.E./kg KG (3,6 ml/h)
46–70 s (1,5- bis 2,3-fach)	Einstellungen belassen, 2 ×/Tag PTT, ab 3. Tag: täglich Thrombozytenkontrollen, bei Perfusorstopp: erneute PTT-Kontrolle. Bei normalem Gerinnungsstatus (Leber) ist die HWZ ca. 4 h
71–90 s (2,3- bis 3-fach)	Perfusordosierung um 2 I.E. senken auf 22 I.E./kg KG (3,3 ml/h)
>90 s (>3-fach) durchlaufend	Perfusor pausieren 1 h, dann um 3 I.E. senken auf 19 I.E./kg KG

Anmerkungen: Standardperfusor mit 500 I.E./ml, Beispiel für 75 kg KG.
Abkürzung: aPTT = aktivierte partielle Thromboplastinzeit.

— Kontrollierte Hyperventilation bei Hyperkapnie (Ziel: p_aCO_2 28–35 mm Hg, pH-Wert>7,45); zudem hat die Herbeiführung einer respiratorischen Alkalose einen pulmonal vasodilatierenden Effekt und wirkt somit der akuten Rechtsherzbelastung entgegen

— Analgosedierung: z. B. Fentanyl (Fentanyl-Janssen), Midazolam (Dormicum)

— Bei hämodynamischer Instabilität:
 — Anlage eines zentralvenösen und arteriellen Zugangs
 — Volumensubstitution und Katecholamintherapie
 — Noradrenalin (Arterenol) als Katecholamin der Wahl, hebt den systemischen Blutdruck und damit den koronaren Perfusionsdruck, ggf. Dobutamin (Dobutrex) bei Zeichen der rechtsventrikulären Dysfunktion

Antikoagulation mit unfraktioniertem Heparin (UFH)

— Intravenöse Heparin-Gabe (unfraktioniertes) bei stabilen Patienten mit hoher klinischer Wahrscheinlichkeit und instabilen Patienten mit Verdacht auf Lungenembolie (◻ Tab. 10.26, ◻ Tab. 10.27)

— Bolus 80 I.E./kg KG und anschließend i.v.-Perfusor (15–20 I.E./kg KG/h)

— Ziel-PTT: aPTT 2- bis 2,5-fach (ca. 60–80 s)

◘ Tab. 10.28 Vor- und Nachteile niedermolekularer Heparine (NMH)

Vorteile	Nachteile
Mindestens gleichwertige Wirksamkeit bei gleichem Blutungsrisiko	Dosisanpassung bei Niereninsuffizienz, sonst erhöhtes Blutungsrisiko (Faktor-Xa-Aktivität)
Seltener HIT-II	Keine zugelassene Kombination mit Thrombolyse
Einfache Handhabung	Längere Halbwertszeit
Bei Fondaparinux besteht kein Risiko bezüglich einer HIT-II	

— Kleines Blutbild: vor oder mit Beginn der Antikoagulation (Ausgangswert) sowie zwischen dem 5. und 14. Tag → Kontrolle der Thrombozytenzahlen (HIT-II)

— Die initiale Antikoagulation mit Heparin oder Fondaparinux sollte mindestens 5 Tage erfolgen.

❶ Cave
Im Schockzustand, disseminierter intravasaler Gerinnung (DIC) und bei Leberstauung (Rechtsherzversagen) mit Lebersynthesestörung kommt es zum Abfall der Gerinnungsfaktoren.

Antikoagulation mit niedermolekularen Heparinen

(◘ Tab. 10.28)

— Indikation: vorzugsweise bei hämodynamisch stabilen Patienten (s. dazu: Initiale Antikoagulation bei Venenthrombose und Lungenembolie, ◘ Tab. 10.28)

— Bei Anwendung von NMH über eine Dauer von 5 Tagen hinaus ist eine weitere Kontrolle der Thrombozytenzahl sinnvoll.

Risikoadaptierte Therapie

(◘ Abb. 10.5, ◘ Abb. 10.6, ◘ Abb. 10.7)

— Leichte Lungenembolie bzw. niedriges Risiko → „Antikoagulanzientherapie"
  — Normalstation, ggf. ambulante Behandlung
  — Beginn der therapeutischen Antikoagulation, bevorzugt mit NMH oder Fondaparinux, und Start mit oralen Antikoagulanzien bei fehlenden Kontraindikationen

— **Submassive Lungenembolie bzw. intermediäres Risiko → „Antikoagulanzientherapie und ggf. Lysetherapie"**
  — Stationäre Behandlung: Intermediate-Care-Station → Überwachung für mindestens 2–3 Tage (das Risiko einer Dekompensation innerhalb der ersten 7 Tage liegt bei ca. 6 %)
  — *Intermediäres hohes Risiko*: Primär Antikoagulation, ggf. Reperfusionstherapie, wenn sich im Verlauf Zeichen einer hämodynamischen Dekompensation zeigen (Schock, Blutdruckabfall systolisch <90 mm Hg, und Katecholaminpflichtigkeit)
  — *Intermediäres niedriges Risiko*: Antikoagulation
  — Da bei Patienten mit intermediärem hohem Risiko ggf. eine Reperfusionstherapie in Frage kommt, sollte initial mit unfraktioniertem oder niedermolekularem Heparin behandelt werden.
  — In der PEITHO-Studie, welche die Lysetherapie bei submassiver Lungenembolie untersuchte, traten unter Thombolysetherapie im Vergleich zu Placebo plus Heparin bei Patienten >75 Jahre signifikant mehr schwere extrakranielle Blutungen (6,8 vs. 1,5 %) sowie mehr hämorrhagische Schlaganfälle (2 vs. 0,2 %) auf (Meyer et al. 2014), sodass bei Intermediärrisikopatienten stets eine sorgfältige Nutzen-Risiko-Abwägung unter Berücksichtigung des individuellen Blutungsrisikos erfolgen sollte.

— **Massive Lungenembolie bzw. hohes Risiko → „Lysetherapie"**
  — Stationäre Behandlung: Intensivstation
  — Indikation zur Lysetherapie:
    – Hämodynamisch instabile Patienten (Schock)

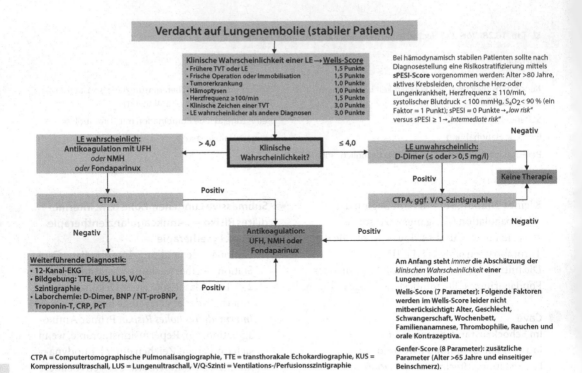

Abb. 10.5 Therapiealgorithmus bei Lungenembolie – stabiler Patient

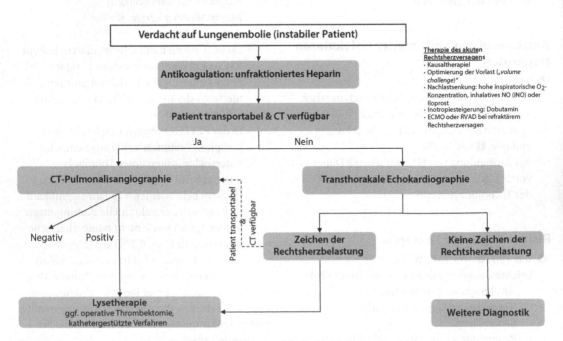

Abb. 10.6 Therapiealgorithmus bei Lungenembolie – instabiler Patient

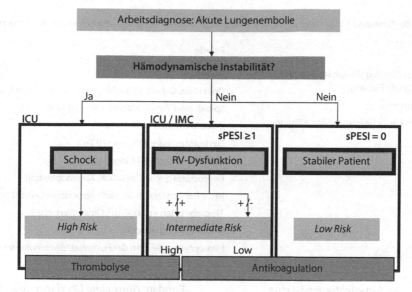

○ **Abb. 10.7** Therapiealgorithmus nach Hämodynamik und Risikostratifizierung (ICU = Intensive Care Unit, IMC = Intermediate Care Unit, RV-Dysfunktion = rechtsventrikuläre Dysfunktion)

Substanz	Dosierung
○ Tab. 10.29 Lyseschemata bei Lungenembolie	
Alteplase (rt-PA) meist angewandt	Bolus 10 mg über 1–2 min, danach 90 mg über 2 h (Schema nach Goldhaber) *oder* 100 mg über 2 h *oder* akzeleriert: 0,6 mg/kg KG über 15 min
Streptokinase	250.000 I.E. über 30 min, danach 100.000 I.E./h über 12–24 h *oder* akzeleriert: 1,5 Mio. I.E. über 2 h
Urokinase	4.400 I.E./kg KG über 10 min, danach 4.400 I.E./kg KG/h über 12–24 h *oder* akzeleriert: 3 Mio. I.E. über 2 h
Reteplase	keine Zulassung
Tenecteplase	Gewichtsadaptiertes Schema mit Bolus-Injektion von 30–50 mg über 5–10 s (bereits in Studie validiert), *noch keine Zulassung*

Anmerkung: Fortführung der kardiopulmonalen Reanimation nach Thrombolyse über mindestens 60–90 min; auch die präklinische Lysetherapie bei Verdacht auf Lungenembolie scheint von Nutzen (TROICA-Studie).

- „High-risk-Intermediärpatienten" mit Zeichen der Dekompensation und günstigen Blutungsrisiko-/Nutzenverhältnis (z. B. Alter ≤75 Jahre)
- Substanzen für Lysetherapie: ○ Tab. 10.29

- Vor, nach und unter Lyse „begleitend" Heparingabe (PTT-Kontrollen)
- Blutungsrisiko: schwere Blutung 15 %, intrakranielle Blutung 1,5 %, tödliche Blutung 1 %

◻ Tab. 10.30 Kontraindikationen für eine Lysetherapie (im Schock ist das Risiko gegeneinander abzuwägen)

Absolut	Relativ
Aktive innere Blutung (Ösophagusvarizenblutung, gastrointestinale Blutung)	Gravidität
	Operation, Geburt, Organbiopsie, Gefäßpunktion <10 Tage
Aortenaneurysma	Spinal- oder Periduralanästhesie <10 Tage
Frische oder kürzliche intrazerebrale Blutung	Zerebraler Insult <2 Monate
	Gastrointestinale Blutung <10 Tage
	Schweres Trauma <14 Tage
	Neurochirurgische Operation, Augenoperation <1 Monat
	Nicht beherrschbare arterielle Hypertonie (>200/130 mm Hg)
	Thrombozyten <60.000/m³, Quick-Wert <50 %
	Bakterielle Endokarditis
	Hämoptysen, Zeichen der Postinfarktpneumonie im CT

- Früh-Lyse: Am effektivsten ist eine Lysetherapie innerhalb der ersten 48 h nach Symptombeginn
- Spät-Lyse: bis zu 14 Tage nach Symptombeginn sind positive Ergebnisse beschrieben
- Eine lokale Lyse hat keine Vorteile gegenüber einer systemischen Lyse.
- Alternativen bei absoluten Kontraindikationen (◻ Tab. 10.30): kathetergestützte Verfahren (Thrombendatherektomie, Katheterfragmentation) mit oder ohne niedrigdosierter lokaler Thrombolyse bzw. herzchirurgische Pulmonalisembolektomie
- Pulmonale Embolektomie (Trendelenburg-Operation): unter Einsatz der Herz-Lungen-Maschine nur an einzelnen Zentren und nur bei instabilen Patienten indiziert (hohe Letalität der Operation 70–90 %, daher begrenzt auf nur wenige Fälle)

Antikoagulation mit oralen Antikoagulanzien

- Orale Antikoagulanzien: VKA und DOACs (▶ Abschn. 10.6)
- Bei Erhaltungstherapie mit **VKA** wird die initiale Antikoagulation so lange beibehalten, bis **ein INR >2,0 über mindestens 24 h** erreicht wurde.
- Wenn für die Erhaltungstherapie **Dabigatran** oder **Edoxaban** vorgesehen sind, wird nach der initialen Gabe von UFH, NMH oder Fondaparinux *ohne Überlappung* **ab Tag 6** mit dem oralen Antikoagulans behandelt.
- Wenn für die Erhaltungstherapie **Apixaban** oder **Rivaroxaban** vorgesehen sind, so kann direkt nach Diagnosestellung mit diesen DOACs begonnen werden, allerdings mit einer **erhöhten Anfangsdosis** für 7 Tage (Apixaban) bzw. 3 Wochen (Rivaroxaban).
- Beginn der Therapie mit oralen Antikoagulanzien: Sobald keine Lyse oder OP in Frage kommt, d. h. bei Patienten mit intermediärem Risiko, kann erst nach einigen Tagen Beobachtung mit einer oralen Therapie begonnen werden (Patient bleibt stabil → Beginn der oralen Antikoagulation; Patient wird instabil → Lyse).

⊕ Cave
In Abhängigkeit von den individuellen Halbwertszeiten der einzelnen Vitamin-K-abhängigen Gerinnungsfaktoren (Faktor VII und Protein C: 6–7 h; Faktoren II, IX und X: 3–5 Tage) fallen die Konzentrationen unterschiedlich schnell ab, sodass bei Verwendung eines „Faktor-VII-empfindlichen Thromboplastins" Labortests der INR/Quick-Wert bereits nach ca. 2 Tagen im therapeutischen Bereich liegt → daher Fortführung der Heparintherapie über 48–72 h, auch wenn der INR/Quick-Wert bereits im therapeutischen Zielbereich liegt.

10.7.9 Besonderheiten

Lungenembolie in Schwangerschaft und Wochenbett

- Radiologische Verfahren mit Strahlenexposition sind v. a. in den ersten beiden Dritteln der Schwangerschaft kritisch zu prüfen.
- Basisdiagnostik: Kompressionsultraschall, Echokardiographie, Lungenultraschall
- Ggf. V-/Q-Szintigraphie, da die Strahlenexposition der Mammae bei der Szintigraphie deutlich niedriger ist als bei der CTPA.
- Therapie: Antikoagulation mit Heparinen (NMH), initial stationäre Überwachung empfohlen
- Anmerkung: Obwohl Thrombolytika nicht die Plazenta passieren, erhöhen sie dennoch das Blutungsrisiko für Mutter und Kind und bedürfen daher einer besonders sorgfältigen Nutzen-Risiko-Abwägung.

Flottierende Thromben in den rechten Herzhöhlen

- Flottierende Thromben sind mit einer hohen frühen Letalität sowie – bei offenem Foramen ovale – mit der Gefahr paradoxer Embolien assoziiert.
- Maßnahmen: Thrombolyse oder chirurgische Embolektomie, eine alleinige Antikoagulation ist nicht ausreichend.

Chronisch-thromboembolische pulmonale Hypertonie (CTEPH)

- Schwere, seltene Komplikation nach einer massiven und/oder rezidivierenden LE
- Die Entwicklung einer CTEPH ist nach einer Lungenembolie mit 1–4 % selten.
- Bei der CTEPH handelt es sich um eine narbige Obstruktion der Lungenarterien, die von komplexen Wandveränderungen der Pulmonalgefäße begleitet wird.
- Aufgrund der kausalen Therapiemöglichkeit sollten alle Patienten mit auf einer CTEPH basierenden pulmonalen Hypertonie evaluiert werden (Echokardiographie, Ventilations-Perfusions-Szintigraphie, Angio-CT der Lunge, Rechtsherzkatheteruntersuchung) und an spezielle Zentren angebunden werden.

- Maßnahmen: pulmonale Endarteriektomie (PEA) bei ausgewählten Patienten, ggf. *Riociguat* (Adempas; Patienten mit pulmonaler Hypertonie in Verbindung mit idiopathischen interstitiellen Pneumonien dürfen nicht mit Riociguat behandelt werden)

10.7.10 Sekundärprävention nach Lungenembolie

(🟦 Tab. 10.19, 🟦 Tab. 10.20)

> 🟠 Die Dauer der Antikoagulation nach LE soll stets individuell getroffen werden.

Es ist zu berücksichtigen, dass das Rezidivrisiko einer LE in den ersten Jahren mit ca. 10 % pro Jahr deutlich höher liegt als in den Folgejahren. Auf der anderen Seite muss das Blutungsrisiko der oralen Antikoagulation mit 1–3 % pro Jahr berücksichtigt werden, sodass insgesamt eine kontinuierliche Risiko-Nutzen-Abwägung für jeden Patienten sinnvoll erscheint.

> 🟠 Die Studienergebnisse der PADIS-PE zeigen, dass eine unbegrenzte Antikoagulation nach LE von Vorteil ist, wenn ein niedriges Blutungsrisiko besteht (Couturaud et al. 2015).

10.7.11 Besonderheiten

- Bei zusätzlichen kardiopulmonalen Vorerkrankungen führen bereits geringe Perfusionsausfälle zur deutlichen klinischen Beeinträchtigung.
- Größe und Anzahl der Embolien sowie die Begleiterkrankungen bestimmen den Schweregrad der Symptomatik.
- Bei Verdacht auf hereditäre Thrombophilie sollte die (teure) Diagnostik ohne orale Antikoagulation durchgeführt werden, da Vitamin-K-Antagonisten die Ergebnisse beeinflussen. Vorzugsweise nach 6 Monaten, um die Entscheidung einer längeren Antikoagulation treffen zu können.

- Cavafilter, V.-cava-Schirm, V.-cava-inferior-Sperrung, Femoralvenen-Ligatur (keine größeren Patientenstudien) – Indikationen:
  - Patienten mit akuter Lungenembolie und/oder TVT, bei denen eine Antikoagulation nicht möglich bzw. kontraindiziert ist.
  - Patienten mit akuter Lungenembolie trotz therapeutischer Antikoagulation
  - *Ultima-ratio*-Option zur Prophylaxe von Rezidiven, wenn Antikoagulation absolut kontraindiziert (z. B. schwerste Epilepsie)
  - Die Implantation eines Cavafilters soll daher in Einzelfällen vorbehalten bleiben. Wiederentfernbare Systeme sollen bevorzugt werden.

10.8   Akutes Rechtsherzversagen

10.8.1 Definition

- Zustand mit erhöhtem rechtsventrikulärem Füllungsdruck in Ruhe und/oder einem erniedrigten Herzzeitvolumen infolge einer eingeschränkten rechtsventrikulären Funktion primärer (Rechtsherzinfarkt) oder sekundärer Genese (z. B. Gefügedilatation bei massiver Lungenembolie).
- Ein verminderter rechtsventrikulärer Füllungsdruck durch Volumenmangel sollte ausgeschlossen sein (Guglin u. Verma 2012).
- Weder in den aktuellen ESC-Leitlinien zum Lungenhochdruck noch in den ESC-Leitlinien zur Herzinsuffizienz wird separat auf das akute Rechtsherzversagen eingegangen (Galiè et al. 2016; Ponikowski et al. 2016; Kramm et al. 2016).
- **Epidemiologie:** Genaue Daten zu Inzidenz und Prävalenz liegen nicht vor.

10.8.2 Ätiologie

- **Eingeschränkte rechtsventrikuläre (RV) Kontraktilität bzw. Inotropie:** z. B. *„acute-on-chronic right ventricular failure"* infolge von pulmonaler Hypertonie, akutem Rechtsherzinfarkt, postoperativem Rechtsherzversagen, perioperativer Verletzung des RV, Sepsis, Transplantatabstoßung

- **Erhöhte rechtsventrikuläre Druckbelastung bzw. Nachlast:** z. B. akut dekompensierte pulmonale Hypertonie (z. B. infektgetriggert), fulminante Lungenembolie, dekompensierte Pulmonalklappenstenose, Pneumonie, ARDS
- **Erhöhte rechtsventrikuläre Volumenbelastung bzw. Vorlast:** z. B. schwere Trikuspidalklappeninsuffizienz nach Myokardbiopsie, schwere Pulmonalklappeninsuffizienz

Pathogenese

- In der Pathogenese des akuten Rechtsherzversagens spielt die progrediente Dilatation des dünnwandigen rechten Ventrikels (RV) eine entscheidende Rolle. Bedingt durch die zunehmende RV-Wandspannung steigt zum einen der myokardiale Sauerstoffverbrauch, und zum anderen nimmt die Füllung des linken Ventrikels bedingt durch die Kompression des linken Ventrikels (RV-Dilatation, *„ventricular interdependence"*) und damit das Sauerstoffangebot weiter ab.
- Ein vorher gesunder bzw. nicht vorerkrankter rechter Ventrikel dekompensiert bereits bei systolischen pulmonalarteriellen Drücken (PAP_{syst}) von 40–50 mm Hg.
- Kompensationsmechanismus ist primär die RV-Dilatation und nicht die Steigerung der RV-Inotropie.
- Nimmt die Nachlast weiter zu (PAP_{syst} >50 mm Hg), so kommt es in der Akutsituation über eine extreme Gefügedilatation mit Schädigung sarkomerer Strukturen und Abnahme der Koronarperfusion zur Aggravierung des Rechtsherzversagens (funktioneller „RV-Stillstand").

10.8.3 Klinik

- Dyspnoe/Tachypnoe
- Palpitationen
- Zyanose
- Hypotension

- Nachlassende Diurese
- Evtl. Beinödeme/Aszites als Zeichen der chronischen Rechtsherzbelastung
- Evtl. geblähtes Abdomen (aufgrund von Aszites und/oder Hepatomegalie)

Klinische Klassifikation der pulmonalen Hypertonie
- 1 – Pulmonalarterielle Hypertonie (PAH)
- 2 – Pulmonale Hypertonie bei Linksherzerkrankung
- 3 – Pulmonale Hypertonie bei Lungenerkrankung und/oder Hypoxie
- 4 – Chronisch thromboembolische pulmonale Hypertonie (CTEPH)
- 5 – Pulmonale Hypertonie aufgrund unklarer/multifaktorieller Mechanismen

10.8.4 Diagnostik

- **Anamnese:** bekannte Lungen- oder Herzerkrankung, Medikation
- **Körperliche Untersuchung:**
  - Beinödeme?, pulmonale Stauung?
  - Herzauskultation: u. a. pulmonal betonter 2. Herzton, 3. Herzton bei manifester Rechtsherzinsuffizienz, atemabhängiges Systolikum bei Trikuspidalklappeninsuffizienz, Decrescendodiastolikum bei Pulmonalklappeninsuffizienz, verminderte oder aufgehobene Spaltung des 2. Herztones durch verfrühten Pulmonalklappenschluss bei pulmonaler Hypertonie
  - Gestaute Halsvenen
  - Positiver Venenpuls bei Trikuspidalklappeninsuffizienz
  - Hepatojugulärer Reflux
- **Monitoring:**
  - Vitalparameter und Diurese (Bilanzierung)
  - ZVK und Arterie

> Der zentrale Venendruck (ZVD) hat beim Monitoring des akuten Rechtsherzversagens seinen Stellenwert behalten. Der ZVD

fungiert hier weniger als Parameter des Volumenstatus, sondern reflektiert vielmehr den rechtsventrikulären enddiastolischen Druck und damit den Schweregrad der rechtsventrikulären diastolischen Dekompensation.

- **EKG-Zeichen der Rechtsherzbelastung** (kaum sensitiv)
  - Sinustachykardie
  - T-Wellen-Inversion in Ableitung II, III, aVF sowie in Ableitungen V_{1-4}
  - Inkompletter oder kompletter Rechtsschenkelblock
  - Rechtslagetyp oder Sagittaltyp oder $S_I Q_{III}$-Typ
  - T-Wellen-Amplitude $\geq 0,02$ mV, P-pulmonale, P-detroatriale
  - Supraventrikuläre Extrasystolie
  - Vorhofflimmern/-flattern
- **Labordiagnostik:**
  - BNP/NT-proBNP und/oder Troponin-T
  - D-Dimere, Schilddrüsenwerte
  - Blutgase (arteriell und zentral-(gemischt) venös)
  - Leberwerte (Transaminasen bei Stauung meist erhöht)
  - Nierenwerte (GFR, Kreatinin)
  - CRP, Procalcitonin, Blutbild
  - Gewebehypoxiewerte: Laktat, gemischt- oder zentralvenöse O_2-Sättigung
- **Echokardiographie:** transthorakale oder transösophageale Echokardiographie (◘ Tab. 10.31)
- **Angio-CT der Lunge:** Zum Ausschluss/ Nachweis einer Lungenpathologie/ Lungenembolie
- Fakultativ Pulmonalisarterienkatheter (PAK) bzw. Rechtsherzkatheter → invasives hämodynamisches Monitoring, dadurch gesteuerte Therapie des Rechtsherzversagens möglich (Bestimmung der Vorlast-, Inotropie- und Nachlastparameter sowie $S_v O_2$ bzw. $S_{cv} O_2$ [Indikator des Herzzeitvolumens bzw. der Gewebeoxygenierung]), ◘ Tab. 10.32.

◧ **Tab. 10.31** Nichtinvasives und invasives hämodynamisches Monitoring des rechten Herzens

Rechtsherzfunktion	Sonographische Parameter	Invasive Parameter
Vorlast	VCI-Diameter, VCI-Kollaps-Index	ZVD, RAP, RVEDV
Inotropie	TAPSE, RV-SV	RV-SVI
Nachlast	PAP$_{syst}$	PVR, PVRI, mPAP

Abkürzungen: mPAP = mittlerer pulmonalarterieller Druck, PVR = pulmonaler Gefäßwiderstand, PVRI = pulmonaler Gefäßwiderstandsindex, RAP = rechtsatrialer Druck, RV = rechter Ventrikel, RVEDV = rechtsventrikuläres enddiastolisches Volumen, RV-SVI = rechtsventrikulärer Schlagvolumenindex, RV-SV = rechtsventrikuläres Schlagvolumen, PAP$_{syst}$ = systolischer pulmonalarterieller Druck, TAPSE = „tricuspid annular plane systolic excursion", VCI = V. cava inferior, ZVD = zentraler Venendruck

10.8.5 Therapie

❯ Die Behandlungsziele sind die Behandlung der Grunderkrankung und die hämodynamische Stabilisierung. Das Management des akuten Rechtsherzversagens basiert auf einem „hämodynamischen Balancieren" zwischen optimierter Vorlast und reduzierter Nachlast. Eine Kontaktaufnahme mit einem Zentrum für pulmonale Hypertonie mit 24 h-ECMO-Bereitschaft ist bei akutem Rechtsherzversagen anzustreben (Hoeper u. Granton 2011).

Allgemeine Maßnahmen
- Aufrechterhaltung und Stabilisierung der Vitalfunktionen
- Optimierung der Oxygenierung: p_aO_2 ≥100 mm Hg, p_aCO_2 28–35 mm Hg, pH-Wert >7,45
- Ggf. Intubation und (lungenprotektive) Beatmung, insbesondere, um den zusätzlichen negativen Einfluss einer Hypoxämie auf die pulmonale Strombahn zu vermeiden.

◧ **Tab. 10.32** „Invasive Normwerte" des rechten Herzens

Parameter	Werte
Rechtsatrialer Druck, Mitteldruck (mRAP)	0–6 mm Hg
Rechtsventrikulärer Druck, systolisch (RV-ESP)	15–25 mm Hg
Rechtsventrikulärer Druck, diastolisch (RV-EDP)	0–8 mm Hg
Pulmonalarterieller Druck, systolisch (PAP$_{syst.}$)	15–25 mm Hg
Pulmonalarterieller Druck, diastolisch (PAP$_{diast.}$)	8–15 mm Hg
Pulmonalarterieller Druck, Mitteldruck (mPAP)	10–20 mm Hg
Wedge-Druck, Mitteldruck (mPCWP)	6–12 mm Hg
Pulmonaler Gefäßwiderstand (PVR)	100–250 dyn/s/cm^{-5} (dividiert 80 → Wood-Einheiten [WE])
Transpulmonaler Gradient (TPG = mPAP – mPCWP)	< 12 mm Hg
Diastolischer Druckgradient (DPG = PAP$_{diast.}$ – mPCWP)	DPG <7 mm Hg und/oder PVR ≤3 WE: Hinweis auf isolierte postkapilläre pulmonale Hypertonie, wenn mPAP ≥ 25 mm Hg und PCWP > 15 mm Hg
	DPG ≥7 mm Hg und/oder PVR >3 WE: Hinweis auf gemischte prä- /postkapilläre pulmonale Hypertonie, wenn mPAP ≥ 25 mm Hg und PCWP > 15 mm Hg

- Ziele: Vermeidung von Hyperkapnie, Hypoxie und hohen Beatmungsdrücken
- Sicherstellung des pulmonalen Gasaustausches: $p_aO_2 \geq 100$ mm Hg, dadurch Verhinderung/ Aufhebung der hypoxischen pulmonalen Vasokonstriktion → RV-Nachlastsenkung; p_aCO_2 28–35 mm Hg durch mäßig kontrollierte Hyperventilation → pulmonale Gefäßdilatation mit RV-Nachlastsenkung
- Vermeidung einer beatmungsinduzierten Aggravierung der RV-Nachlasterhöhung durch möglichst niedrige Beatmungsmitteldrücke, PEEP und P_{insp} so gering wie möglich, z. B. PEEP ca. 5–7 mbar, P_{insp} ca. 10–15 mbar über PEEP
- Analgosedierung: z. B. Sufentanil plus Midazolam

Behandlung der Grunderkrankung bzw. der auslösenden Faktoren

- Pulmonale Hypertonie
- Myokardiales Rechtsherzversagen
- Postoperatives Rechtsherzversagen
- Akute Lungenembolie
- Sepsis

RV-Vorlastmanagement

- Parameter: ZVD und sonographische Beurteilung der V. cava inferior (◘ Tab. 10.33)
- Ziel ist die Optimierung der RV-Vorlast: ZVD 8–12 mm Hg
- Ausgeglichene Volumentherapie: Auf der einen Seite führt eine unzureichende RV-Vorlast zur inadäquaten RV-Kontraktilität (Frank-Starling), auf der anderen Seite kann eine erhöhte RV-Vorlast über einen linksventrikulären Septumshift eine Abnahme des linksventrikulären Auswurfs zur Folge haben.
- Maßnahmen: Volumenzufuhr („*fluid challenge*") oder Volumenentzug (Diuretika, Dialyseverfahren)

RV-Inotropiemanagement

- Parameter: TAPSE (Echokardiographie), S_vO_2 oder $S_{cv}O_2$ oder RV-SVI (ZVK, PAK) (◘ Tab. 10.31)

◘ Tab. 10.33 Ableitung des rechtsatrialen Drucks über den Diameter der V. cava inferior bzw. VCI-Kollaps-Index

VCI-Diameter	VCI-Kollaps	RAP
<21 mm	>50 %	3 mm Hg (0–5 mm Hg)
>21 mm	>50 %	8 mm Hg (5–10 mm Hg)
>21 mm	<50 %	15 mm Hg (10–20 mm Hg)

Abkürzungen: VCI = V. cava inferior, RAP = rechtsatrialer Druck.

- Ziel ist die Erhöhung des Herzzeitvolumens: $S_{cv}O_2$ >70 %, S_vO_2 >65 %, CI >2,0 l/min/m²
- Inotropika: Dobutamin (2–5 µg/kg KG/min) als Inotropikum der Wahl
- Vasopressor: Noradrenalin bei Hypotension → Noradrenalin führt neben einer Verbesserung der rechtsventrikulären Funktion über direkt positiv-inotrope Effekte auch zu einer Erhöhung des systemischen Blutdrucks (periphere Vasokonstriktion) und damit zur Steigerung der Koronarperfusion (Cave: gleichzeitige Erhöhung des pulmonalen Gefäßwiderstandes). Die geringe pulmonale Vasokonstriktion ist zu vernachlässigen.
- Alternativen: Levosimendan, Milrinon
- Arrhythmietherapie:
  - Behandlung von hämodynamisch relevanten Brady-/Tachykardien
  - Erhalt/Wiederherstellung eines Sinusrhythmus
- Ggf. venoarterielle extrakorporale Membranoxygenierung (v. a.-ECMO) oder rechts-/biventrikuläres Assist-Device (*"bridge-to-recovery", "bridge-to-decision", "bridge-to-transplantation"*)

RV-Nachlastmanagement

- Parameter: systolischer pulmonalarterieller Druck (über Echokardiographie, PAP_{syst}), ggf. pulmonaler Gefäßwiderstand (über Pulmonaliskatheter, PAC)

— Ziel ist die adäquate Behandlung der pulmonalen Hypertonie: mPAP <25–30 mm Hg
— Vermeidung einer Hypoxämie: Eine adäquate Oxygenierung hat eine große Bedeutung, da dadurch eine RV-Nachlasterhöhung durch hypoxisch-pulmonale Vasokonstriktion verhindert wird.
— Selektive pulmonale Vasodilatatoren: z. B. inhalatives NO (bis 60 ppm), Sildenafil i.v. (3 × 10 mg/Tag [ggf. 30 mg über 24 h als Perfusor]) oder p.o. (3 × 20 mg/Tag), Iloprost i.v. (Start: ca. 0,5 ng/kg KG/min, Dosiserhöhung alle 1–2 h, initiales Ziel: 1–2 ng/kg KG/min)
— Problematischste Nebenwirkung ist die systemische Hypotension und die damit verbundene Abnahme der Koronarversorgung, weswegen eine vorsichtige, „PAC-guided" Auftitration erfolgen sollte.
— Eine optimale und kontinuierliche Therapiesteuerung ist nur durch die Anlage eines Pulmonaliskatheters möglich, sodass die Indikation beim akuten Rechtsherzversagen großzügig gestellt werden sollte.

Literatur

Blättler W, Gerlach H, Hach-Wunderle V et al. (2010) Diagnostik und Therapie der Venenthrombose und der Lungenembolie. Vasa 39: 1–39

Clouse WD, Hallett JW Jr, Schaff HV et al. (1998) Improved prognosis of thoracic aortic aneurysms: a population-based study. JAMA 280 (22): 1926–1929

Coady MA, Rizzo JA, Hammond GL et al. (1997) What is the appropriate size criterion for resection of thoracic aortic aneurysms? J Thorac Cardiovasc Surg. 1997 Mar 113 (3): 476–491

Costantini V, Lenti M (2002) Treatment of acute occlusion of peripheral arteries. Thromb Res 106: V285–94

Couturaud F, Sanchez O, Pernod G et al. (2015) Six Months vs Extended Oral Anticoagulation After a First Episode of Pulmonary Embolism: The PADIS-PE Randomized Clinical Trial. JAMA 314 (1): 31–40

Crowther MA, Cook DJ, Albert M et al. (2010) The 4Ts scoring system for heparin-induced thrombocytopenia in medical-surgical intensive care unit patients. J Crit Care 25 (2): 287–293

Diehm N (2009) [Abdominal aortic aneurysm]. Internist (Berl) 50 (8): 972–978

Eichinger S, Heinze G, Jandeck LM et al. (2010) Risk assessment of recurrence in patients with unprovoked deep vein thrombosis or pulmonary embolism: the Vienna prediction model. Circulation.13 121 (14): 1630–1636

Encke A, Haas S, Kopp I et al. (2015) S3-Leitlinie Prophylaxe der venösen Thromboembolie. http://www.awmf.org/leitlinien/detail/ll/003-001.html

Erbel R, Aboyans V, Boileau C et al. (2014) 2014 ESC Guidelines on the diagnosis and treatment of aortic diseases: Document covering acute and chronic aortic diseases of the thoracic and abdominal aorta of the adult. The Task Force for the Diagnosis and Treatment of Aortic Diseases of the European Society of Cardiology (ESC) Eur Heart J 35 (41): 2873–2926

Feldmann C (2014) Arterien und Venen. In: Michels G, Jaspers N (Hrsg) (2014) Notfallsonographie, Kap 20. Springer, Berlin Heidelberg New York, S 185

Galiè N, Humbert M, Vachiery JL et al. (2016) 2015 ESC/ERS Guidelines for the diagnosis and treatment of pulmonary hypertension: The Joint Task Force for the Diagnosis and Treatment of Pulmonary Hypertension of the European Society of Cardiology (ESC) and the European Respiratory Society (ERS): Endorsed by: Association for European Paediatric and Congenital Cardiology (AEPC), International Society for Heart and Lung Transplantation (ISHLT). Eur Heart J 37 (1): 67–119

Gawenda M, Aleksic M, Brunkwall J (2008) Leitlinie Aortale Dissektion (www.gefaesschirurgie.de)

Goldhaber SZ, Elliott CG (2003a) Acute pulmonary embolism: part I: epidemiology, pathophysiology, and diagnosis. Circulation 108: 2726–2729

Goldhaber SZ, Elliott CG (2003b) Acute pulmonary embolism: part II: risk stratification, treatment, and prevention. Circulation 108: 2834–2838

Grosser KD (1985) Akute Lungenembolie. Behandlung nach Schweregraden. Dtsch Ärztebl 85: B587–B594

Grundmann U, Lausberg H, Schäfers HJ (2006) Acute aortic dissection. Differential diagnosis of a thoracic emergency. Anaesthesist. 55 (1): 53–63

Guglin M, Verma S (2012) Right side of heart failure. Heart Fail Rev 17 (3): 511–527

Gussmann A, Kühn J, Weise U (2008) Leitlinie zum Bauchaortenaneurysma und Beckenarterienaneurysma (www.gefaesschirurgie.de)

Haas S, Encke A, Kopp I (2016) [German S3 practice guidelines on prevention of venous thromboembolism - New and established evidence]. Dtsch Med Wochenschr 141 (7): 453–456

Hagan PG, Nienaber CA, Isselbacher EM, Bruckman D et al. (2000) The International Registry of Acute Aortic Dissection (IRAD): new insights into an old disease. JAMA 16 283 (7): 897–903

Hager A, Kaemmerer H, Rapp-Bernhardt U et al. (2002) Diameters of the thoracic aorta throughout life as measured with helical computed tomography. J Thorac Cardiovasc Surg 123 (6): 1060–1066

Hennig G (2008) Leitlinie Akuter Arterienverschluss (www.gefaesschirurgie.de)

Hiratzka LF, Bakris GL, Beckman JA et al. (2010) 2010 ACCF/AHA/AATS/ACR/ASA/SCA/SCAI/SIR/STS/SVM guidelines for the diagnosis and management of patients with Thoracic Aortic Disease: a report of the American College of Cardiology Foundation/American Heart Association Task Force on Practice Guidelines, American Association for Thoracic Surgery, American College of Radiology, American Stroke Association, Society of Cardiovascular Anesthesiologists, Society for Cardiovascular Angiography and Interventions, Society of Interventional Radiology, Society of Thoracic Surgeons, and Society for Vascular Medicine. Circulation 121 (13): e266–369

Hirsch AT, Haskal ZJ, Hertzer NR et al. (2006) Practice guidelines for the management of patients with peripheral arterial disease: a collaborative report from the American Association for Vascular Surgery/Society for etc. Circulation 113: e463–654

Hoch JR, Tullis MJ, Acher LW et al. (1994) Thrombolysis versus surgery as the initial management for native artery occlusion: efficacy, safety and cost. Surg 116: 649– 657

Hoeper MM, Granton J (2011) Intensive care unit management of patients with severe pulmonary hypertension and right heart failure. Am J Respir Crit Care Med 184 (10): 1114–1124

Hoffmann M, Keck T (2014) Management of mesenteric ischemia and mesenteric vein thrombosis. Dtsch Med Wochenschr 139 (30): 1540–1544

Interdisziplinäre S2-Leitlinie (2005) Venenthrombose und Lungenembolie. VASA 34, Suppl.66

Johnston KW, Rutherford RB, Tilson MD (1991) Suggested standards for reporting on arterial aneurysms. Subcommittee on Reporting Standards for Arterial Aneurysms, Ad Hoc Committee on Reporting Standards, Society for Vascular Surgery and North American Chapter, International Society for Cardiovascular Surgery. J Vasc Surg 13 (3): 452–458.

Kammerer S, Köhler M, Schülke C et al. (2015) [Nonocclusive mesenteric ischemia (NOMI): Modern diagnostic and therapeutic interventional strategies from a radiological point of view]. Med Klin Intensivmed Notfmed 110 (7): 545–550

Kearon C, Akl EA, Comerota AJ et al. (2012) Antithrombotic therapy for VTE disease: Antithrombotic Therapy and Prevention of Thrombosis, 9th ed: American College of Chest Physicians Evidence-Based Clinical Practice Guidelines. Chest 141 (2 Suppl): e419S-494S

Kearon C, Kahn SR, Agnelli G, et al. (2008) Antithrombotic therapy for venous thromboembolic disease: American College of Chest Physicians Evidence-Based Clinical Practice Guidelines (8th Edition). Chest 133: 454S-545S

Kearon C, Akl EA, Ornelas J et al. (2016) Antithrombotic Therapy for VTE Disease: CHEST Guideline and Expert Panel Report. Chest 149 (2): 315–352

Konstantinides S, Geibel A, Olschewski M et al. (2002) Importance of cardiac troponins I and T in risk stratification of patients with acute pulmonary embolism. Circulation 106: 1263–1268

Konstantinides SV, Torbicki A, Agnelli G et al. (2014) 2014 ESC guidelines on the diagnosis and management of acute pulmonary embolism. Eur Heart J 35 (43): 3033–3069

Kramm T, Guth S, Wiedenroth CB, Ghofrani HA, Mayer E (2016) [Treatment of acute and chronic right ventricular failure]. Med Klin Intensivmed Notfmed [Epub ahead of print]

Lindhoff-Last E (2011) Bewertung des Rezidivthromboserisikos venöser Thromboembolien. Hämostaseologie, 1: 7–13

Linnemann B, Sutter T, Herrmann E et al. (2014) Elevated cardiac troponin T is associated with higher mortality and amputation rates in patients with peripheral arterial disease. J Am Coll Cardiol 63 (15): 1529–1538

Lo GK, Juhl D, Warkentin TE et al. (2006) Evaluation of pretest clinical score (4 T's) for the diagnosis of heparin-induced thrombocytopenia in two clinical settings. J Thrombosis and Haemostasis; 4: 759–765

Lopez JA, Kearon C, Lee AY (2004) Deep venous thrombosis. Hematology 439–456

Luther B (2008) Leitlinie Akuter Intestinalarterienverschluss (www.gefaesschirurgie.de)

Meyer G, Vicaut E, Danays T et al. (2014) Fibrinolysis for patients with intermediate-risk pulmonary embolism. N Engl J Med 370 (15): 1402–1411

Michels G, Jaspers N (2011) Sonographie. Organ- und Leitsymptom-orientiert. Springer, Berlin Heidelberg New York

Michels G, Schneider T (2009) Angiologie. In: Michels G, Schneider T (Hrsg) Klinikmanual Innere Medizin. Springer, Berlin Heidelberg New York

Michels G, Bovenschulte H, Kochanek M et al. (2010). [Abdominal pain after stenting of an infrarenal aortic aneurysm]. Dtsch Med Wochenschr 135 (13): 631–632

Moll FL, Powell JT, Fraedrich G et al. (2011) Management of abdominal aortic aneurysms clinical practice guidelines of the European society for vascular surgery. Eur J Vasc Endovasc Surg 41 Suppl 1: S1-S58

Norgren L, Hiatt WR, Dormandy JA et al. (2007) Inter-Society Consensus for the Management of Peripheral Arterial Disease (TASC II). Eur J Vasc Endovasc Surg. 33 Suppl 1: S1–75

Perrier A, Desmarais S, Miron MJ et al. (1999) Non-invasive diagnosis of venous thromboembolism in outpatients. Lancet 353: 190–195

Ponikowski P, Voors AA, Anker SD et al. (2016) 2016 ESC Guidelines for the diagnosis and treatment of acute and chronic heart failure: The Task Force for the diagnosis and treatment of acute and chronic heart failure of the European Society of Cardiology (ESC)Developed with the special contribution of the Heart Failure Association (HFA) of the ESC. Eur Heart J [Epub ahead of print]

Qaseem A et al. (2007) Current diagnosis of venous thromboembolism in primary care: A clinical practice guideline from the American Academy of Family Physicians and the American College of Physicians. Ann Intern Med; 146: 454–458

Rees M, Williams TJ (2005) Pulmonary embolism-assessment and management. Aust Fam Physician 34: 555–561

Schermerhorn ML, Buck DB, O'Malley AJ et al. (2015) Long-Term Outcomes of Abdominal Aortic Aneurysm in the Medicare Population. N Engl J Med 373 (4): 328–338

Scheurlen M (2015) Akute Mesenterialischämie. Med Klin Intensivmed Notfmed 110 (7): 491–499

Schwarzwälder U, Zeller T (2013) Akute Extremitätenischämie. Dtsch Med Wochenschr 138 (14): 691–694

Stein PD, Goldhaber SZ, Henry JW (1995) Alveolar-arterial oxygen gradient in the assessment of acute pulmonary embolism. Chest 107: 139–143

Svensson LG, Labib SB, Eisenhauer AC et al. (1999) Intimal tear without hematoma: an important variant of aortic dissection that can elude current imaging techniques. Circulation 99: 1331–1336

Tendera M, Aboyans V, Bartelink ml et al. (2011) ESC Guidelines on the diagnosis and treatment of peripheral artery diseases: Document covering atherosclerotic disease of extracranial carotid and vertebral, mesenteric, renal, upper and lower extremity arteries: the Task Force on the Diagnosis and Treatment of Peripheral Artery Diseases of the European Society of Cardiology (ESC). Eur Heart J 32 (22): 2851–2906

Ures S, Gatto IM, Prates JC et al. (1988) The transverse diameter of the abdominal part of the aorta: an anatomo-radiological study through computerized tomography. Anat Anz 166 (1–5): 341–350

Wurster T, Riessen R, Haap M (2015) Akutes Aortensyndrom. Dtsch Med Wochenschr 140 (2): 104–109

Pneumologie

G. Michels

© Springer-Verlag GmbH Deutschland 2017
G. Michels, M. Kochanek (Hrsg.), *Repetitorium Internistische Intensivmedizin*,
DOI 10.1007/978-3-662-53182-2_11

11.1   Akute Dyspnoe

11.1.1 Ätiologie

Akute Dyspnoe
Kardiovaskuläre Genese
- Akutes Koronarsyndrom (ACS)
- Linksherzinsuffizienz → Asthma cardiale, u. a. zusätzlich reflektorische Bronchokonstriktion
- Arrhythmien (supraventrikulär, ventrikulär)
- Schrittmacherdysfunktion
- Arterielle Hypertonie, Cor hypertensivum
- Akutes Vitium, z. B. akutes Mitralvitium durch Sehnenfadenabriss
- Endokarditis, Myokarditis
- Perikarderguss, Perikardtamponade
- Thorakales Aortenaneurysma

Pulmonale Genese
- AE-COPD („acute exacerbation of chronic obstructive pulmonary disease") mit und ohne Emphysem
- Asthma bronchiale (allergisch, nichtallergisch, Mischformen, Churg-Strauss, Karzinoid)
- Postinfektiöse bronchiale Hyperreaktivität (mit Husten)
- Restriktive Lungenerkrankungen
- Lungenembolie
- Lungenödem
- Pneumo-, Hämato-, Hydro-, Chylothorax
- Bronchitis, Tracheobronchitis
- Pneumonie
- Alveolitis
- Pleuraerguss
- Pleuritis
- Pleuraschwarte
- Thoraxtrauma
- Bronchiale Tumoren
- Pulmonale Hypertonie
- Inhalationstrauma (z. B. Rauchgasintoxikation)
- Lungenblutung
- Exogen-allergische Alveolitis (EAA)
- ARDS („acute respiratory distress syndrome")

Mechanische Genese
- Fremdkörperaspiration
- Trachealstenose bzw. Stenosen der zentralen Atemwege
- Struma, retrosternale Struma
- Rippenfrakturen, instabiler Thorax
- Glottisödem, akute Laryngitis, Anaphylaxie
- Versagen der Atemmuskulatur, z. B. myasthene Krise
- Abdominelles Kompartmentsyndrom (unphysiologische Erhöhung des intraabdominellen Drucks mit Einschränkung der Atmung, z. B. Aszites, Darmischämie, Pankreatitis, Peritonitis)

Psychogene Genese
- Hyperventilationssyndrom
- Panikattacken
- Angst

Neurologische Genese
- (Neuro-)muskuläre Erkrankungen
- Erhöhter Hirndruck
- Meningitis, Enzephalitis
- Schlaganfall
- Intrazerebrale Blutung
- Intoxikationen

Andere Ursachen
- Hyperthyreose
- Anämie
- Schmerz
- Urämie
- Coma diabeticum
- Fieber, septisches Geschehen
- Metabolische Azidose
- „Vocal cord dysfunction" (funktioneller Laryngospasmus)
- Kyphoskoliose
- Säureaspiration bei gastroösophagealer Refluxkrankheit (GERD) assoziiert mit chronischem Husten
- Abdominelle Raumforderung (z. B. Hepatosplenomegalie, Adipositas)

11.1.2 Diagnostik

(◻ Tab. 11.1, ◻ Tab. 11.2, ◻ Tab. 11.3)

11.1.3 Therapie

Allgemeinmaßnahmen/Notfallmanagement

- Sauerstoffgabe: 2–4 l/min über Nasensonde oder O_2-Maske (S_pO_2 >92–94 %)
- Lagerung: Oberkörperhochlagerung bzw. aufrecht sitzende Haltung
- Statuserhebung: S_pO_2, Blutdruck, Herz-, Atemfrequenz, Temperatur, Auskultation, Perkussion
- 12-Kanal-EKG (Arrhythmien und akutes Koronarsyndrom?)
- Anlage eines periphervenösen Zugangs (Blutentnahme, inkl. venöser BGA)

- Patienten beruhigen, ggf. vorsichtige medikamentöse Anxiolyse (z. B. 1 mg Lorazepam p.o.) und versuchen, eine Anamnese zu erheben, ggf. Fremdanamnese
- Notfallsonographie, auch in Oberkörperhochlagerung möglich (z. B. modifiziertes *„rapid assessment of dyspnea with ultrasound"*, sog. RADiUS-Protokoll, s. auch ► Abschn. 1.20 Abschnitt Notfallsonographie)
  - Fokussierte kardiale Bildgebung (links- und rechtsventrikuläre Pumpfunktion, Perikarderguss, Rechtsherzbelastungszeichen)
  - Fokussierte Beurteilung der V. cava inferior (Volumenstatus)
  - Fokussierte Lungensonographie (B-Linien, Pleuraerguss, Pneumothorax, peripheres Infiltrat)
  - Fokussierte Abdomensonographie (Aszites, freie Flüssigkeit in Pouches)

◻ **Tab. 11.1** Diagnostik bei akuter Dyspnoe

Methode	Fragestellung
Anamnese/Fremdanamnese	Vorerkrankungen: Asthma bronchiale, COPD, Anämie, pulmonale Hypertonie, Zustand nach TVT?
Körperliche Untersuchung	Inspektion: Ödeme, Zyanose, Halsvenenstau
	Perkussion: hypersonor bei Pneumothorax
	Auskultation: Zeichen der Obstruktion (AE-COPD, Asthma)? Einseitig aufgehobenes Atemgeräusch beim Pneumothorax? Herzgeräusch?
Basismonitoring	Puls, Blutdruck, Temperaturmessung, O_2-Sättigung
EKG (12-Kanal-Ableitung, links- und rechtspräkordiale Ableitung, ggf. Nehb)	Arrhythmien?
	Akutes Koronarsyndrom?
	Zeichen der Rechtsherzbelastung?
	Niedervoltage, elektrischer Alternans?
Labordiagnostik (Notfalllabor)	Elektrolyte: endokrinologische Entgleisung, Addison?
	Glukose: Coma diabeticum?
	Blutbild: Anämie oder Polyglobulie (Hämatokrit >55 %)?
	D-Dimere: Thrombose, Lungenembolie, Aortendissektion?
	BNP, NT-ProBNP: Herzinsuffizienz oder Lungenembolie?
	Herzenzyme, Troponin: akutes Koronarsyndrom oder Lungenembolie?
	Entzündungsparameter (CRP, Procalcitonin): Sepsis?
	Urin (Ketonkörper, Drogenscreening)
	Ggf. Abnahme von Blutkulturen: Sepsis?
Blutgasanalyse	pH-Wert, Bikarbonat, Anionenlücke: ketoazidotisches Koma?
	Partialdrücke: respiratorische Partial- oder Globalinsuffizienz?
	Fraktionierte S_aO_2: CO-Hb?

■ Tab. 11.1 Fortsetzung

Methode	Fragestellung
Echokardiographie Notfallsonographie des Herzens bzw. Notfallechokardiographie	Links- und Rechtsherzbelastungszeichen? Perikarderguss? Vitien (insbesondere Aorten- und Mitralvitien) Endokarditiszeichen? Aortendissektion?
Abdomensonographie	Hepatosplenomegalie, abdominelles Kompartmentsyndrom? Aszites? Harnstau?
Bildgebung Lungen- bzw. Thoraxsonographie	Lungensonographie: Pleuraerguss, pulmonalvenöse Stauung, periphere Pneumonie, Pneumothorax? Röntgen-Thorax: Erguss, pulmonalvenöse Stauung, Infiltrate, Pneumothorax, Zwerchfellhochstand? CT-Thorax ±Kontrastmittel: Lungenembolie, parenchymatöse Lungenerkrankung? Ggf. Triple-Rule-Out CT: Koronarerkrankungen, Aortendissektion, Lungenembolie Ggf. CCT: Blutung oder Ischämie?
Flexible Bronchoskopie	Zur Diagnostik und Therapie, insbesondere in Kombination der Inspektion der oberen Atemwege bei unklarem Stridor
Weitere Diagnostik nach Verdachtsdiagnose	Lungenfunktionstests (Spirometrie, CO-Diffusionskapazität): obstruktive oder restriktive Lungenerkrankung? Ggf. Herzkatheteruntersuchung Ggf. Lungen-Perfusions-Szintigraphie im Verlauf

■ Tab. 11.2 Borg-Dyspnoe-Skala

Borg-Skala	Kennzeichen
0	Keine
0,5	Sehr sehr leichte
1	Sehr leichte
2	Leichte
3	Mäßige
4	Ziemliche
5	Schwere
6	Sehr schwer, Stufe 1
7	Sehr schwer, Stufe 2
8	Sehr schwer, Stufe 3
9	Sehr sehr schwere
10	Maximale Dyspnoe

— Ggf. nichtinvasive Beatmung (NIV), Indikationen (stets individuell abwägen):
  — Hyperkapnische akute respiratorische Insuffizienz (pH<7,35 bei p_aCO_2 >45–50 mm Hg) bei akut exazerbierter COPD
  — Hypoxämische akute respiratorische Insuffizienz bei kardialem Lungenödem oder Pneumonie (Atemfrequenz >25/min, S_pO_2<92 %, p_aO_2 <70 mm Hg)
  — Respiratorisches Versagen bei Immunsuppression
  — Palliative Situation (in Fällen, in denen keine Intubation festgelegt/gewünscht wurde)
  — Cave: Absolute Kontraindikationen beachten (fehlende Spontanatmung, hämodynamische Instabilität, Verlegung der Atemwege, gastrointestinale Blutung/Ileus)
— Ggf. invasive Beatmung, Indikationen (stets individuell abwägen):
  — S_pO_2 <85 % unter hoher Sauerstoffzufuhr (>10 l/min)

◘ Tab. 11.3 Skala der American Thoracic Society (ATS) für Dyspnoe

ATS-Skala	Kennzeichen
0: Keine Dyspnoe	Keine Beschwerden beim raschen Gehen in der Ebene oder leichtem Anstieg, außer bei deutlicher körperlicher Anstrengung
1: Milde Dyspnoe	Kurzatmigkeit bei raschem Gehen in der Ebene oder leichtem Anstieg
2: Mäßige Dyspnoe	Kurzatmigkeit. In der Ebene langsamer als Altersgenossen, Pausen zum Atemholen auch bei eigenem Tempo
3: Schwere Dyspnoe	Pausen beim Gehen nach einigen Minuten oder nach etwa 100 m im Schritttempo
4: Sehr schwere Dyspnoe	Zu kurzatmig, um das Haus zu verlassen. Luftnot beim An- und Ausziehen

- Therapieresistente Obstruktion mit respiratorischer Erschöpfung
- Polytrauma mit instabilem Thorax, Gesichts- und Halsverletzungen
- Progrediente Tachypnoe >30–35/min bzw. Ateminsuffizienz/unzureichende Atemarbeit oder Schnappatmung/Apnoe
- Glasgow-Coma-Scale <8 mit Unfähigkeit, die Atemwege frei zu halten bzw. fehlender Schutzreflex
- Hämodynamische Instabilität (kardiogener Schock)
- Progrediente respiratorische Azidose (trotz Therapie steigt p_aCO_2 >50 mm Hg)
- Ggf. flexible Bronchoskopie (Wachbronchoskopie unter leichter Sedierung)

Spezielle Maßnahmen (einige Beispiele)

- β_2-Sympathomimetika und Kortikosteroide bei Bronchoobstruktion
- Diuretika und ggf. Nitrate bei Verdacht auf akutes Lungenödem bis NIV-Beatmung
- Sofortige antibiotische Therapie nach vorheriger Abnahme von Blutkulturen bei Verdacht auf Sepsis
- Dialysetherapie bei klinischen Zeichen der Urämie und/oder der Überwässerung
- Lysetherapie bei Verdacht auf massive Lungenembolie
- Perikardpunktion bei nachgewiesenem Perikarderguss
- Notfallherzkatheteruntersuchung bei Verdacht auf akutes Koronarsyndrom

- Antiarrhythmische Therapie und/oder Kardioversion/Defibrillation bei Arrhythmien

11.2 Aspiration

11.2.1 Definition

- Transglottisches Eindringen von Fremdmaterial in das Tracheobronchialsystem
- **Penetration** bezeichnet den Übergang zur Aspiration, d. h. das Aspirat berührt zwar die supraglottischen Strukturen bzw. tritt in den Aditus laryngis ein, ohne jedoch die Rima glottidis zu passieren.
- **Akute Aspiration** von Fremdkörpern oder Flüssigkeiten. Sehr heterogenes Krankheitsbild. Je nach Aspirat entsteht eine chemische Pneumonitis (Säureaspiration), bakterielle Pneumonie, mechanische Obstruktion (Aspiration korpuskulärer Anteile) und ggf. reflektorischer Glottisverschluss (Spasmus) oder eine Kombination der genannten Situationen. Typische Klinik
- **Chronische Aspiration** von Fremdkörpern. Wenig typische klinische Symptomatik folgt nach einem symptomarmen Intervall. Ausbildung einer lokalen granulozytären Entzündung als Reaktion auf einen festsitzenden Fremdkörper, ggf. chronische Pneumonie mit Bildung einer Atelektase oder einer Retentionspneumonie. Gehäuft bei neurologischen Krankheitsbildern mit Dysphagie und/oder fehlendem Hustenreflex.

11.2.2 Allgemeines

- Inzidenz: Kinder >Erwachsene (Männer : Frauen = 2 : 1)
- Prädilektionsalter im Kindesalter: während des 2. Lebensjahres
- Prädilektionsalter im Erwachsenenalter: während der 6. Lebensdekade
- Häufige Fremdkörper (bei Erwachsenen): Nahrung (meist Fischgräten und Hühnerknochen), Zahnersatz (bei älteren Menschen)
- Unterscheidung bei Fremdkörpern: versehentliche und intentionale Fremdkörperingestion (sekundärer Krankheitsgewinn)
- Im Rahmen von Fremdkörperaspiration wird in ca. 80 % der Fälle der Fremdkörper ohne weiteres abgesetzt, und in ca. 20 % der Fälle ist eine endoskopische Intervention notwendig. Eine Operation ist in weniger als 1 % der Fälle indiziert.
- Risikofaktoren für eine Atemwegsverlegung durch Fremdkörper: eingeschränktes Bewusstsein, Intoxikationen (Alkohol, Drogen), neurologische Erkrankungen mit Störungen der Schluck- und Hustenreflexe (Schlaganfall, Parkinson-Krankheit), Atemwegserkrankungen, geistige Einschränkungen, Demenz, schlechter Zahnstatus, hohes Alter

11.2.3 Ätiologie

- **Verminderte bis fehlende Schutzreflexe**
  - Bewusstlosigkeit!
  - Während epileptischer Anfälle
  - Drogen-, Alkoholabusus
  - Frühzeitige Nahrungsaufnahme nach ambulant-zahnärztlichem Eingriff unter großzügiger Infiltrationsanästhesie
- **Störungen des Schluckaktes bzw. Dysphagie**
  - Neurogene Dysphagien: z. B. Apoplexie oder Schädel-Hirn-Trauma mit Schädigung der zentralen Schluckzentren der Formatio reticularis (Pons, Medulla oblongata) und der für den Schluckakt beteiligten Hirnnervenkerne (Ncl. motorius n. trigemini, Ncl. motorius n. facialis, Ncl. ambiguus, Ncl. tractus solitarii, Ncl. dorsalis n. vagi)

- Neuromuskuläre Erkrankungen: z. B. Achalasie
- Tumoren des Pharynx oder des Larynx
- Dysphagie nach Operationen: z. B. Tumoren in Mund- und Halsregion
- Erkrankungen des oberen Gastrointestinaltrakts: Strikturen, Malignome, ösophageale Ringe, Achalasie
- **Störungen des Glottisverschlusses oder des oberen Ösophagussphinkters**
  - Tracheostoma oder liegende Magensonde (Pflegeheim-Patienten)
  - Rezidivierendes Erbrechen

11.2.4 Klinik

- Symptomatik abhängig von Lage und Größe des Fremdkörpers
- Leitsymptome: plötzlicher Reizhusten und akute Dyspnoe
- Erstickungsangst, Unruhe bis Panik
- Atmung
  - Flache und frequente Atmung mit oder ohne thorakale Schmerzen
  - Dyspnoe bis Orthopnoe (mit Einsatz der Atemhilfsmuskulatur)
  - Frustrane Atemexkursionen bis Apnoe beim Bolusgeschehen
- Evtl. inverse Atmung
- Zyanose (Warnsignal, d. h. ≥5 g/dl deoxygeniertes Hämoglobin)
- Stridor
  - Inspiratorischer Stridor: hochsitzender Fremdkörper oder Stenosen im laryngotrachealen Bereich
  - Exspiratorischer Stridor: tief sitzender Fremdkörper oder bronchiale Obstruktion
- Bronchospasmus mit bronchialer Hypersekretion: bei Magensaft-Aspiration
- Hämodynamik: Tachykardie, initiale Hypertonie bis Hypotonie
- Bewusstlosigkeit: Eine Bolusaspiration (z. B. verschlucktes Wurststück) kann innerhalb kürzester Zeit zu zerebralen Krampfanfällen bis hin zum reflektorischen Herz-Kreislauf-Stillstand führen.

- Chronische Fremdkörperaspirationen: das Aspirationsereignis bleibt zunächst klinisch unbemerkt, später (Wochen/Monate!) treten wenig charakteristische Zeichen auf wie chronischer Reizhusten, rezidivierende bronchopulmonale Infekte und evtl. Ausbildung sekundärer Bronchiektasen, ggf. mit Bildung einer Atelektase oder einer Retentionspneumonie.

11.2.5 Diagnostik

- **Anamnese:**
  - Akuter Verlauf: evtl. nur Fremdanamnese möglich
  - Vorerkrankungen: neurologische Krankheitsbilder mit Schluckstörungen
  - Hinweis: rezidivierende Pneumonien gleicher Lokalisation können durch chronische Aspiration (festsitzender Fremdkörper) entstehen
- **Körperliche Untersuchung:**
  - Inspektion: Mundhöhle und Pharynx (bei Bewusstlosigkeit zusätzlich Laryngoskopie), äußerliche Verletzungen, Struma, atypische bzw. asymmetrische Thoraxexkursionen, Haut (ggf. Zyanose)
  - Auskultation der Lunge: fortgeleitete Atemgeräusche wie Giemen und Brummen, einseitig abgeschwächtes Atemgeräusch bei Atelektasenausbildung, unerklärbare seitendifferente Befunde oder grobe Rasselgeräusche bei Aspiration von Flüssigkeiten (DD: kardiales und nicht-kardiales Lungenödem; Aspiration überwiegend in die rechte Lunge [Unterlappen])
- **Bildgebung:** Röntgen-Thorax in 2 Ebenen und evtl. CT-Thorax
- Ggf. Endoskopie

11.2.6 Differenzialdiagnostik

- **Akute Dyspnoe**
- **Inspiratorischer Stridor:** Ursachen der Obstruktion der *oberen* Atemwege (Hypopharynx, Larynx, Subglottis)
  - Beispiele: hochsitzender Fremdkörper, Krupp (Synonyme: Epiglottitis, Laryngitis supraglottica), Pseudokrupp (Synonyme: stenosierende Laryngotracheitis, Laryngitis subglottica), Larynxödem (entzündlich-toxisch oder angioneurotisch, Quincke-Ödem), funktioneller Laryngospasmus („vocal cord dysfunction"), Retropharyngealabszess, Nasopharynxtumor (benigne oder maligne [Schmincke-Regaud]) oder Larynxtumor (ein Drittel supraglottisch, zwei Drittel glottisch, selten subglottisch)
- **Inspiratorisch-exspiratorischer Stridor:** Trachealstenose, z. B. Struma-bedingt
- **Exspiratorischer Stridor:** Ursachen der Obstruktion der *unteren* Atemwege (Bronchien, Bronchiolen)
  - Beispiele: tief sitzender Fremdkörper, akutes Asthma bronchiale, Asthma cardiale, AE-COPD, toxisches Lungenödem, Bronchitis, Bronchiolitis

11.2.7 Notfallmanagement bei Aspiration von Fremdkörpern

❯ **Bei der Fremdkörperaspiration werden eine milde und eine schwere Atemwegsverlegung unterschieden, sodass initial eine Differenzierung stattfinden sollte.**

Den Patienten direkt ansprechen und fragen: „Haben Sie sich verschluckt? Geht es Ihnen nicht gut?" Während der Patient bei der milden Obtruktion antwortet, hustet und atmet, so antwortet der Patient im Falle einer schweren Obstruktion nicht, zudem fehlen ein Husten und ein eigenständiges Atmen (Perkins et al. 2015 [ERC-Leitlinien]).

❯ **Die schwere Atemwegsverlegung wiederum sollte in zwei Szenarien unterschieden werden: a) kreislaufstabiler und nicht-bewusstloser Patient, und b) kreislaufinstabiler und bewusstloser Patient.**

Milde Atemwegsverlegung

- Patienten zum Husten anregen, da der Husten einen hohen und anhaltenden Atemwegsdruck erzeugt, sodass der Fremdkörper ausgestoßen werden kann.
- Patienten solange beobachten, bis es ihm besser geht, da sich eine schwere Verlegung noch entwickeln kann.
- Kurze Anamnese/Fremdanamnese und differenzialdiagnostische Abklärung
- Körperliche Untersuchung: Inspektion der Mundhöhle und Lungenauskultation
- Ggf. weitere Untersuchungen veranlassen

Schwere Atemwegsverlegung → Kreislaufstabiler und nicht bewusstloser Patient

- Patienten beruhigen, ggf. Sedation (ggf. 1–2 mg Midazolam i.v.)
- Analgesie (Opioide) bei Schmerzen, z. B. bei Fischgrätenaspiration
- Oberkörperhochlagerung oder aufstellen lassen
- Kurze Anamnese/Fremdanamnese und differenzialdiagnostische Abklärung
- Körperliche Untersuchung: Inspektion der Mundhöhle und Lungenauskultation
- Handlungsablauf bei *Ersticken*
  - Schritt 1: Patienten zum Husten auffordern
  - Schritt 2: bis zu 5 Rückenschläge verabreichen (zwischen die Schulterblätter, den Brustkorb mit einer Hand halten und den Patienten nach vorne beugen lassen), ggf. wiederholen
  - Schritt 3: bis zu 5 Oberbauchkompressionen verabreichen (Heimlich-Handgriff)
  - Schritt 4: Wiederholen von Schritt 2 und Schritt 3
  - Schritt 5: Thoraxkompressionen bei Bewusstlosigkeit
- Bolusentfernung durch kräftige Schläge zwischen die Schulterblätter oder durch Anwendung des Heimlich-Handgriffs
  - Durchführung: Ausübung eines subdiaphragmalen bzw. epigastralen nach kranial gerichteten Druckstoßes, der über eine intrathorakale Druckerhöhung den Fremdkörper bzw. Bolus herausschleudern soll
  - Indikation: Schwere Atemwegsverlegung durch Fremdkörperaspiration
  - Kontraindikationen: fortgeschrittene Gravidität, extreme Adipositas, Säuglingsalter
  - Gefahr: Verletzung innerer Bauchorgane und Strukturen (Leber, Milz, Aorta etc.), daher sollen alle Patienten, bei denen dieses Manöver durchgeführt wurde, auf innere Verletzungen untersucht werden.
- Ggf. Optimierung der Oxygenierung: Nasensonde (bis 6 l O_2/min: F_iO_2 0,2-0,4) oder besser Maske (>6-15 l O_2/min: F_iO_2 0,4-0,7)
- Ggf. empirische Gabe von Glukokortikoiden
- Ggf. initial flexible Bronchoskopie, Fremdkörperextraktion in starrer Bronchoskopietechnik
- Hinweis: im Röntgen-Thorax werden strahlentransparente Fremdkörper oft übersehen!

Schwere Atemwegsverlegung → Kreislaufinstabiler oder bewusstloser Patient

- Kontrolle von Bewusstsein (Schmerzreiz setzen), Atmung (Sehen, Fühlen, Hören, S_pO_2) und Hämodynamik (Puls, Blutdruck)
- Bei Herz-Kreislauf-Stillstand: sofortiger Beginn der kardiopulmonalen Reanimation: bedingt durch die Herzdruckmassage gelingt es in einigen Fällen, den tief sitzenden Fremdkörper bzw. Bolus zu lockern und in Richtung Pharynx zu mobilisieren (Thoraxkompressionen erzeugen im Vergleich zu Oberbauchkompressionen einen höheren Atemwegsdruck)
- Verdacht auf hochsitzenden Fremdkörper: Notfalltracheotomie
- Mund- und Racheninspektion: bei ersichtlichem Aspirat (z. B. Erbrochenes)
  - Digitale Ausräumung des Rachenraumes
  - Oropharyngeales Absaugen in Kopftieflage
  - Fremdkörperextraktion aus Larynx mittels Magill-Zange und Absaugung unter laryngoskopischer Sicht
  - Bei Massenaspiration Freisaugen mittels Endotrachealtubus und anschließende endotracheale Intubation

- Absaugmanöver unter ständiger Kontrolle der Vitalparameter und pulmonaler Auskultation
- Atemwegsmanagement bei fehlender Eigenatmung:
  - Endotracheale Intubation und ggf. Fremdkörper mit dem Tubus vor- bzw. tiefer schieben, sodass zumindest eine Lunge beatmet werden kann
  - Oft sind hohe Beatmungsdrücke notwendig
  - Ggf. manuelle Exspirationshilfe durch Thoraxkompression
  - Vorsichtige Maskenbeatmung falls keine endotracheale Intubation möglich: eine langsame und kräftige Beatmung unter anteroposteriorem Krikoiddruck (Sellik-Handgriff) kann eine Luftinsufflation neben dem Fremdkörper erlauben
- Endoskopie:
  - Möglichkeiten: flexible/starre Tracheobronchoskopie oder Ösophagogastroduoendoskopie (ÖGD)
  - Starre Bronchoskopie unter Anästhesie als Methode der Wahl bei hochgradigem Verdacht auf Aspiration
  - Ggf. Inspektion der oberen (Laryngoskopie) und der tiefen Atmwege (Tracheobronchoskopie) in flexibler Bronchoskopietechnik und Lokalanästhesie, Extraktion von Fremdkörpern nach Wechsel auf starre Bronchoskopietechnik und Vollnarkose, Einsatz von z. B. Fangkorb oder Fasszange, ggf. sind blutstillende Maßnahmen notwendig (endobronchiale Spülungen mit verdünnter Adrenalinlösung oder Einlegen eines Bronchusblockers bis maximal 48 h)
  - Nur kleine, gut fassbare Fremdkörper können in ausschließlich flexibler Bronchoskopietechnik geborgen werden.
  - ÖGD bei Bolusimpaktion mit kompletter Okklusion des Ösophagus sowie bei spitzen Fremdkörpern
  - Eine routinemäßige Gabe eines Antibiotikums (z. B. Ampicillin/Sulbactam 1,5 g/8 h i.v.) wird für zumindest 3 Tage empfohlen.
- Operation/Thorakotomie: als Ultima ratio bei Versagen der endoskopischen Techniken

11.3 Inhalationstrauma

11.3.1 Definition

Unter einem Inhalationstrauma versteht man die thermische und chemisch-toxische Schädigung der Atemwege und des Lungenparenchyms durch Einatmen von Hitze, Rauch- und Reizgasen.

11.3.2 Allgemeines

- Obwohl im Rahmen von Verbrennungen viele Organe beteiligt sein können, sind Hitzeschäden der Lunge am gravierendsten.
- Ca. 20–30 % aller Brandverletzten erleiden ein Inhalationstrauma.
- Bei ca. 80 % aller Brandverletzten ist das Inhalationstrauma die Todesursache.
- Die Kohlenmonoxidintoxikation spielt im Rahmen des Inhalationstraumas durch Brandunfälle eine dominante Rolle.
- ARDS-Häufigkeit beatmeter Brandopfer: über 50 %
- Mortalität des Inhalationstraumas alleine: ca. 10 %
- Mortalität des Inhalationstraumas bei schwerer Verbrennung: über 50 %
- Arten des Inhalationstraumas: thermisches, chemisches und systemisches Inhalationstrauma

> **Zum Management des Inhalationstraumas existieren keine nationalen noch internationalen Leitlinien, sodass auf die Erfahrung des jeweiligen Verbrennungszentrums zugegriffen werden muss.**

11.3.3 Ätiologie

Inhalation von „Komponenten des Brandrauchs"

- **Rauchpartikel:** Ruß, Schädigung abhängig von Partikelgröße (<1 bis >5 μm)
- **Hitze- und Flammeninhalation** (*thermisches Inhalationstrauma*): lokale supraglottische Schädigung, nur zu 5 % subglottisch, Gefahr von Larynx- und Glottisödem (max. nach 12–24 h)

— **Reizgase** (*chemisches Inhalationstrauma*): lokal toxisch in tiefen Atemwegen, Spätmortalität durch Reizgase vom Latenztyp und Sofortmortalität durch hydrophile Reizgase
— **Erstickungsgase** (*systemisches Inhalationstrauma*): CO, CO_2, Zyanide, Schwefelwasserstoff

Chemisches Inhalationstrauma: Inhalation von Reizgasen

— Entstehung bei Schwelbränden, Bränden in geschlossenen Räumen und Bränden mit starker Rauchentwicklung
— **Reizgase vom Soforttyp** (*hydrophile Stoffe*): Ammoniak, Chlorwasserstoff, Fluor-, Schwefelwasserstoff → Schädigung der *oberen Atemwege*, zentrale Verätzungen, Larynxödem → bei massiver Exposition ödematöse Bronchitis und ggf. Lungenödem
— **Reizgase vom Spättyp** (*lipophile Stoffe*): Aldehyde, Nitrosegase oder Stickstoffoxide (NO, NO_2, N_2O_3, N_2O_4), Ozon (O_3), Phosgen ($COCl_2$) → Schädigung der *unteren Atemwege* → schwere ödematöse Bronchitis/Bronchiolitis mit unstillbarem Husten bis zur Orthopnoe
— **Reizgase vom intermediären Typ**, d. h. Verbindungen mit mittlerer Wasserlöslichkeit: Chlor (Cl_2), Brom (Br_2), Schwefeldioxid (SO_2)

Systemisches Inhalationstrauma: Inhalation von Erstickungsgasen

— *Systemische Inhalationsintoxikation*: Erstickungsgase (CO, CO_2, Zyanide) und O_2-Mangel (Asphyxie) führen zur Abnahme der O_2-Transportkapazität sowie zur Störung der inneren Atmung und sind für die hohe Frühmortalität des Inhalationstraumas verantwortlich.
— Häufig kombinierte CO-Zyanid-Mischintoxikation (synergistische Toxizität)

Thermisches Inhalationstrauma: Inhalation von „Hitze"

— Temperatur (Hitzeentwicklung) und Expositionszeit bestimmen den Schweregrad der thermischen Schädigung.

— Folgen der thermischen Schädigung: muköse/submuköse Ödeme, Erytheme, Blutungen bis Ulzerationen/Nekrosen der oberen Atemwege.
— Bei der Inhalation von heißem Dampf kann es auch zu Schädigungen der tiefen Atemwege kommen.

11.3.4 Einteilung

— **Frühphase des Inhalationstraumas:**
  — Auftreten: ≤72 h nach dem Ereignis
  — Organmanifestation: meist obere Atemwege bis Carina tracheae, selten untere Atemwege (frühes ARDS)
  — Klinik: Schwellung von Gesicht, Hals, Larynx mit inspiratorischem Stridor
— **Spätphase des Inhalationstraumas:**
  — Auftreten: >72 h nach dem Ereignis
  — Organmanifestation: meist untere Atemwege
  — Klinik: akute obstruktive Bronchitis bis bakterielle Superinfektion, ggf. multilokuläre pneumonische Infiltrate bis Sepsis (25–30 % der Fälle)

11.3.5 Klinik

— Husten/Hustenreiz, Heiserkeit
— Dyspnoe
— Inspiratorischer Stridor bis Bronchospasmus
— Ggf. Larynxödem
— Retrosternale Schmerzen
— Zeichen der Reizgasbeteiligung:
  — Reizgasbeteiligung vom **Soforttyp** (stechender Charakter) mit pharyngolaryngealer Symptomatik: Reizhusten, Würgen, Nausea, Augentränen (Konjunktivitis), Rhinitis, Kopfschmerzen, Larynxödem
  — Reizgasbeteiligung vom **Latenztyp** (teilweise vom süßlichen Charakter) mit „symptomfreiem Intervall" bis zu 36 h, danach: Dyspnoe, Fieber, toxisches Lungenödem (blutigschaumig), Bronchospasmus bis Schock

11.3.6 Diagnostik

— Anamnese/Erhebung des Unfallhergangs: Verbrennung im geschlossenen Raum

▣ Tab. 11.4 Bronchoskopische Schweregraduierung des Inhalationstraumas (Endorf u. Gamelli 2007)

Grad	Klassifikation	Beschreibung
0	Keine Schädigung	Fehlen von Rußablagerungen, Rötung, Ödeme, Hypersekretion oder Obstruktion
1	Milde Schädigung	Kleinere oder fleckige erythematöse Bereiche, Rußablagerungen in proximalen oder distalen Bronchien
2	Moderate Schädigung	Moderate Rußablagerungen, Rötung, Ödeme, Hypersekretion oder Obstruktion
3	Schwere Schädigung	Schwere Rußablagerungen, Rötung, Ödeme, Hypersekretion oder Obstruktion
4	Massive Schädigung	Ulzerierende bis nekrotische Areale und/oder endoluminale Obstruktion

— Körperliche Untersuchung:
  — Inspektion von Haut und Schleimhäuten: Mundhöhle, Pharynx, Nase (Schwärzung), Rötungen, Blässe oder Rußablagerungen der oropharyngealen Schleimhäute, Ödembildung (Gefahr des Glottisödems), verbrannte Wimpern und Nasenhaare
  — Auskultation: evtl. Rasselgeräusche, inspiratorischer Stridor, Giemen und Brummen
— Labor: venöse/arterielle BGA (!), inklusive Bestimmung von CO-Hb-Anteil, Met-Hb, pH-Wert und Laktat
— Röntgen-Thorax (meist unauffällig)
— Flexible Bronchoskopie zur Diagnose einer „burnt lung" (▣ Tab. 11.4)

> **Die flexible Bronchoskopie gilt als Goldstandard für die Diagnose eines Inhalationstraumas (Nugent u. Herndon 2007; Endorf u. Gamelli 2007; Dries u. Endorf 2013).**

❶ Cave
Falsch-hohe Werte in der Pulsoxymetrie, da viele Pulsoxymeter nicht zwischen O_2-Hb und CO-Hb differenzieren kann (partielle O_2-Sättigung). Mittels arterieller BGA (fraktionelle O_2-Sättigung) lässt sich der CO-Hb-Anteil bestimmen. Dies bedeutet, dass z. B. trotz eines hohen CO-Hb-Anteils in der BGA (z. B. 70 % CO-Hb und 30 % O_2-Hb) die pulsoxymetrische O_2-Sättigung immer noch über 90 % liegen kann.

11.3.7 Differenzialdiagnostik

— Zyanid-, CO-Monointoxikation
— Reizgasintoxikation
— Schwerer Asthmaanfall

11.3.8 Therapie

— **Adäquate Oxygenierung:** >6 l O_2/min über Maske
— **Analgosedierung:** z. B. Fentanyl (Fentanyl-Janssen)
— **Intubation und Beatmung**
  — Indikation: sicheres Inhalationstrauma, zirkuläre thorakale Verbrennungen (Compliance ↓), begleitende 2.- bis 3.-gradige Gesichtsverbrennung (schnelles Anschwellen der Halsweichteile), Bewusstlosigkeit, zunehmender inspiratorischer Stridor, therapierefraktäre Hypoxämie und Dyspnoe, Verbrennungen von mehr als 50–60 % der Körperoberfläche
  — Wenn möglich „nasale" Intubation mittels großlumigem Tubus
  — Keine „prophylaktische", sondern „notwendig frühzeitige" Intubation (Gefahr: oropharyngeales Schleimhautödem)
  — Ggf. Koniotomie falls aufgrund einer massiven Schleimhautschwellung eine orotracheale Intubation unmöglich
  — Frühzeitige Tracheotomie, insbesondere bei problematischer tracheobronchialer Absaugung, u. a. weniger Sedierung, bessere Patiententoleranz und frühere Mobilisation

- **Flüssigkeitsmanagement**
  - Insbesondere bei Inhalationstrauma mit dermaler Beteiligung.
  - Ab 20–25 % verbrannter Körperoberfläche kommt es wenige Minuten nach dem Brandunfall zu einer mediatorengetriggerten Ausbildung der sog. Verbrennungskrankheit mit massivem Capillary-leak-Syndrom.
  - Folgen: generalisiertes Ödem und intravasale Hypovolämie
  - Maßnahmen: Volumensubstitution, z. B. nach der Baxter-Parkland-Formel (meist zu hohe Volumina mit der Gefahr des Lungenödems) oder – besser – individuell angepasstes, *„ultrasound- and clinical guided"* Flüssigkeitsmanagement
- **Glukokortikoide beim Inhalationstrauma**
  - **Inhalative** Glukokortikoide: Obwohl die prophylaktische Gabe von inhalativen Glukokortikoiden primär nicht empfohlen wird, kann in Einzelfällen und bei sicheren Zeichen eines Inhalationstraumas die Applikation z. B. von Beclometason (Junik, Ventolair) eine symptomatische Besserung schaffen.
  - **Systemische** Glukokortikoide hochdosiert, umstritten (!); die Zufuhr von Hydrokortison ist nur noch im therapierefraktären septischen Schock des Schwerbrandverletzten indiziert.
  - Ggf. Hydroxocobalamin (Cyanokit, Vitamin B_{12b}, 70 mg/kg KG) bei Rauchgasintoxikation (Zyanid-CO-Mischintoxikation); die Kombinationstherapie aus 4-DMAP und Natrium-Thiosulfat ist nur bei gesicherter Zyanid-Monointoxikation indiziert
- **Prophylaktisches Antibiotikum bei schwerem Mukosa-Schaden,** umstritten:
  - Ampicillin/Sulbactam 1,5 g/8 h i.v.
  - Cephalosporin der 2. Generation (z. B. Cefuroxim 1,5 g/8 h)
- **Bronchospasmolytika**
  - Theophyllin (Euphyllin), unterstützt u. a. die mukoziliare Clearance
  - Inhalative β_2-Sympathomimetika (z. B. Salbutamol, Inhalationen bis zu 5 × tgl.): antiinflammatorische Wirkung,

bessere Mobilisation von Atemwegssekreten, Stimulation der Reparatur der Epithelialzellen
  - Reduktion des *„airway obstructing cast"* (fibrinhaltiges zellreiches Atemwegsexsudat → Atemwegsobstruktion): Vernebelung von Heparin zusammen mit Antithrombin und/oder ACC
- Bei Verdacht auf ein Inhalationstrauma sollte auch bei Beschwerdefreiheit aufgrund der latenten Gefahr des **toxischen Lungenödems** eine Überwachung für mindestens 24 h erfolgen.
- Bei Entwicklung eines ARDS: ▶ Kap. 11.7
- Bei sicherem Inhalationstrauma:
  - Kontaktaufnahme mit Verbrennungsklinik
  - Vermittlung über die „Zentrale Anlaufstelle für die Vermittlung von Krankenhausbetten für Schwerbrandverletzte" der Feuerwehr Hamburg (Tel.: 040/42851–3998/9; leitstelle@feuerwehr.hamburg.de)

11.4   Asthma bronchiale

11.4.1 Definitionen

- **Asthma bronchiale:**
  - Akute variable und reversible Atemwegsobstruktion
  - Auf einer bronchialen Hyperreagibilität und (chronischen) Entzündung der Bronchialschleimhaut beruhend
- **Schweres Asthma:**
  - Asthma bronchiale, welches in den letzten 12 Monaten entweder gemäß der GINA-Therapiestufen 4–5 oder mit systemischen Steroiden während mindestens 50 % der letzten 12 Monate behandelt wurde. Die Bezeichnung „schweres Asthma" ist dann zulässig, wenn die genannten Therapiemaßnahmen notwendig waren, um die Entwicklung eines unkontrollierten Asthmas zu verhindern oder wenn trotz dieser Maßnahmen ein unkontrolliertes Asthma persistierte.
  - Kontrolliertes Asthma, das sich verschlechtert beim Reduktionsversuch von

◨ Tab. 11.5 Asthmaformen	
Allergisches Asthma bronchiale	**Nicht allergisches Asthma bronchiale**
Extrinsisches Asthma	Intrinsisches Asthma
Häufig bei Kindern und Jugendlichen (oft Atopiker)	Meist bei Erwachsenen
Saisonal oder perennial wiederkehrend	Im Rahmen von chronischen Lungenerkrankungen
Erhöhte Eosinophilenzahl	Erhöhte Eosinophilenzahl (stärker ausgeprägt als beim extrinsischen Asthma)
Erhöhtes Gesamt- und allergenspezifisches-IgE	Kein erhöhtes Gesamt- und allergenspezifisches-IgE
Triggerfaktoren: Allergene	Triggerfaktoren: Infektionen der Atemwege (Viren, Chlamydien/Mykoplasmen), Kälte, Medikamente, physische oder psychische Belastung
Abkürzung: Ig = Immunglobulin.	

inhalativen oder systemischen Steroiden (oder ergänzenden Biologika)
- **Brittle-Asthma**: Subgruppe des lebensbedrohlichen Asthma bronchiale mit sehr rascher und unvorhersehbarer Entwicklung (hohes Mortalitätsrisiko)

11.4.2 Allgemeines

- Inzidenz: ca. 0,4-1,2 % pro Jahr
- Prävalenz: 5 % bei Erwachsenen und 10 % bei Kindern
- Mortalität schwerer Asthmaanfälle: 10 %
- Asthmaformen (◨ Tab. 11.5)
  - Allergisches Asthma bronchiale
  - Nichtallergisches Asthma bronchiale
  - Mischformen aus extrinsischem und intrinsischem Asthma („mixed asthma"); im Verlauf eines initial allergischen Asthma bronchiale kann die intrinsische Komponente in den Vordergrund treten
- Mortalität: ca. 0,5-1/100.000 (oft junge Erwachsene)

❯ **Zum Management des Asthma bronchiale existieren sowohl eine nationale Versorgungsleitlinie (http://www.awmf.org/leitlinien/detail/ll/nvl-002.html; letztes Update 2013) als auch eine internationale**

GINA-Leitlinie (Global Initiative for Asthma, www.ginasthma.org; 2016); das schwere Asthma bronchiale wird über eine separate internationale Leitlinie abgedeckt (Chung et al. 2014).

11.4.3 Ätiologie

- **Polyätiologisches Krankheitsbild**: genetische Prädisposition (Atopie, verschiedene Genpolymorphismen), Lebensstil (Ernährung) und Umweltfaktoren
- **Auslöser/Trigger**: Antigenexposition, vorausgehender Atemwegsinfekt (Viren, Mykoplasmen), körperliche oder psychische Anstrengung, Kälte, Medikamente (z. B. NSAR, β-Blocker), mangelnde Compliance, Inhalation von Zigarettenrauch
- **Allergene**: saisonale (z. B. Gräserpollen) oder perenniale (ganzjährig, z. B. Hausstaubmilben, Tierhaare, Schimmel)
- **Komorbiditäten**: Rhinosinusitis, nasale Polypen, psychologische Faktoren (Angst, Depression), „vocal cord dysfunction", Adipositas, mit Tabakrauchkonsum assoziierte Erkrankungen, schlafbezogene Atemstörungen (z. B. obstruktive Schlafapnoe), Hyperventilationssyndrom, hormonelle Einflüsse (z. B. Menopause, Schilddrüsenerkrankungen),

gastroösophageale Refluxerkrankungen (symptomatisch), Medikamente (Azetylsalizylsäure, NSAR, β-Blocker, ACE-Hemmer).

Vier Mechanismen der Atemwegsobstruktion

— Kontraktion der glatten Bronchialmuskulatur
— Mukosaödem der Atemwegswände
— Verstopfen der Bronchiolen durch viskösen Schleim („mucus plugging")
— Irreversible Umbauvorgänge („remodeling")

Phasen des Asthma bronchiale

— **Sofortreaktion** („early phase response") oder Mediatoren-vermittelte Reaktion
  – Reaktion: innerhalb von Minuten nach Antigenkontakt
  – Dominierende Zellen: Mastzellen und basophile Granulozyten
  – Voraussetzung: vorangegangene Sensibilisierung
  – Klinik: Bronchospasmus, Schleimhautödem und Hypersekretion
— **Spätreaktion** („late phase response") oder Zell-vermittelte Immunantwort
  – Reaktion: ca. 2–24 h nach der Sofortreaktion
  – Dominierende Zellen: eosinophile/ basophile Granulozyten, Monozyten und T-Lymphozyten
  – Klinik: bronchiale Inflammation und Bronchospasmus
— **Chronische Reaktion** bzw. Chronifizierung
  – Klinik: Atemwegsremodeling („Asthmafixierung") und bronchiale Hyperreagibilität

11.4.4 Klinik

(⬛ Tab. 11.6, ⬛ Tab. 11.7)

Risikofaktoren bzw. Hinweise für ein potenziell fatales Asthma bronchiale

— Vorgeschichte eines beinahe fatalen Asthmaanfalls („near-fatal asthma")
— Notfallmäßige und stationäre Behandung des Asthmas im zurückliegenden Jahr
— Vorherige Intubation und mechanische Beatmung wegen Asthma
— Laufende systemische Steroidtherapie oder kürzliches Absetzen einer systemischen Steroidtherapie
— Übermäßiger Einsatz von β_2-Sympathomimetika zur Symptomlinderung
— Psychosoziale Probleme oder Negation des Asthmas oder seines Schweregrades
— Mangelnde Adhärenz zum Therapieplan in der Vergangenheit

11.4.5 Komplikationen

— Zerebrale Hypoxämie
— Akutes Cor pulmonale (Rechtsherzversagen bis kardiogener Schock)
— Lungenversagen („respiratory arrest")
  — Hypoxämisches Lungenversagen: $p_aO_2 \downarrow$, Lungenparenchymversagen
  — Hyperkapnisches Lungenversagen: $p_aCO_2 \uparrow$, Atempumpenversagen
— Arrhythmien: hypoxiebedingt und/oder medikamentös verursacht (z. B. β_2-Mimetika)
— Pneumothorax: durch massive Lungenüberblähung bei erhöhtem intrathorakalem Gasvolumen
— Andere: Pneumomediastinum, Pneumoperikardium, tracheoösophageale Fistel, Pneumonie/pneumogene Sepsis

11.4.6 Diagnostik

❯ Die Diagnose des Asthma bronchiale stützt sich auf die charakteristische Klinik und den Nachweis einer (partiell) reversiblen Atemwegsobstruktion und/oder einer bronchialen Hyperreagibilität.

> ◨ **Tab. 11.6** Management des Asthmaanfalls (Klinik und Maßnahmen, Global Initiative for Asthma, GINA: www. ginasthma.org, 2016; AWMF 2013: http://www.awmf.org/leitlinien/detail/ll/nvl-002.html)

Mildes bis moderates Asthma

Sprechen normal (keine Dyspnoe beim Sprechen)	2–4 Hübe eines kurzwirksamen β_2-Mimetikums, ggf. nach 10–15 min wiederholen
Atemfrequenz <25/min	
Herzfrequenz 100–120/min	20–50 mg Prednisolonäquivalent p.o.
Periphere O_2-Sättigung: 90–95 %	Atemerleichterung (Arme abstützen, Lippenbremse)
„Peak expiratory flow" (PEF) >50 % des Bestwertes oder des erwarteten Wertes (Peak-Flow-Protokoll)	Ggf. O_2-Therapie (Ziel-S_pO_2 >92 %)
Blutgase: p_aO_2 normal, p_aCO_2 ↓, pH alkalisch, S_aO_2 90–95 % als Ausdruck der kompensatorischen Hyperventilation	

Schweres Asthma

Sprechdyspnoe (Sprechen von lediglich Satzteilen oder Worten in einem Atemzug)	Sauerstoffgabe: 2–4 l/min über Nasensonde (S_aO_2 >92 %)
Atemfrequenz AF >30/min („rapid shallow breathing", d. h. schnelle oberflächliche Atmung)	2–4 Hübe eines kurzwirksamen β_2-Mimetikums (nach 10–15 min wiederholen)
Herzfrequenz ≥120/min	50–100 mg Prednisolonäquivalent i.v. (in 4- bis 6-stündigen Abständen)
periphere O_2-Sättigung: <90 %	
PEF ≤50 % des Bestwertes oder <200 l/min bei unbekanntem Ausgangswert	Inhalationen/Vernebelung mit Sabutamol plus Ipratropiumbromid (3 ml einer Lösung mit 0,5 mg Ipratropiumbromid und 0,25 mg Salbutamol, Wiederholung alle 30–60 min)
Dyspnoe bis Orthopnoe bei exspiratorischem Stridor	
Einsatz der Atemhilfsmuskulatur	Evtl. Reproterol: 0,09 mg i.v. (Wiederholung nach 10 min, ggf. Perfusor: 5 Amp. auf 50 ml, 0,018–0,09 mg/h)
Pulsus paradoxus (Abfall des systolischen Blutdrucks >10–25 mm Hg während der Inspiration)	Evtl. Theophyllin i.v. (5 mg/kg KG)
Blutgase: p_aO_2 ↓, p_aCO_2 normal bis ↑, pH normal, S_aO_2 <90 % (respiratorische Partialinsuffizienz)	Evtl. Magnesium i.v. (2 g in 20 min)

Lebensbedrohliches Asthma

„Silent chest" (kein Atemgeräusch)	Sauerstoffgabe: 2–4 l/min über Nasensonde (S_aO_2 >92 %)
Frustrane Atemarbeit/flache Atmung	2–4 Hübe eines kurzwirksamen β_2-Mimetikums (nach 10–15 min wiederholen)
Zyanose	
Bradykardie oder arterielle Hypotension	50–100 mg Prednisolonäquivalent i.v. (in 4- bis 6-stündigen Abständen)
Erschöpfung, Konfusion oder Koma (Hyperkapnie mit Somnolenz, CO_2-Narkose)	Inhalationen/Vernebelung mit Sabutamol plus Ipratropiumbromid (3 ml einer Lösung mit 0,5 mg Ipratropiumbromid und 0,25 mg Salbutamol, Wiederholung alle 30–60 min)
PEF <33 % des Bestwertes oder <100 l/min bei unbekanntem Ausgangswert	
Blutgase: p_aO_2 ↓, p_aCO_2 n-↑, pH normal bis ↓, S_aO_2 <90 % (respiratorische Globalinsuffizienz)	Evtl. Reproterol: 0,09 mg i.v. (Wiederholung nach 10 min, ggf. Perfusor: 5 Amp. auf 50 ml, 0,018–0,09 mg/h)
Paradoxe thorakoabdominelle Bewegungen, d. h. inspiratorische Einziehungen der Abdominalmuskulatur („Schaukelatmung")	Evtl. Theophyllin i.v. (5 mg/kg KG)
	Evtl. Magnesium i.v. (2 g in 20 min)
	Evtl. NIV unter leichter Sedierung (z. B. Propofol), ggf. Intubation

– **Anamnese/Fremdanamnese:**
  – Husten (meist unproduktiver Reizhusten): Gelegentlich ist ein chronischer, nicht produktiver Husten einzige klinische Manifestation (!)

– Pfeifende Atemgeräusche („Giemen")
– Wiederholtes Auftreten anfallsartiger, oftmals nächtlicher Luftnot und/oder thorakales Engegefühl und/oder Intensität und Variabilität (typischerweise

◘ Tab. 11.7 Formen des fatalen Asthmas

	Typ 1 („acute severe asthma")	Typ 2 („acute asphyxic asthma")
Geschlecht	Frauen >Männer	Männer >Frauen
Auftreten	Akut (>6 h): Tage bis Wochen	Hyperakut (<6 h): Minuten bis Stunden
Häufigkeit [%]	80–85	15–20
Triggerfaktoren	Infektion	Allergene, physische oder psychische Belastung
Klinik	Progrediente Verschlechterung bei zunehmender Obstruktion	Plötzliche Verschlechterung mit perakuter Obstruktion
Tod	Innerhalb der Klinik	Präklinisch
Pathologie der Atemwege	Intensive Schleimansammlung	Leere Bronchiolen
Submuköse Entzündungszellen	Eosinophile Granulozyten	Neutrophile Granulozyten
Therapeutische Ansprechbarkeit	Langsam	Schneller

Anmerkung: Der Begriff des „Status asthmaticus" („*fatal asthma*": Asthmaanfall, der nicht prompt auf β_2-Mimetika reagiert) wird heute mehr oder weniger durch die Begriffe „akutes schweres Asthma" („*acute severe asthma*") oder als gesteigerte Form „lebensbedrohliches Asthma" („*life threatening asthma*") ersetzt.

variable Ausprägung der Symptome im Vergleich zur COPD: mal stärker, mal schwächer)
- Allergien/Atopie in der Anamnese
- Ggf. Atemwegserkrankungen („spastische Bronchitis")
- Gehäuft im Kindesalter, jedoch auch bei Erwachsenen nicht selten
- *Auslöser*: Atemwegsreize (z. B. Exposition gegenüber Allergenen, thermischen [kalte Luft] und chemischen Reizen, Rauch und Staub), Tages- und Jahreszeit (z. B. Tag-Nacht-Rhythmus, Allergenexposition), Aufenthaltsort und Tätigkeit (z. B. Arbeitsplatz), Auftreten während/nach körperlicher Belastung, enge Assoziation mit Atemwegsinfektionen sowie psychosoziale Faktoren

> Je lauter die Atemgeräusche (Giemen), desto harmloser die Situation; bei fehlendem Atemgeräusch handelt es sich um die ernstere Situation.

Körperliche Untersuchung
- Inspektion: Dyspnoe („pfeifendes Atemgeräusch"), Orthopnoe, „*silent chest*", Sprechunvermögen, Zyanose
- Palpation: Tachykardie, Pulsus paradoxus (Abfall des systolischen Blutdrucks >10-25 mm Hg während der Inspiration; physiologisch ≤10 mm Hg)
- Perkussion: hypersonorer Klopfschall
- Auskultation: verlängertes Exspirium (bis stumme Auskultation), exspiratorisches Giemen
Monitoring: EKG, Blutdruck, S_pO_2 (respiratorische Insuffizienz, S_pO_2 <90 % bei Raumluft)
Labordiagnostik:
- Notfalllabor einschließlich Differenzialblutbild, D-Dimere (Lungenembolie?), Herzenzyme und Troponin (Myokardinfarkt?), BNP (dekompensierte Herzinsuffizienz, Asthma cardiale?)
- BGA: Monitoring des Gasaustausches und des pH-Wertes bei schwerem Asthma
12-Kanal-EKG: Zeichen der Rechtsherzbelastung (Lungenembolie?), Myokardinfarkt mit akuter Linksherzinsuffizienz (Asthma cardiale)

- **Röntgen-Thorax**: Ausschluss/Nachweis anderer Differenzialdiagnosen
- **Ggf. Echokardiographie**: Ausschluss/Nachweis anderer Differenzialdiagnosen
- **Im Verlauf → Lungenfunktionsanalyse:**
  - **Nachweis einer Obstruktion**: $FEV_1/VC < 70\%$
  - **Reversibilität nach SABA** (*„short acting beta agonists"*, kurzwirksame β_2-Mimetika): nach Inhalation von ≤4 Hüben eines SABA → Zunahme der FEV_1 ≥12–15 % (mindestens 200 ml des Ausgangswerts) bzw. positiver Akut-Bronchospasmolyse-Test oder Reversibilität nach 4-wöchiger inhalativer Glukokortikosteroidtherapie
  - **Bronchiale Hyperreagibilität** (unspezifische Provokation mit z. B. Methacholin) und/oder **PEF-Variabilität** (bei asthmatypischer Anamnese, aber normaler Lungenfunktion): z. B. Methacholin-Inhalation mit Abfall der FEV_1 ≥20 % und/oder PEF-Variabilität („peak expiratory flow", variabel: typisch sind Schwankungen von >20 % über einen Zeitraum von 3–14 Tagen, mindestens 4 Messungen pro Tag, Eigenmessungen mit Peak-Flow-Meter, Führen eines Peak-Flow-Protokolls: Asthmatagebuch; PEF-Variabilität [%] = [höchster – niedrigster Wert] / höchster Wert × 100 [%])
- **Im Verlauf → allergologische Stufendiagnostik**
  - Allergieanamnese, inklusive Berufsanamnese
  - Nachweis der allergenspezifischen, IgE-vermittelten Sensibilisierung
    - Prick-Hauttest oder
    - Bestimmung des spezifischen Serum-IgE, ggf. RAST (Radio-Allergo-Sorbens-Test)
    - Ggf. allergenspezifische Allergenprovokation unter stationären Bedingungen
    - Ggf. Nachweis der Diaminooxidaseaktivität bei Histaminintoleranz oder Basophilendegranulationstest

❯ **Diagnostik des Asthma bronchiale:**
  - **Lungenfunktioneller Nachweis** einer **bronchialen Hyperreagibilität** *ohne* typische **Klinik**: *kein* **Asthma bronchiale**

- **Verbesserung der FEV_1 ≥12–15 %** (R_{spez} >20 %) **nach Akutbroncholyse** (alternativ: die 4-wöchige Steroidinhalationstherapie): **Asthma bronchiale**
- **Eine normale Spirometrie schließt ein Asthma nicht aus.**

11.4.7 Differenzialdiagnostik

❯ **Die akute Exazerbation der COPD (AE-COPD) stellt die wichtigste Differenzialdiagnose beim Erwachsenen dar. Die Differenzialdiagnose beim Kind ist dagegen stark altersabhängig (z. B. Bronchiolitis im Säuglingsalter, Krupp-Syndrom im Kindesalter oder Fremdkörperaspiration während des 2. Lebensjahres).**

- **Kardiovaskulär**: Asthma cardiale (Linksherzinsuffizienz beim älteren Patienten)
- **Pulmonal-vaskulär**: Lungenembolie, Spontanpneumothorax, Bronchopneumonie, COPD-Exazerbation, postinfektiöse bronchiale Hyperreaktivität (mit Husten), Bronchiektasen, Fremdkörperaspiration, Tumorerkrankung mit Obstruktion etc.
- **Andere**: gastroösophagealer Reflux häufig assoziiert mit chronischem Husten oder mit intermittierenden in- oder exspiratorischen Laryngospasmen („vocal cord dysfunction"), Medikamentennebenwirkungen (z. B. ACE-Hemmer induzierter Husten)
- Siehe Differenzialdiagnose „Dyspnoe" (▶ Abschn. 11.1).

11.4.8 Akuttherapie

Allgemeines

- Aufrechterhaltung und Stabilisierung der Vitalfunktionen
- Lagerung: sitzende Position, beengende Kleidung öffnen
- Sedierung:
  - Für Ruhe sorgen (Umgebung, Gespräch)

Tab. 11.8 Medikamente beim akuten Asthmaanfall

Substanzgruppe	Medikament	Dosierung
β₂-Sympathomimetika	Fenoterol (Berotec)	Inhalativ: 2–4 Hübe (1 Hub = 100 µg), ggf. Repetition alle 10–15 min
	Salbutamol (Broncho-Spray novo)	Inhalativ: 2–4 Hübe (1 Hub = 100 µg), ggf. Repetition alle 10–15 min Bevorzugt: Vernebelung in Kombination mit Ipratropiumbromid
	Terbutalin (Bricanyl)	0,25–0,5 mg s.c., ggf. Repetition in 4 h
	Reproterol (Bronchospasmin)	0,09 mg langsam i.v., ggf. Repetition nach 10 min Perfusor: 5 A./50 ml (0,018–0,09 mg/h)
Kortikosteroide	Prednisolon (Solu-Decortin) bzw. Prednisolonäquivalent	Initial 50–100 mg i.v.-Bolus (0,5–1 mg/kg KG) Anschließend: alle 4–6 h 50 mg Prednisolon i.v. oder Perfusor
Parasympatholytika	Ipratropiumbromid (Atrovent)	Inhalativ: 2 Hübe (1 Hub = 20 µg), ggf. Repetition alle 10–15 min Bevorzugt: Vernebelung in Kombination mit Salbutamol (3 ml einer Lösung mit 0,5 mg Ipratropiumbromid und 0,25 mg Salbutamol, Wiederholung alle 30–60 min)
Anästhetika	Ketamin-S (Ketanest-S) plus Midazolam (Dormicum) bei therapieresistentem Asthmaanfall	Ketamin: 0,3–0,7 mg/kg KG langsam i.v. und als Perfusor: 25 mg/ml, 0,3 mg/kg KG/h Midazolam: 1–3–5 mg/h als i.v.-Perfusor (2 mg/ml)
	Propofol (Disoprivan 2 %) mit bronchodilatorischen Eigenschaften	1–3 mg/kg KG i.v. (Cave: Hypotonie-Induktion) Perfusor: 20 mg/ml

— Hypnotika bzw. Sedativa (z. B. Midazolam) sollten wegen ihrer atemdepressiven Wirkung möglichst vermieden werden (**Tab. 11.8, **Tab. 11.9).
— **Adäquate Oxygenierung**
 — O_2-Gabe über Maske (>6–10 l O_2/min: F_iO_2 0,7 ohne und F_iO_2 0,9 mit Reservoir)
 — Evtl. NIV (Masken-CPAP), Ziel: S_aO_2 ≥92 %
 — Ansonsten frühzeitige Intubation bei Zeichen der Dekompensation
— **Medikamentöse Therapie** (**Tab. 11.8, **Tab. 11.9)
 — Wiederholte Gabe eines kurzwirkenden β₂-Sympathomimetikums (ideal über ein O_2-betriebenes Verneblersystem)
 — Frühzeitige Gabe eines systemischen Glukokortikoids

❯ **Die inhalative Gabe** von Ipratropiumbromid in Kombination mit Salbutamol oder sogar verdünntem Adrenalin durch **Vernebelung** (z. B. O_2-betriebene Vernebler) ist meist von großem klinischem Nutzen.

▪ **Methylxanthine und Asthmaanfall**

❶ **Cave**
Die Akutbehandlung des Asthmaanfalls mit einem β₂-Sympathomimetikum plus zusätzlich von intravenösem Theophyllin führt zu keiner weiteren Bronchodilatation. Vielmehr können mehr unerwünschte Arzneimittelwirkungen auftreten.

Methylxanthine besitzen somit keine nennenswerte Rolle mehr in der Akuttherapie des Asthmaanfalls. Lediglich in sehr schweren Fällen kann die intravenöse Applikation von Theophyllin erwogen werden (Initialdosis: 4–5 mg/kg KG [ohne Vorbehandlung] bzw. 2–3 mg/kg KG [mit Vorbehandlung]

◻ Tab. 11.9 Additive Maßnahmen („second-line treatment")

Magnesiumsulfat (Mg-5-Sulfat 50 %)	Funktion: Membranstabilisator und Blockade spannungsabhängiger Ca^{2+}-Ionenkanäle der glatten Muskelzellen mit relaxierender Wirkung auf glatte Muskelzellen
	Dosierung: 2 g i.v. über 20 min
Adrenalin (Suprarenin)	Funktion: Wirkt nicht nur als β_2-Mimetikum, sondern ebenfalls als α_1-Mimetikum auf die Bronchialgefäße mit abschwellender Wirkung, ebenfalls bei Zeichen des Angioödems und des Glottisödems
	Cave: systemische Nebenwirkung mit Hypertonie und Tachykardie sowie Arrhythmieneigung
	Titration: 1 mg in 10 ml NaCl 0,9 % verdünnt
	Gabe: inhalativ, s.c., i.v.
Opioide	Funktion: Dämpfung des erhöhten Atemantriebs und Senkung der Spontanatemfrequenz
	Substanz: z. B. Sufentanil
Volatile Anästhetika	Funktion: Bronchodilatatorische Wirkung
	Substanzen: Halothan, Sevofluran, Enfluran und Isofluran
Helium-Sauerstoff-Gemisch-Inhalation	Funktion: Stickstoff wird durch Helium ersetzt; Helium besitzt eine deutlich niedrigere Dichte als Stickstoff ($0{,}1785$ kg/m^3 vs. $1{,}250$ kg/m^3) und reduziert somit den Widerstand des Gasflusses; Reduktion des turbulenten Flusses mit Abnahme der Atemwegsresistance, keine Veränderung der bronchialen Obstruktion
	Substanz: Heliox (Helium-Oxygen): bestehend aus 80 % Helium und 20 % O_2
	Kosten und Verfügbarkeit limitieren aktuell diese Therapieoption
Bronchoskopie mit Bronchiallavage (BL) bzwl. bronchoalveolärer Lavage (BAL)	Indikation: bei unzureichender Oxygenierung trotz maschineller Beatmung
	Absaugen schleimbedingter Atelektasen, Entfernen von „Mucous Impaction"
Ggf. extrakorporaler Kreislauf (ECMO)	Ultima ratio bei absolutem medikamentösem Therapieversagen

als i.v.-Kurzinfusion; Erhaltungsdosis: 0,5–0,7 mg/kg KG/h).

Beatmungsmanagement bei akutem Asthma bronchiale

(◻ Tab. 11.10)

Allgemeines

- Asthmamortalität unter maschineller Beatmung: bis 10 % (hohes Risiko für Barotrauma und Hypotonie bei einem V_{EL} >20 ml/kg KG)
- Druckkontrollierte Beatmung
- Initial hoher PEEP, trotz hoher Auto-PEEP
- Plateaudruck P_{Plat} <35 mbar
- Spitzeninspirationsdruck P_{Peak} ≤40 mbar
- Druckanstiegsgeschwindigkeit: steile Rampe ≤0,2 s

- Permissive Hyperkapnie: Ziel: pH-Wert >7,2 (p_aCO_2-Werte um ca. 90 mm Hg können initial toleriert werden)
- Zum Stellenwert der nichtinvasiven Beatmung (NIV) beim akuten Asthma bronchiale kann zum gegenwärtigen Zeitpunkt keine gesicherte Aussage getroffen werden, obwohl erste Studien zeigen, dass NIV beim akuten Asthma bronchiale sich günstig auswirkt.

Indikationen zur Beatmung (relativ)

- Hohe Atemfrequenzen ≥35/min und progrediente Dyspnoe mit respiratorischer Erschöpfung
- Respiratorische Azidose pH <7,35
- Progrediente Hyperkapnie (p_aCO_2 >55 mm Hg)

◻ Tab. 11.10 Vorschlag zur Einstellung der Beatmungsparameter

Parameter	Empfehlung
Beatmungsfrequenz (niedrig)	6–12/min
Atemzugvolumen (V_T, „tidal volume", niedrig)	5–7 ml/kg KG (Standardkörpergewicht)
Atemminutenvolumen (AMV)	Steuerung nach pH-Wert (Ziel: pH >7,2)
(Externer) PEEP	5–10 mbar ($PEEP_{extrinsic} < PEEP_{intrinsic}$)
Inspiratorischer Fluss („flow")	≥100 l/min
Inspiration-Exspiration-Verhältnis (I:E)	≥1:2 bis 1:4
F_iO_2	Initial: 1, danach Reduktion nach p_aO_2

Anmerkung: Der externe PEEP ($PEEP_e$) sollte kleiner dem internen PEEP ($PEEP_i$) sein. Der externe PEEP erfüllt somit eine intrapulmonale Gerüstfunktion. Ziel: $PEEP_e$ maximal 80 % von $PEEP_i$.

— Zeichen der respiratorischen Globalinsuffizienz: p_aO_2 <55 mm Hg, p_aCO_2 >55 mm Hg, S_aO_2 <88 % trotz adäquater O_2-Gabe
— Bewusstseinsstörung/Konfusion
— Koma (GCS <8) oder Atemstillstand

11.4.9 Einleitung einer Langzeittherapie

(◻ Tab. 11.11)
— **Risikofaktoren meiden** (Allergenkarenz!), insbesondere Rauchen (inklusive Nikotinentwöhnung)
— **Symptomatische medikamentöse Therapie:**
    — *„Reliever"* (Bedarfsmedikamente): Broncholytika, wie kurzwirksame β_2-Mimetika: Fenoterol, Salbutamol, Terbutalin; Anticholinergika: Ipratropiumbromid
    — *„Controler"* (Dauermedikamente, regelmäßige Gabe): Entzündungshemmer wie Kortikosteroide, langwirksame β_2-Mimetika (z. B. Formoterol) oder Anticholinergika oder retardiertes Theophyllin
    — Ggf. fixe Kombinationen: z. B. Formoterol/Budesonid (Symbicort), Salmeterol/Fluticason (Viani)
    — Evtl. systemische Glukokortikosteroide: z. B. Prednisolon

— Methylxanthin: Theophyllin (Präparate mit verzögerter Wirkstofffreisetzung)
— Langwirkende β_2-Sympathomimetika: z. B. Formoterol
— Langwirksame Anticholinergika: z. B. Tiotropiumbromid
— Leukotrienrezeptorantagonist: Montelukast (Singulair, 1 × 10 mg abends)
— Omalizumab (anti-IgE, Xolair) bei IgE-vermittelter Pathogenese (Dosis nach Körpergewicht und IgE im Serum vor Therapiebeginn, alle 2–4 Wochen, s.c.-Gabe)
— Mepolizumab (anti-IL5, Nucala) bei schwerem eosinophilen Asthma bronchiale (Eosinophilie >300/μl, alle 4 Wochen, s.c.-Gabe)
— **Kausaltherapie:** spezifische Immuntherapie (SIT, Hyposensibilisierung)
— Gewichtsreduktion bei Adipositas
— Strukturierte Patientenschulung
— Prävention von Exazerbationen
— Behandlung in Disease-Management-Programmen (DMP)
— Physikalische Therapie (Atemgymnastik; Asthmasportgruppen) – körperliches Training verringert Asthmasymptomatik und verbessert Belastbarkeit/Lebensqualität
— Stationäre Behandlung in spezialisierten Kurkliniken

◘ **Tab. 11.11** Stufentherapie des Asthma bronchiale. (Global Initiative for Asthma, GINA: www.ginasthma.org, 2016; AWMF 2013: http://www.awmf.org/leitlinien/detail/ll/nvl-002.html)

Stufe	Maßnahmen
1	Nur Bedarfstherapie: – Schnellwirksame β_2-Agonisten (SABA): z. B. Fenoterol oder Salbutamol – Strukturierte Patientenschulung (Peak-Flow-Protokoll usw.) – „Umweltkontrolle" (Expositionen vermeiden) – Indikation zur Kausaltherapie prüfen
2	Bedarfstherapie *plus* Dauertherapie: – *Niedrige Dosis* eines inhalativen Kortikoids (z. B. Fluticason, Beclometason oder Budesonid) – Alternative: Leukotrien-Rezeptor-Antagonist (Montelukast), niedrige Dosis von Theophyllin
3	Bedarfstherapie *plus* Dauertherapie: – *Niedrige Dosis* eines inhalativen Kortikoids *plus* langwirksamer β_2-Agonist (LABA) – Alternative: *mittlere Dosis* eines inhalativen Kortikoids oder *niedrige* Dosis eines inhalativen Kortikoids *plus* Leukotrien-Rezeptorantagonist oder retardiertes Theophyllin
4	Bedarfstherapie *plus* Dauertherapie: – *Mittlere bis hohe Dosis* eines inhalativen Kortikoids *plus* LABA – Ggf. *plus* Tiotropiumbromid – Alternative: *hohe Dosis* eines inhalativen Kortikoids *plus* Leukotrien-Rezeptor-Antagonist oder retardiertes Theophyllin
5	Zusätzlich zu Stufe 4: – Omalizumab (anti-IgE-Therapie bei IgE-vermittelter Pathogenese) – Mepolizumab (anti-Il 5, für schweres eosinophiles Asthma bronchiale) – Tiotropiumbromid – Orale Kortikosteroide (niedrigste Dosis)

◘ **Tab. 11.12** Inhalative Kortikosteroide – Tagesdosierungen in µg (Global Initiative for Asthma [GINA] 2016)

Substanz (Handelsname)	Niedrige Dosis (µg)	Mittlere Dosis (µg)	Hohe Dosis (µg)
Beclomethason (Junik)	200–500	>500–1000	>1000
Budesonid (Pulmicort)	200–400	>400–800	>800
Ciclesonid (Alvesco)	80–160	>160–320	>320
Fluticason (Flutide)	100–250	>250–500	>500
Mometason (Asmanex)	110–220	>220–440	>440

Anmerkung: Ciclesonid wird nur 1 × tgl. verabreicht.

❯ Die Therapie mit einem **inhalativen Kortikosteroid (ICS)** bildet ab der Therapiestufe 2 die **Basis der Langzeittherapie** des Asthma bronchiale. Inhalative Steroide – auch in niedriger Dosierung – reduzieren Symptomatik, Anzahl der Exazerbationen, Atemwegsüberempfindlichkeit und den Verlust der Lungenfunktion (◘ Tab. 11.12, ◘ Tab. 11.13). Keine Monotherapie mit einem langwirksamen β_2-Agonisten (Formoterol, Salmeterol).

⚫ Tab. 11.13 Control-based Asthma Management: Asthmakontrolle bzw. Dauertherapie nach „Kontrollstatus" (Global Initiative for Asthma, GINA: www.ginasthma.org, 2016; AWMF 2013: http://www.awmf.org/leitlinien/detail/ll/nvl-002.html)

Kriterium	Kontrolliertes Asthma (alle Kriterien erfüllt)	Teilweise kontrolliertes Asthma (1–2 Kriterien innerhalb einer Woche erfüllt)	Unkontrolliertes Asthma
Symptome tagsüber	$\leq 2 \times$ pro Woche	$> 2 \times$ pro Woche	3 oder mehr Kriterien des „teilweise kontrollierten Asthmas" innerhalb einer Woche erfüllt
Einschränkung von Aktivitäten im Alltag	Nein	Ja	
Nächtliche/s Symptome/Erwachen	Nein	Ja	
Einsatz einer Bedarfsmedikation/ Reliever	$\leq 2 \times$ pro Woche	$> 2 \times$ pro Woche	
Lungenfunktion (PEF oder FEV_1)	Normal	PEF oder FEV_1 <80 % des Sollwertes	
Exazerbation	Nein	≥ 1 Exazerbationen/Jahr	≥ 1 Exazerbationen/Woche
Therapiemaßnahme	Fortführung der bisherigen Therapie oder Therapiereduktion falls Asthma mindestens 3 Monate kontrolliert	Therapieintensivierung nach Stufentherapie; Wiedervorstellung nach $\leq$ 4 Wochen	Therapieintensivierung nach Stufentherapie und Behandlung der Exazerbation; Wiedervorstellung nach $\leq$ 4 Wochen

Abkürzung: GINA = Global Initiative for Asthma (http://www.ginasthma.com).

Der Grad der Asthmakontrolle soll in regelmäßigen Abständen überprüft werden, um festzustellen, ob die Therapieziele erreicht werden und eine Anpassung der Therapie (Intensivierung/Reduktion) indiziert ist.

Jegliche Exazerbation in einer Woche bedeutet definitionsgemäß ein „unkontrolliertes Asthma".

Definition Exazerbation: Episode mit Zunahme von Atemnot, Husten, pfeifenden Atemgeräuschen und/oder Brustenge, die mit einem Abfall von PEF oder FEV_1 einhergeht.

11.4.10 Besonderheiten

Therapie der Infektexazerbation

- Therapieintensivierung nach Stufentherapie (Global Initiative for Asthma, GINA: www. ginasthma.org, 2016; AWMF 2013: http://www. awmf.org/leitlinien/detail/ll/nvl-002.html)
- Systemische Kortikoidtherapie: 40–50 mg Prednisolon für 5–7 Tage
- Antibiotische Therapie: In der Regel sind infektionsbedingte Exazerbationen viralen Ursprungs; bei klinischen Zeichen einer bakteriell bedingten Exazerbation/Superinfektion mit purulentem Sputum sollte eine antibiotische Therapie initiiert werden (z. B.

Ampicillin 0,5 g/8 h p.o.), ggf. Umstellung auf gezielte Therapie nach Vorliegen eines Antibiogramms

Asthmatherapie in der Schwangerschaft

- Prinzipiell: Weiterführung der bisherigen Therapie
- Aufgrund der Datenlage: inhalative Kortikosteroide *und* inhalative kurzwirksame β_2-Agonisten bevorzugt einsetzen
- Eine frühzeitige inhalative Steroidtherapie ist mit dem besten klinischen Langzeiteffekt und einer Mortalitätssenkung assoziiert. Fetale Missbildungen sind unter einer topischen

Kortikosteroidanwendung mit einer Wahrscheinlichkeit von 1,09:1 (KI 1,03–1,15) beschrieben und daher *in praxi* zu vernachlässigen.

11.5 Akute Exazerbation der COPD (AE-COPD)

11.5.1 Definition

Unter AE-COPD versteht man eine **akute Verschlechterung** der COPD-Symptomatik mit Zunahme von Dyspnoe und Husten sowie vermehrter Sputummenge und/oder Sputumpurulenz.

11.5.2 Allgemeines

- Vorkommen akuter Exazerbationen: vorwiegend in **Wintermonaten**
- Akute Exazerbationen gehen mit einer erhöhten Morbiditäts- und Mortalitätsrate einher.
- Während der akuten Exazerbation kommt es im Vergleich zur stabilen COPD zu einer deutlich gesteigerten Inflammation und damit zu einer verstärkten lokalen sowie systemischen Immunantwort.
- Der klinische Schweregrad einer akuten Exazerbation wird durch die Anzahl vorausgegangener Exazerbationen, schlechten BODE-Index, die Komorbidität (z. B. Herzinsuffizienz, Niereninsuffizienz) und durch höheres Lebensalter negativ beeinflusst.

> **Zum Management der COPD** existieren sowohl eine **nationale Versorgungsleitlinie** (http://www.leitlinien.de/mdb/downloads/nvl/copd/copd-vers1.9-lang.pdf; letztes Update 2012) als auch eine internationale **GOLD-Leitlinie** (Global Initiative for Chronic Obstructive Lung Disease, www.goldcopd.org; 2016).

11.5.3 Ätiologie/Trigger bzw. Auslöser

- **Infektiöse Ursachen** (häufig):
  - Virale Genese! (ca. 55 %): Rhinoviren, RSV („respiratory syncytial virus"), Influenza-,

Coronaviren und humane Metapneumoviren (HMP)
  - Bakterielle Genese (ca. 45 %): Haemophilus influenzae, Streptococcus pneumoniae, Moraxella catarrhalis, Enterobacteriaceae und Pseudomonas aeruginosa
  - Atypische Erreger (5-10 %): Mykoplasmen und Chlamydien
- **Nicht infektiöse Ursachen** (selten)
  - Verschlechterung der Herzinsuffizienz
  - Unfälle mit Thoraxbeteiligung
  - Medikamente (β-Blocker-Neueinnahme oder Non-Compliance)
  - Temperaturveränderungen
  - Inhalation von Irritanzien
- **Unklare Genese**: in 20–30 % der Fälle

11.5.4 Risikofaktoren

- Schlechte Lungenfunktion mit Ausgangswert $FEV_1 < 1$ l oder < 30 % des Sollwerts
- Hoher Verbrauch von β_2 Sympatikomimetika
- Hoher Steroidbedarf
- Hohe Exazerbationsfrequenz (>3/Jahr)
- Unzureichende O_2-Therapie
- Fortgesetzter Nikotinabusus
- Schwere chronische Begleiterkrankung
- Pneumonien, Sinusitiden
- Alter >70 Jahre

11.5.5 Klinik

(☐ Tab. 11.14, ☐ Tab. 11.15, ☐ Tab. 11.16, ☐ Tab. 11.17)

> Die **Klinik einer AE-COPD** entspricht in etwa derjenigen eines akuten Asthmaanfalls: Dyspnoe, Orthopnoe (unter Einsatz der Atemhilfsmuskulatur) bis zentrale Zyanose (☐ Tab. 11.14).

11.5.6 Diagnostik

> Die **Schweregraduierung der AE-COPD** basiert im Wesentlichen auf der **Klinik** (Dyspnoe, Husten und/oder purulenter

◻ **Tab. 11.14** Klinische Klassifikation der AE-COPD nach Anthonisen/Winnipeg

Hauptkriterien	Zunahme der Dyspnoe Zunahme der Sputummengen Zunahme der Sputumpurulenz bzw. von purulentem Sputum
Nebenkriterien	Infektion der oberen Atemwege in den letzten 5 Tagen Fieber ohne erkennbare andere Ursache Kurzatmigkeit Vermehrter Husten Zunahme von Atem- oder Herzfrequenz
Typen der Exazerbation	Typ 1 (schwer): alle drei Hauptkriterien erfüllt Typ 2 (mäßig): bei Vorliegen von zwei der drei Symptome Typ 3 (mild): bei Vorliegen von einem Haupt- und mindestens einem Nebenkriterium

Unspezifische Symptome: deutlich reduzierter Allgemeinzustand, Fieber, Engegefühl in der Brust, Tagesmüdigkeit, Depressionen, Bewusstseinseintrübung bis Koma.

◻ **Tab. 11.15** Schweregrade der AE-COPD nach Celli und Mac Nee

	I	II	III
Anamnese			
Exazerbationshäufigkeit	+	++	+++
Schweregrad der COPD	Mild/moderat	Moderat/schwer	Schwer
Komorbidität	+	+++	+++
Klinischer Aspekt			
Blutdruck/Puls	Stabil	Stabil	Stabil bis instabil
Einsatz der Atemhilfsmuskulatur	Nein	++	+++
Persistenz der Symptome nach initialer Therapie	Nein	++	+++
Diagnostik			
O_2-Sättigung	Ja	Ja	Ja
BGA/Lungenfunktion	Nein	Ja	Ja
Röntgen-Thorax/EKG	Nein	Ja	Ja
Labordiagnostik	Nein	Ja	Ja
Sputumuntersuchung	Nein	Evtl.	Ja

◻ **Tab. 11.16** Klinische Einteilung der AE-COPD nach Stockley

Stockley-Typ	Beschreibung
Typ 1	Zunahme der Dyspnoe, ggf. auch der Sputummenge
Typ 2	Zunahme der Dyspnoe, ggf. auch der Sputummenge, Vorliegen eines eitrigen Sputums

Tab. 11.17 Kriterien zur stationären und intensivmedizinischen Aufnahme einer AE-COPD	
Stationäre Behandlung	**Intensivmedizinische Behandlung**
Schwere Atemnot	Schwere Atemnot mit fehlendem Ansprechen auf die Notfalltherapie
Schlechter Allgemeinzustand	Komatöser Zustand
Rasche Progredienz der Symptomatik	Persistierende Hypoxämie (p_aO_2 <40 mmHg) und/oder respiratorische
Bewusstseinstrübung	Azidose (pH <7,25) trotz O_2-Gabe
Zunahme von Ödemen und Zyanose	Indikation zur Beatmungstherapie
Kein Ansprechen auf die Therapie	Kreislaufinsuffizienz/hämodynamische Instabilität
Diagnostische Unklarheiten	
Neu aufgetretene Arrhythmien	
Bedeutsame Komorbidität	
Höheres Lebensalter (>60–65 Jahre)	
Unzureichende häusliche Betreuung	

Sputum). Folgende Untersuchungen werden empfohlen: **BGA (p_aO_2 <60 mm Hg und/oder p_aCO_2 >50 mm Hg), Röntgen-Thorax, EKG, Labor (Blutbild, CRP).**

- **Anamnese/bekannte COPD**: Häufigkeit und Schwere der Exazerbationen, Rauchgewohnheiten (auch Passivrauchen), Berufsanamnese, Infektanfälligkeit, progrediente Atemnot mit Zunahme von Husten und/oder Auswurf
- **Körperliche Untersuchung:**
  - Inspektion: veraltet Blue Bloater (pyknischer und zyanotischer Typus), Pink Puffer (asthenischer und nichtzyanotischer Typus) ohne prognostischen Stellenwert, ggf. periphere Ödeme (bedingt durch Rechtsherzinsuffizienz bzw. Cor pulmonale)
  - Palpation: Tachykardie, Pulsus paradoxus (Abfall des systolischen Blutdrucks >10 mm Hg während der Inspiration; hämodynamische Instabilität)
  - Perkussion: hypersonorer Klopfschall bei Lungenüberblähung mit tief stehenden und wenig verschieblichen Zwerchfellgrenzen
  - Auskultation: abgeschwächtes vesikuläres Atemgeräusch, verlängertes Exspirium, trockene/feuchte Rasselgeräusche, Giemen, Brummen oder Pfeifen
- **Monitoring**: EKG (Tachykardien, Arrhythmien), Blutdruck, S_aO_2 (respiratorische Insuffizienz: S_aO_2 <90 % bzw. p_aO_2 <60 mm Hg bei Raumluft)

- **Labordiagnostik:**
  - Notfalllabor einschließlich Differenzialblutbild, D-Dimere (Lungenembolie?), Herzenzyme und Troponin (Myokardinfarkt?), BNP (dekompensierte Herzinsuffizienz, Asthma cardiale?), CRP/PcT
  - BGA: initial genügt eine venöse BGA (pH-Wert, Bikarbonat und Sättigungswerte)
- **12-Kanal-EKG**: Zeichen der Rechtsherzbelastung (Lungenembolie?), Myokardinfarkt mit akuter Linksherzinsuffizienz (Asthma cardiale)
- **Röntgen-Thorax und Notfallsonographie** (insbesondere Notfallechokardiographie und Thoraxsonographie): Ausschluss/Nachweis anderer Differenzialdiagnosen
- **Mikrobiologie:**
  - Sputumkultur: In der Regel ist eine mikrobiologische Sputumdiagnostik bei purulentem Sputum entbehrlich.
  - Eine mikrobiologische Sputumuntersuchung (Gramfärbung, Bakterienkultur mit Resistenztestung) wird bei ≥3 Exazerbationen pro Jahr, Therapieversagen und/oder bei besonders schweren Erkrankungen mit Verdacht auf multiresistente Erreger empfohlen.
  - Ggf. Tracheal- (über Absaugkatheter) oder Bronchialsekret (über Bronchiallavage bzw. BAL)
- **Lungenfunktionsanalyse**: nur in stabiler Phase und nicht während der Exazerbation
  - Nachweis einer obstruktiven Ventilationsstörung (FEV_1/VC <70 %)

> **◘ Tab. 11.18** COPD-Stadieneinteilung (inklusive Therapieempfehlungen)

Patientenkategorie	Charakteristika	Therapieempfehlung
A	FEV_1: ≥50 % (GOLD 1–2) Klinik: wenige Symptome (CAT-Score <10) Exazerbationsrisiko: gering (0–1/Jahr)	Kurzwirksame Bronchodilatatoren (SABA oder SAMA) Alternative: SABA+SAMA *oder* LAMA *oder* LABA
B	FEV_1: ≥50 % (GOLD 1–2) Klinik: mehr Symptome (CAT-Score ≥10) Exazerbationsrisiko: gering (0–1/Jahr)	LABA *oder* LAMA Alternative: LABA+LAMA
C	FEV_1: <50 % (GOLD 3–4) Klinik: weniger Symptome (CAT-Score <10) Exazerbationsrisiko: hoch (≥2/Jahr)	ICS+LABA *oder* LAMA Alternative: LABA+LAMA *oder* LAMA+ Roflumilast *oder* LABA+Roflumilast
D	FEV_1: <50 % (GOLD 3–4) Klinik: mehr Symptome (CAT-Score ≥10) Exazerbationsrisiko: hoch (≥2/Jahr)	ICS+LABA ± LAMA Alternative: ICS+LABA+LAMA *oder* ICS+ LABA+Roflumilast *oder* ICS+LAMA+Roflumilast

Anmerkungen: ICS = inhaled corticosteriods, LABA = "long-acting beta-agonist", LAMA = "long-acting muscarinic antagonist", SABA = "short-acting beta-agonist", SAMA = "short-acting muscarinic antagonist".

Theophyllin zusätzlich auf jeder Behandlungsstufe möglich.

CAT-Score: Der COPD Assessment Test (CAT) besteht aus 8 Fragen. Der erreichte Punktewert kann zwischen 0–40 Punkten liegen. Je niedriger der CAT-Score, desto weniger ist der Alltag durch die COPD beeinträchtigt.

— Keine Reversibilität nach Bronchodilatation: FEV_1 <15 % des Ausgangswerts bzw. <200 ml 30 min nach einem $β_2$-Sympathomimetikum (z. B. bis zu 400 µg Salbutamol) bzw. Anticholinergikum (bis zu 160 µg Ipratropium) oder einer Kombination
— Und/oder nach Kortison: 30–40 mg Prednisolonäquivalent/Tag über 7–10 Tage oder inhalativ mindestens mittelhohe Kortisondosen über 4–6 Wochen

> Die Schweregraduierung und Behandlung der COPD erfolgt anhand von: **Spirometrie (FEV₁)**, **Klinik (z. B. COPD Assessment Test [CAT, 8 Fragen])** und **Exazerbationsanamnese** (Anzahl der Exazerbationen pro Jahr) (◘ Tab. 11.18).

11.5.7 Differenzialdiagnostik

— Asthma bronchiale (◘ Tab. 11.20)
— Asthma-COPD-Overlap-Syndrom: 10–20 % der Patienten leiden unter einer Erkrankung, die sowohl die Aspekte von Asthma bronchiale als auch die einer COPD aufweisen

— Kardiovaskulär: Asthma cardiale bei Linksherzinsuffizienz, hypertensive Krise/Cor hypertensivum, Arrhythmien
— Pulmonal-vaskulär: Lungenembolie, Pneumothorax, Pneumonie, postinfektiöse bronchiale Hyperreaktivität (mit Husten), pulmonale Hypertonie, Bronchiektasien, Pleuraergüsse, Thoraxtrauma, Tuberkulose, diffuse Panbronchiolitis
— Des Weiteren: Hyperthyreose, metabolische Azidose, Adipositas

11.5.8 Therapie

> Die Basistherapie der COPD-Exazerbation besteht in der Intensivierung der Therapie mit **Bronchodilatatoren**, der systemischen Gabe von **Steroiden** und **Antibiotika** (Global Initiative for Chronic Obstructive Lung Disease [GOLD] 2016). Im Rahmen des Managements der AE-COPD sollte die Mitbehandlung der Komorbiditäten (arterielle Hypertonie und KHK) stets mitberücksichtigt werden, d. h. β-Blocker nicht absetzen.

◘ **Tab. 11.19** Inhalative Pharmakotherapie der stabilen COPD

Substanz (Handelsname)	Verabreichung	Dosierung	Inhalator
Langwirksame β$_2$-Mimetika (LABA)			
Formoterol (z. B. Oxis)	2 × täglich	6 oder 12 µg	DA, PI
Salmeterol (z. B. Serevent)	2 × täglich	25 oder 50 µg	DA, PI
Indacaterol (z. B. Onbrez)	1 × täglich	150 oder 300 µg	PI (Breezhaler)
Olodaterol (z. B. Striverdi)	1 × täglich	5 µg	Respimat
Langwirksame Anticholinergika (LAMA)			
Tiotropium (z. B. Spiriva)	1 × täglich	18 µg	PI (Handihaler)
Tiotropium (z. B. Spiriva Respimat)	1 × täglich	2 × 2,5 µg	Respimat
Aclidinium (z. B. Bretaris)	2 × täglich	322 µg	PI (Genuair)
Glycopyrronium (z. B. Seebri)	1 × täglich	44 µg	PI (Breezhaler)
Umeclidinium (z. B. Ellipta)	1 × täglich	55 µg	PI (Ellipta)
Kombinationspräparate: LABA/LAMA			
Indacaterol + Glycopyrronium (z. B. Ultibro Breezhaler)	1 × täglich	85 + 43 µg	PI (Breezhaler)
Vilanterol + Umeclidinium (z. B. Anoro)	1 × täglich	22 + 55 µg	PI (Ellipta)
Olodaterol + Tiotropium (z. B. Spiolto Respimat)	1 × täglich	2,5 + 2,5 µg	Respimat
Formoterol + Aclidinium (z. B. Bretaris Genuair)	2 × täglich	12 + 400 µg	PI (Genuair)
Kombinationspräparate: ICS/LAMA			
Formoterol + Budesonid (z. B. Symbicort)	2 × täglich	4,5/9 + 160/320 µg	DA, PI
Formoterol + Beclometason (z. B. Foster)	2 × täglich	6 + 100 µg	DA, PI
Salmeterol + Fluticason (z. B. Viani)	2 × täglich	25 + 50/125/250 µg	PI
Vilanterol + Fluticason (z. B. Relvar)	1 × täglich	22 + 92/184 µg	PI
Formoterol + Mometason (z. B. Dulera)	2 × täglich	10 + 200/400 µg	DA

Abkürzung: DA = Dosieraerosol, PI = Pulverinhalator, ICS = inhalatives Glukokortikosteroid.

Anmerkungen: In der **POET-COPD**-Studie konnte gezeigt werden, dass Tiotropium gegenüber Salmeterol bezüglich der Vermeidung von Exazerbationen überlegen ist (Vogelmeier et al. 2011).

Die Kombinationstherapie von Indacaterol + Glycopyrronium ist bezüglich der Vermeidung von Exazerbationen effektiver als Salmeterol + Fluticason (FLAME-Studie, Wedzicha et al. 2016).

⬛ Tab. 11.20 Gegenüberstellung akutes Asthma bronchiale und AE-COPD

	Asthma bronchiale	Akute Exazerbation der COPD
Ursachen	Allergisch, nicht-allergisch	Langjähriger Nikotinabusus oder Inhalation von Umweltnoxen
Auslöser	Allergene, Kaltluft, Emotionen, Viren, atypische Erreger (Chlamydia/Mycoplasma pneumoniae)	Infektexazerbation: >50 % der Fälle viral bedingt (Picorna, Influenza A, RSV)
Entzündungszellen	Eosinophilie und Typ-2-Helferzellen (T_{H2}-Lymphozyten)	Neutrophilie und CD8-positive T-Lymphozyten, Makrophagen, zusätzlich Eosinophilie während Exazerbation
Anamnese	Allergien, Atopie (Asthma bronchiale, Neurodermitis, allergische Rhinitis)	Bekannte COPD, chronische Bronchitis, Emphysematiker, Raucher (90 % der Fälle)
Patientenkollektiv	Meist <40. Lebensjahr	Meist >40. Lebensjahr
Allergie	Häufig	Selten
Bronchiale Hyperreagibilität	Vorhanden	Gelegentlich
Atemnot	Bereits in Ruhe	Unter Belastung
Husten	Trocken, oft nachts	Produktiv, morgens
Lungenfunktion	Obstruktion: variabel und reversibel Überblähung: variabel und reversibel	Obstruktion: fixiert bzw. persistierend Überblähung: fixiert
Lokalisation der Obstruktion	Große und kleine Atemwege	Kleine Atemwege
Verlauf	Variabel, episodisch	Progredient
Therapie	O_2, Bronchodilatoren, Glukokortikoide	Inhalative Bronchodilatoren, systemische Glukokortikoide, ggf. Theophyllinversuch
Beatmung	Invasive Beatmung	Nichtinvasive Beatmung (NIV)

Allgemeine Maßnahmen

- Aufrechterhaltung und Stabilisierung der Vitalfunktionen
- Lagerung: Oberkörperhochlagerung, beengende Kleidung öffnen
- **Adäquate Oxygenierung:**
  - Titration von 2–6 l O_2/min über z. B. Venturi-Maske
  - Ziel: S_pO_2 **88–92 %**, p_aO_2 ≥60 mm Hg
  - Sonst: nichtinvasive Beatmung (NIV)
  - Nur als *Ultima ratio*: Intubation und Beatmung (Komplikationen: ventilatorassoziierte Pneumonie, Barotrauma, *„weaning problems"*)
- **Medikamentöse Therapie** (s. unten: kurzwirksame β_2-Sympathomimetika mit oder ohne Anticholinergika; Prednisolon

40 mg p.o. für 5 Tage [REDUCE-Studie]; Antibiotikatherapie)
- **Niedermolekulares Heparin**
  - Indikation: Thromboembolieprophylaxe und antiinflammatorische Wirkung
  - Lungenembolien treten gehäuft bei AE-COPD auf (15–20 %)

Medikamentöse Therapie

(⬛ Tab. 11.19, ⬛ Tab. 11.21, ⬛ Tab. 11.22, ⬛ Tab. 11.23, ⬛ Abb. 11.1)

Antibiotikatherapie bei AE-COPD

❯ **„The presence of purulent sputum during an exacerbation can be sufficient indication for starting empirical antibiotic treatment"**

◘ Tab. 11.21 Medikamente zur Behandlung der AE-COPD (AWMF-Leitlinie 2012: http://www.leitlinien.de/mdb/downloads/nvl/copd/copd-vers1.9-lang.pdf; GOLD-Leitlinie 2016: www.goldcopd.org)

Substanzgruppe	Medikament	Dosierung
β$_2$-Sympathomimetika	Fenoterol (Berotec)	Inhalativ: 2–4 Hübe (1 Hub = 100 µg), ggf. Repetition alle 10–15 min
	Salbutamol (Broncho-Spray novo)	Inhalativ: 2–4 Hübe (1 Hub = 100 µg), ggf. Repetition alle 10–15 min Bevorzugt: Vernebelung in Kombination mit Ipratropiumbromid (Repetition alle 30–60 min)
	Reproterol (Bronchospasmin)	0,09 mg langsam i.v., ggf. Repetition nach 10–15 min und/oder 18–90 µg/h über Perfusor
Parasympatholytika	Ipratropiumbromid (Atrovent)	Inhalativ: 2 Hübe (1 Hub = 20 µg), ggf. Repetition alle 10–15 min Bevorzugt: Vernebelung in Kombination mit Salbutamol (Repetition alle 30–60 min)
Kortikosteroide	Prednisolon (Solu-Decortin)	Prednisolon(äquivalent) p.o./i.v. 40–50 mg/Tag über 5 Tage (danach abrupt absetzen)
Methylxanthine (aktuell keine Empfehlung)	Theophyllin (Euphyllin)	Initialdosis *ohne* Vortherapie: 4–5 mg/kg KG i.v. innerhalb 20 min Initialdosis *mit* Theophyllin-Vortherapie: 2–3 mg/kg KG i.v. innerhalb 20 min Erhaltungsdosis: 0,5–0,7 mg/kg KG/h als kontinuierliche Infusion bzw. i.v.-Perfusor, ggf. Fortführung als orale Medikation nach Spiegel und Herzfrequenz

◘ Tab. 11.22 Management der AE-COPD: Schweregradeinteilung und Indikationsstellung zur Antibiotikatherapie

Klinischer Schweregrad	Klinik	Indikation zur antimikrobiellen Therapie
Leichte AE-COPD (→ ambulante Behandlung)	Fehlende Kriterien für das Vorliegen einer mittelschweren bzw. schweren Verlaufsform	COPD im GOLD-Stadium 3–4 (FEV$_1$ <50 % des Solls) *plus* AE-COPD vom Stockley-Typ 2 (purulentes Sputum) Keine Antibiotikatherapie falls PcT<0,1 ng/ml
Mittelschwere AE-COPD (→ Normalstation)	Schwere Atemnot Schlechter AZ Vermehrter Husten und/oder Auswurf Bewusstseinstrübung Zunahme von Ödemen/Zyanose Neu aufgetretene Arrhythmien Schwere Komorbidität	AE-COPD vom Stockley-Typ 2 Keine Antibiotikatherapie falls PcT<0,1 ng/ml
Schwere AE-COPD (→ ICU oder IMC)	Schwere Atemnot mit fehlendem Ansprechen auf die Notfalltherapie Komatöser Zustand Persistierende Hypoxämie (p$_a$O$_2$<50 mm Hg trotz O$_2$-Gabe) Schwere progrediente Hyperkapnie (p$_a$CO$_2$>70 mm Hg) Respiratorische Azidose (pH<7,35) Hämodynamische Instabilität	Immer intravenöse Antibiotikatherapie

Anmerkung: Regelmäßige Updates bezüglich AE-COPD unter www.goldcopd.com.

Tab. 11.23 Antibiotikatherapie bei AE-COPD	
Leichte AE-COPD ohne Risikofaktoren	Mittel der Wahl: Aminopenicillin *ohne* β-Laktamaseinhibitor: z. B. Amoxicillin (7 Tage) Alternativen: Makrolid (bei Penicillinallergie): z. B. Azi-(3 Tage)/Roxi-(7 Tage)/Clarithromycin (7 Tage); Tetrazyklin (Doxycyclin, 7 Tage)
Mittelschwere und schwere AE-COPD *ohne* Pseudomonasrisiko (ohne Bronchiektasen/ ohne Beatmung)	Mittel der Wahl: Aminopenicillin *mit* β-Laktamaseinhibitor (z. B. Amoxicillin + Clavulansäure, 7 Tage) *oder* parenterale Cephalosporine der II./III. Generation (Ceftriaxon, Cefotaxim) Alternativen: Levo-/Moxifloxacin (5 Tage)
Mittelschwere und schwere AE-COPD *mit* Pseudomonasrisiko (mit Bronchiektasen/mit Beatmung)	Piperacillin/Tazobactam (8 Tage) *oder* Carbapeneme (Imipenem/Cilastatin, Meropenem; 8 Tage) Cephalosporine (Ceftazidim in Kombination mit einer Pneumokok-ken-wirksamen Substanz, Cefepim; 8 Tage)

Empfehlungen zur Antibiotikatherapie bei AE-COPD: S3-Leitlinie zu Epidemiologie, Diagnostik, antimikrobieller Therapie und Management von erwachsenen Patienten mit ambulant erworbenen tiefen Atemwegsinfektionen (2009), S3-Leitlinie zur nosokomialen Pneumonie (Dalhoff et al. 2012) sowie Empfehlungen der Paul-Ehrlich Gesellschaft für Chemotherapie e.V. (2010). Die wesentlichen Risikofaktoren für das Auftreten von Pseudomonas-Infektionen sind der Nachweis von Bronchiektasen und die Anzahl der vorangegangenen Antibiotikatherapiezyklen.

(Global Initiative for Chronic Obstructive Lung Disease [GOLD] 2016). Bezüglich der aktuellen Antibiotikatherapie bei AE-COPD sei auf die Leitlinien und Empfehlungen der Paul-Ehrlich-Gesellschaft für Chemotherapie e. V. hingewiesen (http://www.p-e-g.org).

- Indikationsstellung zur Antibiotikatherapie erfolgt nach dem Schweregrad der AE-COPD (Kriterien nach Anthonisen/Winnipeg):
  - Zunahme der Dyspnoe, Zunahme der Sputummenge und Zunahme des eitrigen Sputums (Hauptkriterien nach Anthonisen/Winnipeg)
  - Zunahme des eitrigen Sputums und ein anderes Hauptkriterium
  - Mechanische Beatmung
- Neben dem Schweregrad der AE-COPD kann für die Therapieentscheidung mit Antibiotika auch die Bestimmung von Procalcitonin (PcT) im Serum herangezogen werden.
- Erregerspektrum der AE-COPD: Streptococcus pneumoniae, Haemophilus influenzae, Moraxella catarrhalis, ggf. Enterobacteriaceae, Pseudomonas aeruginosa
- **Therapiedauer (5–10 Tage)**

- Kein Nachweis bzw. kein Risiko für Pseudomonas: 7 Tage; Ausnahmen: Moxi-/Levofloxacin (5 Tage) und Azithromycin (3 Tage)
- Nachweis bzw. Risiko für Pseudomonas: 8–10 Tage
- Kriterien des **Therapieansprechens**
  - Rückgang der Dyspnoe
  - Rückgang der Sputummenge
  - Entfärbung eines initial eitrigen Sputums
  - Besserung der respiratorischen Azidose
  - Besserung des Bewusstseinszustands
  - Stabilisierung der komorbiden Dekompensation
  - Rückgang der Entzündungsparameter (CRP, PcT)
- Kriterien des **Therapieversagens**
  - Persistierende Symptomatik trotz adäquater Therapie von mindestens 48–72 h
  - Maßnahmen: Erregerdiagnostik forcieren (Bronchoskopie mit BL/BAL), Echokardiographie (Ausschluss/Nachweis einer Linksherzdekompensation/pulmonalen Hypertonie), Röntgen-Thorax (Ausschluss/Nachweis einer Pneumonie), ggf. Angio-CT (Ausschuss/Nachweis einer Lungenembolie)

Management der schweren AE-COPD → Diagnostik

Monitoring (S$_a$O$_2$, Blutdruck, Puls), 12-Kanal EKG, Labor mit Blutgasanalyse (pH-Wert?). Röntgen-Thorax und Notfallsonographie

Indikationen bzgl. stationärer Aufnahme

- Progredienz der Symptomatik
- Schwere COPD als Grunderkrankung
- Neue klinische Zeichen (z. B. Zyanose, Beinödeme)
- Non-Responder auf Initialtherapie
- Hohe Komorbidität (z. B. Herzinsuffizienz)
- Häufige Exazerbationen
- Hohes Lebensalter
- Fehlende häusliche Versorgung

Indikationen bzgl. Intensivmedizin

- Persistierende Dyspnoe trotz Akuttherapie
- Bewusstseinseintrübung bis Koma
- Persistierende oder sich verschlechternde Hypoxämie (p$_a$O$_2$ < 40 mm Hg) und/oder schwere oder sich verschlechternde Azidose (pH < 7,25) trotz O$_2$ und NIV-Therapie
- Indikation für Beatmungstherapie (NIV)
- Hämodynamische Instabilität (Katecholamintherapie)

Management der schweren AE-COPD → Therapie

- *Sauerstofftherapie:* S$_a$O$_2$ 88–92%, p$_a$O$_2$ ≥60 mm Hg
- *Pharmakotherapie:* kurzwirksame ß$_2$-Sympathomimetika ±Anticholinergika, Kortikosteroide, Antibiotikatherapie
- Mitbehandlung von Komorbiditäten: z. B. Herzinsuffizienz (kein Absetzen von β-Blockern)
- *Nichtinvasive Beatmung (NIV):* pH ≤7,35 und/oder p$_a$CO$_2$ ≥ 45 mmHg, schwere Dyspnoe mit klinischen Zeichen der respiratorischen Erschöpfung
- *Invasive Beatmung* (NIV-Versager, Non-Responder, Kontraindikationen bezüglich NIV)
- *Additive Maßnahmen:* z. B. Diuretika bei peripheren Ödemen, Heparin, Physio-/Atemtherapie, flexible Bronchoskopie bei Sekretverhalt
- Ggf. extrakorporale CO$_2$-Elimination (ECCO$_2$R)

Abb. 11.1 Management der AE-COPD

◼ Tab. 11.24 Kriterien zur Beatmungstherapie bei hyperkapnischem Atemversagen

Nichtinvasive Beatmung bei AE-COPD	Invasive Beatmung bei AE-COPD
Respiratorische Azidose (pH ≤7,35 und/oder p_aCO_2 ≥ 45 mm Hg)* Schwere Dyspnoe mit klinischen Zeichen der respiratorischen Erschöpfung (Einsatz der Atemhilfsmuskulatur, paradoxe abdominale Atmung, Tachypnoe etc.) Frühe NIV nach Extubation von COPD-Patienten	NIV-Intoleranz NIV-Versager/Non-Responder (NIV führt innerhalb von 1–2 h zu keiner Besserung) Atem-/Kreislaufstillstand Atempausen mit Bewusstseinsverlust oder Schnappatmung Bewusstseinsminderung oder psychomotorische Unruhe Massive Aspiration Inadäquate Sekretmobilisation Ausgeprägte hämodynamische Instabilität und/oder ventrikuläre Arrhythmien Lebensbedrohliche Hypoxämie bei NIV-Intoleranz

* Klinische Erfahrungswerte weichen zum Teil von den empfohlenen Kriteren ab, sodass einige Intensivmediziner auf die „60-er Regel" zurückgreifen: p_aO_2 <60 mm Hg und p_aCO_2 >60 mm Hg und pH ≤7,35.

◼ Tab. 11.25 Kontraindikationen für den Einsatz von NIV

Absolute Kontraindikationen	Relative Kontraindikationen
Fehlende Spontanatmung, Schnappatmung Fixierte oder funktionelle Verlegung der Atemwege Gastrointestinale Blutung oder Ileus Nicht hyperkapnisch bedingtes Koma	hyperkapnisch bedingtes Koma massive Agitation massiver Sekretverhalt trotz Bronchoskopie schwergradige Hypoxämie oder Azidose (pH <7,1) Hämodynamische Instabilität Anatomische und/oder subjektive Interface-Inkompatibilität Zustand nach oberer gastrointestinaler OP

Beatmungstherapie der COPD-Exazerbation

(◼ Tab. 11.24, ◼ Tab. 11.25, ◼ Tab. 11.26)

Beatmung bei AE-COPD
— Eine invasive Beatmung bei COPD-Patienten ist mit einer hohen Krankenhausletalität (15–30 %) assoziiert, weil sich zum einen das Weaning schwierig gestaltet und zum anderen ventilatorassoziierte Infekte häufig auftreten.
— Der frühzeitige Einsatz von **NIV-Beatmung** bei AE-COPD reduziert *die ventilatorassoziierte Pneumonierate, die Intubationsrate, die Beatmungsdauer, die Dauer des Krankenhausaufenthalts und die Mortalität.*

— Die Indikation zur Beatmung hängt im Wesentlichen vom **pH-Wert** des arteriellen Blutes ab. Die **hyperkapnische AE-COPD** wird anhand des pH-Wertes ≤7,35 und des p_aCO_2 ≥45 mm Hg definiert.

— **Nichtinvasive Beatmung (NIV)** (◼ Tab. 11.24)
  ▶ Kap. 3
  — Indikationen für den Einsatz von NIV bzw. Empfehlungen zur NIV-Beatmung bei AE-COPD (Westhoff et al. 2015)
  — Bei der Indikation „leicht- bis mittelgradige AE-COPD" mit pH 7,30–7,35 sollte NIV frühzeitig eingesetzt werden.
  — Besonders während der Adaptationsphase, d. h. innerhalb der ersten 1–2 h der NIV, soll

◻ Tab. 11.26 Vorschlag zur Einstellung der Beatmungsparameter unter NIV-Beatmung	
Parameter	**Empfehlung**
Atemfrequenzen	17–22/min
Atemzugvolumen (V_T, „tidal volume", niedrig)	6–8 ml/kg KG (Standardkörpergewicht)
Druckanstiegsgeschwindigkeit	<0,15 s (schnelle Rampe)
Inspiratorischer Fluss („flow")	≥60 l/min
PEEP	4–6 mbar ($PEEP_{extrinsic} < PEEP_{intrinsic}$)
Inspiratorische Spitzendrücke	15–25 mbar
Maximale Plateaudrücke	>30 mbar
F_iO_2	Initial: 1, danach Reduktion nach p_aO_2

Anmerkung: ggf. NIV-Beatmung unter begleitender leichter Analgosedierung.

eine ausreichende Ventilation sichergestellt werden und sich der Effekt der Beatmung zeigen.

- Auf niedrigem Niveau stabile pH-Werte und ein stabil erhöhter p_aCO_2 können während der NIV-Adaptation auch länger als 2 h toleriert werden, wenn sich der klinische Zustand des Patienten und die NIV-Erfolgs-kriterien bessern.
- Bei NIV-Versagen soll die NIV umgehend beendet und unverzögert intubiert werden, sofern keine palliative Gesamtsituation vorliegt.
- Auch bei Patienten mit schwergradiger respiratorischer Azidose (pH <7,30) kann ein Therapieversuch mit NIV als Alternative zur invasiven Beatmung unternommen werden, wenn die notwendigen Voraus-setzungen gewährleistet sind.
- Bei Patienten mit mehrfacher Hospitali-sation infolge AE-COPD und bei akut auf chronischer ventilatorischer Insuffizienz sollte die Indikation einer Langzeit-NIV in Form der außerklinischen Beatmung evaluiert werden.
- Bei leichtgradiger AE-COPD mit einem pH-Wert >7,35 besteht keine Indikation für eine akute Beatmung.
- Bei NIV-Fähigkeit sollten invasiv beatmete Patienten mit COPD möglichst frühzeitig extubiert und auf NIV umgestellt werden.

- Kontraindikationen für den Einsatz von NIV beachten (◻ Tab. 11.25)
- Methode der Wahl: Mund-Nase-Masken-CPAP, ggf. Nasen-Maske
- Alternative: Beatmungshelm
  - Vorteile: keine Augenirritation, keine Läsionen im Gesichtsbereich
  - Nachteile: großer Totraum, Klaus-trophobie (!), Hautläsionen im Nackenbereich
- Erfolgrate der NIV-Behandlung: 80–85 %
- Beurteilung der NIV-Ansprechbarkeit innerhalb der ersten 1–2 h nach Therapie-beginn (Non-Responder oder Responder), sog. NIV-Erfolgkriterien:
  - Abnahme der Dyspnoe
  - Vigilanzbesserung
  - Abnahme der Atemfrequenz
  - BGA: pH-Anstieg, p_aCO_2-Abnahme sowie Zunahme der S_aO_2 ≥85 %
  - Abnahme der Herzfrequenz
- Weaning von der NIV: stufenweise oder direkte Entwöhnung möglich
- Lagerung: Bei spontan atmenden oder NIV-Patienten kann die Lagerung gemäß dem individuellen Wunsch des Patienten erfolgen, da die Effekte einer 45°-Oberkörperhochlagerung auf die Atemarbeit nicht ausreichend belegt sind (Bein et al. 2015)
- NIV vs. invasive Beatmung

- kürzere Entwöhnungszeit (prolongiertes Weaning)
- Reduktion der Aufenthaltsdauer auf Intensivstation
- Reduktion der Häufigkeit nosokomialer Pneumonien
- Prognoseverbesserung

= Weitere Informationen: s. ▶ Abschn. 3.3 sowie *S3-Leitlinie* NIV bei akuter respiratorischer Insuffizienz (Westhoff et al. 2015)

> ❯ **"The risk of dying from an exacerbation of COPD is closely related to the development of respiratory acidosis, the presence of serious comorbidities, and the need for ventilatory support."**

ECCO$_2$R-Behandlung bei AE-COPD

> ❯ **Eine venovenöse extrakorporale CO$_2$-Elimination (ECCO$_2$R, „extracorporeal CO$_2$ removal") führt bei AE-COPD mit pulmonaler Hypertonie über eine Abnahme der p$_a$CO$_2$-Werte (CO$_2$ wirkt vasokonstringierend) und der pH-Werte zur Reduktion des pulmonalarteriellen Druckes. Über die Option einer extrakorporalen CO$_2$-Elimination „kann" bei drohendem NIV-Versagen, um eine endotracheale Intubation zu verhindern, in Zentren diskutiert werden.**

Randomisiert kontrollierte Studien zu dieser Thematik sind initiiert, z. B. ClincalTrials.gov NCT02086084.

11.6   ARDS („Acute Respiratory Distress Syndrome ")

11.6.1 Allgemeines zu ARDS

= 1967 erstmalige Beschreibung des ARDS von Ashbaugh et al. als eigenständiges Syndrom.
= 1994 wurde die Definition des ARDS durch die „North American-European Consensus Conference" vorgestellt, heute gilt die Berlin-Klassifikation

= Inzidenz (Europa): 5–7 Fälle/100.000/Jahr
= Häufigste Ursache ist mit ca. 50 % die Pneumonie und mit ca. 30 % die nicht-pulmonale Sepsis
= Durchschnittliche Mortalität: 40–50 %
= Überlebende können Gasaustauschstörungen und generalisierte Beschwerden („wasting") behalten.
= Pathophysiologischer Hintergrund: direkte oder indirekte Schädigung der kapillar-alveolären Barriere durch inflammatorische Reaktionen

11.6.2   Beatmungsinduzierte Lungenschädigung

- Beatmungsinduzierte Lungenschädigung: VILI (*„ventilator induced lung injury"*) bzw. VALI (*„ventilator associated lung injury"*)
- Jede Form der mechanischen Beatmung führt zu einer **pulmonalen Inflammations-reaktion;** iatrogen – durch maschinelle Beatmung – induzierte Lungenschädigung bei gesunder oder bereits vorgeschädigter Lungenstruktur (VILI/VALI → ARDS)
  - VILI *ohne* ARDS: Risikofaktoren z. B. restriktive Lungenerkrankung, Bluttransfusionen, pH-Wert <7,35, hohe Tidalvolumina, Alkohol-/Nikotinabusus, Aspirationspneumonie
  - VILI *mit* ARDS: Die „Babylunge" (gesunde Lungenbezirke der ARDS-Lunge) ist besonders prädisponiert ein VILI zu erleiden.
    - **Barotrauma/Stress:** hohe Beatmungs-drücke, Pneumothoraxgefahr bedingt durch zu hohe transpulmonale Drücke (P_{Plat}-P_{Pleura}); nicht der Atemwegs-mittel- oder Spitzendruck ist die entscheidende Determinante der Beatmungsschädigung, sondern der transpulmonale Druck!

– **Volutrauma:** inadäquates Tidalvolumen (optimal V_T bezogen auf die FRC [funktionelle Residualkapazität]); zu hohe endexspiratorische Lungendehnung mit Überdistension des (gesunden) Lungengewebes, ggf. Lungenödem

– **Atelektrauma:** inadäquater PEEP; zu rasche Re-/Derekruitmentmanöver mit Surfactantschädigung oder zyklisches Kollabieren und erneute Wiedereröffnung von Alveolen

– **Biotrauma:** *„mechano-sensing",* *„injury-sensing"* → Parainflammation (milde Entzündung ohne Gasaustauschstörung) → Inflammation (deutliche Entzündung mit Gasaustauschstörung)

▬ Im Detail nur tierexperimentell belegbar, da in der intensivmedizinischen Praxis meistens eine Lungenschädigung vorliegt.

▬ Multiple Hit-Hypothese

– 1st Hit: Vorliegen einer Lungengrunderkrankung, z. B. Pneumonie, Aspiration, Sepsis, Trauma, Exazerbation einer chronischen Lungenerkrankung

– 2nd Hit: nicht-protektive Beatmung (hohe Tidalvolumina, hohe Beatmungsdrücke und hohe F_iO_2)

– 3rd Hit: ventilatorassoziierte Pneumonie (VAP)

▬ Minimierung des VILI-Risikos durch lungenprotektive Beatmung (Brower et al. 2004)

– Optimale Tidalvolumina (V_T≤6 ml/kg KG [am besten unter Berücksichtigung der FRC])

– Positiver endinspiratorischer Druck (P_{EI}) ≤30 cmH$_2$O

– Idealer hoher PEEP (PEEP/F_iO_2-Tabelle, Best-PEEP-Prinzip, Stressindex oder Bestimmung des transpulmonalen Drucks [über Ösophagussonde])

– F_iO_2 <0,65 (keine Luxusoxygenierung!)

11.6.3 Ätiologie und Berlin-Definition des ARDS

(◘ Tab. 11.27, ◘ Tab. 11.28)

11.6.4 Klinische Folgen

▬ Veränderung der Atemmechanik: Schrumpfung und Versteifung der Lunge → Abnahme der **Lungencompliance**

▬ Störung des Gasaustausches: Atelektasen (dorso-basal), entzündliche Infiltrate → intrapulmonaler **Rechts-Links-Shunt**, vermindertes Herzzeitvolumen → Vergrößerung des **funktionellen Totraumes**

▬ Hämodynamik: präkapilläre **pulmonale Hypertonie, Abnahme des Herzzeitvolumens**

Pathomorphologische Stadien des ARDS

▬ Akute inflammatorisch-exsudative Phase (1. Woche)

▬ Subakute exsudativ-proliferative Phase (2. Woche)

▬ Chronische fibroproliferative Phase (Wochen bis Monate)

▬ Rückbildungsphase (Monate)

Anmerkung: Obwohl der Krankheitsverlauf häufig in zeitlich gestafelte Stadien eingeteilt wird, so geht man heute davon aus, dass diese Stadien nebeneinander ablaufen.

11.6.5 Klinik

▬ Progrediente Dyspnoe und Tachypnoe, Zyanose, Unruhe/Verwirrtheit (Erschöpfung)

▬ Kein ausgeprägter pathologischer Auskultationsbefund trotz ausgeprägter Veränderungen im Röntgenbild

▬ Fehlender adäquater Anstieg der S_aO_2 auch unter hoher O_2-Zufuhr (Rechts-Links-Shunt) → respiratorisches Versagen

Tab. 11.27 Schweregraduierung des ARDS. (Nach Ranieri et al. 2012), Berlin-Definition

	Leichtes ARDS	Moderates ARDS	Schweres ARDS
Hypoxämie	p_aO_2/F_iO_2 201–300 mm Hg mit PEEP ≥5 mm Hg	p_aO_2/F_iO_2 101–200 mm Hg mit PEEP ≥5 mm Hg	p_aO_2/F_iO_2 ≤100 mm Hg mit PEEP ≥5 mm Hg
Zeitfaktor	Akuter Beginn innerhalb von 1 Woche		
Röntgen-Thorax	Bilaterale Verschattungen, welche nicht allein durch Pleuraerguss, lobären Lungenkollaps oder Rundherde erklärbar sind		
Ätiologie	Respiratorisches Versagen, welches nicht allein durch kardiales Versagen (Echokardiograpphie) oder Hyperhydratation (Sonographie der V. cava) erklärbar ist		

Tab. 11.28 Ursachen des akuten Lungenversagens

Direkte Lungenschädigung → pulmonales ARDS	Indirekte Lungenschädigung → extrapulmonales ARDS
Pneumonie	Sepsis (Multiorganversagen)
Aspiration von z. B. Mageninhalt	Extrathorakales Trauma (Polytrauma)
Inhalationstrauma	Pankreatitis
Lungenkontusion	Massentransfusion (TRALI „transfusion related acute lung injury")
Pulmonale Vaskulitis	Schock
Beatmung mit inadäquat hohem Tidalvolumen (ventilatorassoziierte Lungenschädigung, VALI)	Großflächige Verbrennungen
	Disseminierte intravasale Gerinnung (DIC)
Re-Expansions-Trauma	Peritonitis
Strahlenschäden	Urämie
Beinahe-Ertrinken	Diabetische Ketoazidose
Höhenlungenödem	Schädel-Hirn-Trauma
Lungenembolie	Subarachnoidalblutung
	Embolie (Luft, Fett)
	Gestosen/HELLP-Syndrom
	Malaria
	Leber-/Nierenversagen
	Intoxikation
	Arzneimittelreaktion

Risikofaktoren des Lungenversagens: Alkoholismus, Alter und Komorbidität.

11.6.6 Diagnostik

- Beurteilung des Schweregrades eines ARDS nach den **Berlin-Stadien** (Tab. 11.27) und ggf. nach dem **Lung Injury Score nach Murray** (Tab. 11.29)
- **BGA**: Hypoxämie; kalkulierter Rechts-Links-Shunt 20–50 %

Bildgebung

- **Röntgen-Thorax**: bilaterale Infiltrate (Verschattungen) → Latenz bis zu 24 h
- **Thoraxsonographie**: Nachweis von B-Linien (als Zeichen der Hyperhydratation), Infiltrate/Konsolidierungen, Pleuraergüssen
- **CT-Thorax**: typischerweise Lungenvolumenverkleinerung, bilaterales Lungenödem

⬛ Tab. 11.29 Lung Injury Score nach Murray

Punkte	0	1	2	3	4
Röntgen-Thorax	0 Infiltrate	1 Quadrant	2 Quadranten	3 Quadranten	4 Quadranten
p_aO_2/F_iO_2	≥300	225–299	175–224	100–174	<100
PEEP [mm Hg]	≤5	6–8	9–11	12–14	≥15
Compliance [ml/mbar]	>80	60–79	40–59	20–39	≤19

Beurteilung: Σ Gesamtsumme dividiert 4 → Murray-Score:
Leichtes ARDS: Murray-Score <2,5.
Schweres ARDS: Murray-Score >2,5.

(symmetrisch/asymmetrisch, ggf. mit positivem Bronchopneumogramm, „weiße Lunge"), Konsolidierungen in den abhängigen Lungenabschnitten (dorso-basale Lungenkompartimente). Unterscheidung zwischen *Lobär-Typ* (Zweikompartment-Lunge) und *diffusor Typ* (Monokompartment-Lunge)
- **Transpulmonale Thermodilution mit Pulskonturanalyse:** insbesondere zur Bestimmung des extravaskulären Lungenwassers und der Hämodynamik

11.6.7 Differenzialdiagnose

- Kardiales Lungenödem (Linksherzversagen, hochgradiges Mitralvitium)
- Diffuse alveoläre Hämorrhagie (DAH)
- Akute interstitielle Pneumonie (Hamman-Rich)
- Idiopathische akute eosinophile Pneumonie
- Ventilatorische Insuffizienz
- Status asthmaticus
- Lungenembolie
- Fulminanter Verlauf von Malignomen (Leukämie, Lymphom, solide Tumoren)

11.6.8 Therapie

(⬛ Abb. 11.2)

Behandlungssäulen des ARDS
- Therapie der Grunderkrankung: Fokussanierung/Antibiotikatherapie
- Lungenprotektive Beatmung
- Adjuvante Therapie, insbesondere Bauchlagerung

Nasale High-flow-Sauerstofftherapie (NHF)

- „*Low-flow Devices*" (normale O_2-Sonden/-Brillen): $F_iO_2 = 0,2 + $ (Sauerstofffluss [l/min] × 0,04)
- „*High-flow-Devices*": Venturi-Mund-Nasen-Maske, nasale High-flow-Sauerstofftherapie
- Prinzip der NHF: Über eine großlumige Nasenkanüle werden bis zu 60 l erwärmter und befeuchteter Sauerstoff pro Minute appliziert; es entsteht eine Art Frischgasreservoir der oberen Atemwege mit Reduktion des effektiven Totraums
- Effekte der NHF:
  - Erzeugung eines minimalen PEEP (ca. 1–3 mbar)
  - Reduktion der Atemarbeit über Auswaschung von CO_2 und der assoziierten Verkleinerung des Totraums
- Indikationen: akutes hypoxämisches Lungenversagen, Extubation nach Pneumonie
- Kontraindikationen: isoliertes hyperkapnisches Lungenversagen
- Keine Evidenz: Extubation adipöser Patienten nach herzchirurgischen Eingriffen, Präoxgenierung vor Notfallintubation
- Studienlage: FLORALI-Studie (Frat et al. 2015: signifikante Abnahme der beatmungsfreien

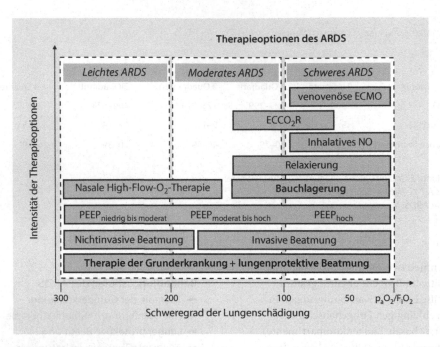

Therapieoptionen des ARDS

Intensität der Therapieoptionen

| Leichtes ARDS | Moderates ARDS | Schweres ARDS |

venovenöse ECMO

ECCO₂R

Inhalatives NO

Relaxierung

Nasale High-Flow-O₂-Therapie | Bauchlagerung

PEEP niedrig bis moderat   PEEP moderat bis hoch   PEEP hoch

Nichtinvasive Beatmung | Invasive Beatmung

Therapie der Grunderkrankung + lungenprotektive Beatmung

300   200   100   50   p$_a$O₂/F$_i$O₂

Schweregrad der Lungenschädigung

◻ **Abb. 11.2**   Therapieoptionen des ARDS („acute respiratory distress syndrome"). (Mod. nach Ferguson et al. (2012) Abkürzungen: ARDS = acute respiratory distress syndrome, PEEP = positiver endexspiratorischer Druck, EECO₂R = „extracorporeal CO₂ removal, ECMO = extrakorporale Membranoxygenierung, NO = Stickstomonoxid

Tage und 90-Tage-Sterblichkeit durch High-flow-Therapie im Vergleich zur Standardsauerstofftherapie)

Lungenprotektive Beatmung („baby lung concept": "low volume and high PEEP ventilation")

Säulen der lungenprotektiven Beatmung
- Druckkontrollierte Beatmung (z. B. BiPAP)
- Niedrige Tidalvolumina („low tidal volume concept", V_T≤6 ml/kg KG)
- Plateaudruck (P_{insp}) ≤30 mbar (begrenzte inspiratorische Drücke)
- Sauerstoffsättigung >90 %
- Permissive Hyperkapnie (pH-Wert bis 7,2 tolerieren)
- Driving pressure <15 mbar
- Idealer hoher PEEP

❯ Die lungenprotektive Beatmung mit niedrigen Tidalvolumina und die Bauchlagerung sind

mit einem Überlebensvorteil assoziiert (Tonelli et al. 2014).

CT-morphologische Zonen der ARDS-Lunge
- H-Zone – („healty"): gesunde Lungenbezirke, sog. „baby lung„
  - Die „noch" gesunden Areale machen bei schwerem ARDS maximal 20–30 % der ehemaligen Atemoberfläche aus, sodass bildlich gesprochen nur noch eine „Babylunge" für den gesamten Gasaustausch zur Verfügung steht.
  - Ein Tidalvolumen von 6 ml/kg KG scheint für dieses Lungenareal sogar zuviel (Überblähung der Babylunge → Volutrauma!).
- R-Zone („recruitable"): potenziell rekrutierbare Lungenbezirke (Atelektasen)
  - Ein Tidalvolumen von 6 ml/kg KG ist häufig auch für dieses Lungenareal zuviel (Atelektrauma!).
- D-Zone („diseased"): konsolidierte Areale, Shuntbezirke oder alveolärer Totraum

- **NIV bei ARDS:**
  - Obwohl NIV eigentlich beim hyperkapnischen Lungenversagen die Beatmungsmethode der Wahl darstellt, so existieren kleinere Studien, welche zeigten, dass durch die frühzeitige Initiierung der NIV-Therapie beim „leichten ARDS" eine Intubation verhindert werden konnte.
  - Im Rahmen der NIV bei ARDS scheint die **Helm-CPAP**-Beatmung der Masken-CPAP-Beatmung überlegen (Patel et al. 2016). Bei Helmträgern war die Rate der endotrachealen Intubation seltener (18,2 % vs. 61,5 %) und die 90-Tage-Mortalität (34,1 % vs. 56,4 %) signifikant reduziert.
- **Kleines Tidalvolumen** (V_T „low tidal volume concept")
  - Zielwert: $V_T \leq 6$ ml/kg KG (Standardkörpergewicht)
    - Berechnung des Standardkörpergewichts für Männer: $Gewicht_{Mann}$ (kg) = 50 + 0,91 • (Größe [cm] – 152,4)
    - Berechnung des Standardkörpergewichts für Frauen: $Gewicht_{Frau}$ [kg] = 45,5 + 0,91 × (Größe [cm] – 152,4)
  - Mit zunehmender Adipositas nimmt das Lungenvolumen nicht zu, d. h. das Lungenvolumen eines Adipösen ist nicht größer als das eines Normalgewichtigen.
  - Bei allen Beatmungspatienten sollte das Standardkörpergewicht routinemäßig bestimmt werden.
  - Bei ca. 30 % der Patienten mit schwerem ARDS können auch Atemzugvolumina von 6 ml/kg KG zu einer Überblähung führen; diese Patienten sollten mit einem niedrigeren Tidalvolumen beatmet werden.
  - Vorbestehende Lungenerkrankungen und CT-Morphologie sollten im Einzelfall mitberücksichtigt werden.
- **Permissive Hyperkapnie:**
  - Zielwerte: $p_aCO_2 > 45$ mm Hg, pH-Wert >7,2 ohne Pufferung
  - Pufferung mit Tris ab einem pH-Wert $\leq 7,2$
  - Anmerkung: Bei Patienten mit erhöhtem intrakraniellem Druck besteht eine relative Kontraindikation für eine permissive Hyperkapnie. Bei diesem Patientenkollektiv wird empfohlen, eine Behandlung nur unter

Kontrolle des intrakraniellen Drucks und Abwägen der Risiken durchzuführen.
- **Plateaudruck:**
  - Zielwert: ≤ 30 mbar
  - Niedriger Inspirationsdruck (unterhalb des oberen Inflektionspunktes)
- **Driving-Pressure (Lungencompliance):**
  - Zielwert: ≤ 15 mbar (Amato et al. 2015)
  - Berechnung: $\Delta P = V_T/C = $ Plateaudruck (P_{insp}) – PEEP
  - Abschätzung der Mortalität: für das Langzeitüberleben von ARDS-Patienten ist ein niedriger Driving-Pressure am günstigsten.
  - Fazit: nach dem Driving-Pressure Prinzip ist nicht der Absolutwert des PEEP oder des P_{insp} ausschlaggebend, sondern das ΔP (P_{insp}-PEEP)
- **Atemfrequenz:**
  - Ausreichend hoch (bis zu 35/min)
  - Ziel: ausreichend hohes AMV (da V_T klein, muss infolgedessen die AF [20–35/min] höher gewählt werden: AMV = $V_T \times$ AF)
  - Cave: Erhöhung der Totraumventilation.
- **Aufrechterhaltung/Optimierung der Oxygenierung:**
  - F_iO_2: initial 100 %, später Reduktion (sonst Resorptionsatelektasen, Alveolitis)
  - Zielwerte der Oxygenierung: $S_aO_2 \geq 90$ %
- **„Inversed-ratio ventilation":**
  - Inspiration zu Exspiration 2 : 1 bis 3 : 1 (bessere Belüftung und Aufbau eines regional unterschiedlichen hohen Intrinsic (Auto)-PEEP in den langsamen Lungenkompartimenten mit Alveolar-Rekruitment
  - Zunahme der FRC und Shuntabnahme
- **Höhe des PEEP** (◙ Tab. 11.30):
  - Der PEEP soll die initial nicht ventilierten Lungenabschnitte rekrutieren (Verbesserung des Gasaustausches) und den endexspiratorischen Kollaps der Lunge verhindern.
  - Durch den Einsatz von PEEP soll der p_aO_2 verbessert werden, sodass der F_iO_2 gesenkt werden kann und so die Lunge durch hohe F_iO_2-Werte weniger geschädigt wird (u. a. Resorptionsatelektasen, Alveolitis).

◻ **Tab. 11.30** Voraussichtlicher PEEP in Abhängigkeit von der notwendigen F_iO_2

F_iO_2	0,3	0,4	0,5	0,6	0,7	0,8	0,9	1,0
PEEP[1] (mm Hg)	5	5–8	8–10	10	10–14	14	14–18	20–24
PEEP[2] (mm Hg)	5–10	10–18	18–20	20	20	20–22	22	22–24

Anmerkung: PEEP[1], nach der ARDS-Network-Tabelle (2000); PEEP[2], nach der Lung Open Ventilation-Studie (Meade et al. 2008).

— Zur Höhe des PEEP gibt es keine klaren Empfehlungen.

— Zur Orientierung dient der benötigte O_2-Bedarf.

— Die Höhe des PEEP („*higher versus lower levels of PEEP*") ist nicht mit einer Verbesserung der Mortalität assoziiert.

— Ein Nutzen für hohe PEEP-Werte ab einem moderaten ARDS (Horovitz-Index ≤200 mm Hg) konnte in der Metaanalyse von Briel et al. (2010) gezeigt werden.

— **Idealer PEEP:**

— Der ideale PEEP ist derjenige, bei dem es zu einer maximalen Rekruitierung dorsobasaler Kompartimente bei minimaler Überdehnung (Gefahr von Baro- bzw. Volutrauma) von ventralen Lungenabschnitten kommt. Eine beatmungsinduzierte rechtsventrikuläre Dysfunktion sollte zudem vermieden werden.

— Die Frage nach dem idealen PEEP ist bis dato noch nicht abschließend beantwortet (Express-Studie: Mercat et al. 2008)

— Anhaltswerte: 10-20 mbar, maximal 25 mbar, d. h. oberhalb des unteren Inflektionspunkts (LIP, „lower inflection point") und unterhalb des oberen Umschlagspunkts (UIP, „upper inflection point") auf der Druck-Volumen-Kurve

— Ermittlung mittels Best-of-PEEP/Compliance-Verfahren → Verbesserung des „*repetitive alveolar collaps*" und Verhinderung von Derekruitment (alveoläres Rekruitment: „*open up the lung and keep the lung open*")

— Alternative Verfahren zur optimalen PEEP-Titrierung:

  – Bettseitige elektrische Impedanztomographie: *bildmorphologische adaptierte*
    PEEP-Einstellung (Limitation: ein Schnittbild für die gesamte Lunge), noch nicht für den Routinegebrauch empfohlen

  – Lungenultraschall-guided PEEP-Titration, noch nicht für den Routinegebrauch empfohlen

  – Bestimmung der individuellen statischen Druck-Volumen-Beziehung

  – Ösophagusdruckmessung über spezielle Ösophagusballonsonde: transpulmonaler Druck = Alveolardruck minus Pleuradruck (Ösophagus), noch nicht für den Routinegebrauch empfohlen

  – LPP („lung protective package", Evita XL von Draeger)

— **Rekruitmentmanöver:**

— Ziel: rasche Öffnung atelektatischer Lungenareale durch temporäre Erhöhung des Beatmungsdrucks (bis 60 mbar) und Offenhalten durch einen adäquaten PEEP

— Durchführung: Rekruitmentmanöver nach Lachmann (schrittweise Erhöhung von P_{insp} auf 40-60 mbar für etwa 5-10 Atemhübe bei paralleler Erhöhung des Gesamt-PEEP), Blähmanöver (CPAP-Rekruitmentmanöver) oder intermittierende Seufzer

— Häufige Komplikationen: Hypotonie und O_2-Sättigungsabfall (Barotrauma eher selten)

— Kontraindikationen: hämodynamische Instabilität, erhöhtes Risiko für Barotrauma, akute Erkrankungen des ZNS

— Aktuelle Empfehlung: Ein routinemäßiges Rekruitmentmanöver wird nicht empfohlen (Suzumura et al. 2014).

- **Frühzeitige Spontanatmung durch augmentierte Beatmungsformen (BiPAP/ASB):**
  - Spontanatmung → Alveolarrekruitment dorsobasaler Lungenkompartimente
  - Maschinelle Beatmung → Alveolarrekruitment anteriorer Lungenkompartimente
  - Bei schwerem ARDS führte der Erhalt einer minimalen Spontanatmung während drucklimitierter Beatmung mit Airway Pressure Release Ventilation (APRV) im Vergleich zur kontrollierten Beatmung zu einer signifikanten Verbesserung des intrapulmonalen Shunts, der Oxygenierung und des Herzzeitvolumens.
  - In der S3-Leitlinie zur Analgesie, Sedierung und Delirmanagement in der Intensivmedizin (Baron et al. 2015) wird ein konsequentes Monitoring gefordert: Das Behandlungsziel und der aktuelle Grad von Analgesie (z. B. visuelle Analogskala oder CPOT [Critical Care Pain Observational Tool] oder BPS [Behavioral Pain Scale]), Sedierung (meist RASS, Ziel-RASS: 0 bis −1), Angst und Delir (CAM-ICU [Confusion Assessment Method for the Intensive Care Unit] oder ICDSC [Intensive Care Delirium Screening Checklist]) sollen mindestens einmal pro Schicht (in der Regel 8-stündlich) evaluiert und dokumentiert werden. Eine tägliche Sedierungsunterbrechung ist einer protokollbasierten Sedierung nicht überlegen.
- **Spezielle Beatmungsverfahren:**
  - *Hochfrequenzoszillationsventilation (HFOV)*
    - Hintergrund: Inspiration und Exspiration können nicht mehr abgegrenzt werden. Vielmehr wird die Lunge durch einen kontinuierlich hohen Distensionsdruck/ Atemwegsmitteldruck expandiert und verbleibt in Inspirationsstellung. Hochfrequente sinusoidale Atemgasschwingungen werden mit einer Frequenz von 2–50 Hz (5–8 Hz) erzeugt.
    - Ziel: Rekruitierung kollabierter Lungenareale, ein exspiratorischer Rekollaps unterbleibt, Minimierung des intrapulmonalen Shunts

  - Der Gasaustausch erfolgt im Wesentlichen über komplexe Diffusionsvorgänge.
  - Tiefe Analgosedierung ist notwendig, d. h. keine Spontanatmung möglich.
  - Erschwerte Erkennung von Komplikationen: z. B. Pneumothorax
  - Studienlage: OSCILLATE-Studie (Ferguson et al. 2013); OSCAR-Studie (Young et al. 2013), kein Benefit der HFOV beim ARDS
  - Aktuelle Empfehlung: Keine HFOV beim ARDS.
  - *"Neurally adjusted ventilatory assist"* (NAVA)
    - Hintergrund: Da die Funktion des Diaphragmas ein wichtiger Faktor im Rahmen des Weaningprozesses darstellt (Zwerchfellatrophie nach bereits kurzzeitiger Beatmung), kommt der Vermeidung eines beatmungsinduzierten Zwerchfellschadens („ventilator-induced diaphragma dysfunction", VIDD) eine wesentliche Rolle zu. Mit NAVA wird die elektrische Aktivität des Diaphragmas erfasst (Zwerchfell-EMG über Elektrode in Magensonde), an den Ventilator weitergegeben und zur Unterstützung der Spontanatmung des Patienten verwendet. Da Ventilator und Diaphragma dasselbe Signal verarbeiten, kommt eine unmittelbare/synchrone mechanische Kopplung zwischen Diaphragma und Ventilator zustande (neuroventilatorische Kopplung).
    - Ziel: Verbesserung/Förderung der Spontanatmung durch optimierte Synchronisation zwischen Patient und Respirator
    - Aktuelle Empfehlung: Da noch keine prospektiven, randomisierten Studien vorliegen, wird ein routinemäßiger Einsatz nicht empfohlen.

Best-PEEP-Verfahren

(◘ Abb. 11.3)
- Best-PEEP: Bezeichnet jenen PEEP-Wert, bei welchem die O_2-Transportkapazität ($DO_2 = HZV \times C_aO_2$) und die statische Compliance am höchsten sind.

Abb. 11.3 Best-PEEP-Prinzip (a = LIP, „lower inflection point"; b = best-PEEP; c = UIP, „upper inflection point") am Beispiel eines Patienten mit pulmonalem ARDS

- Voraussetzung:
  - Hämodynamische Stabilität
  - Adäquate Analgosedierung, ggf. Relaxation
- Klinisch praktische Methode:
  - Aufsteigende PEEP-Reihe, sog. *incremental PEEP-trial* (■ Abb. 11.3)
  - Absteigende PEEP-Reihe, sog. *decremental PEEP-trial*
- Durchführung:
  - Patienten absaugen und Durchführung eines inspiratorischen Blähmanövers
  - Bestimmung des individuellen Intrinsic-PEEP
  - Ausgangs-(Start)-PEEP-Wert entspricht dem Intrinsic-PEEP
  - Alle 10(-15) min: Erhöhung des PEEP um 2 mbar und BGA-Bestimmung
  - Dokumentation (Protokoll): Blutgase, Atemmechanik (Compliance) und Hämodynamik (MAP, Herzfrequenz)
  - Abbruch: Zeichen des hämodynamischen Einbruchs
  - Beginn der absteigenden PEEP-Reihe
- Nachsorge: Röntgen-Thoraxkontrolle (Pneumothorax?)
- Folgen eines zu hohen PEEP
  - Abnahme des HZV
  - Steigerung der Totraumventilation
  - Gefahr des Barotraumas

Supportive bzw. adjuvante Maßnahmen

- Verhinderung von Beinvenenthrombosen, gastrointestinaler Blutung und Dekubitus
- **Ernährungstherapie**
  - Niedrigkalorische versus hochkalorische Strategie: kein Unterschied
  - Studienlage: EDEN-Studie (Rice et al. 2012)
- **Kinetische Therapie/Bauchlagerung** (Bein et al. 2015)
  - Prinzip der Bauchlagerung: alveoläres Rekruitment von Gasaustauschfläche durch Eröffnung dorsobasaler Atelektasen (besonders in der Frühphase und bei extrapulmonal bedingtem ARDS) mit Homogenisierung der Gasverteilung und somit Abnahme der Shuntfraktion, Verbesserung der Oxygenierung, Vermeidung/Minimierung des Lungenschadens und Sekretmobilisation, Veränderung der diaphragmalen Geometrie
  - Durchführung: 3 Personen (1 Person am Kopf, 1 Person links und 1 Person rechts)
  - Indikation: Die Bauchlage soll bei Patienten mit ARDS und Einschränkung der arteriellen Oxygenierung (p_aO_2/F_iO_2 <150) durchgeführt werden.
  - Kontraindikationen: offenes Abdomen, Wirbelsäuleninstabilität, schweres Gesichtstrauma, erhöhter intrakranieller Druck, bedrohliche Herzrhythmusstörungen und manifester Schock (ggf. Abweichung nach individueller Risiko-Nutzen-Abwägung)
  - Dauer der Bauchlagerung/Bauchlagerungsintervall: mindestens 16 h
  - Beginn der Bauchlagerung: umgehend nach Diagnosestellung
  - Beamtungseinstellung in Bauchlagerung: wie bei Rückenlagerung, Evaluation und Anpassung der Beatmungsparameter nach jedem Lagerungswechsel
  - Voraussetzungen: hämodynamische Stabilisierung des Patienten vor der Bauchlagerung sowie Ausgleich des Volumenstatus (eine Katecholamintherapie ist keine Kontraindikation)
  - Studiengrundlage: PROSEVA-Studie (Guérin et al. 2013: signifikante

Mortalitätsreduktion bei Patienten mit moderatem bis schwerem ARDS)
- Möglichkeiten: Wechsellagerung Bauch-/ Rückenlage (Dauer: mindestens 16 h) oder inkomplette Bauchlagerung (Lagerung zwischen 135° und <180°), ggf. kontinuierliche laterale Rotationstherapie (bis 62°) bei Kontraindikationen zur Bauchlagerung
- Enterale Ernährung während Bauchlagerung: niedrige Flussrate (≤30 ml/h) und regelmäßige Refluxkontrollen
- Gefahren während der Lagerung beachten: z. B. Dislokation/Obstruktion des Endotrachealtubus
- Komplikationen: Gesichtsödeme (20–30 %), Druckulzera in den Bereichen Gesicht/ Hornhaut, Becken, Knie (ca. 20 %), „Nichttoleranz" während Bauchlagerung (Husten, Pressen, Beatmungsprobleme, ca. 20 %), kardiale Arrhythmien (ca. 5 %), Tubus- oder Katheterdislokationen (1–2 %)
- Besonderheit akutes Abdomen: Für das akute Abdomen kann derzeit aufgrund mangelnder Untersuchungen keine Empfehlung bezüglich Art und Dauer einer Bauchlagerung ausgesprochen werden.
- Besonderheit akute zerebrale Schädigung: Die Indikation zur Bauchlage bei akuten zerebralen Läsionen kann nur nach individueller Abwägung von Nutzen (Verbesserung der Oxygenierung) und Risiko (Hirndruckanstieg) gestellt werden. Während der Lagerungsmaßnahme soll der Hirndruck kontinuierlich überwacht werden.
- Responder: Anstieg des Horovitz-Oxygenierungsindex (p_aO_2/F_iO_2) ≥20 %
- Non-Responderrate: ca. 20 %
- **Optimale Analgosedierung**
- Muskelrelaxation (ACURASYS-Studie, 2010: Cisatracuriumgabe über 48 h) führte zur Verbesserung des adjustierten 90-Tage-Überlebens für Patienten mit einem Horovitz-Quotient <150 mm Hg
- Pathomechanismus (unklar): Änderung des transpulmonalen Druckes, immunologische Effekte, Substanzklasseneffekt

- Einige Untersuchungen zeigten, dass es durch eine tiefe Sedierung gleich einer Anästhesie in Kombination mit Muskelrelaxierung durch den intraabdominellen Druck zu einer Verlagerung des Zwerchfells nach kranialwärts kommt, sodass das Lungenvolumen abnimmt.
- Falls Relaxierung, so scheint Rocuronium gut geeignet, da eine Antagonisierung mit Sugammadex möglich ist.
- Aktuelle Empfehlung: Schwache Empfehlung, da lediglich eine positive Studie
- **Kortikosteroide**
- Die additive Gabe von Kortikosteroiden beim ARDS bleibt trotz einer mäßig positiven Metaanalyse (niedrigdosierte Kortikosteroide) weiterhin umstritten (Tang et al. 2009).
- In einer im Jahre 2006 publizierten Studie (Steinberg et al. 2006) konnte keine Reduktion der Sterblichkeit unter Kortikosteroidtherapie nachgewiesen werden. In der Subgruppenanalyse der Patienten die über 14 Tage nach Diagnosestellung behandelt wurden, fand sich sogar eine erhöhte Mortalität.
- Zudem bestehen Unklarheiten bezüglich Therapiebeginn, Therapiedauer, Dosis und Reduktionsgeschwindigkeit.
- Im Rahmen eines (auto-)immunologischen pulmonalen ARDS ist eine hochdosierte Kortikosteroidtherapie indiziert.
- Aktuelle Empfehlung: Umstritten, keine klare Empfehlung
- **Flüssigkeitsmanagement** (*„keep the lung dry, but avoid hypovolemia")*
- Bei Sepsis: eher positive Bilanz anstreben
- Bei anderen ARDS-Ursachen Versuch der negativen Bilanzierung → Flüssigkeitsrestriktion, Dehydratation (Ultraschall der V. cava inferior, transpulmonale Thermodilution mit Bestimmung des extravaskulären Lungenwasserindex, ELWI <10 ml/kg KG)
- Voraussetzungen für eine negative Bilanz: ausreichend stabile Hämodynamik und Gewebeperfusion

— **Weitere Maßnahmen (keine Empfehlung):**
  — NO-Inhalation (iNO)
    – Prinzip: selektive Vasodilatation pulmonaler Gefäße mit Verbesserung des Ventilation-Perfusions-Mismatches und somit der Oxygenierung; Reduktion des pulmonalen Shunts, indem der Blutfluss in besser ventilierte Lungenareale umverteilt wird
    – 60 % Responder und 40 % Non-Responder
    – Keine Einfluss auf Beatmungsdauer oder Mortalität → daher aktuell keine Empfehlung
    – Indikation: ggf. Bridging vor ECMO, d. h. kurzzeitige Rescue-Therapie bei therapierefraktärer Hypoxämie und/ oder pulmonaler Hypertonie und/oder Rechtsherzversagen
    – Studienlage: Die Metaanalyse von Adhikari et al. (2014) zeigte keinen Nachweis eines Überlebensvorteils für iNO bei Patienten mit schwerem ARDS
    – Aktuelle Empfehlung: keine Empfehlung
  — Inhalative Prostaglandine: keine Empfehlung (gff. bei schwersten Oxygenierungsstörungen und/oder pulmonaler Hypertonie, Rescue-Therapie)
  — Substitution von Surfactant: keine Empfehlung
  — Rosuvastatin-Substitution: keine Empfehlung

Extrakorporale Lungenersatztherapie

(Siehe Übersicht)
— Möglichkeiten der extrakorporalen Lungenersatztherapie
  — Pumpengestützte Verfahren („high flow") → Indikation bei ARDS mit führender therapierefraktärer *Hypoxämie*: klassische venoarterielle (va) ECMO oder venovenöse (vv) ECMO
  — Pumpenfreie Verfahren („low flow") → Indikation bei ARDS mit führender therapierefraktärer *Hyperkapnie*: pECLA/iLA
— Haupteinsatzgebiete der klassischen ECMO
  — va-ECMO: kardiogener Schock
  — vv-ECMO: schweres hypoxämisches Lungenversagen
— Wach-ECMO: ECMO ohne Beatmung als Bridging-Verfahren zur Lungentransplantation zeigte im Vergleich zur ECMO mit invasiver Beatmung einen Überlebensvorteil (Fuehner et al. 2012).
— Langsame Reduktion der Invasivität der mechanischen Beatmung nach Beginn der extrakorporalen Lungenersatztherapie → Reduktion des Atemminutenvolumens, der F_iO_2 und des Tidalvolumens
— Analgosedierung unter ECMO (Baron et al. 2015; DAS-Leitlinien 2015)
  — Besonders unter der ECMO soll ein zielgesteuerter Wachheitsgrad durch regelmäßiges klinisches Monitoring und kontinuierliche Dosisanpassung an den Sedierungsbedarf erreicht werden.
  — Der Ziel-RASS unter ECMO sollte folgende Faktoren berücksichtigen:
    – ECMO-Patienten haben etliche Risikofaktoren für das Auftreten einer posttraumatischen Belastungsstörung.
    – Ein höherer Grad an Wachheit ist mit der Möglichkeit zur aktiven Teilnahme an physiotherapeutischen Übungen (u. a. Delirprophylaxe) verbunden.
  — Ein Ziel-RASS = 0 ist sicher durchführbar (insbesondere unter Wach-ECMO).
— Weitere Informationen zur ECMO: http://www.ardsnetwork.de/ und http://www.elso.org/
— Zur strengen Indikationsüberprüfung der ECMO-Therapie bei schwerem, therapierefraktärem Lungenversagen fungieren einige Prognose-Scores, z. B.: http://www.respscore.com/

> Das ECMO-Outcome hängt u. a. von der Expertise des Zentrums ab, d. h. je mehr Behandlungen ein Zentrum pro Jahr durchführt, desto besser die Überlebenswahrscheinlichkeit. Eine „kritische Grenze" war die Anzahl von 30 ECMO-Einsätzen pro Jahr (Barbaro et al. 2015). Eine AWMF-Leitlinie zur „Invasiven Beatmung und Einsatz extrakorporaler Verfahren bei akuter respiratorischer Insuffizienz" ist zurzeit in Bearbeitung.

Extrakorporale Lungenersatztherapie: ECMO („extracorporal membrane oxygen")
Ziel: Verbesserung der Oxygenierung und Decarboxylierung bei therapierefraktärer Hypoxämie
Einbau: durch Kardiochirurgie/OP (→ venoarterielle ECMO, sog. va-ECMO) oder direkt auf Intensivstation (→ venovenöse ECMO, sog. vv-ECMO) oder durch Kardiologe/Herzkatheterlabor (→ venoarterielle ECMO)
Prinzip:
- Pumpengestützte, **venovenöse** (mäßige Oxygenierung aber sehr effizienter CO_2-Austausch, *inkompletter* Lungenersatz) und **venoarterielle** ECMO (effizienteste Oxygenierung und CO_2-Elimination, *kompletter* Lungenersatz)
- ECMO als modifizierte Herz-Lungen-Maschine zur temporären Herz-Kreis-lauf-Unterstützung, extrakorporalen Oxygenierung und CO_2-Elimination
- Komponenten der ECMO
  - Oxygenator (Gasaustauschfläche: 1,8 m^2, Gasfluss: 0,5–16 l/min) → Beachte: Biotrauma, Plasmaleckage (Übertritt von Plasma auf die Gasseite → durch Anwendung biokompatibler Membranen heute eher selten), Blutgerinnung (stündliche Kontrollen der ACT: 120–150 s, Ziel-PTT: ca. 60 s)
  - Zentrifugalpumpe/Rotaflow-Konsole (laminärer Blutfluss, Blutfluss: 30–90 % des HZV) → Beachte: Pumpenversagen, Bluttraumatisierung (Hämolyse), Blutgerinnung, Biotrauma
  - Normothermieeinheit/Wärmeaustauscher
  - Kanülenanlage (V./A. femoralis) *oder* Doppellumenkanüle (rechte V. jugularis interna bei venovenöser ECMO, z. B. Avalon); um eine übermäßige Rezirkulation zu vermeiden, soll der Abstand zwischen den Kanülenenden ca. 20 cm betragen.

Indikationen va-ECMO (www.elso.org)

- Schwere Hypoxämie (p_aO_2/F_iO_2 ≤80 mm Hg) und Versagen der konservativen Behandlungsoptionen (fortdauernde Hypoxämie)
- Schwere respiratorische Azidose (pH<7,15) *mit* Kreislaufdepression
- Erhöhte Beatmungsspitzendrücke (>35–40 mbar)
- Akute Lungenembolie
- Entwöhnung von der Herz-Lungen-Maschine nach einem herzchirurgischen Eingriff

Indikationen vv-ECMO (Müller et al. 2014)
- Schweres ARDS (p_aO_2/F_iO_2 ≤80 mm Hg) und Versagen der konservativen Behandlungs-optionen (fortdauernde Hypoxämie)
- Rescue-Indikation: lebensbedrohliche Hypoxämie trotz invasiver Beatmung (Horovitz-Index <65 mm Hg, PIP >35 mm Hg, pH-Wert <7,25) und progrediente hämodynamische Instabilität
- Non-Rescue-Indikation (frühtherapeutisch): lebensnotwendiger Gasaustausch zwar möglich, aber trotz Optimierung aller konventionellen Möglichkeiten unter aggressiver, nichtprotektiver Beatmung keine Besserung innhalb 12–14 h (PIP >32 mm Hg, F_iO_2 >0,9, V_T >6 ml/kg KG)

Absolute Kontraindikationen:
- Fortgeschrittenes Multiorganversagen
- Irreversible zerebrale Schädigung
- Terminalstadium von Malignomen und konsumierenden Erkrankungen
- Terminale chronische Lungenerkrankung (z. B. COPD-Endstadium)
- Verbrauchskoagulopathie
- Schweres Schädel-Hirn-Trauma (<72 h)
- Schwere aktive Blutung

Relative Kontraindikationen bezüglich va-ECMO:
- Invasive Beatmung >7 Tage
- Immunsuppression mit Neutropenie
- Alter >70 Jahre

- Akute intrakranielle Blutung
- Schwerste terminale Komorbiditäten
- Heparininduzierte Thrombozytopenie
  (HIT-II → Verwendung von z. B. Argatroban)

Relative Kontraindikationen bezüglich
vv-ECMO:
- Kardiogener Schock
- Terminale Lungenerkrankung ohne
  Aussicht auf zeitnahe Transplantation
- Leberzirrhose, terminale Nierenversagen
- Alter >75 Jahre

Ggf. bei va-ECMO zusätzlich
IABP-Unterstützung
- Herstellung eines pulsatilen Flusses
  → Optimierung der Koronarperfusion
- Verbesserung des Weanings

Komplikationen:
- Gefäßverletzungen
- Infektionen
- Extremitätenischämie bei venoarterieller
  ECMO (infolge der Kanülierung der
  Leistengefäße, 18–French–Kanülen)
- Thromboembolien (große Fremdoberfläche
  der ECMO)
- Blutungen (da therapeutische
  Heparinisierung) als Hauptkomplikation

Studienlage:
- CESAR-Studie, 2009 (signifikantes
  verbessertes Überleben ohne schwere
  Behinderung nach 6 Monaten), weitere
  Studien werden derzeit durchgeführt (z. B.
  EOLIA-Studie: ECMO bei schwerem ARDS,
  Ergebnisse werden in 2018 erwartet)

**Extrakorporale Lungenersatztherapie:
Extrakorporale CO_2-Elimination (ECCO$_2$R,
"extracorporeal carbon dioxide removal")**
Ziele
- CO_2-Elimination bei isolierter, therapiere-
  fraktärer Hyperkapnie

- Etablierung einer (ultra-)protektiven
  Beatmung bei ARDS
- Verhinderung einer Intubation/invasiven
  Beatmung bei Patienten mit hyperkapnischem
  Lungenversagen (NIV-Versager)
- Beschleunigung der Beatmungs-
  entwöhnung bei Hyperkapnie

Einbau: durch Intensivmediziner (auf Station)
- Systeme zur extrakorporalen
  CO_2-Elimination
  - Pumpengestützte venovenöse Systeme:
    - CO_2-Eliminierung und Oxygenierung:
      iLA-activve und PALP CARDIOHELP
      → Blutflüsse bis 5 l/min möglich
      (abhängig von Kanülen- und
      Membrangröße)
    - nur CO_2-Eliminierung: Hemolung und
      DECAP Smart → Blutflüsse bis 1,5 l/min
      möglich
  - Pumpenfreie arteriovenöse System: z. B.
    iLA (pECLA, *"pumpless extracorporeal lung
    assist"*) → Blutflüsse bis 1,5 l/min

Indikationen:
- ARDS *ohne* lebensbedrohliche Hypoxämie
  (p_aO_2/F_iO_2 >80 mm Hg)
- Hyperkapnie und respiratorische Azidose
  (pH≤7,2) *ohne* Kreislaufdepression
- Unterstützung bei Weaning
- „Bridge to lung transplantation"
- Vermeidung einer Intubation bei schwerer
  AE-COPD bei drohendem NIV-Versagen

Prinzip der pumpenfreien iLA:
- Artifizieller arteriovenöser Shunt mit
  zwischengeschaltetem Membrano-
  xygenator (Flussraten: 1–1,5 l/min) und
  MAP (>70 mm Hg) als treibende Kraft für
  den Blutfluss
- Austauschgas: Sauerstoff, bis 12 l/min
- Reduktion des Tidalvolumens (konsekutiver
  Anstieg des PEEP) und der Atemfrequenz
  unter iLA
- Abfall von p_aCO_2 und Anstieg des p_aO_2 und
  des pH-Wertes bereits 2–4 h nach iLA

Komponenten der iLA:
- Heparinbeschichtetes Membransystem (Gasaustauschfläche: ca. 1,3 m^2) mit O_2-Anschluss (notwendige Antikoagulation mit Ziel-PTT von ca. 50–60 s)
- Dopplersonographische Einheit für die Flussmessung
- Kanülen (in A. und V. femoralis)

Kontraindikationen der iLA:
- Eingeschränkte Pumpfunktion/ Herzinsuffizienz (obligate Voraussetzung ist eine normale Pumpfunktion [CI>2,5–3 l/min/m^2] und MAP >70 mm Hg) → transthorakale Echokardiographie vor iLA-Anlage
- Therapierefraktäre Hypoxämie, d. h. ein primäres Oxygenierungsversagen muss ausgeschlossen sein (F_iO_2/p_aO_2 >80 mm Hg)
- Schwerer septischer und kardiogener Schock
- pAVK (relativ)
- Femoraler, arterieller Gefäßdurchmesser ≤5,1 mm
- Körpergewicht <20 kg
- Schwere disseminierte intravasale Gerinnungsstörung
- Heparininduzierte Thrombozytopenie (HIT-II)

Vorteile der iLA:
- Effektive Decarboxylierung
- Druckabfall geringer
- Pulsatiler Blutfluss erhalten
- Keine Plasmaleckage, dichte Oxygenatormembran
- Bluttrauma geringer durch fehlende Blutpumpe
- Moderate Kosten, geringer personeller und technischer Aufwand

Nachteile der iLA:
- Abhängig vom Herzzeitvolumen (keine Anwendung bei Herzinsuffizienz)
- Extremitätenischämien (durch arterielle Kanülierung)
- Geringerer O_2-Transfer

Studienlage:
- Xtravent-Studie (Bein et al. 2013: iLA vs. konventionelle Beatmung bei moderatem bis schwerem ARDS, Verkürzung der Beatmungszeit, jedoch keine Beeinflussung der Mortalität)

11.7 Pneumothorax

11.7.1 Definition

Bei einem **Pneumothorax** kommt es zu einer Luftansammlung im Pleuraraum, d. h. zwischen Pleura visceralis und parietalis, mit inkomplettem oder komplettem Kollaps der Lunge. Der Begriff des Pneumothorax wurde erstmals von Itard und Laennec 1803 bzw. 1819 definiert.

Ein **Hämopneumothorax** ist definiert als Pneumothorax mit Nachweis von mehr als 400 ml Blut im Pleuraraum.

11.7.2 Epidemiologie, Ätiologie und Pathogenese

(◘ Tab. 11.31)

Risikofaktoren für eine Spannungspneumothorax
- Beatmete Patienten auf Intensivstation
- Patienten mit Thoraxtrauma
- Patienten nach kardiopulmonaler Reanimation (insbesondere unter Anwendung mechanischer Reanimationshilfen)
- Bekannte Lungenerkrankung (insbesondere COPD und Lungenemphysem)
- Patienten mit abgeklemmter, verstopfter oder dislozierter Thoraxdrainage

Bei beatmeten Intensivpatienten tritt der Pneumothorax relativ häufig auf (5–15 %). (MacDuff et al. 2010)

◻ Tab. 11.31 Pneumothorax – Einteilung

Primärer (idiopathischer) Spontanpneumothorax (PSP)	Pneumothorax ohne äußere Ursache
	Bei Patienten *ohne* bronchopulmonale Erkrankung
	Inzidenz, Männer: 18–28/100.000/Jahr, Frauen: 1,2–6/100.000/Jahr
	Entstehung durch Ruptur apikaler subpleuraler Blasen (Blebs [ohne Mesothelüberzug] oder Bullae [mit Mesothelüberzug], *„emphysema like changes"*)
	Zum Teil familiäre Häufung (z. B. Folliculin-Mutation, sog. Birt-Hogg-Dubé-Syndrom), meist große asthenische Männer (<50 Jahre; Altersgipfel: 30.–35. Lebensjahr), Raucher (Risiko für Raucher 10 %, vs. Nichtraucher 0,1 %)
Sekundärer Spontanpneumothorax (SSP) (auch „symptomatischer Spontanpneumothorax" genannt)	Pneumothorax ohne äußere Ursache
	Bei Patienten *mit* bronchopulmonaler Erkrankung
	Inzidenz ca. 10–15/100.000/Jahr
	Letztlich fast alle Lungenerkrankungen (z. B. COPD, Lungenemphysem, interstitielle Lungenerkrankungen, pulmonale Infektionen mit pleuraler Perforation sowie pulmonale Autoimmunerkrankungen) erhöhen die Wahrscheinlichkeit, insbesondere COPD mit Ruptur von Emphysemblasen; meist Patienten (Raucher) >50. Lebensjahr
	Höhere Morbidität und Mortalität sowie ausgeprägtere Klinik im Vergleich zum PSP
	Sonderform: katamenialer Pneumothorax (häufig liegt eine diaphragmale, pleurale oder pulmonale extragenitale Endometriose vor), Auftreten bis 72 h nach Beginn der Menstruation
Traumatischer oder iatrogener Pneumothorax	Pneumothorax durch äußere oder innere Verletzung
	Iatrogen: z. B. nach ZVK-Anlage/V. subclavia oder nach Pleurapunktion, transbronchialer Biopsie, Barotrauma unter Beatmung, Akupunktur
	Thoraxtrauma: z. B. Unfall (Rippenfrakturen!) oder im Rahmen thoraxchirurgischer Eingriffe, meist in Kombination mit Hämatothorax, sog. Hämopneumothorax (Pneumothorax mit mehr als 400 ml Blut)
	Spannungspneumothorax (Inzidenz 3–5 %): insbesondere beatmete Patienten, Zustand nach Trauma/Polytrauma, Zustand nach Reanimation, Patienten mit chronischen Lungenerkrankungen (insbesondere COPD), abgeklemmte Thoraxdrainage

11.7.3 Klinik

- **Thoraxschmerz** (meist stechend) auf der betroffenen Seite mit/oder ohne Ausstrahlung → DD: akutes Koronarsyndrom
- **Dyspnoe, Husten, Tachypnoe** → ggf. auch asymptomatisch
- Hals-(Jugular)-Venenstau (ZVD-Anstieg) bzw. obere Einflussstauung
- Zyanose
- Subkutanes Hautemphysem
- Spannungspneumothorax (mit Mediastinalverlagerung): zusätzlich Tachykardie, Hypotonie, Schock, Zyanose

> Bei jedem akuten Beatmungsproblem sollte an die Möglichkeit eines Pneumothorax gedacht werden. Gerade ein Spannungspneumothorax unter maschineller Beatmung präsentiert sich meist dramatisch.

11.7.4 Diagnostik

Notfalldiagnostik

> Die Diagnose eines Pneumothorax ist primär klinisch zu stellen und kann mittels **Thoraxsonographie** einfach und schnell diagnostiziert werden. Die Thoraxsonographie weist hinsichtlich der Diagnostik eines Pneumothorax im Vergleich zur Röntgen-Thoraxuntersuchung eine deutlich höhere Sensitivität und negativen Vorhersagewert auf, sodass die Thoraxsonographie in den meisten Fällen optimal zur Ausschlussdiagnose angewandt werden kann.

- **Anamnese** und **körperliche Untersuchung**
  - Bei Frauen → Pneumothorax im Zusammenhang mit der Menstruation? Sog. katamenialer Pneumothorax

- Nikotinabusus → Risikofaktor für die Enstehung eines Spontanpneumothorax
- Inspektion: ggf. Fehlen von Atemexkursionen auf der betroffenen Seite
- Perkussion: tympaner, hypersonorer Klopfschall auf der betroffenen Seite
- Palpation: Weichteilemphysem (insbesondere beim iatrogenen/traumatischen Pneumothorax)
- Auskultation: abgeschwächtes/fehlendes Atemgeräusch auf der betroffenen Seite
- **Beatmeter Patient**
- Volumenkontrollierte Beatmung: Anstieg des Beatmungsdrucks bei korrekter Tubuslage
- Druckkontrollierte Beatmung: Abnahme des Tidalvolumens und damit des Atemminutenvolumens bei korrekter Tubuslage
- **Monitoring** (EKG, Puls, Blutdruck, S_pO_2)
- Pulsoxymetrie: plötzlicher O_2-Sättigungsabfall
- Abfall des Herzminutenvolumens: Hypotonie und Tachykardie
- **Notfallsonographie → Thoraxsonographie**
- Fehlendes Lungengleiten (Stratosphären-Zeichen im M-Mode)
- Fehlende B-Linien
- Fehlender Lungenpuls im M-Mode (normalerweise zeigt sich eine passive pulssynchrone Bewegung der Subcutis und der Lunge)
- Nachweis des Lungenpunkts (Übergang des Pneumothorax zur belüfteten Lunge, Grenzzone zwischen belüfteter und unbelüfteter Lunge [Pneumothorax])
- **Röntgen-Thorax** (wenn möglich in Exspiration)
- Darstellung der (konvexen) abgehobenen Pleura visceralis
- Aufgehobene Gefäßzeichnung und fehlende Lungenstruktur außerhalb der Pleura-visceralis-Projektion
- Objektivierung der Pneumothoraxgröße (kleiner oder großer Pneumothorax) in der a.p.-Röntgen-Thorax-Aufnahme
    - Amerikanische Guidelines: Separation beider Pleurablätter → Lungenapex und Thoraxkuppel, Cut-off-Wert von 3 cm
    - Britische Guidelines: Separation beider Pleurablätter auf Höhe des Lungenhilus, Cut-off-Wert von 2 cm
- Beim liegenden Patienten mit partiellem Lungenkollaps und anteriorer Luftansammlung kann ein Pneumothorax übersehen werden.
- Ggf. CT-Thorax, insbesondere bei unklarem Befund und vorbestehender Lungenerkrankung

> „Ultrasonography is emerging as the diagnostic procedure of choice for the diagnosis and management guidance and management of pneumothoraces" (Yarmus u. Feller-Kopmann, 2012).

Ausschlussdiagnostik

- **Labordiagnostik:** Notfalllabor inklusive BGA, Herzenzyme, Troponin und D-Dimere
- **12-Kanal-EKG:** Ausschluss/Nachweis eines akuten Koronarsyndroms
- **Thoraxsonographie:** Ausschluss/Nachweis eines Pleuraergusses und Lungenödems
- **Notfallechokardiographie:** Ausschluss/Nachweis eines Perikardergusses
- **Ggf. (Low-dose-) CT-Thorax:** wesentlich höhere Trefferquote kleinerer lokalisierter Pneumothoraces

> Ein Pneumothorax kann sich erst Stunden bzw. Tage nach einer Punktion (z. B. Pleurapunktion) entwickeln.

11.7.5 Differenzialdiagnose

- Lungenemphysem
- Atelektasen (normale Beatmungsdrücke → jedoch schlechte Oxygenierung)
- Perikarderguss (stets Echokardiographie durchführen)
- Pleuritis, Pneumonie
- Pleuraerguss (groß, auslaufend)
- Lungenembolie
- Akutes Koronarsyndrom (insbesondere bei linksseitigem Pneumothorax)

— Infusionsthorax (z. B. nach ZVK-Anlage über V. subclavia und Befahren des ZVK ohne vorherige radiologische Überprüfung der korrekten ZVK-Lage)

— Groß-zystische Prozesse oder extreme Rarefizierung des Lungengerüsts bei Emphysem können in der Röntgen-Thorax-Bildgebung einen Pneumothorax vortäuschen (ggf. (*Low-dose-*) CT-Thorax)

11.7.6 Therapie

(◐ Tab. 11.32, ◐ Tab. 11.33, ◐ Abb. 11.4)

> ❯ Bei signifikanter Dyspnoe, hohem klinischem Verdacht auf einen Pneumothorax und hämodynamischer Instabilität sollte unabhängig von weiterer Diagnostik eine Drainagentherapie eingeleitet werden.

Thoraxdrainage
Legen einer Thoraxdrainage
— **Anteriorer Zugangsweg nach Monaldi**
　　– Zugang der Wahl bei Pneumothorax
　　– Lage des Patienten: Oberkörperhochlagerung

◐ **Tab. 11.32** Therapeutische Strategien beim Pneumothorax (MacDuff et al.; British Thoracic Society, 2010)

Pneumothoraxform	Therapievorschlag
Kleiner, einseitiger Pneumothorax (kleiner Spitzen- oder Mantelpneumothorax) – PSP: Pleuraspalt <2 cm und/oder keine Dyspnoe – SSP: Pleuraspalt <1 cm und keine Dyspnoe	**Konservatives Prozedere:** abwartende Haltung/stationäre Beobachtung Radiologische Kontrolluntersuchungen bei klinischer Verschlechterung, spätestens nach 12 h Spontanresorption der Luft im Pleuraspalt geschieht mit einer Rate von etwa 50 ml/Tag oder 1,25–2,2 % des Hemithoraxvolumens/Tag; eine O_2-Gabe steigert die Resorptionsrate auf das 4-Fache.
Mäßiger Pneumothorax – PSP: Pleuraspalt >2 cm und/oder Dyspnoe – SSP: Pleuraspalt 1–2 cm und keine Dyspnoe	**Aspirationsbehandlung:** Einzeitige manuelle Aspiration mit dünnen Kathetern (14–16 G, z. B. ggf. Pigtail-Katheter) oder Spezialkanülen (z. B. Nadel nach Deneke oder Verres mit seitlicher Öffnung)
Großer Pneumothorax – Bilateraler Pneumothorax oder hämo-dynamische Instabilität – SSP: Pleuraspalt >2 cm oder Dyspnoe – Versagen der konservativen Pneumothoraxbehandlung – Versagen der Aspirationsbehandlung – Beatmeter Patient	Immer Anlage einer **Pleuradrainage** (2.–3. ICR, Medioklavikularlinie, ≥20 Ch) mit *oder* ohne Sog Belassen der Drainage bis zur Reexpansion der Lunge: 3–5 Tage Frühzeitige thoraxchirurgische Vorstellung bei Versagen der Drainagenbehandlung
Spannungspneumothorax	**Notfalltherapie:** Kunststoffverweilkanüle mit Heimlich-Ventil (evtl. Fingerling) Sonst: Immer Anlage einer **Pleuradrainage** mit Wasserschloss
Rezidivpneumothorax oder **Misserfolg** der Drainagebehandlung nach 4–5 Tagen	**Thoraxchirurgische Vorstellung** → VATS (videoassistierte Thorakoskopie): Inspektion der Lunge, ggf. Bullaligatur/-resektion, *blind apical resection* oder partielle parietale Pleurektomie oder Pleurodese

Abkürzungen: PSP = primärer Spontanpneumothorax, SSP = sekundärer Spontanpneumothorax

---

◘ Tab. 11.33 Indikationen zur Drainagen- und thoraxchirurgischen Behandlung

Drainagenbehandlung	Thoraxchirurgie (VATS, ggf. Thorakotomie)
Jede signifikante Dyspnoe unabhängig von der Pneumothoraxgröße	Rezidivpneumothorax auf der ipsilateralen Seite
	Erster Pneumothorax auf der kontralateralen Seite
Spannungspneumothorax	gleichzeitiger bilateraler Spontanpneumothorax
Bilateraler Pneumothorax	persistierende Fistelung oder fehlende Reexpansion
Seropneumothorax	(trotz Drainagenbehandlung >5 Tage)
Beatmungspatient	spontaner Hämopneumothorax
Erfolglose konservative Behandlung	Berufsbedingt (z. B. Pilot, Taucher)
Erfolglose Nadelaspiration	Schwangerschaft

Abkürzung: VATS = videoassistierte Thorakoskopie

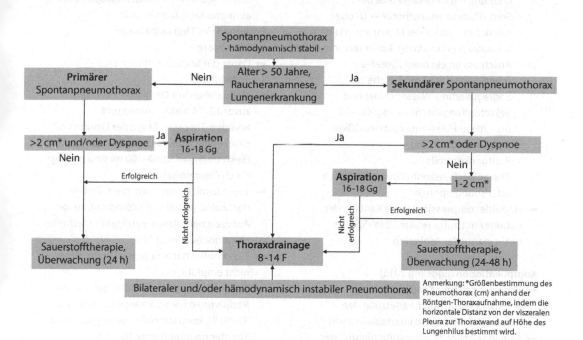

◘ Abb. 11.4 Management des Spontanpneumothorax. (Mod. nach MacDuff et al. 2010)

- Lokalisation der Punktion im Notfall
  → 2.–3. ICR medioklavikulär
- *Niemals* unterhalb der *Mammillarlinie*
  (5. ICR) → Gefahr der abdominellen Fehllage
- **Minithorakotomie (Methode der Wahl)**
  oder Trokar-Technik nach Bülau
  - Zugang der Wahl bei Hämatothorax oder
    Pleuraerguss

- Lokalisation: 4.–6. ICR mittlere bis hintere
  Axillarlinie → „triangle of safety", d. h.
  subaxillär dorsal des M. pectoralis major,
  ventral des M. latissimus dorsi und kaudal
  der Mammillarlinie
- Lage des Patienten: Flachlagerung mit
  Fixierung des jeweiligen Armes über den
  Kopf hinaus

– Durchführung: Infiltrationsanästhesie (ca. 20 ml Lokalanästhetikum, subkutan, peri-/interkostal; nicht notwendig bei adäquat analgosediertem Patienten) oder i.v.-Analgosedierung → Hautschnitt 2–3 cm am Rippenoberrand → stumpfes Durchtrennen der Interkostalmuskulatur und der Pleura parietalis oder direkt mittels Trokar → Zeige-/Mittelfinger schließt das Loch → digitale Austastung (Verwachsungen?) → Einlage der Thoraxdrainage (20–32 Ch) durch den präparierten Kanal nach apikoventral oder ggf. nach dorsal-kaudal bei Sero-/Hämopneumothorax → U- oder Tabaksbeutelnaht der Muskulatur/Haut

– Unterdruckbehandlung (kontinuierlich): Anschluss an ein meist „Drei-Fla-schen-Sogsystem" mit Flasche zur Sogregulierung, Wasserschloss und Sekretauffangflasche → Sog: ca. –10 bis –20 cm H_2O (keine routinemäßige Anwendung von Sog)

– Röntgenkontrolle

– Therapieerfolgskontrollen: radiologisch oder sonographisch

— **Nadeldekompression:** lange Kanüle oder Katheter mit aufgesetzter 50 ml-Spritze unter manueller Aspiration

Komplikationen (Eggeling 2015)

— *Verletzungen bzw. Komplikationen im Bereich der Brustwand*: Verletzung der Interkostalgefäße und Interkostalnerven

— *Drainagefehllagen*: Fehlpositionierung der Drainage zwischen M. pectoralis major und der knöchernen Brustwand sowie im Weichteilgewebe, Verletzung von großen Gefäßen, Fehlpositionierung im Bauchraum (Leber, Milz)

— *Komplikationen/Verletzungen innerhalb der Pleurahöhle*: Verletzung des Lungenparenchyms mit intrapleuralen Blutungen bis Hämoptysen bei zentralen Lungenverletzungen (inbesondere bei Anwendung der Trokartechnik)

— *Komplikationen assoziiert mit Drainage(-anlage)*: Wundinfektionsrisiko (ca. 7 %), aszendierende pleurale Infektion bis Pleuraempyem (1–25 %), pleurale Fistel, Drainagefehlmanagement (Abknicken, Verstopfung durch Koagel), Hautemphysem („surgical emphysema" durch passagere Insuffizienz des pleuralen Drainagesystems), Reexpansionsödem (Ausbildung eines Lungenödems nach Pneumothoraxentlastung; Mortalität bis zu 20 %; meist Patientenalter >40 Jahre, weibliches Geschlecht, länger bestehender und ausgedehnter Lungenkollaps; Klinik: asymptomatisch bis ARDS)

Entfernen der Thoraxdrainage und Nachsorge

— Dauer der Sogbehandlung: ca. 3–5 Tage (individuell)

— Maßnahmen vor Drainageentfernung: zuvor 12–24 h abklemmen und Röntgen-Thorax → Frage der Progression eines Pneumothorax oder Pleuraergusses (Sekretmengen ≤150–200 ml sind bedingt durch Pleurairritationen)

— Wenn keine Progression: dann Ziehen der Drainage (bei Endinspiration), zuvor Anlage einer Tabaksbeutelnaht → sicherer chirurgischer Verschluss

— Eine Routinenachsorge wird in der Regel nicht empfohlen.

— Rezidivrate nach 1–2 Jahren: Ipsilaterales Rezidivrisiko bei Spontanpneumothorax 30–80 %, kontralaterales Rezidivrisiko bei Spontanpneumothorax 10–15 %.

— Beim Pneumothoraxrezidiv besteht i. Allg. eine Operationsindikation.

— Die Inzidenz eines chronischen, neuropathischen Schmerzsyndroms nach Thoraxdrainage liegt zwischen 0,2 und 5 % und nach thorakoskopischen Operationen zwischen 1 und 10 %.

— Eine Aufklärung über ein Rezidivrisiko, ein neuropathisches Schmerzsyndrom sowie Rauchstopp bei Nikotinkonsum wird empfohlen.

❶ **Cave**
Bei beatmeten Patienten – auch während eines Transportes – darf wegen Gefahr des Spannungspneumothorax die Thoraxdrainage niemals abgeklemmt werden. Des Weiteren muss das Thoraxdrainagesystem immer unterhalb des Patiententhoraxniveaus platziert sein, da ansonsten Drainageflüssigkeit in den Thorax zurückfließen kann.

11.7.7 Therapie von Komplikationen

▬ **Reexpansionsödem**: Unterbrechung der pleuralen Unterdruckbehandlung, anschließend symptomatische Therapie mit Sauerstoffgabe bis hin zur Beatmung und ggf. Katecholamintherapie. Die Gabe von Diuretika, Steroiden oder nichtsteroidalen Antiphlogistika ist nicht evidenzbasiert und wird daher nicht empfohlen.
▬ **Organverletzung**: CT-Diagnostik und interdisziplinäre Entscheidung bezüglich Notfalloperation.
▬ **Pleuraempyem**: Interdisziplinäre Behandlung mit Thoraxchirurgen: Spüldrainage mit/ohne Antibiotikazusatz (mindestens 3 × tgl. oder permanente Spülung, ggf. Streptokinaseinstillation), thorakoskopisches Débridement (VATS), ggf. Empyemektomie bis Thoraxfensterung
▬ **Weichteilemphysem**: Neuanlage der Thoraxdrainage, ggf. bei ausgeprägtem Weichteilemphysem zusätzliche Drainage in das Subkutangewebe
▬ **Persistierende Luftleckage/Fistelung**: Anlage einer zweiten oder sogar dritten Thoraxdrainage; Applikation von pleural-sklerosierenden Substanzen über die liegende Thoraxdrainage (z. B. Tetrazyklin, Minocyclin und Bleomycin, ggf. Eigenblutpleurodese mit 1–4 ml Eigenblut pro kg KG; Prozedur ggf. nach 48 h wiederholen, Erfolgsraten: 60–100 %) oder videothorakoskopische Operation (parietale Pleurektomie über 4.–7. ICR, Applikation von Talkumpuder, Resektion des fistelnden

Lungengewebeabschnittes), ggf. bronchoskopische Implantation von endobronchialen Ventilen bei inoperablen Patienten mit massiver bronchopleuraler Fistelung infolge eines perforierten zentralen Lungenkarzinoms.

Literatur

Adhikari NK, Dellinger RP, Lundin S et al. (2014) Inhaled nitric oxide does not reduce mortality in patients with acute respiratory distress syndrome regardless of severity: systematic review and meta-analysis. Crit Care Med 42 (2): 404–412

Amato MB, Meade MO, Slutsky et al. (2015) Driving pressure and survival in the acute respiratory distress syndrome. N Engl J Med 372 (8): 747–755

Anthonisen NR, Manfreda J, Warren CP et al. (1987) Antibiotic therapy in exacerbation of chronic obstructive pulmonary disease. Ann Intern Med 106: 196–204

Asthma bronchiale – Diagnostik und Therapie im Erwachsenenalter (2008) Deutsches Ärzteblatt 105 (21): 385–393

Baharloo F, Veyckemans F, Francis C et al. (1999) Tracheobronchial foreign bodies: presentation and management in children and adults. Chest 115: 1357–1362

Barbaro RP, Odetola FO, Kidwell KM et al. (2015) Association of hospital-level volume of extracorporeal membrane oxygenation cases and mortality. Analysis of the extracorporeal life support organization registry. Am J Respir Crit Care Med 191 (8): 894–901

Barnes PJ (2000) Chronic obstructive pulmonary disease. N Engl J Med 343: 269–280

Barnes PJ, Stockley RA (2005) COPD: current therapies interventions and future approaches. Eur Respir J 25: 1084–1106

Baron R, Binder A, Biniek R et al. (2015) Evidence and consensus based guideline for the management of delirium, analgesia, and sedation in intensive care medicine. Revision 2015 (DAS-Guideline 2015) - short version. Ger Med Sci 13: Doc19

Baumann MH, Strange C, Heffner JE et al. (2001) Management of spontaneous pneumothorax: an American College of Chest Physicians Delphi consensus statement. Chest 119 (2): 590–602

Bein T, Weber-Carstens S, Goldmann A et al. (2013) Lower tidal volume strategy (≈3 ml/kg KG) combined with extracorporeal CO2 removal versus 'conventional' protective ventilation (6 ml/kg KG) in severe ARDS: the prospective randomized Xtravent-study. Intensive Care Med 39 (5): 847–856

Bein T, Bischoff M, Brückner U et al. (2015) S2e-Leitlinie zur Lagerungstherapie und Frühmobilisation zur Prophylaxe oder Therapie von pulmonalen Funktionsstörungen. http://www.awmf.org/leitlinien/detail/ll/001-015.html

Bodmann KF, Grabein B (2010) Empfehlungen zur kalkulierten parenteralen Initialtherapie bakterieller Erkrankungen bei Erwachsenen – Update 2010. Empfehlungen der Paul-Ehrlich Gesellschaft für Chemotherapie e.V.

Briel M, Meade M, Mercat A et al. (2010) Higher vs lower positive end-expiratory pressure in patients with acute lung injury and acute respiratory distress syndrome: systematic review and meta-analysis. JAMA.; 303 (9): 865–873

Brower RG, Lanken PN, MacIntyre N et al. (2004) Higher versus lower positive end-expiratory pressures in patients with the acute respiratory distress syndrome. N Engl J Med 351 (4): 327–336

Brunton S, Carmichael BP, Colgan R et al. (2004) Acute exacerbation of chronic bronchitis: A primary care consensus guideline. Am J Manag Care 10: 689–696

Celli BR, MacNee W; ATS/ERS Task Force (2004) Standards for the diagnosis and treatment of patients with COPD: a summary of the ATS/ERS position paper. Eur Respir J 23 (6): 932–946

Chung KF, Wenzel SE, Brozek JL et al. (2014) International ERS/ATS guidelines on definition, evaluation and treatment of severe asthma. Eur Respir J 43: 343–373

Costabel U, du Bois RM, Egan JJ (2007) Diffuse parenchymal lung disease. Progress in respiratory research, vol 36. Karger, Basel

Dalhoff K, Abele-Horn M, Andreas S et al. (2012) [Epidemiology, diagnosis and treatment of adult patients with nosocomial pneumonia. S-3 Guideline of the German Society for Anaesthesiology and Intensive Care Medicine, the German Society for Infectious Diseases, the German Society for Hygiene and Microbiology, the German Respiratory Society and the Paul-Ehrlich-Society for Chemotherapy]. Pneumologie 66 (12): 707–765

Decramer M, Vogelmeier C (2016) GOLD Guidelines Updated. http://goldcopd.org/

Derdak S, Mehta S, Stewart TE et al. (2002) High-frequency oscillatory ventilation for acute respiratory distress syndrome in adults. Am J Respir Crit Care Med 166: 801–808

Dries DJ, Endorf FW (2013) Inhalation injury: epidemiology, pathology, treatment strategies. Scand J Trauma Resusc Emerg Med 21: 31

Edmonds ML, Camargo CA, Jr., Pollack CV, Jr. et al. (2002) The effectiveness of inhaled corticosteroids in the emergency department treatment of acute asthma: a meta-analysis. Ann Emerg Med 40: 145–154

Eggeling S (2015) [Complications in the therapy of spontaneous pneumothorax]. Chirurg 86 (5): 444–452

Endorf FW, Gamelli RL (2007) Inhalation injury, pulmonary perturbations, and fluid resuscitation. J Burn Care Res 28 (1): 80–83

ENFUMOSA study group (2003) The ENFUMOSA cross-sectional European multicentre study of the clinical phenotype of chronic severe asthma. European Network for Understanding Mechanisms of Severe Asthma. Eur Respir J 22: 470–477

Ferguson ND, Cook DJ, Guyatt GH et al. (2013) High-frequency oscillation in early acute respiratory distress syndrome. N Engl J Med 368 (9): 795–805

Ferguson ND, Fan E, Camporota I et al. (2012) The Berlin definition of ARDS: an expanded rationale, justification, and supplementary material. Intensive Care Med 38 (10): 1573–1582

Frat JP, Thille AW, Mercat A et al. (2015) High-flow oxygen through nasal cannula in acute hypoxemic respiratory failure. N Engl J Med. 2015; 372 (23): 2185–2196

Fuehner T, Kuehn C, Hadem J et al. (2012) Extracorporeal membrane oxygenation in awake patients as bridge to lung transplantation. Am J Respir Crit Care Med 185 (7): 763–768

Global Initiative for Asthma (GINA) 2007) The Global Strategy for Asthma Management and Prevention. National Heart, Lung and Blood Institute (NHLBI) Expert Panel Report 3: Guidelines for the Diagnosis and Management of Asthma.

Global Initiative for Chronic Obstructive Lung Disease (GOLD) 2010. http://www.goldcopd.org

Guérin C, Reignier J, Richard JC et al. (2013) Prone positioning in severe acute respiratory distress syndrome. N Engl J Med 368 (23): 2159–2168

Harrison TR (2004) Harrison's Principles of Internal Medicine. 16th ed.

Heimbach DM, Waeckerle JF (1988) Inhalation injuries. Ann Emerg Med 17: 1316–1320

Herth FJF (2008)) Pneumothorax. Pneumologe 5: 239–246

Höffken G, Lorenz J, Kern W et al. (2009) S3-Leitlinien zu Epidemiologie, Diagnostik, antimikrobieller Therapie und Management von erwachsenen Patienten mit ambulant erworbenen tiefen Atemwegsinfektionen. Pneumologie 63: e1–e68

Laennec RTH (1819) Traité du diagnostic des maladies des poumons et du coeur., Tome SecondBrosson and Chaudé, Paris

Levy BD, Kitch B, Fanta CH (1998) Medical and ventilatory management of status asthmaticus. Intensive Care Med 24: 105–117

MacDuff A, Arnold A, Harvey J; BTS Pleural Disease Guideline Group (2010) Management of spontaneous pneumothorax: British Thoracic Society Pleural Disease Guideline 2010. Thorax 65 Suppl 2: ii18–31

McFadden ER Jr (2003) Acute severe asthma. Am J Respir Crit Care Med 168: 740–759

Meade MO, Cook DJ, Guyatt GH et al. (2008) Ventilation strategy using low tidal volumes, recruitment maneuvers, and high positive end-expiratory pressure for acute lung injury and acute respiratory distress syndrome: a randomized controlled trial. JAMA 299 (6): 637–645

Mercat A, Richard JC, Vielle B et al. (2008) Positive end-expiratory pressure setting in adults with acute lung injury and acute respiratory distress syndrome: a randomized controlled trial. JAMA 13 299: 646–55

Michels G, Hoppe UC (2007) Respiratorische Notfälle. In: Brokmann J, Rossaint R (Hrsg) Repetitorium Notfallmedizin. Springer, Berlin Heidelberg New York

Müller T, Lubnow M, Philipp A, Pfeifer M, Maier LS (2014) [Extracorporeal pulmonary support procedures in intensive care medicine 2014]. Internist (Berl) 55 (11): 1296–1305

Nugent N, Herndon DN (2007) Diagnosis and treatment of inhalation injury. In: Total Burn Care. 3 edn. Saunders, Philadelphia.

Patel BK, Wolfe KS, Pohlman AS et al. (2016) Effect of noninvasive ventilation delivered by helmet vs face mask on the rate of endotracheal intubation in patients with acute respiratory distress syndrome: a randomized clinical trial. JAMA 315 (22): 2435–2441

Rodrigo GJ, Rodrigo C, Hall JB (2004) Acute asthma in adults: a review. Chest 2004; 125: 1081–1102

Perkins GD, Handley AJ, Koster RW et al. (2015) European Resuscitation Council Guidelines for Resuscitation 2015: Section 2. Adult basic life support and automated external defibrillation. Resuscitation. 2015 Oct 95: 81–99

Ranieri VM, Rubenfeld GD, Thompson BT et al. (2012) Acute respiratory distress syndrome: the Berlin Definition. JAMA 307 (23): 2526–2533

Rice TW, Wheeler AP, Thompson BT et al. (2012) Initial trophic vs full enteral feeding in patients with acute lung injury: the EDEN randomized trial. JAMA. 2012; 307 (8): 795–803

Schönhofer B, Kuhlen R, Neumann P (2008) S3-Leitlinie Nichtinvasive Beatmung als Therapie der akuten respiratorischen Insuffizienz. Pneumologie 62: 449–479

Schönhofer B, Geiseler J, Dellweg D et al. (2015) S2k-Guideline "Prolonged Weaning". Pneumologie 69 (10): 595–607

Steinberg KP, Hudson LD, Goodman RB et al. (2006)) National Heart, Lung, and Blood Institute Acute Respiratory Distress Syndrome (ARDS) Clinical Trials Network. Efficacy and safety of corticosteroids for persistent acute respiratory distress syndrome. N Engl J Med 354 (16): 1671–1684

Suzumura EA, Figueiró M, Normilio-Silva K et al. (2014) Effects of alveolar recruitment maneuvers on clinical outcomes in patients with acute respiratory distress syndrome: a systematic review and meta-analysis. Intensive Care Med 40 (9): 1227–1240

Tang BM, Craig JC, Eslick GD et al. (2009) Use of corticosteroids in acute lung injury and acute respiratory distress syndrome: a systematic review and meta-analysis. Crit Care Med.; 37 (5): 1594–1603

Tonelli AR, Zein J, Adams J, Ioannidis JP (2014) Effects of interventions on survival in acute respiratory distress syndrome: an umbrella review of 159 published randomized trials and 29 meta-analyses. Intensive Care Med 40 (6): 769–787

Vogelmeier C, Buhl R, Criée CP, Gillissen A et al. (2007) Guidelines for the diagnosis and therapy of COPD issued by Deutsche Atemwegsliga and Deutsche Gesellschaft für Pneumologie und Beatmungsmedizin Pneumologie 61 (5): e1–40

Vogelmeier C, Hederer B, Glaab T et al. (2011) Tiotropium versus salmeterol for the prevention of exacerbations of COPD. N Engl J Med; 364 (12): 1093–1103

Wedzicha JA, Banerji D, Chapman KR et al. (2016) Indacaterol-Glycopyrronium versus Salmeterol-Fluticasone for COPD. N Engl J Med 374 (23): 2222–2234

Westhoff M, Schönhofer B, Neumann P et al. (2015a) S3-Leitlinie Nichtinvasive Beatmung als Therapie der akuten respiratorischen Insuffizienz. http://pneumologie.de/fileadmin/pneumologie/downloads/Leitlinien/1296817228868.pdf?cntmark

Westhoff M, Schönhofer B, Neumann P et al. (2015b) [Noninvasive Mechanical Ventilation in Acute Respiratory Failure]. Pneumologie 69 (12): 719–756

Yarmus L, Feller-Kopman D (2012) Pneumothorax in the critically ill patient. Chest 141 (4): 1098–1105

Young D, Lamb SE, Shah S et al. (2013) High-frequency oscillation for acute respiratory distress syndrome. N Engl J Med 368 (9): 806–813

Zoorob RJ, Campbell JS (2003) Acute dyspnea in the office. Am Fam Physician 1; 68 (9): 1803–1810

Gastroenterologie

G. Michels, H.M. Steffen, J. Mertens, N. Jaspers

© Springer-Verlag GmbH Deutschland 2017
G. Michels, M. Kochanek (Hrsg.), *Repetitorium Internistische Intensivmedizin*,
DOI 10.1007/978-3-662-53182-2_12

12.1 Akutes Abdomen

G. Michels, H.M. Steffen

12.1.1 Leitsymptome

- Starke abdominelle Schmerzen
- Abwehrspannung
- Störung der Peristaltik
- Störung der Kreislaufregulation

Mit möglicherweise lebensbedrohlichen Folgen, die eine Überwachung des Patienten mit engmaschiger Kontrolle und frühzeitiger interdisziplinärer konsiliarischer Betreuung erfordern (�‌ Tab. 12.1).

Häufige Arbeitsdiagnosen des akuten Abdomens

- Perforation (z. B. Ulkus, Divertikulitis)
- Entzündung (z. B. Appendizitis, Cholezystitis)
- Kolik (z. B. Nieren-, Gallenkoliken)
- Blutung/Schock (z. B. Bauchaortenaneurysmaruptur, Extrauteringravidität)
- Obstruktion (z. B. Bridenileus, inkarzerierte Hernie)

12.1.2 Ätiologie

Klinik
- Akuter heftiger abdomineller Schmerz mit Schmerzausstrahlung (Head-Zonen)
- Peritonismus (Druckschmerz mit Abwehrspannung) mit vegetativer Begleitsymptomatik (Nausea, Schwitzen, Blässe), z. B. manifeste Abwehrspannung („brettharter Bauch") bei generalisierter Peritonitis nach Perforation eines Hohlorgans
- Kontralateraler Loslassschmerz bei peritonealer Reizung
- Murphy-Zeichen (bei Inspiration schmerzhaft palpable Gallenblase): Hinweis auf Cholezystitis
- Courvoisier-Zeichen (schmerzlos palpable Gallenblase): Hinweis auf malignen Verschluss des Ductus choledochus

- Gummibauch: bei akuter Pankreatitis
- Hochgestellte, klingende Darmgeräusche: mechanischer Ileus
- Totenstille und Tympanie: paralytischer Ileus
- Pulsierender Mittelbauch: Bauchaortenaneurysma
- Begleitsymptome: Fieber (Entzündung, Tumor), Nausea/Erbrechen, Unruhe, Dyspnoe, Miserere (Dünndarmileus), Stuhl- und Windverhalt (Dickdarmileus), Bewusstseinseintrübung (Schock, Blutung, Exsikkose)

Aktuelle Anamnese
- Erstmaliges Auftreten *oder* ähnliche Episode bereits erlebt? „Hatten Sie die Beschwerden schon einmal?"
- AMPEL-Schema (A = Allergien; M = Medikation; P = persönliche Anamnese; E = Ereignis, das zur aktuellen Situation geführt hat; l = letzte Mahlzeit)
- Besteht Fieber? → Hinweis für eine entzündliche Genese
- Bestehen typische gastrointestinale Symptome wie Durchfall, Übelkeit und Erbrechen?
- Stuhlgangsanamnese, z. B. Melaena und Hämatemesis als Zeichen einer gastrointestinalen Blutung
- Bestehen Beschwerden bei der Defäkation? → anale/rektale Pathologien
- Urin-/Miktionsanamnese: Dysurie und/oder Hämaturie weisen auf Affektionen der Harnwege hin
- Ingestion/Verschlucken von Fremdkörpern/Trichobezoar (Rapunzel-Syndrom): bei psychisch Erkrankten

Gezielte Anamnese
- Vorerkrankungen
    - Steinleiden/Z. n. Cholezystektomie → Nieren-/Gallengangskoliken, akute Pankreatitis
    - Absolute Arrhythmie, Thrombophilie oder Gefäßerkrankungen → intestinale Ischämie
    - Stoffwechselerkrankungen → Diabetes mellitus (Pseudoperitonitis), Porphyrie

◘ Tab. 12.1 Differenzialdiagnosen des akuten Abdomens

Rechter Oberbauch
- **Entzündung:** akute Cholezystitis, Cholangitis, Leberabszess, Gastritis, Pankreatitis, retrozökale Appendizitis, Kolitis, Divertikulitis, Pleuritis, Pneumonie, Pleuraempyem, Perikarditis, Pyelonephritis, subphrenischer Abszess
- **Perforation/Ruptur:** Magen-Duodenalulzera, Gallenblasenperforation, Ösophagusruptur, Leberruptur (Leberhämatom)
- **Obstruktion:** Choledocholithiasis, Papillenstenose, Sphinkter-Oddi-Dysfunktion, Magentumor, Pankreaskopftumor, Kolontumor, Nephrolithiasis
- **Ischämie:** Gefäßverschluss, Lungenembolie
- **Raumforderung/Irritation** (Leberkapselschmerz): Metastasenleber, Stauungsleber, Budd-Chiari-Syndrom, Pfortaderthrombose, Leberzyste mit/ohne Einblutung, Leberabszess, Interkostalneuralgie, Ösophagusspasmen, Nierentumor

Linker Oberbauch
- **Entzündung:** Gastritis, Pankreatitis, Kolitis, Divertikulitis, Pleuritis, Pneumonie, Pleuraempyem, Perikarditis, Pyelonephritis, subphrenischer/perinephritischer Abszess, Milzabszess, Pyelonephritis, Psoasabszess
- **Perforation/Ruptur:** Milzruptur, Ulkusperforation, Ösophagusruptur, Pankreaspseudozyste
- **Obstruktion:** Hiatushernie, Magentumor, Magenausgangsstenose, Kolontumor, Pankreastumor, Nephrolithiasis
- **Ischämie:** akutes Koronarsyndrom, Lungenembolie, Milzinfarkt, Niereninfarkt, Gefäßverschluss
- **Raumforderung/Irritation:** Splenomegalie, Milzabszess, Interkostalneuralgie, Milzvenenthrombose, Ösophagusspasmen, Harnstau, Kolonkarzinom (linke Flexur), Nierentumor, Nierenzyste/Zystenniere mit/ohne Einblutung/Infektion

Epigastrium
- **Entzündung:** Ösophagitis, Gastritis, Duodenitis, Cholezystitis, eosinophile Gastroenteritis, Pankreatitis, Perikarditis
- **Perforation/Ruptur:** Ösophagusruptur, Magenulkus, Duodenalulkus, Ösophagusulkus
- **Obstruktion:** Ösophagustumor, Hiatushernie, Sphinkter-Oddi-Dysfunktion, Pankreastumor, Pankreaspseudozyste, Lymphom, Invagination, GIST (gastrointestinale Stromatumoren)
- **Ischämie:** akutes Koronarsyndrom, Aortendissektion, Mesenterialinfarkt
- **Raumforderung/Irritation:** Magentumor, Dumpingsyndrome, V.-cava-Thrombose, Interkostalneuralgie, Sprue (Zöliakie), Morbus Whipple (Infektion mit Tropheryma whippleii), retroperitoneales Hämatom, Ösophagusspasmen

Rechter Unterbauch
- **Entzündung:** Appendizitis, perityphlitischer Abszess, Ileokolitis Crohn, Enteritis, Divertikulitis, Meckel-Divertikulitis, Cholezystitis, mesenteriale Lymphadenitis, Pankreatitis, Gastritis, Salpingitis, Adnexitis, Pyelonephritis
- **Perforation/Ruptur:** perforierte Appendizitis
- **Obstruktion:** Kolontumor, Nephrolithiasis, Leistenhernie, Meckel-Divertikel, ileozökale Invagination
- **Ischämie:** stielgedrehte Ovarialzyste, Gefäßverschluss
- **Raumforderung/Irritation:** Extrauteringravidität, Psoaseinblutung, Myomeinblutung, Endometriose, Mittelschmerz, Ovarialtumor, Hodentorsion

Linker Oberbauch
- **Entzündung:** Sigma-Divertikulitis, Morbus Crohn, akute Kolitis/Proktokolitis, Pyelonephritis, Salpingitis, Adnexitis
- **Perforation/Ruptur:** Divertikulose
- **Obstruktion:** Kolontumor, Nephrolithiasis, Leistenhernie, Invagination
- **Ischämie:** stielgedrehte Ovarialzyste, Gefäßverschluss
- **Raumforderung/Irritation:** Extrauteringravidität, Psoaseinblutung, Myomeinblutung, Endometriose, Mittelschmerz, Ovarialtumor, Hodentorsion

(Z.n. mehrfachen Laparotomien), Myxödem (intestinale Pseudoobstruktion)
- Kardiale Vorgeschichte → akutes Koronarsyndrom, Stauungsleber, Darmischämie
- Zustand nach Laparotomie oder intestinale Malignome → mechanischer Ileus
- Entzündliche Darmerkrankungen (M. Crohn, Colitis ulcerosa), toxisches Megakolon, Perforation
- Zustand nach Schlag auf den Bauch, Fahrradsturz, Sportunfall

→ Abdominaltrauma (bei ca. 20–30 % der polytraumatisierten Patienten ist das stumpfe Bauchtrauma Teilverletzung des Polytraumas, häufig Milzruptur)
- Schlagartiger Schmerzbeginn mit nachfolgendem beschwerdefreiem Intervall → Hohlorganperforation, Pneumothorax oder Aortenaneurysmaruptur
- Immunsuppression (angeboren oder erworben/medikamentös), Abstoßungsreaktion → intraabdominelle Infekte,

◘ Tab. 12.2 Schmerzcharakter

Viszeraler oder kolikartiger Schmerz (viszerales Peritoneum)	Somatischer oder peritonitischer Schmerz (parietales Peritoneum)
Diffuse Schmerzen (multisegmentale Innervation), schlecht lokalisierbar	Lokalisierte Schmerzen von zunehmender Intensität
Dumpf-bohrend, nahe der Mittellinie	Stechend-brennender, schneidender, scharfer Schmerz
Durch Spasmen und Organüberdehnung (Kolikschmerz)	
Gleichbleibende Intensität	Besserung durch Schonhaltung (Abwehrspannung)
Ausgeprägte vegetative Symptome: Nausea, Schwitzen, Blässe	Intensivierung durch Bewegung, Husten, Pressen oder Palpation
Motorische Unruhe	
Ständiger Lagewechsel	Projizierter Schmerz: Ausdehnung abdomineller Prozesse auf paravertebrale Regionen
– Epigastrisch: Magen-Darm-Trakt proximal des Treitz-Bandes sowie hepatobiliäres System und Milz	
– Periumbilikal: Dünn- und Dickdarm bis zur rechten Flexur	
– Unterhalb des Bauchnabels: Dickdarm distal der rechten Flexur	

Anmerkung: Nur das parietale Peritoneum wird eigentlich innerviert.

- Abszesse oder Darmperforationen mit mitigierter Symptomatik
- Immunsuppression unter Chemotherapie bei Aplasie → neutropenische Ileokolitis
- Hämatologische Erkrankungen, hämolytische Krisen z. B. bei Sichelzellenanämie (vasookklusive Krisen mit Organinfarkten)
- Niereninsuffizienz → urämische Gastritis, Darmischämie
- **Medikamentenanamnese:** NSAR (Ulkusleiden), Phenprocoumon (Darmwandeinblutung), Opiate, Anticholinergika, Trizyklika (intestinale Pseudoobstruktion)
- **Allergien, Unverträglichkeiten:** Laktoseintoleranz, Sprue, Favismus
- **Drogen:** Alkoholkonsum (Pankreatitis, Zieve-Syndrom, Entzugssyndrom), Kokain (intestinaler Vasospasmus)
- **Reiseanamnese:** Leberabszess, Lambliasis
- **Familienanamnese:** familiäres Mittelmeerfieber, M. Behçet
- **Bei Frauen:** Zyklusanamnese bzw. bei Vorliegen einer Schwangerschaft Präeklampsie, HELLP-Syndrom

- Ggf. Objektivierungsversuche mit verschiedenen Skalen, z. B. verbale Schätzskala, visuelle Analogskala
- **Differenzierung:** akuter oder chronischer Schmerz
  - Schmerzbeginn: plötzlich (gefolgt von einer Schmerzabnahme: z. B. Aortenaneurysmaruptur, Mesenterialinfarkt, Perforation) oder langsam progredient (Appendizitis, ältere Patienten)
  - Schmerzdauer: Dauerschmerz bei Malignom oder chronischer Pankreatitis
  - Schmerzauslösung: z. B. fettreiche Nahrung Gallen-/Pankreaserkrankung
- **Schmerzausstrahlung**
  - Rechtsseitiger Schulterschmerz: Gallenwegserkrankungen
  - Linksseitiger Schulterschmerz: Milzerkrankungen
  - Rückenschmerz: Pankreaserkrankungen
  - Leisten- oder Genitalschmerzen: Erkrankungen der Harnwege
- **Schmerzcharakter** (◘ Tab. 12.2)
- **Schmerzkinetik** (◘ Abb. 12.1; ◘ Tab. 12.3)

Spezielle Schmerzanamnese

- **Schmerzintensität**
  - Meist diagnostisch nicht verwertbar, da große individuelle Schwankungen vorliegen

Inspektion

- Extrem unruhiger, ungeduldiger Patient, ständiger Lagewechsel → Kolik
- Liegender Patient in Schonhaltung → Peritonitis

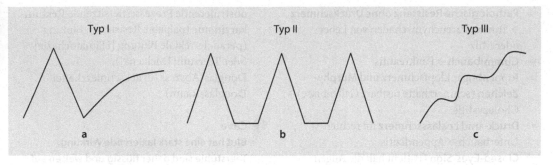

Abb. 12.1a–c Schmerzkinetik

Tab. 12.3 Schmerzkinetik

Typen	Beschreibung
Typ I	Plötzlicher Beginn mit maximalem Schmerz: Hohlorganperforation (z. B. Ulkus-, Gallenblasenperforation), Aortenaneurysmaruptur, Mesenterialinfarkt bzw. Mesenterialarterienembolie, Pneumothorax, Ruptur einer Extrauteringravidität
Typ II	Schmerzsymptomatik mit regelmäßigen Maxima und intermittierenden Pausen (Koliken): Passage- und Motilitätsstörungen viszeraler Hohlorgane (z. B. Ileus, Gallen-, Nierenkoliken)
Typ III	Langsam zunehmender Schmerz: entzündliche Prozesse (Appendizitis, Cholezystitis, Pankreatitis), distale Darmverschlüsse oder Mesenterialvenenthrombose

— Ikterus → Gallengangsverschluss bei Cholelithiasis (evtl. zusätzlich acholischer Stuhl und bierbrauner Urin), biliärer Leberabszess, biliäre Pankreatitis

— Kachektischer Patient, ggf. sichtbare Darmperistaltik → fortgeschrittenes Tumorleiden mit Darmobstruktion

— Haut-/Laparotomienarben → Darminkarzerationen, Brideníleus, Porphyrie mit Zustand nach mehrfachen abdominellen Eingriffen

— Aufgetriebenes Abdomen mit tympanitischem Klopfschall (Trommelbauch) → Meteorismus

— Exsikkose bis Schock → Ileus, intestinale Ischämie

— Tachypnoe → respiratorische Kompensation einer metabolischen Azidose (Ischämie, Sepsis, diabetische Ketoazidose mit Pseudoperitonitis), psychogen

Palpation aller vier Quadranten

❯ Die Palpation sollte behutsam unter sorgfältiger Beobachtung des Patienten mit flach aufgelegter (warmer) Hand erfolgen. An der Stelle des geringsten Schmerzes sollte begonnen werden, mit Dokumentation des Punctum maximum.

— **Abwehrspannung** → neben der unwillkürlichen Abwehrspannung (brettharter Bauch bei diffuser Peritonitis) sollte die willkürliche Abwehrspannung (emotionale Reaktion, sog. Guarding) abgegrenzt bzw. vermieden werden

— **Druckschmerz** → Peritonitis, Pankreatitis, Koprostase

— **Pathologische Resistenz mit Druckschmerz** → Abszess, Passagehindernis, Leberkapselschmerz

- **Pathologische Resistenz ohne Druckschmerz** → Tumor, Parenchymschaden von Leber oder Milz
- **Gummibauch** → Pankreatitis
- Rippenbogenklopfschmerz und **Murphy-Zeichen** (schmerzhafte tastbare Gallenblase) → Cholezystitis
- **Druck-** und **Loslassschmerz** im rechten Unterbauch → Appendizitis
- **Closed-Eyes-Sign** (Patient hält die Augen bei Palpitation geschlossen) → eher nicht organische Ursache
- Positiver **Carnett-Test** (unveränderter oder zunehmender Schmerz bei Palpation während willkürlicher Anspannung der Bauchmuskulatur) → von der Bauchwand ausgehenden Prozess

Auskultation aller vier Quadranten für mindestens 1 min

> Ein unauffälliger abdomineller Auskultationsbefund schließt einen Ileus nahezu aus.

- Hyperperistaltik bis normal klingende Darmgeräusche → Gastroenteritis (Normalbefund: ca. 5–10 Darmgeräusche/min)
- Gesteigerte, hochgestellte, spritzende, metallisch klingende Darmgeräusche, einhergehend mit Koliken, evtl. äußerlich sichtbare Hyperperistaltik → mechanischer Ileus
- „Totenstille" mit Dauerschmerz oder Schmerzlosigkeit → paralytischer Ileus, Mesenterialischämie (Mesenterialarterienembolie oder Mesenterialvenenthrombose) in fortgeschrittenem Stadium

Rektal digitale Untersuchung

> Bei jedem Patienten mit akutem Abdomen sollte eine rektal digitale Untersuchung (im Beisein eines Kollegen oder einer Pflegekraft) erfolgen.

- Befunde: Koprostase (Nachweis von Stuhl/Kotballen), Prostatitis (Schmerzen), obstruierende Prozesse/tiefsitzende Rektumkarzinome (palpable Resistenz), Blutung (peranale/rektale Blutung [Hämatochezie] oder Teerstuhl [Melaena]), Douglas-Abszess (druckschmerzhafter Douglas-Raum)

❗ **Cave**
Blut hat eine stark laxierende Wirkung. Teerstühle sind daher flüssig und weisen auf eine Blutung proximal der rechten Kolonflexur hin mit einer Mindestblutmenge von ca. 100 ml sowie einer intraluminalen Mindestverweildauer von 4–6 h.

> Die Bestimmung der rektal-axillären Temperaturdifferenz mit einem Cut-off-Point von 1°C Unterschied, insbesondere im Rahmen der Diagnostik bei Verdacht auf Appendizitis, gilt nur als unsicherer Hinweis für einen intraabdominellen Prozess.

Labor

- **Blut:** Elektrolyte, Blutbild mit Differenzialblutbild und Retikulozyten, Lipase, Leber-/Cholestaseparameter (Transaminasen, alkalische Phosphatase, γ-GT, Bilirubin direkt und indirekt), Herzenzyme (CK, CK-MB, LDH), Troponin, Retentionswerte (Kreatinin, Harnstoff), Glukose, Triglyzeride, Haptoglobin, CRP, Procalcitonin, Laktat, Gerinnung (INR, PTT), D-Dimere, BGA, TSH
- **Urin:** Stix – inklusive Ketonkörper, ggf. zusätzlich Bestimmung von 5-Aminolävulinsäure plus Porphyrine bei Verdacht auf Porphyrie oder β-HCG bei Verdacht auf Schwangerschaft

Ruhe-EKG

- Nachweis einer akuten Ischämie
- $S_I Q_{III}$-Typ als Hinweis auf Lungenembolie
- Vorhofflimmern als Hinweis auf mögliche Embolie

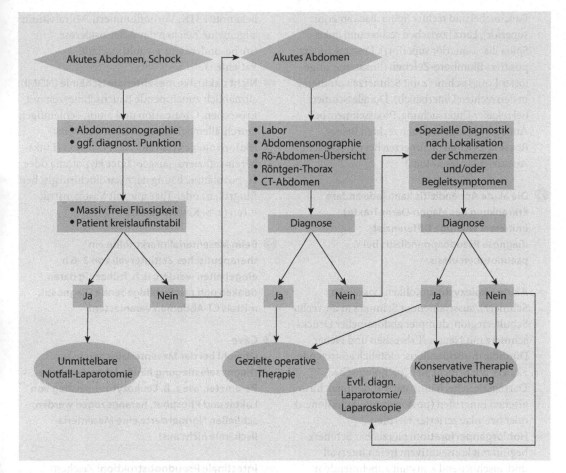

■ **Abb. 12.2** Diagnostischer Algorithmus beim akuten Abdomen

Bildgebende Verfahren

- **Abdomensonographie:** Beurteilung von Gallen-
  wegen, Pankreas, Nieren, Leber, Hohlvenen,
  Nachweis von freier Flüssigkeit; ggf. Punktion
  zur differenzialdiagnostischen Abklärung
  Blut versus Aszites (bei akuter/frischer intra-
  abdomineller Blutung sind der periphere und
  „intraadominelle" Hb-Wert identisch)
- **Röntgen-Thorax in 2 Ebenen:** Ausschluss
  Pneumonie, Pleuraerguss, Pneumothorax, freie
  Luft unter dem Zwerchfell bei Perforation
- **Röntgen-Abdomenleeraufnahme** im Stehen
  und in Linksseitenlage
- **Gastrografinbreipassage:** Nachweis eines
  Kontrastmittelstopps wegen der propulsiven

Wirkung, unter Umständen therapeutische
Wirkung bei Subileuszuständen
- **CT-Thorax/Abdomen** mit Kontrastmittel, allen
  anderen Verfahren in Hinsicht auf die Zuver-
  lässigkeit der Diagnose überlegen (■ Abb. 12.2;
  Steffen et al. 2008)

12.1.3 Differenzialdiagnostik

- **Akute Appendizitis:** initialer periumbilikaler
  Schmerz, mit Wanderung in den rechten Unterbauch (typischer primär viszeraler und sekundär
  peritonitischer Schmerz) und zunehmender
  Intensität, Schmerzpunkte (**McBurney** [zwischen

Bauchnabel und rechter Spina iliaca anterior superior], **Lanz** [zwischen rechter und linker Spina iliaca anterior superior]), Loslassschmerz, positives **Blumberg-Zeichen** (linksseitig ausgelöster Loslassschmerz mit Schmerzausstrahlung in den rechten Unterbauch), Douglasschmerz bei rektaler Untersuchung, Psoasschmerz bei Anhebung des gestreckten rechten Beines, **Rovsing-Zeichen** (Schmerzen bei retrogradem Ausstreichen des Kolons)

> **Die akute Appendizitis kann jede andere Erkrankung des Magen-Darm-Traktes imitieren. Wichtige Differenzialdiagnose Pseudoappendizitis bei Y. pseudotuberculosis.**

- **Akute Cholezystitis:** Koliken (viszeraler Schmerz), ausstrahlender Schmerz in die rechte Schulterregion, dumpfer abdomineller Druckschmerz mit Nausea/Erbrechen und Fieber
- **Dünndarm-/Bridenileus:** plötzlich eintretende Koliken im Mittelbauch, pathologische Darmgeräusche, häufig nach abdominalchirurgischen Eingriffen (postoperative Adhäsionen) oder bei inkarzerierter Hernie
- **Hohlorganperforation:** plötzlicher Schmerzbeginn mit konsekutivem freien Intervall und anschließend konstant zunehmendem somatischen Schmerz
- **Akute Pankreatitis:** plötzlicher Schmerzbeginn mit dauerhaft anhaltenden Oberbauchbeschwerden und gürtelförmiger Ausstrahlung bis in den Rücken, häufig mit Nausea und Unruhe, Gummibauch, Darmparalyse, als prognostisch ungünstige Zeichen können bläulich-grünliche Ekchymosen (Hautblutungen) paraumbilikal (**Cullen-Zeichen**), an den Flanken (**Grey-Turner-Zeichen**) oder inguinal (**Fox-Zeichen**) beobachtet werden
- **Akute Mesenterialischämie:** Beginn mit krampfartigen abdominellen Schmerzen (1–2 h), gefolgt von einer schmerzfreien Phase (infolge Wandnekrose, „fauler Friede"), welche nach ca. 12 h von peritonitischen Zeichen abgelöst wird (paralytischer Ileus, Durchwanderungsperitonitis); Hinweiszeichen für eine Mesenterialischämie sind: chronische Herzinsuffizienz (Diuretika, Digitalis),

bekannte KHK, Vorhofflimmern, Mitralvitium, allgemeine Zeichen der Arteriosklerose (insbesondere ältere, multimorbide Patienten)
- **Nicht okklusive mesenteriale Ischämie (NOMI):** allmählich zunehmende Bauchschmerzen mit Erbrechen, Obstipation und blutig-schleimigen Durchfällen bei mesenterialer Vasokonstriktion infolge verminderter Perfusion (Linksherzinsuffizienz, ausgeprägter Hypotonie oder Hypovolämie, häufig nach kardiochirurgischen Eingriffen) oder Therapie mit Vasokonstriktoren (z. B. Katecholamine)

> **Beim Mesenterialinfarkt sollte ein therapeutisches Zeitintervall von 3–6 h eingehalten werden, d. h. frühzeitig daran denken und rasche bildgebende Diagnostik mittels CT-Abdomen veranlassen!**

❗ **Cave**
Obwohl bei der Mesenterialischämie zur Diagnosefestlegung häufig laborchemische Parameter, wie z. B. Leukozytose, Anstieg von Laktat und Phosphat, herangezogen werden, schließen Normalwerte eine Mesenterialischämie nicht aus!

- **Intestinale Pseudoobstruktion:** Zeichen der Obstruktion ohne Nachweis eines mechanischen Hindernisses durch mangelnde intestinale Propulsion (idiopathische Kolondilatation [Ogilvie-Syndrom], akut intermittierende Porphyrie, M. Parkinson, Myxödem, Hypoparathyreoidismus, Phäochromozytom, verschiedene Medikamente). Eine ausgeprägte abdominelle Schmerzsymptomatik, Erbrechen bis klingende Darmgeräusche können vorliegen, sodass bei Zeichen eines Ileus und Verdacht auf Pseudoobstruktion mittels Gastrografinpassage eine mechanische Ursache ausgeschlossen werden sollte.
- **HELLP-Syndrom** *mit* oder *ohne* Zeichen der Präeklampsie: meist rechtsseitige Oberbauchbeschwerden oder epigastrische Schmerzen durch Dehnung der Glisson-Leberkapsel mit Nausea und/oder Hypoglykämie
- **Bauchaortenaneurysma:** pulsierender Bauchtumor

◘ **Tab. 12.4** Medikamente bei akutem Abdomen

Substanzgruppe	Medikament	Dosierung
Analgetika	Metamizol (Novalgin)	1–2,5 g langsam i.v./Kurzinfusion
	Piritramid (Dipidolor)	7,5–15 mg langsam i.v.
	Pethidin (Dolantin)	50 mg i.v. und ggf. 50 mg s.c. oder als Perfusor
Spasmolytika	N-Butylscopolamin (Buscopan)	10–20 mg i.v.
Antiemetika	Metoclopramid (Paspertin)	10–20 mg i.v.
	Dimenhydrinat (Vomex A)	62,5 mg i.v.
Prokinetika	Neostigmin (Neostig Carino)	1–2 mg über 3–5 min i.v.
Antidot bei Opioidinduzierter Obstipation	Methylnaltrexon (Relistor)	8–12 mg alle 24–48 h s.c.

— **Extraabdominelle Erkrankungen**
  — Kardiopulmonal: akutes Koronarsyndrom, Perikarditis, basale Pneumonie, Pleuritis, Lungeninfarkt, Pleuraempyem, M. Bornholm (Coxsackie B)
  — Vaskulär: z. B. Aortendissektion, Vaskulitiden, Purpura Schönlein-Hennoch, M. Behçet, angioneurotisches Ödem
  — Vertebragen: z. B. Spondylarthropathie, Osteomyelitis, Diskusprolaps
  — Metabolisch/toxisch → **Pseudoperitonitis**: Diabetes mellitus, akute intermittierende Porphyrie, Bleiintoxikation (berufliche Exposition oder Salbenrezepturen), hämolytische Krisen (Sichelzellenanämie), Zieve-Syndrom (alkoholische Fettleberhepatitis mit Ikterus, hämolytische Anämie, Hyperlipoproteinämie), systemische Mastozytose, M. Fabry, Karzinoidsyndrom, M. Addison, Lues, Drogenentzug
  — Funktionell: Dyspepsie, Reizdarmsyndrom, Sphinkter-Oddi-Dysfunktion, funktionelles abdominelles Schmerzsyndrom

12.1.4 Therapie/Maßnahmen

▪ **Allgemeine Maßnahmen**
— Aufrechterhaltung und Stabilisierung der Vitalfunktionen
— Lagerung: Knierolle (Entlastung des M. iliopsoas)
— ggf. O_2-Gabe über Nasensonde

— i.v.-Zugang: Volumensubstitution
— Analgesie (◘ Tab. 12.4)
  — Vorher Aufnahmebefund erheben, später Dokumentation
  — Patienten in Entscheidung stets mit einbeziehen

❯ **Analgesie beim akuten Abdomen:**
  ▪ **Starke abdominelle Schmerzen sind eine gesicherte Indikation zur Schmerztherapie.**
  ▪ **Analgetika nicht aus Prinzip, sondern wenn notwendig!**

— Empirische antibiotische Therapie (► Kap. 16)
— Ggf. Spasmolytika, z. B. bei Choledocho-, Nephrolithiasis
— Ggf. Antiemetika bei vegetativer Begleitsymptomatik
— Intubation und Beatmung, wenn notwendig: Ileuseinleitung, da Patienten hochgradig aspirationsgefährdet sind (Blitzintubation unter Oberkörperhochlagerung, ausreichende Präoxygenierung, Katecholamine bereithalten, zügige Narkoseinduktion, kein Bebeuteln, sondern apnoische Oxygenierung, Sellik-Handgriff, rasche orotracheale Intubation)

Spezielle Maßnahmen
(◘ Tab. 12.5)

◻ **Tab. 12.5** Maßnahmen bei speziellen Krankheitsbildern

Krankheitsbild	Maßnahmen
Perforation von Hohlorganen, akute Appendizitis, Peritonitis, mechanischer Ileus	Notfall-Laparotomie, antibiotische Therapie, evtl. perkutane Spüldrainagen bei lokalen Exsudaten
akute Mesenterialischämie, d. h. Mesenterialarterienembolie oder Mesenterialvenenthrombose oder NOMI	Bei Peritonitis Notfalllaparotomie (Embolektomie bis Darmresektion), unmittelbare Antikoagulation bei Mesenterialvenenthrombose ohne Peritonitis bzw. Angiographie und Papaverininfusion (30–60 mg/h) via A. mesenterica superior bei NOMI
Intraabdominelle Blutung	Großlumige periphervenöse Zugänge, ggf. Shaldon-Katheter, Kristalloide und Kolloide
Akute gastrointestinale Blutung	ÖGD, PPI (Protonenpumpeninhibitor- [PPI-] Therapie – Beginn bereits vor Endoskopie – Initial: 80 mg Pantoprazol als i.v.-Kurzinfusion – Dann als i.v.-Perfusor: 8 mg/h oder weitere Bolusgaben i.v. (40 mg alle 6 h) – Gesamttherapiedauer der i.v.-Therapie: 72 h, danach orale Therapie ausreichend. – PPI-Therapie: 2 × tgl. für 2 Wochen, danach 1 × tgl.
Toxisches Megakolon	Interdisziplinäres Konsil im 12-h-Rhythmus, antibiotische Abdeckung und Cyclosporin i.v., rechtzeitige Indikation zur Notfalloperation
Divertikulitis	Antibiotische Therapie (▶ Kap. 16) und Mesalazin 3 × 500 mg, Operation bei kompliziertem Verlauf (Perforation, Abszess, Fisteln)
Pankreatitis	Stabilisierung der Hämodynamik, hoher Volumenbedarf, evtl. ZVD-gesteuert bei schwerem Verlauf, Schmerztherapie, Antibiotika bei infizierten Nekrosen (antibiotische Prophylaxe nicht eindeutig gesichert), frühzeitige enterale Ernährung via Jejunalsonde
Cholangitis, biliäre Pankreatitis	Bei Fieber und Zeichen der Cholestase (laborchemisch und/oder sonographisch) ERCP mit Papillotomie und Steinextraktion innerhalb von 24 h, sonst innerhalb von 72 h
Cholezystitis	Konservativ oder operativ (Notfall-, Früh-, Intervalloperation)
Paralytischer Ileus, Intestinale Pseudoobstruktion	Prokinetika, Entlastung durch endoskopische Absaugung und Kolondekompressionssonde, nasogastrale Ablaufsonde
Akute intermittierende Porphyrie	Volumensubstitution, Glukoseinfusion (ca. 5 g/kg KG/Tag), Hämarginat (Normosang: 3 mg/kg KG/Tag als Kurzinfusion über 3–4 Tage)
Pseudoperitonitis diabetica	Therapie des Diabetes mellitus

Besonderheiten bei bestimmten Patientengruppen mit akutem Abdomen

— **Geriatrische Patienten:** hier oft weniger spezifische Symptomatik und längere Latenzzeit bis zum Arztkontakt, aber schwerwiegende Ursachen, wie z. B. Aortendissektion, mesenteriale Ischämie (abdominale Angina), Mesenterialinfarkt, Hinterwandinfarkt

— **HIV-Patienten:** auch hier oft schwere Diagnosefindung, z. B. Enterokolitis, Darmperforation bei CMV, Ileus bei Kaposi-Sarkom oder Lymphomen, von Beginn an sonst eher seltene Erreger mitberücksichtigen, z. B. atypische Mykobakterien, Kryptosporidien, erhöhtes Pankreatitisrisiko (medikamentös)

- **Frauen:** letzte Menstruation, mögliche Extrauteringravidität bzw. Gravidität
- **Kinder:** allgemeines Krankheitsgefühl ist hier oft mit Bauchschmerzen assoziiert (Differenzialdiagnosen: Gastroenteritiden, Infekte, Otitis media, Obstipation, Lymphadenitis mesenterialls, Invagination, passagerer Sigmavolvulus, Hodentorsion)

12.2 Akute gastrointestinale Blutung

J. Mertens, H.M. Steffen

> In 70–80 % aller gastrointestinalen Blutungen liegt die Ursache im oberen Gastrointestinaltrakt. Am Beginn der Therapie und vor jeglicher weiterer Diagnostik steht die Kreislaufstabilisierung.

12.2.1 Akute obere Gastrointestinalblutung

Definition
Blutung **proximal des Treitz-Bandes**, die sich akut mit offensichtlichen klinischen Symptomen oder seltener auch als okkulte Blutung darstellt, die durch eine Eisenmangelanämie oder positiven Stuhltest auffällt.

Epidemiologie
- Inzidenz: ca. 100–200/100.000
- Männer sind doppelt so häufig betroffen wie Frauen.
- Zunahme der Häufigkeit mit steigendem Lebensalter
- Wichtiges Prognosekriterium:
  - Bei Patienten <40 Jahren liegt die Letalität unter 5 %
  - Bei Patienten >70 Jahren und Komorbiditäten kann die Letalität auf 30 % ansteigen

- Ungünstige Prognosekriterien der akuten GI-Blutung:
  - Alter: >60 Jahre
  - Klinik: Schocksymptome bei Aufnahme (HF >100/min, $RR_{syst.}$ <100 mm Hg)
  - Hämoglobin-Wert: <8 g/dl
  - Erythrozytenkonzentrate: >6 EKs innerhalb von 24 h
  - Rezidivblutung
  - Gravierende Komorbiditäten
- Mortalität:
  - 5–10 % → Mortalität der akuten Varizenblutung: 20–40 %
  - Mortalität 3- bis 4-fach erhöht, wenn eine gastrointestinale Blutung bei stationären Patienten auftritt, im Vergleich zu Patienten, die wegen einer gastrointestinalen Blutung aufgenommen werden
- Verlauf: 60–80 % der Blutungen sistieren spontan
- Rezidivblutungsgefahr → Forrest-Stadium, bei Varizen 50–70 % ohne Prophylaxe im 1. Jahr, 5 % persistierende Blutung

Ätiologie → „Blutungsquellen"
- **Ulcera ventriculi** oder **duodeni:** häufigste Ursache, ca. 55 %
- **Ösophagusvarizenblutung** ca.10 %
- **Mallory-Weiss-Syndrom** ca. 7 %
- **Hämorrhagische/erosive Gastropathien** ca. 20–25 % (NSAR, Alkohol oder stressbedingt bei intensivpflichtigen Patienten)
- **Seltener:**
  - Malignome
  - GAVE („gastric antral vascular ectasia")-Syndrom, sog. Wassermelonenmagen: ektatische Gefäße in der Schleimhaut ausgehend vom Pylorus zum Antrum mit dem Aspekt einer Wassermelone → meist chronische Blutung
  - Dieulafoy-Läsionen: malformierte oberflächliche Arterie mit bis zum Zehnfachen des normalen Kalibers, mechanische Störung der Schleimhaut durch die Pulsation, Erosion und Blutung
  - Magendivertikel

> **Hämodynamisch stabile Patienten <60 Lebensjahre ohne schwerwiegende Begleiterkrankungen, einem Hb-Wert >8–10 g/dl und normaler Blutgerinnung mit einer Forrest-IIc- oder Forrest-III-Blutung haben ein niedriges Risiko für eine Rezidivblutung und können frühzeitig nach der Endoskopie entlassen werden, unter der Voraussetzung einer adäquaten häuslichen Versorgung mit prompter Rückkehrmöglichkeit in die Klinik. In allen anderen Fällen liegt eine Hochrisikosituation mit entsprechender Überwachungsnotwendigkeit vor (◘ Tab. 12.6).**

Klinik/Symptomatik

— **Hämatemesis:** Bluterbrechen oder Erbrechen von kaffeesatzähnlichem Material
— **Melaena** bzw. Teerstuhl: schwarzer übelriechender teerartiger flüssiger Stuhl
— **Hämatochezie:** Blutstuhl, nur bei massiver oberer gastrointestinaler Blutung
— Zeichen der Kreislaufinstabilität bis Schock

Diagnostik

— Anamnese (Ulzera, vorhergegangene Blutung, Antikoagulation, Einnahme von NSAR, Leberzirrhose)
— **Notfall-Labor:** Blutbild, Gerinnung, Nierenwerte, Elektrolyte, Blutgruppe/Kreuzblut
— **Indikationen zur Notfallendoskopie**
  — Kreislaufinstabilität: Herzfrequenz >100/min, systolischer Blutdruck <100 mm Hg

— Anstieg der Herzfrequenz ≥20/min oder Abfall des Blutdrucks ≥20 mm Hg bei Orthostase
— In den übrigen Fällen → zeitnahe Endoskopie innerhalb 24 h
— Score-Systeme zur Risikostratifizierung bei oberer gastrointestinaler Blutung:
  — **Rockall-Score:** hier wird eine endoskopische Beurteilung vorausgesetzt (◘ Tab. 12.7, ◘ Tab. 12.8)
  — **Glasgow-Blatchford Bleeding Score (GBS-Score):** Risikostratifizierung ohne endoskopische Beurteilung möglich (Stanley et al. 2009) (◘ Tab. 12.9)

Glasgow-Blatchford-Score (GBS)

Der Glasgow-Blatchford-Score (GBS) hat eine Sensitivität von 99 % für die Vorhersagewahrscheinlichkeit einer interventionsbedürftigen oberen gastrointestinalen Blutung.
Patienten mit einem GBS von 0 Punkten können „ambulant" behandelt werden und bedürfen nicht der stationären Aufnahme (Interventionsrisiko <0,5 %).
0 Punkte heißt:
— Harnstoff <39 mg/dl,
— Hämoglobin ≥13 g/dl (Mann) bzw. ≥12 g/dl (Frau),
— Systolischer Blutdruck ≥110 mm Hg,
— Puls <100/min und
— ohne Melaena, Synkope, Herzinsuffizienz oder Lebererkrankung

---

◘ **Tab. 12.6** Endoskopische Einteilung einer Ulkusblutung nach Forrest und Risiko einer Rezidivblutung

Forrest-Stadien	Beschreibung	Risiko einer Rezidivblutung [%]
Forrest I: aktive Blutung	Ia: arterielle, spritzende Blutung Ib: venöse Sickerblutung	85–100 25–40
Forrest II: stattgefundene Blutung	IIa: Läsion mit Gefäßstumpf IIb: Läsion Koagel-bedeckt IIc: Läsion Hämatin-bedeckt	20–55 25–40 7–10
Forrest III: Läsion ohne Blutungszeichen		0–3

◻ Tab. 12.7 Risikostratifizierung bei oberer gastrointestinaler Blutung durch Rockall-Score (www.gastrotraining. com/calculators/rockall-score)

Punkte	0	1	2	3
Alter [Jahre]	<60	60–79	≥80	–
Schock	Blutdruck >100 mm Hg Puls <100/min	Blutdruck >100 mm Hg, Puls >100/min	Blutdruck <100 mm Hg, Puls >100/min	–
Komorbiditäten	Keine	–	Kardiale Erkrankung (CHD, KHK), alle anderen wichtigen Komorbiditäten	Niereninsuffizienz, Leberinsuffizienz, Malignome
Endoskopie	MW-Läsion, keine Läsion, kein SHR	Alle anderen Diagnosen	Malignome des oberen Gastrointestinaltrakts	–
Zeichen der SHR	Keine, Hämatin, altes Blut	–	Frisches Blut, adhärenter Koagel, sichtbarer Gefäßstumpf	–

Abkürzungen: MW: Mallory-Weiss, CHD: Herzinsuffizienz, KHK: koronare Herzerkrankung, SHR: Stigmata einer abgelaufenen Blutung.

◻ Tab. 12.8 Rezidivblutungs- und Mortalitätsrisiko nach Rockall-Score

Punktzahl	Rezidivblutung [%]	Mortalität [%]
0–2	4	0,1
3–5	14	5
6–8	37	25

Management und Therapie der Blutung

Kriterien der Therapieentscheidung
- Blutungsintensität: Hb bei Aufnahme <8 g/ dl, Blutkonserven >6 EKs/24 h, Schock
- Blutungsaktivität: nach Forrest
- Blutungslokalisation: über Endoskopie
- Patientenspezifische Risikofaktoren: z. B. Alter, Komorbidität (KHK, Niereninsuffizienz etc.)
- Risikofaktoren für eine Rezidivblutung: Ulkusdurchmesser >2 cm, Ulkus an der Duodenalhinterwand, Kreislaufinstabilität, Forrest Ia bis IIb, Gefäßdurchmesser >2 mm

- Stationäre Aufnahme → Intensivstation
- Patient nüchtern lassen!
- Anlage von großlumigen i.v.-Zugängen, ggf. Shaldon-Katheteranlage
- Einschätzung der hämodynamischen Stabilität nach Herzfrequenz und Blutdruck: Volumensubstitution, ggf. 4–6 Erythrozytenkonzentrate und FFP
- Ziel Hb zwischen 7 und 9 g/dl (restriktive Transfusionsstrategie), evtl. höherer Ziel-Hb bei symptomatischen Patienten, mit bekannter ischämischer Herzerkrankung oder bei Hypotension aufgrund der massiven Blutung, um einen Abfall des Hb auf Werte <7 g/dl zu vermeiden (später Abfall des Hb)

◻ **Tab. 12.9** Glasgow-Blatchford Score

Wert bei Aufnahme	Punkte
Harnstoff im Serum mg/dl	
<39	0
39–48	2
48–60	3
60–150	4
>150	6
Hämoglobin (g/l), Männer	
>13	0
≥12,0–13,0	1
≥10,0–12,0	3
<10,0	6
Hämoglobin (g/l), Frauen	
>12,0	0
≥10,0–12,0	1
<10,0	6
Systolischer Blutdruck (mm Hg)	
>110	0
100–109	1
90–99	2
<90	3
Herzfrequenz	
<100/min	0
≥100/min	1
Sonstige	
Meläna	1
Synkope	2
Lebererkrankung	2
Herzinsuffizenz	2

Auswertung: s. http://www.mdcalc.com/glasgow-blatchford-bleeding-score-gbs-alberta/.

- Faustregel: Ein Erythrozytenkonzentrat führt zum Anstieg des Hb-Wertes um 1 g/dl
- Kontrolle des Hämoglobinwertes und der Gerinnungsparameter (Hb-Wert kann initial „normal" sein, Abfall erst später)
- Verständigung des Endoskopikers, ggf. Schutz-intubation bei massiver Blutung

- Frühzeitige konsiliarische Hinzuziehung eines Chirurgen, insbesondere bei Ulzera der Bulbushinterwand (A. gastroduodenalis), Rezidivblutungen

- **Notfallendoskopie**
- Indikation:
  - Je nach Dringlichkeit sofort *oder* im Intervall (80 % der Blutungen sistieren spontan)
    - Gastroskopie generell innerhalb von 24 h
    - Bei Patienten mit hämodynamischer Instabilität trotz Volumensubstitution, Hämatemesis oder blutigem Magen-sondenaspirat bei bereits stationären Patienten oder bei Patienten mit Kontra-indikationen zur Unterbrechung der Antikoagulation innerhalb von 12 h
  - Beurteilung der Blutungsquelle
  - Ggf. Blutstillung
- Therapeutische Optionen:
  - Forrest Ia–IIa: mechanische (sog. Hämo-Clips aus Edelstahl) oder thermische Methode („heater probe", multipolare Sonden), ggf. kombiniert mit Injektionstherapie
  - Forrest IIb: Entfernung des Koagels und Therapie der darunterliegenden Läsion
  - Forrest IIc und III benötigen keine endosko-pische Intervention
  - Die alleinige Injektionstherapie mit verdünnter Adrenalinlösung reicht nicht aus.
  - ggf. Einsatz von Nanopowder (Hämospray), OTSC- („over the scope")-Clip
- Regeln der Flüssigkeits-/Nahrungszufuhr nach erfolgreicher Endoskopie:
  - Orale Flüssigkeitszufuhr 6 h nach Endoskopie beim hämodynamisch stabilen Patienten
  - Feste Nahrung frühestens 24 h nach erfolg-reicher Blutstillung
- Bei Versagen der 2. endoskopischen Blutstillung: Angiographie mit Embolisation, OP
- Bei endoskopisch frustraner Intervention bzw. nicht zu stillender Blutung: angiographische Embolisation des blutenden Gefäßes, insbe-sondere bei hohem Operationsrisiko

- Bei Rezidivblutung: zweiter endoskopischer Therapieversuch in enger Kooperation mit dem Chirurgen

- **Pharmakotherapie**
- **Protonenpumpeninhibitor-(PPI)-Therapie**
  - Beginn bereits vor Endoskopie
  - Initial: 80 mg Pantoprazol als i.v.-Kurzinfusion
  - Dann als i.v.-Perfusor: 8 mg/h oder weitere Bolusgaben i.v. (40 mg alle 6 h)
  - Gesamttherapiedauer der i.v.-Therapie: 72 h, danach orale Therapie ausreichend.
  - PPI-Therapie: 2 × tgl. für 2 Wochen, danach 1 × tgl.
- **Erythromycin**
  - Gabe von 250 mg Erythromycin 30–120 min vor Endoskopie als i.v.-Kurzinfusion (prokinetisch, Magenentleerung zur Verbesserung der endoskopischen Sichtverhältnisse)
  - Beachte: QT-Zeit-Verlängerung!
- **Akute Varizenblutung**
  - Terlipressin (Glycylpressin): 1–2 mg i.v., alle 4–6 h für 3–5 Tage, Kontraindikationen: bedeutsame arterielle Hypertonie, symptomatische KHK, symptomatische pAVK, Herzrhythmusstörungen
  - Somatostatin: 250 μg i.v., dann 250 μg/h via Perfusor über 3–5 Tage
  - Octreotid: 50 μg i.v., dann 25 μg/h via Perfusor für 3–5 Tage
  - (s. Abschn. Leberzirrhose und Komplikationen ▶ Abschn. 12.7.8)
- **Pausierung bzw. Stoppen einer Antikoagulationstherapie** (Marcumar-Patient):
  - i.v.-Gabe von Vitamin K$_1$, Frischplasma oder PPSB-Komplex bei hämodynamisch instabilen Patienten. Falls klinisch möglich: Ziel INR >2,5 vor Endoskopie.
  - Neue direkte orale Antikoagulanzien (DOAC): vorübergehendes Pausieren, Endoskopie zur Identifizierung und Therapie der Blutungsquelle und ggf. Therapie mit unspezifischen Prokoagulanzien bei massiver Blutung.
- **Primärprophylaxe einer spontan bakteriellen Peritonitis**
  - Indikation: bei Leberzirrhotikern, unabhängig vom Vorliegen von Aszites

- Substanzen: z. B. Ciprofloxacin über 7 Tage
- Therapie mit **Antikoagulanzien/Thrombozytenaggregationshemmern nach stattgehabter Blutung:**
  - **Antikoagulation:** individuelle Entscheidung, Warfarin/Marcumar nach 7–15 Tagen, bei Patienten mit hohem thrombembolischem Risiko ggf. früher
  - **ASS-Therapie:** Als **Primärprophylaxe** Reevaluation Risiko/Benefit, Fortsetzung der Therapie nach Abheilung des Ulkus, falls indiziert ggf. früher. Als **Sekundärprophylaxe:** Bei niedrigem Rezidivblutungsrisiko (F IIc, F III) kann die Therapie unmittelbar nach der Endoskopie fortgesetzt werden. Bei hohem Rezidivblutungsrisiko (F Ia–F IIb) Beginn möglichst erst 3 Tage nach erfolgreicher interventioneller Endoskopie.
  - **Duale Plättchenaggregationshemung:** Bei niedrigem Blutungsrisiko: Fortsetzung der dualen Plättchenaggregationshemmung ohne Unterbrechung. Bei hohem Rezidivblutungsrisiko: Fortsetzung der ASS-Therapie ohne Unterbrechung und frühzeitig Rücksprache mit Kardiologen bezüglich der Notwendigkeit zur Fortsetzung des zweiten Aggregationshemmers. Falls die Notwendigkeit einer dualen Therapie besteht: Begleittherapie mit PPI.

> **Bei endoskopischen Zeichen einer stattgefundenen Blutung ohne andere Blutungsquelle und Ösophagusvarizen besteht die Indikation zur Varizeneradikation mittels Ligatur (Leberzirrhose und Komplikationen ▶ Abschn. 12.7.8).**

Es besteht keine Indikation zur routinemäßigen Second-look-Endoskopie oder täglichen „Ulkus-Toilette". Nach erfolgreicher Blutstillung folgen Identifikation und Behandlung der zugrunde liegenden Ursache (NSAR, Helicobacter-pylori-Infektion etc.).

Bei einem Ulcus ventriculi sind jedoch weitere Endoskopien und Biopsieentnahmen zum Ausschluss eines Malignoms im weiteren Verlauf indiziert.

Stressulkusprophylaxe in der Intensivmedizin

Hintergrund:

- Intensivpatienten neigen, basierend auf Stressulzerationen im oberen Gastrointestinaltrakt, zu Blutungen.
- Ca. 75% aller Intensivpatienten zeigen innerhalb von 72 h nach Aufnahme stressbedingte Schleimhautläsionen („stress-related mucosal disease").
- Eine individuelle, risikoadaptierte Stressulkusprophylaxe sollte angestrebt werden, d. h. stets Risiko-Nutzen-Abwägung: Intensivpatienten mit hohem Risiko für Blutungen sollten eine medikamentöse Stressulkusprophylaxe erhalten (septischer/kardiogener Schock, beatmete Patienten, Vorliegen von Koagulopathien).
- Das Risiko für nosokomiale Pneumonien scheint nicht erhöht, jedoch ist das Risiko für Clostridium-difficile-assoziierte Kolitis unter PPI erhöht.

Risikofaktoren für klinisch bedeutsame Blutungen:

- Starke Risikofaktoren: mechanische Beatmung über 48 h und Koagulopathien
- Weitere Risikofaktoren: Katecholamine, Schock, Sepsis, Leber-/Nierenversagen, Polytrauma, Schädel-Hirn-Trauma, Organtransplantation, Zustand nach Ulkuserkrankung, Alter (>50 Jahre)

Stressulkusprophylaxe:

- Substanzen: Histamin-Rezeptor-Antagonisten (H$_2$-Blocker) oder Protonenpumpenhemmer (PPI)
- Es besteht eine Nichtüberlegenheit der PPI, sodass gleichberechtigt H$_2$-Blocker zur Prävention (nicht zur Therapie) angewandt werden können.
- Eine frühzeitige enterale Ernährung kann als unterstützende Maßnahme empfohlen werden.

12.2.2 Akute untere Gastrointestinalblutung

Definition

Blutungen **distal des Treitz-Bandes** (Flexura duodenojejunalis).

Allgemeines

- Inzidenz: 21/100.000/Jahr (Zunahme mit dem Alter)
- Mortalität: durchschnittlich 10 %
- Lokalisation: **Kolon (80 %)**, Dünndarm (5 %), keine Blutungsquelle nachweisbar (10 %)
- Kardinalsymptom: **Hämatochezie** (Blutstuhl)
- Blutungen sistieren spontan (ca. 70 %), Rezidivblutungsrate 25 %
- **Jüngere Patienten** (selten): chronisch entzündliche Darmerkrankungen, Meckel-Divertikel
- **Ältere Patienten**: Angiodysplasien, Divertikelblutungen, Neoplasien

Ätiologie → „Blutungsquellen"

- **Divertikel (40 %):**
  - Auftreten: bei 3–5 % aller Divertikel-Patienten
  - Arterielle Blutung (!)
  - Lokalisation: 50–90 % aus Divertikeln des rechtsseitigen Kolons
  - Spontanpersistenz: ca. 90 %
  - Rezidivblutungsrate: ca. 30 %
  - Risiko: NSAR-Einnahme → 3-fach erhöhtes Blutungsrisiko
- **Angiodysplasien (11 %):**
  - Lokalisation: ca. 70 % rechtsseitige Kolon (33 % Coecum, 39 % Colon ascendens), 6 % Colon transversum, 22 % Sigma
  - Prävalenz: Zunahme mit dem Lebensalter
  - Auftreten: kardiovaskuläre Erkrankungen, Assoziation zur Aortenklappenstenose (Heyde-Syndrom: Aortenklappenstenose plus Anämie [blutende Angiodysplasien des Kolons, Von-Willebrand-Syndrom Typ 2A], benannt nach Edward C. Heyde, 1958), Leberzirrhose, chronische Niereninsuffizienz, Kollagenosen, nach abdomineller Strahlentherapie
  - Blutungsverlauf: chronisch, intermittierend oder akut schwer (20 % d. F.)

- **Chronisch entzündliche Darmerkrankungen (5 %):** Dünn- oder Dickdarmblutung (M. Crohn)
- **Neoplasien (9 %):** Hämatochezie bei adenomatösen Polypen oder Neoplasien eher selten
- **Kolitiden (8 %):**
  - **Infektiöse Kolitiden:** CMV-, pseudomembranöse, Amöbenkolitis → meist keine interventionelle Therapie, sondern Therapie der Grunderkrankung
  - **Ischämische Kolitiden:** akute mesenteriale Ischämie → Schmerz im Vordergrund, meist wenig blutiger Stuhl; chronische Ischämie → blutige Diarrhö, häufig ulzeröse Linksseitenkolitis ohne Rektumbeteiligung. Cave: Kokainabusus → ischämische Kolitis
  - **Radiogene Kolitiden:** chronische und akute Blutungen nach Bestrahlungen
- **Anorektale Erkrankungen (10 %):** hier selten massive Blutungen → Hämorrhoidalblutungen (meist Blutauflagerungen)
- **Unklare Genese (10–15 %):** u. a. Blutungsquellen im oberen Gastrointestinaltrakt

> ❯ In 5–10 % aller Hämorrhagien mit rektalem Absetzen von hellem Blut liegt die Ursache im oberen Gastrointestinaltrakt. Deswegen sollte bei Unklarheit zunächst immer eine Gastroskopie durchgeführt werden.

Diagnostik und Therapie

- **Okkulte, leichte oder intermittierende Blutungen**
- Rektal-digitale Untersuchung
- Gastroskopie
- Anoproktoskopie
- Komplette Koloskopie nach entsprechender Vorbereitung

- **Massive Hämatochezie**
- Großlumige venöse Zugänge, ggf. Shaldon-Katheteranlage → Volumensubstitution
- Kontrolle Hämoglobin und Gerinnung
- **Kreuzblut:** Anforderung von jeweils 4–8 EKs und FFP
- **Ziel-Hb:** 7 mg/dl, bei massiver Blutung, (kardiovaskulärer) Komorbidität oder verzögerter Interventionsmöglichkeit Ziel-Hb von 9 mg/dl anstreben.

- **Notfall-Gastroskopie,** ggf. anschließend **Koloskopie** (wenn möglich perorale Darmvorbereitung, sonst hohe Reinigungseinläufe)
- **Angiographie** zur Lokalisation und Embolisation bei massiver andauernder Blutung ohne endoskopische Interventionsmöglichkeit
- **Koloskopie:**
  - Mit Intubation des terminalen Ileums zur Evaluation einer Dünndarmblutung
  - Bei Patienten mit anhaltender oder massiver Blutung sollte möglichst nach Darmvorbereitung, innerhalb von 24 h, eine Koloskopie durchgeführt werden.
  - In 80 % erfolgreiche Identifikation der Blutungsquelle
  - in 40 % erfolgreiche Blutstillung mit Argon-Plasma-Koagulation, Injektion von verdünntem Adrenalin, Clip-Applikation, Elektrokauterisation, Laserablation, Sklerotherapie und Gummibandligatur
  - Beachte: dünnere Darmwand im unteren Gastrointestinaltrakt → erhöhtes Perforationsrisiko (vor allem Coecum)
- **Intestinoskopie:** bei Blutungen im oberen bis mittleren Dünndarm
- **Doppel- oder Single-Ballon-Enteroskopie:** Verfahren, um den kompletten Dünndarm von oral und/oder peranal zu untersuchen und interventionell tätig zu werden
- **Angiographie:**
  - Selektive Arteriographie der Mesenterialarterien
  - Nachweis von Blutungen ab 0,5–1 ml/min
  - Ggf. selektive Embolisation der blutenden Gefäße (Identifikation von Blutungsquellen: Sensitivität 42–86 %, Spezifität 100 %, Embolisation in 96 % erfolgreich)
- **Szintigraphie:**
  - Nachweis von Blutungen ab 0,1 ml/min (^{99m}Tc-Schwefelkolloid, ^{99m}Tc-markierte Erythrozyten)
  - Durch Überlagerungen von Darmschlingen und durch Peristaltik → Fehlinterpretationen bezüglich der Blutungslokalisation
- **Kapselendoskopie:**
  - Miniaturkamera in Kapselform (26×11 mm)
  - Untersuchung des kompletten Dünndarms, keine Interventionsmöglichkeit

- **Operation:**
  - Transfusion von ≥6 Erythrozytenkonzent-
    raten in 24 h *und* erfolglose Lokalisations-
    diagnostik → Operation erwägen
  - Ggf. intraoperative Lokalisationsdiagnostik
  - Die Mortalität hierbei steigt mit der Zahl der
    erforderlichen Transfusionen.
- **Antikoagulation und
  Thrombozytenaggregationshemmer**
  - Multidisziplinäres Management: Abwägen
    von Blutungsrisiko vs. thrombembolisches
    Risiko.
  - Generell vor Endoskopie: Gabe von FFP
    oder PPSB bei INR >2,5 und Gabe von
    Thrombozyten mit Ziel Thrombozytenwert
    von $50 \times 10^9/l$.
  - Ggf. Gabe von FFP und Thrombozyten bei
    massiver EK-Gabe.
  - ASS als Sekundärprophylaxe sollte
    bei einer unteren GI-Blutung nicht
    abgesetzt werden.
- **Prävention einer Rezidivblutung:**
  - NSAID, außer ASS, sollten bei Patienten
    nach einer unteren gastrointestinalen
    Blutung, insbesondere nach einer Blutung
    aus Divertikeln oder Angiodysplasien
    vermieden werden.
  - ASS als Primärprophylaxe: Indikation sollte
    überprüft werden, nach unterer GI-Blutung
    möglichst vermeiden.
  - ASS als Sekundärprophylaxe: ASS sollte
    nicht abgesetzt werden.
  - Duale Plättchenaggregationshemmung
    oder Monotherapie mit Thienopyridinen:
    Die Therapie mit Nicht-ASS-Aggrega-
    tionshemmern sollte sobald als möglich
    fortgesetzt werden, zumindest innerhalb
    von 7 Tagen (ASS-Therapie nicht absetzen).
    Bei Patienten mit einem akuten Koronar-
    syndrom innerhalb von 90 Tagen oder
    einem Koronarstenting innerhalb der
    letzten 30 Tage sollte die duale
    Therapie nicht abgesetzt werden.

12.3 Ösophagustraumen und -verätzungen

H.M. Steffen

12.3.1 Mallory-Weiss-Läsion

Definition

Longitudinale Schleimhauteinrisse (Mukosa, Sub-
mukosa) im Grenzgebiet zwischen Magen und Ösophagus, gehäuft bei Alkoholikern, in der Regel im
zeitlichen Zusammenhang mit vermehrtem Alkoholkonsum und erhöhtem ösophagogastralem Druck
durch Würgen und Erbrechen

Symptomatik/Diagnostik

- Klinik: Hämatemesis, epigastrische Schmerzen
- Diagnostik: Ösophagogastroduodenoskopie

Therapie

- Nahrungskarenz
- Endoskopische Blutstillung
- Protonenpumpenhemmer parenteral
- Ggf. operative Versorgung in schweren Fällen

12.3.2 Iatrogene oder postemetische Ösophagusperforation (Boerhaave-Syndrom)

Definition

- Ösophagusverletzung im Rahmen einer
  diagnostischen oder interventionellen
  Endoskopie bzw. postemetische, akute intra-
  abdominale Druckerhöhung mit **Ruptur des
  supradiaphragmalen Ösophagus**
- **Maximalvariante einer Mallory-Weiss-
  Läsion** mit hoher Mortalität
  (unbehandelt >60 %)

Symptomatik/Diagnostik

- **Mackler-Trias:**
  - Explosionsartiges Erbrechen
  - Retrosternaler Vernichtungsschmerz
  - Mediastinalemphysem mit Hautemphysem/
    Pleuraerguss/Pleuraempyem
- **Komplikation:** Mediastinitis mit hoher
  Letalität
- **Diagnostik:**
  - Röntgen-Thorax

- Ösophagusdarstellung mit **wasserlöslichem Kontrastmittel** (Gastrografin)
- Evtl. Computertomographie

Therapie

- Interdisziplinäre Festlegung einer frühzeitigen Operation oder eines konservativen Therapieversuchs unter antibiotischer Abdeckung (z. B. Clindamycin plus Ceftriaxon)
- Evtl. endoskopische Stentplatzierung und Abdeckung der Perforation
- Drainagen bei Komplikationen wie Abszess, Pleuraempyem, Pneumothorax

12.3.3 Säure- oder Laugenverätzung des Ösophagus

Definition

Suizidale oder akzidentelle Ingestion führt zu säurebedingten **Koagulationsnekrosen** (oberflächlich, prognostisch günstig) oder laugenbedingten **Kolliquationsnekrosen** (meist transmural mit Perforationsgefahr).

Symptomatik

- Pharyngeale/retrosternale Schmerzen
- Odynophagie (schmerzhafter Schluckakt)
- Schluckunfähigkeit

> **Fehlende Verätzungszeichen in Mund- und Rachenraum schließen schwerwiegende Läsionen im Ösophagus und Magen nicht aus.**

Diagnostik

- Kontakt mit Giftzentrale zur Abschätzung des Gefährdungspotenzials (z. B. www.klinitox.de; www.toxi.ch)
- Anamnese
- Laryngoskopie
- Ausschluss einer Perforation mittels Röntgen-Thorax-Untersuchung
- Ösophagogastroduodenoskopie als Notfalluntersuchung bei mittlerer oder hoher Wahrscheinlichkeit einer signifikanten Gewebeschädigung und Festlegung des Schweregrades

Therapie

- Leichte Verätzungen (Rötung, allenfalls oberflächliche Ulzerationen) → **Schmerztherapie**
- Höhergradige Verätzungen (verstreute oder zirkuläre braun-schwärzliche Beläge) → Erhalt der Vitalfunktionen im Vordergrund, d. h. **Schocktherapie, total parenterale Ernährung, antibiotische Prophylaxe**
- Bei Perforation → chirurgische Therapie
- Kortikoidtherapie gilt als obsolet
- Endoskopische Kontrolle nach 5–7 Tagen und ggf. Bougierung bei Nachweis einer Striktur

Komplikationen/Spätfolgen

- Perforation
- Superinfektion
- Mediastinitis
- Multiorganversagen
- Verätzungsstrikturen mit erhöhtem Karzinomrisiko

12.4 Akute Enterokolitis

J. Mertens, H.M. Steffen

12.4.1 Pseudomembranöse Enterokolitis

Definition

- **Clostridium-difficile-assoziierte Erkrankungen (CDAE)** umfassen:
  - Wässrige Diarrhö ohne Kolitis
  - Kolitis *ohne* Ausbildung von Pseudomembranen
  - Kolitis *mit* Ausbildung von Pseudomembranen, sog. pseudomembranöse Kolitis
  - Fulminante Kolitis als Folge einer Infektion mit dem toxinbildenden Bakterium Clostridium difficile (◘ Tab. 12.10, ◘ Tab. 12.11)
- In seltenen Fällen liegt ein **Ileusbild ohne vorherige Diarrhö** vor.
- Drei Schlüsselereignisse für eine CDAE:
  - Veränderung der normalen Darmflora
  - Besiedlung des Kolons mit einem „toxinbildenden" C. difficile
  - Vermehrung mit „Toxinbildung"

◻ **Tab. 12.10** Risikofaktoren für eine Infektion mit C. difficile

Patientenfaktoren	Therapiefaktoren	Umgebungsfaktoren
Hohes Alter	Antibiotika mit hohem Risiko:	Krankenhausaufenthalt
Multimorbidität	Fluorchinolone	
Gastrointestinale Operationen	Makrolide	
Enterale Sondenernährung	Clindamycin	
Intensivpflichtige Erkrankung	Breitspektrumpenicilline	
Eingeschränkte Immunität	Cephalosporine	
	Chemotherapeutika	
	PPI's (? Wird kontrovers diskutiert)	

◻ **Tab. 12.11** Verlaufsformen der CDAE

Milde Verlaufsform	Schwere Verlaufsform
Meist *ohne* systemische Krankheitszeichen	*Mit* systemischen Krankheitszeichen
Wässrige Diarrhö	Massive wässrige Diarrhö
Gelegentlich abdominelle Krämpfe	Ggf. Hämatochezie (Blutstuhl)
Tiefer abdomineller Druckschmerz	Abdominelle Schmerzen
	Fieber
	Ausgeprägte Schwäche
	Gewichtsabnahme
	Übelkeit, Erbrechen
	Exsikkose
	Leukozytose mit Linksverschiebung bis hin zu leukämoiden Reaktion

Epidemiologie

❯ **CDAE sind die häufigste Ursache der nosokomialen Diarrhö.**

— Inzidenz antibiotikaassoziierter Diarrhö:
  — Stationär: 3–29 % (davon sind 10–25 % mit C. difficile vergesellschaftet)
  — Ambulant: 8/100.000/Jahr
  — Altersspezifische Inzidenz: deutlicher Anstieg bei Patienten >50 Jahre sowie steigender Mortalitätsrate >60 Jahre
— Mortalität: 0,6 bis 35–50 %, bei notwendiger Kolektomie infolge pseudomembranöser Kolitis mit toxischem Megakolon
— Linearer Anstieg der Rate an C. difficile, Kolonisation mit Länge der Krankenhausaufenthaltsdauer (ca. 8 %/Woche)

— Rezidivrate:
  — Allgemein: 15–30 %
  — Rückfälle treten üblicherweise innerhalb der ersten 10 Tage (aber auch bis zu 2–3 Monate) nach Absetzen der CDAE-Therapie auf

Ätiologie/Pathogenese

— Clostridium difficile: obligat anaerobes grampositives sporenbildendes Stäbchenbakterium
— Durch die physiologische Darmflora besteht eine sog. Kolonisationsresistenz, d. h. unter einer Antibiotikatherapie besteht die Gefahr, dass wesentliche Teile der natürlichen Darmflora zerstört werden und C. difficile aufgrund seiner Resistenzeigenschaften selektioniert wird und sich somit vermehrt.

- Hauptmanifestation: Kolon (insbesondere linke Kolon)
- Für die Erkrankung der C.-difficile-assoziierten Diarrhö sind die Toxine A und/oder B notwendig.
- Prinzipiell kann jede Antibiotikagabe, inklusive Metronidazol und Vancomycin, zu einer CDAE führen.
- Hochrisikoantibiotika: Cephalosporine, Penicilline und Clindamycin

Klinik/Symptomatik

- **Breites Spektrum an Symptomen:**
  - Asymptomatische Träger
  - Milde Diarrhö ohne Kolitis
  - Kolitis *ohne* Ausbildung von Pseudomembranen
  - Kolitis *mit* Ausbildung von Pseudomembranen, sog. pseudomembranöse Kolitis
  - Fulminante Kolitis als schwerste Verlaufsform, aus der ein toxisches Megakolon, ein Ileus oder eine Perforation entstehen können
- Der Verlauf einer Kolitis mit Pseudomembranen ist ähnlich, jedoch meist schwerer als eine Kolitis ohne Pseudomembranen.
- Bis zu 3 % der Infizierten entwickeln eine fulminante Kolitis, die sich unter dem Bild eines akuten Abdomens präsentieren kann. Paradoxerweise kann es bei diesen Patienten zu einer Abnahme der Diarrhö infolge Verlustes des muskulären Darmwandtonus mit Ausbildung eines Ileus, eines toxischen Megakolons oder einer Perforation kommen.
- Die Symptome können während, kurz nach und bis zu 8 Wochen nach Beendigung einer antibiotischen Therapie oder Hospitalisierung auftreten.

Diagnostik

- **Anamnese/Medikamentenanamnese**
- Labordiagnostik:
  - Hypoalbuminämie: infolge einer Eiweißverlustenteropathie mit Anasarka und Ödemen
  - Elektrolytstörungen
  - Leukozytose
- **Mikrobiologische Diagnostik:**

- **Nachweis von Toxin A und/oder Toxin B**
  → direkt aus dem Stuhl
  - Zytotoxinassay (Goldstandard): Sensitivität 94–100 %, Spezifität 99 %, Testdauer: 2 Tage
  - Enzymimmunoassay für Toxin A und B: Sensitivität: 55–94 %, Spezifität 92–98 %, Testdauer: 2 h
  - Kulturelle Anzucht, Dauer: 2 Tage
  - Ggf. PCR-basierte Methoden: Interpretation eines positiven Testergebnisses jedoch schwieriger, da Patienten mit längerem Krankenhausaufenthalt eine hohe Kolonisationsrate aufweisen ohne notwendigerweise an einer CDAE zu erkranken. Daher sind Untersuchungen, die das Toxin A und B nachweisen, notwendig.
- **Transportbedingungen:**
  - Toxine sind instabil, weshalb ein Transport innerhalb von 2 h ins Labor gefordert wird, ggf. Zwischenlagern bei Kühlschranktemperaturen
  - Bei kultureller Anzucht sind keine besonderen Transportbedingungen zu beachten.
- **Behandlungserfolg:** ist rein klinisch definiert. Mikrobiologische Kontrolluntersuchungen nach klinischer Heilung sind nicht angezeigt.
- **Endoskopie** (◘ Tab. 12.12):
  - Möglicherweise rasche Diagnosestellung, insbesondere bei schwer kranken Patienten
  - Hilfreich zur differenzialdiagnostischen Abklärung anderer endoskopisch fassbarer Erkrankungen
  - Üblicherweise ist eine **flexible Rektosigmoidoskopie** ausreichend, da hauptsächlich das linke Kolon betroffen ist, das Rektum ist zumeist ausgespart.
  - Die Sensitivität der endoskopischen Diagnostik beträgt in Abhängigkeit der Ausprägung der Erkrankung 51–91 %, die Spezifität bei Vorliegen einer pseudomembranösen Kolitis nahezu 100 %.

Differenzialdiagnosen

- Andere infektiöse Enteritiden (Salmonellen, Shigellen, Campylobacter, Viren, Tuberkulose)
- Enterale Ernährung (osmotisch, Unverträglichkeit)

Verlaufsform	Endoskopischer Befund
Milde Erkrankung	Meist unauffälliger Normalbefund
Kolitis ohne Pseudomembranen	Unspezifische Kolitis
Pseudomembranöse Kolitis	Gelbliche Pseudomembranen (2–10 mm groß) Teils konfluierende Plaques auf erythematöser Schleimhaut
Fulminante Kolitis	Entzündliche Infiltrat betrifft die gesamte Mukosa bis ggf. Nekrose Membranartige Ulzerationen (Mukosavulkane)

◘ Tab. 12.12 Endoskopische Befundkonstellation bei CDAE

- Simple antibiotika- oder medikamentenassoziierte Diarrhö
- Segmentale-hämorrhagische penicillinassoziierte Kolitis
- Divertikulitis
- Chronisch entzündliche Darmerkrankungen
- Ischämische Kolitis
- Pankreasinsuffizienz

Komplikationen

- Fulminante Kolitis
- Dehydratation, Elektrolytstörungen
- Toxisches Megakolon
- Perforation
- Ileus
- Enterales Eiweißverlustsyndrom mit Hypoalbuminämie, Anasarka, Ödemen
- Reaktive Arthritis 1–4 Wochen nach einer C.-difficile-assoziierten Diarrhö

Management und Therapie

- **Allgemeine Maßnahmen** (führt in 15–23 % zur Heilung)
  - Auslösendes Antibiotikum absetzen, falls möglich, ansonsten Wechsel auf eines mit einem geringeren Risiko. Falls Antibiotikatherapie nicht abgesetzt werden kann, dann Therapie der CDAE während der Antibiotikatherapie und eine zusätzliche Woche nach Absetzen der anderen Antibiotikatherapie
  - Supportive Therapie: Flüssigkeitssubstitution, Elektrolytausgleich
  - Keine Motilitätshemmer, wie z. B. Loperamid, Opioide

- Hygienemaßnahmen: Isolierung
- **Spezifische Therapie:** Metronidazol oder Vancomycin oder Fidaxomicin
  - Substanzen gelten als gleichwertig.
  - Metronidazol: geringere Kosten, weniger Ausbildung Vancomycin-resistenter Enterokokken (VRE), vergleichbare Ansprechraten vor allem bei milder Erkrankung
  - Vancomycin: Therapie der 1. Wahl für schwer kranke Patienten
  - Fidaxomicin: Therapie der 2. Wahl für schwer kranke Patienten; selektiver und weniger Rezidive

❶ Dosierung
Metronidazol als Therapie der 1. Wahl bei CDAE
- Oral: 3 × 500 mg oder 4 × 250 mg p.o. für 10 Tage
- Parenteral: 3 × 500 mg i.v. für 10 Tage

Vancomycin als Therapie der 2. Wahl bei CDAE
- 4 × 125 mg bis 4 × 500 mg/Tag p.o. (Ampullen zur i.v.-Anwendung oral applizieren) *oder* Vancomycin-Enterocaps 0,5–2 g in 3 oder 4 Teilgaben
- Behandlungsdauer: 10 Tage
- Indikationen für Vancomycin:
  - Kontraindikation gegen Metronidazol
  - Therapieversagen unter Metronidazol
  - Nachgewiesene Metronidazol-Resistenz
  - Kritisch kranker Patient mit schwerem/fulminantem Verlauf einer CDAE
  - Schwangere oder stillende Patientin
  - Nichtansprechen auf eine Therapie mit Metronidazol innerhalb von 5–7 Tagen

12

– Hinweise dafür, dass die Erkrankung durch Staphylococcus aureus bedingt ist

Alternative Antibiotika

▬ Keines war überlegen: Rifampin, Teicoplanin (2 × 100 mg/Tag p.o.), Rifaximin, Bacitracin, Fusidinsäure

▬ **Schwer kranker Patient:**
▬ Empirische Therapie empfiehlt sich bereits vor definitiver Sicherung der Diagnose.
▬ Therapie mit Vancomycin 4 × 125 mg evtl. steigern auf 4 × 500 mg p.o. und Metronidazol i.v. 3 × 500 mg

▬ **Ileus oder toxisches Megakolon:**
▬ Metronidazol **i.v.** (3- bis 4 × 500–750 mg) plus Vancomycin **p.o.** (4 × 500 mg, i.v.-Gabe ohne Wirksamkeit gegen C. difficile)
▬ **Vancomycin-Einläufe:** 4 × 500 mg/500 ml NaCl intrakolonisch (möglichst 60 min halten)

▬ **Asymptomatische Träger:**
▬ Keine Therapie notwendig
▬ Eine Therapie bei asymptomatischen Trägern in Risikobereichen (z. B.

Krankenhaus, Heimen etc.) wird jedoch empfohlen.

▬ **Chirurgische Therapieoption:**
▬ Indikationen
– Therapieversagen
– Fulminante Verläufe ohne klinische Besserung innerhalb von 48 h oder Komplikationen (z. B. Peritonitis, Perforation, toxisches Megakolon)
▬ Methode: subtotale Kolektomie mit Ileostomaanlage (Erhaltung des Rektums), spätere Rückverlagerung des Anus praeter

Rezidive

▬ Diagnosesicherung!
▬ Eine generelle Kontrolle des Therapieerfolgs wird nicht empfohlen. Toxin A/B-EIA können bis zu 30 Tage positiv bleiben, auch bei Patienten, die keine Symptome mehr aufweisen.
▬ Supportive Therapie
▬ Auslösende Medikation absetzen
▬ Erneute Antibiotikatherapie <8 Wochen nach Therapie einer CDAE vermeiden (◘ Tab. 12.13)

◘ **Tab. 12.13** Management bei Rezidiven einer CDAE

Erstes Rezidiv	Gleiches Therapieregime wie bei erster Therapie (s. oben) für 10–14 Tage. Bei schweren Verläufen wird Vancomycin empfohlen
Zweites Rezidiv: 1. Ausschleichende Vancomycingabe 2. Fidaxomicin	1. Ausschleichende Vancomycingabe – 1. Woche: 4 × 125 mg/Tag p.o. – 2. Woche: 3 × 125 mg/Tag p.o. – 3. Woche: 1 × 125 mg/Tag p.o. – 4.–5. Woche: 125 mg alle 2 Tage p.o. – 6.–7. Woche: 125 mg alle 3 Tage p.o. 2. Fidaxomicin 2 × 200 mg für 10 Tage
Drittes Rezidiv: 1. Fidaxomicin 2. Ausschleichende Vancomycingabe plus Saccharomyces boulardii 3. ggf. Stuhltransplantation („fecal microbiota transplant", FMT)	1. Fidaxomicin 2 × 200 mg für 10 Tage 2. 2 × 250 mg p.o. für 4 Wochen oder Colestyramin 4 × 4 g/Tag p.o., insbesondere im Anschluss an eine Antibiotikatherapie (wird beides kontrovers diskutiert bzw. keine ausreichende Validierung in Studien). Es wurden auch erfolgreiche Fälle beschrieben, die bei rezidivierender Erkrankung Vancomycin gefolgt von Rifaximin erhielten. 3. in Zentren per Duodenalsonde oder in Kapselform
Ggf. Immunglobulingabe bei Defizienz (nicht gut validiert)	Immunglobuline (200–500 mg/kg KG), da einige Patienten mit einem rezidivierenden Verlauf niedrige Serum-IgG-Titer gegen das Toxin A aufwiesen. Passive Immunisierung mit einem polyvalenten γ-Globulin mit einem hohen Gehalt gegen Toxin A erwies sich in einigen kleinen Studien als wirksam (Verabreichung alle 3 Wochen, Dauer der Therapie richtet sich nach dem klinischen Ansprechen).

12.4.2 Neutropene (Entero-)Kolitis

Definition

- Synonyme: „neutropene Enteropathie", „necroticing enterocolitis", „neutropenic thyphilitis", „ileocoecal syndrome"
- Entzündliche, nekrotisierende Erkrankung

Epidemiologie

- Inzidenz im Rahmen einer Neutropenie bzw. Agranulozytose: 3–33 %
- Rezidivrate bei erneuter Aplasie: 27–83 %

Ätiologie

- Ausgeprägte **Neutropenie** bzw. **Agranulozytose**
  - Auftreten vor allem im Rahmen einer (hochdosierten) Chemotherapie, insbesondere bei Chemotherapie von akuten Leukämien
  - Behandlung von soliden Tumoren
  - Allergische oder toxische Agranulozytose
  - Benigne zyklische Neutropenie
  - Aplastische Anämie
  - Myelodysplastisches Syndrom
  - Multiples Myelom
  - Angeborene oder erworbene Immundefizienzsyndrome (z. B. Aids)
  - Immunsuppressive Behandlung Transplantierter und einer Vielzahl anderer Krankheitszustände

Pathogenese

- **Multifaktorielle Pathogenese**, verschiedene Mechanismen:
  - Neutropenie bzw. Agranulozytose
  - Eingeschränkte Immunabwehr (gegenüber dem Eindringen von Mikroorganismen)
  - Direkte Schädigung der Darmwand durch eine neoplastische Infiltration (Lymphom- oder leukämische Infiltrate)
  - Direkte Schädigung der Mukosa durch Zytostatika
- Prädilektionsstelle: **Ileozökalregion**
  - Ausgeprägte Dehnbarkeit und lymphatisches Gewebe (im Vergleich zum restlichen Kolon)

- Verminderte Vaskularisation (weitere Verschlechterung bei Distension)
- **Mikrobiologischer Aspekt:**
  - Die Rolle von Bakterien, Pilzen und Viren wird kontrovers diskutiert.
  - In histologischen Untersuchungen finden sich jedoch häufig Infiltrationen der Darmwand mit Keimen.
  - Häufig kommt es zur Bakteriämie oder Fungämie, meist mit Darmkeimen z. B. Pseudomonas oder Candida.

Klinik/Symptomatik

- **Abdominelle Schmerzen** (93 %):
  - Meist rezidivierende, kolikartige Bauchschmerzen
  - Schmerzlokalisation: meist rechter Unterbauch
  - Ggf. (Sub-) Ileussymptomatik durch Einengung des Ileozökalpols mit konsekutiver Aufweitung der vorgeschalteten (Dünn-)Darmsegmente
- **Fieber** (75 %)
- **Diarrhö** (51 %): meist wässrig, selten hämorrhagisch
- **Unspezifische Begleitsymptome:** Übelkeit, Erbrechen, Meteorismus bzw. aufgetriebenes Abdomen, Stomatitis, Mukositis als Zeichen der mukosalen Schädigung

Diagnostik

- **Anamnese:** z. B. Zustand während Chemotherapie
- **Körperliche Untersuchung:**
  - Tastbare Resistenz im rechten Unterbauch
  - Umschriebener Druckschmerz im rechten Unterbauch mit/ohne Loslassschmerz
- **Labordiagnostik:** Neutropenie, Zahl der absoluten Neutrophilen <500/µl
- **Mikrobiologische Diagnostik:**
  - Stuhlkulturen (Bakterien, Clostridium difficile Toxin, Viren, Parasiten)
  - Blutkulturen
- **Virologische Diagnostik:**
  - CMV-PCR
  - CMV-Antigen im Blut
  - CMV-Antigen im Urin

— **Computertomographie (Bildgebung der 1. Wahl):**
  — Hohe Sensitivität (falsch-negativ Rate: 15 %)
  — Flüssigkeitsgefüllte Darmschlingen
  — Distendiertes Zökum
  — Darmwandverdickungen
  — Intramurale Ödeme
  — Luft oder Hämorrhagien
  — Perforation mit freier Luft
  — Weichteilvermehrung als Hinweis auf eine Abszessbildung
— **Abdomensonographie** (falsch-negativ Rate 23 %):
  — Ausgeprägte, schwächer echogene asymmetrische Darmwandverdickung mit transmuraler Entzündungsreaktion und Arealen unterschiedlicher Echogenität, durch Ödem, Nekrosebildung und/oder umschriebene Hämorrhagien
  — Ggf. murale Lufteinschlüsse (als Zeichen einer Infektion mit gasbildenden Keimen)
  — Perikolische Flüssigkeitsansammlung
  — Nachweis freier Luft bei Perforation
  — Bei schwerem Krankheitsverlauf: Luft im Pfortadersystem
— **Ggf. Endoskopie:**
  — Indikation: „nur" bei gezielten Fragestellungen (z. B. Ausschluss einer CMV-Kolitis, eines leukämischen/lymphomatösen Infiltrates, einer pseudomembranösen Kolitis)
  — Makroskopischer Befund:
    – Dilatierte, ödematös verdickte Darmwand mit hämorrhagischen und nekrotischen Bezirken
    – Unregelmäßigkeiten der Mukosa mit vergröberter, nodulärer/granulomatöser Schleimhaut
    – Ulzerationen und Läsionen, die karzinomatösen Veränderungen ähneln („mass-like lesion mimicking carcinoma")
  — Mikroskopisch (Pathologie): Ödem, Hämorrhagie, Nekrose, ausgeprägte entzündliche Infiltrationen werden nur selten beobachtet, ebenso wie leukämische/lymphomatöse. Gelegentlich Infiltrationen von Keimen

❶ **Cave**
  — Relativ kontraindiziert ist der Kolonkontrastmitteleinlauf oder der Röntgen-Sellink mit bariumhaltiger Suspension, da dies die Perforationsgefahr deutlich erhöht und die diagnostische Bedeutung gering ist. In Einzelfällen kann jedoch die Gabe von wasserlöslichem Kontrastmittel (z. B. Gastrografin) erwogen werden.
  — Das endoskopische Vorgehen in der Diagnostik ist relativ kontraindiziert (z. B. wegen Perforationsgefahr), daher nur gezielter Einsatz.

Differenzialdiagnosen
— Appendizitis
— Periappendizitischer Abszess
— Bakterielle Enterokolitis
— CMV-Infektion
— M. Crohn
— Darmtuberkulose
— Pseudomembranöse und ischämische Kolitis
— Graft-versus-Host-Erkrankung (tritt in der Regel erst nach Engraftment auf)
— Neoplastische Infiltration (leukämische, lymphomatöse)
— Pseudo-Obstruktion (Ogilvie-Syndrom)

Komplikationen
— Peritonitis
— Perforation
— Transmurale Nekrose
— Abszedierung
— Sepsis/Schock mit Organkomplikationen
— Therapierefraktäre Blutungen (auch nach Korrektur der Gerinnungsstörung)

Therapie und Management
— **Individualisierte Therapie:** möglichst konservatives Prozedere aufgrund der hohen Operations-Letalität
— **Ernährung:**
  — Patienten nüchtern lassen
  — Parenterale Ernährung/ Flüssigkeitssubstitution
  — Magensonde (Ablaufsonde, ggf. unter intermittierenden Sog)

- **Antibiotika/Antimykotika:**
  - Breitspektrumantibiotika: evtl. mit Abdeckung von C. difficile, falls eine pseudomembranöse Kolitis nicht mit Sicherheit ausgeschlossen werden kann
  - Antimykotika (Amphotericin B, Fluconazol etc): bei protrahiertem Fieber (>72 h) und Verdacht auf eine Fungämie
- **Weitere Therapieansätze:**
  - Eigene Erfahrungen: Dekompression durch Absaugen von Luft im Rahmen einer Koloskopie, Einlegen einer Kolondekompressionssonde
  - Stimulationsfaktoren/Granulozytentransfusionen: Verkürzung der Neutropeniedauer durch Gabe von z. B. G-CSF, GM-CSF oder auch (allerdings kontrovers diskutiert) Granulozytentransfusionen
  - Ggf. selektive Darmdekontamination
  - Anticholinergika, Antidiarrhoika und Opioide: möglichst vermeiden, da diese einen Ileus verschlechtern können
- **Chirurgisches Vorgehen:**
  - Indikationen: Zeichen der schweren Peritonitis, freie Perforation, Abszedierung, profuser gastrointestinaler Blutung (nach Verbesserung der Gerinnungssituation) oder progredienter klinischer Verschlechterung unter Behandlung
  - Methode: zweizeitige Hemikolektomie rechts; intraoperativ sollte der gesamte nekrotische Darm reserziert werden (inkomplette Resektion von nekrotischem Darm führte in allen beschriebenen Fällen zum Tod); intraoperativ zeigt sich jedoch trotz Nekrose oftmals nur eine wenig beeindruckende Entzündung der Serosa, was die Identifikation zu reserzierenden Darmabschnitte erschwert

Prognose

- Die Letalität bei Zeichen der Perforation, bei Sepsis und Organkomplikationen liegt >50 %, da schon allein die perioperative Letalität mit ca. 50 % angegeben wird.
- Als wesentlicher prognostischer Faktor gilt die **Normalisierung der Leukozytenzahl** und

die **Dauer der ausgeprägten Neutropenie**, da diese eine kontinuierliche bakterielle Invasion der Darmwand mit nachfolgender Persistenz und Perpetuation der Läsionen mit möglicher Nekrose und Perforation begünstigt.

12.5 Akute Pankreatitis

H.M. Steffen

12.5.1 Definition

- Leitsymptom der akuten Pankreatitis ist der **gürtelförmige Oberbauchschmerz** mit Ausstrahlung in den Rücken, häufig mit Übelkeit und Erbrechen.
- Die Diagnose gilt als gesichert, wenn 2 der 3 folgenden Kriterien erfüllt sind:
  - typischer gürtelförmiger Oberbauchschmerz mit Ausstrahlung in den Rücken
  - erhöhte Lipase oder Amylase >3-fach des oberen Normwertes und/oder
  - typische Veränderungen in der Bildgebung, die zunächst in Form der Abdomensonographie erfolgen soll.

12.5.2 Allgemeines

- **Inzidenz** (Europa): 2,1–42/100.000
- **Gesamtletalität:** 3 % (milde Pankreatitis) bis 30 % (infizierte Nekrosen)
- **Schwere (nekrotisierende) Pankreatitis** (ca. 20 % d. F.) mit Organversagen und/oder lokalen Komplikationen (Nekrose, Pseudozyste, Abszess)
- Pathogenese:
  - Vorzeitige Trypsinaktivierung in den Azini führt zu Leukozytenaktivierung mit **primär lokaler**, unter Umständen exzessiver **Zytokinproduktion** (z. B. IL-1, IL-6, TNF-α).
  - Sekundär kommt es zur **generalisierten Systemerkrankung** (SIRS, Sepsis).
  - Serumkonzentration der Zytokine korreliert mit dem Schweregrad.

- Serumkonzentration von Amylase und Lipase korrelieren dagegen nicht mit dem Schweregrad.

12.5.3 Ätiologie

- **Cholelithiasis:** ca. 40–50 % (biliäre Pankreatitis)
- **Alkohol:** ca. 25–30 % (Alkoholpankreatitis)
- **Idiopathisch:** ca. 15 %
- Seltene Ursachen:
  - **Obstruktion:** Tumoren, anatomische Varianten (z. B. Pancreas divisum), funktionell (Sphinkter-Oddi-Dysfunktion), Parasiten
  - **Metabolisch:** Hypertriglyzeridämie >1000 mg/dl, Hyperkalzämie
  - **Toxisch:** Medikamente, Skorpiongift
  - **Traumatisch:** nach Unfall, post-ERCP
  - **Ischämisch:** Vaskulitis, Schock, Embolie
  - **Infektionen:** viral (Mumps, Röteln, Hepatitis A–C, Coxsackie B, Echo , Adeno-, Zytomegalie-, Epstein-Barr-, Humanes Immundefekt-Virus), bakteriell (Mykoplasmen, Mykobakterien, Legionellen, Leptospiren, C. jejuni) und parasitär (Ascariasis [Spulwurm], Clonorchiasis [Chinesischer Leber-Egel])
  - **Autoimmun** ohne *oder* mit assoziierten Autoimmunerkrankungen (Sicca Syndrom, PSC, Autoimmunhepatitis, Zöliakie)
  - **Heredität** (bei ca. 80 % Mutationen im PRSS1-, SPINK 1- oder CFTR-Gen)

12.5.4 Diagnostik

Körperliche Untersuchung

- Abwehrspannung und „Gummibauch" als Zeichen der akuten Pankreatitis
- Selten „bläulich-grünliche Ekchymosen" → ungünstige Prognose!
  - Paraumbilikal: **Cullen-Zeichen**
  - Leistenregion: **Fox-Zeichen**
  - Flankenregion: **Grey-Turner-Zeichen**

Laborchemische Untersuchungen

- Blutbild/Differenzialblutbild, CRP, (Procalcitonin), Harnstoff, Kreatinin, Natrium, Kalium, Kalzium, Nüchternblutzucker, LDH, TPZ, PTT, Albumin, Triglyzeride, Blutgasanalyse → Schweregrad einer akuten Pankreatitis
- **Hinweise auf Genese:**
  - AP, γ-GT, Bilirubin direkt, ALT Hinweis auf die **biliäre Genese** einer Pankreatitis oder **mechanische Obstruktion** bei Pankreaskopfraumforderung
  - Lipase (höhere Spezifität), Amylase (schneller wieder im Normbereich) → **Entzündung**

Schweregraduierung der akuten Pankreatitis

Entscheidender Schritt im Management der akuten Pankreatitis → **Atlanta-Klassifikation** (s. Übersicht und ◘ Tab. 12.14).

◘ Tab. 12.14 Marshall-Score für Organfunktionsstörungen					
Organsystem	**Punkte**				
	0	**1**	**2**	**3**	**4**
p_aO_2/F_iO_2	>400	301–400	201–300	101–200	≤100
Serumkreatinin (mg/dl)	<1,4	1,4–1,8	1,9–3,6	3,6–4,9	>4,9
Kreislauf-RR_{sys} (mm Hg)	>90	<90, Ansprechen auf Volumengabe	<90, kein Ansprechen auf Volumengabe	<90, pH<7,3	<90, pH <7,2
Bewertung	Bei einem Score ≥2 liegt eine Funktionsstörung des entsprechenden Organs vor.				

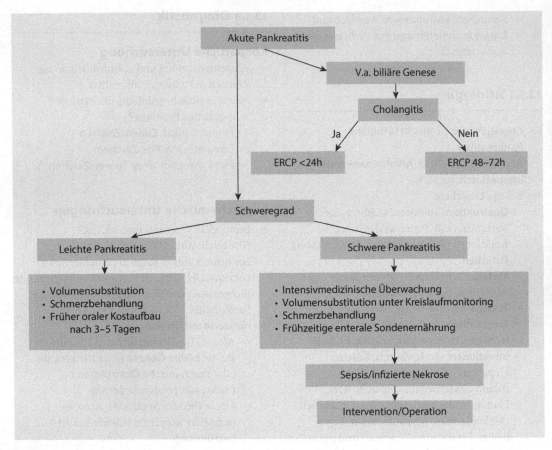

Abb. 12.3   Management bei akuter Pankreatitis

Schweregrad der Pankreatitis (Atlanta-Kriterien 2013)

Milde **akute Pankreatitis**
— Keine Organfunktionsstörungen
— Keine lokalen Komplikationen

Moderate **akute Pankreatitis**
— Lokale Komplikationen und/oder
— Vorübergehende Organfunktionsstörungen (<48 h)

Schwere **akute Pankreatitis**
— Persistierende Organfunktionsstörung >48 h, definiert nach dem modifizierten Marshall-Score (◘ Tab. 12.14)

— Lokale Komplikationen
  — Pankreasnekrose (>30 % oder >3 cm, steril oder infiziert)
  — Peripankreatischer Flüssigkeitsverhalt (umschriebene Exsudation)
  — Pseudozyste (Pankreassekret umgeben von Kapsel aus Granulations-/Narbengewebe, späte Komplikation)
— Zeichen einer ungünstigen Prognose
  — Ranson-Score ≥3
  — APACHE-II-Score ≥8

❯ **Die erforderlichen Scoring-Systeme (z. B. APACHE-II-Score) sind aufwändig, in der klinischen Routine kaum praktikabel. Das Akutphaseprotein CRP >150 mg/l gilt als wertvollster Einzelparameter zur Vorhersage einer schweren Pankreatitis (◘ Abb. 12.3) .**

- **Blutzucker >125 mg/dl** und **Hämatokrit >43 % (♂) bzw. >40 % (♀)** haben einen **negativen prädiktiven Wert** von ca. 90 %, d. h. Patienten mit Werten unterhalb dieser Grenzen haben in der Regel keine schwere Pankreatitis
- Prognostisch ungünstig:
  - Adipositas
  - Alter >55 Jahre
  - Leukozytose >16.000/µl
  - LDH >350 U/l
  - AST >250 U/l
  - Kalzium <2 mmol/l
  - Über 48 h anhaltendes Organversagen
  - Lungeninfiltrate bzw. Pleuraerguss (Röntgen-Thorax)

Bildgebende Diagnostik

- **Abdomensonographie**: einfachste Methode (▶ Abschn. 12.8)
- **Computertomographie** mit i.v. Kontrastmittel:
  - Frühestens nach 72 h zum Nekrosenachweis und Einschätzung der Prognose (Balthazar-Score), u. U. ungünstiger Verlauf bei Kontrastmittelgabe innerhalb der ersten 48 h
  - Nur etwa 50 % der Patienten mit Nekrosen entwickeln ein schweres Krankheitsbild
  - Verlaufskontrollen nach 7–10 Tagen bei Verdacht auf Komplikationen und/oder klinischer Verschlechterung
- **ERCP, ggf. Papillotomie und Steinextraktion:**
  - Innerhalb 24 h: Notfallmaßnahme bei Cholangitis (Charcot-Trias: Schmerzen im rechten Oberbauch, Fieber und Ikterus)
  - Innerhalb 72 h: Verdacht auf biliäre Genese (positiver prädiktiver Wert 95 % für ALT >3-fach oberer Normwert, außerdem dilatierter DHC, erhöhte Cholestaseparameter)

> Etwa 3 Monate nach einer Pankreatitis unklarer Ätiologie **Endosonographie** zum Ausschluss eines Pankreaskarzinoms.

12.5.5 Differenzialdiagnosen

- Akute Cholezystitis/Cholangitis*
- Peptisches Ulkus

- Akute Gastritis
- Magenkarzinom
- Sphinkter-Oddi-Dysfunktion
- Pankreaskarzinom*
- Intestinale Obstruktion (Ileus)*
- Basale Pneumonie mit Pleuritis
- Diabetische Ketoazidose[a]
- Mesenterialinfarkt*
- Akutes Koronarsyndrom
- Perikarditis
- Aortendissektion
- Ektope Schwangerschaft[a]

❗ **Cave**
Die in den Differenzialdiagnosen mit * gekennzeichneten Erkrankungen können mit erhöhter Lipase und/oder Amylase einhergehen. Dies gilt zusätzlich auch für akute Appendizitis oder chronische Niereninsuffizienz. Mit [a] gekennzeichnet sind Erkrankungen, bei denen die Amylase erhöht sein kann.

12.5.6 Therapie

- **Basistherapie**
- **Schmerztherapie** einschließlich Opiate
- **Volumensubstitution** (Ringer-Laktatlösung 250–500 ml/h für die ersten 12–24 h, Ziel: Herzfrequenz <120/min, arterieller Mitteldruck >65 mm Hg, Urinproduktion 0,5–1 ml/kg KG/h)

> Die Messung des ZVDs oder Pulmonalarteriendrucks zur Volumensteuerung bei schwerer Pankreatitis ist schlechter geeignet als volumenbasierte Parameter wie z. B. intrathorakales Blutvolumen, extravasales Lungenwasser oder globales enddiastolisches Volumen (z. B. PiCCO-System).

Ernährungstherapie

- **Magensonde**: nur bei Subileus/Ileus
- **Nahrungskarenz**: bei Subileus/Ileus, Übelkeit und Erbrechen bis zu 5–7 Tage
- **Parenterale Therapie**: bei Kontraindikationen gegen orale Nahrungszufuhr

- **Enterale Ernährung** (innerhalb 48 h) via Jejunal- oder Magensonde (25–35 kcal/kg KG) ist bei schwerer Pankreatitis einer oralen Nahrungszufuhr (nach 72 h) nicht überlegen in Hinsicht auf die Verhinderung von infektiösen Komplikationen oder Tod
- **Kostaufbau:** bei Schmerzfreiheit, 1–2 Tage Tee und Zwieback, dann *fettreduzierte Vollkost*

Weitere Maßnahmen

- **Spezifische medikamentöse Therapie** (Antiproteasen, Protease-Inhibitoren, Antioxidanzien oder Antiphlogistika) → ineffektiv
- **„Ruhigstellung" des Pankreas** durch antisekretorische Substanzen ist obsolet (!)
- **Antikoagulation:** Low-dose-Heparinisierung 2 × 5000–7500 I.E. s.c.
- **Oxygenierung:** O_2-Supplementierung, ggf. Intubation und Beatmung (Entwicklung eines extrapulmonalen ARDS)
- **Stressulkusprophylaxe:** keine generelle Indikation für Histamin-Rezeptorantagonisten oder Protonenpumpenhemmer (Letztere nicht sicher überlegen, aber assoziiert mit dem Risiko der C.-difficile-Infektion)
- **Ggf. Nierenersatztherapie:** intermittierende Hämodialyse oder kontinuierliche Verfahren
- **Antibiotische „Prophylaxe": nicht indiziert, weil nicht wirksam** zur Vermeidung infizierter Nekrosen und/oder Senkung der Sterblichkeit
- **Antibiotische „Therapie":** bei Sepsis oder nachgewiesener/hochwahrscheinlicher Infektion
- **Biliäre Pankreatitis:** Cholezystektomie während des gleichen stationären Aufenthaltes

Therapie „lokaler Komplikationen"

- **Pankreasnekrose:** konservatives Management steriler Nekrosen; Intervention (radiologisch, endoskopisch, chirurgisch) nur bei klinischer Verschlechterung mit persistierendem oder neu aufgetretenem Organversagen
  - **Klinische Verschlechterung** (erneute Bauchschmerzen, Fieber und Leukozytose, typischerweise in der 2. oder 3. Woche)

- Diagnostische Feinnadelbiopsie der Nekrose (endosonographisch oder CT-gesteuert)
- Gram-Färbung bzw. mikrobiologische Kultur zum Nachweis einer Infektion
- **Nachgewiesene Infektion: infizierte Pankreasnekrose**
  - Interventionelles Débridement transgastral oder perkutan
  - Chirurgisches Vorgehen möglichst erst 10–14 Tage nach Schmerzbeginn
- **Pseudozysten:**
  - Häufige Rückbildung
  - Interventionelle endoskopische *oder* perkutane Ableitung nur bei Symptomen
  - **Notfallangiographie und Embolisation:** bei Blutungen in Pseudozysten oder aus postentzündlichen Pseudoaneurysmen
- **Abdominelles Kompartmentsyndrom (AKS):**
  - Definition AKS: intraabdominelle Druckerhöhung >20–25 mm Hg (gemessen über Harnblasenkatheter, Nullpunkt auf Höhe der Symphyse) mit konsekutiver Beeinträchtigung der Funktion eines oder mehrerer Organsysteme (z. B. Einschränkung der Nieren-/Lungenfunktion sowie Reduktion der Splanchnikusperfusion)
  - Definition IAP: intraabdomineller Druck (IAP): atemabhängiger intrinsischer Druck innerhalb der abdominellen Höhle, Normalwert: 0–5 mm Hg, pathologisch >20 mm Hg
  - Definition APP: abdomineller Perfusionsdruck (APP) = MAP minus intraabdom. Druck, Normwert >50 mm Hg
  - Definition IAH: intraabdominelle Hypertension (IAH), d. h. ein erhöhter IAP von ≥12 mm Hg über wenigstens 12 h; der IAP muss mindestens dreimal mit einer standardisierten Messung im Abstand von 4 h gemessen werden, eine Organdysfunktion besteht nicht; es können 4 Grade der IAH unterschieden werden:
    - Grad I: IAP 12–15 mm Hg
    - Grad II: IAP 16–20 mm Hg
    - Grad III: IAP 21–25 mm Hg
    - Grad IV: IAP >25 mm Hg
  - Therapie des AKS:

– Chirurgische Dekompression (dekompressive Laparotomie)
– Konservative Behandlungsregimes: z. B. Einläufe, Prokinetika

12.6 Erkrankungen der Gallenwege

H.M. Steffen

12.6.1 Definition

Leitsymptom der Gallenwegserkrankungen ist die **Cholestase** mit/ohne Ikterus sowie der **rechtsseitige Oberbauchschmerz**.

- **Ikterus:** Gelbfärbung von Skleren, Haut und Schleimhäuten, erkennbar ab einer Serumbilirubinkonzentration von etwa 2,0–2,5 mg/dl
- **Cholestase:** jede Störung der Gallebildung und -sekretion vom Hepatozyten (intrahepatische nicht obstruktive Cholestase) über die ableitenden intra- und extrahepatischen Gallenwege (intra- oder extrahepatische obstruktive Cholestase) bis zur Gallengangsmündung auf der Papille

> Die rationelle Abklärung eines Ikterus muss bei der Vielzahl möglicher prä-, intra- und posthepatischer Erkrankungen vordringlich die Frage nach einem mechanischen Abflusshindernis klären sowie insbesondere bei Fieber und positiver Reiseanamnese eine Malaria frühzeitig in der Differenzialdiagnose berücksichtigen.

12.6.2 Allgemeines

- Prävalenz extrahepatischer Abflussstörungen beim ikterischen Patienten: ca. 40 %, Zunahme mit dem Alter
- Häufigste Ursache der Obstruktion: Choledocholithiasis (!)

12.6.3 Ätiologie

- **Cholelithiasis:** Prävalenz bei Frauen ca. 20 %, bei Männern ca. 10 %

- **Cholangiopathien:** hereditäre und entwicklungsbedingte Störungen oder immunologische, infektiöse, toxische, ischämische, neoplastische Ursachen
- **Kompression/Infiltration:** extraluminale Raumforderungen (z. B. Lymphome), entzündliche oder neoplastische Erkrankungen des Pankreas
- **Papillenneoplasie oder -sklerose** sowie **Sphinkter-Oddi-Dysfunktion:** reversible Form der Obstruktion
- **Narbige Gangstrikturen,** z. B. Mirizzi-Syndrom (Gallenblasenhalsstein mit Kompression des Ductus hepatocholedochus) oder postoperativ

12.6.4 Klinik/Symptomatik

- **Kolikartige Schmerzen,** unter Umständen assoziiert mit Übelkeit und Erbrechen als charakteristische Symptome einer Cholelithiasis
- **Blähungen** oder dyspeptische Beschwerden sind nicht steintypisch (!)

> Die **Gallenkolik** ist definiert als akut einsetzender, heftiger, gut erinnerlicher Schmerz im Epigastrium oder rechten Oberbauch, länger als 15 min anhaltend, der in die rechte Schulter oder in den Rücken ausstrahlen und bis zu 5 h andauern kann. Hält der Schmerz länger als 5 h an, muss an Komplikationen gedacht werden (Cholezystitis, Cholangitis, Pankreatitis).

- **Akute Cholezystitis:**
  - Biliäre Schmerzen (>6 h anhaltend)
  - Fieber ± laborchemische Entzündungszeichen
  - Sonographisch Gallenblasenwandödem
  - Lokaler Druckschmerz (Murphy-Zeichen)
- **Akute Cholangitis (Charcot-Trias):** Ikterus, Fieber (ggf. Schüttelfrost bis Sepsis) und rechtsseitige Oberbauchschmerzen
- **Maligne Obstruktion:** schmerzloser Ikterus mit Allgemeinbeschwerden, Inappetenz und Gewichtsverlust
- **Gallengangsverschluss:** acholischer Stuhl, evtl. Steatorrhö und bierbrauner Urin

12.6.5 Diagnostik

Anamnese

- **Cholelithiasis:** Adipositas, metabolisches Syndrom, rasche Gewichtsreduktion, hämolytische Anämie, multiple Schwangerschaften, lange parenterale Ernährung
- **Verschlussikterus mit infektiöser Cholangitis:** bekanntes Steinleiden, vorausgegangene Operationen oder Interventionen an den Gallenwegen
- **Ischämische Cholangiopathie:** intraarterielle Infusion, Chemoembolisation
- **Parasitäre Cholangitiden:** Frage nach Auslandsaufenthalten, HIV-Infektion
- **Intrahepatisch nicht obstruktive Cholestase:** vorbestehende Lebererkrankungen, Risikofaktoren für infektiöse Hepatitiden, Alkohol und andere Drogen, toxische Arbeitsplatzbelastungen sowie Schwangerschaft

Körperliche Untersuchung

- **Murphy-Zeichen:** Schmerz im rechten oberen Quadranten, verstärkt bei tiefer Inspiration und Palpation am rechten Rippenbogenrand (Sensitivität von 65–97 % für die akute Cholezystitis)
- **Courvoisier-Zeichen:** tastbare, nicht schmerzhafte Gallenblase spricht für eine maligne Obstruktion des Ductus hepatocholedochus
- **Kratzspuren** (vor allem an den Extremitäten): Zeichen einer länger bestehenden Cholestase
- **Xanthome** oder **Xanthelasmen:** Hinweis auf Hypercholesterinämie bei PBC
- **Weitere Zeichen:** Leberhautzeichen, Hepatosplenomegalie bzw. derbe Leber mit knotiger Oberfläche, Aszites, Unterschenkelödeme und Zeichen der Enzephalopathie als Hinweise auf chronische Lebererkrankung

Laborchemische Untersuchungen

- **Infektiöse Cholangitis, Cholezystitis:** Blutbild/ Differenzialblutbild, CRP, Procalcitonin

- Marker der **hepatozellulären Schädigung:** AST (GOT), ALT (GPT)
- **Cholestaseparameter:** AP, γ-GT, direktes Bilirubin
- **Hämolyseparameter:** Retikulozyten, indirektes Bilirubin, LDH, Haptoglobin (Differenzialdiagnose)
- Parameter der **Lebersyntheseleistung:** Albumin, CHE, INR (Quick), PTT
- Parameter einer **Pankreaserkrankung:** Amylase, Lipase
- Frage nach **Nephrolithiasis:** Urin: Stix, Sediment

Bildgebende und invasive Verfahren

- Die Auswahl der verschiedenen Verfahren orientiert sich an der klinischen Situation bzw. der lokal verfügbaren Expertise.
- **Abdomensonographie:** Methode der 1. Wahl
- **Endosonographie:** sensitives Verfahren zum Nachweis einer Choledocholithiasis
- **Kernspintomographie:** in Form der **MRCP** nichtinvasive Alternative zur ERCP und zur Endosonographie mit vergleichbarer Sensitivität zum Nachweis einer Obstruktion
- **ERCP (endoskopisch-retrograde Cholangiopankreatikographie):** Methode der Wahl bei zu erwartendem Interventionsbedarf und ggf. in Kombination mit **Cholangioskopie** (Mother-Baby-Endoskop) zur Histologiegewinnung
- **Endoskopische Papillotomie:** Methode der Wahl zur Steinextraktion, Komplikationen: Pankreatitis (1,3–6,7 %), Blutung (0,7–2,4 %), Cholangitis und Sepsis (0,1–5,0 %), Perforation (0,3–1,1 %), Letalität (0,2–0,4 %)
- **PTC (perkutane transhepatische Cholangiographie):** Methode der Wahl bei zu erwartendem Interventionsbedarf und fehlender Erreichbarkeit der Papille

12.6.6 Cholelithiasis

Klinik/Symptomatik
(◻ Tab. 12.15)

◻ Tab. 12.15 Cholezystolithiasis versus Choledocholithiasis

Gallenblasensteine	Gallengangssteine
70–80 % der Gallenblasensteinträger sind asymptomatisch (= stumme Gallensteine) – Inzidenz von Koliken ca. 1–4 %/Jahr – Komplikationen 0,1–0,2 %/Jahr – Keine Therapie, Ausnahmen: Porzellangallenblase, Steine >3 cm, gleichzeitiger Gallenblasenpolyp >1 cm	Klinische Manifestation häufig erst durch Komplikationen – Biliäre Pankreatitis – Eitrige Cholangitis
20–30 % der Gallenblasensteinträger entwickeln Koliken (Rezidive: 6–50 %, meist im 1. Jahr) – Komplikationen: 1–3 %/Jahr – Therapie: Cholezystektomie	

Komplikationen

- Akute Cholezystitis → bis hin zur Sepsis
- Gallengangsverschluss → aszendierende Cholangitis
- Akute Pankreatitis → biliäre Pankreatitis
- Perforation bzw. Fistel in den Magen-Darm-Trakt → biliäre Peritonitis
- Gallensteinileus (gekennzeichnet durch Aerobilie, Dünndarmileus, ggf. Steinschatten)
- Gallenblasenhydrops (bei Stein im Ductus cysticus)
- Kompression des DHC durch impaktierten Stein im Ductus cysticus → sog. **Mirizzi-Syndrom**
- Obstruktion des Duodenum → sog. **Bouveret-Syndrom**
- Mögliche Spätkomplikation bei chronisch-rezidivierender Cholezystitis → Gallenblasenkarzinom

Differenzialdiagnostik

- Akute Pankreatitis
- Nephrolithiasis
- Pyelonephritis
- Peptisches Ulkus, akute Gastritis
- Akuter Hinterwandinfarkt
- Basale Pneumonie mit Pleuritis
- Akute Appendizitis
- Angina abdominalis

Therapie

- **Gallenkolik (◻ Tab. 12.16)**
  - Symptomatische Therapie sowie Nahrungskarenz
  - Parenterale Flüssigkeits- und Elektrolytsubstitution
  - Ggf. Magensonde
- **Choledocholithiasis (Gallengangssteine)** und **Cholangitis** und/oder **dilatierter DHC**
  - **ERCP bei erreichbarer Papille bzw. PTC bei nicht erreichbarer Papille:**
    - Endoskopische Papillotomie mit Steinentfernung (Erfolgsrate: 85 %)
    - Evtl. in Kombination mit intra- oder extrakorporaler Lithotripsie (Erfolgsrate: >95 %)
  - Evtl. Drainage, z. B. **nasobiliäre Spülsonde** (ca. alle 6 h mit 10 ml NaCl 0,9 % spülen)
  - Nach Gallengangsanierung → ggf. Cholezystektomie bei zusätzlichen Gallenblasensteinen
- **Cholezystolithiasis (Gallenblasensteine)**
  - **Cholezystektomie:** in der Regel laparoskopisch
- **Akute Cholezystitis:**
  - Möglichst frühelektive Operation (innerhalb 72 h)
  - Falls aus medizinischen Gründen nicht möglich, Operation im Intervall (nach 6 Wochen)

◘ Tab. 12.16 Therapie der Gallenkolik

Substanzgruppe	Medikament	Dosierung
Analgetika	Metamizol (Novalgin)	1–2,5 g langsam i.v./Kurzinfusion
	Buprenorphin (Temgesic)	0,3 mg langsam i.v.
	Pethidin (Dolantin)	50 mg i.v./Perfusor und ggf. 50 mg s.c.
Spasmolytika	N-Butylscopolamin (Buscopan)	10–20 mg i.v.
Antiemetika	Metoclopramid (Paspertin)	10–20 mg i.v.
	Dimenhydrinat (Vomex A)	62,5 mg i.v.

◘ Tab. 12.17 Antibiotische Therapie bei Cholezystitis/Cholangitis für 5–7 Tage

Risikofaktoren	Mikrobiologische Diagnostik	Häufigste Erreger	Empirische Therapie Mittel der 1. Wahl	Alternative
Keine	Blutkulturen	E. coli (40–70 %), Klebsiella (10–20 %), Enterobacter (10 %) Selten: Pseudomonas spp., Bacteroides spp., Serratia spp., Clostridien, S. aureus	Ampicillin/Sulbactam (Unacid) 3 × 1,5–3 g i.v./p.o. ± Metronidazol (Clont/Infectoclont) 3 × 0,4–0,5 g i.v./p.o.	Ciprofloxacin (Ciprobay) 2 × 400 mg i.v., nach Ansprechen rasche Umstellung auf p.o.
Inadäquate Drainage, septischer Patient	Blutkulturen, evtl. Gallekultur		Piperacillin/Tazobactam (Tazobac) 3 × 4,5 g i.v.	Ciprofloxacin (Ciprobay) 2 × 400 mg i.v. ± Metronidazol (Infectoclont) 3 × 0,5 g i.v., Imipenem (Zienam), Meropenem (Meronem) 3 × 0,5–1,0 g i.v.

12

— Antibiotische Therapie: bei Fieber und Entzündungszeichen (◘ Tab. 12.17)

12.7 Erkrankungen der Leber

H.M. Steffen

12.7.1 Definitionen prinzipieller Schädigungsmuster

— **Hepatozelluläre Lebererkrankungen:** Erhöhung von **AST (GOT)** und **ALT (GPT)** mit vorwiegend konjugierter Hyperbilirubinämie und je nach Ausmaß der Schädigung **niedrigem Albumin** und **Quick**-Test, der nicht auf Vitamin-K-Substitution reagiert (negativer Koller-Test), typisch bei allen Erkrankungen mit Leberzelluntergang

— **Cholestatische Lebererkrankungen:** Erhöhung von **AP** und **γ-GT** ± **Hyperbilirubinämie**, normalem Albumin und niedrigem Quick-Test, der nach parenteraler Vitamin-K-Substitution ansteigt (positiver Koller-Test), typisch für Cholangiopathien mit und ohne Obstruktion

— **Infiltrative Lebererkrankungen:** Erhöhung vor allem der **AP**, meist ohne Hyperbilirubinämie und mit normalem Albumin sowie Quick-Test, typisch bei Sarkoidose und anderen granulomatösen Lebererkrankungen

▣ Tab. 12.18 Begleiterkrankungen der Leber bei anderen Infektionskrankheiten	
Infektionskrankheit	**Beispiele**
Virale Infektionen	Mononukleose, Herpes simplex, Zytomegalie, HIV, Varizellen, Röteln, Masern, Mumps, Adenoviren, Coxsackie-Viren, Flaviviren, Filaviren, Arenaviren
Bakterielle Infektionen	Staphylokokken, Gonokokken, Clostridien, Salmonellose, Shigellose, Yersiniose, Listeriose, Brucellose, Tuberkulose, Leptospirose, Lues, Borreliose, Rickettsiose, Legionellose, Bartonellose
Pilzinfektionen	Aktinomykose, Histoplasmose
Parasitäre Infektionen	Amöbiasis, Malaria, Trypanosomiasis, Leishmaniasis, Toxoplasmose
Wurminfektionen	Echinokokkose, Schistosomiasis, Ascaris lumbricoides, Fasciola hepatica, Clonorchis sinensis, Opisthorchis felineus, Dicrocoelium dendriticum, Trichinella spiralis, Toxocara canis (cati)

> Bei einem akut aufgetretenen Ikterus mit hohen Transaminasen und eingeschränkter Syntheseleistung muss frühzeitig die Frage einer eventuell rasch erforderlichen Lebertransplantation erörtert und Kontakt mit einem entsprechenden Zentrum aufgenommen werden.

12.7.2 Ätiologie

- **Akute und chronische Infektionen**, z. B. Hepatitis A–E, Begleithepatitiden, Echinokokkose (▣ Tab. 12.18)
- **Stoffwechselerkrankungen**, z. B. Hämochromatose, M. Wilson, hepatische Porphyrie
- **Toxische Schäden** durch Alkohol, Medikamente, Arbeitsplatzbelastungen
- **Autoimmunerkrankungen**, wie Autoimmunhepatitis oder primär biliäre Zirrhose
- Infiltration der Leber bei **granulomatösen Erkrankungen**, z. B. Sarkoidose oder Metastasen
- **Schwangerschaftsspezifische Lebererkrankungen**

12.7.3 Klinik/Symptomatik

- **Akute Virushepatitis:** Abgeschlagenheit, Appetitlosigkeit, Exantheme, Arthralgien, Myalgien, Fieber

- **Akutes Leberversagen:** Ikterus, Schläfrigkeit bis zum Koma, Übelkeit und Erbrechen, Foetor hepaticus
- **Unspezifische Zeichen:** Pruritus, der bei cholestatischen Lebererkrankungen sehr heftig sein kann, Müdigkeit, mangelnde Leistungsfähigkeit, Inappetenz und Gewichtsverlust
- **Gallesekretionsstörung:** acholischer Stuhl und bierbrauner Urin
- **Fettleber (Steatosis hepatis):** Druckgefühl im Oberbauch
- **Tumoröse Raumforderungen der Leber:** Schmerzen
- **Fortgeschrittener Leberparenchymschaden:** Libidoverlust, erektile Dysfunktion, Persönlichkeitsveränderungen, Konzentrationsstörungen, Zunahme des Leibesumfangs, Ödeme
- **Akute Ösophagusvarizenblutung** bei portaler Hypertonie: Hämatemesis

12.7.4 Diagnostik

Anamnese
- **Nichtalkoholische Fettlebererkrankung (NAFL/NASH):** Adipositas, metabolisches Syndrom
- **PBC, Autoimmunhepatitis:** Autoimmunthyreoiditis, Sicca-Syndrom, Sklerodermie
- **Hämochromatose:** Gelenkschmerzen, Diabetes mellitus („Bronzediabetes")

- **α₁-Antitrypsinmangel/zystische Fibrose:**
  Emphysem, rezidivierende Bronchopneu-
  monien, Mekoniumileus
- **M. Wilson:** Wesensveränderung, Psychose
- **Cirrhose cardiaque:** Pericarditis constrictiva,
  schwere Rechtsherzinsuffizienz
- **Toxische Hepatitis:** Medikamente (auch
  pflanzliche Arzneimittel), toxische
  Arbeitsplatzbelastungen, z. B.
  Tetrachlorkohlenstoff
- **Parasitäre Erkrankungen:** Frage nach
  Auslandsaufenthalten, Tierkontakten
- **Fettleberhepatitis:** bariatrische Chirurgie mit
  Dünndarmbypass, Kurzdarmsyndrom mit
  total-parenteraler Ernährung
- Vorbestehende Lebererkrankungen,
  Risikofaktoren für infektiöse Hepati-
  tiden, Alkohol und andere Drogen sowie
  Schwangerschaft

Körperliche Untersuchung

- **Akutes Leberversagen:** Bewusstseinsstö-
  rungen, Tremor, Foetor hepaticus oder
  Haut- und Schleimhautblutungen
- **Leberzirrhose mit portaler Hypertonie:**
  Größe, Konsistenz, Leberoberfläche,
  Milzgröße
- **Chronische Lebererkrankungen:**
  Leberhautzeichen bei der Inspektion

Leberhautzeichen
- Teleangiektasien („Spider naevi")
- Xanthelasmen
- Mundwinkelrhagaden
- Lacklippen und Lackzunge
- Parotisschwellung
- Palmar- oder Plantarerythem
- Dupuytrensche Kontraktur
- Weißnägel
- Trommelschlegelfinger
- Fehlen der männlichen Sekundär-
  behaarung, Bauchglatze, Hodenatrophie,
  Gynäkomastie
- Caput medusae
- Unterschenkelödeme und Aszites

- **Rechtsherzinsuffizienz:** Jugularvenenstauung,
  Unterschenkelödeme, positiver hepatojugulärer Reflux, 3. Herzton
- **Länger bestehende Cholestase:** Kratzspuren
  vor allem an den Extremitäten
- **Hypercholesterinämie bei PBC:** Xanthome
  oder Xanthelasmen

Laborchemische Untersuchungen

(Tab. 12.19)

❗ Cave
Während die Höhe der gemessenen
Transaminasenaktivität bei chronischen
Schäden eher schlecht, bei akuten
Lebererkrankungen aber gut mit
dem Schweregrad korreliert, ist eine
Diskrepanz bei akutem Leberversagen,
M. Weil (Leptospirose) und
M. Wilson möglich.

Bildgebende und invasive Verfahren

- Die Auswahl der verschiedenen
  Verfahren orientiert sich an der
  klinischen Situation bzw. der lokal
  verfügbaren Expertise.
- **Abdomensonographie mit Gefäßdoppler-
  sonographie:** Methode der 1. Wahl
- **Kontrastmittelsonographie:** Differenzierung
  fokaler Läsionen
- **Computertomographie:** Differenzierung
  fokaler Läsionen bei unklarem
  Sonographiebefund, Staging bei
  Tumorerkrankungen
- **Kernspintomographie:** Differenzierung
  fokaler Leberläsionen, Gefäßversorgung
- **Ösophagogastroduodenoskopie:**
  Methode der Wahl zum Nachweis von
  Varizen
- **Laparoskopie:** einzige Methode zur
  Sicherung einer Zirrhose, Differenzierung
  des Aszites
- **Leberbiopsie:** histologische Differenzierung,
  Schweregraduierung bei chronischer
  Hepatitis

◼ **Tab. 12.19** Lebererkrankungen und Labordiagnostik

Schädigung	Laborparameter
Hepatozelluläre Schädigung	AST (GOT), ALT (GPT), GLDH, LDH
De-Ritis-Quotient	AST/ALT
	<0,7 → Entzündung
	>0,7 → Nekrose
	>2 → alkoholische Schädigung
Cholestase	AP, γ-GT, direktes Bilirubin
Hämolyse	Retikulozyten, indirektes Bilirubin, LDH, Haptoglobin (Differenzialdiagnose)
Lebersyntheseleistung	Albumin, CHE, INR (Quick), PTT
Hyperspleniesyndrom (Zirrhose, Makrozytose bei Äthylismus, Folsäuremangel)	Blutbild mit Differenzialblutbild
Polyklonale γ-Globulinvermehrung bei Zirrhose	Eiweißelektrophorese
IgA-Erhöhung bei Äthylismus	Immunelektrophorese

12.7.5 Leberabszess

Formen
- **Pyogene Leberabszesse**
- Ätiologie: bakterielle Erreger → am häufigsten E. coli und Anaerobier
- Entstehungsmechanismen:
  - Aufsteigende Infektion: auf dem Boden einer Cholangitis
  - Hämatogen (z. B. Pylephlebits [septische Thrombophlebitis der Vena portae] bei Appendizitis)
  - Iatrogen (z. B. nach Chemoembolisation)
  - Per continuitatem

- **Amöbenleberabszess (steril!)**
- Nach Verschleppung vegetativer Formen von E. histolytica aus den Darmwandvenen via Pfortader in die Leber

Klinik und Diagnostik
- Fieber bis septisches Krankheitsbild
- Rechtsseitige, z. T. heftigste Oberbauchschmerzen
- Labordiagnostik: hohes CRP, ggf. Sturzsenkung, Leukozytose mit Linksverschiebung

- Bei entsprechender Herkunft oder Reiseanamnese: Amöbenserologie, Stuhluntersuchung im Stadium des Abszesses nur selten positiv
- Lebersonographie: meist echoarme, je nach Reifungsgrad gut abgrenzbare Läsion

Therapie
- **Pyogene Leberabszess**
- Punktion und Drainage nur bei pyogenem Abszess, „ubi pus, ibi evacua"
- Gezielte antibiotische Therapie nach mikrobiologischer Austestung

- **Amöbenabszess**
- Punktion nur bei erheblicher Größe und drohender Ruptur, unter Therapie mit einem Gewebsamöbizid (Metronidazol, z. B. Infectoclont 3 × 500 mg i.v. für 3–5 Tage, dann gleiche Dosis oral für insgesamt 10 Tage)
- Anschlussbehandlung mit einem Darmlumenamöbizid für 10 Tage (Diloxanid, z. B. Furamide, erhältlich über internationale Apotheke, 3 × 500 mg p.o. für 7–10 Tage)

12.7.6 Toxische Hepatitis

Ätiologie/Auslöser einer hepatozellulären Schädigung

━ Zahlreiche Medikamente, pflanzliche Produkte, Drogen, Alkohol, chemische Substanzen

Klinik

━ Asymptomatische Transaminasenerhöhung bis Leberversagen mit hoher Letalität (insbesondere bei der Intoxikation mit Paracetamol oder einer Knollenblätterpilzvergiftung)

Checkliste bei Verdacht auf eine medikamentöse Leberschädigung

━ Ist die Nebenwirkung in der Literatur beschrieben?
━ Können andere Ursachen für die klinische Symptomatik ausgeschlossen werden?
━ Besteht ein zeitlicher Zusammenhang zwischen Einnahme der Substanz und Beginn der Nebenwirkung bzw. dem Absetzen und Symptomrückbildung?
━ Wurden ähnliche Symptome bei einer früheren Exposition schon einmal beobachtet?
━ Korreliert die Medikamentennebenwirkung mit der Dosis oder einer zusätzlichen Induktion bzw. Hemmung der spezifischen medikamentenabbauenden Enzymsysteme?
━ Liegen die Serum- oder Plasmakonzentrationen (falls messbar) außerhalb des Referenzbereichs?
━ Gibt es Risikofaktoren für eine zusätzliche Reduktion der Leber- oder Nierenfunktion?

Wenn >5 Fragen bejaht werden können, ist eine medikamentös induzierte Hepatotoxizität als gesichert anzusehen, bei 4–5 positiven Antworten als wahrscheinlich, bei 2 oder 3 als möglich, bei <2 als zweifelhaft

---

━ **Zytotoxische Wirkung:** gekennzeichnet durch Nekrose oder akute Fettleber (dieses Schädigungsmuster findet sich auch bei Alkoholikern und im Rahmen von Schwangerschaftshepatopathien)
━ **Cholestatisches Schädigungsmuster** (mehrmonatige Verläufe möglich) durch Hemmung der Gallensekretion oder granulomatöse Hepatitis (◘ Tab. 12.20)

Therapie

━ Absetzen bzw. Meiden der angeschuldigten Substanz
━ Glukokortikoide bei allergischen Reaktionen (Leitsymptome Exanthem, Eosinophilie, Fieber)
━ Symptomatische Behandlung des Juckreis (Antihistaminika)

12.7.7 Fulminante Hepatitis und akutes Leberversagen

Definition

━ Leberversagen auf dem Boden eines akuten Leberzelluntergangs mit **Ikterus, Koagulopathie** und **Enzephalopathie** *ohne* vorbestehende Lebererkrankung
━ Verlaufsformen des Leberversagens nach Auftreten der hepatischen Enzephalopathie:
  ━ **Hyperakutes** oder **fulminantes** Leberversagen: Enzephalopathie innerhalb von 7 Tagen nach Auftreten des Ikterus
  ━ **Akutes** Leberversagen: Enzephalopathie nach 8–28 Tagen
  ━ **Subakutes Leberversagen:** Enzephalopathie nach 5–12 Wochen
━ Besondere Entität: **akut-auf-chronisches** Leberversagen durch verschiedene Auslöser (s. unten: „Ätiologie")
  ━ Typ A – vorbestehende chronische Lebererkrankung ohne Zirrhose

☐ Tab. 12.20 Auswahl hepatotoxischer Medikamente mit typischem Schädigungsmuster

Hepatozelluläres Schädigungsmuster: ALT erhöht	Gemischtes Schädigungsmuster: AP und AST erhöht	Cholestatisches Schädigungsmuster: AP und Bilirubin erhöht
Acarbose	Amitryptilin	Amoxicillin-Clavulansäure
Allopurinol	Azathioprin	Anabole Streoide
Amiodaron	Captopril	Chlorpromazin
Baclofen	Carbamazepin	Clopidogrel
Bupropion	Clindamycin	Erythromycin
Fluoxetin	Cotrimoxazol	Irbesartan
HAART	Cyproheptadin	Mirtazapin
Isoniazid	Enalapril	Östrogene
Ketoconazol	Flutamid	Orale Kontrazeptiva
Lisinopril	Nitrofurantoin	Phenothiazine
Losartan	Phenobarbital	Terbinafin
Methotrexat	Sulfonamide	Trizyklische Antidepressiva
NSAID	Trazodon	
Omeprazol	Verapamil	
Paracetamol		
Paroxetin		
Pyrazinamid		
Rifampicin		
Risperidon		
Sertralin		
Statine		
Tetrazykline		
Trazodon		
Valproinsäure		

— Typ B – vorbestehende kompensierte Leberzirrhose
— Typ C – dekompensierte Leberzirrhose

Ätiologie

— **Fulminante** Verläufe der akuten Virushepatitis A–E
— **Reaktivierung** einer **chronischen Hepatitis-B**-Virusinfektion unter Immunsuppression (!)
— **Toxische Schädigungen**: Alkohol, Medikamente, Drogen (☐ Tab. 12.21) sowie Toxine (z. B. Knollenblätterpilzvergiftung, typischerweise im Herbst)
— **Massive Leberverfettung:** Schwangerschaftsfettleber, HELLP-Syndrom, Reye-Syndrom (hepatozerebrales Syndrom: Kinder nach respiratorischem

☐ Tab. 12.21 Auswahl leberschädigender pflanzlicher Arzneimittel, Toxine und Drogen

Pflanzliche Arzneimittel	Toxine	Drogen
Ephedra-Spezies	Tetrachlorkohlenstoff	Ecstasy
Gamander		Kokain
Gentian	Chloroform	Phencyclidin
Helmkraut	Dimethylformamid	
Jin Bu Huan		
Johanniskraut	Hydrazin	
Kava Kava	Hydrochlorofluorocarbon	
Kreosoth		
Ma-Huang	2-Nitropropan	
Pfingstrose	Trichlorethylen	
Polei-Minze	Toluen	
Pyrrolizidinalkaloide		
Schöllkraut		
Sho-saiko-to		
Senna		
Weißer Diptam		

⊡ Tab. 12.22 Stadien der hepatischen Enzephalopathie	
Stadium	**Charakteristika**
I	Apathie: zunehmendes Schlafbedürfnis, verlangsamter Bewegungsablauf
II	Somnolenz: verwaschene Sprache, flapping tremor
III	Sopor: meist schlafend, aber erweckbar, desorientiert, verwirrt, ataktisch
IV	Koma: bewusstlos ohne Reaktion auf Schmerzreiz

Infekt und ASS-Einnahme, Mitochondropathie, hohe Letalität)
- **Autoimmunhepatitis**
- **Akuter M. Wilson**
- **Vaskuläre Erkrankungen:** Budd-Chiari-Syndrom, Lebervenenverschlusskrankheit (VOD) und akutes Rechtsherzversagen
- **Sepsis, Schock, massive Metastasierung, Leberteilresektion, Graft-versus-Host (GvHD)**
- **Hepathopathie** nach Knochenmarktransplantation
- **Unklar** ca. 30–40 % (!)

Schwangerschaftsspezifische Lebererkrankungen

Die schwangerschaftsspezifischen Erkrankungen *HELLP-Syndrom* (hemolysis, elevated liver enzymes, low platelets) und die sehr seltene akute *Schwangerschaftsfettleber* treten typischerweise im letzten Trimenon auf mit Komplikationen, wie z. B.:
- Disseminierte intravasale Gerinnung (DIC),
- Leberruptur,
- Akutes Leber- und Nierenversagen mit erhöhter mütterlicher und kindlicher Sterblichkeit.

Sie sind mit der Entbindung voll reversibel. Die Schwangerschaft sollte möglichst unverzüglich beendet werden. Allerdings manifestiert sich das HELLP-Syndrom in 30 % d. F. erst nach der Entbindung.

Allgemeines
- Lebensbedrohliche Erkrankung, daher frühzeitig Kontakt mit Transplantationszentrum aufnehmen (⊡ Tab. 12.23)
- Letalität ohne Transplantation je nach Ursache 40–90 %
- Langzeitüberleben nach Lebertransplantation 60–70 %
- Rasche Klärung behandelbarer Ursachen und Einleitung spezifischer Therapiemaßnahmen

Kennzeichen
- Bewusstseinsstörung → hepatische Enzephalopathie (⊡ Tab. 12.22)
- Hirnödem
- GI-Blutungen
- Akutes Nierenversagen
- Ikterus mit Foetor hepaticus
- Gerinnungsstörungen: hämorrhagische Diathese bis disseminierte intravasale Gerinnung (DIC)
- Schock
- Labor: Hypoglykämie (Glukoneogenese ↓), Kalium ↓, Bilirubin ↑, Quick ↓, Thrombozytopenie, Alkalose

Abschätzung einer erforderlichen Lebertransplantation nach den Kriterien des King's College
- Paracetamol-Intoxikation:
  - pH <7,3
  - Oder alle folgenden Kriterien:

◻ Tab. 12.23 CLIF Consortium Score für Organversagen

	Score = 1	Score = 2	Score = 3
Bilirubin	<6 mg/dl	6,1–12 mg/dl	>12 mg/dl
Kreatinin	<2,0 mg/dl	2,0–3,5 mg/dl	>3,5 mg/dl
Komagrad	0	1–2	3–4
INR	<2,0	2,0–2,4	>2,5
MAP	>70 mm Hg	<70 mm Hg	Vasopressoren
p_aO_2/F_iO_2	>300	201–300	<200
S_pO_2/F_iO_2	>357	215–357	<214

Bewertung: Ein Score = 3 bedeutet jeweils betreffendes Organversagen, für Kreatinin bereits bei Score = 2.
90-Tage-Mortalität 55% (2 Organversagen) bzw. 80% (>3 Organversagen)

- Prothrombinzeit >100 s (INR>6.5)
- Kreatinin >3,4 mg/dl
- Enzephalopathie Grad III oder IV
- **Andere Ursachen:**
  - Prothrombinzeit >100 s (INR >6,5)
  - Oder 3 der 5 folgenden Kriterien:
    - Alter <10 oder >40 Jahre
    - Non-A-non-B-Hepatitis oder durch Medikamente induziert
    - Auftreten des Ikterus >7 Tage vor Enzephalopathie
    - Bilirubin >17,4 mg/dl
    - Prothrombinzeit >50 s

Therapie

(◻ Tab. 12.24)

ⓘ Dosierung
N-Acetylcystein als Antidot bei Paracetamol-Intoxikation (▶ Kap. 18)
- Therapiebeginn *innerhalb* von 10 h (**Prescott-Schema**):
  - Initial 150 mg/kg KG in 200 ml G5 % (über 15 min.) i.v.
  - Dann: 50 mg/kg KG in 500 ml G5 % (über 4 h)
  - Dann: 100 mg/kg KG in G5 % (über 16 h)
  - Gesamtdosis 300 mg/kg KG über eine Gesamtdauer von 20 h

- Therapiebeginn *nach* 10 h (**Smilkstein-Schema**)
  - Initial 140 mg/kg KG i.v.
  - Dann: 70 mg/kg KG alle 4 h (12 × wiederholt)
  - Gesamtdosis 900 mg/kg KG über eine Gesamtdauer von 48 h

N-Acetylcystein bei nicht durch Paracetamol induziertem akutem Leberversagen
- Initial 150 mg/kg KG/h i.v. (über 1 h)
- Dann: 12,5 mg/kg KG/h i.v. (über 4 h)
- Dann: 6,25 mg/kg KG/h i.v. (über 67 h)

Spezifische Therapie bei akutem Leberversagen
- **Hepatitis B:** Lamivudin (z. B. Zeffix 100 mg/Tag p.o.)
- **Knollenblätterpilzintoxikation:** Silibinin (Legalon) 20–50 mg/kg KG/Tag in 4 Dosen i.v.
- **Autoimmunhepatitis:** Überlebensvorteil durch Glukokortikoide, wahrscheinlich nur bei hohen Transaminasen und niedrigem MELD-Score
- **Akute alkoholische Fettleberhepatitis**
  - Bei Maddrey's Discriminant Function [4,6 × (PT–Control PT) + Gesamtbilirubin in md/dl)] >32 Überlebensvorteil durch G-CSF 5 µg/kg KG s.c. alle 12 h für 5 Tage, dagegen **nicht** durch Glukokortikoide allein oder in Kombination mit Pentoxifyllin

◻ Tab. 12.24 Basismaßnahmen

Therapieziel	Maßnahmen
Frühzeitige Therapie des Hirnödems	z. B. Mannitol 1 g/kg KG 30°-Oberkörperhochlagerung
Substitution von Gerinnungsfaktoren	FFP
Aufrechterhaltung des Glukosestoffwechsels und des Elektrolythaushaltes	Glukosesubstitution Elektrolytausgleich (Kalium!)
Hemmung der intestinalen NH_3-Resorption	Laktulose 3 × 20–50 ml oral/Magensonde Ziel: 2–3 weiche Stühle pro Tag
Ernährungstherapie	Substitution verzweigtkettiger Aminosäuren Vermeidung aromatischer Aminosäuren
Therapie des hepatorenalen Syndroms	Terlipressin: 0,5–1 mg alle 4–6 h (ggf. Nitrate bei überschie- ßender Hypertonie) plus Albuminsubstitution
Verbesserung der Harnstoffsynthese	L-Ornithin-L-Aspartat (3 × 5 g/Tag, p.o. oder 20 g/Tag i.v.)
Aufrechterhaltung des Zn^{2+}-abhängigen Harnstoffzyklus	Substitution von Zinkaspartat (15–30 mg/Tag)
Ggf. Nierenersatzverfahren	Meist CVVH/CVVHD bei hypotonen Kreislaufverhältnissen
Ggf. Leberersatzverfahren	z. B. Prometheus oder MARS als *bridging* bis zur Transplantation, im Einzelfall bei akut-auf-chronischem Leberversagen
Ggf. Reduktion der NH_3–produzierenden bakteriellen Darmflora	Paromomycin p.o.
Ggf. antibiotische Prophylaxe bei erhöhtem Sepsisrisiko	
Interdisziplinäre Konsultation und rechtzeitiger Entschluss zur Lebertransplantation	

12.7.8 Leberzirrhose und Komplikationen

Definition
Die Leberzirrhose ist gekennzeichnet durch:
- **Nekrose des Leberparenchyms,**
- **noduläre Regenerate** (Regeneratknoten) und
- **bindegewebigen Umbau** mit fortschreitender Zerstörung der Architektur, die insbesondere die Gefäßversorgung der Leberläppchen sowie die Mikrozirkulation betrifft.

Die Komplikationen der Erkrankung ergeben sich einerseits aus der **Leberinsuffizienz** mit gestörter Synthese- sowie Entgiftungsleistung und andererseits aus der **portalen Hypertonie**, die ihrerseits wiederum Folge des erhöhten intrahepatischen Widerstands und gesteigerten portalen Zuflusses im Rahmen der systemischen Vasodilatation mit Hyperzirkulation ist.

> **⟩ Die häufigsten Ursachen der Leberzirrhose sind der Alkoholabusus (in der westlichen Welt dominierend → alkoholtoxische Leberzirrhose) und die chronische Virushepatitis B, C, D (weltweit dominierend → posthepatitische Leberzirrhose).**

Diagnostik
- **Child-Pugh-Score (◻ Tab. 12.25):**
  - Schweregradeinteilung der Leberzirrhose, die für klinische Belange gut mit dem Überleben korreliert
  - 2-Jahres-Überleben Child A: 85 %, Child B: 60 %, Child C: 45 %

◘ Tab. 12.25 Child-Pugh-Klassifikation der Leberzirrhose

	1 Punkt	2 Punkte	3 Punkte
Bilirubin [mg/dl]	<2,0	2,0–3,0	>3,0
Albumin [g/dl]	>3,5	2,8–3,5	<2,8
Aszites	Nein	Gering	Stark
Enzephalopathie	Keine	Grad I/II	Grad III/IV
Quick [%] oder	>70	40–70	<40
INR	<1,7	1,8–2,3	>2,3

Bewertung: Child A: 5–6 Punkte, Child B: 7–9 Punkte, Child C: 10–15 Punkte.

— **MELD-Score**:
  — Besser lässt sich die Mortalität und
    damit Dringlichkeit für eine Lebertrans-
    plantation durch den **MELD** („Model
    for End-Stage Liver Disease")-Score
    vorhersagen.
  — MELD = 3,8 × log(e) (Bilirubin mg/dl) +
    11,2 × log(e) (INR) + 9,6 × log(e) (Serum-
    kreatinin mg/dl) + 6,4 (www.unos.org/
    transplantation/allocation-calculators/)

Therapie der Leberzirrhose – allgemeine Aspekte

— **Kausaltherapie**: verursachende Noxe
  ausschalten, z. B. Alkohol
— **Prävention der Malnutrition**: ausgewogene
  eiweißreiche, kochsalzarme Ernährung,
  Proteinrestriktion wenn überhaupt
  wenige Tage
— **Aggressive antibiotische Therapie** bei Infek-
  tionen (!)
— **Konsequente Behandlung der**
  Komplikationen
— **Früherkennung eines primären**
  Leberzellkarzinoms durch regelmäßige
  Überwachung
— Mittlere Überlebensdauer nach 1.
  Dekompensation 1,6 Jahre, d. h. bei
  fehlender Kontraindikation Anmeldung
  zur Lebertransplantation mit 5-Jahres-
  Überlebenszeiten je nach Indikation
  75–80 %

12.7.9 Therapie der Komplikationen

Portale Hypertension

— Überschreiten eines portosystemischen Druck-
  gradienten von 10–12 mm Hg (normal 3–6 mm
  Hg) → Umgehungskreisläufe, z. B. **gastroöso-**
  phageale Varizen, anorektale Varizen
— Allgemeines
  — Blutungsrisiko: 30–50 % in 3 Jahren
  — Letalität der akuten Blutung: 20–70 % ohne
    bzw. 20–40 % mit Therapie
  — Rezidivrisiko ohne Rezidivprophylaxe:
    50–70 % in 1 Jahr
— Prophylaxe:
  — Nicht kardioselektive β-Blocker Propranolol
    (Dociton) → Ziel: Frequenzsenkung um
    25 % der Ausgangsfrequenz
  — Ligatur bei Hochrisikopatienten

Akute Varizenblutung

— Faktoren der Blutungsgefährdung
  — Lokalisation und Größe der Varizen
  — Rötung auf den Varizen („cherry red
    spots")
  — Child-Pugh-Stadium
— Schocktherapie:
  — Blutkonserven und FFP anfordern
    (ggf. ungekreuzt) bzw. bereitstellen
    lassen
  — Anlage eines großlumigen Zugangs, z. B.
    Shaldon-Katheter
— Notfallendoskopie (Erfolg: 85–95 %):

- Methoden: Sklerosierung (Aethoxysklerol) oder Gummibandligatur, v. a. bei Fundusvarizen Cyanacrylat (Histoacryl)
- In etwa 50 % d. F. steht zum Zeitpunkt der Endoskopie die Varizenblutung.
- Bei endoskopischen Zeichen einer stattgefundenen Blutung und Ösophagusvarizen besteht die Indikation zur Varizeneradikation mittels Ligatur.
- Ballontamponade als Überbrückungsmaßnahme:
  - Sengstaken-Blakemore-Sonde bei Ösophagusvarizen (Magenballon: Füllung ca. 150 ml, Ösophagusballon: Maximaldruck 40 mm Hg, Entblockung alle 6 h)
  - Linton-Nachlas-Sonde bei Fundusvarizen (Ballonfüllung ca. 350 ml) mit Zuggewicht (0,5 kg)
- Medikamentöse portale Drucksenkung (3 Substanzen stehen zur Verfügung):
  - Terlipressin (Glycylpressin): 1–2 mg i.v., alle 4–6 h, Kontraindikationen: bedeutsame arterielle Hypertonie, symptomatische KHK, symptomatische pAVK, Herzrhythmusstörungen
  - Somatostatin: 250 μg i.v., dann 250 μg/h via Perfusor über 3–5 Tage
  - Octreotid: 50 μg i.v., dann 25 μg/h via Perfusor für 3–5 Tage
- Ggf. TIPSS (transjugulärer intrahepatischer porto-systemischer Shunt):
  - Stent-Implantation zwischen V. porta und Lebervene durch interventionelle Radiologie
- Ggf. Implantation eines entfernbaren Ösophagusvarizen-Stents (Danis-Stent-System)

> **Lactulose (Bifiteral) und Antibiotikagabe (z. B. Cefotaxim 3 × 2 g/24 h i.v) bei gastrointestinaler Blutung und Leberzirrhose zur Prophylaxe einer spontan-bakteriellen Peritonitis (!)**

Aszites

- Ätiologie:
  - Portale Hypertonie
  - Hypalbuminämie

- Natriumretention bei sekundärem Hyperaldosteronismus (KOD ↓ → Ödeme → RAAS ↑ → Na$^+$-Rückresorption ↑)
- Stufentherapie:
  - Salzreduzierte Diät (bis 3 g Kochsalz/Tag)
  - Spironolacton: maximal 400 mg/Tag
  - Schleifendiuretikum: z. B. Furosemid, maximal 160 mg/Tag
- Ziel der Ausschwemmtherapie:
  - Gewichtsverlust: ca. 500 g/Tag
  - Bei zusätzlichen Ödemen bis 1 kg/Tag → täglich wiegen (!)
- Trinkmengenbegrenzung und Pausieren der Diuretika bei Hyponatriämie <125 mmol/l
- NSAID kontraindiziert; ACE-Hemmer, Angiotensin-II-Rezeptorblocker, α-Blocker meiden wegen möglicher Hypotonie mit akutem Nierenversagen
- Parazentese/Aszitespunktion: Bei Durchführung einer großvolumigen Parazentese (>5 l) soll eine intravenöse Gabe von Humanalbumin (6–8 g/l Aszites) zur Vermeidung der sog. Postparazentese-Kreislaufdysfunktion erfolgen (Einfluss auf die Mortalität nicht gesichert).
- Evtl. TIPSS

Spontan bakterielle Peritonitis

- Diagnose: >250 neutrophile Granulozyten/μl *oder* >500 Leukozyten/μl Aszites
- Klinisches Bild:
  - Nicht eindrucksvoll
  - Bei jeder Verschlechterung eines Patienten mit Zirrhose daran denken
- Initialtherapie:
  - Cefotaxim 3 × 2 g/Tag i.v. *oder* Amoxicillin/Clavulansäure 4 × 1,2 g/Tag i.v.
  - Zusätzlich Albumin: 1,5 g/kg KG (am Tag 1) und 1,0 g/kg KG (am Tag 3)
- Effektivitätskontrolle: Aszitespunktion nach 48 h (neutrophile Granulozyten)
- Endpunkt: neutrophile Granulozyten im Aszites <250/μl
- Enge Kontrolle der Bewusstseinslage und Nierenfunktion
- Sekundärprophylaxe: Norfloxazin 400 mg/Tag und Laktulose

Hepatische Enzephalopathie (HE)

- Pathogenese:
  - Multifaktoriell → Neurotoxinhypothese (z. B. Ammoniak, Phenole, freie Fettsäuren)
  - Neurotransmitterhypothese: Ungleichgewicht von aromatischen und verzweigten Aminosäuren zugunsten aromatischer Aminosäuren
  - Schwellung der Gliazellen
  - Veränderte zerebrale Perfusion
  - Veränderungen an der Bluthirnschranke, etc.
- Diagnose:
  - Manifeste HE: durch die Klinik!
  - Latente HE: nur durch psychometrische Tests, Beginn meist schleichend, von Patient und Arzt unbemerkt
- Maßnahmen:
  - Beseitigung der auslösenden Ursache (z. B. Behandlung der SBP oder GI-Blutung)
  - 250 ml Laktulose plus 750 ml Wasser als Einlauf *oder* 3 × 30 ml oral → Ziel: 2–3 weiche Stühle/Tag
  - Nicht resorbierbare Antibiotika p.o. oder Polyethylenglykol (Macrogol)
  - Rifaximin (2 × 550 mg/Tag) plus Laktulose
  - Substitution verzweigtkettiger Aminosäuren, allenfalls kurzfristige Eiweißrestriktion 30 g/Tag
  - Verbesserung der Harnstoffsynthese: L-Ornithin-L-Aspartat (3 × 6 g/Tag p.o. oder 20 g/Tag über 4 h i.v.)

Hepatorenales Syndrom (HRS)

- Funktionelles, prinzipiell reversibles Nierenversagen bei Leberinsuffizienz, typischerweise Na^+ im Urin <10 mmol/l
- Einteilung des HRS:
  - HRS Typ 1: rasch-progredient, Verdoppelung des Kreatinins in 2 Wochen auf >2,5 mg/dl *oder* Kreatinin-Clearance <20 ml/min
  - HRS Typ 2: langsamer Kreatinin-Anstieg auf >1,5–2,4 mg/dl *oder* Kreatinin-Clearance <40 ml/min

- Insgesamt schlechte Prognose, Letalität 90 % innerhalb 10 Wochen
- Therapieversuch bei HRS Typ 1:
  - Terlipressin (Glycylpressin, 0,5–2 mg i.v. alle 4–6 h über mindestens 3 Tage, Tagesdosis nicht >12 mg, Kontraindikationen beachten, s. Varizenblutung) plus
  - Albuminsubstitution (1 g/kg KG Tag 1 [maximal 100 g/Tag], dann 20–40 g/Tag), Therapieabbruch bei fehlendem oder nur partiellem Ansprechen (Ziel: Kreatinin <1,5 mg/dl) nach spätestens 14 Tagen

12.8 Abdomensonographie auf Intensivstation

J. Mertens, N. Jaspers, G. Michels

12.8.1 Leitsymptome/Indikationen

- **Häufige Fragestellungen**
- Infektion mit unklarem Fokus, z. B. Cholezystitis, Appendizitis, Divertikulitis, intraabdominelle Abszesse
- Abklärung einer Dyspnoe, z. B. Pleuraerguss, Perikarderguss, massiv Aszites
- Akutes Abdomen, z. B. Galle-/Nierenkolik, Cholezystitis, akuter Oberbauchschmerz (akutes Budd-Chiari-Syndrom, akute Pfortaderthrombose), Ileus (mechanischer versus paralytischer), Pankreatitis, Mesenterialischämie, Perforation etc.
- Erhöhte Leberwerte, z. B. Frage nach intra-/extrahepatischer Cholestase (dilatierter DHC), Fettleber, Leberparenchymschädigung
- Schock, z. B. Frage nach Aortendissektion, freie Flüssigkeit, Blutung, Leber-, Milzruptur
- Abklärung akutes Nierenversagen, z. B. Frage nach postrenalem Nierenversagen (Harnstauung?)
- Zentral-venöse-Drucksteigerungen, z. B. Lungenembolie mit Zeichen der Rechtsherzbelastung bzw. der venösen Stauung (Durchmesser der V. cava inferior und zentrale Lebervenen?)

12.8.2 Leber

Kenngrößen Leber
- **Lebergröße**
  - Unterliegt einer erheblichen Variabilität, Normalbefund des Durchmessers von der Leberkuppe bis zum ventralen Leberunterrand in MCL: 12–14 cm
- **Leberrandwinkel (Normwerte)**
  - <30° linker Leberlappen lateral
  - <45° rechter Leberlappen kaudal
- **Lebervenen**
  - Normwerte: <6–10 mm
  - Pathologisch: >10 mm
- **V. portae**
  - Echofreies, glattbegrenztes Gefäß ventral der V. cava
  - Zusammenfluss aus V. mesenterica superior, V. mesenterica inferior und V. lienalis
  - Maximale Lumenweite: ≤13 mm (Lig. hepatoduodenale)
  - Farbkodiert/Duplexsonographisch: gering pulsatiler hepatopetaler Flow, V_{max} >11 cm/s
- **Einteilung in linken und rechten Leberlappen** (Lokalisation fokaler Läsionen)
  - Linker Leberlappen: Segmente I, II, III und IV
  - Rechter Leberlappen: Segmente V, VI, VII und VIII
  - Trennlinie beiden Leberlappen: V. cava, mittlere Lebervene, Pfortader-hauptstamm und Interlobarfissur (Lage der Gallenblase)

Leberparenchymschäden

- **Fettleber (Steatosis hepatis)**
- Echoreiche Leberstruktur, sog. „weiße Leber"
- Hepatomegalie (prall elastisch vergrößerte Leber)
- Dorsale Schallabschwächung
- Abrundung des Leberunterrandes
- Stumpfer Leberwinkel

- Verminderte Lebervenenzeichnung bis Rarefizierung der Lebervenen

- **Hepatitis**
- Akute Hepatitis: meist normal, gelegentlich vergrößert und druckschmerzhaft, diffus echoarm; häufig vergrößerte Hiluslymph-knoten und Splenomegalie; verdickte Gallen-blasenwand möglich
- Chronische Hepatitis: Leber meist normal, Übergang in Fibrose/Zirrhose möglich, ggf. grobkörnige Parenchymstruktur oder Lymph-knoten in Leberpforte und Splenomegalie

- **Leberfibrose**
- Zunahme der Leberechogenität
- Echomuster: homogen dicht, grobkörnig
- Evtl. wellige Organkontur
- Zum Teil schlechte Abgrenzbarkeit der intra-hepatischen Gefäße
- Beginnende Kaliberschwankungen der Lebervenen
- Elastizitätsverlust („En-bloc-Bewegung" bei Palpation)

- **Leberzirrhose**
- Vergrößerte (MCL >15 cm) oder verkleinerte Leber (MCL <10 cm)
- Hypertrophierter Lobus caudatus (DD: Budd-Chiari-Syndrom)
- Asymmetrische Vergrößerung des linken Leberlappens, kleiner rechter Leberlappen
- Kontur: bucklig, bikonvex, höckrige Oberfläche
- Echomuster: fein- bis grobkörnig, inhomogen
- Stumpfer Leberwinkel >45°
- Kaliberschwankungen bzw. Rarefizierung der Lebervenen
- Zeichen der portalen Hypertension
  - Dilatation der Vena portae: intrahepatisch >11 mm, extrahepatisch: >13 mm
  - V. portae mit V_{max} <11 cm/s, ggf. Fluss-umkehr (hepatofugaler Fluss)
  - Rarefizierte Seitenäste bis Pfortaderamputation
  - Splenomegalie
  - Aszites (perihepatisch, perisplenisch, Morison-Pouch, Excavatio rectovesicalis/Douglas-Raum)

- V. lienalis >12 mm
- Kollateralwege (z. B. rekanalisierte Umbilikalvene im Ligamentum falciforme [Cruveilhier-von-Baumgarten-Syndrom], Milzvarizen, gastrale Varizen, Kollateralvenen in der Gallenblasenwand etc.)
- Gallenblasenwandverdickung

■ **Stauungsleber (Hyperaemia passiva hepatis)**
- Dilatierte Lebervenen (intrahepatisch): >10 mm an Einmündung zur VCI
- Plumper und erweiterter Lebervenenstern
- Echoarme Leberstruktur, klobige Kontur, verplumpter Lobus caudatus
- Aufgehobene respiratorische Lumenschwankungen/Atemvariabilität von Lebervenen und VCI
- Additiv bei Rechtsherzinsuffizienz:
    - VCI auf Zwerchfellhöhe >20 mm bzw. >25 mm bei Sportlern
    - Fehlender Kollaps (Doppelpuls) der V. cava bei forcierter Inspiration (normal Kollaps auf <1/3)
    - Fehlende Komprimierbarkeit der VCI
    - Häufig rechtsseitiger Pleuraerguss
- V. portae: evtl. reduzierte Flussgeschwindigkeit (V_{max} <11 cm/s), retrograder Fluss
- Klinik: Kapselspannung bei akuter Stauungsleber und fehlend bei chronischer Stauungsleber (Cirrhose cardiaque)

■ **Budd-Chiari-Syndrom**
- Ausmaß der Abflussstörung und Kollateralen bestimmen das klinische und sonographische Bild
- Hepatomegalie, seltener mit Splenomegalie
- Fleckiges Parenchym durch Parenchymnekrosen („Leopardenfell")
- Fehlende Abgrenzbarkeit der Lebervenen und/oder der V. cava inferior
- Ggf. intrahepatische Kollateralen, insbesondere im Bereich der Leberkapsel
- Evtl. neu aufgetretener Aszites
- Dopplersonographie: Abweichungen vom normalen atem- und herzschlagmoduliertem Fluss, Flussumkehr oder fehlender Fluss in den Lebervenen

- Chronisches Budd-Chiari-Syndrom: hypertrophierter Lobus caudatus (eigene drainierende Venen; DD: Leberzirrhose)

■ **Venous occlusive disease (VOD bzw. sinusoidales Obstruktionssyndrom)**
- Es existieren keine direkten sonographischen Zeichen (rein histopathologische bzw. Ausschlussdiagnose)
- Offene große Lebervenen
- Thrombotischer Verschluss der mikroskopisch kleinen Lebervenen (<1 mm)
- Ausschluss anderer Ursachen (z. B. Cholestase, Budd-Chiari, medikamentös-toxischer Leberschaden, Hepatitis)
- Indirekte Zeichen: Aszites, Hepatomegalie, Splenomegalie, wandverdickte Gallenblase
- Dopplersonographie: Pfortaderfluss vermindert, bidirektional oder hepatofugal

■ **Pfortaderthrombose**
- **Akute Pfortaderthrombose**
    - Klinik: starke Oberbauchschmerzen; akutes Abdomen mit möglicher Darmgangrän bei zusätzlicher Thrombose der Vena mesenterica superior oder der V. lienalis
    - Einteilung: komplette oder inkomplette Pfortaderthrombose
    - Verbreitertes Lumen und fehlende Komprimierbarkeit der V. portae
    - Echogener Thrombus, ggf. mit echoarmem Randsaum
    - Kein bzw. bei umspültem Thrombus nur Rest-Flow in der Duplexsonographie
    - Präthrombotische Dilatation der V. portae
    - Beachte: perakute Thrombose (echofrei!)
- **Chronische Pfortaderthrombose**
    - Klinik: meist asymptomatisch (Zufallsbefund)
    - Ausbildung von Umgehungskreisläufen auf dem Boden der portalen Hypertension
    - Später ggf. Entwicklung einer kavernösen Pfortadertransformation: teilweise Rekanalisation der Pfortader und Entstehung von Venenkonvoluten (Kollateralen) im Bereich der Leberpforte,

die farbdopplersonographisch ein „buntes Bild" mit unterschiedlichen Flussrichtungen aufweisen

- **Fokale Leberläsionen**
- ■■ **Dysontogenetische Leberzysten**
- ▬ Allgemeine Zystenkriterien: Rund/oval, glatt begrenzt, echofrei, dorsale Schallverstärkung, Zystenrandschatten, fehlende Durchblutung in der FKDS
- ▬ Solitäre Leberzysten: häufigste fokale Leberläsion, meist angeboren, findet man bei etwa 4 % aller Erwachsenen, können sonographisch ab einer Größe von ca. 5 mm sicher erkannt werden. In 30 % multiple Zysten
- ▬ Zystenleber: hereditär, multiple Zysten unterschiedlicher Größe in allen Leberabschnitten. Echofreie bis echoarme, selten (kleine!) echoreiche Herde. Oft nur wenig normales Lebergewebe darstellbar, häufig druckdolente, vergrößerte Leber
- ▬ Eingeblutete oder entzündete Zysten: oft echoarme bis komplexe Binnenechos mit Septierungen und Wandverdickung
- ▬ Differenzialdiagnosen: nekrotische oder zystische Metastase („cyst-like"), Abszesse, Echinokokkose

- **Zonale Fettverteilung**
- ▬ Fokale Minderverfettung
  - ▬ Bereiche geringerer Verfettung in einer ansonsten häufig verfetteten Leber, durch fokal unterschiedliche Gefäßversorgung
  - ▬ Meist dreieckige oder ovale Form, normale Struktur ohne Zeichen einer Raumforderung (d. h. ohne Verdrängung von Lebergefäßen und Gallengängen, ohne Infiltrationen und ohne Konturveränderungen)
  - ▬ Lokalisation: periportal, ventral der Pfortader im Segment IV, neben dem Lig. falciforme entlang des Gallenblasenbetts und des Leberrandes (selten: subkapsulär)
- ▬ Fokale Mehrverfettung
  - ▬ Bereiche vermehrter Verfettung, echodichte Region, in ansonsten normaler Leber

- ▬ Lokalisation: periportal, ventral der Pfortader im Segment IV, gelegentlich landkartenartig konfiguriert; ungestörter Lebergefäßverlauf

- **Hämangiome (kavernöse Hämangiome)**
- ▬ Häufig Zufallsbefunde
- ▬ Mit ca. 4 % der Bevölkerung häufigster gutartiger Lebertumor!
- ▬ Typisch: rund/ovalär, scharf begrenzt, echoreich und rel. homogen, meist <2 cm
- ▬ Auftreten: in 10 % multipel
- ▬ Atypisches Hämangiom: echoarm, inhomogen, evt. großer Tumor mit Verdrängungserscheinung, Verkalkungen möglich
- ▬ Dopplersonographie: oft drainierende Vene, zentral ohne KM-Verstärkung kein Durchblutungsnachweis
- ▬ Kontrastmittelsonographie (ggf. KM-CT): Irisblendenphänomen
- ▬ Differenzialdiagnosen: Metastase, FNH, Adenom, HCC

- **Adenom**
- ▬ Selten, meist Frauen unter Kontrazeptiva (Rückbildungstendenz nach Absetzen der Hormone)
- ▬ Meist solitär und gut abgrenzbar
- ▬ Größe: 5–30 cm (FNH meist <5 cm)
- ▬ Rundliche, echoarme oder echogleiche (isoechogene) Raumforderung mit echoarmen Randsaum; häufig auftretende Einblutungen führen zu echofreien Zonen
- ▬ Dopplersonographie: große periphere Gefäße, selten auch zentrale Gefäße wie bei FNH oder HCC
- ▬ Eine sichere Differenzierung zwischen Metastasen, hepatozellulärem Karzinom und fokal nodulärer Hyperplasie ist allein aufgrund sonographischer Kriterien nicht möglich, weshalb eine Kontrastmittelsonographie oder ein CT mit Kontrastmittel erfolgen sollte; Feinnadelbiopsie zur Diagnosesicherung und Einschätzung des Entartungsrisikos ratsam

- **Fokal noduläre Hyperplasie (FNH)**
- ▬ Überwiegend bei Frauen auftretend
- ▬ Relativ glatt begrenzt, rund bis oval, manchmal polyzyklisch

- Variable Echogenität (echoarme, evtl. isoechogene Raumforderung), oft mit zentraler Narbe
- Dopplersonographie: zentrale Arterie (u. a. in der zentralen Narbe verlaufend) und nach peripher verlaufende radiäre Gefäße („Radspeichenmuster")
- Weiterführende Diagnostik: KM-Sonographie (zentrales arterielles Gefäß, zentrifugale Kontrastierung, echogleiches Enhancement in der portalen Phase)
- Differenzialdiagnosen: Adenom, atypisches Hämangiom, HCC, CCC oder Metastase

Hepatozelluläres Karzinom (HCC)
- Häufigstes primäres Malignom der Leber (in 90 % bei Leberzirrhose)
- Tumorartige Leberläsionen in zirrhotischer Leber bis zum Beweis des Gegenteils HCC-verdächtig (Metastasen in Zirrhoselebern sind extrem selten)
- Auftreten: solitär, multilokulär oder diffus infiltrierend (dann sonographisch oft nicht abgrenzbar)
- Variable Echogenität: echoarme, isoechogene oder auch echoreiche Struktur möglich, häufig auch gemischte Echogenität, meist unscharf begrenzter und inhomogener Tumor
- Dopplersonographie: ausgeprägte Tumorvaskularisation
- Weiterführende Diagnostik: KM-Sonographie, KM-CT, Bestimmung von α-Fetoprotein, ggf. Feinnadelbiopsie in Abhängigkeit vom therapeutischen Vorgehen
- Differenzialdiagnosen: Hämangiom, Regeneratknoten, Abszess, Metastase (v. a. in nicht zirrhotischer Leber), Hämatom, Zyste mit Einblutung, Adenom, Hämangiom, FNH

- **Cholangiozelluläres Karzinom (CCC)**
- Echoinhomogener, manchmal verkalkter Tumor
- Intrahepatisch häufig im Bereich der Hepatikusgabel („Klatskin-Tumor")
- Infiltratives Wachstum, Tumorobstruktion intrahepatischer Gallenwege mit prästenotischer Dilatation
- Risikoerkrankung z. B. PSC

- **Lebermetastasen**
- Häufig: echoarm mit hyporeflexivem Randsaum (Halo-Zeichen, Korkardenform)
- Mögliche Erscheinungsformen von Lebermetastasen:
  - Echoreich
  - Echoarm
  - Echofrei („cyst-like")
  - Echogleich oder isoechogen (mit echoarmen Randsaum)
  - Schießscheibenform („target-type")
  - Gemischt-echogen (inhomogen)
  - Bulls-Eye-Phänomen (d. h. mit zentraler Nekrose)
  - Verkalkungen (Mikro-/Makroverkalkungen)
- Weitere Merkmale:
  - Infiltration und Tumoreinbruch (beides beweisende Malignitätskriterien)
  - Verdrängendes Wachstum
  - Zentrale Einschmelzung
  - Echoarmer Randsaum

- **Echinokokkus-Zysten**
- E. granulosus: meist rechter Leberlappen betroffen, selten: Lunge, Nieren, Milz, ZNS, Knochen. Echofreie Läsion mit Tochterzysten, Septen, Binnenechos (Speichenradförmige Binnenstruktur), verdickter Wand (>2 mm), (gelegentlich verkalkt)
- E. multilocularis: Solitäre oder multiple echogene Läsionen, echoarme oder gemischt echogene Herde, gelegentlich Verkalkungen, wächst verdrängend und infiltrierend wie ein Tumor

- **Leberabszess**
- Inhomogene, echoarme Struktur mit unscharfer Begrenzung, ständig wechselndes Bild
- Echoarmer Randsaum, ggf. Nachweis von Gasblasen
- Fehlende Binnendurchblutung im FKDS (verstärkte Vaskularisation des Randsaumes im KM-Sonographie)
- Entstehungswege: hämatogen, aszendierend (cholangitisch), fortgeleitet (bei Cholezystitis)
- Hämatogene Abszesse häufig multipel auftretend, fortgeleitete solitär (mit

entsprechenden sonographischen Veränderungen z. B. auch der Gallenblase)
- Differenzialdiagnosen: Echinococcus granulosus, eingeblutete Zyste, Hämatom, nekrotische/zystische Neoplasien
- Bei entsprechender Anamnese an Amöbenabszess denken (sonographisch nicht von pyogenem Abszess zu unterscheiden)

- **Hämatom**
- Subkapsuläre Hämatome: echoarme, inhomogene Raumforderungen mit Zusammendrängen der peripheren Gefäße. Kompression des Leberparenchyms und oft konkaver Begrenzung
- Intrahepatische Hämatome: unregelmäßig konfigurierte Zonen im Lebergewebe, abhängig vom Alter der Hämatome: frische Hämatome oft echoreich, innerhalb der ersten Woche zunehmend echoarm und besser abgrenzbar, nach 2–3 Wochen zunehmende Unschärfe durch Resorption. Infizierte Hämatome können eine Randvaskularisierung aufweisen
- Perihepatische Hämatome: Verlagerung der Leber
- Differenzialdiagnosen: Zyste mit Einblutung, Leberinfarkt, Abszess, HCC, Metastase

- **Leberruptur/Leberriss**
- Meist echoarme Unterbrechung der Leberkontur
- Oft entlang von Pfortaderästen oder Lebervenen

- **Leberarterienverschluss/Leberinfarkt**
- Keilförmige, zunächst echoreiche, dann echoarme Läsion mit Basis zur Organperipherie
- Duplexsonographie: fehlende Signale aus der A. hepatica

- **Lebertransplantat (LTX)**
- Komplikationen nach Lebertransplantation sind: Abstoßungsreaktionen, vaskuläre Komplikationen (Thrombose, Stenose, Aneurysma, Infarkt), Gallenwegskomplikationen (Stenosen, Undichtigkeiten, Biliome, Abszess), Hämatome, Serome, Tumoren (HCC, NHL)

- Beurteilung des Leberparenchyms: diffuse oder fokale Auffälligkeiten (Infarkt, Abszess, Tumor, Biliom)
- Untersuchung der intra- und extrahepatischen Gallenwege (Aufstau, Striktur, Steine)
- Intraabdominelle Flüssigkeitsansammlungen (Hämatom, Biliom, Abszess, Serom, Pseudoaneurysma)
- Beurteilung von V. portae, A. hepatica einschließlich Segmentarterien, Lebervenen, und V. cava (Durchgängigkeit, Stenose, Thrombose, Pseudoaneurysma)

- **Transjugulärer intrahepatischer portosystemischer Shunt (TIPSS)**
- TIPSS: Verbindung zwischen V. portae (meist rechter Pfortaderhauptast) und einer Lebervene
- Farbdopplersonographische Kontrollen
  - Messungen proximal, distal und Mitte des Stents
  - Darstellung einer Flussumkehr der peripheren Portalvenen
- Flussgeschwindigkeiten: 60–180 cm/s ($P_{syst.}$)
- Klinische Zeichen einer Dysfunktion: Wiederauftreten von Varizen oder Aszites
- Sonographische Zeichen einer Dysfunktion (Thrombose, Okklusion, Stenose):
  - Fehlender Fluss bei komplettem Verschluss
  - Flussgeschwindigkeitszunahme im Bereich der Stenose und Abnahme außerhalb der Stenose
- Prädilektionsstelle für Thrombose/Stenose: Übergang zwischen TIPSS und Lebervenen

12.8.3 Gallenwege/Gallenblase

Allgemein
- Wenn möglich, Patienten *stets* nüchtern untersuchen.
- Darstellung der **Gallenblase** (3 Schnittebenen):
  - Paramedianer Oberbauchlängsschnitt
  - Oberbauchquerschnitt rechts subkostal
  - Interkostalschnitt rechts
  - Ggf. gezielte Stoßpalpation der Gallenblase und Umlagerung des Patienten

12

in Linksseitenlage oder Untersuchung im Stehen, z. B. zur Differenzierung zwischen Konkrement versus Polyp/Tumor (s. Übersicht)
- Darstellung der **intrahepatischen Gallenwege**:
  - Wenn keine intrahepatische Cholestase vorliegt, sind die intrahepatischen Gallenwege gar nicht oder nur gelegentlich darstellbar.
  - Aufsuchen: ventral der Pfortaderäste (DD: Leberarterienäste, daher Heranziehung des Powerdoppler); gute Darstellung der Gallenwege bevorzugt im linken Leberlappen von ventral
- Darstellung der **extrahepatischen Gallenwege** (Ductus hepatocholedochus, DHC):
  - DHC – Sonographiebegriff, anatomisch nicht korrekter Begriff, da meist die Vereinigung des D. hepaticus communis mit dem D. cysticus zum D. choledochus sonographisch nicht darstellbar ist.
  - Beschreibt die ableitenden Gallenwege zwischen Hepatikusgabel und Papille
  - Verlauf des DHC ventral der Pfortader, präpapillär nach dorsal kaudal gerichtet
  - Darstellung: Schulter-Nabel-Schnitt (Pfortader längs dargestellt), ventral der Pfortader (DD: A. hepatica); dorsal als ovaler Querschnitt zeigt sich die V. cava. Präpapillär Darstellung nahezu im paramedianen Längsschnitt

---

Kenngrößen Gallenblase-/Gallenwege
- **Gallenblasengröße:**
  - Länge: 8–10 cm
  - Querschnitt: 4 cm
- **Gallenblasenvolumen:**
  - Länge (cm) × Breite (cm) × Tiefe (cm) × 0,5
  - Normwert nüchtern: 30–60 ml
- **Gallenblasenwand:** <3 mm nüchtern (bis zu 8 mm und dreischichtig im kontrahierten Zustand)
- **Extrahepatische Gallenwege (DHC):**
  - ≤6 mm bzw. maximal 7 mm: bei erhaltener Gallenblase

- ≤10 mm: bei Zustand nach Cholezystektomie oder funktionsloser Gallenblase
- **Intrahepatische Gallenwege:** meist nicht darstellbar, maximal 2 mm weit

---

Sonographische Diagnose von Gallenwegserkrankungen

- **Cholezystolithiasis**
- „Steinkriterien"
  - Intraluminaler echogener Reflex (ab 1–2 mm Steingröße) bzw. echoreiche Struktur
  - Dorsaler Schallschatten (ab 2–3 mm Größe)
  - Lagevariabilität („rolling stones")
  - Ggf. „Twinkling"-Artefakt (Farbduplex) oder „Konfetti-Phänomen" zur Steinbestätigung
- Sediment/Sludge
  - Physiologisch bei parenteraler Ernährung und nach Fasten (wenige Tage Nulldiät können genügen)
  - Schwach bis mittel echoreiches Sediment ohne Schallschatten, das sich entsprechend der Schwerkraft glatt/flachbogig ausrichtet
- Gries
  - Echoreicher Sludge mit Schallschatten
  - Vorliegen von multiplen kleinsten Konkrementen
- Tonnensteine: sehr große solitäre Konkremente, die das Lumen weitestgehend ausfüllen
- Differenzialdiagnosen: Gallenblasenempyem

- **Porzellangallenblase**
- Partielle oder komplette Verkalkung der Gallenblasenwand als Folge degenerativer oder entzündlicher Prozesse (chronische Cholezystitis, Cholesterolose)
- Glatte, konvexbogige Oberfläche, sehr echogener Reflex mit Schallschatten von der proximalen Gallenblasenwand ausgehend
- Präkanzerose mit Entartungstendenz (OP-Indikation)

- **Aerobilie (Luftansammlung in Gallenwegen)**
- Echoreiche, bewegliche Reflexe (können bei Umlagerung zum höchsten Punkt wandern)
- „Kometenschweife" in Gallenwegen
- Ursachen: Z. n. ERCP mit Papillotomie, Endostenteinlage im Gallengang, biliodigestive Anastomose, spontane biliodigestive Fistelentstehung, bakteriell/Gasbildner (Cholangitis)
- Differenzialdiagnosen: Gefäßkalk, Hepatikolithiasis (Gallengangsteine)

- **Hämobilie (Blutung ins hepatobiliäre System)**
- Echodichtes Material in Gallenwege/Gallenblase mit oder ohne Cholestase
- Symptome: Ikterus, kolikartige Bauchschmerzen, gastrointestinale Blutung
- Ursachen: Tumor, Trauma, iatrogen (Leberpunktion, TIPSS-Anlage, perkutane transhepatische Cholangiographie, Operation, Papillotomie, Stentanlage in die Gallengänge)

- **Gallenblasenpolypen (Cholesterinpolypen)**
- Solitär oder multiple, wandständige echogene Reflexe ohne Schallschatten
- Größe: 1–5 mm
- Differenzialdiagnosen (bei >5 mm Größe): Adenom, Frühkarzinom, Konkrement
- Gallenblasenadenom
    - Benigne, breitbasig oder gestielt im Fundus oder Korpus
    - Präkanzerose (OP-Indikation bei Wachstumstendenz oder Größe >1 cm)
    - Meist echoinhomogener Aufbau
    - Vaskularisation nachweisbar

- **Akute Cholezystitis**
- Meistens Nachweis einer Cholezystolithiasis (steinbedingter Verschluss des D. cysticus)
- echoarme generalisierte oder segmentale Wandverdickung (>3 mm) mit Separierung der Wandschichten („Dreischichtung")
- Ödem in der angrenzenden Leber sowie freie Flüssigkeit um die Gallenblase
- Murphy-Zeichen: Druckdolenz der Gallenblase bei gezielter Fingerpalpation unter sonographischer Sicht oder bei gezielter Palpation mit dem Schallkopf

- Akalkulöse Cholezystitis: akute Cholezystitis ohne Konkrement, bei Patienten mit HIV/AIDS, Älteren, Diabetikern, Chemotherapie, Intensivpatienten (DD: asymptomatische „Intensiv-Gallenblase"); hohe Letalität durch Verkennen der Ursache!
- Emphysematöse Cholezystitis: schwere Form durch Infektion mit Gasbildnern (Immunschwäche, Diabetiker), Nachweis von intramuralen Gasansammlungen; glatte, wandständige, sehr intensive Reflexe (DD: Porzellangallenblase)
- Sekundäre Cholezystitis: z. B. im Rahmen einer chronischen Pankreatitis

- **Chronische Cholezystitis**
- Häufig sonographischer Zufallsbefund
- Folgezustand bei nicht ausgeheilter akuter Cholezystitis oder rezidivierenden Cholezystitiden, fast immer mit Cholezystolithiasis assoziiert
- Wandverbreiterung, oft ohne „Dreischichtung", sondern eher diffuse echoreiche Wandverbreiterung, gelegentlich zwiebelschalenartig
- Gallenblasenlumen häufig durch Schrumpfung verkleinert, meist kein Ödem oder freie Flüssigkeit im Gallenblasenbett
- Murphy-Zeichen: negativ oder allenfalls geringer Druckschmerz
- Folgezustände: Schrumpf- und/oder Porzellangallenblase (Verkalkungen)

- **Gallenblasenhydrops**
- „Prallfüllung" der Gallenblase auf dem Boden eines Abflusshindernisses (Zystikus- oder Choledochusstein oder Folge entzündlicher Verschlüsse)
- Größe: Gallenblasenlänge >10 cm und >4 cm Breite, Druckdolenz
- Beweis: fehlende Kontraktion bzw. Entleerung nach Reizmahlzeit (z. B. Ei, Schokolade), Volumenbestimmung vorher/nachher
- Differenzialdiagnosen:
    - Große atone Gallenblase nach parenteraler Ernährung
    - Nahrungskarenz und bei Intensivpatienten sind stark gefüllte Gallenblasen keine Seltenheit

- **Gallenblasenempyem**
- Organ mit entzündlichem Sludge gefüllt ("echogene Gallenblase") mit Verbreiterung der Gallenblasenwand
- Häufig begleitendes Ödem in der Leber und freie Flüssigkeit um die Gallenblase

- **Nicht entzündliche/druckindolente Gallenblasenwanddickung**
- Unterschiedliche Struktur und Echogenität: echoarm, echoreich, homogen, inhomogen, lamelliert
- Ursachen: z. B. Rechtsherzinsuffizienz, Leberzirrhose mit Aszites (portale Hypertension), Hypoproteinämie, Niereninsuffizienz, akute Hepatitis, Pankreatitis, kontraktiler Zustand nach Nahrungsaufnahme

- **Gallenblasenperforation (gedeckt oder frei)/ Wandnekrose**
- Wandkontur unterbrochen (meist Fundus)
- Nachweis freier intraperitonealer Flüssigkeit bzw. umschriebene Flüssigkeitsansammlung im Leberbett

- **Gallenblasenkarzinom**
- Spät symptomatisch mit Schmerzen durch infiltratives Wachstum oder Verschlussikterus
- Blumenkohlartig wachsender intraluminaler Tumor und/oder diffuse Wanddestruktion. Vaskularisation nachweisbar

- **Cholestase**
- Erweiterung von intrahepatischen und/oder extrahepatischen (DHC) Gallengängen (Norm: maximal 2 mm)
- "Doppelflintenphänomen": Erweiterung der intrahepatischen Gallenwege neben Gefäßen
- Bild der "knorrigen Eiche" oder "Rebstock" (zuviel Strukturen im B-Bild)
- Ursachen: Choledocholithiasis/Cholangitis, cholangiozelluläres Karzinom, Tumorkompression, Mirizzi-Syndrom, Pankreaskopfraumforderungen, Papillenprozesse, Gallengangspapillomatosen
- Ursachen der Cholestase sind sehr häufig sonographisch festzustellen (meist besser als im CT!)

- Mirizzi-Syndrom: Obstruktion des Ductus choledochus mit Verschlussikterus durch ein eingeklemmtes Konkrement im Ductus cysticus

- **Cholangitis**
- "Charcot-Trias": Oberbauchschmerzen, Fieber, Ikterus
- Nachweis dilatierter intra-/extrahepatischer Gallenwege
- Ätiologie: Konkremente, Tumor, Z.n. biliodigestiver Fistel/andere Gallenwegsoperationen
- Eitrige Cholangitis oft mit intraluminalen Strukturverdichtungen oder ödematösen Wandverdickungen

12.8.4 Pankreas

Untersuchungsablauf/Leitstrukturen

- Untersuchung, wenn möglich, am nüchternen Patienten
- Inspiration, Vorwölben des Bauches, "Wegpressen" störender Darmluft durch Schallkopfkompression und/oder Lageänderung können die manchmal schwierige Pankreasdarstellung erleichtern
- Hoher Oberbauchquerschnitt: in Höhe des Xiphoids
- V. lienalis gilt als Leitstruktur!
- Schallkopf Richtung linke Schulter und nach kaudal kippen, um das gesamte Pankreas einzusehen

Kenngrößen Pankreas
- **Echostruktur:**
  - Scharf begrenztes Organ mit homogenem, mitteldichtem Echomuster (geringfügig echoreicher als normale Leber)
  - Homogen echoreich bei Lipomatose oder echoreich grobkörnig bei Fibrolipomatose (meist bei Adipositas mit/ohne Diabetes mellitus)

- **Pankreasgröße:**
  - **Pankreaskopf**, sagittal: 2,5–3,0 cm (daran anschließend Processus uncinatus)
  - **Pankreaskorpus**, sagittal: <1,8 cm
  - **Pankreaskauda**, sagittal: 2,5–3,5 cm
  - **Pankreasgang (Ductus wirsungianus):** ≤2 mm (pathologisch: >3 mm und Kalibersprünge)
- **V. lienalis:** <11 mm

Parenchymerkrankungen des Pankreas

- **Akute Pankreatitis**
- Primär klinische und laborchemische Diagnose
- Sonographie sehr gut, um Ätiologie einzugrenzen: z. B. biliär bedingte Pankreatitis?
- Parenchym:
  - Meist diffuse (selten segmentale) Organvergrößerung
  - „Echoarme" oder inhomogene Echostruktur mit unscharfer Abgrenzbarkeit zur Umgebung
  - Bei schwerer Pankreatitis echoarme oder echofreie Areale im Parenchym (Nekrosen oder Einblutungen) oder echoreiche Strukturen (Fettgewebsnekrosen, Koagel)
- Flüssigkeitssaum/-ansammlung: peripankreatisch, in der Bursa omentalis (zwischen Magenhinterwand und Pankreasvorderfläche), pararenal, perisplenisch, perihepatisch, mesenterial, Douglasraum, linksseitiger Pleuraerguss
- Nekrosestraßen:
  - Inhomogene, echoarme bis echofreie Zonen oder abgrenzbare Massen, oft echoreiche Binnenstruktur
  - Ausbreitung in präformierte Räume: vorderer oder hinterer Pararenalraum, mesenterial, mesokolisch, links subphrenisch
  - Meist einhergehend mit peripankreatischen Flüssigkeitsansammlungen und Aszites
- Pankreaspseudozysten:
  - Finden sich meist am (oder seltener im) Parenchym

- Nach 6–8 Wochen durch liquide Transformation von nekrotischem Gewebe unter Ausbildung einer entzündungsbedingten Pseudomembran
- Differenzialdiagnosen: Retentionszysten (durch Sekretverhalt), eingeblutete Pseudozysten (inhomogenes Zystenlumen)
- Abszesse:
  - Entstehungsmechanismus: Infektion von Nekrosen oder Pseudozysten
  - Runde oder polyzyklische, inhomogene Struktur, echofrei/echoarm
  - Wandverdickung, gelegentlich Nachweis von Luft oder Spiegelbildung
- Thrombose: Milzvenen- und/oder Pfortaderthrombose
- Biliäre Abflussstörung: durch DHC-Kompression infolge von Organschwellung
- Pankreasgang: meist nicht darstellbar, da komprimiert; Ausnahme: lithogene Papillenstenose, akut exazerbierte chronische Pankreatitis, Pancreas divisum
- Einbruch in Nachbarorgane: Leber, Milz, Intestinum
- Eine sonographische Abgrenzung zwischen infizierter und nicht infizierter Nekrose ist nicht möglich

- **Chronische Pankreatitis**
- Fibrose: vergröberte, fein- oder grobkörnige, echodichte Parenchymstruktur, Konturunregelmäßigkeiten
- Verkalkungen: reflexreiche fokale Läsionen
- Gangunregelmäßigkeiten des D. wirsungianus: perlschnurartige Kaliberschwankungen, geschlängelter Verlauf, Wandunregelmäßigkeiten, Konkremente im Gang, dilatierter Gang (Duktektasie)
- Organatrophie: zunehmende Parenchymrarefizierung (atrophisches Organ)
- Komplikationen:
  - Mikro- (<20 mm) und Makrozysten (>20 mm): Retentionszysten oder Pseudozysten
  - Einblutungen
  - Nekrosen
  - Gallengangobstruktion

— Magenausgangsstenose (Pankreaskopfregion)
— Duodenalstenosen (Pankreaskopf- und/oder Kaudaregion)
— Milzvenen- und/oder Pfortaderthrombose
— Pankreatogener Aszites
— Pleuraerguss (meist links)
— Akuter Schub einer chronischen Pankreatitis: zusätzlich Bild einer akuten Pankreatitis mit Zonen verminderter Echogenität, lokale Druckdolenz
— Pseudozysten:
  — Keine echte Zysten, d. h. sie sind nicht mit Epithel/Endothel ausgekleidet
  — Inhalt: trübes (grünes) oder hämorrhagisches Sekret
— Retentionszysten:
  — Echte Zysten als Folgen von Gang- oder Seitenastektasien, d. h. Zysten mit Anbindung an das Gangsystem (Gangobstruktion durch Narben, Steine oder Tumor)
  — Inhalt: (klares) Pankreassekret
— Dilatation des DHC: bei entzündlich-narbiger Stenosierung im Bereich des intrapankreatischen Verlaufes

Fokale Läsionen des Pankreas

- **Pankreaszysten**
— Angeboren (primäre Zysten): solitäre dysontogenetische Zysten
— Erworben (sekundäre Zysten):
  — Pseudozysten
  — Retentionszysten
  — Neoplastische Zysten
  — Parasitäre Zysten (Echinokokkuszysten)
— Allgemeine Zystenkriterien: rund, echofrei und dorsale Schallverstärkung

- **Pankreastrauma**
— Peripankreatischer Flüssigkeitssaum
— Evtl. Organschwellung
— Pankreasruptur:
  — Rasch austretender Pankreassaft mit Entstehung von Nekrosehöhlen/Aszites

— Evtl. Darstellung zweier Organteile mit flüssigkeitsgefüllter Organhöhle in der Mitte

- **Hämatom**
— Frische Hämatome: oft initial echoreich und danach zunehmend echoarm (erste Woche) sowie besser abgrenzbar, nach 2–3 Wochen zunehmend unscharf abgrenzbar wegen Resorption
— Infizierte Hämatome: können Randvaskularisation aufweisen
— Differenzialdiagnosen: fokale Pankreatitis, Karzinom, Abszess, Metastase, Lymphom

- **Pankreaskarzinom (duktales Karzinom)**
— Kennzeichen:
  — Lokale, rund-ovaläre, unscharf und unregelmäßig begrenzte polyzyklische, höckrige Raumforderung mit feinen pseudopodienartigen Ausläufern („Tumorfüßchen"), meist echoärmer
  — Konturvorwölbung
  — Gangabbruch mit prästenotischer Dilatation des Ductus wirsungianus (>3 mm)
— Differenzialdiagnosen:
  — Fokale Pankreatitis
  — Pankreasabszess
  — Neuroendokrine Tumoren
  — Pankreasmetastasen: z. B. bei Bronchialkarzinom, malignes Lymphom
  — Zystische Tumoren: meist mehrkammerig im Lumen, solider polyzyklischer Tumor (DD: Pseudozyste, Zysadenom)
— Sekundärfolgen:
  — Cholestase durch Gallengangsobstruktion
  — Leber-/Lymphknotenmetastasen
  — Aszites mit/ohne Splenomegalie
  — Thrombose der V. portae, lienalis oder mesenterica superior mit/ohne Umgehungskreisläufe
  — Verdrängung und Infiltration von Nachbarorganen und Gefäßen
  — Retentionsmagen bei Duodenalstenose
  — Metastasierung: lokoregionär und/oder Fernmetastasierung

12.8.5 Milz

Kenngrößen Milz
- **Allgemeine Maße: „4711"**
  (Beurteilung von links interkostal, größter Längen- und Tiefendurchmesser bei Darstellung des Milzhilus maximal 11–12 bzw. 4–5 cm)
- **Form:** Halbmond oder Kaffeebohne
- **Parenchymstruktur:** Binnenreflexmuster homogen, echoreich wie Leber oder Schilddrüse
- **Nebenmilz:** isoechogene, rundliche Raumforderung neben der Milz (meist lateral), Differenzialdiagnosen: Lymphome (echoärmer als die Milz), Varizen (mehrere, rundliche, echofreie Raumforderung im Milzhilus und prärenal, venöse Flusssignale)

Parenchymale oder fokale Veränderungen der Milz

- **Splenomegalie**
- Portale Stauungsmilz: Milzvergrößerung bei portaler Hypertension bei Leberzirrhose, nach Milzvenen- oder Pfortaderthrombose
- Hämatoonkologisch: Hodgkin- oder Non-Hodgkin-Lymphome, myeloproliferative Erkrankungen (CML), akute Leukämien
- Infektionen: akute Infekte (Mononukleose, Masern), chronische Infekte (Malaria, Tbc, Endokarditis)
- Autoimmunerkrankungen: Kollagenosen, M. Werlhof, Autoimmunhämolyse
- Sonstige Ursachen: Sarkoidose, Amyloidose, Hämochromatose

- **Hyposplenie**
- Physiologisch: sog. Altersmilz
- Funktionelle Hyposplenie: z. B. Milzinfarkt, Milzvenenthrombose, Sichelzellenanämie, Sepsis, Zustand nach Knochenmarktransplantation etc.

- **Milzzyste**
- „Echofrei", Schallverstärkung, keine Farbdopplersignale, selten Septen
- Formen: dysontogenetisch, Pseudozysten oder parasitär (Echinokokkuszysten)
- Differenzialdiagnosen: z. B. Milzaneurysma, einschmelzender Tumor, Hämangiom, Metastase (Cyst like)

- **Milzabszess**
- „Echoarm", unscharf begrenzt, evtl. geschichteter Inhalt, selten Luftkuppel
- Farbdopplersonographie: negativ
- Differenzialdiagnosen: z. B. Milzinfarkt, Lymphominfiltrat, Pilzinfiltrat

- **Milzhämatom**
- Unscharfe Areale gemischt echofrei-echoreich, Konturunterbrechung, Kapselabhebung, begleitendes Pleurahämatom, freie Flüssigkeit im Abdomen
- Formen: subkapsuläres oder intraparenchymatöses Hämatom
- Differenzialdiagnose: eingebluteter Milztumor

- **Milzinfarkt**
- Unscharf begrenzt, dreiecksförmige, nach peripher breitere, echoarme Areale
- Farbdopplersonographie: keine farbdopplersonographischen Signale
- Differenzialdiagnosen: Milzabszess, Lymphominfiltrat

- **Lymphome**
- Primär von der Milz ausgehend oder sekundäre Mitbeteiligung bei Non-/Hodgkin-Lymphomen
- Diffuse Infiltration (fleckig-inhomogene Struktur) oder uni- oder multifokale, klein- oder großnoduläre Herde mit unterschiedlicher Echogenität
- Low-grade-NHL: meist diffuse oder multifokale kleinherdige Infiltration
- High-grade-NHL: in der Regel fokale, großknotige Herde

- **Primäre Milztumoren**
- Hämangiom: echoreich, scharf begrenzt ohne Halo, keine farbdopplersonographischen Signale
- Lipom/Angiomyolipom: sehr echoreich, scharf begrenzt, kein Halo, farbdopplersonographisch keine Signale
- Hamartom (Splenom)/Angiosarkom/ entzündlicher Pseudotumor: echoarm bis echokomplex, sonographisch nicht weiter differenzierbar

- **Metastasen**
- Rundlich, gut abgegrenzt, mit Halo, meist echoarm, selten echoreich
- Primärtumor: kleinzelliges Bronchial-, Mamma-, Kolonkarzinom, Melanom

- **Milzvenenthrombose**
- Schwach echogen bis echoreiche Thromben im Gefäßlumen der V. lienalis dorsal des Pankreas
- Splenomegalie und Aszites bei isolierter Milzvenenthrombose
- Dopplersonographie: fehlende Strömung oder bei inkompletter Thrombose Rest-Flow

12.8.6 Nieren/harnableitende Wege

Kenngrößen Niere
- **Nierengröße:**
  - Länge: 10–11,5 cm
  - Breite: 5–7 cm
  - Dicke: 3–5 cm
- **Parenchym-Pyelon-Verhältnis:**
  - Ventrale und dorsale Parenchymdicke zum Nierenbecken
  - Normalerweise 2:1 mit deutlicher Altersabhängigkeit
  - Altersabhängigkeit: <40 Jahre 1,8–2:1; 40–60 Jahre 1,7:1; >60 Jahre 1:1
- **Nierenparenchym:**
  - Breite: 1,3–2,5 cm
  - Echoärmer als das von Leber und Milz
- **Ureterbreite:** 2–8 mm
- **Perfusion/Widerstandsindex (RI):** ca. 0,5–0,7

Parenchymale und fokale Veränderungen der Nieren

- **Akute Niereninsuffizienz/akutes Nierenversagen**
- Normal große bis vergrößerte Nieren
- Verbreitung des Parenchymsaums mit erhöhter Echogenität (gelegentlich auch normale oder verminderte Echogenität)
- Echoarm betonte und vergrößerte Markpyramiden, z. T. aufgehobene Mark-Rinden-Differenzierung
- Gelegentlich parapelvine Verdickung des Gewebes („parapelvic thickening")

- **Chronische Niereninsuffizienz**
- Verkleinerte Nieren
- Rarefizierung des Nierenparenchyms
- Verwaschene Mark-Rinden-Grenze
- Ggf. Schrumpfnieren (<7 cm)
- Ggf. sekundäre Nierenzysten, Verkalkungen

- **Nierenvenenthrombose**
- Akut: Befunde unspezifisch, vergrößerte, echoarme Niere mit Verlust der normalen Nierendifferenzierung. Ggf. Darstellung des Thrombus in der Nierenvene. Dieser ist jedoch fast echofrei und wird so leicht übersehen
- Chronisch: kleine, vermehrt echoreiche Niere

- **Nierenzysten**
- Einteilung: perirenale, kortikale und parapelvine Nierenzysten
- Komplikationen: Schmerzen bei Einblutungen, Infektion, Steinbildung in der Zyste, ansonsten meist Zufallsbefund
- Zystenkriterien: runde bis ovale, glatt begrenzte, echofreie Raumforderungen
- Komplizierte Zysten: bei internen Echos, Septierungen, Verkalkungen, Wandverdickungen (>1 mm) oder intraluminale Raumforderungen; diese Zysten sind nicht sicher benigne!
- Differenzialdiagnose: Zystennieren, hier kaum noch normales Nierenparenchym abgrenzbar

- **Angiomyolipom**
- Größe: <2 cm (in 20 % d. F. mit tuberöse Skelerose assoziiert)
- Echostruktur: meist „echoreich", ähnlich wie Hämangiom

— Lokalisation: innerhalb des Nierenparenchyms oder exophytisch gelegen

- **Nierentrauma**
— Intrarenale Hämatome: je nach Ausmaß und Alter echoreich, echoarm oder inhomogen
— Lazeration: lineare Konturunterbrechungen
— Subkapsuläre Hämatome: führen zur Abflachung der Nierenkontur
— Nierenfragmentation: multiple, isoliert liegende Nierenfragmente mit umgebender Blutung und Urinansammlung

- **Urolithiasis**
— Kennzeichen: hartes Eintrittsecho mit dorsalem Schallschatten
— Kleine Steine: unter Umständen erkennt man nur den dorsalen Schallschatten
— Vorkommen: Niere, Ureteren und Harnblase
— Ggf. obstruktive Dilatation des Nierenbeckenkelchsystems

- **Harnstau**
— Ursachenabklärung
  — Intraluminär: z. B. Konkrement, Tumor, Stenose, Blutung
  — Extraluminär: z. B. Papillennekrose, Tumor, Entzündung, Retroperitonealfibrose (M. Ormond)
— Stadium I:
  — Nierenparenchym normal dick
  — Nierenbeckendilatation und Ureterdilatation (echofrei): Kelch-Pyelon-Ektasie
— Stadium II:
  — Deutliche Kelcherweiterung bzw. Kelch-Pyelon-Ektasie
— Stadium III:
  — Zunehmende Erweiterung des Nierenbeckenkelchsystems
  — Verplumpung der Kelche und Rarefizierung des Nierenparenchyms
— Stadium IV:
  — Hydronephrotische Sackniere mit vollständigem Parenchymschwund
  — Parenchymsaum massiv verschmälert
— Differenzialdiagnose:
  — Pyelektasie bzw. ampulläres Nierenbecken: erweitertes, echofreies Nierenbecken lässt

sich nicht in den Ureter verfolgen; fehlende Kelchektasie

- **Blasentamponade**
— Teils inhomogene, teils echoreiche Raumforderung in der Blase
— „Schneegestöber"

- **Transplantatniere**
— Beschreibung von Größe und Organmorphologie
— Ausschluss/Nachweis eines Harnstaus
— Beurteilung der Nierenperfusion:
  — Gesamte renale Perfusion
  — Flussbeurteilung von Anastomose A. renalis/A. iliaca (P_{systol} 100–150 m/s)
  — Flussbeurteilung von Interlobärarterien: innere, äußere Pol und Nierenmitte (RI 0,6–0,8)
— Komplikationen nach Transplantation:
  — Obstruktion: meist im Bereich der Anastomose zwischen Ureter und Harnblase, Flüssigkeitsansammlungen: perirenale Flüssigkeitsansammlung
  — Hämatome, Urinome: Entwicklung meist innerhalb der ersten beiden Wochen postoperativ
  — Lymphozelen: echofreie Flüssigkeitsansammlungen, häufig Septierungen
  — Abszesse
  — Nierenarterienstenose: Jet-Phänomen im Bereich der Stenose, RI <0,6
  — Nierenarterienthrombose: fehlender Fluss
  — Nierenvenenthrombose/-stenose: fehlender Fluss sowie umgekehrter diastolischer arterieller Fluss
  — Abstoßung: akute Abstoßung mit vergrößerter, echoarmer aufgetriebener Niere oder chronische Abstoßung mit kleinen Nieren mit vermehrter kortikaler Echogenität

12.8.7 Peritonealhöhle/ Retroperitoneum

- **Retroperitoneale Blutung**
— Lokalisation: M. psoas (Psoasblutung) und perirenale Raum

- Meist echoarm oder komplex echofreie Raumforderung
- Frische Hämatom: echoreich, oftmals homogen
- Organisation des Hämatoms: echodicht durch Blutkoagel, lagert sich der Wand des Hämatoms an, ggf. Septenbildung
- Auflösung des Hämatoms: zunehmend echoarm, echofrei, teils mit Nachweis von Debris
- Diffuse Einblutung: ins retroperitoneale Bindegewebe und in die Muskulatur, imponiert „schwammartig"
- Differenzialdiagnose: Malignome

- **Peritonealkarzinose**
- Verdicktes Peritoneum oder verklebte Darmschlingen
- Ggf. freie Flüssigkeit, meist echofrei, teils mit Binnenechos

- **Freie Luft**
- Patient liegt in Linksseitenlage (30–45°), sodass sich die freie Luft zwischen Leber und Bauchwand ansammelt.
- Detektion: am besten Linearschallkopf mit 7,5 MHz
- Differenzialdiagnosen: Recessus phrenicocostalis oder Darmgas bei z. B. Chilaiditi-Syndrom (Verlagerung des Kolons zwischen rechten Leberlappen und Zwerchfellkuppe, sog. Interpositio coli hepato-diaphragmatica)

- **Aorta abdominalis und Äste (AMS und Truncus coeliacus)**
- Aorta abdominalis: Hiatus aorticus (12. BWK) bis Bifurkation (4. LWK), Länge ca. 14 cm
- Durchmesser: 20–25 mm
- Viszerale Arterienabgänge von kranial nach kaudal:
  - Truncus coeliacus: A. gastrica sinistra, A. lienalis, A. hepatica communis (A. gastrica dextra, A. gastroduodenalis, A. hepatica propria)
  - A. mesenterica superior
  - Aa. renales
  - A. mesenterica inferior
- Aneurysmazeichen der Aorta abdominalis

- Gefäßerweiterung über 30 mm (Aortenektasie: 25–30 mm)
- Gefäßwandverkalkung
- Echoreiches thrombotisches Material
- Nachweis einer Pulsation

12.8.8 Magen/Darm

Kenngrößen Magen/Darm
- **Schichtaufbau** des Gastrointestinaltraktes: Alle Wände des Gastrointestinaltrakts sind 5-schichtig, außer Ösophagus und Rektum (4-schichtig, fehlender viszeraler Peritonealüberzug)
  - Echoreich: Eintrittsecho (Lumenseite/ Lamina mucosa)
  - Echoarm: Lamina mucularis mucosae
  - Echoreich: Lamina submucosa
  - Echoarm: Lamina muscularis propria
  - Echoreich: Austrittsecho (Lamina serosa)
- **Magen:**
  - Nicht kontrahierte Magenwand: 3–5 mm Wanddicke
  - Wanddicke präpylorisches Antrum: bis 8 mm
- **Dünndarm:**
  - Wanddicke: <2 mm
  - Lumenweite: bis 3 cm
- **Appendix vermiformis:**
  - Vom Zökum ausgehende doppelwandige Struktur, im Längsschnitt blind endend
  - Querschnitt: rundlich, oval
  - Gesamtdurchmesser: 6 mm
  - Häufig intraluminal Luft, gelegentlich Kotstein
- **Kolon/Rektum:**
  - Wanddicke: 2 mm
  - Lumenweite: linksseitiges Kolon: 3–4 cm, rechtsseitiges Kolon/Zökum: 6–8 cm

Veränderungen im Gastrointestinaltrakt

- **Magenausgangsstenose**
- Dilatierter, mit Flüssigkeit und Speiseresten gefüllter Magen

- Bild eines „Schneegestöbers": Retentionsmagen mit Speiseresten und Luftbubbles

- **Subileus/Ileus**
- Diagnose eines Ileus sonographisch deutlich früher (ca. 4 h!) als röntgenologisch
- Dilatierte, stark flüssigkeitsgefüllte, kreisrunde Darmschlingen
- Dünndarm: „Klaviertastenphänomen" oder „Strickleiterphänomen" (Kerckring-Falten), Ileumschlingen bei fehlenden Kerckring-Falten glattwandig
- Kolon: Aufspreizen der Haustren (>3 cm), massive Überblähung des Kolons
- Peristaltik: Gesteigerte (Pendel-)Peristaltik bei mechanischem Ileus, aufgehobene Peristaltik bei Paralyse
- „Hungerdarm": Entleerter Darm distal der Stenose bei mechanischem Ileus
- Darmwand initial gespannt, im Verlauf Darmwandverdickung auf dem Boden ödematöser, entzündlicher, ischämischer oder tumuröser Genese
- Aszites: Flüssigkeitsexsudation in die freie Bauchhöhle als Begleitphänomen
- Differenzialdiagnosen mechanischer Ileus: Bridenileus, Invagination (v. a. bei Kleinkindern), inkarzerierte Hernie, entzündlich bedingte Stenose (z. B. bei M. Crohn oder Divertikulitis), Tumor
- Differenzialdiagnosen paralytischer Ileus: Pankreatitis, Peritonitis, mesenteriale Gefäßverschlüsse, postoperative Darmatonie

- **Divertikulitis**
- Begleitkolitis: segmentale echoarme, akzentuierte Darmwandverdickung, Darmlumen eingeengt durch Schwellung
- Entzündetes Divertikel: echoarme „Ausbuchtungen" der Darmwand, evtl. zentral echoreiche Reflexe (Luft in den Divertikeln), echoarmer Randsaum („Halo"), eingebettet in eine echoreiche „Haube" (entzündlich bedingte Fettgewebsreaktion)
- Häufig nur ein Segment bzw. nur einzelne Divertikel befallen!
- Farbdopplersonographie: segmentale, inflammatorische Hypervaskularisation

- Komplikationen: Abszessbildung, Fistelbildung zu benachbarten Organen (echoarme, außerhalb des Darmes gelegene Strukturen, können z. T. mit Luft gefüllt sein), Perforation (periintestinal gefangene/freie peritoneale Gasansammlung)
- Differenzialdiagnosen: chronisch entzündliche Darmerkrankungen (Haustrierung in der Regel erhalten bei Divertikulitis), Malignome (Architektur der Darmwand bei Divertikulitis erhalten)

- **Akute Appendizitis**
- Typischer Druckschmerz (gezielter Schallkopfpalpation)
- Appendixdurchmesser: >6 mm, runder Querschnitt
- Fehlende Kompressibilität
- Begleitphänomene: freie Flüssigkeit, echoreiche mesenteriale Umgebungsreaktion mit vergrößerten ileozökalen Lymphknoten
- Perithyphlitischer Abszess: Destruktion der Wandschichten, echoinhomogene unscharf begrenzte Raumforderung, evtl. mit Lufteinschlüssen
- Perforation: lokaler Nachweis von freier Luft und/oder Flüssigkeit in der Bauchhöhle oder im kleinen Becken
- Beachte: variable Appendixlagen wie z. B. subhepatisch, linker Unterbauch, kleines Becken

- **Enterokolitis**
- Vermehrt Sekret im Dünndarm
- Hyperperistaltik (im Gegensatz zum Ileus!)
- Fehlende Dilatation des Darmlumens
- Wandverdickung mit betonter Schichtung meist nur bei schweren Fällen
- Häufig mesenteriale Lymphadenopathie

- **Antibiotikaassoziierte und andere Kolitiden**
- Antibiotikaassoziierte Diarrhö: ohne nennenswerte sonographische Darmwandveränderungen
- Antibiotikaassoziierte Kolitis: echoarme Wandverdickung des gesamten Kolons, v. a. rechtsseitiges Kolon betroffen und nach distal abnehmend

- Pseudomembranöse Kolitis (durch Clostridium difficile): Mukosal betonte Wandverdickung mit betonter Schichtung, häufig gesamtes Kolon befallen, teilweise pseudotumoröse Darmwandverdickung
- Ischämische Kolitis: Segmentale echoarme, homogene, deutliche Wandverdickung mit aufgehobener Schichtung, scharfe Begrenzung zum nicht befallenen Abschnitt, häufige Lokalisation distales Transversum und linke Flexur, im FKDS häufig fehlende Vaskularisation; intramurale oder portalvenöse Gasblasen zeigen schweren Verlauf an

Literatur

American College of Radiology (2006) ACR Appropriateness Criteria. http://www.acr.org

Arvanitakis M, Delhaye M, de Maertelaere V et al. (2004) Computed tomography and magnetic resonance imaging in the assessment of acute pancreatitis. Gastroenterology 126:715–723

Bakker OJ, van Brunschot S, van Santvoort et al. (2014) Early versus on-demand nasoenteric tube feeding in acute pancreatitis. N Engl J Med 371: 1983–1993

Balthazar EJ, Robinson DL, Megibow AJ et al. (1990) Acute pancreatitis: value of CT in establishing prognosis. Radiology 174:331–336

Barish MA, Yucel EK, Ferrucci JT (1999) Magnetic resonance cholangiopancreaticography. N Engl J Med 341: 258–264

Barletta JF, Bruno JJ, Buckley MS, Cook DJ (2016) Stress ulcer prophylaxis. Crit Care Med 44: 1395–1405

Benten D, Staufer K, Sterneck M (2009) Orthotopic liver transplantation and what to do during follow-up: recommendations for the practitioner. Na Clin Pract Gastroenterol Hepatol 6: 23–36

Bernal W, Jalan R, Quaglia A, Simpson K, Wendon J, Burroughs A (2015) Acute-on-chronic liver failure. Lancet 386: 1576–1587

Block B (2005) Der Sono-Trainer, 2. Aufl. Thieme, Stuttgart

Cornberg M, Protzer U, Dollinger MM et al. (2007) Prophylaxe, Diagnostik und Therapie der Hepatitis-B-Virus-(HBV-) Infektion. Z Gastroenterol 45:1–50

Debast SB, Bauer MP, Kuijper E et al. (2014) European society of clinical microbiology and infectious diseases: update of the treatment guidance document for clostridium difficile infection. CMI 20 (Suppl 2): 1–26

Demir M, Foerster U, Hoffmann V, Pelc A, Schreiter I, Chang D-H, Krug B, Christ H, Steffen HM (2016) Effects of early contrast-enhanced computed tomograühy on clinical course and complications in patients with acute pancreatitis. Z Gastroenterol 54: 642–646

Dignass A et al. (2011) Aktualisierte Leitlinie zur Diagnostik und Therapie der C. ulcerosa – Ergebnisse einer Evidenzbasierten Konsensuskonferenz. Z Gastroenterol 49: 1276–1341

European Association for the Study of the Liver (2010) EASL clinical practice guidelines on the management of ascites, spontaneous bacterial peritonitis, and hepatorenal syndrome in cirrhosis. J Hepatol 53:397–417

Feldman M, Friedman LS, Sleisenger MH (2002) Sleisenger & Fordtran's Gastrointestinal and Liver Disease. Pathophysiology, Diagnosis, Management, Volume I and II, 7th ed., Saunders, Philadelphia

Fröhlich E, Strunk H, Wild K (2003) Klinikleitfaden Sonographie. Urban & Fischer, München

Geissler EK, Schlitt HJ (2009) Immunosuppression for liver transplantation. Gut 58:452–463

Gralnek IM et al. (2015) nonvariceal upper gastrointestinal hemorrhage: European Society of gastrointestinal Endoscopy (ESGE) Guideline. Endoscopy 47: a1–a46

Gross M (2006) Sonographie für Einsteiger. Lehrbuch und Atlas. Urban & Fischer, München

Gschossmann JM, Schroeder R, Wyler F, Scheurer U, Schiemann U (2016) Wann sollte eine frühe endoskopische Inspektion bei Verletzungen des oberen Gastrointestinaltrakts nach Ingestion von potenziell ätzenden Substanzen und anderen Noxen erfolgen? Eine retrospektive 13-Jahres-Analyse in einem tertiären Haus der Maximalversorgung. Z Gastroenterol 54: 548–555

Hahn EG, Riemann JF (2000). Klinische Gastroenterologie in 2 Bänden. 3. Auflage, Thieme, Stuttgart

Hartmann D, Riemann JF (2006) Notfallendoskopie. Gastroenterologie up2date, S. 343–352

Johnston JH (1990) Endoscopic risk factors for bleeding peptic ulcer. Gastrointest Endosc 36(suppl 5):S16–S20

Kamar N, Selves J, Mansuy JM et al. (2008) Hepatitis E virus and chronic hepatitis in organ-transplant recipients. N Engl J Med 358:811–817

Karkhanis J, Verna EC, Chang MS, Stravitz RT, Schilsky M, Lee WM, Brown Jr, RS for the Acute Liver Failure Study Group (2014) Steroid use in acute liver failure. Hepatology 59: 612–621

Kondo S, Isayama H, Akahane M et al. (2005) Detection of common bile duct stones: comparison between endoscopic ultrasonography, magnetic resonance cholangiography, and helical-computed-tomography cholangiography. Eur J Radiol 54:271–275

Krag M, Perner A, Wetterslev J et al. (2015) Prevalence and outcome of gastrointestinal bleeding and use of acid suppressants in acutely ill adult intensive care patients. Intensive Care Med 41: 833–845

Kruis W et al. (2008) Differentialdiagnose und Therapie von Divertikulosen und Divertikulitis. Gastroenterologie up2date, S. 139

Laine L (2016) Upper gastrointestinal Bleeding due to a peptic ulcer N Engl J Med 377 (24): 2367–2376

Lammert F, Neubrand MW, Bittner R et al. (2007) S3-Leitlinie der Deutschen Gesellschaft für Verdauungs- und

Stoffwechselkrankheiten un der Deutschen Gesellschaft für Viszeralchirurgie zur Diagnostik und Behandlung von Gallensteinen. Z Gastroenterol 45:971–1001

Lee WM (2003) Drug-induced hepatotoxicity. N Engl J Med 349:474–485

Lee WM, Hynan LS, Rossaro I et al. (2009) Intravenous N-acetylcysteine improves transplant-free survival in early stage non-acetaminophen acute liver failure. Gastroenterology 137:856–864

Leifeld L et al. (2014) S2k-Leitlinie Divertikelkrankheit/Divertikulitis Z Gastroenterol 52: 663–710

Maheshwari A, Ray S, Thuluvath PJ (2008) Acute hepatitis C. Lancet 372:321–332

Maier KP (2000) Hepatitis – Hepatitisfolgen, Praxis der Diagnostik, Therapie und Prophylaxe akuter und chronischer Lebererkrankungen. 5. Auflage, Thieme, Stuttgart-New York

Moon JH, Cho YD, Cha SW et al. (2005) The detection of bile duct stones in suspected biliary pancreatitis: comparison of MRCP, ERCP, and intraductal US. Am J Gastroenterol 100:1051–1057

Navarro VJ, Senior JR (2006) Drug-related hepatotoxicity. N Engl J Med 354: 731–739

Neubrand MW, Lammert F, Sauerbruch T (2006) Gallensteinerkrankungen. Gastroenterologie up2date 2:33–49

Preiss JC et al. (2014) Aktualisierte Leitlinie Diagnostik und Therapie des Morbus Crohn. Z Gastroenterol 52: 1431–1484 http://www.dgvs.de

Rexroth G (2005) Gastroenterologie. Hans Huber, Bern-Göttingen-Toronto-Seattle

Riddle MS, DuPont HL, Connor BA (2016) ACG Clinical Guideline: Diagnosis, Treatment and Prevention of acute diarrheal infections in Adults. Am J Gastroenterol 111 (5): 602–622

Romagnuolo J, Bardou M, Rahme E et al. (2003) Magnetic resonance cholangiopancreaticography: a meta-analysis of test performance in suspected biliary disease. Ann Intern Med 139: 547–557

Rösch T, Schusdziarra V, Born P et al. (2000) Modern imaging versus clinical assessment in the evaluation of in-hospital patients with suspected pancreatic disease. Am J Gastroenterol 95:2261–2270

Sarin SK, Choudhury A (2016) Acute-on-chronic liver failure: terminology, mechanisms and management. Nat Rev Gastroenterol Hepatol 13: 131–149

Schmidt G (2004) Kursbuch Ultraschall. 4., vollständig überarbeitete und erweiterte Auflage. Thieme, Stuttgart-New York

Senoo K et al. (2016) Evaluation of the HAS-BLED, ATRIA and ORBIT Bleeding risk scores in Patients with atrial fibrillation taking warfarin. Am J Med 129 (6): 600–607

Singh V, Sharma AK, Narasimhan L, Bhalla A, Sharma N, Sharma R. (2014) Granulocyte colony-stimulating factor in severe alcoholic hepatitis: a randomized pilot study. Am J Gastroenterol 109: 1417–1423

Stanley AJ, Ashley D, Dalton HR, Mowat C (2009) Outpatient management of patients with low-risk upper-gastrointestinal haemorrhage: multicentre validation and prospective evaluation. Lancet 373(9657):42–47

Steffen HM, Griebenow R, Meuthen I et al. (2008) Internistische Differenzialdiagnostik. Ausgewählte evidenzbasierte Entscheidungsprozesse und diagnostische Pfade. Schattauer, Stuttgart-New York

Stickel F, Seitz HK, Hahn EG et al. (2001) Hepatotoxizität von Arzneimitteln pflanzlichen Ursprungs. Z Gastroenterol 39:225–237

Straite LL, Gralnek IM (2016) ACG Clinical Guideline: Management of Patients with acute lower gastrointestinal Bleeding. Am J Gastroenterol 111 (4): 459–474 und 111 (5): 755

Surawicz CM et al. (2013) Guidelines for Diagnosis, Treatment and Prevention of Clostridium difficile Infections. Am J Gastroenterol 108: 478–498

Tenner S, Baillie J, DeWitt J, Vege SS (2013) American College of Gastroenterology Guideline: management of acute pancreatitis. Am J Gastroenterol 108: 1400–1415

Trauner M, Fickert P, Pertl B (2004) Schwangerschaftsspezifische Lebererkrankungen. Dtsch Artzebl 101:A3416–A3425

Trivedi CD, Pitchumoni CS (2005) Drug-induced pancreatitis. An update. J Clin Gastroenterol 39:709–716

Tuennemann J, Mössner J, Beer S (2014) Akute Pankreatitis. Leitlinienbasierte Diagnostik und Therapie. Internist 55: 1045–1056

Vergara M, Calvet X, Gisbert JP (2007) Epinephrine injection versus epinephrine injection and a second endoscopic method in high risk bleeding ulcers. Cochrane Datbase Syst Rev CD005584

Whitcomb DC (2006) Acute pancreatitis. N Engl J Med 354:2142–2150

Wittau M, Mayer B, Scheele J, Henne-Bruns D, Dellinger EP, Isenmann R (2011) Systematic review and meta-analysis of antibiotic prophylaxis in severe Pancreatitis. Scand J Gastroenterol 46: 261–270

Wong LM et al. (2008) Endoscopic Management of acute lower gastrointestinal bleeding. Am J Gastroenterol 103:1881–1887

Nephrologie

V. Burst

© Springer-Verlag GmbH Deutschland 2017
G. Michels, M. Kochanek (Hrsg.), *Repetitorium Internistische Intensivmedizin*,
DOI 10.1007/978-3-662-53182-2_13

13.1 Grundlagen bzw. Handwerkszeug der Nephrologie

13.1.1 Nierenfunktion

- **Glomeruläre Filtrationsrate (GFR):**
  - Normwert 90–145 ml/min
  - Berechnung: Kreatinin-Clearance = $\dfrac{Krea_{Urin} \times Urinsammelvolumen \times 1,73\ m^2}{Krea_{Serum} \times Sammelzeit\ [min] \times KOF}$
- **Schätzung:**
  - Diverse Schätzformeln sind in Gebrauch:
  - **MDRD-Formel:**
    - Mann: GFR = $186 \times Krea_{Serum}^{-1,154} \times Alter^{-2,03}$
    - Frau: GFR = $186 \times Krea_{Serum}^{-1,154} \times Alter^{-2,03} \times 0,724$
  - **CKD-EPI 2009:** genauer als MDRD, v. a. im höheren GFR-Bereich, komplexe Gleichung
- **Serumkreatinin:** eingeschränkte Aussagekraft: Anstieg erst ab einem GFR-Verlust >50 %
- **Biomarker für akute Nierenschädigung**
  - Urin-NGAL, KIM-1, IL18 mit beschränkter Aussagekraft
  - Aktuell am besten validiert: TIMP2*IGFBP7 (Nephrocheck) im Urin, aber teuer

13.1.2 Urindiagnostik

- **Urinteststreifen**
- **Urinsediment:**
  - 10 ml Urin bei 1500 g für 5 min zentrifugieren
  - Überstand verwerfen
  - Rest auf Objektträger → Phasenkontrastmikroskop (400-fache Vergrößerung)
  - Auswertung pro Gesichtsfeld
    - **Normalbefund:** Erythrozyten 0–5, Leukozyten 0–5
    - **Pathologisch:** Erythrozyten >5, dysmorphe Erys, Akanthozyten, Eryzylinder, Leukos >5, Leukozytenzylinder
- **Proteindiagnostik:**
  - Mikroalbuminurie: 30–300 mg/Tag (Sammelurin) *oder* 30–300 mg/g Krea (Spoturin: einfacher, genauer)
  - Albuminurie: >300 mg/g Kreatinin

- Markerproteine:
  - Glomeruläre Schädigung: Albumin, IgG
  - Tubuläre Schädigung: α_1-Mikroglobulin, alternativ SDS-Elektrophorese
- **Nephritisches Syndrom:** Mikrohämaturie, dysmorphe Erys, Akanthozyten + Proteinurie
- **Nephrotisches Syndrom:** führend ist die Proteinurie >3,5 g/Tag/1,73 m^2 KOF, zusätzlich: Ödeme, Hypalbuminämie, Hypercholesterinämie

13.2 Akutes Nierenversagen

13.2.1 Definition und Klassifikation

Die heute gebräuchlichste Definition stammt von der **KDIGO** (Kidney disease: improving global outcome) und stellt gleichzeitig den ersten Schweregrad (Stadium 1; ◘ Tab. 13.1) der Nierenschädigung dar (s. unten). Wichtig ist dabei, dass ein komplettes Versagen der Niere lediglich die schwerste Ausprägung dieses Krankheitsbildes darstellt, sodass man heute von akuter Nierenschädigung (= „acute kidney injury", **AKI**) spricht und nicht mehr vom ANV.
- Weitere Klassifikationen stellen das RIFLE- und das AKIN-Kriteriensystem dar. Die älteren **RIFLE-Kriterien** sind in den Stadien R (isk), I (njury) und F (ailure) grob vergleichbar mit KDIGO 1–3 (◘ Tab. 13.1). Darüber hinaus werden die Stadien L (oss) als Nierenversagen für >4 Wochen und E (nd-Stage) als Nierenversagen für >3 Monate (also dauerhafte Dialysepflichtigkeit) definiert.
- Im Gegensatz zum AKI ist bei der **chronischen Niereninsuffizienz** („chronic kidney disease", CKD) eine Nierenstrukturanomalie über einen Zeitraum von wenigstens 3 Monaten zu fordern. Die Einteilung in Schweregrade orientiert sich an der GFR (◘ Tab. 13.2).

> ❯ Bereits ein Anstieg des Kreatinins um 0,3 mg/dl ist mit einer deutlich erhöhten Mortalitiät assoziiert. Das frühe Erkennen eines AKI ist daher wichtig, da nur in einem frühen Stadium durch Optimierung des Volumenstatus und Perfusionsdrucks die renale Prognose verbessert werden kann.

◻ Tab. 13.1 Einteilung des akuten Nierenversagens

Stadium	S-Kreatininanstieg	Diurese
1	≥0,3 mg/dl innerhalb von 48 h oder ≥1,5- bis 1,9-facher Anstieg (bekannter/angenommener Ausgangswert innerhalb der letzten 7 Tage)	<0,5 ml/kg KG/h über 6–12 h
2	≥2,0- bis 2,9-facher Anstieg	<0,5 ml/kg KG/h über ≥12 h
3	≥3,0-facher Anstieg oder Anstieg auf ≥4,0 mg/dl oder Beginn einer Dialyse	<0,3 ml/kg KG/h über ≥24 h oder Anurie über ≥12 h

◻ Tab. 13.2 Einteilung der chronischen Niereninsuffizienz

CKD („chronic kidney disease")	Kennzeichen
CKD 1	GFR ≥90 ml/min, aber andere Zeichen der Nierenschädigung (Proteinurie etc.)
CKD 2	GFR zwischen 89 und 60 ml/min
CKD 3	GFR zwischen 59 und 30 ml/min
CKD 4	GFR zwischen 15 und 29 ml/min
CKD 5	GFR <15 ml/min (Dialyse)

13.2.2 Epidemiologie

- In Abhängigkeit der Population werden Inzidenzen von bis zu 30 % auf ITS angegeben.
- Die Mortalität liegt bei >50 %, in manchen Arbeiten sogar bei 90 %.
- Klar ist, dass ein AKI als unabhängiger Risikofaktor gelten muss, die Letalität ist um den Faktor 10 gesteigert, d. h. Patienten sterben nicht im, sondern wegen des Nierenversagens.
- Die Mortalität nimmt bereits bei leichteren Nierenschädigungen mit geringem Kreatininanstieg zu.
- 30 % der Patienten auf ITS haben bereits eine vorbestehende chronische Niereninsuffizienz (sog. „acute on chronic"), was die diagnostische Abklärung erschwert.

- Seit kurzem ist klar, dass nach überstandenem AKI häufig keine vollständige Restitution sattfindet, sondern sich eine chronisch fortschreitende Niereninsuffizienz („chronic kidney disease", CKD) entwickelt.

13.2.3 Ätiologie und Pathogenese

Einteilung des akuten Nierenversagens
- Prärenales (ca. 50 %)
- Intrarenales (ca. 40 %)
- Postrenales AKI (ca. 10 %)

Prärenales Nierenversagen

- Prinzipiell liegt eine Reduktion des effektiven arteriellen Blutflusses zugrunde.
  - **Hypovolämie** (Blutung, Erbrechen, Diarrhö, Diuretikatherapie, Verbrennungen etc.)
  - **Reduziertes zirkulierendes Volumen** (Herzinsuffizienz, Aortenklappenstenose, Perikarderguss, Leberzirrhose (hepatorenales Syndrom), nephrotisches Syndrom etc.)
  - **Reduzierter renaler Fluss** (Nierenarterienstenose, NSAID, ACEI)
  - **Vasodilatation** (Sepsis, medikamentös, Anaphylaxie etc.)

Kardiorenales bzw. renokardiales Syndrom
- Herz und Niere sind funktionell miteinander verbunden (Crosstalk), sodass im Falle einer Dysfunktion das jeweilige Partnerorgan in Mitleidenschaft gezogen wird.
- Einteilung in 5 Typen, die eher akademischen Wert besitzen:
  - Typ 1: Akutes kardiorenales Syndrom, z. B. im Rahmen einer akuten Herzinsuffizienz
  - Typ 2: Chronisches kardiorenales Syndrom, z. B. im Rahmen einer chronischen Herzinsuffizienz
  - Typ 3: Akutes renokardiales Syndrom, z. B. im Rahmen eines akuten Nierenversagens
  - Typ 4: Chronisches renokardiales Syndrom, z. B. im Rahmen eines chronischen Nierenversagens
  - Typ 5: Gemischtes kardiorenales Syndrom, z. B. im Rahmen einer Systemerkrankung
- Management
  - Interdisziplinäre Behandlung (Nephrologe und Kardiologe), abhängig von der jeweiligen Grund- und Folgeerkrankung
  - Eine spezifische Therapie existiert nicht.

Intrarenales Nierenversagen

❯ **Beim intrarenalen Nierenversagen können „alle" anatomischen Strukturen der Niere betroffen sein.**

- Tubulusapparat („klassisches Nierenversagen"):
  - *Akute Tubulusnekrose* [ATN]:
    - Perfusionsstörung/Ischämie
    - Nephrotoxische Medikamente (Aminoglykoside, Cisplatin, Ciclosporin A, Kontrastmittel etc.)
    - Myoglobin (Rhabdomyolyse, Crush-Niere)
    - Hämoglobin (Hämolyse)
    - Tumorlysesyndrom

- *Tubulointerstitielle Nephritis* [TIN] (Medikamente, bakterielle Pyelonephritis, virale Infekte, Sarkoidose)
- Glomerulum:
  - Rapid-progressive GN [RPGN]
  - Vaskulitis (Wegener-Granulomatose, mikroskopische Polyangiitis)
  - Akute parainfektiöse Glomerulonephritis [GN] (Endokarditis etc.)
  - Lupusnephritis
  - Anti-GBM-Nephritis, Goodpasture-Syndrom
- Gefäße:
  - Thrombotische Mikroangiopathien (TTP, HUS, HELLP, maligne Hypertonie, Sklerodermie)
  - Cholesterinembolien
  - Nierenarterienstenose, -Infarkt, Nierenvenenthrombose

Postrenales Nierenversagen

- Jede Form der Obstruktion: benigne Prostatahyperplasie, Prostata-/Blasenkarzinom, M. Ormond, Nephrolithiasis etc.
- Ein AKI ensteht nur, wenn der Aufstau beidseits oder eine anatomische oder funktionelle Einnierigkeit besteht.

❯ **Am weitaus häufigsten findet sich ein prärenales und ein tubulär verursachtes intrarenales AKI.**

- Bei Letzterem liegt meist (neben einer toxischen Genese) eine Perfusionsstörung, und damit das gleiche Spektrum an Differenzialdiagnosen wie für das prärenale AKI, vor.

❯ **Alle oben aufgeführten Ursachen eines prärenalen AKI können, wenn sie ausgeprägt sind und ausreichend lange bestehen, zu einem intrarenalen AKI führen. Daher sollte man besser von einem funktionellen und einem strukturellen AKI sprechen.**

- Eine Minderperfusion der Niere führt zunächst zu einer ausgeprägten intrarenalen

Gegenregulation zur Aufrechterhaltung von renalem Blutfluss (RBF) und glomerulärer Filtrationsrate (GFR).

- Sympathikus und das RAAS führen zu einer maximalen Volumenrückresorption und damit zu einer Abnahme der Urinausscheidung.
- Unterhalb eines MAP von 80 mm Hg kommt es dann trotz Ausschöpfung aller autoregulatorischen Mechanismen zu einem linearen Abfall von RBF, GFR und Urinmenge.
- Da die medullanahen Anteile des proximalen Tubulus (S3-Segment) sowie der dicke Anteil der aufsteigenden Henle-Schleife auf der einen Seite einen hohen Energieverbrauch haben (Resorption!), auf der anderen Seite die O_2-Versorgung hier aus anatomischen Gründen bereits unter physiologischen Umständen grenzwertig ist, führt eine weitere Minderperfusion zur Ischämie dieser Tubulusabschnitte im Sinne einer akuten Tubulusschädigung (die früher beschriebene akute Tubulusnekrose ist histologisch indes meist nicht vorliegend).
- Obstruktion des Lumens durch Zelldebris und der tubulo-glomeruläre Feedbackmechanismus führen zur weiteren Abnahme der GFR und damit zu Oligurie oder Anurie.
- Bei der Regeneration des tubulären Epithels ist aufgrund der Beteiligung der Henle-Schleife die Konzentrationsfähigkeit anfangs noch nicht wieder hergestellt, sodass es zur Polyurie kommt.

13.2.4 Klinik und Diagnose

Klinik

- **Oligurie** (<400 ml/d) oder **Anurie** (<100 ml/d), aber selten auch normo- oder polyurisches AKI → bessere Prognose (s. auch Definition und Klassifikation oben)
- **Zeichen der Hypervolämie** (Ödeme, Dyspnoe, elevierter Jugularvenenpuls)
- **Urämiezeichen**: Übelkeit/Erbrechen, Vigilanzminderung bis zum Koma, Perikarderguss
- Gelegentlich Dunkelfärbung des Urins (z. B. bei Rhabdomyolyse)
- Fieber und Exanthem (und Eosinophilie) finden sich bei ca. 25 % der Patienten mit TIN

> ❯ Frühe Symptome fehlen häufig, meist weisen erst ein Anstieg der Retentionswerte (Kreatinin, Harnstoff) und eine über längere Zeit bestehende Reduktion der Urinmenge auf ein (dann bereits schon voll ausgebildetes) AKI hin.

- Die oben genannte Biomarker (KIM-1, NGAL oder TIMP2*IGFBP7) werden bislang noch nicht in der Klinik eingesetzt, v. a. aufgrund der damit verbundenen Kosten.

Anamnese

- Hinweise auf Minderperfusion: Blutung, Hypotension, Herzinsuffizienz etc.
- Hinweise auf Vaskulitis, Tumorlysesyndrom, Rhabdomyolyse (Drogenabusus?), TIN (alle Medikamente als Auslöser möglich), multiples Myelom, Cholesterinembolien (Livedo reticularis)
- Kontrastmittelexposition
- Nephrotoxische Medikamente

Nephrotoxische Medikamente

- Aminoglykoside
- Vancomycin
- Aciclovir
- Foscarnet
- Cidofovir
- Amphotericin B
- Cisplatin
- Methotrexat
- NSAID
- COX-2-Hemmer
- Hydroxyethylstärke
- Calcineurininhibitoren

Laborchemie (Basisprogramm)

- **Kreatinin**
  - Vor allem der Verlauf des Kreatinins ist für die Einschätzung wichtig → soweit möglich eruieren.
  - Ein AKI bedeutet immer eine dynamische Veränderung des Kreatinins (kein steady state!).

◘ Tab. 13.3 Urinbefunde

Prärenal	Wenig auffälliges Sediment, vornehmlich α_1-Mikroglobulinurie
akute Tubulusschädigung	Erythrozytenzylinder, Tubuluszellen („muddy brown casts")
Glomerulonephritis (GN)/Vaskulitis	Nephritisches Sediment: Erythrozyten, Eryzylinder, Akanthozyten, Albuminurie, Immunglobulinurie
Tubulointerstitielle Nephritis (TIN)	Erythrozyten, Leukozyten, Eosinophile, α_1-Mikroglobulinurie
Myelom	Bence-Jones-Proteine

— Bei völligem Ausfall der Nierenfunktion (komplettes ANV) ist der Anstieg des Kreatinins über die Zeit allein von der *Syntheserate in den Muskelzellen* (20–25 mg/kg KG) abhängig: ca. 1–2 mg/dl/d (bei Rhabdomyolyse wegen des Muskelzellzerfalls höher).

— Der Kreatininverlauf gibt in gleicher Weise auch Hinweise auf die Dauer des AKI.

— Klassischerweise erreicht der Kreatininwert eine Plateauphase als Ausdruck der beginnenden Regeneration, um danach wieder abzufallen.

— Jeglicher Einsatz von Nierenersatzverfahren verstellt diesen diagnostischen Blick.

❶ Cave
Der Kreatininverlauf ist für die Einschätzung des AKI von großer Bedeutung, die Berechnung oder Schätzung (MDRD, CKD-EPI o. a. Formeln) der GFR ist dagegen ungenau bzw. falsch. Die Dosierung von nephrotoxischen Medikamenten im AKI anhand einer GFR-Schätzformel oder Berechnung wird zur Überdosierung führen.

— **Harnstoff:**
  — Ein Anstieg des Serumharnstoffs kann verursacht sein durch:
    – Nierenschädigung (akut oder chronisch) → Urämie-Surrogatparameter → ein überproportional hoher Harnstoffwert findet sich beim prärenalen AKI (s. unten)
    – Katabolie (häufig auf ITS), unzureichende Kalorienzufuhr
    – inadäquat hohe Aminosäurenzufuhr
    – Gastrointestinale Blutung

— **Elektrolyte:** Na^+, K^+, Ca^{2+}, Phosphat
— Harnsäure (Tumorlysesyndrom, Volumenmangel)
— Transaminasen, Cholestaseparameter
— CK (Rhabdomyolyse)
— LDH und Haptoglobin (thrombotische Mikroangiopathie)
— Immunfixation im Serum, quantitative Bestimmung der freien Leichtketten
— BGA, Differenzialblutbild
— Bei Verdacht auf Glomerulonephritis (Verdacht bei Erythrozyturie und Proteinurie ohne Harnwegsinfekt!): ANA, ds-DNA-AK, ANCA, C3, C4, Anti-GBM-AK
— **Urindiagnostik (immer):** Teststreifen, Sediment, Protein (Albumin, α_1-Mikroglobulin, IgG) im Spoturin, Na^+, Kreatinin, Harnstoff (◘ Tab. 13.3)

Sonographie

— Zum Ausschluss einer postrenalen Ursache
— Große Nieren bei AKI
— Kleine Nieren bei vorbestehender chronischer Niereninsuffizienz,
— FKDS zum Ausschluss einer Nierenvenenthrombose und eines Nierenarterieninfarkts

Röngtenthorax und Thoraxsono

— Sollte zur Beurteilung des Volumenstatus sowie Verdacht auf pulmorenales Syndrom (Vaskulitis) immer gemacht werden
— Zur raschen Beurteilung des pulmonalen Wassergehaltes ist zudem die Thoraxsonographie der Lunge geeignet (bilateraler Nachweis von ≥3 B-Linien pro Interkostalraum)

13

Nierenbiopsie

- Sollte bei Verdacht auf eine glomeruläre Ursache oder TIN erfolgen
- Bei unklaren Befunden oder ausbleibender Besserung des AKI trotz effektiver Behandlung der Ursache

Differenzierung: Prärenal vs. intrarenal (ATN)

- Im prärenalen AKI sind die tubuläre Na^+- und Harnstoffrückresorption (im Rahmen der Volumenretention) maximal gesteigert, bei strukturellem Tubulusschaden (renales AKI) ist dies nicht mehr möglich.
- Dies lässt sich differenzialdiagnosotisch nutzen (❏ Tab. 13.4).
- Volumengabe (oder Beendigung einer anderen prärenalen Ursache) führt bei einem prärenalen AKI zur umgehenden Besserung (Steigerung der Ausscheidung, Kreatininabfall) und hat damit diagnostische und therapeutische Bedeutung.
- Im Falle eines intrarenalen AKI kann dies jedoch zur Überwässerung führen und ein Nierenersatzverfahren notwendig machen.
- Eine Urinosmolalität >500 mosmol/kg KG schließt ein renales AKI weitestgehend aus.

❏ **Tab. 13.4** Differenzialdiagnose: prärenales vs. intrarenales Nierenversagen

	Prärenal	Intrarenal
Na^+ im Urin	<20 mmol/l	>30 mmol/l
Fraktionelle Na^+-Exkretion (FE_{Na})	<1 %	>2 %
Fraktionelle Harnstoffexkretion (FE_{Hst})	<35 %	>50 %
Harnstoff : Kreatinin im Serum	>40 : 1	<20–30 : 1

Anmerkung:

$FE_{Na} = [U_{Na} \times S_{Krea}/S_{Na} \times U_{Krea}] \times 100$ (nicht anwendbar bei Diuretikatherapie)

$FE_{Hst} = [U_{Hst} \times S_{Krea}/S_{Hst} \times U_{Krea}] \times 100$

- Furosemidstresstest: Eine Urinausscheidung von <200 ml in den ersten 2 h nach einem Furosemidbolus (1 mg/kg KG bzw. 1,5 mg/kg KG, wenn mit Furosemid vorbehandelt) bei euvolämen Patienten mit frühem AKI (Stadium 1–2) zeigt eine hohe Wahrscheinlichkeit für ein Fortschreiten des AKI an.

13.2.5 Prävention und Therapie des AKI

- Eine frühzeitige Identifizierung von AKI-Patienten und prompte diagnostische und supportiv-therapeutische Maßnahmen stellen die beste Therapie des AKI dar. Insofern ist die Prävention eigentlich die einzig denkbare Therapie. Eine bereits eingetretene zelluläre Tubulusschädigung mit Zelluntergang entzieht sich gänzlich einem therapeutischen Zugang.
- Optimierung des Volumenhaushalts, Vermeidung einer Hypovolämie
- Dosisanpassung bzw. Vermeidung nephrotoxischer Medikamente und Agenzien
- MAP >70 mm Hg
- Vermeiden einer Hypo- oder Hyperglykämie
- Therapie der Grunderkrankung
- Dopamin, Dopaminrezeptoragonisten, Theophyllin, Steroide, Statine und andere Substanzen machen in der Frühphase pathophysiologsich Sinn, in klinischen Studien konnte jedoch bislang kein Nutzen nachgewiesen werden. Sie haben daher keinen Stellenwert in der Therapie des AKI.
- Innovative Ansätze wie die „remote ischemic preconditioning" haben in großen Studien enttäuscht. In einer Metaanalyse konnte gezeigt werden, dass die „remote ischemic preconditioning"-Strategie zur Prävention des kontrastmittelinduzierten Nierenversagens sinnvoll erscheint, jedoch nicht für das klassische ischämische/reperfusionsinduzierte AKI (Hu et al. 2016).

❯ **AKI bei Sepsis:** Das sepsisinduzierte AKI stellt die häufigste Form des AKI in der Intensivmedizin dar und ist mit einer hohen Mortalität assoziiert. Die Therapie des AKI orientiert sich dabei an den Empfehlungen für die Sepsisbehandlung.

Volumen

- Von der „early goal directed therapy" nach Rivers et al. (2001) ist v. a. die Idee der frühzeitigen aggressiven Therapie beibehalten worden, während durch die Studien der letzten Jahre das Gesamtkonzept und v. a. die Höhe der Zielparameter in Frage gestellt wurde.
- Für die Niere (und wahrscheinlich auch für das Überleben) ist eine ausreichende, aber in jedem Fall adäquate Volumenadministration extrem wichtig. Volumenüberladung ist mit einem klar schlechteren Outcome verbunden.
- Eine frühzeitige aggressive Kreislaufstabilisierung mit Volumen und Vasopressoren und nachfolgend die ebenso rasche Wiederherstellung eines ausgeglichenen Volumenhaushalts (ggf. durch frühzeitigen Einsatz der Nierenersatzverfahren) stellt wahrscheinlich die beste Behandlungsoption dar.
- Der Ziel-MAP ist weiterhin unklar, möglicherweise profitiert die Niere aber von einem etwas höheren MAP (70 mm Hg).
- HAES sollte in jedem Fall vermieden werden (wegen Aggravierung des AKI).
- Die Wertigkeit des Albumins ist weiterhin umstritten, jedoch aktuell das Kolloid der Wahl.
- Prinzipielle Überlegungen legen nahe, dass balancierte Vollelektrolytlösungen der isotonen NaCl-Lösung überlegen sind, da die hohe Chloridkonzentration in NaCl 0,9 % zu einer Azidose, renalen Vasokonstriktion und Minderperfusion führen. Die Studien zeigen jedoch keinen klaren Unterschied zwischen diesen beiden Lösungen im Hinblick auf die Entwicklung eines AKI.

Vasopressoren

- Noradrenalin (NA) stellt hier das Medikament der Wahl dar, eine früher befürchtete Verschlechterung der Nierenfunktion durch renale Vasokosntriktion ist nicht zu erwarten bzw. wird durch die Vorteile der systemsichen Stabilisierung aufgewogen.
- Dopamin und Adrenalin sind mit deutlich höheren Arrhythmieraten vergesellschaftet und sind daher obsolet.

- Bei NA-refraktären Situationen kann zusätzlich Vasopressin eingesetzt werden.

Diuretikatherapie

- Kein Nutzen für das renale Outcome. Ausnahme: Frühphase einer Rhabdomyolyse, sofern gleichzeitig ausreichend Volumen gegeben wird. Diuretika erleichtern jedoch ggf. das Volumenmanagement (s. auch → Furosemidstresstest), der Einsatz eines Nierenersatzverfahren zur Volumenkontrolle kann so möglicherweise verhindert werden.
- Eine oft beobachtete Steigerung der Urinausscheidung beruht auf der Wirkung des Diuretikums auf noch intakte Nephrone, führt jedoch nicht zu einer Rekrutierung der geschädigten Nephrone.

> **Der Einsatz von Diuretika verbessert also nicht das AKI, erleichtert aber manchmal die Volumenkontrolle.**

- Eine effektive diuretische Therapie bei eingeschränkter Nierenfunktion erfordert häufig den Einsatz der sog. **sequenziellen Nephronblockade:**
    - Furosemid i.v. Bolus oder kontinuierlich (Maximaldosis i.v. 1 g/Tag, kontinuierlich = 40 mg/h)
    - zusätzlich HCT 2 × 25 mg/Tag (= sequenzielle Nephronblockade)
    - ggf. zusätzlich Azetazolamid (Glaupax) 2 × 250 mg (erweiterte sequenzielle Nephronblockade)
    - bei andauernder An- oder Oligurie >24 h Absetzen der Diuretika
    - Cave: Ototoxizität, v. a. bei Push-Applikation

Ernährung

- Frühzeitige enterale (oder parenterale) Ernährung bei gesteigertem Proteinkatabolismus.
- Proteinzufuhr: 0,8–1,0 g/kg KG/Tag (bei Nierenersatztherapie 1,0–1,2 g/kg KG/Tag). Kalorienzufuhr: 25 kcal/kg KG/Tag

Spezifische Krankheitsbilder

- Rhabdomyolyse: Frühzeitig großzügige Volumengabe (>5 l), ggf. Furosemid, Harnalkalisierung mit Natriumbikarbonat bis pH >7 (Cave: Hypernatriämie, Hypokalzämie), Ursachenbehandlung: Spaltung eines Kompartmentsyndroms, medikamentöser Auslöser (CSE-Hemmer)?
- Tumorlysesyndrom: Ausreichend Volumen, Harnalkalisierung, Rasburicase (Fasturtec): 0,2 mg/kg KG über 30 min infundieren, tägliche Wiederholung abhängig vom Harnsäurespiegel

Postrenales AKI

- Entlastung des Aufstaus: Blasenkatheter, Doppel-J-Katheter, perkutane Ableitung → urologisches Konsil

Nierenersatzverfahren

- Trotz einer Vielzahl an Studien bleibt es unklar, wann ein Nierenersatzverfahren (NEV) gestartet werden soll, daher ist diese Frage immer eine individuelle Entscheidung. Einigkeit besteht darüber, dass bei ITS-Patienten eine NEV früher begonnen werden sollte als bei Patienten mit CKD. Auch sollte weniger auf absolute Laborwerte, sondern eher auf die Dynamik von Kreatinin, Harnstoff und Urinoutput geachtet werden. Vor allem der Wunsch nach einer adäquaten Volumensteuerung spricht für einen eher frühzeitigeren Einsatz (Indikationen ◻ Tab. 13.5).

- Auf der anderen Seite stehen potenzielle Nebenwirkungen (sog. NEV-Trauma) wie Blutungsneigung, Zellaktivierung, Hypotonieepisoden und gesteigerte Entfernung anderer Medikamente wie z. B. Antiinfektiva etc.
- **Chronischer Dialysepatient:** Fortführung der NEV (meist intermittierende Hämodialyse, Hämodiafiltration oder Peritonealdialyse) entsprechend des bestehenden Regimes.
- **Intoxikationen/Überdosierung mit dialysierbaren Medikamenten:** Lithium, Aspirin, Barbiturate etc.
- **Spezielle Filter** zur Entfernung von Zytokinen (v. a. in der Sepsis) werden zurzeit getestet.

Praktische Aspekte zu unterschiedlichen Dialyseverfahren

- **Grundlagen** (◻ Tab. 13.6, ◻ Abb. 13.1)
- Bei der **Hämodialyse (HD)** werden Blut und Dialysat entlang einer semipermeablen Membran im Gegenstromprinzip aneinander vorbeigeleitet. Die Elimination der gelösten Stoffe (Elektrolyte, Urämietoxine etc.) erfolgt durch Diffusion anhand des Konzentrationsgradienten zwischen Blut- und Dialysatseite. Die Diffusion ist umso effektiver, je kleiner das Molekül ist. Das hydrostatische Druckgefälle über der Membran kann eingestellt werden und führt zum Volumenentzug (Ultrafiltration [UF]).
- Bei der **Hämofiltration (HF)** wird die Ultrafiltration auch zum Stofftransport (plasmaisoton) genutzt. Um eine ausreichende Effizienz zu

---

◻ **Tab. 13.5** Indikationen zum Einsatz von Nierenersatzverfahren auf der ITS bei akutem Nierenversagen

Absolute Indikationen	Weitere Indikationen
Therapierefraktäre Hyperkaliämie >6,5 mmol/l	Harnstoff >170 mg/dl (kein fester Grenzwert)
Konservativ nicht beherrschbare Volumenüberladung	Überwiegend wird heute ein frühzeitiger Einsatz der NEV, v. a. bei Sepsis oder Multiorganversagen, favorisiert
Urämiezeichen: hämorrhagische Gastritis, Enzephalopathie, Perikarditis (immer Herzauskultation)	Das Eintreten der links genannten absoluten Indikationen sollte nicht abgewartet werden
	Metabolische Azidose (pH <7,1), sofern hier eine Pufferung mit Natriumbicarbonat wegen bestehender oder drohender Hypernatriämie nicht möglich ist
	Hyperthermie/Hypothermie

◻ **Tab. 13.6** Gegenüberstellung der drei Dialyseverfahren

Technik	Eliminationsprinzip	Volumenentzug
Hämodialyse (HD)	Diffusion	Ultrafiltration (hydrostatisch)
Hämofiltration (HF)	Konvektion („solvent drag")	Ultrafiltration (hydrostatisch)
Peritonealdialyse (PD)	Diffusion	Osmose

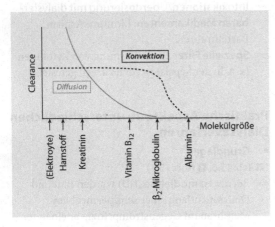

◻ **Abb. 13.1** Prinzipien der Dialyseverfahren, Entfernung (Clearance) in Abhängigkeit der Molekülgröße

gewährleisten muss die UF-Rate deutlich höher sein als für den Volumenentzug nötig wäre (physiologsiche „glomeruläre UF" = 180 l pro Tag). Eine Dialysatseite entfällt. Dafür muss in entsprechender Menge eine Substitutionslösung infundiert werden. ◻ Abb. 13.1 verdeutlicht, dass v. a. größere Moleküle besser durch Hämofiltration, kleinere besser durch HD entfernt werden. Das optimale NEV kombiniert beide Techniken (Hämodiafiltration [HDF]).

— Die **Peritonealdialyse (PD)** spielt auf der ITS (außer bei Kindern) lediglich eine untergeordnete Rolle und erfordert in der Regel die Einbindung eines Nephrologen. Prinzip: Über einen intraperitoneal liegenden Katheter (z. B. Tenckhoff-Katheter) wird die PD-Lösung appliziert. Der Stofftransport erfolgt über Diffusion mit dem Peritoneum als Membran. Der Zusatz von Glukose oder Icodextrin führt zur Hyperosmolarität der PD-Lösung und führt über Osmose zum Wassershift nach intraperitoneal (Volumenentzug).

▪ **Technische Umsetzung auf der ITS**

— Man unterscheidet zwischen **intermittierenden** und **kontinuierlichen** Nierenersatzverfahren (NEV) (◻ Tab. 13.7). In der Regel ist damit eine Hämodialyse (intermittierend) bzw. eine Hämofiltration (kontinuierlich) gemeint. Aufgrund der Bedienerfreundlichkeit und Unabhängigkeit von einer Wasserquelle (ultrarein) setzt sich die sog. **Batch- oder Tank-Dialyse (Genius-System)** in den letzten Jahren immer mehr durch. Hierbei handelt es sich in der Regel um eine verlängerte Dialyse mit reduzierter Effektivität. Täglich durchgeführt, ist diese Methode allerdings hocheffektiv; ggf. müssen sogar Supplemtierungen vorgenommen werden (Phosphat).

▪▪ **Durchführung**

— **Wahl des Nierenersatzverfahrens (NEV)**
  — Allgemein besteht kein Mortalitätsunterschied zwischen den einzelnen Verfahren.
  — Meist wird bei instabilen Kreislaufverhältnissen, gesteigertem Katecholaminbedarf etc. ein kontinuierliches Verfahren bevorzugt (◻ Tab. 13.8).

— **Gefäßzugang**
  — Zentralvenöser Zugang (Shaldon-Katheter): üblicher Zugang für die Akutbehandlung. In der Regel doppellumig, einlumige Katheter sind für kontinuierliche Verfahren und SLEDD nicht geeignet.
  — Möglich sind: V. jugularis interna, V. subclavia, V. femoralis (auf ausreichende Länge achten: 16 cm bei V. jugularis interna dextra, 17 cm bei V. jugularis interna sinistra, 20–25 cm bei V. subclavia und V. femoralis)

13

◼ **Tab. 13.7** Nierenersatzverfahren

Intermittierendes NEV	Dialysedauer/-häufigkeit: 3–5 h, 3 ×/Woche, ggf. täglich Formen: – Hämodialyse (HD) – Hämodiafiltration (HDF) Die Verfahren sind aufwendig, da sie große Mengen Dialysat benötigen (ca. 500 ml/min bei Blutfluss 200–300 ml/min). Die Verfahren sind hocheffektiv und durch volumetrische UF-Steuerung sicher. Die Verfahren sind das NEV der Wahl bei einer akuten Elektrolytentgleisung
Kontinuierliches NEV	Dialysedauer: >20 h/Tag Formen: – CVVH (kontinuierliche venovenöse Hämofiltratation) – CAVH (kontinuierliche arteriovenöse Hämofiltratation) → selten angewandt – CVVHDF (kontinuierliche venovenöse Hämodiafiltratation) → technisch aufwendig Um eine ausreichende Entgiftungsfunktion zu erreichen, sollten diese NEV nur kurzfristig unterbrochen werden. Bei hämodynamisch instabilen Patienten kann durch ein kontinuierliches Verfahren der Volumenentzug schonender gestaltet werden. Dennoch besteht zwischen den intermittierenden und den kontinuierlichen NEV im Hinblick auf Mortalität kein Unterschied! Retrospektive Arbeiten legen nah, dass kontinuierliche Therapieformen im Hinblick auf das renale Überleben vorteilhaft sind. Die Hoffnung, dass durch die CVVH eine Zytokinelimination und damit eine Verbesserung septischer Krankheitsbilder erreicht werden kann, hat sich nicht erfüllt. Die Substitutionslösung kann vor (Prädilution) oder hinter (Postdilution) der Membran in den extrakorporalen Kreislauf eingeleitet werden. Die Postdilution ist im Hinblick auf die Effektivität klar zu bevorzugen, die Prädilution ermöglicht dagegen eine geringere Antikoagulation bzw. eine längere komplikationslose Laufzeit.
Verlängerte tägliche Dialysebehandlung	SLEDD („sustained [oder „slow"] low-efficiency daily dialysis"): intermittierend bis kontinuierlich einsetzbar. Einsatz des Genius-Systems (geschlossenes System). In einem Tank (90 l) wird das gewünschte Dialysat vorbereitet, das „verbrauchte" Dialysat wird im Tank untergeschichtet. Eine Vermischung mit dem „sauberen" Dialysat wird duch eine Trennschicht verhindert. Eine permanente Dialysatzufuhr von außen entfällt damit. Bei geringer Blut- und Dialysatflussgeschwindigkeit kann die Behandlung über üblicherweise 8–24 h durchgeführt werden. Ist das gesamte Dialysat verbraucht, die Behandlung jedoch nicht beendet, kommt es zu Rückdiffusion von Urämietoxinen.

◼ **Tab. 13.8** Pro und Contra verschiedener Nierenersatzverfahren (NEV)

Intermittierende NEV	Kontinuierliche NEV	SLEDD
Pro: – Höhere Harnstoffclearance – Weniger Antikoagulation – Patient weniger gebunden – Dialysat variabel (während HD)	**Pro:** – Kontinuierliche Entgiftung – Bessere Kreislaufstabilität – Bessere Volumenkontrolle	**Pro:** – Höhere Harnstoffclearance – Besssere Kreislaufstabilität – Patient weniger (+/-) gebunden – Niedrigere Kosten
Contra: – Schlechtere Kreislaufstabilität – Dialysepersonal nötig – Gefahr des Dysequilibriums	**Contra:** – Niedrigere Harnstoffclearance – Stärkere Antikoagulation – Höhere Kosten	**Contra:** – Dialysat nicht variabel – Stärkere Antikoagulation – Hypophosphatämie

- Arteriovenöse Fistel (Shunt): bei bereits dialysepflichtigen Patienten. Kontinuierliche Verfahren sind zwar möglich, jedoch wegen der Komplikationsgefahr bei liegenden Nadeln nicht zu empfehlen
- Vorhofkatheter: subkutan getunnelte Katheter (z. B. Demers). Für die Verwendung auf ITS sind nur dopplellumige Demers-Katheter zu verwenden.

■■ **Antikoagulation**
- Unfraktioniertes Heparin:
  - Initial: 1000–5000 I.E.
  - Kontinuierlich: 500–2500 I.E./h → Ziel-ACT >150 s und/oder Ziel-PTT 50–60 s
  - Bei hoher Blutungsgefahr auch deutlich niedriger mit erhöhtem Clotting-Risiko des extrakorporalen Systems → niedrige Behandlungseffizienz, Notwendigkeit zum Ersatz des Systems
- Niedermolekulare Heparine spielen in der ITS keine Rolle!
- Danaparoid oder Argatroban bei HIT II (► Kap. 15)
- Regionale Zitratantikoagulation (RCA):
  - Die RCA bietet Vorteile hinsichtlich der Blutungsgefahr sowie der Laufdauer der Therapie, nicht jedoch im Hinblick auf das Überleben. Durch Zugabe von Zitrat in das proximale Schlauchsystem kann eine nur extrakorporale Antikoagulation erreicht werden. Diese wird durch Kalziuminfusion kurz vor Rückgabe des Blutes wieder aufgehoben, sodass die Gerinnungshemmung nur außerhalb des Körpers vorliegt. Da Zitrat zu HCO_3^- metabolisiert wird, kann eine metabolische Alkalose entstehen.
  - Die Zitratbelastung kann v. a. bei Leberversagen und Laktatazidose zum Problem werden. Zusätzlich besteht die Gefahr der Hypokalzämie, sodass ein aufwendigeres Monitoring notwendig ist.

■■ **Verschreibung**
Ziele bei der Anwendung eines NEV:
- Ausgeglichener Elektrolyt- und Säure-Basen-Haushalt
- Optimale Volumen- und Blutdruckkontrolle
- Harnstoff <150 mg/dl

In der größten bislang durchgeführten Studie (Palevsky et al. 2008) wurden sowohl intermittierende (HD, SLEDD) als auch kontinuierliche (CVVHDF) Methoden in unterschiedlicher Intensität untersucht.

❯ **Es besteht kein Mortalitätsvorteil bei:**
- **HD, SLEDD:** 6 ×/Woche vs. 3 ×/Woche
- **CVVHDF:** 20 ml/kg/h vs. 35 ml/kg KG/h

- Jüngste Untersuchungen zeigen, dass mehr NEV nicht besser, sondern schlechter ist (höhere Mortalität) → wahrscheinlich aufgrund des größeren NEV-Traumas.

■■ **Komplikationen**
- **Gefäßzugang:** Blutung, Infektion, Pneumothorax, Rezirkulation (die Rezirkulation von bereits „gereinigtem" Blut direkt wieder in den arteriellen Schenkel des Gefäßzugangs führt zu einer ineffizienten Behandlung)
- **Dysequilibriumsyndrom:**
  - Bei hohen initialen Harnstoffwerten führt die zu rasche Elimination zu einem osmotisch bedingten Hirnödem. Die Entfernung des Harnstoffs durch die Dialyse ist hoch effektiv, die Diffusion durch die Zellmembran kann hiermit nicht Schritt halten – daher eintwickelt sich zeitweilig ein osmotischer Gradient.
  - HD-Behandlungen sollten daher zunächst auf 3 h begrenzt werden und mit niedrigen Blut- und Dialysatflüssen betrieben werden.
  - Hilfreich ist in dieser Situation ein Anheben der extrazellulären Osmolalität duch entsprechend hohe Natriumkonzentration im Dialysat oder Glukoseinfusion.
- **Kreislaufinstabilität:** Durch Volumenentzug und Konzentrationsänderungen kann es zu intravasaler Hypovolämie kommen. Neben der akuten, ggf. vital bedrohlichen Problematik ist eine weitere Konsequenz die Unterhaltung oder Aggravierung des AKI.
- **Perikardtamponade:** Bei bestehender urämischer Perikarditis kann es v. a. durch den Einsatz der Antikoagulanzien zur Tamponade mit hoher Mortalität kommen.

- **Anaphylaktoide Reaktion:** Der Blutkontakt mit dem extrakorporalen Kreislauf führt zu einer Zellaktivierung, was wiederum eine Inflammation aufrecht erhält.

13.3 Störungen des Elektrolythaushalts

> Elektrolytstörungen sind auf der ITS häufig. Ein genaues Verständnis der Mechanismen ist für eine rasche und sichere Therapie essentiell. Es sollten keine voreiligen Maßnahmen ergriffen werden. Häufig ist „Nichts tun" (und Konsultation eines Nephrologen) sicherer.

13.3.1 Natrium

- Natrium ist das wichtigste osmolalitätsbestimmende Elektrolyt.
- Veränderungen der Natriumkonzentration führen zu Wassershift über Zellmembranen.
- Haupterfolgsorgan der Osmoregulation ist die Niere.
- Antidiuretisches Hormon (ADH, Vasopressin) ist das beteiligte Hormon.

> Veränderungen der Natriumkonzentration sind Ausdruck einer **Störung der Osmoregulation**, *nicht* der Volumenregulation.

Serumosmolalität
- Berechnung der Serumosmolalität: $(Na^+ \times 2) + (Harnstoff\ [mg/dl]/6) + (Glukose\ [mg/dl]/18)$
- Vereinfacht bei normalem Blutzucker und Harnstoff: $(Na^+ \times 2) + 20$
- Normbereich: 280–300 mosmol/kg

Für die Konzentration des Urins bedeutend

- Aufbau eines **Konzentrationsgradienten** durch die **Henle-Schleife**; physiologisch:

- Kortikomedulläre Grenze: 50 mosmol/kg KG
  - Papille: 1000–1200 mosmol/kg
- Rückresorption von H_2O entlang dieses Gradienten am Sammelrohr über **Aquaporine** unter Kontrolle von ADH (antidiuretisches Hormon oder Vasopressin)
- Die Urinosmolalität kann physiologischerweise zwischen 50 und 1200 mosmol/kg KG liegen.

Für die Verdünnung des Urins bedeutend

- Reine Natriumrückresorption in der **Henle-Schleife** (sofern ADH nicht anwesend ist, kann die Henle-Schleife als reines Verdünnungssegment gewertet werden)
- Reine Natriumrückresorption im **distalen Tubulus** (reines Verdünnungssegment)

13.3.2 Hyponatriämie (HN, Na⁺ <135 mmol/l)

> Die Hyponatriämie stellt die häufigste Elektrolytstörung dar!

- Es handelt sich nicht um einen Salzverlust, sondern um einen Wasserexzess.
- In der Regel ist eine *Hyponatriämie* gleichbedeutend mit einer *Hypoosmolalität* (= hypotone Hyponatriämie)
- Ausnahmen (Pseudohyponatriämien): Hyperglykämie, Hypertriglyzidämie, Paraproteinämie
- Wichtig: Je schneller sich die Hyponatriämie entwickelt, desto gefährlicher (Grenze <48 h) → Gefahr des Hirnödems → Einklemmung → Tod!
- In den letzten Jahren kamen die ersten 2 Leitlinien zur HN heraus, die als Lektüre empfohlen werden können (Verbalis et al. 2013; Spasovski et al. 2014). Die darin gegebenen Empfehlungen widersprechen sich allerdings zum Teil und sind sehr komplex, sodass hier einer pragmatischeren Sicht der Vorzug gegeben werden soll.

Pathogenese

Nicht-ADH-vermittelt (selten):
- Nierenversagen → Isosthenurie (Unfähigkeit zur Konzentration/Verdünnung des Urins), in Abhängigkeit der zugeführten Osmolyte und Wassermenge kommt es häufig zu einer milden/moderaten Hyponatriämie (*zu erkennen an GFR <15 ml/min*)
- Überforderung des Urinverdünnungsapparats = Wasserintoxikation: maximal verdünnter Urin hat eine Osmolalität von 50–100 mOsm/kg KG; wenn die zugeführte Osmolalität niedriger ist, entsteht zwangsläufig eine Hyponatriämie → bei psychogener Polydipsie, Tee- und Zwiebackdiät (*zu erkennen an Urinosmolalität <100 mOsm/kg KG*)
- Thiazidinduziert (v. a. ältere schlanke Frauen) (*meist euvoläm, laborchemisch wie SIADH*)

ADH-vermittelt (*zu erkennen an der Urinosmolalität >100 mOsm/kg KG, meist >Serumosmolalität*):
- Reduktion des effektiven arteriellen Blutvolumens führt zur ADH-Freisetzung (*zu erkennen an Kreatinin eher hoch, Harnstoff und Harnsäure hoch, Na⁺ im Urin niedrig*)
  - Echte Volumendepletion (zu erkennen an Zeichen der Hypovolämie)
  - Herzinsuffizienz, Leberzirrhose (zu erkennen an Ödemen, Aszites)
- Syndrom der inappropriaten ADH-Exkretion (SIADH) (*zu erkennen an Euvolämie, Kreatinin niedrig, Harnstoff und Harnsäure niedrig, Na⁺ im Urin >30 mmol/l*)
  - Tumor (klassisch: SCLC)
  - Prinzipiell alle zerebralen Pathologien
  - ZNS-wirksame Medikamente (Neuroleptika, Antikonvulsiva, Antidepressiva etc.)
  - Ecstasy (MDMA)
  - Stress, Schmerz, Erbrechen (postoperativ, Marathonlauf etc.)
  - Pulmonale Pathologien (COPD, Pneumonie etc.)
- Ausgeprägte Hypothyreose (Myxödem)
- Addison-Krise (Häufig auch Hyperkaliämie, RR niedrig)

> ❯ Entsprechend wird unterschieden: hypo-, eu- und hypervoläme Hyponatriämie, v. a. die Unterscheidung hypo- vs. euvoläme Hyponatriämie ist schwierig.

Klinik
- Schwerwiegende Symptome (= Gefahr der Einklemmung)
  - Vigilanzminderung bis Koma
  - Krampfanfälle
  - Lungenödem
  - Erbrechen
- Weniger schwerwiegende Symptome
  - Agitiertheit, Apathie, Desorientiertheit, Übelkeit, Gangstörungen, Fallneigung, kognitive Einschränkung, Depression etc.

Diagnostisches Vorgehen
(◘ Abb. 13.2)

> ❯ Eine Urinprobe (Spoturin) muss immer vor Therapie (auch wenn nur NaCl 0,9 %) abgenommen werden. Tipp: Urinelektrolyte lassen sich in den meisten Fällen auch mit dem Blutgasanalysator bestimmen, Urinosmolalität lässt sich grob über das spezifische Gewicht (Teststreifen) abschätzen!

Therapie
> ❯ Generell gilt: Akute (<48 h) und schwer symptomatische Hyponatriämien müssen rasch korrigiert werden. Ein Anheben der Natriumkonzentration um 5–6 mmol/l ist ausreichend („6 mmol/l in 6 h, dann Stopp").

- Chronische und mild/moderat symptomatische Hyponatriämien müssen nicht aggressiv therapiert werden.
- Das Na⁺ sollte nie um mehr als 8–10 mmol/l/24 h angehoben werden (v. a.

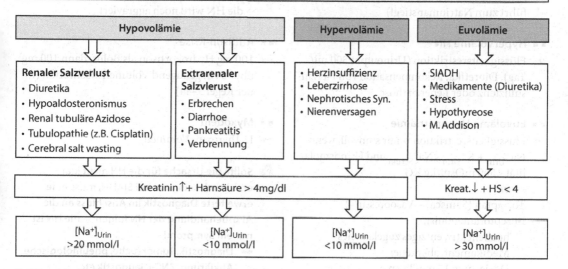

Abb. 13.2 Algorithmus Hyponatriämie

nicht bei chronischer HN), sonst besteht die Gefahr der osmotischen Demyelinisierung (Paraparese, Dysarthrie, Koma).

❶ Cave

„At risk": Alkoholikabusus, Mangelernährung, Hypokaliämie, Leberzirrhose. Diese Situation kann desaströs sein und muss auf alle Fälle verhindert werden.

▪ **Notfallbehandlung**

▬ NaCl 3 %-Bolus á 100 ml über 10 min → ΔNa⁺-Ziel 6 mmol/l (ggf. 2 × wiederholen) oder

▬ NaCl 3 %-kontinuierlich: 1–2 ml/kg KG/h → zu erwartender ΔNa⁺: 1–2 mmol/l/h → ΔNa⁺-Ziel 6 mmol/l

▬ Wenn ΔNa⁺-Ziel 6 mmol/l erreicht → NaCl 3 % stoppen und spezifische Therapie ansetzen

▬ NaCl 3 %-Zubereitung: 445 ml NaCl 0,9 % + 55 ml NaCl 20 % = 500 ml NaCl 3 %

▬ Mit NaCl 3 % kann man immer das Na⁺ anheben, da die Osmolalität dieser Lösung (1026 mOsm/kg KG) immer über der Urinosmolalität liegt.

▪ **Spezifische Behandlung**

▬ Indikation: Milde/moderate Symptome, chronische HN, nach Notfallbehandlung

▬ HN-induzierende Medikamente absetzen (→ immer nach Thiaziddiuretika suchen, Cave: Kombipräparate)

— Urinosmolalität <100 mOsm/kg KG → absolute Flüssigkeitskarenz, evtl. NaCl 0,9 % (häufig ist diese Wasserintoxikation sehr akut und schwer symptomatisch, sodass eine Notfallbehandlung notwendig ist)

▪▪ Hypovoläme HN
— Volumensubstitution (NaCl 0,9 %, Vollelektrolytlösung; Cave: auch Kalium in der Infusion führt zum Natriumanstieg!)

▪▪ Hypervoläme HN
— Flüssigkeitsrestriktion (Urinoutput 500 ml/Tag), Diuretika, Rekompensation von Herzinsuffizienz oder Leberzirrhose

▪▪ Euvoläme Hyponatriämie
— Flüssigkeitsrestriktion → nur sinnvoll, wenn $Na^+_{Urin} + K^+_{Urin} < Na^+_{Serum}$ und Urinosmolalität <500 mOsm/kg KG
sonst:
— Tolvaptan (Samsca) – Vasopressin-2-Rezeptorantagonist,
  — hocheffektiv, einziges zugelassenes Medikament, aber teuer
  — Dosierung: 15 mg/Tag p.o.
  — Na^+-Kontrolle 4–6 h nach erster Gabe
  — wenn ΔNa^+ >6 mmol/l → G5 % 3 ml/kg KG/h, ggf. zusätzlich Desmopressin (Minirin) 2–4 µg i.v. alle 8 h
    — Cave: Nicht gleichzeitig Flüssigkeitsrestriktion und Tolvaptan!
— Alternativ: 0,25–0,5 g/kg KG Harnstoff enteral (wenn oral, dann mit Orangensaft)
— Alternativ: Schleifendiuretikum (führt zur Bildung eines hypotonen Urins) und Salztabletten

Die Harnstofftherapie führt zu einer osmotischen Diurese und darüber zum Verlust von freiem Wasser. In der Praxis ist diese Methode nur unzureichend untersucht und daher umstritten. Flüssigkeitsrestriktion und Diuretika + Salz sind wenig effektiv, aber günstig. Tolvaptan sehr effektiv, aber teuer – hier ca. 10 % Überkorrekturen (bislang aber ohne dokumentierte Demyelinisierungssyndrome).

▪▪ Klinisch unklarer Volumenstatus (eu- oder hypovoläme HN?)
— Diese Situation ist häufig! Hier kann eine 2-l-Volumen-Challenge versucht werden.
— *Cave:* Wenn ein SIADH vorliegt mit einer hohen Urinosmolalität (>308 mOsm/kg KG, meist wird hier 500 mOsm/kg KG angegeben), dann wird durch Hinzufügen von NaCl 0,9 % (308 mOsm/kg KG) der Wasserexzess verstärkt → die HN wird noch aggraviert.

▪▪ Addison-Krise
— 100 mg Hydrokortison als Bolus, dann 100 mg über 24 h, genügend Volumensubstitution (in der Regel 3–4 l)

▪▪ Myxödem
— L-Thyroxin, Volumen

❯ Sollte die Ursache für die HN nicht klar ersichtlich sein, v. a. bei SIADH, muss eine erweiterte Diagnostik im Anschluss an die Akutbehandlung der HN folgen → die HN ist nur ein Symptom!
— Diagnostik: Tumorsuche, pneumologische Abklärung, ZNS-Diagnostik etc.

Pitfalls und Tipps
— Häufig Autokorrektur (z. B. nach Absetzen von Medikamenten, nach Ausdauersport etc.) → eine gleichzeitige aggressive Therapie führt dann schnell zur Überkorrektur.
— Am besten lässt sich der Effekt der Therapie am Urinoutput monitoren (= Ausscheidung des Wasserexzesses) – bei Überkorrektur weiß man so auch, wie viel G5 % substituiert werden muss.
— Der Algorithmus in ◘ Abb. 13.2 (sowie alle anderen Algorithmen) ermöglicht nicht immer eine hundertprozentige Diagnose, v. a. bei ätiologischen Mischformen.
— Häufig ist eine Volumenchallenge hilfreich, muss aber gut überwacht werden.

- Die Effektivität egal welcher Therapie (ΔNa^+) ist umso größer, je niedriger das Ausgangs-Na^+ ist!
- Bei bestehender Hypokaliämie sollte KCl substituiert werden. K^+ ist dabei genauso als Osmol zu werten wie Na^+ → auch KCl-Infusion erhöht letzlich das Serum-Na^+.

13.3.3 Hypernatriämie (Na^+ >150 mmol/l)

- Die Hypernatriämie ist deutlich **seltener** als eine Hyponatriämie.
- Ein Na^+ >160 mmol/l ist mit einer Mortalität von 75 % assoziiert.
- Bei Überleben bleiben häufig neurologische Ausfälle.

Pathogenese

- Verlust von freiem Wasser ohne Ausschöpfung der Kompensationsmöglichkeiten durch Niere und Durstempfinden
- NaCl-Substitution ohne Ausschöpfung der Kompensationsmöglichkeiten durch Niere und Durstempfinden

> Sedierten Patienten ist die Möglichkeit, auf ihr Durstempfinden zu reagieren, genommen. Gerade bei diesen Patienten ist daher die Gefahr einer Hypernatriämie groß. Eine Hypernatriämie, die sich während des Krankenhausaufenthaltes entwickelt, ist fast immer iatrogen („Überinfusion") bedingt.

Differenzialdiagnose

- Wasserverluste
  - Über Haut: Schwitzen, Perspiratio, Verbrennung
  - Über Lunge
  - Diarrhö
  - Osmotische Diurese (Diabetes mellitus, Mannitol, Harnstoff)

- Diuretika (meist bei bestehender Niereninsuffizienz)
- Diabetes insipidus [DI] (zentral oder nephrogen)
- Hypothalamische Störungen, Osmostatverstellung
- Wasserverschiebung nach intrazellulär: Krampfanfall, Rhabdomyolyse
- Postobstruktiv
- Salzzufuhr:
  - Hypertone NaCl oder Natriumbikarbonat
  - Ausgleich der Wasserverluste ausschließlich durch NaCl 0,9 %
  - Hypertone Hämodialyse
  - Primärer Hyperaldosteronismus, M. Cushing
  - Natriumhaltige Antibiotika (z. B. Penicilline)

Klinik

- Unruhe → Agitiertheit → Lethargie
- Faszikulationen, Hyperreflexie
- Ataxie
- Krampfanfälle
- Koma

> Ausschlaggebend ist die Geschwindigkeit des Natriumanstiegs.

Diagnostisches Vorgehen

- (◘ Abb. 13.3)
- Benötigt (wie bei Hyponatriämie):
  - Klinik → Extrazellulärvolumen (EZV)
  - Na^+, K^+, Osmolalität im Urin

> Bei einem Na^+ >150 mmol/l sollte physiologischerweise die OsmoUrin >800 mosmol/kg KG (spezifisches Gewicht >1022) sein.

Osmotische Diurese

- Polydipsie (eher niedrignormales Na^+)
- Auf ITS: massive Infusion! → Polyurie → vermehrte NaCl-Gabe zum Bilanzausgleich → Polyurie weiter gesteigert

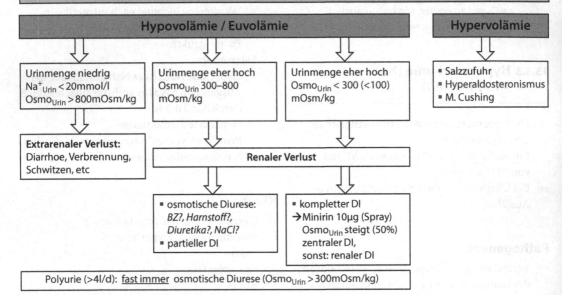

$$[Na^+] > 150 \text{ mmol/l}$$

Diagnostik
Urin: Na⁺, Osmolalität, Glucose, Harnstoff, 24h-Ausscheidung
Serum: Na⁺, K⁺, Kreatinin, Glucose, Osmolalität

Hypovolämie / Euvolämie			Hypervolämie

Urinmenge niedrig
$Na^+_{Urin} < 20$mmol/l
$Osmo_{Urin} > 800$mOsm/kg

Urinmenge eher hoch
$Osmo_{Urin}$ 300–800 mOsm/kg

Urinmenge eher hoch
$Osmo_{Urin} < 300 (<100)$ mOsm/kg

- Salzzufuhr
- Hyperaldosteronismus
- M. Cushing

Extrarenaler Verlust:
Diarrhoe, Verbrennung, Schwitzen, etc

Renaler Verlust

- osmotische Diurese:
  BZ?, Harnstoff?, Diuretika?, NaCl?
- partieller DI

- kompletter DI
→Minirin 10µg (Spray)
$Osmo_{Urin}$ steigt (50%)
zentraler DI,
sonst: renaler DI

Polyurie (>4l/d): <u>fast immer</u> osmotische Diurese ($Osmo_{Urin} > 300$mOsm/kg)

Abb. 13.3   Algorithmus Hypernatriämie

- Kompletter DI [$Osmo_{Urin} < 300 (<100)$]
- Partieller DI ($Osmo_{Urin} > 300$) oft Ausscheidung 2–3 l
- Zur Unterscheidung: → Zufuhr stoppen (= Durstversuch) unter engmaschiger Kontrolle von $Osmo_{Urin}$, $Osmo_{Serum}$

> Zur Klärung sollte immer ein Nephrologe oder Endokrinologe hinzugezogen werden!

Therapie

(**Tab. 13.9**)
- **Hypernatriämie durch Salzzufuhr (Intoxikation)**
  - Diuretika: bei Hyperaldosteronismus
  - Morbus Cushing: Abklärung, ggf. G5 %-Infusion (s. unten)
- **Hypernatriämie durch H₂O-Verluste**
  - Kausale Behandlung: Diuretika absetzten, Behandlung der Ursache einer osmotischen

Diurese (z. B. D. mellitus), Therapie des Diabetes insipidus (**Tab. 13.9**)
- **G5 %-Infusion** (= freies Wasser): Menge = $[(Na^+_{IST} - Na^+_{SOLL})/Na^+_{SOLL}] \times 0,5 \times KG$

13.3.4 Kalium

> Die Kaliumhomöostase ist fein reguliert, geringe Abweichungen können vital bedrohlich werden. Im Hinblick auf die Rhythmuskontrolle ist die Vermeidung einer Hypo- oder Hyperkaliämie essenziell.

Allgemeines

- Kaliumaufnahme: 80 mmol/Tag
- Kaliumausscheidung: 72 mmol renal, 8 mmol über Fäzes
- Verteilung im Körper:
  - 98 % intrazellulär
  - 2 % extrazellulär (Verhältnis: 150 mmol/l:4 mmol/l)

◨ **Tab. 13.9** Hypernatriämie

Akute Hypernatriämie und Hypovolämie mit Kreislaufinstabilität	Chronische Hypernatriämie
Initial: 20 ml/kg KG NaCl 0,9 %	Langsamer Ausgleich → Gefahr: Hirnödem!
dann: G5 % wie oben	**Diabetes insipidus zentral**
engmaschige Kontrolle alle 4 h	Minirin 2–4 µg i.v. → Wirkung ca. 10 h
Natriumsenkung maximal 12 mmol/l/24 h	10 µg i.n. alle 6–12 h (immer unter Kontrolle)
	Diabetes insipidus nephrogen
	Ursachen beheben: Lithium? Hyperkalzämie? Hypokaliämie?
	ggf. Thiazid: HCT 2 × 25 mg/Tag
	ggf. Indometacin 25–50 mg/Tag

◨ **Tab. 13.10** Ätiologie der Hypokaliämie

Interne Bilanzstörung	Alkalose, β_2-Mimetika, Insulingabe
Externe Bilanzstörung	– stark reduzierte K^+-Aufnahme (selten) – extrarenale Verluste: Erbrechen, Magensonde, enterale Fisteln und Drainagen, Verbrennung, Schweiß – renale Verluste: Hyperaldosteronismus, erhöhtes Na^+-Angebot im kortikalen Sammelrohr (Diuretika), renal tubuläre Azidose [RTA], Hypomagnesiämie, hereditäre Erkrankungen (Hypokaliämische periodische Paralyse [HPP], hypokaliämische thyreotoxische periodische Paralyse [HTPP]), Leukämien, Lymphome, Amphotericin B, Hypothermie

— Kalium kann in großen Mengen über die Zellmembran verschoben werden. Der Shift ist abhängig von:
  — Säure-Basen-Haushalt
  — β_2-Stimulation
  — Insulin
— Die renale Ausscheidung findet statt in der Henle-Schleife und im kortikalen Anteil des Sammelrohrs in Abhängigkeit von Fluss, Na^+-Gehalt distal und Aldosteron.
— Veränderungen des K^+ können Folge einer internen (Verschiebung) oder externen (Aufnahme, Ausscheidung v. a. renal) Bilanzstörung sein.

13.3.5 Hypokaliämie (K^+ <3,5 mmol/l)

— Die isolierte Hypokaliämie ist nur selten ein Grund für eine intensivmedizinische Aufnahme, dennoch sollten die möglichen Ätiologien bekannt sein.

Ätiologie
(◨ Tab. 13.10)

Klinik
— *Quergestreifte* Muskulatur: Schwäche, Krämpfe, Tetanie, Paralyse, Rhabdomyolyse
— *Glatte* Muskulatur: Obstipation, Ileus, Harnverhalt
— EKG: U-Welle, PQ-Verkürzung, QT-Verlängerung, ST-Abflachung, ventrikuläre Arrhythmien bis Kammerflimmern
— Niere: nephrogener Diabetes insipidus

Diagnostisches Vorgehen
(◨ Abb. 13.4)

Therapie
— Ziel: K^+-Korrektur in den Normbereich und bei kardialer Problematik hochnormal

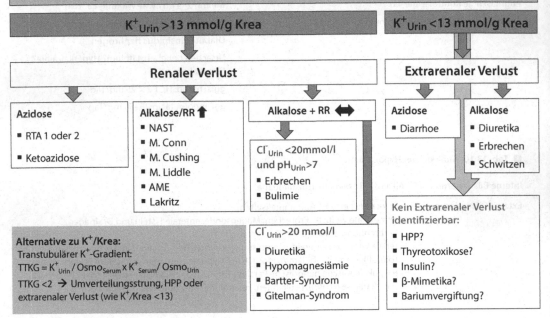

◘ Abb. 13.4   Algorithmus Hypokaliämie

— Zufuhr und Medikation (Katecholamine, Insulin) überprüfen
— Alkalose korrigieren
— Therapie eines Hyperaldosteronismus
— Hypomagnesiämie immer ausgleichen
— Milde Hypokaliämie: Kalinor Brause p.o. (1 Tbl. enthält 40 mmol K^+ = 1 Banane)
— Ausgeprägte Hypokaliämie i.v.:
 – Immer unter Monitorkontrolle
 – Vorsicht bei Niereninsuffizienz
 – Periphervenös: maximal 20–40 mmol KCl in 500–1000 ml NaCl 0,9 % über 2 h
 – Zentralvenös (ZVK): 10–20 mmol/h bis maximal 40 mmol/h in 100 ml NaCl 0,9 %

Schätzung des K^+-Bedarfs
— K^+ 3,0–3,5 mmol/l: ca. 100–300 mmol
— K^+ 2,5–3,0 mmol/l: ca. 300–500 mmol
— K^+ <2,5 mmol/l: >500 mmol

❶ Cave
Bei Erbrechen und chronischer Diuretikatherapie kommt es zu einer Bikarbonaturie (nicht-resorbierbares Anion). Als Kation kann in dieser Situation nicht Na^+ ausgeschieden werden, stattdessen wird K^+ ausgeschieden. Eine KCl-Substitution führt also zu einem weiteren K^+-Verlust.

13.3.6 Hyperkaliämie (K^+ >5 mmol/l)

Ätiologie

(◘ Tab. 13.11)
— Hyperkaliämien sind häufig bei Patienten auf der Intensivstation und können akut lebensbedrohlich sein.
— Bei deutlich eingeschränkter Nierenfunktion (anures AKI oder CKD, GFR <15 ml/min) kann meist nur eine Dialyse die Situation klären.

◻ Tab. 13.11 Ätiologie der Hyperkaliämie	
Interne Bilanzstörung	Azidose $[H^+]\uparrow \sim [K^+]\uparrow$ Betablocker Insulinmangel Succinylcholin
Externe Bilanzstörung	Kaliumzufuhr (iatrogen): führt nur zur Hyperkaliämie bei GFR<15 ml/min (oder bei sehr hoher Infusionsrate) Zellzerfall: Rhabdomyolyse, Hämolyse, Tumorlysesyndrom Niereninsuffizienz Aldosteronmangel (Spironolacton v. a. bei NI, M. Addison) ACE-Hemmer, AT_1-Blocker Tubuläre Defekte: Cotrimoxazol, seltene Defekte Volumendepletion (schwere Herzinsuffizienz) → geringes Na^+-Angebot im kortikalen Sammelrohr

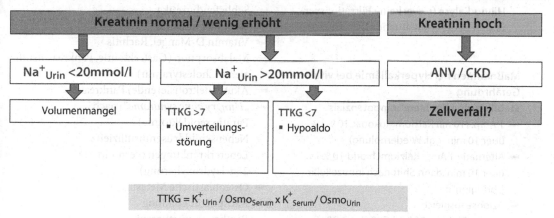

$[K^+]$ >5 mmol/l

Diagnostik:
Spot-Urin: Na^+, K^+, Osmolalität
Serum: Na^+, K^+, BZ, Kreatinin, LDH, Haptoglobin, CK, Blutbild, BGA, Osmolalität

Kreatinin normal / wenig erhöht

Kreatinin hoch

Na^+_{Urin} <20mmol/l

Na^+_{Urin} >20mmol/l

ANV / CKD

Volumenmangel

TTKG >7
• Umverteilungs-
störung

TTKG <7
• Hypoaldo

Zellverfall?

$$TTKG = K^+_{Urin} / Osmo_{Serum} \times K^+_{Serum} / Osmo_{Urin}$$

◻ **Abb. 13.5** Algorithmus Hyperkaliämie

— Umgekehrt ist bei nicht oder nur gering eingeschränkter Nierenfunktion ein konservatives
Vorgehen meist möglich.

Klinik
— *Quergestreifte* Muskulatur: Schwäche, Paralyse
— *Glatte* Muskulatur: Diarrhö
— EKG: hohes (spitzes) T, verminderte R-Zacke,
Bradykardie, QRS-Verbreiterung (Elefan-
tenfuß) → Sinuswellenmuster, Arrhythmien

Diagnostisches Vorgehen
(◻ Abb. 13.5)
— Bei Hyperkaliämie immer Kontrolle ohne
Stauung
— Bei Leukozytose/Thrombozytose (meist $10^6/\mu l$)
→ Pseudohyperkaliämie? (Kontrolle in BGA)

Therapie
— **Kausale Therapie**
— Check: iatrogene Faktoren

❶ Cave
Bei diabetischer Ketoazidose häufig rasche
Entwicklung einer Hypokaliämie nach
Therapiebeginn mit Insulin.

— **Interne Bilanzstörung:** hier v. a. Azidose →
Pufferung (s. Azidose)
— **Externe Bilanzstörung:**
  — **Ausgleich einer Hypovolämie** (bei
  fehlendem Na^+-Angebot im distalen
  Tubulus kann K^+ nicht ausgeschieden
  werden)
  — **(forcierte) Diurese:** kontinuierlich NaCl
  0,9 % mit Furosemid (40 mg/l) sinnvoll bei
  nur gering eingeschränkter GFR
  — **Austauschharze** (intestinale Elimination)
  → später Wirkungseintritt, daher in
  der Akutsituation nicht sinnvoll: Ca-
  Polystyrol-Sulfonat (CPS-Pulver) oder
  Na-Polystyrensulfonat (Resonium): bis
  60 g verteilt p.o., immer mit Laxans
  (Lactulose)
  — **Hämodialyse** (Cave: keine Filtrationsver-
  fahren in der Akutsituation!)

**Maßnahmen bei Hyperkaliämie bei vitaler
Gefährdung**
Stabilisierung des Membranpotenzials
- 1 Amp. (10 ml) Kalziumglukonat 10 % i.v.
  über 10 min (ggf. Wiederholung)
- Alternativ 1 Amp. Kalziumchlorid 10 % i.v.
  über 10 min, dann Shift nach intrazellulär
  („bridging"):
- Azidoseausgleich
- Insulin-Glukose: 200 ml G20 % mit 20 I.E.
  Altinsulin über 20 min
- β_2-Mimetika [z. B. Fenoterol (Berotec-Spray)
  2 Hübe alle 15–30 min]

**❯ Bei Reanimationssituation als Folge einer
Hyperkaliämie müssen die Wiederbelebungsmaßnahmen unter Dialyse fortgeführt
werden. Die Hyperkaliämie ist in 2–5 %
für den Tod von Hämodialysepatienten
ursächlich verantwortlich und führt in bis zu
25 % der Fälle zu einer Notfalldialyse.**

13.3.7 Kalzium

— Komplexe Regulation: Parathormon (PTH),
Vitamin D, Phosphat
— Für die Auswirkungen eine Kalziumstörung
ist die Höhe des **ionisierten Kalziums**
ausschlaggebend.
— Neben dem Gesamtkalzium sollte daher immer
die ionisierte Fraktion in der BGA bestimmt
werden.
— Eine Alkalose führt zu einem Abfall der
ionisierten Fraktion des Gesamtkalziums und
damit zu den Symptomen einer Hypokalzämie.

13.3.8 Hypokalzämie (ionisiertes Ca^{2+} <1,15 mmol/l)

Ätiologie
— Alkalose (z. B. Hyperventilationstetanie)
— Sekundärer Hyperparathyreoidismus bei
Niereninsuffizienz
— Schleifendiuretika
— Hypomagnesiämie
— Vitamin D-Mangel, Rachitis
— Malabsorption (Gastrektomie, Pankreasinsuffi-
zienz, Cholestyramin)
— Akute (nekrotisierende) Pankreatitis
— *„Hungry bone syndrome"* (nach
Parathyreoidektomie)
— Nebenschilddrüseninsuffizienz
— Lebererkrankungen (verminderte
25α-Hydroxylierung)
— Osteoblastische Metastasen
— Phosphatüberladung
— Bisphosphonattherapie
— Zitratzufuhr (z. B. bei Zitratantikoagulation an
Dialyse)

Klinik
— Neuromuskulär: Krämpfe, Tetanie
(Gefahr Laryngospasmus), Parästhesien,
Faszikulationen, positives Chvostek- und
Trousseau-Zeichen
— Psychiatrisch: Psychose, Depression, Lethargie
— Kardial: Verlängerung der QT-Zeit,
Herzinsuffizienz

Diagnostisches Vorgehen

- Benötigt: Ca^{2+} (komplett und ionisiert), Albumin, Mg^{2+}, Phosphat, PTH, 1(OH)- und 1,25(OH)-Cholecalciferol, Kreatinin, Harnstoff, Transaminasen, Bilirubin, LDH, Lipase, EKG
- Zur Ursachenklärung: nephrologisches oder endokrinologisches Konsil
- Ca^{2+} ionisiert niedrig, Phosphat hoch, PTH hoch → sekundärer Hyperparathyreoidismus (NI)
- Ca^{2+} ionisiert niedrig, PTH niedrig → Hypoparathyreoidismus
- Ca^{2+} ionisiert niedrig, 1,25(OH)-Vitamin D_3 niedrig, PTH hoch → Vitamin-D-Mangel

Therapie

- **Kausale Therapie**
  - Hyperventilation → Rückatmung, Anxiolyse (Benzodiazepine)
  - Metabolische Alkalose s. dort
  - Hypomagnesiämie → 200 mg Mg^{2+} i.v. in G5 % 500 ml über 3 h (ggf. wiederholen) $MgSO_4$→ p.o. (abführende Wirkung) oder $MgCl_2$ p.o.
- **Kalziumsubstitution**
  - Bei Tetanie, Krampfanfall, drohendem Laryngospasmus → 2–3 Ampullen (je 10 ml enthalten 90 mg Ca^{2+}) Kalziumglukonat 10 % → 200–300 mg
  - Bei *hungry bone syndrome* oft kontinuierliche Gabe von Kalziumglukonat (mehrere Gramm) über Perfusor + hochdosiertes Vitamin D (0,5– 2 µg/Tag)
  - Bei chronischer Hypokalzämie: perorale Gabe von Kalziumglukonat, -karbonat oder -aztetat 0,5–2 g/Tag, bei NI deutlich höhere Werte, ggf. Vitamin D

13.3.9 Hyperkalzämie (ionisiertes Ca^{2+} >1,30 mmol/l)

- Meist vermehrte intestinale Aufnahme oder vermehrte Knochenresorption
- Deutlich häufiger und bedrohlicher als die Hypokalzämie

Ätiologie

- 90 % aller Hyperkalzämien → primärer **Hyperparathyreoidismus** oder **Tumor**
- Bei (Gesamt-)Ca^{2+} >3,5 mmol/l → fast immer **Tumor**

Merkspruch der Hyperkalziämie – Ätiologie „Vitamins trap"
- **V** – Vitamin A und D
- **I** – Immobilisation
- **T** – Thyreotoxikose
- **A** – Addison
- **M** – Milch-Alkali-Syndrom
- **I** – Inflammatorische Darmentzündung
- **N** – Neoplasien (multiples Myelom, Bronchialkarzinom, Mammakarzinom, Prostatakarzinom, Kolonkarzinom etc.)
- **S** – Sarkoidose
- **T** – Thiazide
- **R** – Rhabdomyolyse
- **A** – AIDS
- **P** – Parathyroideaerkrankung, M. Paget, parenterale Ernährung

---

Klinik

- Kardial: Hypertonie, Arrhythmien, vaskuläre Kalzifikationen.
- *Cave:* bei gleichzeitiger Digitalismedikation
- ZNS/Psychiatrisch: Apathie, Lethargie, Kopfschmerzen, Verwirrtheit, Depressionen, Koma
- Renal: Polyurie → Exsikkose → AKI, Nephrokalzinose, Niereninsuffizienz
- Gastrointestinal: Erbrechen, Obstipation, Ulkus, Pankreatitis
- Neuromuskulär: Muskelschwäche
- Sonstige: metastatische Kalzifizierungen an den Konjunktiven, Lunge, Gelenken

Diagnostisches Vorgehen

- Benötigt: Ca^{2+} (komplett und ionisiert), Albumin, TSH, CK, PTH, Vitamin D_3, Kreatinin, Harnstoff, alkalische Phosphatase, Eiweißelektrophorese, Immunfixation,

Proteinuriediagnostik, ggf. ACE, lösl. IL2-Rezeptor, PTH-related Peptide, EKG, Röntgen-Thorax, Tumorscreening (PSA, ÖGD, Koloskopie etc.)

- Ca^{2+} ionisiert hoch, PTH hoch → prim. Hyperparathyreoidismus (prim. HPT)
- Ca^{2+} ionisiert hoch, PTH niedrig, Vit D_3 hoch → Sarkoidose (und andere granulomatöse Erkrankungen wie Tbc etc.)
- Ca^{2+} ionisiert hoch, PTH niedrig, Vit D_3 niedrig → Tumorverdacht (paraneoplastisch, Knochenmetastasen)

Therapie

- **Kausale Therapie** (onkologische Behandlung, Parathyreoidektomie etc.)
- **Vermeidung der weiteren Zufuhr** (!), Thiazide absetzen, Vitamin A und D absetzen
- **Ca^{2+}-Elimination:**
  - Steigerung der **renalen Exkretion:**
    - Gabe von NaCl 0,9 % → 1. Ausgleich der meist bestehenden Hypovolämie (s. oben), 2. Ca^{2+}-Exkretion tubulär ist flussabhängig → 2–4 l (–10 l) werden benötigt, sofern dies hämodynamisch möglich ist
    - Forcierte Diurese: weitere Steigerung der tubulären Exkretion durch Hinzunahme eines Schleifendiuretikums: z. B. 20–40 mg Furosemid in jeden Liter NaCl (bei NI entsprechend mehr); Cave: genaue Bilanzierung notwendig
  - Hemmung der **Knochenresorption:**
    - **Bisphosphonate** (induziert Apoptose der Osteoklasten), Wirkung erst nach 1–3 Tagen

ⓘ Dosierung
Pamidronat
- Substitution in NaCl 0,9 % über 4 h
- Wirkdauer: ca. 4 Wochen:
  - Ca^{2+} <3 mmol/l → 30 mg
  - Ca^{2+} 3–3,5 mmol/l → 60 mg
  - Ca^{2+} >3,5 mmol/l → 90 mg
- Bei GFR <30 ml/min: **Ibandronat:** 2 mg i.v. (kann „off-label" höher dosiert werden

(bis 6 mg i.v. mehrmals im Abstand weniger Tage)
  - Die Wirkung setzt erst nach 2–3 Tagen ein!

- **Dexamethason:** 40 mg/Tag für 5 Tage → v. a. bei Myelom, Lymphomen, granulomatösen Erkrankungen und schwerer Hyperkalzämie
- **Denusomab** (RANKL-Antikörper), wenn Bisphosphonate nicht helfen: 120 mg s.c.
  - Die Wirkung setzt erst nach 2–3 Tagen ein.
- **Calcitonin:** 100 I.E./Tag i.m. oder s.c. oder 1 I.E./kg KG/h i.v. → Ca^{2+}-Senkung um 0,5 mmol/l
  - Wirkt nicht bei 25 %.
  - Tachyphylaxie (wirkt rasch, aber nur für wenige Tage)
- **Mithramycin:** bei tumorassoziierter Hyperkalzämie: 25 µg/kg KG in 8 h, ggf. Wiederholung nach 24 h
  - Nebenwirkungen: Thrombopenie, lebertoxisch, nierentoxisch!
- **Hämodialyse:** Mit niedrigem Dialysat-Ca^{2+}, sehr effektiv!

Therapie der hyperkalzämischen Krise (Ca^{2+} >3,5 mmol/l, Lebensgefahr)
- NaCl 0,9 % 2 l über eine Stunde
- NaCl 0,9 % 500 ml/h + Furosemid 20 mg/h i.v. ("in jede Literflasche 40 mg Furosemid")
- Dexamethason 40 mg i.v.
- Pamidronat 90 mg über 4 h i.v. *oder* bei NI: Ibandronat 2 (–6) mg i.v. als Kurzinfusion über 15 min
- Hämodialyse bei Ineffektivität oder primär bei Nierenversagen

13.3.10 Phosphat

Hypophosphatämie (Phosphat <0,8 mmol/l)

- **Ätiologie:**
  - Auf ITS meist → Hypoalimentation, Hyperalimentation, renale Verluste, Nierenersatzverfahren (v. a. die kontinuierlichen NEV)
  - GI-Verluste

Klinik:
- Herzkontraktilität reduziert → HZV erniedrigt, resp. Insuffizienz, O_2-Gehalt des Gewebes reduziert (Verschiebung der O_2-Bindungskurve),
- Vigilanzminderung bis zum Koma, Myopathie

Therapie:
- Vor allem bei kritischer Hypophosphatämie mit Werten <0,4 mmol/l
- Natriumphosphat (= Glycerophosphat-Natrium, 1 mmol/ml): 5–10 mmol/h (bis 80 mmol/h) i.v.
- Kaliumphosphat → wie Natriumphosphat

Hyperphosphatämie (Phosphat >1,5 mmol/l)

- **Ätiologie:** Niereninsuffizienz, Zellzerfall (Tumorlyse, Rhabdomyolyse, Hitzschlag, maligne Hyperthermie), Laktatazidose, Bisphosphonate, Hypoparathyreoidismus
- **Klinik:** Hypokalzämie → Tetanie → sekundärer HPT, vaskuläre und Gewebskalzifikationen (hohe Mortalität)
- **Therapie:** Ziel im Normbereich
  - GFR normal → NaCl 0,9 % 100–200 ml/h i.v.
  - GFR niedrig → Hämodialyse

13.3.11 Magnesium

Hypomagnesiämie (Mg^{2+} <0,7 mmol/l)

> Hypomagnesiämie gilt als häufige Störung auf ITS (40–60 %). Sehr oft assoziiert mit Hypokaliämie, Hypokalzämie, Alkalose.

- **Ätiologie:**
  - Renale Verluste (RTA, hereditäre Nieren-erkrankungen, Diuretika, Aminoglykoside, Amphotericin B, Ciclosporin A, Cisplatin, Hyperaldosteronismus)
  - GI-Verluste, Malabsorption, akute Pankreatitis
  - Weitere: Katecholaminexzess, Alkoholismus, postoperativ

Klinik:
- Erhöhte neuromuskuläre Erregbarkeit → Tetanie
- Kardial: ventrikuläre Arrhythmien (v. a. nach Revaskularisation)
- EKG: verlängerte QT-Zeit, U-Welle, spitzes T

Diagnostisches Vorgehen:
- In unklaren Fällen: Mg^{2+}$_{Urin}$: <24 mg/24 h → kein renaler Verlust

Therapie
- Bei symptomatischer Hypomagnesiämie
- Mg^{2+} 50 % → 1 Amp = 10 ml = 20 mmol = 486 mg
  - Initial: 1–2 g (≈ 20–40 ml) in 500 ml G5 % über 2 h
  - Dann: 4–6 g in 1 l G5 % über 24 h
- Engmaschige Kontrolle der Sehnenreflexe → Hyporeflexie bei Überdosierung
- Engmaschige Kontrolle von Mg^{2+}
- Monitoring
- Cave bei NI → Dosisreduktion

Hypermagnesiämie (Mg^{2+} >1,0 mmol/l)

- Eine symptomatische Hypermagnesiämie tritt meist nur bei eingeschränkter Nierenfunktion, seltener bei vermehrter oraler Mg^{2+}-Aufnahme (Antazida, Laxanzien) auf!
- **Ätiologie:**
  - **Niereninsuffizienz**, Mg^{2+}-Exzess (Eklampsietherapie, Laxanzien, Antazida, Theophyllin, Lithium), prim. HPT, Tumorlysesyndrom, Morbus Addison, Hypothyreose
- **Klinik:**
  - Mg^{2+} besitzt eine curareähnliche Wirkung und blockiert effektiv Kalziumkanäle
  - Neuromuskulär: Lethargie, Hyporeflexie, Somnolenz, Paralyse, Ileus, Mydriasis (Parasympathikusblockade)
  - Kardial: Hypotonie, Bradykardie, Herzstillstand
  - EKG: PQ-Verlängerung, QRS-Verbreiterung, ST-Streckensenkung
- **Diagnostisches Vorgehen:**
  - Benötigt: Mg^{2+}, K$^+$, Ca^{2+}, Kreatinin, LDH

Therapie
- GFR >10 ml/min → Volumenexpansion (ggf. forcierte Diurese)
- GFR <10 ml/min → Hämodialyse
- Bei Ausgeprägten → „Antagonisierung" mit 20–30 ml Kalziumglukonat 10 % langsam i.v.

13.4 Störungen des Säure-Basen-Haushalts

13.4.1 Allgemeines

- Die Aufrechterhaltung eines konstanten pH-Wertes innerhalb eines relativ kleinen Bereichs ist für das Überleben essentiell.
- Größere Abweichungen führen zu Elektrolytverschiebungen, Herabsetzung der Myokardkontraktilität, ineffizienter Enzymwirkung, fehlerhafter Proteinfaltung etc.
- Das Erkennen einer Azidose oder einer Alkalose ist daher gerade für den Intensivmediziner von großer Bedeutung.

- Die Analyse des Säure-Basen-Haushalts geht jedoch weit über das bloße Erfassen einer pathologischen Protonenkonzentration hinaus: sie liefert häufig wichtige Aussagen über teilweise nicht apparente Krankheitszustände und sollte daher zum Routine-Check jedes Intensivpatienten gehören.

13.4.2 Grundlagen des Säure-Basen-Haushalts

(◨ Abb. 13.6)
- $[H^+]$ fällt physiologisch an und muss eliminiert werden durch:
  - sog. flüchtige Säuren: CO_2 (ca. 15.000 mmol/Tag) → Lunge
  - sog. nichtflüchtige Säuren: H_2SO_4 (ca. 80 mmol/Tag) → Niere
- Veränderungen des pH-Werts entstehen durch:
  - Hypo- oder Hyperventilation
  - Exkretionsstörung der Niere

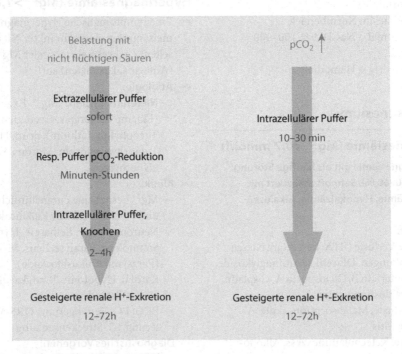

◨ **Abb. 13.6**   Regulierung des Säure-Basen-Haushaltes

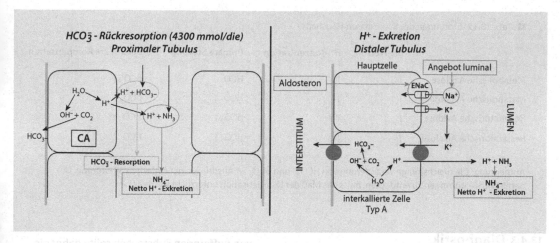

Abb. 13.7a, b HCO$_3$-Rückresorption und H$^+$-Exkretion

- Zusatz einer Säure
- Verlust von HCO$_3^-$ (tatsächlich entspricht das einem Zusatz von HCl)

▬ Der Körper verfügt über mehrere Verteidigungslinien, durch die Veränderungen von [H$^+$] minimiert werden.

▬ Die Ausschöpfung aller Kompensationsmechanismen benötigt mehrere Tage!

▬ Am Beispiel der metabolischen bzw. respiratorischen Azidose:

▬ Hieraus wird ersichtlich, dass der Niere in jedem Fall eine herausragende Rolle zukommt.

▬ Ihre zentralen Aufgaben sind Bikarbonatrückresorption, Säureelimination und Bikarbonatexkretion (■ Abb. 13.7) (nicht gezeigt, findet distal statt):

▬ Die eigentliche Elimination von [H$^+$] erfolgt distal als Ammoniumion (NH$_4^+$) und ist vom Natriumangebot und der Aldosteronwirkung abhängig.

▬ Angesichts der komplexen Zusammenhänge sollte für die schnelle und korrekte Einschätzung des Säure-Basen-Haushalts folgender einfacher Algorithmus bei jedem Intensivpatienten durchgeführt werden.

▬ Alle Schritte müssen dabei *immer* durchlaufen werden.

▬ Grundlage ist die Blutgasanalyse sowie die Parameter Na$^+$, Cl$^-$ und HCO$_3^-$.

Blutgasanalyse

Um eine respiratorische Säure-Basen-Störung detektieren zu können, ist eine arterielle BGA nötig. Wenn eine rein metabolische Störung vorliegt und der Patient nicht schwerst krank ist, reicht eine venöse BGA. Durchschnittlich liegt in einer venösen BGA:

▬ pH-Wert: 0,03–0,04 niedriger
▬ pCO$_2$: 7–8 mm Hg höher (gilt nicht bei respiratorischen Störungen)
▬ HCO$_3^-$: 2 mmol/l niedriger

als in der korrespondierenden arteriellen BGA. Im Zweifel: immer arterielle BGA.

▬ Der Basenexzess (BE) beinhaltet alle Pufferbasen.

▬ Klinisch im Vordergrund steht dabei das Bikarbonatpuffersystem.

▬ BE und HCO$_3^-$ liefern also weitgehend dieselbe Information.

▬ Im Folgenden wird daher auf die Angabe des BE verzichtet.

▬ Weiterhin ist für den klinischen Alltag das aktuelle HCO$_3^-$ von Bedeutung, das Standard-HCO$_3^-$ ist nachrangig.

◻ **Tab. 13.12** Störungen des Säure-Basen-Haushalts

	pH-Wert	H$^+$-Konzentration	Primäre Störung	Sekundäre Kompensation
Metabolische Azidose	↓	↑	HCO$_3$ ↓	pCO$_2$ ↓
Metabolische Alkalose	↑	↓	HCO$_3$ ↑	pCO$_2$ ↑
Respiratorische Azidose	↓	↑	pCO$_2$ ↑	HCO$_3$ ↑
Respiratorische Alkalose	↑	↓	pCO$_2$ ↓	HCO$_3$ ↓

Anmerkung: Die gleichsinnige Veränderung von HCO$_3^-$ und pCO$_2$ ist Ausdruck einer einfachen SB-Störung. Um gemischt SB-Störungen zu entdecken, muss das Maß der Kompensation untersucht werden.

13.4.3 Diagnostik

— BGA, Na$^+$, Cl$^-$, K$^+$, Kreatinin, Harnstoff, Blutzucker, Laktat, Urinteststreifen auf Ketone
— Ggf. zusätzlich: Urin-pH, Na$^+$ i.U., Cl$^-$ i.U., K$^+$ i.U., Osmolalität

Algorithmus

❯ **Mit den im Folgenden dargestellten 4 Schritten ist eine eindeutige und rasche Analyse jeder relevanten Säuren-Basen-Störung möglich. Auch komplexe und inapparente Zustände werden zuverlässig erkannt.**

In den letzten Jahren wurde alternativ eine weitere, Anfang der 1980er-Jahre von Peter Stewart entwickelte Herangehensweise propagiert. Da ein klinischer Vorteil dieses **Stewart's Approach** bislang nicht gezeigt werden konnte und der Umgang ungewohnt ist, soll hier nicht weiter darauf eingegangen werden.

1. **Liegt eine Säure-Basen-Störung vor? Wenn ja, welche?**
(◻ Tab. 13.12)
— pH <7,35 → Azidose
— pH >7,45 → Alkalose

❯ **Die uns zur Verfügung stehenden Parameter spiegeln nur die Situation im Extrazellulärraum wider. Vermutlich ist der intrazelluläre pH-Wert allerdings von deutlich größerer Bedeutung. Der Einsatz**

von puffernden Substanzen sollte daher nie nur von der BGA abhängig gemacht werden. Zum Verständnis wichtig: CO$_2$ (und THAM) passieren die Zellmembran nach intrazellulär, HCO$_3^-$ nicht.

2. **Ist die Kompensation adäquat?**
(◻ Tab. 13.13)
— Mit Ausnahme einer chronischen respiratorischen Azidose (z. B. langjährige COPD) ist eine Normalisierung des pH als Ausdruck einer Kompensation nicht zu erwarten.
— Die in der Tabelle angegeben Werte sind empirisch erhoben und stellen die maximale Kompensationsleistung dar.
— Abweichungen davon zeugen von einer nicht adäquaten Kompensation und zeigen eine **gemischte Störung** an.

3. **Bestimmung der Anionenlücke (AL)**
(◻ Abb. 13.8)
— Die Anionenlücke ist zur Differenzierung einer **metabolischen Azidose** äußerst wertvoll (◻ Abb. 13.8).
— In vielen Fällen ist zwar die Ursache der Azidose hier bereits erkannt (meistens Laktatazidose) und in der akuten Situation mag auf die Berechnung der AL verzichtet werden.
— Prinzipiell sollte die Anionenlücke jedoch immer berechnet werden, weil sie
  — hilft, gemischte Störungen aufzudecken,
  — eine Analyse des Säure-Basen-Haushalts auch nach Pufferung mit Natriumbikarbonat erlaubt.

◻ Tab. 13.13 Kompensation und Störungen des Säure-Basen-Haushalts

	Primäre Störung	Kompensation
Akute respiratorische Azidose	$pCO_2 \uparrow$	$HCO_3 \uparrow 0,1$ mmol/l pro mm Hg
Akute respiratorische Alkalose	$pCO_2 \downarrow$	$HCO_3 \downarrow 0,1$ mmol/l pro mm Hg
Chronische respiratorische Azidose	$pCO_2 \uparrow$	$HCO_3 \uparrow 0,3$ mmol/l pro mm Hg
Chronische respiratorische Alkalose	$pCO_2 \downarrow$	$HCO_3 \downarrow 0,3$ mmol/l pro mm Hg
Metabolische Azidose	$HCO_3 \downarrow$	$pCO_2 \downarrow 1,2$ mm Hg pro mmol/l
Metabolische Alkalose	$HCO_3 \uparrow$	$pCO_2 \uparrow 0,7$ mm Hg pro mmol/l

Anmerkung: Eine respiratorische Azidose und Alkalose schließen sich gegenseitig aus. Es ist jedoch möglich und auch häufig, dass sich mehrere metabolische SB-Störungen überlagern. Hierbei können pH, pCO_2 und HCO_3^- sogar normwertig sein.

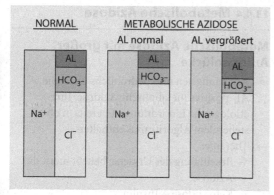

◻ Abb. 13.8 Anionenlücke

— Zusätzliche Informationen bietet
■ $AL = Na^+ - (Cl^- + HCO_3^-)$
   ▪ Physiologischer Normbereich:
     12 ± 2 mmol/l
   ▪ Bei Hypalbuminämie (95 % aller Patienten auf ITS): Erniedrigung der AL um 2,5 mmol/l je Albuminabfall um 10 g/l.
■ Eine metabolische Azidose mit normaler AL kommt zustande durch Zufuhr von HCl (Ausnahme) oder durch HCO_3^--Verlust (Subtraktionsazidose).
■ Zur Erhaltung der Elektroneutralität kommt es zu einer vermehrten Rückresorption von Cl^- und damit zu einer **hyperchlorämischen Azidose.**
■ Bei Zufuhr (Additionsazidose) von nicht flüchtigen Säuren (außer HCl) erhöht das zurückbleibende Anion (z. B. Laktat) die AL und führt so zum Bild der **normochlorämischen Azidose** mit vergrößerter AL.
■ Die alleinige Bestimmung von Cl^- ist allerdings häufig nicht ausreichend, die AL dagegen ist immer genau.

> **Unabhängig von den Werten der BGA bedeutet eine vergrößerte Anionenlücke >20 mmol/l immer eine relevante metabolische Azidose (◻ Tab. 13.14).**

■ Bei V. a. eine Intoxikation als Ursache einer Anionen-positiven metabolischen Azidose bringt die Bestimmung der **osmotischen Lücke** Klarheit:
   ▪ Osmotische Lücke = gemessene Osmolalität – errechnete Osmolalität
     – Errechnete Osmolalität = $Na^+ \times 2$ + 20 mmol/l
     – Oder genauer = $Na^+ \times 2$ + Harnstoff + Blutzucker (in mmol/l)
   ▪ Eine positive osmotische Lücke beweist das Vorhandensein ungemessener osmotisch wirksamer Moleküle, meist Methanol, Ethylenglykol oder Toluol.

4. **Bestimmung von Delta-Delta**
(◻ Abb. 13.9)
■ Ermöglicht es, mehrere gleichzeitig bestehende metabolische Störungen nachzuweisen

Tab. 13.14 Differenzierung der Anionenlücke

Normale Anionenlücke	Vergrößerte Anionenlücke	
Hyperalimation	Methanol	Ketoazidose
Azetazolamide, Amphotericin	Urämie	Urämie
Renal tubuläre Azidose	Diabetische Ketoazidose	Salizyl-
Diarrhö	Paraldehyde, Toluol	Säure
Ureteral diversions	Iron, Isoniazid	Methanol
Pankreasfistel	Laktatazidose	Aethylenglykol
Saline resuscitation	Ethanol, Ethylenglykol	Urämie
	Salizylate	Laktatazidose

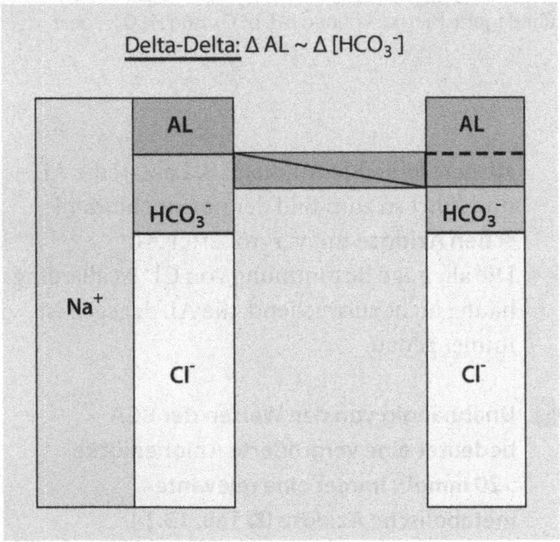

Delta-Delta: Δ AL ~ Δ [HCO$_3^-$]

Abb. 13.9 Bestimmung von Delta-Delta

- Bei einer einfachen Additionsazidose sollte der Verbrauch an HCO$_3^-$ (= erstes Delta) dem Zuwachs der Anionenlücke (= zweites Delta) durch die entstandene Base (das ungemessene Anion) entsprechen.
- Abweichungen von der Delta-Delta-Regel sind immer auf eine zusätzliche Addition oder Subtraktion von HCO$_3^-$ zurückzuführen!
- Es gilt also:
  - (AL – physiologische AL) = (HCO$_3^-$ – physiologischem HCO$_3^-$) oder
  - einfacher: AL-12 mmol/l + HCO$_3^-$ = 24 mmol/l.
- Abweichungen sprechen für das zusätzliche Vorliegen:
  - einer metabolischen Alkalose, wenn: AL – 12 + HCO$_3^-$ >30 mmol/l oder

- einer metabolischen Azidose mit normaler AL, wenn: AL – 12 + HCO$_3^-$ <23 mmol/l

13.4.4 Metabolische Azidose

Metabolische Azidose mit großer Anionenlücke

- Am häufigsten und bedrohlichsten ist die AL-positive metabolische Azidose. Ihre ätiologische Einordnung ist bereits in oben stehendem Algorithmus enthalten.
- Therapie:
  - Beseitigung der Ursache: behebt meist die Azidose!
  - Ketoazidose → Insulin
  - Laktatazidose → Sepsisbehandlung, Schockbehandlung
  - Methanol, Ethylenglycol → Ethanol, Fomepizol, Dialyse
  - Salicylsäure → Magenentleerung, Aktivkohle, ggf. Dialyse
- Pufferung mit Natriumbikarbonat 8,4 % (1 ml entspricht 1 mmol)
  - Allgemein: Puffern erst ab pH <7,1, Ziel-pH ≥ 7,2, Cave: Überkompensation
  - Menge: 1/3 × KG in kg × HCO$_3^-$-Defizit in mmol (= ml), davon 50 %, dann nach BGA

Cave
Natriumbikarbonat führt zu einer intrazellulären Azidose, was die Situation wahrscheinlich verschlimmert! Es gibt darüber hinaus keine Evidenz, dass die Pufferung überhaupt etwas bringt.

- Entgegen der landläufigen Meinung ist die Durchführung einer Dialyse zum Ausgleich einer Azidose in Bezug auf Schnelligkeit der intravenösen Natriumbikarbonatapplikation unterlegen.
- Der Vorteil der Dialyse besteht in der Limitierung einer Hypernatriämie, die bei Pufferung mit Natriumbikarbonat regelhaft auftritt.
- Eine Alternative ist die Pufferung mit Trishydroximethylaminomethan (THAM, TRIS, Trometamol):
  - THAM bindet H^+ und wird renal ausgeschieden (Kontraindikation: Anurie/Oligurie).
  - Es führt zu einem Anstieg von HCO_3^- und einem Abfall von pCO_2, was zu einer Atemdepression führen kann.
  - Es führt nicht (!) zu einer intrazellulären Azidose.
  - Weitere Nebenwirkungen sind Hypoglykämie, Hyperkaliämie (darf daher nicht bei Azidose mit Hyperkaliämie eingesetzt werden!), osmotische Diurese und Senkung des systemischen Widerstands sowie des intrakraniellen Drucks.
    - Gesamtmenge: ca. $0{,}1 \times$ KG in kg $\times$ negativer BE in mmol
    - Start mit 1 mmol/kg KG i.v. für 30 min, dann halbieren
    - Engmaschige BGA-Kontrollen, streng zentralvenös verabreichen (pH 10!)
- Eine weitere wichtige Einschränkung bei der Verwendung von Natriumbikarbonat besteht bei Hyperkapnie, da im Rahmen der Pufferung CO_2 und Wasser (Cave: hydropische Dekompensation) entsteht. Auch in diesem Fall muss ggf. auf THAM ausgewichen werden.

- **Metabolische Azidose mit normaler Anionenlücke**
- Eine weitere Differenzierung der oben beschriebenen Ätiologien erfolgt durch die Bestimmung der sog. Urinanionenlücke.
- Sie gibt Aufschluss darüber, ob eine renale H^+-Exkretionsstörung (distale renaltubuläre Azidose) oder ein (meist durch Diarrhö bedingter) HCO_3^--Verlust vorliegt.
- Dies sind auch die häufigsten Ursachen für eine relevante Azidose → nephrologisches Konsil

- Urin-AL = $Na^+ + K^+ - Cl^-$
  - >0: H^+-Exkretionsstörung
  - <0: HCO_3^--Verlust
- Therapie:
  - Beseitigung der Ursache
  - Pufferung mit Natriumbikarbonat wie oben angegeben

13.4.5 Metabolische Alkalose

- Alkalosen können aufgrund der begrenzten respiratorischen Kompensationsmöglichkeiten rasch bedrohlich werden.
- Zudem toleriert der Körper eine Alkalose weniger gut als eine Azidose.
- Eine rasche diagnostische Einordnung, engmaschige Überwachung und unverzügliche Therapie sind daher essentiell.
- Sie entsteht entweder durch Verlust von Säuren, Basenzufuhr oder H^+-Shift über die Zellmembran (**☐** Tab. 13.15)
- Da die Niere normalerweise einen Basenüberschuss problemlos in kürzester Zeit beseitigen kann, ist für die Aufrechterhaltung einer metabolischen Alkalose **immer** eine zusätzliche Pathologie erforderlich:
  - Hypovolämie (erniedrigtes EZV, Kontraktionsalkalose → häufig!)
  - Hypochlorämie
  - Hypokaliämie
  - Hyperkapnie
  - Hyperaldosteronismus
- In allen Fällen wird hierbei die Exkretionsfähigkeit des Tubulus für HCO_3^- durch unterschiedliche Mechanismen reduziert.
- Um eine metabolische Alkalose zu beseitigen muss diese 2. Störung behoben werden.
- Bei stark eingeschränkter GFR ist die Exkretionsleistung der Niere ebenfalls herabgesetzt, meist ist dann Erbrechen, Verlust von HCL über Magensonde oder inadäquate Bikarbonatzufuhr die Ursache für die Alkalose.

- **Aus klinischer Sicht werden unterschieden**
- **Salzsensitive Alkalose:** Am weitaus häufigsten sind die salzsensitiven, mit erniedrigtem EZV einhergehenden Alkalosen (oben mit *

◘ Tab. 13.15 Metabolische Alkalose

Ursache	Beispiele
Verlust von Säuren über GI-Trakt	Erbrechen, Magensonde
	Chloriddiarrhö (hereditär, villöses Adenom, zystische Fibrose)
	Antazidatherapie
Verlust von Säuren über Niere	Diuretika
	Hyperkalzämie (z. B. Milch-Alkali-Syndrom)
	Post Hyperkapnie
Hyperaldosteronismus	Herzinsuffizienz
	Leberzirrhose
	nephrotisches Syndrom
	Nierenarterienstenose
	Conn-Syndrom
	Therapie mit Penicillinen
Seltene Erkrankungen	Bartter-Syndrom
	Gitelman-Syndrom
	Liddle-Syndrom
	Adrenogenitales Syndrom
	M. Cushing
Basenzufuhr	Natriumbikarbonattherapie
	Blutmassentransfusion
H^+-Shift nach intrazellulär	Hypokaliämie

gekennzeichnet). Diese sind leicht zu detektieren durch:

- Klinische Untersuchung → EZV erniedrigt (Exsikkose)?
- Hypotonie mit promptem Anstieg auf NaCl 0,9 %
- Cl^- im Urin <20 mmol/l (häufig <10 mmol/l), nicht bei Diuretikaeinnahme!
- Urin-pH: häufig <5,5
- Hypokaliämie ist häufig (Erbrechen, Diuretika), aber meist moderat

> **❯** Nicht selten ist eine metabolische Alkalose ein deutlicher Hinweis auf ein erniedrigtes EZV.

- Therapie:
  - Zufuhr von NaCl 0,9 % (bei Hypokaliämie zusätzlich KCl und ggf. Mg^{2+})

- Monitoring: Urin-pH steigt auf >7
- Ursachenbeseitigung: Erbrechen, Magensonde (ggf. PPI) etc.
- **Salzresistente Alkalose:**
  - Klinische Untersuchung → EZV erhöht (Ödeme)?
  - Herzinsuffizienz, Leberzirrhose, nephrotisches Syndrom
  - Schwere Hypokaliämie (meist <2 mmol/l)
  - Bestimmung von Aldosteron, Renin, Cortisol
  - Rücksprache mit Nephrologen
  - Therapie bei erhöhtem EZV:
    - Pause von Schleifendiuretika und Thiaziden wenn möglich
    - Acetazolamid (Diamox maximal 2 × 500 mg), Cave: K^+
    - Ggf. HCl (s. unten)
    - Dialyse
  - Therapie bei endokriner Ursache:
    - Rücksprache mit Nephrologen
    - Ggf. Spironolacton, Amilorid
    - Chirurgische Tumorentfernung
    - K^+ <2,0 mmol/l: KCl-Substitution, wenn K^+ >3,0 mmol/l liegt meist wieder eine salzsensitive Alkalose vor → weiter NaCl 0,9 %
- **Bedrohliche Alkalosen (pH >7,6) oder therapierefraktäre Alkalosen:**
  - HCl-Infusion: Menge HCl in mmol = 0,5 × KG in kg × HCO_3^--Überschuss als isotone Lösung (150 mmol/l) via ZVK über 8–24 h
- **Nierenversagen:**
  - Bikarbonatzufuhr?
  - Erbrechen, Verluste über Magensonde?
  - Therapie:
    - Ursachenbeseitigung: Erbrechen, Magensonde (ggf. PPI) etc.
    - HCl-Infusion: s. oben
    - Dialyse (wichtig Dialysat mit niedrigem HCO_3^--Zusatz)

13.4.6 Respiratorische Azidose

Ursachen für eine Hypoventilation

- **Primär nicht gestörte Atemmechanik (erhöhte Ventilationsbelastung)**
  - Obstruktion der oberen Atemwege (Fremdkörper, Angioödem, Laryngospasmus, Schlafapnoe, Trauma)

— Obstruktion der unteren Atemwege
(Lungenödem, Bronchospasmus, Bronchi-
olitis, Sekret)
— Erhöhter Ventilationsbedarf (Lungen-
embolie, Sepsis, Kohlenhydratzufuhr,
Hypovolämie)
— Restriktive Lungenerkrankung (Pneumonie,
ARDS, Atelektase)
— **Atempumpe/Atemantrieb geschwächt:**
— ZNS (SHT, Hirnödem, Tumor, Enzephalitis,
Sedativa, Opiate etc.)
— Neuromuskulär (GBS, Myasthenie,
Botulismus, Organophosphate,
Kaliumstörung, Status epilepticus,
Querschnittsläsion)
— Rippenfraktur, Pneumothorax, abdomi-
neller Druck (Aszites)

> **Bei respiratorischer Azidose immer
> medikamentöse Ursachen (Opioide,
> Sedativa) primär ausschließen (häufig!).**

— Eine rasche Klärung, ob eine Störung der
Atempumpe/Atemantrieb oder eine erhöhte
Ventilationsbelastung vorliegt, gelingt durch
die Berechnung der alveolär-arteriellen
pO_2-Differenz:
— $p_AO_2 - p_aO_2 = [F_iO_2 \times (p_{atm} - p_{H2O}) - (p_aCO_2 \times 1,25)] - p_aO_2$
— $p_AO_2 - p_aO_2 = [0,21 \times (760 - 47 \text{ mm Hg}) - (p_aCO_2 \times 1,25)] - p_aO_2$
— auf Meereshöhe und bei Raumluft: $p_AO_2 - p_aO_2 = [150 \text{ mm Hg} - (p_aCO_2 \times 1,25)] - p_aO_2$
— auf Meereshöhe und bei Raumluft sowie
normalen respiratorischen Verhältnissen:
$p_AO_2 - p_aO_2 = [150 \text{ mm Hg} - (45 \text{ mm Hg} \times 1,25)] - 75 \text{ mm Hg} = (150 \text{ mm Hg} - 56 \text{ mm Hg}) - 75 \text{ mm Hg} = 19 \text{ mm Hg}$
— Bei einer alveolär-arteriellen pO_2-Differenz
von ≤10 mm Hg liegt eine Störung der
Atempumpe/Atemantrieb vor.

Therapie

— Beseitigung der Ursache (Atemwege
freimachen, Broncholyse, Ödemtherapie,
Naloxon, Antibiotika etc.)
— O_2-Gabe (Cave: bei chronischer respiratorischer Azidose wie bei COPD nur wenig O_2)

— pH >7,1, pCO_2 <60 mm Hg, Patient wach
und alert → weiter, ggf. NIV
— pH <7,1, pCO_2 >60 mm Hg Patient komatös
→ Beatmung (NIV → Intubation)

> **Bei rascher Korrektur einer länger
> bestehenden *respiratorischen Azidose*
> kommt es zu einer *metabolischen Alkalose*,
> da die renalen Kompensationsmechanismen
> (Bikarbonatresorption) nur langsam
> wieder angepasst werden (*Post-Hyperka-
> pnie-Alkalose*, s. oben). Eine moderate und
> langsame Korrektur ist daher sinnvoll.**

13.4.7 Respiratorische Alkalose

Ursachen

— Hyperventilationssyndrom, Schmerz, Stress,
Entzug
— Bei Hypoxämie
— Lungenerkrankung (Embolie, Pneumonie,
Ödem, ARDS, Fibrose, Asthma)
— Anämie
— Rechts-Links-Shunt
— ZNS-Schädigung (Trauma, Enzephalitis,
Tumor, Blutung, Infarkt)
— Infektion/Sepsis (häufig gramnegativ)/Fieber
— Leberzirrhose, Leberinsuffizienz
— Schwangerschaft
— Salicylat-Intoxikation
— Hitzeschock
— Maschinelle Beatmung

Therapie

— In der Regel sind resp. Alkalosen nicht
bedrohlich. Sie können jedoch Ausdruck einer
ernsthaften Erkrankung (z. B. Embolie bei
Hypoxämie) sein.
— Das häufige Hyperventilationssyndrom ist
selbstlimitierend (Muskelschwäche durch
Alkalose), sollte aber durch Rückatmung oder
leichte Benzodiazepingabe beendet werden. Bei
Entzug ggf. zentrale Dämpfung mit Clonidin
(Catapresan). Bei Schmerzen → ausreichende
Analgesie
— Bei allen anderen Ursachen steht die kausale
Therapie im Vordergrund.

13.4.8 Therapie der gemischten Säure-Basen-Störungen

- Die Diagnose gemischter Störungen erfolgt leicht durch den beschriebenen Algorithmus. Die Therapie richtet sich prinzipiell nach den Therapieempfehlungen für einfache Störungen. Allerdings sind hier einige Besonderheiten zu nennen.
- Kombinierte metabolische und respiratorische Azidose: bei bestehender Hyperkapnie ist zur Pufferung THAM zu erwägen, da es unter Natriumbikarbonat zu einer weiteren pCO_2-Erhöhung kommt, die nicht abgeatmet werden kann (Cave NW und KI).
- Da es sich häufig um komplexe Situationen handelt, sollte zurückhaltend therapiert werden: die Entscheidung zur medikamentösen Pufferung sollte eher von azidosetypischen Symptomen (Vasodilatation, Rhythmusstörungen, Hyperkaliämie, Anstieg des pulmonalarteriellen Drucks) als allein vom pH abhängig gemacht werden.

- Bei einer Reanimation als Sonderform dieser gemischten Störung sollte auf eine Pufferung mit Bikarbonat weitestgehend verzichtet werden, da der steigende pCO_2 zu einer Zunahme der intrazellulären Azidose und damit womöglich zu einer Verschlechterung der Situation führt.
- Im Rahmen der permissiven Hyperkapnie ist eine Pufferung selten nötig (in der Regel kommt es innerhalb von 3 h zu einer Wiederherstellung des intrazellulären pH), ansonsten kann THAM eingesetzt werden.

13.5   Glomeruläre Erkrankungen

> In der Regel sind genuin nephrologische Krankheitsbilder auf der ITS eher selten. Bei Verdacht sollte immer umgehend ein Nephrologe hinzugezogen werden (�‍◘ Tab. 13.16).

◘ Tab. 13.16 Einteilung glomerulärer Erkrankungen

Symptomenkomplex	Mechanismus	Krankheitsentitäten
Asymptomatische Hämaturie, rezidivierende Makrohämaturien	Ruptur von glomerulären Kapillaren	Alport-Syndrom IgA-Nephritis
Akutes nephritisches Syndrom	Immunkomplexvermittelte Entzündung	Lupus-Nephritis postinfektiöse Glomerulonephritis MPGN Typ 1 und Typ 2 fibrilläre GN
Nephrotisches Syndrom und asymptomatische Proteinurie	Störung der Permeabilität des glomerulären Filters	"Minimal change disease" (Primäre) FSGS (= fokal segmentale Glomerulosklerose) Membranöse Nephropathie Diabetische Nephropathie Amyloidose, LCDD (= light chain deposition disease)
Rapid progressive Glomerulonephritis	Fokal-proliferative und nekrotisierende GN Ruptur der Bowman-Kapsel mit Halbmondbildung	Small vessel vasculitis: ANCA-assoziiert (Wegener) Immunkomplex-GN (SLE) anti-GBM (= glomeruläre Basalmembran) (Goodpasture)
Chronische Niereninsuffizienz bei GN	Obliteration von Glomeruli und Nephronverlust	Endstrecke (fast) aller glomerulärer Erkrankungen

◧ Tab. 13.17	Ätiologie der RPGN
RPGN Typ I	Nachweis von Antikörpern gegen die glomeruläre Basalmembran GBM
	Anti-GBM-Syndrom bei rein renaler Manifestation
	Goodpasture-Syndrom (pulmorenales Syndrom)
RPGN Typ II	Nachweis von glomerulären Immunkomplexablagerungen
	Unterschiedliche Formen der Glomerulonephritis (GN):
	Häufig syst. Lupus erythematodes, Kryoglobulinämie (Hep C), postinfektiöse GN
RPGN Typ III	pauciimmun = keine immunhistologischen Befunde, Kleingefäß-Vaskulitiden mit Nachweis von antineutrophilen zytoplasmatischen Antikörpern (ANCA) i.Serum
	Granulomatose mit Polyangiitis (früher M. Wegener, meist cANCA)
	Mikroskopische Polyangiitis (meist pANCA)

13.5.1 Rapid progressive Glomerulonephritis (RPGN)

- Komplikationen, die zu einem Aufenthalt auf der ITS zwingen, finden sich v. a. bei der RPGN:
  - Rasche Verschlechterung der Nierenfunktion (bis hin zum AKI)
  - Nephritisches Syndrom
  - Oft **pulmorenales Syndrom** (bei M. Wegener, mikroskopischer Polyangiitis, Goodpasture) mit Gefahr einer vital bedrohlichen Lungenblutung

Ätiologie
(◧ Tab. 13.17)

Diagnostisches Vorgehen
- Benötigt: Kreatinin, Harnstoff, Urinsediment, Proteinuriediagnostik, Gerinnung, ANCA, Anti-GBM-AK, ANA, ds-DNA-AK, Komplementfaktoren C3, C4, Kryoglobuline, Hepatitisserologie, Blutkultur
- Bei Verdacht sollte unverzüglich eine Nierenbiopsie zur Diagnosesicherung durchgeführt werden.

Therapie
(◧ Tab. 13.18)
- Bei AKI → Nierenersatzverfahren

◧ Tab. 13.18	Therapie der rapid progressiven Glomerulonephritis (RPGN)
RPGN allgemein	Immunsupressive Therapie mit Cyclophosphamid oder Rituximab und Steroiden
RPGN I	Intensive Plasmapherese mit Austausch von 4 l Plasma täglich gegen Humanalbumin 5 %, bei Blutungen auch gegen FFP, früher Beginn entscheidend!
RPGN II	Kausale Therapie → z. B. antiviral, antibiotisch etc.
RPGN III	Bei pulmorenalem Syndrom → Plasmapherese

13.5.2 Nephrotisches Syndrom (NS)

Die Notwendigkeit zur intensivmedizinischen Betreuung ergibt sich meist aufgrund der mit einem NS assoziierten Komplikationen.

Definition
❯ Das nephrotische Syndrom ist gekennzeichnet durch:
  - **Proteinurie >3,5 g/Tag**
  - **Ödeme**
  - **Hypalbuminämie**
  - **Hyperlipidämie**

Ätiologie
- Systemische Erkrankungen:
  - Diabetes mellitus

— Amyloidose

— Multiples Myelom

— Systemischer Lupus erythematodes

— Tumor: Lunge, Mamma, Kolon, Lymphome u. a.

— Medikamente (z. B. NSAIDs)

— Infektionen (z. B. Virushepatitiden)

— **Primäre Glomerulopathien:**

— Membranöse Glomerulonephritis

— Fokal segmentale Nephrosklerose

— Minimal Change Glomerulopathie

— Andere Ursachen

Komplikationen

— **Thromboembolien** durch Verlust von Gerinnungsfaktoren (TVT, Nierenvenenthrombosen → Lungenembolie, auch arterielle Thrombosen)

— **AKI** (meist im Rahmen der diuretischen Therapie)

— **Infekte** durch Antikörpermangel (meist bakterielle Infekte der Haut und Pneumonien)

Diagnostisches Vorgehen

— Ausschluss einer systemischen Ursache

— In der Regel ist eine Nierenbiopsie zur Klärung notwendig.

Therapie

— Behandlung der Grunderkrankung → nephrologische Konsultation

— Behandlung des nephrotischen Syndroms selbst:

— Reduktion der Proteinurie → ACE-Hemmer, AT_1-Blocker

— Ödemausschwemmung: Diuretika

— Statine

— Prophylaxe der Komplikationen: Therapeutische Antikoagulation bei Albumin <20 g/l

— Therapie der Komplikationen:

— Nierenersatz bei AKI

— Therapie der thrombembolischen Ereignisse, antibiotische Therapie

▪ **Sequenzielle Nephronblockade**

> **Indikationen für eine hilfreiche sequenzielle Nephronblockade**
> — Nephrotisches Syndrom
> — Niereninsuffizienz
> — Herzinsuffizienz
> — Leberzirrhose

— Bei der sequenziellen Nephronblockade führt die Kombination von Schleifendiuretika und distal wirkenden Diuretika in adäquater Dosierung zu einer Steigerung der Diurese, da die kompensatorische Natriumresorption als Folge der Monotherapie mit Schleifendiuretika unterbunden wird.

— Zusätzlich kann auch die am proximalen Tubulus stattfindende kompensatorische Natriumrückresorption durch Gabe eines Carboanhydrasehemmers (Azetazolamid) gehemmt werden.

> **Stufenschema der sequenziellen Nephronblockade**
> — Furosemid bis maximal 1 g/Tag i.v. (bis 2 g/Tag p.o.) oder Torasemid 200 m g/Tag p.o.
> — Furosemid kontinuierlich i.v. → 40 mg/h (immer erst ein Bolus von 80–100 mg)
> — Furosemid i.v. 40 mg/h + 2 × 25 mg HCT/Tag p.o.
> — Furosemid i.v. 40 mg/h + 2 × 25 mg HCT/Tag p.o. + 2 × 250 mg Azetazolamid/Tag
> — Aktuelle Untersuchungen legen nahe, dass Furosemidbolusgaben (1 g/Tag) der kontinuierlichen Applikation überlegen sind.

13.6   Tubulointerstitielle Erkrankungen

13.6.1 Tubulointerstitielle Nephritis

Ätiologie

— Pseudoallergisch: durch Medikamente (NSAID, Antibiotika, Allopurinol etc.)

- Infekte
  - Pyelonephritis (E. coli, Klebsiella, Pseudomonas, Proteus) → Cave: **Urosepsis**
  - Virusinfekte → Hantavirus, HIV
- Cast-Nephropathie bei Myelom
- 7 % aller AKI auf der ITS sind interstitielle Nephritiden (werden aber meist übersehen)

Klinik

- Nierenfunktionsverschlechterung → AKI, Elektrolyt- und Säure-Basen-Störungen
- Pseudoallergisch: Exantheme (ca. 25 %)
- Hantavirusinfektion: abdominelle Schmerzen → akutes Abdomen, Thrombopenie
- Pyelonephritis: Flankenschmerzen, evtl. Aufstau

Diagnostisches Vorgehen

- Klinik, Anamnese
- Urindiagnostik: Proteinurie mit führender α_1-Mikroglobulinurie, Leukozyturie, Glukosurie, Eosinophile im Urin, Immunfixation, Urinkultur
- Blutbild: Eosinophilie?, Thrombopenie? (bei Hantavirus)
- Hantaserologie
- Sono: Aufstau, Abszesse
- Bei unklarer Ursache: Nierenbiopsie

Therapie

- Behandlung der Ursache: antibiotisch, Medikamentenkarenz
- Prednison 1 mg/kg KG/Tag für 1–2 Wochen

13.6.2 Rhabdomyolyse

- Vasokonstriktion der Vasa afferentia
- Toxische Tubulusschädigung
- Tubuläre Obstruktion durch Myoglobin

Ätiologie

Muskelschädigung durch:

- Trauma → Crush-Niere
- Arterieller Verschluss → Extremitätenischämie
- Medikamentös/Toxisch → Statine, Heroin, Kokain, Schlangengift
- Polymyositis

Diagnostisches Vorgehen

- Richtungsweisend ist immer ein AKI einhergehend mit einem dramatischen CK-Anstieg >10.000 U/l

Therapie

- Siehe AKI
- Immer ein Kompartmentsyndrom ausschließen (häufig) → ggf. Faszienspaltung

13.7 Kontrastmittelnephropathie

❯ **Jodhaltige Röntgenkontrastmittel können zur medullären Ischämie und Tubulusschädigung führen und damit ein AKI auslösen.**

13.7.1 Fakten

- Kreatininanstieg 2–3 Tage nach KM-Gabe
- Maximum um den 5. Tag
- Restitutio nach 8–10 Tagen
- Selten persistierende Dialysepflicht

Risikofaktoren für eine Kontrastmittelnephropathie

- Erhöhtes Risiko bei:
  - Niereninsuffizienz
  - Diabetes mellitus
  - Proteinurie
  - Multiples Myelom
  - Volumenmangel
  - KM-Menge >200 ml
  - Hochosmolare KM

13.7.2 Prävention

- Volumengabe: je 1 l NaCl 0,9 % über 6–12 h vor und nach KM-Gabe
- Pausieren von nephrotoxischen Medikamenten
- Verwendung niedrig- oder isoosmolarer KM sowie KM-Menge minimieren
- Keine Dialyse, keine Diuretika
- Natriumbikarbonat ist NaCl 0,9 % nicht überlegen

13.7.3 Therapie

Keine spezifische Therapie

13.8   Erkrankungen der Nierengefäße

13.8.1 Thrombotische Mikroangiopathie

Durch Endothelschädigung kommt es zur *intravasalen Gerinnung* mit Thrombozytenaggregation und –verbrauch. Die Folgen sind eine *Coombs-negative Hämolyse* und *Gefäßverschlüsse* (Kapillaren).

Ätiologie

- Thrombotisch-thrombozytopenische Purpura (TTP) → ADAMTS13-Aktivität <10 %
- EHEC-induziertes Hämolytisch-urämisches Syndrom (HUS) → Diarrhoe, Stuhlnachweis
- Atypisches HUS (aHUS) → meist hereditär
- Maligne Hypertonie (RR diastolisch >120 mm Hg, Fundus hypertonicus III°–IV°)
- Renale Krise bei Sklerodermie
- Medikamente: Cyclosporin A, Tacrolimus, Mitomycin C, Cisplatin, Clopidogrel, Chinin u. a.
- HELLP-Syndrom (Hämolyse, „elevated liver enzymes", „low platelets", im 3. Timenon)

Klinik

- AKI
- Neurologische Symptome (Agitiertheit, Krampfanfall, Koma) → v. a. TTP

- Weitere Organbeteiligung: Haut (Purpura), Herz, Leber, Pankreas, Darm etc.

Diagnostisches Vorgehen

- LDH hoch, Haptoglobin niedrig
- Coombs-Test negativ
- Blutbild: Thrombopenie, Fragmentozyten
- ADAMTS13-Aktivität, Antigen und Antikörper
- Kreatininanstieg → AKI
- Therapie:
  - Siehe auch: AKI
  - TTP → Plasmapherese gegen FFP, Steroide, Rituximab, ggf. Eculizumab, Splenektomie
  - aHUS → Eculizumab
  - Maligne Hypertonie, Sklerodermie → RR-Senkung mit hochdosiertem ACE-Hemmer → Verlaufsparameter: LDH
  - HELLP-Syndrom → rasche Entbindung

13.8.2 Thrombembolische Ereignisse der Nierengefäße

- Nierenarterienembolie: → meist Vorhofflimmern, Klappenvegetationen, aortale Emboliequelle
- Nierenarterienthrombose: → meist auf dem Boden einer Nierenarterienstenose
- Cholesterinemboliesyndrom: → bei ausgeprägter Atherosklerose, oft nach Intervention flussaufwärts (Katheter, OP), hierbei handelt es sich um embolische Verschlüsse der Kapillaren durch Cholesterinkristalle aus atheromatösen Plaques
- Nierenvenenthrombose: → v. a. bei nephrotischem Syndrom (bis 40 %), auch beidseitig

Klinik

- **Nierenarterienembolie:**
  - Flankenschmerzen, LDH-Anstieg, später CRP, Hämaturie,
  - arterielle Hypertonie, Übelkeit, Erbrechen, ggf. weitere arterielle Embolien?
  - AKI wenn beidseitig
- **Nierenarterienthrombose:**
  - Wie Embolie, evtl. symptomarm

◻ Tab. 13.19 Notfälle bei dialysepflichtiger Niereninsuffizienz	
Elektrolytentgleisungen	Meist Hyperkaliämie → Dialyse
Metabolische Azidose	Natriumbikarbonat, Dialyse
Hypervolämie, Lungenödem	Diuretika, meist Dialyse notwendig
Urämie: – hämorrhagische Gastritis – Enzephalopathie bis Koma (selten) – Perikarditis (Gefahr: Tamponade)	Dialyse, vorsichtige Antikoagulation
Kardiovaskuläre Ereignisse ↑	Großzügige Indikationsstellung zur Koronarangiographie, Hb 11–12 g/dl
Calciphylaxie (Mortalität ↑↑↑)	Intensivierte Dialyse, Marcumar absetzen
Therapierefraktärer Hypertonus	Sollgewicht senken, Salzrestriktion
Zugangsprobleme	Shuntverschluss → Gefäßchirurgie Shuntstenose → FKDS/Angiographie/Gefäßchirurgie Shuntnachblutung → meist Stenose → Gefäßchirurgie Steal-Phänomen → Gefäßchirurgie Aneurysmaruptur → Druckverband, Notfall-OP Shuntinfektion → Antibiotikatherapie, bei Abszess → Gefäßchirurgie Kathetersepsis → antibiotische Therapie, Explantation

- **Cholesterinemboliesyndrom:**
  - Disseminierte Kapillarembolien: Haut → „blue toes", Livedo reticularis, LDH erhöht
  - Komplement erniedrigt
  - Eosinophilie
  - Rasch sich verschlechternde Nierenfunktion
- **Nierenvenenthrombose:**
  - Akut: Flankenschmerzen, chronisch: keine Symptome
  - Zeichen einer Lungenembolie
  - Proteinurie, Hämaturie, LDH-Anstieg, AKI wenn beidseitig

Diagnostisches Vorgehen

- Cholesterinembolien: Klinik, Eosinophilie, Biopsie
- Alle anderen: klinischer Verdacht → Sonographie, FKDS, Angiographie

Therapie

- **Arterielle Embolie/Thrombose**
  - Gefäßchirurgische Sanierung oder
  - Lyse (systemisch oder lokal) innerhalb maximal 3(–6) h

- Antikoagulation
- Lyse oder gefäßchirurgischer Eingriff nur bei beidseitiger Thrombose
- Keine spezifische Therapie möglich → NEV einleiten

13.9 Notfälle beim Dialysepatienten

(◻ Tab. 13.19)

❗ Cave
Bei Dialysepatienten oder absehbarer Dialysepflicht möglichst keine peripheren Zugänge oberhalb des Handrückens, keine Subclavia-Shaldon-Anlage (30 % Stenoserate) → Ziel: Erhaltung der Möglichkeit einer Shuntanlage.

13.9.1 Peritonealdialyse-assoziierte Peritonitis

- Klinik: abdominelle Schmerzen, Fieber, trübes Dialysat (>100 Leukozyten/µl)
- Diagnose: Zellzahl, Gramfärbung, Kultur

- Immer Dialysearzt verständigen
- Vancomycin 15–30 mg/kg KG i.p. alle 3–5 Tage nach Blutspiegel + Ceftazidim (Fortum) 1000–1500 mg i.p. 1 × tgl. *oder*
- Cefazolin 15 mg/kg KG i.p. 1 × tgl. + Ceftazidim (Fortum) 1000–1500 mg i.p. 1 × tgl.
- Anpassung nach Antibiogramm
- 5 ml Mepivacain 2 % in jeden PD-Beutel
- Bei Therapieversagen: Divertikulitis?, Perforation?
- Katheterexplantation bei Pilzinfektion

13.9.2 Notfälle an Dialyse

Dysäquilibriumssyndrom

- Bei Erstdialyse und hoher Harnstoffkonzentration kann es durch zu schnelle Entfernung von osmotischen Substanzen (Harnstoff und Na^+) zum Zellhydrops mit Hirnödem kommen.
- Klinik: Kopfschmerzen, Krampfanfälle, Koma (Mortalität ↑)
- Prävention: kurze Dialyse (3 h), Na^+ im Dialysat ↑ und niedriger Dialysatfluss
- Hämodynamische Instabilität:
  - Hypotonie, Synkope, vorausgehend Muskelkrämpfe
  - Vagale Vorboten: Erbrechen, Gähnen, Kopfschmerzen
  - Maßnahmen:
    - Stopp der Ultrafiltration, Kopftieflage
    - 250 ml NaCl 0,9 % oder 20 ml NaCl 10 %
    - Ggf. kolloidaler Volumenersatz
    - Ggf. Katecholamine
- Prävention:
  - Langsamer Volumenentzug
  - Kontinuierliches NEV
  - Optimierung Sollgewicht (Vena-cava-Schall)
  - Salzrestriktion intradialytisch
  - Dialysattemperatur ↓
  - Anämiekorrektur (Ziel-Hb: 11–12 g/dl)

Thoraxschmerz

- Differenzialdiagnosen:
  - Akutes Koronarsyndrom

- Hämodynamische Instabilität
- Dysäquilibriumssyndrom
- Lungenembolie
- Hämolyse
- Vordringlich ACS-Diagnostik: Troponin T ist bei Dialysepatienten häufig erhöht, Troponin-I-spezifischer
- Therapie: Infarkt- bzw. Lungenembolietherapie, Dialysestopp, Nadel belassen

Vorhofflimmern

- O_2-Insufflation, EKG, Monitoring, Labor
- Zur Frequenzkontrolle geeignet:
  - Metoprolol 5 mg i.v.,
  - Amiodaron 300 mg als Kurzinfusion
- Bei Hypotonie: elektrische Kardioversion

Blutungen

- Antikoagulation stoppen
- Ggf. Antagonisierung (Protamin als Antidot des Heparins)
- Ggf. Transfusion von Blutkomponenten
- Bei Blutungen aus einem Shuntaneurysma
  - Lokale Kompression
  - Kein Blutdruckcuff!
  - Ggf. umstechen

Literatur

Hu J, Liu S, Jia P et al. (2016) Protection of remote ischemic preconditioning against acute kidney injury: a systematic review and meta-analysis. Crit Care 20 (1): 111

Palevsky PM, Zhang JH, O'Connor TZ et al. (2008) Intensity of renal support in critically ill patients with acute kidney injury. N Engl J Med 359 (1): 7–20

Rivers E, Nguyen B, Havstad S et al. (2001) Early goal-directed therapy in the treatment of severe sepsis and septic shock. N Engl J Med 345 (19): 1368–1377

Spasovski G, Vanholder R, Allolio B et al. (2014) Clinical practice guideline on diagnosis and treatment of hyponatraemia. Intensive Care Med 40 (3): 320–331

Verbalis JG, Goldsmith SR, Greenberg A (2013) Diagnosis, evaluation, and treatment of hyponatremia: expert panel recommendations. Am J Med 126 (10 Suppl 1): S1–42

Onkologie

M. Kochanek, B. Böll, O. Cornely, G. Michels

© Springer-Verlag GmbH Deutschland 2017
G. Michels, M. Kochanek (Hrsg.), *Repetitorium Internistische Intensivmedizin*,
DOI 10.1007/978-3-662-53182-2_14

14.1 Tumorlysesyndrom

M. Kochanek, B. Böll

14.1.1 Definition

Das Tumorlysesyndrom ist eine onkologische Notfallsituation und wird durch **massiven Zerfall von Tumorzellen** mit nachfolgend Organschäden und metabolischen Störungen verursacht. Der Tumorzellzerfall geschieht meist im Rahmen einer Chemotherapie, kann jedoch auch spontan auftreten.

14.1.2 Risikofaktoren

- Hoher Zellproliferation des Tumors
- Chemosensitivität des Tumors
- Tumormasse („bulky disease": >10 cm Tumordurchmesser)
- Leukozytenzahl >50.000/µl, LDH vor Therapiebeginn >2-fache Norm

- Hyperurikämie vor Therapie (>7,5 mg/dl; >446 µmol/l) oder
- Hyperphosphatämie
- Niereninsuffizienz (Kreatinin >1,5 mg/dl; >133 µmol/l)
- Oligo-/Anurie
- Volumenmangel (◘ Tab. 14.1)

14.1.3 Pathogenese

(◘ Abb. 14.1)
- Spontan (selten) oder durch Einleitung einer Therapie mit Chemotherapeutika, Bestrahlung, Antikörper oder Kortison können Tumoren
  - mit einem hohen Proliferationsindex,
  - großer Tumormasse oder
  - hoher Sensibilität gegenüber einer Therapie rapide zerfallen.
- Es kommt zu einer systemischen Ausschwemmung von **intrazellulären**

◘ Tab. 14.1 Patientenrisikostratifikation für ein Tumorlysesyndrom

Art	Risiko		
	Hohes Risiko (>5 %)	Mittleres Risiko (1–5 %)	Niedriges Risiko (<1 %)
NHL	Burkitt B-ALL	„Diffuse large cell lymphoma"	Indolente NHL
ALL	Leukozyten>100.000/µl	Leukozyten 50.000–100.000/µl	Leukozyten<50.000/µl
AML	Leukozyten>50.000/µl, Monoblasten	Leukozyten 10.000–50.000/µl	Leukozyten <10.000 µl
CLL		Leukozyten 10.000–100.000/µl, Behandlung mit Fludarabin	Leukozyten <10.000 µl
Andere hämatologische Erkrankungen (CML, MM)		Schnelle Proliferation und erwartetes gutes Ansprechen auf die Therapie	
Solide Tumoren		Kleinzelliges Bronchialkarzinom	Melanom, Merkel-Zell-Karzinom, Weichteilsarkome
		Keimzelltumoren	Ovarialkarzinom, Vulvakarzinom
		Mammakarzinom	Nichtkleinzelliges Bronchialkarzinom
		Neuroblastom, Medulloblastom	Kolorektales Karzinom, Magenkarzinom
			Hepatozelluläres Karzinom, Hepatoblastom

14

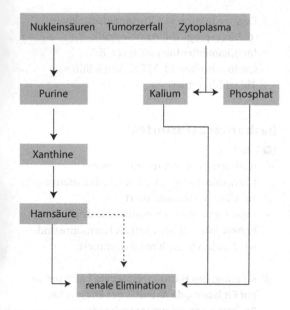

◘ Abb. 14.1   Pathophysiologie zum Tumorlysesyndrom

Bestandteilen in die Zirkulation (vor allem Kalium, Phosphat, Nukleinsäuren).
- **Hyperurikämie:** Nukleinsäuren werden zu Hypoxanthin und Xanthin und dann zu Harnsäure enzymatisch umgebaut. Bei einem deutlichen Anstieg kommt es zu Ausfällung von Harnsäure in den renalen Tubuli und nachfolgend zum akuten Nierenversagen.
- **Hyperphosphatämie:** Tumorzellen beinhalten oft 4 × so viel Phosphat wie normale Zellen. Wenn das Kalzium-Phosphat-Produkt (Kalzium multipliziert mit dem Phosphatwert) >60 mg/dl (ca. 5 mmol/l) ist, besteht ein erhöhtes Risiko für Kalzium-Phosphat-Präzipitationen in den renalen Tubuli und akutes Nierenversagen. Kardiale Präzipitationen führen zu Herzrhythmusstörungen.

14.1.4 Diagnose

Laborchemisches Tumorlysesyndrom
- Das *laborchemische* Tumorlysesyndrom wird definiert, wenn mindestens zwei der in ◘ Tab. 14.2 aufgeführten Laborwerte pathologisch verändert sind.
- Veränderung müssen innerhalb 3 Tage vor oder 7 Tage nach Beginn der Chemotherapie trotz adäquater Wässerung aufgetreten sein.

Klinisches Tumorlysesyndrom
- Das *klinische* Tumorlysesyndrom wird definiert, wenn ein laborchemisches Tumorlysesyndrom vorliegt plus mindestens eines der folgenden pathologischen Veränderungen:
  - Serumkreatinin Anstieg (≥1,5 des Normalwertes)
  - Herzrhythmusstörungen mit lebensbedrohlichen Arrhythmien
  - neurologische Veränderungen bis hin zu epileptischen Anfällen (◘ Tab. 14.3)

14.1.5 Klinik

- Die Klinik der Patienten wird gekennzeichnet durch die metabolischen Störungen und Organschäden:
  - Schwindel
  - Übelkeit und Erbrechen
  - Lethargie
  - Hämaturie
  - Herzrhythmusstörungen
  - Muskelkrämpfe
  - Neurologische Ausfälle
  - Epileptische Anfälle

◘ Tab. 14.2   Laborchemisches Tumorlysesyndrom

Serum Harnsäure	≥8 mg/dl	476 µmol/l	Anstieg >25 % gegenüber Baseline
Serum Kalium	≥6,0 mmol/l	2,1 mmol/l	Anstieg >25 % gegenüber Baseline
Serum Phosphat	≥6,5 mg/dl	1,45 mmol/l	Anstieg >25 % gegenüber Baseline
Serum Kalzium	≤7 mg/dl	1,75 mmol/l	Anstieg >25 % gegenüber Baseline

14.1.6 Therapie

> Wichtigste therapeutische Intervention ist
> die Vermeidung des Tumorlysesyndroms.

Therapeutisches Vorgehen

- Klinische Untersuchung und
  Risikostratifikation des Patienten
  (◘ Tab. 14.1)
- Aggressive i.v.-Hydratation: 2–3 l/qm; Ziel
  Urinausscheidung 80–100 ml/qm/h
- ggf. Einsatz von Diuretika
  - Cave: Überwässerung bei Niereninsuffi-
    zienz, Herzinsuffizienz
  - zuvor Kontrolle von: postrenalem
    Nierenversagen/Abflussstörungen

Harnalkalisierung

- Es gibt keine Publikationen, die die Effektivität
  dieser Therapie beweisen, daher nicht mehr
  empfohlen.
- Acetazolamid oder Natriumbicarbonat
  (Ziel-pH des Urins: >6,5–7).
- Kann indiziert sein bei Patienten mit einer
  gleichzeitig bestehenden metabolischen
  Azidose.
- Nicht einsetzen bei Hyperphosphatämie.
- Alkalisierung zusammen mit Rasburicase nicht
  notwendig.

Allopurinol

- Dosierung: 24–48 h vor Therapiebeginn.
- Dauer 3–7 Tage bzw. Normalisierung
  Harnsäure/Rückgang der Tumorlysezeichen:
  - p.o.: 100 mg/qm KOF alle 8 h (maximal
    800 mg/Tag),
  - i.v.: 200–400 mg/qm/Tag (maximal 600 mg/
    Tag).
- Bei Patienten mit einer schweren Hyperurikämie vor Therapiebeginn (>7,5 mg/dl;
  >450 µmol/l) sollte zusätzlich Rasburicase
  eingesetzt werden.
- Möglichkeit der Auslösung eines akuten
  Nierenversagens durch Xanthin-Kristalle.

- Dosisreduktion von Purinmedikamenten
  (6-Mercaptopurin, Azathioprin).
- Medikamenteninteraktion (z. B.
  Cyclophosphamid, MTX, Ampicillin,
  Thiaziddiuretika)

Rasburicase (Fasturtek)

(◘ Tab. 14.4)
- Rasburicase ist ein *rekombinantes
  Uratoxidaseenzym*, welches die Harnsäure
  zu Allantoin metabolisiert.
- Allantoin wiederum besitzt eine deutlich
  höhere Wasserlöslichkeit als Harnsäure und
  wird dadurch rasch renal eliminiert.

> Messung des Harnsäurespiegels: Laborprobe
> auf Eis lagern, da Aktivität des Enzyms bei
> Raumtemperatur weiter vorhanden ist.
- **Kontraindiziert bei SS, G6PD-Mangel.**
- **Nebenwirkungen: Methämoglobinbildung,
  Hämolyse.**
- **Therapiekontrolle engmaschig, um ggf.
  Dialyseindikation zu stellen.**

Dialysetherapie:

- Dialyse erwägen, wenn unter Rasburicase
  keine effektive Senkung der Harnsäure gelingt,
  oder bei sonstiger Dialyseindikation: s. Akutes
  Nierenversagen.
- Gute Erholung der Nierenfunktion mit
  frühzeitiger Dialyse.

14.2 Aplasieproblematik/Fieber bei Neutropenie

M. Kochanek, O. Cornely, B. Böll

> Fieber bei Neutropenie: Neutrophile
> <500/µl und Temperatur ≥38,0°C. Fieber bei
> Neutropenie bedarf einer notfallmäßigen
> Abklärung und sofortigen Therapie!

- Ursachen des Fiebers (◘ Tab. 14.5) können
  Infektionen mit folgenden Erregern sein:

■ **Tab. 14.3** Cairo-Bishop-Klassifikation des klinischen Tumorlysesyndroms

Komplikation	Grad					
	0	1	2	3	4	5
Kreatinin Veränderung	≤1,5-Faches des oberen Normwertes	1,5-Faches des oberen Normwertes	>1,5–3-Faches des oberen Normwertes	>3–6-Faches des oberen Normwertes	>6-Faches des oberen Normwertes	Tod
Herzrhythmus-störungen	Keine	Keine Interventionen notwendig	Keine notfallmäßige Intervention notwendig	Symptomatische oder medizinisch inkomplette Kontrolle (z. B. Kardioversion)	Reanimation	Tod
Epileptischer Anfall	Keine	Keine	Einmalig, kurzer generalisierter Krampf; Krampf der gut durch Antikonvulsiva kontrolliert werden kann oder fokale Faszikulationen die den normalen Tagesablauf nicht stören	Krämpfe mit Bewusstseins-einschränkung; schlecht zu kontrollierende Krämpfe; Fokale Krämpfe, die sich generalisieren trotz Medikation	Status epilepticus	Tod

■ **Tab. 14.4** Rasburicase (Empfohlene Dosierung/Dauer)

Risiko	Baseline Harnsäure		Dosierung mg/kg KG	Dauer der Behandlung
	mg/dl	mmol/l		
Hohes Risiko	>7,5	>450	0,2	Abhängig vom Harnsäurespiegel*
Intermediäres Risiko	<7,5	<450	0,15	Abhängig vom Harnsäurespiegel*
Niedriges Risiko	<7,5	<450	0,10	Abhängig vom Harnsäurespiegel*

* Die mittlere Behandlungsdauer betrug in den Studien 2 Tage (Variation von 1–7 Tage). Beachte: Vials à 1,5 mg und 7,5 mg. Es mehren sich Fallpublikationen, dass die nur kurzfristige Gabe (2–3 Tage oder einmalig) ebenfalls sehr effektiv ist. Oft reicht bereits die Hälfte der angegebenen Dosierung aus.

◻ Tab. 14.5 Fieber bei Neutropenie

Risikofaktoren/ Klinische Situation	Prophylaxe	Diagnostik	Therapie der 1. Wahl	Allergie/Unverträglichkeit
Chemotherapie, hämatologische Systemerkrankung	Posaconazol 3 × 200 mg/Tag p.o. (gilt für AML und MDS in Induktionschemotherapie) Trimethoprim-Sulfamethoxazol 160/800 mg 3 × /Woche	Klinische Untersuchung Blutkulturen (2 × 2), Bildgebung nur bei Verdacht auf Pneumonie und dann CT Thorax	Piperacillin/Tazobactam 3 × 4,5 g/Tag i.v. Beginn innerhalb von 1 h nach Auffiebern	Imipenem 3 × 1 g/ Tag i.v.
Persistierendes Fieber[1] ohne klinische Besserung, CRP ist nicht rückläufig	**Mit** Posaconazol-Prophylaxe	CT Thorax nativ, falls nicht bereits erfolgt, ggf. weiterführende Diagnostik je nach Klinik (z. B. CT-Abdomen)	Antibiotika umsetzen auf Piperacillin/Tazobactam 3 × 4,5 g/ Tag i.v.	Imipenem 3 × 1 g/ Tag i.v.
Persistierendes Fieber[1] ohne klinische Besserung, CRP ist nicht rückläufig	**Ohne** Posaconazol-Prophylaxe		Zusätzlich Caspofungin Tag 1: 70 mg i.v., dann weiter mit 50 mg/Tag i.v.	Liposomales Amphotericin B 3 mg/kg KG/ Tag i.v.
Nachweis eines Lungeninfiltrats		Obligat CT Thorax, falls nicht bereits erfolgt	Zusätzlich Caspofungin Tag 1: 70 mg i.v., dann weiter mit 50 mg/Tag i.v.	Liposomales Amphotericin B 3 mg/kg KG/ Tag i.v.

[1] Persistierendes Fieber unbekannter Ursache ist definiert als Fieber über >72 h trotz antibiotischer Therapie und Ausschluss eines Lungeninfiltrats. Entfieberung kann nur diagnostiziert werden, wenn >24 h fieberfrei.

— Grampositive Erreger (z. B. koagulase-negative Staphylokokken, vergrünende Streptokokken, Staph. aureus)
— Gramnegative Erreger (Enterobacteriaceae, selten Pseudomonas)
— Pilze (Aspergillus, Candida)

⊗ Mehrere randomisierte Studien zeigten keinen Vorteil einer empirischen Therapie mit Vancomycin. Teicoplanin ist in dieser Indikation nicht hinreichend untersucht worden. Bei bekannter Kolonisation des Patienten mit resistenten Erregern (z. B. ESBL) kann bis zum Nachweis des Infektionserregers eine entsprechende Therapie durchgeführt werden (z. B. Carbapenem statt Piperacillin/Tazobactam).

14.3 Obere Einflussstauung oder V.-cava-superior-Syndrom

G. Michels, M. Kochanek

14.3.1 Definition

— Die obere Einflussstauung oder das sog. V.-cava-superior-Syndrom (VCSS) stellt die klinische Manifestation einer **Obstruktion der oberen Hohlvene** dar.
— Die Behinderung des venösen Abflusses im Bereich der V. cava superior und seiner Äste durch einen Tumor bedeutet eine **akute bis subakute Bedrohung** für den betroffenen Patienten.

- Venöse Kollateralsysteme sind die Folge:
  Azygosvenen, V. mammaria interna, laterale
  Thoraxvenen, paraspinale Venen, ösophagealer
  Venenplexus.

14.3.2 Ätiologie

- **Äußere Kompression** der V. cava superior
  durch eine tumoröse mediastinale
  Raumforderung
- **Tumorinfiltration** und/oder **Thrombose** der
  V. cava superior
- Häufig **maligne Erkrankungen** (80–90 % der
  Fälle): Bronchialkarzinom (über 70 % der
  Fälle), Lymphome (meist Non-Hodgkin-Lym-
  phome; 10–20 % der Fälle), Metastasen.
- Selten benigne Erkrankungen (10–20 %
  der Fälle): Thymome, Teratome, V.-cava-
  Thrombose durch ZVK-Anlage oder
  Schrittmacherelektrode, Sarkoidose, Aorten-
  aneurysma, retrosternale Struma, tuberkulöse
  Mediastinitis, fibrosierende Veränderungen
  sowie posttraumatische Strikturen

14.3.3 Klinik

- Dyspnoe bis respiratorische Insuffizienz
- Obere Einflussstauung mit Ödem der oberen
  Thoraxapertur, der oberen Extremitäten sowie
  dem Hals- und Gesichtsbereich, bis hin zum
  Glottisödem
- Husten
- Thorakale Schmerzen
- Dysphagie
- Heiserkeit (Beteiligung N. laryngeus recurrens)

14.3.4 Diagnostik

- Anamnese: Bronchialkarzinom oder
  Lymphom?
- Klinische Untersuchung
  - Halsvenenstauung
  - Erweiterung der thorakalen Venen
  - Gesichtsödem
  - Schwellung der oberen Extremität
  - Zyanose

- Polyämie im Gesicht
- Armödem
- Bildgebende Verfahren:
  - Kontrastmittel-CT-Thorax
  - Staging, d. h. komplettes CT inklusive
    CCT
- Histologiegewinnung zur genauen
  Diagnosestellung:
  - CT- oder sonographisch-gesteuerte
    transthorakale Feinnadelbiopsie
  - Ggf. Bronchoskopie mit transbronchialer
    Biopsie
  - Ggf. Thorakotomie, Mediastinoskopie sowie
    Pleurapunktion

> ⊘ Falls es die klinische Situation erlaubt, sollte
> eine **histologische Diagnosesicherung**
> dringend erzwungen werden.

14.3.5 Therapie

> ⊘ Die Therapie sollte interdisziplinär
> erfolgen, d. h. unter Mitwirkung von
> Onkologen, Radiologen, Chirurgen und
> Strahlentherapeuten.

- **Stabilisierung der Vitalparameter und
  Begleittherapie**
  - Bei akuter respiratorischer Insuffizienz:
    O_2-Therapie bis invasive Beatmung bei
    akuter respiratorischer Insuffizienz
  - Steroidtherapie: wenn möglich nach histo-
    logischer Diagnosesicherung, z. B.
    3–4 × täglich 4–8 mg Dexamethason
  - Opiate und Diuretika
  - Antikoagulationstherapie, insbesondere bei
    nachgewiesener V.-cava-Thrombose
- **Strahlentherapie**
  - Notfallmäßige Radiotherapie bei unklarer
    Histologie und lebensbedrohlicher
    Symptomatik
  - Bei weniger chemotherapiesensiblen
    Tumoren (z. B. Metastasen des
    Nierenzellkarzinoms)
- **Radiologisch Interventionell**
  - Implantation eines endovaskulären Stents
    in die V. cava superior, insbesondere bei
    lebensbedrohlicher Symptomatik!

— Auswahl selbstexpandierbarer Stent-
  systeme: Wall-Stent, Palmaz-Stent,
  Gianturco-Z-Stents
— **Polychemotherapie**
  — Bei histologisch gesichertem bzw.
    bekanntem kleinzelligem Bronchial-
    karzinomen, Non-Hodgkin-Lymphomen,
    Leukämien und Keimzelltumoren
  — ggf. in Kombination mit Radiotherapie
    (kombinierte Chemoradiotherapie)
— **Chirurgische Therapie**
  — Lokale Resektion in ausgewählten Fällen
  — ggf. in Kombination mit adjuvanter
    Strahlentherapie (kombinierte
    Chemoradiotherapie)

14.4 Spinalkompression

G. Michels, M. Kochanek

14.4.1 Ätiologie

Kompression des Spinalkanals meist durch **Metasta-
sen** verschiedener Primärtumoren
— Mammakarzinom
— Prostatakarzinom
— Malignes Melanom
— Bronchialkarzinome
— Hypernephrome

> Ungefähr 70 % der Wirbelsäulenmetastasen
> betreffen die BWS, 20 % die LWS und 10 %
> die HWS.

14.4.2 Klinik

(◘ Tab. 14.6)
— Schmerzsymptomatik
— Muskuläre Schwäche
— Claudicatio spinalis
— Parästhesien
— Störungen der Sphinkterfunktionen mit
  Defäkations- und Miktionsstörungen
— Paresen/Paraplegie

◘ **Tab. 14.6** Frankel-Klassifikation der
neurologischen Symptomatik

Stadium	Symptomatik
Frankel A	Komplette Läsion (Paraplegie)
Frankel B	Erhaltene Sensibilität
Frankel C	Erhaltene motorische Funktionen ohne praktischen Nutzen
Frankel D	Erhaltene motorische Funktionen mit der Möglichkeit zum Gehen
Frankel E	Keine neurologischen Defizite

14.4.3 Diagnostik

— Anamnese und klinische Untersuchung
  (neurologischer Status)
— Bildgebende Verfahren:
  — MRT (beste Methode) und CT (wenn kein
    MRT verfügbar)
— Lokalisation: extradurale (meistens), intradural
  extramedulläre und intramedulläre Läsionen
— Diagnosesicherung: bei unbekanntem Primär-
  tumor und unklarem aktuellem Status

14.4.4 Therapie

> Interdisziplinäres Therapieregime (Onkologe,
> Radiologe, Neurochirurg, Strahlentherapeut)
> anstreben.

— **Schmerztherapie**, optimal unter Zusammenarbeit mit Schmerztherapeuten und
  Steroidgabe bei dringendem Verdacht auf
  spinales Kompressionssyndrom
— **Strahlentherapie**
  — ggf. Notfall-Bestrahlung
  — der alleinige Einsatz der Strahlentherapie
    ossärer Metastasen ist als palliative
    Maßnahme anzusehen, v. a. bei Schmerzen
    oder drohender Instabilität
  — Bestrahlungsschemata, z. B. 1 × 8 Gy oder
    30 Gy in 10 Fraktionierungen

- **Onkochirurgie** (Neurochirurgie/Orthopädie)
  - Ziele: Dekompression des Myelons bei fortgeschrittenen neurologischen Ausfällen oder bei spinaler Instabilität mit Schmerzbeseitigung bzw. Schmerzlinderung, Verbesserung oder Vermeidung von neurologischen Ausfallserscheinungen sowie die bestmögliche Wiederherstellung der Stabilität und Form des betroffenen Wirbelsäulenabschnitts
  - Kombination einer Notfalldekompression mit anschließender additiver Radiotherapie
  - Orthesenbehandlung: externe Stabilisierung und damit Ruhigstellung des entsprechenden Wirbelsäulenabschnittes
  - Operativer Grundsatz → 3-S-Regel „safe, short and simple"
  - Intraoperative Gewinnung von histologischem Material ist obligat
  - Relative Kontraindikationen gegen eine Operation:
    - >36 h bestehender kompletter sensomotorischer Querschnitt
    - Lebenserwartung <3 Monate
    - multisegmentaler Befall der Wirbelsäule
    - schlechter Allgemeinzustand
  - Präoperative Embolisation bei hypervaskularisierten Tumormetastasen, z. B. Nierenzellkarzinomen, möglich
  - Operationstechnik richtet sich nach lokalem Befund und individueller Gesamtkonstellation
- **Polychemotherapie**: In Ausnahmefällen oder als Konsolidierung nach Strahlentherapie/Chirurgie

> Neben der **Myelonkompression** können auch **Hirnmetastasen** zu einer akuten neurologischen Problematik führen (Kopfschmerzen, Nausea, Krampfanfall), sodass eine Akuttherapie mit Dexamethason (3 × 8 mg) und eine antiepileptische Therapie sowie Strahlentherapie eingeleitet werden sollten.

Hämostaseologische-thrombozytäre Krankheitsbilder auf der Intensivstation

M. Kochanek, A. Shimabukuro-Vornhagen, B. Böll

© Springer-Verlag GmbH Deutschland 2017
G. Michels, M. Kochanek (Hrsg.), *Repetitorium Internistische Intensivmedizin*,
DOI 10.1007/978-3-662-53182-2_15

15.1 Thrombozytopenien

15.1.1 Thrombotische Mikroangiopathien

Unter dem Sammelbegriff thrombotische Mikroangiopathien werden 2 Krankheitsbilder zusammengefasst:
- thrombotisch-thrombozytopenische Purpura (TTP),
- hämolytisch-urämisches Syndrom (HUS).

◘ Abb. 15.1 zeigt eine Übersicht und die möglichen Behandlungsstrategien. Die einzelnen Krankheitsbilder werden dann in den Unterkapiteln erklärt.

Thrombotisch-thrombozytopenische Purpura (TTP)

- **Definition**
- Disseminierte Form der thrombotischen Mikroangiopathie.
- Lebensbedrohliches Krankheitsbild geprägt durch Blutungen, Hämolyse und sehr häufig neurologische Störungen.

> Die thrombotisch-thrombozytopenische Purpura (TTP) führt durch eine erworbene Mikroangiopathie zu *Hämolyse, Thrombozytopenie* und *Thrombosen* in der Mikrozirkulation und dadurch zur Ischämie der Endorgane. Unbehandelt führt die Erkrankung in den meisten Fällen rasch zum Tode.

- **Formen**
(◘ Tab. 15.1)

- **Epidemiologie**
- Altersgipfel 30–50 Jahre.
- Frauen häufiger betroffen als Männer.
- Letalität von 20 %. Therapierefraktär bleiben 20 %.
- Rezidive 30 % der Patienten.

- **Ätiologie**
- Die aus dem Endothel freigesetzten ultragroßen Von-Willebrand-Faktor-Multimere werden normalerweise durch eine Metalloproteinase („a disintegrin and metalloproteinase with TSP-1-like domains" = ADAMTS-13) gespalten und abgebaut.
- ADAMTS-13 wird in der Leber gebildet und hat eine HWZ von 2–3 Tagen.
- Liegt eine Verminderung von ADAMTS-13 vor, werden die ultragroßen Von-Willebrand-Faktor-Multimere nicht abgebaut. Sie aggregieren Thrombozyten und es kommt damit zu einem unphysiologischen Verbrauch von Thrombozyten mit nachfolgender Thrombozytopenie.
- Diese großen Von-Willebrand-Faktor-Multimere/Thrombozyten führen weiterhin zu Mikrothrombosierung (bevorzugt arterielles Gefäßsystem: ZNS, Herz, Niere) und aufgrund der hohen Scherkräfte zu mikroangiopathischen hämolytischen Anämien.
- Der pathophysiologische Mechanismus der Inhibitorbildung sowie die Endothelschädigung sind noch ungeklärt.

- **Mögliche Auslöser der TTP**
- Bakterielle oder virale Infekte (gastrointestinale, grippale Infekte)
- Medikamente (Ticlopidin, Clopidogrel u. a.; ◘ Tab. 15.1)
- Schwangerschaft
- Im Rahmen von Knochenmarktransplantationen

- **Klinik**
Trias der TTP:
- Blutungen aufgrund der Thrombozytopenie, Petechien
- Coombs-negative hämolytische Anämie
- Sehr häufig neurologische Veränderungen (Zephalgien, Kribbeln, Taubheit, Verwirrtheit, Sprachstörungen, Sehstörungen, Somnolenz bis Koma, fokal neurologische Defizite)
- Allgemeine Symptome: Übelkeit, Erbrechen, Fieber, abdominelle Schmerzen

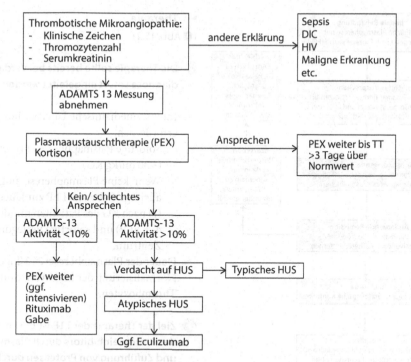

Abb. 15.1 Stufendiagnostik bei erniedrigten Thrombozytenwerten. (DIC = disseminierte intravasale Koagulopathie, NAIT = neonatale Alloimmunthrombozytopenie, TTP = thrombotisch thrombozytopenische Purpura, HIT = heparininduzierte Thrombozytopenie, AK = Antikörper, AITP = Autoimmunthrombozytopenie, HIV = humanes Immundefizienzvirus, HCV = Hepatitis-C-Virus). (Mod. nach Greinacher et al. 2009)

Tab. 15.1 Formen der thrombotisch-thrombozytopenischen Purpura (TTP)

Primäre TTP	Sekundäre TTP
Hereditäre Form (autosomal-rezessiv; Upshaw-Shulmann-Syndrom: sehr selten)	Kollagenosen, Vaskulitiden
Idiopathische Form (verursacht durch Autoantikörper)	Medikamentös induziert (z. B.: Thienopyridine; Mitomycin C, Pentostatin und Gemcitabin, Ciclosporin A und Tacrolimus)
	Schwangerschaft/Wochenbett
	HIV-Infektion
	Paraneoplastisch
	Transplantationsassoziiert

- **Diagnose**
- Entscheidend ist die schnelle Diagnose der Erkrankung, gestellt aus der Kombination von Labor und Klinik (s. oben)
- Allgemeines Labor:
  - Thrombozytopenie
  - Anämie

  - Häufig Kreatininerhöhung
  - LDH-Erhöhung
  - Haptoglobinerniedrigung
  - Nachweis von Fragmentozyten: >15‰ im Blutausstrich
- Spezielles Labor s. Übersicht

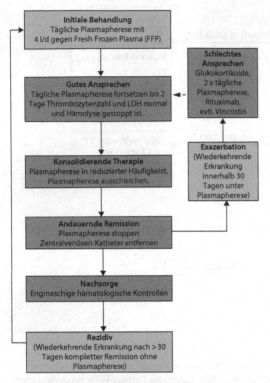

Abb. 15.2   Kölner Therapiealgorithmus thrombotisch-thrombozytopenische Purpura (TTP). (Aus Hellmann et al. 2010)

Spezielle Laboruntersuchungen

- Verminderte oder fehlende ADAMTS-13-Aktivität (Normalbereich 65–150 %, schwerer Mangel bei <5–10 %)
- Antikörper (Inhibitoren) gegen ADAMTS-13 mittels ELISA
- Nachweis der „Ultra-large-von-Willebrand-Multimeren" in der SDS-Gelelektrophorese

> Die spezielle Laboranalyse (ADAMTS-13- und Inhibitornachweis) bei TTP ist zeitaufwendig, da meist nur über externe Speziallabo-ratorien durchführbar. Die Spezialdiagnostik ist nur zur Diagnosebestätigung und nicht zur Diagnosestellung geeignet.

■ Therapie
(■ Abb. 15.2)

> Die Therapie sollte bereits bei Verdachts-diagnose sofort eingeleitet werden.

- Intensivmedizinische Überwachung zwingend erforderlich.
  - Sofortige Plasmapherese (4 l) gegen FFP (~30 ml/kg KG)
  - Wenn keine Plasmapherese möglich, dann alleinige Gabe von FFP zur Überbrückung (je nach KG des Patienten mindestens 4–8 FFP) und sofortige Verlegung in ein Zentrum.
- Dauer der Plasmapherese: 2–3 Tage nach Normalisierung der LDH Werte und Thrombozyten.

> Ziel der Therapie der TTP ist die Entfernung des Proteaseinhibitors durch Plasmapherese und Zuführung von Proteasen durch die FFPs sowie Immunsuppression durch Steroide.

> **Cave**
> Keine routinemäßige Gabe von Thrombozyten, da sie den Prozess auslösen bzw. unterhalten können. Gabe von Heparin vermeiden oder verringern, da Blutungsgefahr zu groß.

- Möglichkeiten bei therapierefraktären Verläufen (s. Therapiealgorithmus in ■ Abb. 15.2):
  - Intravenöse Immunglobuline (400 mg/kg KG/Tag für 5 Tage)
  - Rituximab (Anti-CD-20-Antikörper) (375 mg/qm KOF) 1 ×/Woche für 4 Wochen
  - Vincristin 1–2 mg absolut i.v.
- Aussicht:
  - Momentan in einer Phase-II-Studie befindet sich ein monoklonaler Anti-vWF-Anti-körper (Caplazicumab). Er verhindert die Interaktion zwischen dem vWF Multimer und Thrombozyten. Die Studie (Peyvandi et al. 2016) zeigt einen Benefit gegenüber Plazebo, aber mit einer Tendenz zu vermehrten Blutungen.

◻ Tab. 15.2 Formen des hämolytisch-urämischen Syndroms (HUS)

Form	Ursache	Häufigkeit
Hereditäre Form	Mutation im Faktor-H-Gen (Regulatorprotein für das Komplementsystem). Folge: ungebremste Komplementaktivierung	<10 %
Atypische Form (HUS ohne Diarrhoe)	Erworbene komplementvermittelte Störung: Medikamente, paraneoplastisch, post Transplantation, postpartal	
Typische Form (HUS mit Diarrhoe)	Bakterielle Infektion 1. verotoxinbildende E. coli Serotyp 0157:H7 enterohemorr-hagic Escherichia coli (EHEC) Gruppe oder 2. Shigella dysenteriae (Shigatoxin) 3. Andere Bakterien (Salmonellen, Pneumokokken (Neuraminidase)) 4. Viren	>90 %

15.1.2 Hämolytisch-urämisches Syndrom (HUS)

▪ **Definition**

Das HUS (Synonym: Gasser-Syndrom) ist gekennzeichnet durch
— eine Coombs-negative mikroangiopathische Hämolyse,
— akutes Nierenversagen und
— Thrombozytopenie.

▪ **Epidemiologie**
— Das HUS tritt vorwiegend im Kindesalter auf (Altersgipfel 3. Lebensjahr).
— Inzidenz 1:100.000
— Zunehmend auch bei älteren Patienten
— Etwa zwei Drittel der Erkrankten werden dialysepflichtig.
— Letalität 10 %.

▪ **Ätiologie**
(◻ Tab. 15.2)

▪ **Klinik**
— EHEC-Nachweis:
  — Blutiger Durchfall
  — Es vergehen etwa 3 Tage (Bereich: 1–8 Tage) zwischen Infektion und Ausbruch der Diarrhö.

— Nach Beginn der Diarrhö ist das Auftreten eines HUS im Mittel in 4 Tagen zu erwarten (Bereich: 1–12 Tage).
— Fieber >38,5°C
— Oligo- bis Anurie
— Neurologische Symptome
— Selten: Aszites, Perikarderguss, arterieller Hypertonus

▪ **Diagnose**
❯ **Entscheidend ist die schnelle Diagnose der HUS, gestellt aus der Kombination von Labor und Klinik (◻ Tab. 15.3).**

▪ **Therapie**
(◻ Tab. 15.4, ◻ Tab. 15.5)

Atypisches HUS

Beim atypischen HUS handelt es sich um eine erworbene komplementvermittelte Störung in der Gerinnungskaskade. Die Diagnose wird gestellt durch den Ausschluss der auslösenden Ursachen eines typischen HUS plus den Nachweis einer Verringerung der Komplementfaktoren C3 und C4. Die Datenlage empfiehlt eine Therapie mit Eculizumab (humanisierter monoklonaler Anti-C5-Antikörper; bislang 2 Open-label-Studien; keine randomisierten Studien vorhanden). Diese Behandlung sollten nur in Zentren mit Erfahrung mit einem atypischen HUS durchgeführt werden.

◻ **Tab. 15.3** Diagnostik des hämolytisch-urämischen Syndroms (HUS)

Klinik	blutiger Durchfall (häufig Sommermonate)
	Fieber >38,5°Celsius
	Oligo- bis Anurie
	Ggf. neurologische Symptome
Labordiagnostik	Differenzialblutbild: Anämie, Thrombozytopenie
	Anstieg der Nierenretentionsparameter
	Hämolysezeichen mit LDH-Erhöhung und Haptoglobin unter der Nachweisgrenze
	Bilirubin: leicht bis deutlich erhöht
	Gerinnungsparameter (Prothrombin- und Thrombinzeit, Fibrinogen, Fibrinogenspaltprodukte): häufig weitgehend normal
	Coombs-Test: negativ
	Faktor-H-Mutation
	C3-Konzentration ist vermindert bei Patienten mit niedriger Faktor-H-Konzentration

◻ **Tab. 15.4** Allgemeine Therapie des typischen hämolytisch-urämischen Syndroms (HUS)

Symptomatische Therapie	Bemerkung
Anämie/Transfusionen	Die Gabe von Erythrozytenkonzentraten sollte wegen der Gefahr einer Exazerbation eines HUS möglichst vermieden werden. Indikation: nur vitale Bedrohung
Anurie/Dialyse	Therapie der 1. Wahl bei Oligo-/Anurie
Blutung/Thrombozytopenie	Thrombozyten sollten nur bei profunden massiven Blutungen gegeben werden.
Arterieller Hypertonus	Bevorzugt Kalziumantagonisten, nach Beendigung HUS-ACE-Hemmertherapie
Heparin	In niedriger Dosis systemische Gabe, Therapieerfolg ist nicht gewiss. Hohe Blutungsgefahr. Keine Empfehlung

◻ **Tab. 15.5** Spezifische Therapie des typischen hämolytisch-urämischen Syndroms (HUS)

Spezifische Therapie	Bemerkung
Glukokortikoide	Therapieerfolg nicht gewiss. Keine Therapieempfehlung
Immunsuppressiva	In Einzelfällen wirksam, Therapieerfolg ist nicht gewiss. Keine Therapieempfehlung
Plasmaaustausch	Empfehlung hauptsächlich bei neurologischer Symptomatik

15.1.3 Idiopathische Thrombozytopenie (ITP)

■ **Definition**
— Die ITP ist eine seltene erworbene Störung, die einhergeht mit:

— Thrombozytopenie ohne pathologische Veränderungen im restlichen Blutbild, Differenzialblutbild und im Blutausstrich.
— Kein Hinweis auf eine andere Grunderkrankung oder auslösende Medikamente, die eine Thrombozytopenie verursachen können.

Es gibt eine
- Akute ITP: bevorzugt bei Kindern auftretend (<10 Jahre).
- Chronische ITP: jede akute ITP, die länger als 6 Monate dauert (meist Erwachsene).

- **Ätiologie**
- Die ITP wird als Autoimmunerkrankung eingestuft. Die Ätiologie ist aber bislang unklar.
- Durch eine möglicherweise genetische Prädisposition als auch erworbene Veränderungen kommt es zu einer vermehrten Zerstörung der Thrombozyten durch spezifische Autoantikörper (70 % IgG-Klasse, 25 % IgM-Antikörper und in <5 % IgA) gegen Epitope auf den Glykoproteinrezeptoren Ib (Von-Willebrand-Faktor-Rezeptor, Thrombinrezeptor) und IIb/IIIa (Rezeptor für Fibrinogen, Von-Willebrand-Faktor u. a.), seltener gegen die Glykoproteinrezeptoren Ia/IIa (Kollagenrezeptor), IV (Kollagenrezeptor) und V (Teil des Glykoprotein-Ib-V-IX-Komplexes, Von-Willebrand-Faktor-Rezeptor).
- Es wurde gezeigt, dass Antikörper gegen Thrombozyten-Glykoproteine die Reifung der Thrombozyten aus Megakaryozyten inhibieren können. Sie haben somit zusätzlich zur Destruktion zirkulierender Thrombozyten eine hemmende Wirkung auf die Thrombopoese im Knochenmark.
- Eine ITP ist in ca. 5 % assoziiert mit nicht hämatologischen Erkrankungen (besonders Mammakarzinom). Die Assoziation ist möglicherweise zufällig.

- **Epidemiologie**
- Inzidenz liegt bei geschätzt 2–3 Patienten (Erwachsene) bzw. 3–8 Patienten (Kinder)/100.000 Einwohner/Jahr.
- Mittleres Erkrankungsalter 56 Jahre.
- Frauen sind häufiger betroffen als Männer (1,5–2,5 : 1), Kaukasier häufiger als Farbige.

- **Klinik**
- Typischerweise kommt es erst bei Thrombozytopenien deutlich unter 10.000/µl zu einer Blutungsneigung. Die Patienten zeigen:
  - Petechiale Blutungen der abhängigen Körperpartien
  - Schleimhautblutungen (Nase, Zahnfleisch, Magen-Darm-Trakt), Hämaturie
  - Blutungen bei geringen Verletzungen
  - Verstärkte Periodenblutungen
- Die Purpura hat keinen entzündlichen Charakter, d. h. sie ist nicht palpabel (Differenzialdiagnose: Schönlein-Henoch). Lungen- oder Netzhautblutungen sind selten, intrazerebrale Blutungen kommen aber immer wieder vor.

- **Diagnose (** Abb. 15.3)
Es gibt keine ITP-spezifischen positiven Diagnosekriterien, der Ausschluss der Differenzialdiagnosen steht im Vordergrund:
- Bei Kindern und Erwachsenen mit Risikofaktoren: Ausschluss einer HIV-Infektion
- Die Bestimmung von antinukleären Antikörpern: Lupus-Antikoagulans/Antiphospholipid-Antikörper (Autoimmunerkrankungen und das Antiphospholipid-Syndrom können mit einer Thrombozytopenie einhergehen);
- Bestimmung von Schilddrüsenfunktionsparametern (Thyreotoxikose und Hashimoto-Thyreoiditis erzeugen manchmal eine Thrombozytopenie, Schilddrüsenveränderungen sind besonders in Mittel- und Süddeutschland nicht selten) und
- eine Abdomensonographie (eine Milzvergrößerung wäre für eine chronische ITP untypisch)
- Ausschluss einer malignen Grunderkrankung (liegt in 5 % der Fälle vor)
- Nachweis von Thrombozytenantikörper → Cave: Ein positiver Antikörpernachweis kann die Diagnose ITP bestätigen, der negative Test schließt sie nicht aus. (Speziallabors: Plättchenimmunfluoreszenztest [PFT] [Spezifität gering]; MAIPA-Test; Durchflusszytometrie, Western blot u. a.)
- Knochenmarkpunktion nicht obligat, wenn typische Symptome vorliegen. (Durchführung empfohlen bei Therapieversagen, bei atypischen Befunden (z. B. Anämie, Milzvergrößerung), bei Patienten >60 Jahren oder vor Splenektomie

- **Therapie**
(Tab. 15.6, Tab. 15.7)

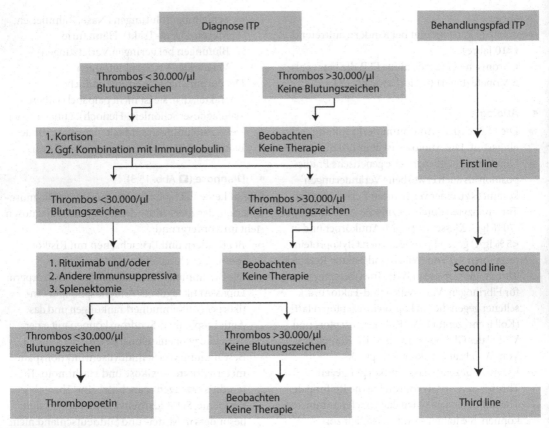

■ **Abb. 15.3**   Vorgehen bei idiopathischer Thrombozytopenie (ITP)

■ **Tab. 15.6** Zusammengefasste Einteilung der idiopathischen Thrombozytopenie (ITP) entsprechend den Leitlinien ASH (American Society of Hematology)

	Thrombozytenzahl (µl)		
	<20.000	**20.000–30.000**	**30.000–50.000**
Keine Blutungsneigung	Therapie notwendig	Therapie meist nicht notwendig	
Geringe Blutungsneigung (z. B. nur Petechien)	Therapie notwendig		Therapie meist nicht notwendig
Schleimhautblutungen (Mund, Nase, vaginal)	Therapie notwendig		
Schwere, lebensbedrohliche Blutungen			

◘ Tab. 15.7 Therapie der idiopathischen Thrombozytopenie (ITP)

Therapie mit	Medikament	Bemerkung
Kortison	Prednison 1 mg/kg KG/Tag p.o.	1. Wahl oder
	Dexamethason 40 mg/Tag p.o.	1. Wahl ggf. in Kombination mit Immunglobulinen
Immunglobuline	1 g/kg KG/Tag i.v. für 2-4 Tage	Ggf. in Kombination mit Kortison
	Anti-D (WinRho SDF) 50–75 µg/kg KG/Tag i.v. für 1 Tag, ggf. Wiederholung bis max. 4 Gaben, da dann unwirksam	Nur bei Rh-(D+)Patienten Sehr teuer Nicht wirksam nach Splenektomie s.c.-Gabe verträglicher als i.v.
Antikörper	Rituximab 375 mg/m² KOF i.v. 1 ×/Woche für 4 Wochen	Auch für chronische Verläufe 1/3 der Patienten zeigen langanhaltende Remission Derzeit nicht zugelassen für ITP, daher vorher Kostenübernahme mit der Krankenkasse prüfen
Splenektomie		Zweit- bzw. Drittlinientherapie bei Therapieversagern Frühestens 6 Wochen nach Erstdiagnose, da häufig spontane Normalisierung der Thrombozytenzahl Empfohlen vorher KMP Präoperative Thrombozytenzahl >50.000/µl Pneumokokkenimpfung Bitte dringend die Milz nach der Splenektomie histologisch untersuchen lassen!
Cyclophosphamid (Zytostatikum)	750 mg/m² KOF i.v. ggf. alle 4 Wochen	Neben den üblichen Nebenwirkungen (u. a. Knochenmarksuppression) muss der Patient über das Risiko von Blasenkrebs und sekundären Leukämien aufgeklärt werden.
Azathioprin (Immunsuppressivum)	2 mg/kg KG/Tag	Für chronische Verläufe Cave: Neutropenie/Aplasie Mind. 4 Monate Therapie, um Ansprechen zu beurteilen
Danazol (Antigonadotropin)	400–800 mg/Tag für 4–6 Wochen	Unklares Ansprechen Cave Leberfunktion
Vincristin (Zytostatikum)	Vincristin 1–2 mg oder Vinblastin 5–10 mg 1 ×/Woche für 4–6 Wochen	Cave: Aplasie, PNP Da nur kurzes Ansprechen keine Therapieindikation mehr
Romiplostim oder Eltrombopag (Thrombopoetinrezeptoragonisten, sog. TRA)	Romiplostim: Initial: 1 µg/kg KG 1 ×/Woche	Therapieempfehlung nach ASH Leitlinien 2011 als Zweitlinientherapie vor Splenektomie Cave: Kontraindikation Schwangerschaft und Stillen, relative KI bei stattgehabten TVT
	Eltrombopag (Promacta) 30–75 mg/Tag p.o. für 6 Wochen	wie Romiplostim

60 % der ITP-Patienten haben eine Helicobacter-pylori-Infektion. Therapie kann erwogen werden, aber es liegen keine einheitlichen Studienergebnisse bezüglich Thrombozytenverlauf vor.

Die Entscheidung zur Therapieeinleitung sollte von folgenden Faktoren abhängig gemacht werden:
- Lebensbedrohliche Blutung
- Risiko eine Blutung zu bekommen (elektive OP, Alter, Beruf, Lifestyle)
- Begleiterkrankungen/Begleitmedikation die das Risiko einer Blutung erhöhen.

Notfallvorgehen bei lebensbedrohlichen Blutungen
- 1 – Gabe von Thrombozyten
- 2 – Immunglobulingabe (Dosierung ▪ Tab. 15.7)
- 3 – Kortison (Dosierung siehe oben)
- 4 – Recombinater Faktor VIIa (NovoSeven): 90 µg/kg KG i.v. alle 2 h, bis die Blutung steht, dann alle 3–6 h zur Stabilisierung. (Ampullen NovoSeven: 1 mg, 2 mg, 5 mg)

Die anzustrebenden Thrombozytenwerte vor operativen/invasiven Eingriffen zeigt ▪ Tab. 15.8.

15.1.4 Paroxysmale nächtliche Hämoglobinurie (PNH)

Die PNH ist eine seltene, erworbene hämatologische Erkrankung mit einer sehr unterschiedlichen klinischen Ausprägung. Charakteristisch sind eine intravasale *Hämolyse*, eine *Thrombophilie* (Neigung zu atypischen Thrombosen) sowie eine *Zytopenie*, die in ihrer Ausprägungsform von einer milden, subklinischen Zytopenie bis hin zu einer schweren Panzytopenie (aplastische Anämie) reichen kann.

Ursache der paroxysmalen nächtlichen Hämoglobinurie ist eine erworbene somatische Mutation eines Ankerproteins auf den pluripotenten hämatopoetischen Stammzellen des Knochenmarks. Dadurch kommt es zu einem Fehlen von sog. komplementinaktivierenden Proteinen. Dies führt zu einer Hämolyse und Hämoglobinurie, Thrombophilie, renalen, pulmonalen und unspezifischen klinischen Manifestationen. Unter anderem können die Patienten auch eine ausgedehnte *Thrombopenie* entwickeln.

Die Diagnose wird gestellt aus typischer Klinik und dem Nachweis des PNH-typischen GPI-Anker-Defektes (GPI = Glycosylphosphatidylinositol) durch die durchflusszytometrische Untersuchung (CD 55 und CD 59) von Blutzellen.

Insgesamt handelt es sich um eine seltene Erkrankung, sollte aber differenzialdiagnostisch bei einer unklaren Hämolyse, atypischen Thrombosen und Thrombopenie abgeklärt werden.

15.1.5 HELLP-Syndrom

■ **Definition**
Das HELLP-Syndrom – Hämolyse, erhöhte Leberwerte, erniedrigte („low") Thrombozyten („platelet") – ist eine schwere, lebensbedrohliche Erkrankung vermutlich aus dem *Formenkreis der Präeklampsie*, welches neben anderen Symptomen (Neurologie, Proteinurie, Oligurie/Anurie, arterieller Hypertonus) eine erworbene Störung in der Blutgerinnung während der Schwangerschaft zeigt. Es besteht aus dem Symptomkomplex:
- Hämolyse
- erhöhten Leberwerten (GOT, GPT, GLDH, LDH, AP, GGT, Bilirubin)
- Thrombozytopenie „(low platelet count")

■ **Epidemiologie**
- Inzidenz beträgt 1 : 2 pro 1000 Schwangerschaften und in 10–20 % der Schwangerschaften mit einer Eklampsie.
- Auftreten meist zwischen 28.–36. Schwangerschaftswoche.

■ **Ätiologie**
- Nicht eindeutig geklärt.

■ **Klinik**
(▪ Tab. 15.9)

■ **Diagnose**
- Klinik (s. oben) + Labordiagnostik:
- Hämolyseparameter: LDH ↑ I.U/l), Haptoglobin ↓, Bilirubin indirekt ↑(≥1,2 mg/dl)

Tab. 15.8 Anzustrebende Thrombozytenwerte vor operativen/invasiven Eingriffen	
Eingriff	**Thrombozytenzahl**
Lumbalpunktion, Epiduralpunktion	>50.000/µl
Andere Organpunktion	>50.000/µl
Operation am Auge oder ZNS	>80.000/µl
Abdomen-OP	>50.000/µl

Tab. 15.9 HELLP-Syndrom	
Symptome	**Häufigkeit**
Proteinurie	86–100 %
Arterielle Hypertonie	82–88 %
Epigastrische Schmerzen	40–90 %
Übelkeit/Erbrechen	29–84 %
Zephalgien	33–61 %
Sehstörungen	10–20 %
Gelbsucht	5 %

– Thrombopenie ≤100.000/µl
– GOT/GPT-Erhöhung

- **Therapie**
– **>34. Schwangerschaftswoche:**
  – Stabilisierung der Mutter, Kontrolle Kind mit Gynäkologen/Perinatalmediziner
  – Geburtseinleitung, wenn keine Kontraindikation (Prüfung Sectio)
– **<34. Schwangerschaftswoche:**
  – Stabilisierung der Mutter, Kontrolle Kind mit Gynäkologen/Perinatalmediziner
  – wenn Indikation zur Entbindung, dann Gabe von Glukokortikoiden zur Lungenreifung des Kindes; dann Geburtseinleitung, wenn keine Kontraindikation (Prüfung Sectio)
– **30.–32. Schwangerschaftswoche:**
  – Stabilisierung der Mutter, Kontrolle Kind mit Gynäkologen/Perinatalmediziner
  – Wenn Indikation gestellt eher Sectio

> **Grundsätzlich wird die Gabe von Kortison zur Behandlung des HELLP-Syndroms nicht empfohlen.**

15.2 Thrombozytopathien

15.2.1 Bernard-Soulier-Syndrom

- **Definition**
Sehr seltene, autosomal-rezessiv vererbte Blutungskrankheit, die zu den Thrombozytopathien gerechnet wird.

- **Epidemiologie**
– Die Prävalenz wird auf 0,1 : 100.000 geschätzt.

- **Ätiologie**
– Die Blutungen werden durch eine Funktionsstörung der Thrombozyten verursacht, die ein Agglutinieren der Thrombozyten verhindert.
– Ursache der Funktionsstörung ist ein Mangel bzw. eine Dysfunktion des Glykoprotein-Ib-V-IX-Komplexes (GPIb-V-IX).
– Die Thrombozyten stellen sich gegenüber der Norm deutlich vergrößert dar.

- **Klinik**
– Unklare Blutungen mit ggf. Thrombozytopenie

- **Diagnostik**
– Labor (periphere Ausstriche mit Nachweis großer Thrombozyten; ggf. Thrombozytopenie)

- **Therapie**
– Thrombozytengabe

15.2.2 Glanzmann-Thrombasthenie (Synonym: Glanzmann-Nägeli-Syndrom, M. Glanzmann-Nägeli)

- **Definition**
Die Thrombasthenie Glanzmann ist eine seltene angeborene Thrombozytenfunktionsstörung mit unzureichender Fähigkeit der Thrombozyten, sich aneinander zu heften.

- **Epidemiologie**
- Häufigkeit von ca. 1 : 1.000.000.
- Kommt bei Frauen und Männern etwa gleich häufig vor.

- **Ätiologie**
- Es liegt ein Defekt des sog. Fibrinogenrezeptors (Glykoprotein [GP] IIb/IIIa-Komplex) vor

- **Klinik**
- Es kann zu ungewöhnlich starken Blutungen kommen ohne Nachweis einer anderen thrombozytären oder plasmatischen Gerinnngsstörung.
- Oftmals Diagnose vor dem 5. Lebensjahr.

- **Diagnose**
- Klinik + Laborspezialuntersuchungen

- **Therapie**
Thrombozytengabe bei Bedarf

15.3 Plasmatische Gerinnungsstörungen

(◘ Abb. 15.4)

15.3.1 Spontan erworbene Hemmkörperhämophilie

- Seltenes Krankheitsbild mit einer Inzidenz von 1:1.000.000/Personen/Jahr.
- Ursächlich liegt eine erworbene Antikörperbildung gegen den Gerinnungsfaktor FVIII oder FIX vor.
- Es kommt oft zu schweren, massiven und lebensbedrohlichen Blutungen mit einer Letalität von bis zu 30 %.
- Hinweisend für die Diagnose ist eine verlängerte aPTT ohne andere Ursache.
- Bewiesen wird die Diagnose durch die Bethesda-Methode (Spezialanforderung Gerinnungslabors; bitte entsprechend Rücksprache nehmen für Probenmaterial).
- Bei 50 % der Erkrankungen werden Begleiterkrankungen diagnostiziert

(Autoimmunerkrankungen, solide Tumoren, lymphoproliferative Erkrankungen).

- **Therapie für den Notfall**
- Therapie mit Feiba (Baxter): aktiviertes Prothrombinkomplexkonzentrat (Feiba steht für die Initialien Factor Eight Inhibitor Bypassing Activity), dann ggf.
- Therapie mit NovoSeven (NovoNordisk): rekombinanter Faktor VII. Dosierung: 90 µg/kg KG i.v. alle 2 h, bis Blutung steht, dann ggf. alle 3–6 h zur Stabilisierung. (Ampullen zu NovoSeven RT: 1 mg, 2 mg, 5 mg)
- Immunsuppression: Kortison (1 mg/kg KG/Tag für 4 Tage)
- Ggf. im Verlauf bei Therapieversager: Immunglobuline, Cyclophosphamid, Vincristin, Rituximab
- Vereinzelt Berichte über Immunabsorption/ Plasmapherese
- Ggf. Susoctocog alfa (rekombinanter Gerinnungsfaktor, Obizur): Dosierung abhängig von der Faktor-VIII-Aktivität und dem Schweregrad der Blutung bzw. dem klinischen Zustand des Patienten

15.3.2 CAPS („catastrophic antiphospholipid syndrome")

- Die Klinik wird bestimmt durch ein Multiinfarktsyndrom mit gleichzeitig fulminanten venösen und arteriellen Thrombosen an mindestens 3 Organen bei einem Antiphospholipidsyndrom.
- Letalität 50 %.
- Therapie: sofortige Plasmapherese und Kortison

15.3.3 Hämophilie A und B

- **Definition**
Die Hämophilie ist gekennzeichnet durch einen hereditären Mangel der Gerinnungsfaktoren VIII (Hämophilie A) und IX (Hämophilie B) mit oftmals schweren Blutungsepisoden schon in der Kindheit.

Quick	aPTT	Thrombozyten-anzahl	Differenzialdiagnose (relevante Auswahl)	TZ Thrombin-Zeit
1. ✓	✓	✓	☐ Thrombozytenfunktionsstörung: ASS, Clopidogrel, Ticlopidin, GP IIb-IIIa-Rez.-Antagonisten, Bernard-Soulier-Syndrom, Glanzmann-Thrombasthermie, delta-Storage-Pool-Disease ☐ ☐ von-Willebrand-Syndrom (leichte Form) ☐ ☐ Hypothermie ☐ Azidose ☐ Hypokalzämie ☐ ☐ Faktor-XIII-Mangel ☐ ☐ Überdosierung mit niedermolekularem Heparin ☐	✓
2. ↓	✓	✓	☐ Marcumar (Phenprocoumon) ☐ ☐ Leberzellschaden ☐ ☐ Vitamin-K-Mangel ☐ ☐ Faktor-VII-Mangel (angeboren/erworben) ☐	✓
3. ✓	↑	✓	☐ Heparin-Therapie ☐ ☐ Hirudin-Therapie ☐ ☐ Überdosierung mit niedermolekularem Heparin ☐ ↑ ☐ Fibrinogen-Mangel ☐ ☐ Hämophille A oder B ☐ ☐ Hemmkörper-Hämophilie ☐ } ✓ ☐ von-Willebrand-Syndrom ☐	
4. ↓	↑	✓	☐ Heparin-Therapie (hochdosiert) ☐ ☐ Fibrinogen-Mangel ☐ } ↑ ☐ Hyperfibrinolyse ☐ Fibrinolytische Therapie ☐ ☐ Leberfunktionsstörung ☐	
5. ✓	✓	↓	☐ HIT-II Heparin-Induzierte Thrombozytopenie Typ II ☐ ☐ HELLP-Syndrom ☐ Grey-Platelet-Syndrome ☐ ☐ von-Willebrand-Syndrom Typ 2b ☐ ☐ beginnende DIC (Verbrauchskoagulopathie) ☐ ☐ ITP Idiopathisch-Thrombozytoperische Purpura ☐ ☐ TTP Thrombotisch-Thrombozytopenische Purpura ☐ ☐ HUS Hämolytisch-Urämisches Syndrom ☐ ☐ Bernard-Soulier-Syndrom ☐	✓
6. ✓	↑	↓	☐ von-Willebrand-Syndrom Typ 2b ☐ ☐ DIC (Verbrauchskoagulopathie) ☐ } ✓ ☐ Verdünnungskoagulopathie ☐ ☐ HIT-II unter Heparin- Therapie ☐ ↑	
7. ↓	↑	↓	☐ Verbrauchskoagulopathie ohne sekundäre Fibrinolyse ☐ ☐ Verdünnungskoagulopathie ☐ } ✓ ☐ Schwere Leberfunktionsstörung ☐ ☐ Verbrauchskoagulopathie mit sekundärer Fibrinolyse ☐ } ↑ ☐ HIT-II unter Heparin-Therapie ☐	

Legende: ✓ = Normalwert   ↑ = Zeit verlängert   ↓ = Wert erniedrigt

Der kombinierten pathologischer Labor-Konstellationen (4./6./7.) kann auch eine Kombination der Einzelstörungen aus 2.3. und / oder 5. zugrunde liegen. Die Differenzialdiagnose von 1. kann sich zusätzlich hinter allen Störungen verbergen. Literaturhinweise auf der genannten Website.

◘ **Abb. 15.4**   Plasmatische Gerinnungsstörungen. (Mit freundlicher Genehmigung von Dr. C. Steuernagel, Elisabeth Krankenhaus Essen; Link Bleeding Card http://www.card.haemostase.info/)

◘ **Tab. 15.10** Schweregrad der Erkrankung (richtet sich nach der Restaktivität)

Hämophilie A/B	Faktor VIII/IX-Aktivität
Schwer	<1 %
Mittelschwer	1–5 %
Leicht	5–15 %
Unterschwellig	15–40 %

Anmerkung: Patienten mit einer mittelschweren bis schweren Hämophilie haben oft spontane Blutungen.

■ **Epidemiologie**
— 85 % der Patienten leiden an Hämophilie A, lediglich 15 % an Hämophilie B.
— Die Häufigkeit einer Neuerkrankung bei Hämophilie A beträgt 1/5000–10.000, bei Hämophilie B 1/25.000–30.000 Geburten von Jungen.

■ **Ätiologie**
— X-chromosomal-rezessiv erblicher Gerinnungsdefekt der Gerinnungsfaktoren VIII (Hämophilie A) und IX (Hämophilie B).

■ **Klinik**
— Oftmals schon als Baby schwere Blutungen (Muskel- und Gelenkeinblutungen), Hämatome.
— Der Schweregrad der Erkrankung richtet sich nach der Restaktivität (◘ Tab. 15.10).

■ **Diagnose**
— Die Diagnose wird gestellt durch die Klinik und die quantitative Analyse der Gerinnungsfaktoren.
— Oftmals besteht schon ein Verdacht auf aufgrund des erblichen Risikos der Eltern.

■ **Therapie**
— Je nach Schweregrad des Faktormangels und der Blutung resp. Größe des geplanten operativen Eingriffs sollte man den Faktor VIII/IX durch Faktorersatzpräparate anheben.

— Da die Präparate sehr teuer sind, sollte dies speziellen Kliniken/Praxen vorbehalten sein.
— Für den Notfall bitte daher sofortige Rücksprache mit dem zuständigen Zentrum des Patienten.

15.3.4 Von-Willebrand-Syndrom (vWS)

■ **Definition**
Häufigste angeborene hämorrhagische Diathese mit einem quantitativen oder qualitativen Defekt des Von-Willebrand-Faktors.

■ **Unterscheidung des vWS**
(◘ Tab. 15.11)

■ **Epidemiologie**
— Prävalenz 800/100.000 Menschen, wobei nur 12,5/100.000 Menschen signifikante Symptome zeigen.
— Das schwere VWS ist sehr selten, die Prävalenz wird mit 0,5–3,0 auf 1.000.000 angegeben.
— Der Erbgang ist in der Regel autosomal-dominant, die schweren Formen und einige Subtypen werden jedoch autosomal-rezessiv vererbt.
— Männer und Frauen sind etwa gleich häufig betroffen.

■ **Ätiologie**
— Durch den angeborenen quantitativen oder qualitativen Defekt des Von-Willebrand-Faktors kommt es zu einer Störung in der Gerinnungskaskade.
— Durch diesen Defekt wird u. a. die Thrombozytenaggregation und deren Vernetzung beeinträchtigt und/oder (je nach Ausprägung der Erkrankung) der Abbau des Gerinnungsfaktors VIII (s. Hämostase) nur noch ungenügend gehemmt.

■ **Klinik**
— Hämatome
— Gelenkergüsse
— Epistaxis
— Verlängerte/starke Mennorhagien

◘ Tab. 15.11 Drei Subtypen des vWS

Typ	Häufigkeit	Charakteristik	Genetik	Klinik	Therapie
1	70–80 %	Quantitative Verminderung des vWF	Autosomal-dominant mit variabler Penetranz	Oft keine oder nur milde Blutungen; häufig erst bei Operationen	DDAVP
2A	Ca. 10 %	Qualitative Verminderung des vWF	Autosomal-dominant und rezessiv	Variabel; meist mittelschwere Blutungen	Konzentrate mit vWF und Faktor VIII; DDAVP kaum wirksam
2B	Ca. 3–5 %	Abnormer vWF	Autosomal-rezessiv	Variabel; schwere Blutungen möglich	Konzentrate mit vWF und Faktor VIII; DDAVP kontraindiziert
2M	Ca. 3 %	Verminderter vWF Thrombozyten-interaktion	Autosomal-dominant	Variabel; schwere Blutungen möglich	Konzentrate mit vWF und Faktor VIII; DDAVP kaum wirksam
2N	Ca. 3 %	Verminderte vWF-Affinität zu FVIII	Autosomal-dominant	Klinik oft ähnlich wie Hämophilie A	Konzentrate mit vWF und Faktor VIII
3	Ca. 1 %	Fast komplettes Fehlen vWF	Autosomal-dominant	Schwere Blutungen mit Faktor-VIII-Erniedrigung	Konzentrate mit vWF und Faktor VIII

Abkürzung: DDAVP =„desmopressin acetate", vWF = Von-Willebrand-Faktor

- **Diagnose**
- Die Diagnose wird gestellt durch Klinik und spezielle Labortests (funktionelle oder qualitative Tests). Da diese sehr teuer sind, sollte dies Speziallabors vorbehalten sein.

- **Therapie**
(◘ Tab. 15.11)
- Für den Notfall bei Verdacht auf Von-Wille-brand-Syndrom bitte dringend Rücksprache mit Zentrum.

🛈 Dosierung
DDAVP („desmopressin acetate"),
Faktor-VIII-vWF-Produkte
- DDAVP = Desmopressin (Minirin) 0,3 µg/kg KG über 30 min i.v.
- Faktor-VIII-vWF-Produkte (z. B. Haemate 40–80 I.E./kg KG alle 8–12 h

15.3.5 Faktor-XIII-Mangel

- **Definition**
Blutungen, die durch Mangel von Faktor XIII entstehen.

- **Epidemiologie**
- Hereditäre Faktor-XIII-Mangelzustände sind extrem selten (1 : 5 Mio.).
- Häufiger tritt ein erworbener Mangel auf.

- **Ätiologie**
- Der kongenitale Faktor-XIII-Mangel wird autosomal-rezessiv vererbt.
- Bei Homozygoten besteht eine lebenslange hämophilieähnliche Blutungsneigung, die bei Faktor XIII-Aktivitäten von <7 % zu schweren spontanen Blutungen führen kann.
- Heterozygote bluten i. Allg. nicht spontan.

- **Klinik**
- Oftmals schwerste Blutungen schon in der Kindheit bei homozygoter Form.

- **Diagnose**
- Nachweis der Faktor-XIII-Konzentration.

> **⊙ aPTT, Quick Wert und Thrombinzeit sind bei Faktor XIII Mangel vollkommen normal.**

- **Therapie**
- Bei schweren Blutungen und Nachweis des Mangels (wenn zeitlich möglich) Gabe von Faktor XIII (Fibrogammin P: Dosis 1–2 × 1250 I.E. i.v.).

15.4 Kombinierte plasmatische und thrombozytäre Störungen

15.4.1 Verbrauchskoagulopathie/ disseminierte intravasale Gerinnung (DIC)

- **Definition**
Die Verbrauchskoagulopathie/Disseminiert intravasale Gerinnung (DIC) ist gekennzeichnet durch eine systemische pathologische Gerinnungsaktivierung und Mikrothrombenbildung mit Verbrauch bzw. nachfolgendem Mangel der Gerinnungsfaktoren und Abfall der Thrombozyten.

- **Epidemiologie**
- Ist abhängig von der jeweiligen Grunderkrankung und Begleiterkrankung.
- Mortalität 40–80 %.

- **Ätiologie**
- Durch unterschiedliche Triggermechanismen kommt es *initial zu einer Hyperkoagulabilität* mit Mikrothrombenbildung, im Folgenden zu einem erhöhten Verbrauch von Gerinnungsfaktoren und *schließlich zu einer Hyperfibrinolyse* mit massiven Blutungszeichen.
- Als DIC-auslösende Prozesse kommen insbesondere in Frage:
  - Sepsis (gramnegative oder grampositive Bakterien)

- Komplizierte chirurgische Eingriffe (Leber, Lunge, Pankreas, Prostata)
- Schwere Kopfverletzungen
- Hämatoonkologische Erkrankungen
- Schwangerschaft
- Drogenabusus (Amphetamine)
- Abdominelles Aortenaneurysma
- Lebererkrankungen
- Hitzeschock und Verbrennungen

- **Klinik**
- Die Klinik wird hauptsächlich geprägt durch den septischen Schock mit Multiorganversagen.
- Es treten dabei folgende Symptome auf:
  - Blutungen
  - Akutes Nierenversagen
  - Hepatische Dysfunktion
  - Respiratorische Dysfunktion
  - Schock
  - Thrombosen
  - Septische Enzephalopathie
- ▶ Abschn. 16.1 (Sepsis).

- **Diagnose**
- Die Diagnose wird gestellt aus Anamnese, klinischer Untersuchung und Labordiagnostik
- Labordiagnostik ◘ Tab. 15.12

- **Therapie**
> **⊙ Im Vordergrund steht die Therapie der Grunderkrankung.**

- Eine direkte Therapie der DIC ist nicht vorhanden.
- Folgende supportive Maßnahmen können durchgeführt werden:
  - Gabe von Thrombozyten bei Blutungen
  - Bei Quickabfall und Blutungszeichen Gabe von FFP (auch Einzelfaktoren sind möglich, allerdings FFP vorteilhafter, da unterschiedliche Faktoren beinhaltend)
  - Heparingabe wird kontrovers diskutiert, da massive Blutungen unter Heparin beschrieben sind. Empfehlung: in der Anfangsphase möglich und aus pathophysiologischer Sicht sinnvoll, im Vollbild der DIC nicht sinnvoll, da Blutungsgefahr.
- Die prophylaktische Gabe von Gerinnungsfaktoren sollten unterlassen werden, da die DIC nur weiter unterhalten wird.

Tab. 15.12 Disseminiert intravasale Gerinnung (Deutsche Gesellschaft für Hämatologie und Onkologie)

	Parameter	Stadium I/II (kompensiert)	Stadium III (dekompensiert)	Stadium IV (Vollbild)
Basisdiagnostik	Quick-Wert	→	↓	↓↓
	Partielle Thromboplastinzeit (aPTT)	↓→	↑	↑↑
	Thrombinzeit (TZ)	→	↑	↓↓
	Thrombozytenzahl	→↓	↓↓	↓↓↓
	Antithrombin (AT)	→↓	↓↓	↓↓↓
Erweit. Diagnostik	Thrombin-Antithrombin-Komplex (TAT)	↑	↑↑	↑↑↑
	Prothrombinfragmente F_{1+2}	↑	↑↑	↑↑↑
	Fibrinmonomere	↑	↑↑	↑↑↑
	Fibrinogenspaltprodukte	→↑	↑↑	↑↑↑
	D-Dimere	→↑	↑↑	↑↑↑

15.5 Heparininduzierte Thrombozytopenie (HIT)

- **Definition**

Die Heparininduzierte Thrombozytopenie (HIT) ist eine unerwünschte Nebenwirkung der Heparintherapie.

HIT Typ I spielt klinisch nur eine unwesentliche Rolle und fällt auf durch einen moderaten Abfall der Thrombozyten.

Der gefährlichere HIT Typ II ist ein immunologisch vermittelter Prozess und geht einher mit Abfall der Thrombozyten und paradoxerweise thrombembolischen Komplikationen im venösen und arteriellen Gefäßsystem (**Tab. 15.13**).

- **Risikofaktoren für eine HIT**
- Dauer der Heparintherapie (je länger, umso höher die Inzidenz)
- Gebrauch von unfraktioniertem Heparin
- Eher chirurgische Patienten denn internistische
- Vorherige Exposition mit UFH/LMWH kann das Risiko einer HIT erhöhen

- **Ätiologie**
- Spezifische Antikörper (meist IgG, selten IgM) richten sich gegen Heparin + Plättchenfaktor 4 (PF4).

- Die so entstandenen Immunkomplexe binden an den Fc-Rezeptor gamma IIa (FcγRIIa) auf den Thrombozyten mit nachfolgender Thrombozytenaktivierung und Aktivierung der plasmatischen Gerinnungskaskade und damit Ausbildung von Thrombosen.

- **Klinik**
- Oftmals steht eine unklare Thrombose oder Lungenembolie trotz Antikoagulation mit Heparin im Vordergrund.

> **Patienten versterben oft nicht an den Folgen der Thrombozytopenie, sondern an den Folgen der Thrombose/Lungenembolie. Zur Differenzialdiagnose kann der typische Verlauf der Thrombozytenzahl hilfreich sein.**

- Grundsätzlich sollte über eine HIT II nachgedacht werden, wenn:
  - Thrombozytopenie
  - Bildung von Thrombosen unter Heparintherapie
  - Nekrosen an der Injektions- Infusionsstelle
  - Systemische Unverträglichkeitsreaktionen unter Heparin
- Scoringsysteme sind hilfreich, aber gerade auf der Intensivstation bestehen viele Gründe für eine Thrombozytopenie, sodass

◐ Tab. 15.13 Übersicht heparininduzierte Thrombozytopenie (HIT)

	HIT Typ I	HIT Typ II
Ursache	Unklar/direkte Heparin Thrombozyteninteraktion	Antikörper vermittelt
Auftreten	1–2 Tage nach Beginn Heparintherapie	5–14 Tage nach Beginn Heparintherapie; Reexposition ggf. früher
Thrombozytenzahl	selten <100.000/µl	Meist >20.000/µl; Median 60.000/µl; oder Abfall um >50 % des Ausgangswertes
Komplikationen	Keine	30–80 % thromboembolische Ereignisse (TVT, LE)
Inzidenz		
Unfraktioniertes Heparin (UFH)	Kann bei bis zu 25 % der Patienten in den ersten Tagen auftreten (unklare Datenlage)	~0,4–3 % (je nach Patientenkollektiv/Studie)
Niedermolekulares Heparin (LMWH)		<0,2–0,4 % (je nach Patientenkollektiv/Studie)
Intensivstationspatienten		~<1 %
Nachweis	Ausschlussdiagnose	ELISA/HIPA Test s. unten
Mortalität	Keine	Wenn zu spät erkannt >20 %

Scoringsysteme hier nicht viel weiterhelfen können.
— In diesen Fällen muss man Labortests hinzuziehen (Labordiagnostik)
— 4T-Score (◐ Tab. 15.14): z. B. http://www.mdcalc.com/4ts-score-heparin-induced-thrombocytopenia/
— Labordiagnostik bei HIT ◐ Tab. 15.15.

- **Therapie**
(◐ Abb. 15.5)
— **Allgemein:**
— Bei dem Verdacht auf eine HIT sollte die weitere Gabe von UFH/LMWH sofort gestoppt werden.

Maßnahmen bei Verdacht auf eine HIT
- Sofortiger Stopp der Heparintherapie.
- Keine Umstellung von UFH auf LMWH.
- Umstellung auf andere Antikoagulation (s. spezifische Therapie) auch bei niedrigen Thrombozyten.
- Nach Möglichkeit keine Thrombozyten transfundieren (innerhalb der ersten 48 h).

❗ Cave
Daran denken: Katheterspüllösungen, CVVH, ECLA/ECMO etc. Klare Kenntlichmachung am Bett, dass bei dem Patienten ein Verdacht auf eine HIT Typ II besteht.

— **Spezifische Therapie** – Gerinnungssituation:
— Patienten mit möglicher HIT ohne Thrombose
– 1. Gerade im intensivmedizinischen Bereich ist die Ursache einer Thrombozytopenie aufgrund der vielen Differenzialdiagnosen oftmals nur schlecht zu klären (z. B. Ergebnis Labordiagnostik zur HIT II liegt noch nicht vor, positiver Antigentest oder unklarer HIPA Test)
– → Empfehlung: nur prophylaktische Thrombosedosierung (Dosierungsschemata siehe unten)
— 2. Patienten mit HIT-Antikörpernachweis
– Alleiniger Nachweis von HIT-AK ohne Thrombose, thromboembolischen Ereignis oder Thrombozytenabfall
→ Empfehlung: keine Änderung der Heparintherapie (engmaschige Kontrolle und ggf. Umstellung auf Alternative s. unten)

Tab. 15.14 4-T-Score: Wahrscheinlichkeitskriterien für heparininduzierte Thrompozytopenie. (Aus Thiele et al. 2010)

Kriterien	Score		
	2	1	0
Thrombozytopenie	Niedrigster Wert ≥20 GPT und >50 % Abfall	Niedrigster Wert 10–19 GPT oder 30–50 % Abfall	Niedrigster Wert <10 GPT und <30 % Abfall
Tag des Auftretens des Thrombozytenabfalls	Tag 5–10 oder ≤1 bei früherer Heparintherapie innerhalb der letzten 30 Tage	Unbekannt, aber könnte zur HIT passen bzw. >Tag 10 bzw. ≤ Tag 1 bei früherer Heparintherapie innerhalb der letzten 30–90 Tage	Tag <4 (keine frühere Herparintherapie)
Thrombosen oder andere Komplikationen	Gesicherte neue Thrombose, Hautnekrosen, anaphylaktische Reaktion (nach Heparinbolus)	Fortschreitende oder rezidivierende Thrombose, V. a. Thrombose (noch nicht bestätigt) oder nicht nekrotisierende Hautläsionen	Keine Komplikationen
Andere Gründe für Thrombozytenabfall	Keine	Denkbar	Definitiv

Anleitung zur Anwendung des 4-T-Scores: www.medizin.uni-greifswald.de/transfus/index.php?id=389.
Anmerkung: Bei einem Score <4 ist die HIT sehr unwahrscheinlich, eine Labordiagnostik sollte nur bei dringendem klinischem Verdacht erfolgen. 1 GPT ~ 1 × 10³ Thrombozyten pro µl.

Tab. 15.15 Labordiagnostik bei heparininduzierter Thrombozytopenie (HIT)

Ablauf	Was?	Wie?	Bewertung
1.	„Suchtest": Antigen-Test: Nachweis AK gegen PF4-Heparin	ELISA (meistens) Agglutinationsverfahren	Negativer Antigentest schließt HIT weitgehend aus Uni Greifswald: 2,8 % der HIT-Patienten waren im Suchtest negativ Positiver Ag-Test ist nicht beweisend für HIT Typ II
2.	„Bestätigungstest": Funktioneller Test	Heparin induzierter Thrombozytenaktivierungs-Test (kurz: HIPA-Test) (meistens)	Bestätigungstest für HIT Typ II Gute Sensitivität und Spezifität beider Bestätigungsteste
		Serotonin-Freisetzungstest	Goldstandard Zeitaufwendig Technisch schwierig mit Radioaktivität

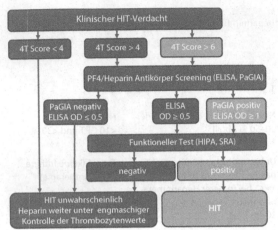

■ **Abb. 15.5** Algorithmus bei Verdacht auf heparininduzierte Thrombozytopenie (HIT). Hellgrau gefärbte Kästchen geben die Indikation zur Umstellung von Heparin auf eine alternative Antikoagulation an (PaGIA = Partikel-Gel-Immunoassay). (Aus Thiele et al. 2010)

— 3. Gesicherte HIT ohne Thrombose
  – → Empfehlung: Therapeutische Antikoagulation (Dosierungsschemata s. unten)
— 4. Gesicherte HIT und Thrombose
  – → Empfehlung: Therapeutische Antikoagulation (Dosierungsschemata siehe unten)
— Dauer der Antikoagulation bei 3. und 4.: Mindestens bis Thrombozytenzahl

normalisiert ist und an 2 aufeinander folgenden Tagen ein Plateau erreicht hat.

> Die Gesamtdauer einer Antikoagulation bei einer evidenten HIT II ist kontrovers. Da eine HIT Typ II ein Thromboserisiko darstellt, sollte die Antikoagulation nicht abrupt beendet werden, selbst wenn der ursprüngliche Grund der Heparinisierung nicht mehr vorliegt. Bei Patienten mit einer Thrombose sollte eine Antikoagulation für mindestens 30 Tage durchgeführt werden und dem individuellen Risiko angepasst werden.

- **Präparate und Dosierung der Antikoagulanzien bei HIT**
(■ Tab. 15.16)

ⓘ **Dosierung**
Danaparoid (Orgaran)
— Pharmakokinetik:
  – HWZ 24 h
  – Elimination 50 % renal
  – Kontrolle über Anti-Faktor-Xa-Aktivität
  – Kein Antagonist vorhanden
— Prophylaktische Antikoagulation:
  – 3 × 750 (55–90 kg KG)/Tag s.c.
  – 3 ×1250 (>90 kg KG)/Tag s.c.
— Therapeutische Antikoagulation
  – Initial Bolus 2250 I.E. i.v. dann

■ **Tab. 15.16** Präparate der Antikoagulanzien bei HIT

Wirkstoff	Bivalirudin	Neue orale Antikoagulanzien	Argatroban	Danaparoid	Fondaparinux
Handelsname	Angiox	z. B. Rivaroxaban (Xarelto), Apixaban (Eliquis)	Argatra	Orgaran	Arixtra
Mechanismus	*Reversible* Thrombinhemmung	Faktor-IIa oder Xa-Inhibierung	*Reversible* Thrombinhemmung	Faktor-Xa-Hemmung	Faktor-Xa-Hemmung
Halbwertszeit	Ca. 25 min	12–14 h	45–60 min	Ca. 24 h	Ca. 17 h
Monitoring	aPTT	Nicht notwendig	aPTT	Anti-Xa-Aktivität	Anti-Xa-Aktivität
Dosisanpassung	Niereninsuffizienz	Abhängig von der Substanz	Leberinsuffizienz	Niereninsuffizienz	Niereninsuffizienz

◻ **Tab. 15.17** Refludan-Dosierung (nierenadaptiert)

Kreatininclearance (ml/min)	Serumkreatinin (mg/dl – µmol/l)	Angepasste Infusionsrate (% der Originaldosis)
45–60	1,6–2,0 (141–177)	50 %
30–44	2,1–3,0 (178–265)	25 %
15–29	3,1–6,0 (266–530)	10 %
<15	>6,0 (>530)	Startdosis 0,001–0,005 mg/kg KG/h

- 400 I.E./h i.v. über 4 h, dann
- 300 I.E./h i.v. über 4 h, dann
- 150–200 I.E./h i.v. als Erhaltungsdosis
- Ziel Anti Faktor Xa Aktivität 0,5–0,8
▬ Besonderes:
  - Kreuzreagibilität zu HIT Antikörper in ca. 10 % der Fälle

ⓘ **Dosierung**
Fondaparinux (Arixtra)
▬ Pharmakokinetik:
  - Elimination wird vorwiegend über die Niere
  - Kontrolle über Anti-Faktor-Xa-Aktivität
  - Kein Antagonist vorhanden
▬ Bewertung:
  - Bislang besteht der Verdacht auf eine Induktion einer HIT II unter Fondaparinux.
  - Neuere Studien zeigen, dass dies möglicherweise nicht der Fall ist.

ⓘ **Dosierung**
Refludan
▬ Pharmakokinetik
  - HWZ 1–2 h (bei normaler Nierenfunktion)
  - Elimination 98 % renal
  - bei Nierenfunktionseinschränkung HWZ bis 200 h
  - Hohe Gefahr der Akkumulation bei Niereninsuffizienz
  - Kontrolle über aPTT bis ca. 70 s; darüber keine Dosis-Wirkungs-Beziehung
  - Bei geplantem Zielspiegel über 70 s (z. B. HLM) evtl. „Ecarin clotting time" (ECT) verwenden; in Speziallabors bestimmbar

- Kein Antagonist vorhanden
- Ggf. Elimination über Hämofiltration (Polysulfon-high-flux-Filter)
▬ Prophylaktische Antikoagulation bei HIT-Anamnese
  - 2 × 15 mg s.c./Tag oder
  - 0,1 mg/kg KG/h i.v. (Cave: Nierenadaptation)
▬ Therapeutische Antikoagulation
  - Keine Bolusgabe
  - Erhaltungstherapie: 0,1 mg/kg KG/h
  - Bei Niereninsuffizienz: Dauerinfusion von 0,001 mg/kg KG/h (◻ Tab. 15.17)
  - Alle 4 h aPTT-Kontrolle: Ziel 55–65 s

Das Medikament ist seit dem 1. April 2012 vom Markt genommen worden und wird in Deutschland nicht mehr vertrieben. Teilweise sind noch Restbestände oder Bestände aus Importen vorhanden.

ⓘ **Dosierung**
Argatroban (◻ Tab. 15.18)
▬ Pharmakokinetik
  - HWZ 45 min
  - Elimination >90 % hepatisch
  - Kontrolle über aPTT
  - Kein Antagonist vorhanden
  - Erhöht zusätzlich den INR-Spiegel (falsch-hohe Werte durch Argatroban)
▬ Dosierung → keine Leber- und Nierenfunktionseinschränkung:
  - 2 µg/kg KG/min i.v. Anfangsdosis der Dauerinfusion
  - Kontrolle aPTT anfänglich alle 2 h
  - Ziel aPTT: das 1,5–3-Fache der normalen aPTT, aber nicht mehr als 100 s

◘ **Tab. 15.18** Argatroban → Infusionsgeschwindigkeit in ml/h der gebrauchsfertigen Lösung (1 mg/ml)

Körpergewicht	Dosierung			
	0,2 µg/kg KG/min	0,5 µg/kg KG/min	1 µg/kg KG/min	2 µg/kg KG/min
50 kg	0,6	1,5	3,0	6,0
60 kg	0,72	1,8	3,6	7,2
70 kg	0,84	2,1	4,2	8,4
80 kg	0,96	2,4	4,8	9,6
90 kg	1,08	2,7	5,4	10,8
100 kg	1,2	3,0	6,0	12,0
110 kg	1,32	3,3	6,6	13,2
120 kg	1,44	3,6	7,2	14,4
130 kg	1,56	3,9	7,8	15,6
140 kg	1,68	4,2	8,4	16,8

Internetadresse zur HIT-Diagnostik/-Therapie/-Dosierung:
http://www.medizin.uni-greifswald.de/transfus/
http://www.medizin.uni-greifswald.de/transfus/hitmedi.htm

– Bei Leberfunktionseinschränkung
  (Child-Pugh 7–11):
  - 0,5µg/kg KG/min i.v. Anfangsdosis der
    Dauerinfusion
  - Kontrolle aPTT anfänglich alle 2 h
– Argatroban → dosisabhängige Beein-
  flussung der aPTT, ACT-Prothrombinzeit
  und des INR-Wertes
■ Dosierung bei
  Nierenfunktionseinschränkung:
  – Laut Hersteller keine Dosisanpassung
    notwendig, aus eigenen Erfahrungen
    empfehlen wir folgende Dosierung
    (Link et al. 2009):
    - „Loading dose": 100 µg/kg KG, dann
    - Berechnung der Anfangsdosis der
      Dauerinfusion in µg/kg KG/min =
      2,15–(0,06 × APACHE-II-Score des
      Patienten)
    - Falls eine APACHE-II-Score-
      Berechnung nicht möglich ist,
      empfehlen wir: 0,2 µg/kg KG/min
      als Anfangsdosis der Dauerinfusion,
      alle 2 h aPTT-Kontrolle und

  Anpassung in 0,2er-Schritten, bis
  Ziel-aPTT erreicht ist.
■ Argatroban-Rekonstitution:
  – Herstellung gebrauchsfertige Lösung
    (s. Übersicht)

Argatroban – Herstellung gebrauchsfertige Lösung
■ (250 mg) Argatra
■ 250 ml Verdünnungslösung (z. B. NaCl, G5 %)
■ 1 min wenden
■ Sofort verwenden

Literatur

George JN (2000) How I treat patients with thrombotic thrombocytopenic purpura – hemolytic uremic syndrome.
  Blood 96:1223–1229
Greinacher et. al. (2009) Autoimmune thrombocytopenia,
  neutropenia and hemolysis. Internist 50 (3): 276–290
Hellmann M, Hallek M, Scharrer I (2010) Thrombotisch-thrombozytopenische Purpura. Internist 51: 1136–1144

Link A et al. (2009) Argatroban for anticoagulation in continuous renal replacement therapy. Crit Care Med 37

Peyvandi F et al. (2016) Caplacizumab for Acquired Thrombotic Thrombocytopenic Purpura. N Engl J Med 374 (6):
511–522 [doi: 10.1056/NEJMoa1505533]

Thiele T, Althaus K, Greinacher A (2010) Heparininduzierte
Thrombozytopenie. Internist 51: 1127–1135

Infektiologie

M. Kochanek, B. Böll, A.S. Vornhagen, G. Michels, O. Cornely,
G. Fätkenheuer, U. Aurbach, H. Seifert, C. Gutschow, D. Waldschmidt,
J. Rybniker, E. Skouras, M.J.G.T. Vehreschild, J.J. Vehreschild, M. Kaase,
S. Scheithauer

© Springer-Verlag GmbH Deutschland 2017
G. Michels, M. Kochanek (Hrsg.), *Repetitorium Internistische Intensivmedizin*,
DOI 10.1007/978-3-662-53182-2_16

16.1 Sepsis

M. Kochanek, B. Böll, A.S. Vornhagen, G. Michels

16.1.1 Definition

— Die Definition der Sepsis hat sich mit der Konsensus-Definition Sepsis und septischer Schock (Sepsis-3) von 2016 deutlich vereinfacht (Singer et al. 2016; ◻ Abb. 16.1). Voraussetzung für die Definition der Sepsis ist das Vorliegen einer dokumentierten oder suspekten Infektion. Die früher aufgeführten SIRS-Kriterien („systemic inflammatory response syndrome") und ebenso die Klassifikation der schweren Sepsis sind nicht mehr gebräuchlich. Im Vordergrund stehen auf dem Boden der dokumentierten oder suspekten Infektion die Organdysfunktionen und deren Auswirkungen. Mit den neuen Sepsisdefinitionen stehen einheitlich Definitionskriterien zur Verfügung.

— Pathophysiologisch werden biologische Kaskadensysteme und spezielle Zellsysteme aktiviert und die Bildung und Freisetzung humoraler und zellulärer Mediatoren ausgelöst.

— Zurzeit steht kein sicherer Parameter zur Verfügung, der allein zur Diagnose der Sepsis führen kann.

— Sepsis und septischer Schock definieren ein Krankheitskontinuum, das über eine Kombination aus Vitalparametern, Laborwerten, hämodynamischen Daten und Organdysfunktion definiert werden.

16.1.2 Epidemiologie

— Die adjustierte Krankenhausrate liegt in Deutschland (2013) bei 335 Sepsisfällen pro 100.000 Einwohner.

— Der Anteil von Patienten mit schwerer Sepsis liegt bei 41 %.

— Die Sterblichkeitsrate der Sepsis liegt bei 24,3 %.

— Die Fallzahlraten sind in den extremen Altersgruppen am höchsten, und die Krankenhausletalität nimmt ab dem 40. Lebensjahr nahezu linear zu (Fleischmann et al. 2016).

16.1.3 Ätiologie

Infektiöse Ursache („klassische Sepsis")

— Überwiegend gram(–)-Erreger: Escherichia coli, Klebsiella spp., Pseudomonas aeruginosa, Proteus mirabilis

— Gram(+)-Erreger: Staphylococcus aureus, Staphylococcus epidermidis, Streptococcus spp., Enterokokken

— Der Fokus für eine Sepsis ist nicht immer sofort identifizierbar. Von der Häufigkeit der Sepsisherde kann man folgende Reihenfolge aufstellen: Respirationstrakt > intraabdomineller Fokus > Harnwegsinfekt/Urogenitalinfekt > Fremdkörper (ZVK, Shaldon-, Demers-Katheter etc.)

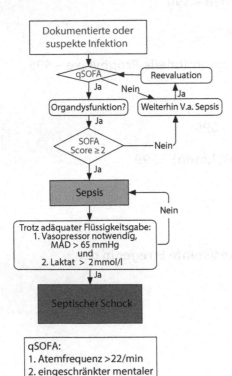

◻ **Abb. 16.1** Klinische Kriterien zur Identifikation von Patienten mit Sepsis und septischem Schock. (Adaptiert nach Singer et al. 2016)

16

> Endokarditis > Meningitis > andere Herde (gynäkologischer Bereich etc.)
- Pneumonie → häufigste Ursache für eine Sepsis auf internistischen Intensivstationen

16.1.4 Management

Die in den letzten Leitlinien 2012 genannten Therapie-optionen werden mittlerweile kontrovers diskutiert. Hier steht im Fokus die „early goal directed therapy" (EGDT) nach Rivers et al. (2001; Empfehlungsgrad 1c; ▢ Abb. 16.2). Es hat in der Zwischenzeit 3 große hochrangig randomisierte Studien (Yealy et al. 2014; Mouncey et al. 2015; Peake et al. 2014) gegeben, die keinen Unterschied in der EGDT und einem konventionellen Vorgehen, welches nicht ZVD- und Hkt-gesteuert ist, gezeigt. In den nächsten Leitlinien wird EGDT sicherlich eine andere Empfehlung bekommen, allerdings stehen noch keine anderen randomisierten Studien zur Verfügung, die ein anderes Vorgehen bei der initialen Kreislaufsicherung vorschlagen.

16.1.5 Antibiotische Therapie

Es handelt sich hier um eine **empirische Initialthe-rapie**, welche nach **48–72 h überprüft** und unter Berücksichtigung der **mikrobiologischen Ergeb-nisse angepasst** werden muss (▢ Tab. 16.1) Das gilt auch für negative Ergebnisse (z. B. wenn kein MRSA nachgewiesen wurde, sollte die Maximaltherapie mit Vancomycin beendet werden).

16.2 Pneumonie

G. Michels, M. Kochanek

> **Einteilung der Pneumonien – „Pneumonie-Triade"**
> - **Ambulant erworbene Pneumonie** (CAP, „community acquired pneumonia": außerhalb des Krankenhauses erworben)
> - **Krankenhauserworbenene Pneumonie/ nosokomiale Pneumonie** (HAP, „hospital acquired pneumonia": im Krankenhaus bis >48 h nach Krankenhausaufnahme erworben)
>   - Sonderform der nosokomialen Pneumonie: ventilatorassoziierte Pneumonie (VAP): Pneumonie, die bei mechanisch beatmeten Patienten häufig nach 10–14 Tage auftritt.
> - **Pneumonie beim Immunsupprimierten** (z. B. neutropenische Patienten, nach Chemotherapie, nach Transplantation, chronische immunsuppressive Therapie bei Systemerkrankungen → Cave: Pilz- und Virusinfektionen; außerhalb des Krankenhauses oder im Krankenhaus erworben

Das Managment der HAP ist in den S3-Leitlinien aus dem Jahre 2012 (http://www.awmf.org/leitlinien/detail/ll/020-013.html) und das Managment der CAP in den S3-Leitlinien aus dem Jahre 2015 (http://www.awmf.org/uploads/tx_szleitlinien/020-020l_S3_ambulant_erworbene_Pneumonie_Behandlung_Praevention_2016-02-2.pdf) fixiert.

16.2.1 Ambulant erworbene Pneumonie (CAP, „community acquired pneumonia")

Allgemeines

- 5.-häufigste Todesursache in Europa
- Krankenhaussterblichkeit: ca. 13 %
- Sterblichkeit von intensivpflichtigen Patienten mit CAP: 20–30 % (MAXSEPT-Studie, CIGMA-Studie, CAPNETZ)
- Häufigste Erreger: Streptococcus pneumoniae

Einteilung

- **Gruppe 1a** (gute bis ausreichende Funktiona-lität, Bettlägerigkeit <50 % des Tages): Schwere-gradbestimmung nach CRB-65, hospitalisierte Gruppe zusätzlich Evaluation auf multiresis-tente Erreger

Management Sepsis
Leitlinie 2012

Definition Sepsis	Definition Sepsis Konsensus Sepsis-3
	1. Voraussetzung: dokumentierte oder suspekte Infektion
	2. qSOFA mindestens 2 (AF >22/min; RR syst. ≤100 mmHg; eingeschränkter mentaler Status)
	3. SOFA-Score ≥2 → Sepsis
	4. Trotz adäquater Flüssigkeitsgabe:
	  - Vasopressor notwendig, MAD ≥ 65 m Hg +
	  - Laktat > 2mmol/l
	  → septischer Schock
	(adaptiert nach Singer et al. 2016)

Behandlung der schweren Sepsis **A. Initiale Flüssigkeitstherapie**	1. Protokollbasierte Flüssigkeitstherapie bei Patienten mit sepsisinduzierter Gewebehypoperfusion [als Hypotonie definiert, die auch nach initialer, forcierter Flüssigkeitstherapie („fluid challenge") oder einer Blutlaktatkonzentration von ≥ 4 mmol/l persistiert]. Ziele während der **ersten 6 h der Flüssigkeitstherapie:** a) Zentralvenöser Druck 8–12 mmHg b) Mittlerer arterieller Druck (MAD) ≥ 65 mmHg c) Urinausscheidung ≥ 0,5 ml/kg KG/h d) Zentralvenöse (obere Hohlvene) oder gemischtvenöse Sauerstoffsättigung jeweils >70% oder >65%, (Grad 1C). 2. Bei Patienten mit erhöhten Laktatwerten einer Flüssigkeitstherapie zur Normalisierung des Laktatwerts (Grad 2C) zuführen.
B. Screening	1. Routine-Screening von potenziell infizierten schwerkranken Patienten auf schwere Sepsis, um eine frühere Implementierung der Therapie zu ermöglichen (Grad 1C). 2. Krankenhausbasierte Sepsisbundles bei schwerer Sepsis (UG).
C. Diagnostik	1. Kulturen, wenn klinisch möglich, vor antimikrobieller Therapie [bei keiner signifikanten Verzögerung (> 45 min) zu Beginn der antimikrobiellen Therapie (Grad 1C)]. Mindestens zwei Blutkultur-Sets (aerobe und anaerobe Blutkulturflaschen) vor Beginn der antimikrobiellen Therapie, wobei zumindest eine perkutan und eine über jeden der Gefäßzugänge zu entnehmen ist, es sei denn, der Zugang wurde erst kurz zuvor (<48 h) gelegt (Grad 1C). 2. Verwendung des 1,3 beta-D-Glucan-Nachweises (Grad 2B) des Mannan- und des Anti-Mannan-Antikörpernachweises (2C), wenn verfügbar, und wenn eine invasive Candidiasis in die Differenzialdiagnose der Infektion eingeschlossen ist. 3. Bildgebende Untersuchungen zur sofortigen Abklärung eines potenziellen Infektionsherdes (UG).
D. Antimikrobielle Therapie	1. Verabreichung eines effektiven i.v. Antimikrobiotikums innerhalb der **ersten Stunde** nach Erkennen eines septischen Schocks (Grad 1B) und einer schweren Sepsis ohne septischen Schock (Grad 1C) als Therapieziel. 2. Initiale empirische antiinfektive Therapie mit einem oder mehreren Präparaten, die eine Wirksamkeit gegen alle wahrscheinlichen Erreger besitzen (Bakterien und/oder Pilze oder Viren) und die in angemessenen Konzentrationen in das Gewebe eindringen, von dem vermutet wird, dass es den Infektionsherd darstellt (Grad 1B). 3. Das antimikrobielle Regime sollte im Hinblick auf eine potenzielle Deeskalation neu bewertet werden (Grad 1B). 4. Verwendung niedriger Procalcitonin-Konzentrationen oder vergleichbarer Biomarker zur Unterstützung des Klinikers bei der Absetzung empirischer Antibiotika bei Patienten, die zunächst septisch erschienen, bei denen jedoch keine nachfolgenden Anzeichen einer Infektion erkennbar waren (Grad 2C).

◨ **Abb. 16.2** Sepsis-Management-Leitlinien 2012

5. Empirische Kombinationstherapie bei neutropenischen Patienten mit schwerer Sepsis (Grad 2B) und bei Patienten mit schwer behandelbaren, gegen mehrere Arzneimittel resistenten bakteriellen Pathogenen wie z. B. *Acinetobacter* und *Pseudomonas* spp. (Grad 2B). Bei Patienten mit schweren Infektionen im Zusammenhang mit Lungenversagen und septischem Schock eine Kombinationstherapie mit einem Betalaktam mit erweitertem Spektrum und entweder einem Aminoglykosid oder einem Fluoroquinolon für *P.-aeruginosa*-Bakterämie (Grad 2B). Eine komplexere Kombination von Betalaktam und einem Makrolid bei Patienten mit septischem Schock durch eine Blutstrominfektion mit *Streptococcus pneumoniae* (Grad 2B).
6. Eine empirische Kombinationstherapie darf nicht länger als 3–5 Tage angewandt werden. Eine Deeskalation auf die am ehesten geeignete Einzelwirkstofftherapie sollte unmittelbar nach Feststehen des Resistogramms erfolgen (Grad 2B).
7. Therapiedauer in der Regel 7–10 Tage; längere Behandlungsdauer u.U. für Patienten, bei denen eine klinische Reaktion nur langsam erfolgt, oder die nicht drainierbare infektiöse Foki, eine Bakteriämie mit *S. aureus;* mykotische und virale Infektionen oder immunologische Defizite wie z. B. Neutropenie aufweisen (Grad 2C).
8. Einleitung einer antiviralen Therapie zum frühestmöglichen Zeitpunkt bei Patienten mit schwerer Sepsis oder septischem Schock mit viraler Ursache kann (Grad 2C).
9. Kein Einsatz antimikrobieller Substanzen bei Patienten mit schweren Entzündungszuständen mit nicht infektiöser Ursache (UG).

E. Fokuskontrolle	1. Eine spezielle Form der anatomischen Diagnostik von Infektionen, die eine Kontrolle entstehender Infektionsherde erfordern und schnellstmöglich diagnostiziert oder ausgeschlossen werden müssen, um innerhalb der ersten 12 h nach Stellen der Diagnose, sofern realisierbar, eine entsprechende Intervention zur Fokuskontrolle vorzunehmen (Grad 1C).
	2. Bei Identifizierung einer infizierten peripankreatischen Nekrose als potenziellem Infektionsherd ist eine endgültige Intervention bis zu einer adäquaten Abgrenzung von lebensfähigem und nicht lebensfähigem Gewebe zu verzögern (Grad 2B).
	3. Sofern bei einem schwer septischen Patienten eine Fokuskontrolle erforderlich ist, sollte jene effektive Intervention zur Anwendung kommen, die mit der geringsten physiologischen Schädigung verbunden ist (etwa vorzugsweise eine perkutane gegenüber einer chirurgischen Drainage eines Abszesses) (UG).
	4. Falls intravaskuläre Zugänge einen möglichen Fokus bei einer schweren Sepsis oder einem septischen Schock darstellen, sollten sie unverzüglich nach Legen eines anderen Gefäßzugangs entfernt werden (UG).
F. Infektionsprävention	1. Einführung und Untersuchung einer selektiven oralen Dekontamination und selektiven digestiven Dekontamination als Methode zur Reduzierung der Inzidenz der beatmungsassoziierten Pneumonie. Diese Maßnahme zur Infektionskontrolle kann daraufhin in Gesundheitseinrichtungen und Regionen, in denen diese Methode sich als effektiv erweist, institutionalisiert werden (Grad 2B).
	2. Einsatz von oralem Chlorhexidingluconat als Form der oropharyngealen Dekontamination zur Verringerung des Risikos einer beatmungsassoziierten Pneumonie bei Intensivstationspatienten mit schwerer Sepsis (Grad 2B).
G. Flüssigkeitstherapie bei schwerer Sepsis	1. Kristalloide sind die initiale Flüssigkeitstherapie der Wahl bei der Volumentherapie bei einer schweren Sepsis und eines septischen Schocks (Grad 1B).
	2. Keine Verwendung von Hydroxyethylstärke zur Flüssigkeitsvolumentherapie bei schwerer Sepsis und septischem Schock (Grad 1B).
	3. Albumin in der Flüssigkeitsvolumentherapie bei schwerer Sepsis und septischem Schock, wenn Patienten erhebliche Mengen an Kristalloiden benötigen (Grad 2C).
	4. Initiale forcierte Flüssigkeitstherapie nach dem „Fluid-Challenge-Prinzip" bei Patienten mit sepsisinduzierter Gewebehypoperfusion und Verdacht auf Hypovolämie zur Erreichung eines minimalen Kristalloidanteils von 30 ml/kg KG (eine Portion hiervon kann dem Albumin entsprechen). Die raschere Gabe von größeren Flüssigkeitsmengen kann bei einigen Patienten gegebenenfalls erforderlich sein (Grad 1C).
	5. Weiterführung des „Fluid-Challenge-Verfahrens", solange eine hämodynamische Verbesserung zu beobachten ist, basierend entweder auf dynamischen (z. B. Veränderung beim Pulsdruck, der Schlagvolumenvariation) oder statischen (z. B. Arteriendruck, Herzschlag) Variablen (UG).

◘ **Abb. 16.2** Fortsetzung

H. Vasopressoren	1.	Vasopressortherapie anfangs zur Aufrechterhaltung eines mittleren arteriellen Drucks von 65 mmHg (Grad 1C).
	2.	Norepinephrin als Vasopressor der 1. Wahl (Grad 1B).
	3.	Epinephrin (als Ersatz für oder in Kombination mit Norepinephrin), sofern ein zusätzlicher Wirkstoff zur Aufrechterhaltung eines adäquaten Blutdrucks erforderlich ist (Grad 2B).
	4.	Vasopressin (0,03 U/min) kann als Beigabe zu Norepinephrin entweder zur Erhöhung des mittleren arteriellen Drucks auf die Zielvorgabe oder zur Verminderung der Noradrenalin-Dosis eingesetzt werden (UG).
	5.	Dopamin als alternativer Vasopressor für Norepinephrin nur bei hoch selektierten Patienten (z. B. Patienten mit niedrigem Tachyarrhythmierisiko und absoluter oder relativer Bradykardie) (Grad 2C).
	6.	Phenylephrin wird nicht in der Behandlung von septischen Schocks empfohlen, außer unter Umständen, bei denen (a) Norepinephrin mit schweren Arrhythmien assoziiert wird, (b) das Herzzeitvolumen bekanntermaßen hoch und der Blutdruck dauerhaft niedrig ist oder (c) als Rettungstherapie, wenn mit kombinierten inotropen/vasopressorischen Medikamenten und geringeren Dosen Vasopressin kein mittlerer arterieller Druck erzielt werden kann (Grad 1C).
	7.	Gering dosiertes Dopamin sollte nicht zum Nierenschutz eingesetzt werden (Grad 1A).
	8.	Alle Patienten, die Vasopressoren benötigen, erhalten sobald wie möglich eine invasives Blutdruckmonitoring (UG).
I. Inotrope Therapie	1.	Dobutamin-Infusion als Einzelgabe oder als Beigabe zu einem Vasopressor bei Vorliegen a) einer myokardialen Dysfunktion aufgrund von erhöhten kardialen Füllungsdrücken und einer niedrigen kardialen Auswurfleistung indiziert, oder b) von anhaltenden Anzeichen einer Hypoperfusion trotz Erzielung eines ausreichenden intravasalen Volumens und eines adäquaten mittleren arteriellen Drucks (1C).
	2.	Kein Einsatz von Therapien/Strategien zur Erhöhung des Herzindex auf festgelegte supranormale Niveaus (Grad 1B).
J. Kortikosteroide	1.	Vermeidung des Einsatzes von intravenösem Hydrokortison bei erwachsenen Patienten mit septischem Schock, sofern eine adäquate Flüssigkeitstherapie und Vasopressor-Therapie geeignet sind, die hämodynamische Stabilität wiederherzustellen (s. Ziele für die initiale Volumentherapie). Bei einem Flüssigkeits- und therapierefraktären Schock kann intravenöses Hydrokortison mit einer Dosis von 200 mg pro Tag (Grad 2C) eingesetzt werden.
	2.	Kein ACTH-Stimulationstests zum Ermitteln von Patienten mit septischem Schock, die Hydrokortison erhalten sollten (Grad 2B).
	3.	Bei behandelten Personen wird das Hydrokortison verringert, wenn Vasopressoren nicht mehr erforderlich sind (Grad 2D).
Unterstützende Therapie bei der schweren Sepsis	4.	Kortikosteroide sind zur Behandlung einer Sepsis ohne Schock nicht zu verabreichen (Grad 1D).
	5.	Wenn Hydrokortison verabreicht wird, einen kontinuierlichen Fluss verwenden (Grad 2D).
K. Verabreichung von Blutprodukten	1.	Sobald die Gewebehypoperfusion beseitigt wurde und bei Nichtvorliegen von Umständen wie etwa einer Myokardischämie, einer schweren Hypoxämie oder einer ischämischen koronaren Herzerkrankung empfehlen wir eine Transfusion roter Blutzellen nur, wenn die Hämoglobinkonzentration auf <7,0 g/dl reduziert war, mit einem Hämoglobinzielwert 7,0 – 9,0g/dl bei Erwachsenen (Grad 1B).
	2.	Nichteinsatz von Erythropoietin zur speziellen Behandlung von Anämien im Zusammenhang mit schwerer Sepsis (Grad 1B).
	3.	Gefrorenes Frischplasma darf nicht zur Korrektur von Laborauffälligkeiten bei Gerinnungsanomalien bei Nichtvorliegen von Blutungen oder geplanten invasiven Eingriffen eingesetzt werden (Grad 2D).
	4.	Nichteinsatz von Antithrombin zur Behandlung von schwerer Sepsis und septischen Schocks (Grad 1B).
	5.	Bei Patienten mit schwerer Sepsis können prophylaktisch Thrombozyten verabreicht werden, wenn <10.000/mm^3 (10 x 10^9/l) bei Nichtvorliegen offensichtlicher Blutungen; prophylaktische Thrombozytentransfusion, wenn < 20.000/mm^3 (20 x 10^9/l) liegen und der Patient ein hohes Blutungsrisiko aufweist. Ziel Thrombozytenzählungen (≥50.000/mm^3 [50 x 10^9/l]) für aktive Blutungen, chirurgische oder invasive Interventionen angeraten (Grad 2D).

◻ Abb. 16.2   Fortsetzung

L. Immunoglobuline	1. Nichteinsatz intravenöser Immunoglobuline bei erwachsenen Patienten mit schwerer Sepsis oder septischem Schock (Grad 2B).
M. Selen	1. Nichteinsatz von intravenösem Selen zur Behandlung von schweren Sepsen (Grad 2C).
O. Beatmung bei sepsisinduziertem ARDS	1. Ziel Atemzugvolumen 6 ml/kg KG (vorhergesagtes Körpergewicht!) bei Patienten mit sepsisinduziertem ARDS (Grad 1A). 2. Obere Plateaudrücke sind bei Patienten mit ARDS unter ≤30 cm H_2O zu halten (Grad 1B). 3. Anwendung von positivem endexspiratorischem Druck (PEEP) zur Vermeidung eines Alveolarkollapses (Atelektrauma) (Grad 1B). 4. Strategien, die eher auf Erhöhung statt Verringerung des PEEP bei Patienten mit sepsisinduziertem moderatem oder schwerem ARDS basieren (2C). 5. Rekrutierungsmanöver bei Sepsispatienten mit schwerer refraktärer Hypoxämie (Grad 2C). 6. Bauchlage bei Patienten mit sepsisinduziertem ARDS mit einem p_aO_2/F_iO_2-Verhältnis von ≤ 100 mm Hg in Einrichtungen, die über Erfahrungen mit diesen Praktiken verfügen (2C). 7. Anhebung des Kopfteils des Bettes um 30-45 Grad bei beatmeten Sepsispatienten zur Begrenzung des Aspirationsrisikos und zur Vermeidung der Entwicklung einer beatmungsassoziierten Pneumonie (Grad 1B). 8. Nichtinvasive Beatmungstechniken können bei einer Minderheit der sepsisinduzierten ARDS-Patienten eingesetzt werden, bei denen der Nutzen nichtinvasiver Beatmungstechnik sorgfältig bedacht wurde und der Nutzen überwiegt (Grad 2B). 9. Einsatz eines Weaningprotokolls, wenn vorhanden, und Umsetzung von Spontanatmungsversuchen, wenn folgenden Kriterien erfüllt sind: a) erregbar; b) hämodynamisch stabil (ohne Vasopressor-Wirkstoffe); c) keine neuen, potenziell schweren Erkrankungen; d) geringe beatmungsunterstützende und endexspiratorische Druckanforderungen und e) niedrige F_iO_2-Gabe, die ggf. bei einer Extubation auch über Äquivalent gegeben werden kann. Wenn der spontane Atmungsversuch erfolgreich war, sollte über eine Extubation nachgedacht werden (Grad 1A). 10. Kein regelmäßiger Einsatz eines Pulmonalarterienkatheters bei Patienten mit sepsisinduzierter ARDS (Grad 1A). 11. Eine konservative statt einer liberalen Flüssigkeitsstrategie bei Patienten mit sepsisinduziertem ARDS, die keine Anzeichen von Gewebehypoperfusion zeigen (Grad 1C). 12. Bei Nichtvorliegen spezieller Indikationen wie etwa Bronchospasmen kein Einsatz von Beta-2-Agonisten zur Behandlung des sepsisinduzierten ARDS (Grad 1B).
P. Sedierung, Analgesie und neuromuskuläre Blockade bei Sepsis	1. Minimierung einer kontinuierlichen oder intermittierenden Sedierung bei mechanisch beatmeten Patienten in Form einer kontinuierlichen Infusion bis zu festgelegten Titrationsendpunkten (Grad 1B). 2. Vermeidung von neuromuskulären Blockern (NMBA), sofern möglich, bei septischen Patienten *ohne ARDS* aufgrund des Risikos einer anhaltenden neuromuskulären Blockade nach Einstellung der Beatmung. Wenn die NMBA beibehalten werden müssen, sollte entweder eine intermittierende Bolussedierung je nach Bedarf oder Sedierung in Form einer kontinuierlichen Infusion mit einer TOF-Überwachung der Blockadentiefe eingesetzt werden (Grad 1C). 3. Kurzzeittherapie mit NMBA (nicht länger als 48 h) bei Patienten *mit ARDS* im Frühstadium und einem $p_aO_2/F_iO_2 < 150$ mmHg (Grad 2C).
Q. Blutzucker-kontrolle	1. Protokollbasierte Vorgehensweise zur Blutzuckereinstellung bei Intensivpatienten mit Beginn einer dosierten Insulingabe bei zwei aufeinanderfolgenden Blutzuckerspiegeln > 180 mg/dl. Diese protokollierte Vorgehensweise sollte einen oberen Blutzuckerspiegel von ≤180 mg/dl statt einen oberen Blutzuckerspiegelwert von ≤ 110 mg/dl anstreben (Grad 1A). 2. Blutzuckerwerte müssen alle 1-2h überwacht werden, bis die Zucker-und Insulininfusionswerte stabil sind, danach alle 4 h (Grad 1C). 3. Der mittels PoC-Tests des Kapillarbluts ermittelte Blutzuckerspiegel ist mit Vorsicht zu interpretieren, da solche Messungen evtl. arterielles Blut oder Plasmaglukosewerte nicht genau schätzen(UG).

◻ **Abb. 16.2**   Fortsetzung

R. Nierenersatz-therapie	1. Kontinuierliche Nierenersatztherapie und intermittierende Hämodialyse sind bei Patienten mit schwerer Sepsis und akutem Nierenversagen gleich (Grad 2B).
	2. Einsatz kontinuierlicher Therapien zur Vereinfachung der Steuerung des Flüssigkeitshaushaltes bei hämodynamisch instabilen Sepsispatienten (Grad 2D).
S. Bikarbonattherapie	1. Nichteinsatz von Natriumbikarbonattherapien zur Verbesserung der Hämodynamik oder Verringerung der Vasopressoranforderungen bei Patienten mit hypoperfusionsinduzierter Laktatazidämie mit pH ≥7,15 (Grad 2B).
T. Prophylaxe einer tiefen Venenthrombose	1. Patienten mit schwerer Sepsis erhalten eine tägliche Pharmakoprophylaxe gegen venöse Thromboembolien (VTE) (Grad 1B). Dies könnte mit täglichen subkutanen nieder-molekularen Heparinen (NMH) erreicht werden (Grad 1B gegenüber 2 x täglich UFH, Grad 2C gegenüber 3 x täglich UFH). Wenn die Kreatininextraktion <30 ml/min beträgt, Dalteparin (Grad 1A) oder eine andere Form des NMH einsetzen, das einen geringen Nierenstoffwechsel (Grad 2C) und UFH (Grad 1A) hat.
	2. Behandlung von Patienten mit schwerer Sepsis mit einer Kombination aus einer pharmakologischen Therapie und intermittierenden pneumatischen Kompressionsgeräten, wann immer es möglich ist (Grad 2C).
	3. Sepsispatienten mit Gegenreaktionen Heparineinsatz (z. B. Thrombozytopenie, schwere Koagulopathie, aktive Blutung oder kürzliche intrazerebrale Hämorrhagie) erhalten keine Pharmakoprophylaxe (Grad 1B), diese Patienten erhalten aber eine prophylaktische mechanische Behandlung, etwa Kompressionsstrümpfe oder intermittierende Kompressionsgeräte (Grad 2C), außer bei Kontraindikationen. Wenn das Risiko sinkt, Beginn mit der Pharmakoprophylaxe (Grad 2C).
U. Stressulkusprophylaxe	1. Durchführung einer Stressulkusprophylaxe mit H_2-Blockern oder einem Protonenpumpenhemmer für Patienten mit schwerer Sepsis (septischem Schock und hämorrhagischen Risikofaktoren) (Grad 1B).
	2. Wird die Stressulkusprophylaxe eingesetzt, dann eher Protonenpumpenhemmer statt H2RA (Grad 2D)
	3. Patienten ohne Risikofaktoren erhalten keine Prophylaxe (Grad 2B).
V. Ernährung	1. Gabe oraler oder enteraler (sofern erforderlich) Ernährung, soweit toleriert, gegenüber entweder vollständigem Fasten oder alleiniger Gabe von intravenöser Glukose innerhalb der ersten 48 h nach Diagnose einer schweren Sepsis/eines septischen Schocks (Grad 2C).
	2. Vermeidung der obligatorischen kalorienreichen Ernährung in der ersten Woche, aber Vorschlag einer gering dosierten Ernährung (z. B. bis zu 500 kcal pro Tag), Fortschreiten lediglich soweit toleriert (Grad 2B).
	3. Einsatz von intravenöser Glukose und enteraler Ernährung statt alleiniger totaler parenteraler Ernährung (TPN) oder parenteraler Ernährung zusammen mit enteraler Ernährung in den ersten 7 Tagen nach Diagnose einer schweren Sepsis/eines septischen Schocks (Grad 2B).
	4. Einsatz von Ernährung mit keiner speziellen immunmodulierenden Nahrungsergänzung statt Ernährung mit spezieller immunmodulierender Nahrungsergänzung bei Patienten mit schwerer Sepsis (Grad 2C).
W. Setzen von Pflegezielen	1. Pflegeziele und Prognose mit Patienten und Familien besprechen (Grad 1B).
	2. Ansprechen von Pflegezielen unter Einschluss von Behandlungsplänen und „End-of-Life"-Planung, ggf. unter Verwendung von palliativen Pflegeprinzipien (Grad 1B).
	3. Ansprechen von Pflegezielen so früh wie möglich, jedoch in jedem Fall innerhalb von 72 h nach Aufnahme in die Intensivstation (2C).

■ **Abb. 16.2** Fortsetzung

● Tab. 16.1 Empirische Antibiotikatherapie bei Sepsis (jeweils Vorschläge aus der jeweiligen Substanzgruppe)

Risikofaktoren	Diagnostik	Erreger	Therapie	Allergie/Unverträglichkeit
Kein Anhalt für einen Fokus	Blutkulturen, Urinkultur, Röntgen-Thorax, (ggf. CCT, CT-Thorax und Abdomen)	–	Piperacillin + Tazobactam 3 × (4+0,5) g i.v.	Meropenem 3 × 1 g i.v.
Atemwegsinfektion, ambulant erworben	Blutkulturen, Sputum, Trachealsekret Röntgen-Thorax, ggf. CT-Thorax	S. pneumoniae, H. influenzae, „atypische" Erreger (Mycoplasma pneumoniae, Chlamydia pneumoniae, Legionella spp., respiratorische Viren) Selten: S. aureus, P. aeruginosa, Enterobakterien (Klebsiella spp., E. coli)	Piperacillin + Tazobactam 3 × (4+0,5) g i.v. + Erythromycin 3 × 1 g i.v. oder Piperacillin + Tazobactam 3 × (4+0,5) g i.v. + Clarithromycin 2 × 500 mg i.v.	Meropenem 3 × 1 g i.v. plus Moxifloxacin 1 × 400 mg i.v.
Pneumonie unter Beatmung (ventilatorassoziierte Pneumonie)	Blutkulturen, Trachealsekret, Röntgen-Thorax, ggf. CT-Thorax	S. aureus, P. aeruginosa, Enterobakterien, resistente Bakterien, z. B. Enterobacter spp., Acinetobacter baumannii, Stenotrophomonas maltophilia, Serratia	Piperacillin + Tazobactam 3 × (4+0,5) g i.v. plus Ciprofloxacin 3 × 400 mg i.v.	Imipenem oder Meropenem 3 × 1 g i.v. plus Moxifloxacin 1 × 400 mg i.v.
Abdominelle Infektion	Blutkulturen, Sonographie, CT-Abdomen	E. coli, andere Enterobakterien, Enterokokken, Streptokokken, P. aeruginosa (selten), Bacteroides, Clostridien	Imipenem, Meropenem 3 × 1 g i.v. Chirurgische Therapie dringend evaluieren	Ciprofloxacin 3 × 400 mg i.v. plus Metronidazol 3 × 500 mg i.v. plus Vancomycin 2 × 1 g i.v. oder Tigecyclin i.v.: Initialdosis 1 × 100 mg, dann 2 × 50 mg (Cave: Tigecylin keine Wirksamkeit gegen P. aeruginosa)

◼ Tab. 16.1 Fortsetzung

Risikofaktoren	Diagnostik	Erreger	Therapie	Allergie/Unverträglichkeit
Harnwegsinfektion	Blutkulturen, Urinkultur (vor Antibiotikagabe), Sonographie	E. coli, Klebsiella spp., weitere Enterobakterien, Enterokokken, P. aeruginosa	Piperacillin + Tazobactam 3 × (4+0,5) g i.v.	Meropenem 3 × 1 g i.v. oder Ciprofloxacin 2 × 400 mg i.v. Cave: Chinolonresistenz bei E. coli 20–40 %
Katheterassoziierte Infektion	Mehrfach parallele Blutkulturen aus peripherer Vene und zentralem Katheter („differential time to positivity" >2 h)	S. aureus, koagulasenegative Staphylokokken, seltener Enterobakterien / Enterokokken, Pseudomonas und Enterobakterien zusammen stellen etwa 50 % der Erreger	Piperacillin + Tazobactam 3 × (4+0,5) g i.v. plus Vancomycin 2 × 1 g i.v.	Ciprofloxacin 2 × 400 mg i.v. plus Daptomycin 1 × 6 mg/kg KG i.v.
Vorbehandlung mit Carbapenemen (z. B. bei Fieber in Neutropenie)	Blutkulturen, Trachealsekret/BAL	Stenotrophomonas maltophilia, multiresistenter Pseudomonas aeruginosa, Acinetobacter baumannii, MRSA, Enterococcus faecium	Ciprofloxacin 3 × 400 mg i.v. plus Vancomycin 2 × 1 g i.v. plus Cotrimoxazol 2 × 960 mg i.v. + ggf. bei Nachweis Pseudomonas Colistin 3 × 2 Mio. U i.v.	
Besiedlung mit MRSA, erhöhtes Risiko für MRSA-Infektion	Blutkulturen, Trachealsekret	MRSA	Piperacillin + Tazobactam 3 × (4+0,5) g i.v. plus Vancomycin 2 × 1 g i.v.	

- **Gruppe 1b** (NHAP [„nursing home-acquired pneumonia", Altersheim] und/oder schlechte Funktionalität, Bettlägerigkeit ≥50 % des Tages): Schweregradbestimmung nach CRB-65, hospitalisierte Gruppe zusätzlich Evaluation auf multiresistente Erreger
- **Gruppe 2** (schwere Komorbidität mit infauster Prognose): Palliation als Therapieziel, Hospitalisation nur in pflegerischer Hinsicht

Erregerspektrum

(◘ Tab. 16.2)

Risikostratifizierung

- Entscheidung zur ambulanten Behandlung oder stationären Einweisung durch Schweregradbestimmung mittels **CRB-65-Index** („confusion, respiratory rate" (≥30/min), **b**lood pressure (Hypotonie ≤90 mm Hg systolisch), Alter **≥65** Jahre; ◘ Tab. 16.3)

❯ **Die Verwendung des Score-Systems ersetzt allerdings nicht das klinische Urteil des Arztes (Berücksichtigung z. B. von Komorbiditäten). Dieser Score soll daher stets ergänzt werden durch die Evaluation des funktionellen Status, die klinische Evaluation potenziell instabiler Komorbiditäten und die Messung der Oxygenierung (◘ Tab. 16.4).**

- Klinische Evaluation:
  - Schwere akute respiratorische Insuffizienz (p_aO_2 ≤55 mm Hg bei Raumluft)
  - Atemfrequenz ≥30/min
  - Multilobäre Infiltrate in der Röntgen-Thoraxaufnahme
  - Neu aufgetretene Bewusstseinsstörung

◘ **Tab. 16.2** Erregerspektrum (Sputumkulturen) der CAP

Häufige und mögliche Erreger	Seltene Erreger	Keine Erreger
Streptococcus pneumoniae	Enterobakterien (E. coli, K. pneumoniae, Proteus mirabilis)	Vergrünend wachsende Streptokokken
Haemophilus influenzae	Pseudomonas aeruginosa	Staphylococcus epidermidis und andere koagulase-negative Staphylokokken
Staphylococcus aureus		Enterokokken
		Corynebakterien
		Neisserien (außer [sehr selten] N. meningitidis)
		Haemophilus spp. (außer H. influenzae)
		Candida spp.

◘ **Tab. 16.3** CRB-65-Index

1 Punkt für jeden zutreffenden Parameter	Bewertung
Bewusstseinstrübung	CRB-65-Index = 0: in der Regel ambulante Behandlung
Atemfrequenz ≥30/min	CRB-65-Index ≥1: stationäre Behandlung meistens erforderlich
Diastolischer Blutdruck ≤60 mm Hg/systolischer Blutdruck <90 mm Hg	
Alter ≥65 Jahre	

◻ Tab. 16.4 Kriterien einer intensivmedizinischen Therapienotwendigkeit

Majorkritieren	Minorkritieren
1) Notwendigkeit der Intubation und maschinellen Beatmung 2) Notwendigkeit der Gabe von Vasopressoren (septischer Schock)	1) Schwere akute respiratorische Insuffizienz (p_aO_2 ≤ 55 mm Hg bei Raumluft) 2) Atemfrequenz ≥30/min 3) Multilobäre Infiltrate in der Röntgen-Thoraxaufnahme 4) Neu aufgetretene Bewusstseinsstörung 5) Systemische Hypotension mit Notwendigkeit der aggressiven Volumentherapie 6) Akutes Nierenversagen 7) Leukopenie (Leukozyten <4000 Zellen/mm³) 8) Thrombozytopenie (Thrombozyten <100.000 Zellen/mm³) 9) Hypothermie (Körperkerntemperatur <36°C)

Beurteilung: Ein hohes Risiko der intensivmedizinischen Therapienotwendigkeit (Notfall!) besteht, wenn >2 Minorkritieren oder 1 Majorkriterium erfüllt sind.

- Systemische Hypotension mit Notwendigkeit der aggressiven Volumentherapie
- Akutes Nierenversagen
- Leukopenie (Leukozyten <4000 Zellen/mm)
- Thrombozytopenie (Thrombozyten <100.000 ellen/mm
- Hypothermie (Körperkerntemperatur <36°C)

Klinik

- Allgemeinsymptome: z. B. Fieber oder Hypothermie, allgemeines Krankheitsgefühl („malaise"), grippale Symptome wie Myalgien, Arthralgien, Zephalgien, Tachykardie, Hypotonie, Diarrhöen
- Atemwegssymptome: Husten mit oder ohne Auswurf, Dyspnoe, atemabhängige thorakale Schmerzen (Begleitpleuritis)
- Neurologische Symptome: u. a. Desorientiertheit („confusion")
- Perkussion: Abgeschwächter Klopfschall bei Infiltrationen und/oder einem parapneumonischen Pleuraerguss
- Auskultation: Inspiratorische Rasselgeräusche bzw. Bronchialatmen

Diagnostik

- Röntgen-Thorax (<4 h nach Aufnahme): Nachweis eines neu aufgetretenen Infiltrates

- Thoraxsonographie: alternativ zum Röntgenbild, falls Röntgen-Thorax nicht zeitnah verfügbar
- Labor: inklusive CRP, PcT und Laktat
- Mikrobiologie: Erregerdiagnostik bei mittelschwerer bis schwerer Pneumonie:
  - Abnahme von mindestens 2 Blutkulturpaaren
  - Urinantigentest auf Legionellen
  - ggf. eine adäquate Sputumdiagnostik (Gramfärbung und Kultur)
  - Molekulardiagnostik: wird nicht routinemäßig empfohlen
  - Ggf. NAT („nuclear acid amplification"): Bei Vorliegen entsprechender epidemiologischer Hinweise sollte eine NAT auf Influenza A/B veranlasst werden.

Differenzialdiagnosen

- Dekompensierte Herzinsuffizienz (ggf. Stauungspneumonie)
- COPD oder AE-COPD
- Hyperhydratation bei Nierenversagen oder im Rahmen eines pulmorenalen Syndroms
- Aspirationspneumonie
- Lungenarterienembolie
- Strukturelle Lungenerkrankungen, z. B. idiopathische Lungenfibrose

16

Therapie

- **Ambulante Behandlung der CAP**
- Indikationen: CRB-65 = 0, ausreichende Oxygenierung (S_aO_2 >90 %) und fehlende Hinweise auf instabile Komorbiditäten
- Re-Evaluation: nach 48 (–72) h
- Kriterien für stationäre Aufnahme: Hypoxämie/Sauerstoffpflichtigkeit, instabile Komorbiditäten (z. B. Stauungspneumonie bei Herzinsuffizienz), Komplikationen (z. B. Pleuraerguss), soziale Faktoren (z. B. fehlende häusliche Versorgung)

- **Stationäre Behandlung der CAP**

- **■ Notfallbehandlung (>2 Minorkriterien oder ein Majorkriterium)**
- Volumentherapie mit kristalloiden Lösungen sowie umgehende Einleitung einer adäquaten initialen antimikrobiellen Therapie (innerhalb von 1 h)
- Überwachung auf IMC oder Intensivstation: Patienten mit instabilen oder potenziell dekompensierenden Komorbiditäten und Patienten mit ≥1 Minorkriterien
- Überwachungsparameter: Oxymetrie, Atemfrequenz, Blutdruck, Herzfrequenz, Temperatur, Bewusstseinsstatus, Organfunktionen (z. B. Kreatinin, Transaminasen, NT-proBNP)
- Evaluation von pneumonieassoziierten Komplikationen: (un-)komplizierter parapneumonischer Pleuraerguss, Pleuraempyem sowie Lungenabszess
- Komplizierter Pleuraerguss bzw. Pleuraempyem
- Sepsisbündel (◘ Tab. 16.5)

- **■ Antibiotikatherapie**
- Sofortige Einleitung (<1 h) der antimikrobiellen Therapie in der Notfallambulanz (nach mikrobiologischer Diagnostik, ◘ Tab. 16.6).
- Bei hospitalisierten Patienten mit mittelschwerer Pneumonie sollte in den ersten Tagen die Verabreichung der antimikrobiellen Therapie parenteral erfolgen.
- Gerade bei mittelschwerer und schwerer Pneumonie sollte eine *Sequenztherapie* angestrebt werden, d. h. Umstellung von i.v. auf orale Antibiotika.
- Bei der schweren Pneumonie sollte initial für mindestens 3 Tage eine parenterale Behandlung erfolgen.
- Absetzen von entweder Oseltamivir oder Antibiotikum, wenn spezifischer Erreger nachgewiesen worden ist.
- Influenzapandemie oder hohe Aktivität einer saisonalen Influenza: Hier sollte die frühzeitige Gabe von Oseltamivir (insbesondere bei hospitalisierten Patienten mit mittelschwerer bzw. schwerer Pneumonie) zusätzlich zur antibakteriellen Therapie erfolgen.
- Multiresistente Erreger: MRSA, ESBL-bildende Enterobakterien, Pseudomonas aeruginosa → eher selten bei CAP.
- **Aspirationspneumonie:** Ampicillin/Sulbactam (Unacid), Clindamycin plus Cephalosporin der Gruppen II oder Moxifloxacin.
- Bei Vorliegen einer Niereninsuffizienz soll die erste Gabe der antimikrobiellen Therapie in voller Dosierung erfolgen.
- Ein therapeutisches Drug-Monitoring (TDM) ist, abhängig von der Verfügbarkeit eines TDM-Labors in speziellen Fällen, insbesondere

◘ Tab. 16.5 Sepsisbündel	
Schnellstmöglich abgeschlossen innerhalb von 3 h	**Abgeschlossen innerhalb von 6 h**
Laktatbestimmung	Gabe von Vasopressoren, bei fehlendem Ansprechen auf Volumensubstitution
Entnahme von Blutkulturen (2 Paare)	
Intravenöse Gabe einer adäquaten Breitspektrumantibiotikatherapie (**innerhalb der ersten Stunde**)	Wiederholung der Laktatmessung, wenn initial erhöhte Werte
Bei arterieller Hypotension oder Laktaterhöhung rasche intravenöse Gabe von Kristalloiden	

◻ Tab. 16.6 Empfehlungen zur initialen kalkulierten Antibiotikatherapie von Patienten mit CAP

CAP	Unterform/Risikoprofil	Häufige Erreger	Therapie der 1. Wahl	Therapie der 2. Wahl/Alternative
Leichte CAP (meist ambulant) (CRB-65 = 0, normale oder kompensierte Oxygenierung (O₂-Sättigung minimal 90 %, keine dekompensierte Komorbidität)	*Ohne Komorbiditäten*	S. pneumoniae, M. pneumoniae, Influenzaviren	Aminopenicillinpräparat: Amoxicillin ≥70 kg: 3 × 1 g p.o.; <70 kg: 3 × 750 mg p.o. Therapiedauer: 5–7 Tage	Fluorchinolon (Moxifloxacin, Levofloxacin), Makrolid (Azithromycin, Clarithromycin, Clarithromycin) oder Tetracyclin (Doxycyclin)
	Mit Komorbiditäten (chronische Herzinsuffizienz, ZNS-Erkrankungen mit Dysphagie, schwere COPD, Bronchiektasen, Bettlägerigkeit, PEG-Sonde)	S. pneumoniae, H. influenzae, S. aureus (MSSA, MRSA[1]), L. pneumophila[2], Enterobakterien (z. B. Klebsiella pneumoniae, Escherichia coli), Anaerobier	Aminopenicillin + Betalaktamaseinhibitor: Amoxicillin/Clavulansäure (2–3 × 875/125 mg p.o.) Therapiedauer: 5–7 Tage	Fluorchinolon: Moxifloxacin (1 × 400 mg p.o.), Levofloxazin (2 × 500 mg p.o.),
Mittelschwere CAP (Normalstation)	Weder leicht noch schwer	S. pneumoniae, M. pneumoniae, H. influenzae, gramnegative Enterobacteriaceae und respiratorische Viren. Der Anteil an S. aureus, Enterobakterien und P. aeruginosa nimmt zu	Aminopenicillin/Betalaktamaseinhibitor oder Cephalosporin der Klasse 2 oder 3a ± Makrolid für 3 Tage. Amoxicillin/Clavulansäure (3 × 2,2 g i.v.). Cefuroxim (Zinacef 3 × 1,5 g i.v.), Ceftriaxon (Rocephin 1 × 2,0 g i.v.), Cefotaxim (Claforan 3 × 2,0 g i.v.) ± Makrolid (Clarithromycin, z. B. Klacid 2 × 500 mg i.v.) Therapiedauer: 5–7 Tage	Fluorchinolone: Moxifloxacin (1 × 400 mg p.o.), Levofloxacin (2 × 500 mg i.v.)
Schwere CAP (IMC/ICU) (akute respiratorische Insuffizienz und/oder schwere Sepsis bzw. septischer Schock und/oder dekompensierte Komorbidität)	Schwere hospitalisierte CAP ohne Pseudomonas-Risiko[3]	S. pneumoniae, H. influenzae, atypischen Erreger, S. aureus (MSSA), Enterobakterien, P. aeruginosa, Influenzaviren	β-Laktamantibiotika: Piperacillin/Tazobactam (3 × 4,5 g i.v.), Ceftriaxon (1 × 2 g i.v.), Cefotaxim (3 × 2 g i.v.) **plus** Makrolid (Clarithromycin 2 × 500 mg i.v.); bei klinischer Stabilisierung und fehlendem Nachweis eines atypischen bakteriellen Erregers soll die Makrolidtherapie nach 3 Tagen beendet werden. Therapie: 7 Tage	Fluorchinolone: Moxifloxacin (1 × 400 mg p.o.), Levofloxacin (2 × 500 mg, i.v.)

16

◻ Tab. 16.6 Fortsetzung

CAP	Unterform/Risikoprofil	Häufige Erreger	Therapie der 1. Wahl	Therapie der 2. Wahl/Alternative
Schwere CAP	Schwere hospitalisierte CAP mit Pseudomonasrisiko[3]		Piperacillin/Tazobactam oder Imipenem/Meropenem **plus** Fluorchinolon (Levofloxacin 1–2 × 500 mg i.v., Ciprofloxacin 2–3 × 400 mg i.v.)[4] Therapie: 7 Tage	Piperacillin/Tazobac., Carbapenem **plus** Aminoglykosid und Makrolid

Anmerkungen zur Tabelle:

[1] **MRSA-Pneumonie:** Therapieempfehlung mit Vancomycin ± Rifampicin (oder Linezolid). Bei einer unkomplizierten MRSA-Pneumonie und nicht eingeschränkter Nierenfunktion wird die Gabe von Vancomycin empfohlen. Weitere MRSA-wirksame Substanzen sind Tigecyclin, Tedizolid, Ceftarolin und Ceftobiprol sowie als Kombinationspartner Fosfomycin und Rifampicin.

[2] **L. pneumophila:** Bei Verdacht auf Legionelleninfektion dann Legionellenantigentest i. U., Therapie mit Moxifloxacin oder Levofloxacin, Therapiedauer bis 14 Tage.

[3] **Pseudomonasrisiko:** Schwere chronische strukturelle Lungenerkrankung mit stationärer Aufnahme oder Antibiotikatherapie in den letzten 3 Monaten, bekannte Pseudomonaskolonisation, Mukoviszidose, Bronchiektasien und Ernährung über PEG-Sonde.

[4] **Kombinationstherapie** bei schwerer bzw. intensivpflichtiger CAP: Obwohl in 2 Studien kein Unterschied zwischen einer Mono- und einer Kombinationstherapie nachgewiesen werden konnte (Heyland et al. 2009; Brunkhorst et al. 2012), so empfehlen die Leitlinien weiterhin eine Kombinationstherapie. Insbesondere ICU-Patienten mit hohem Risikoprofil sollten weiterhin eine Kombinationstherapie mit einem β-Laktamantibiotikum plus einem Makrolid erhalten. Erst nach ausgiebiger Diagnostik bzw. wegweisender Mikrobiologie sollte eine Deeskalation auf eine Monotherapie erfolgen.

bei kritisch Kranken mit pneumogener Sepsis, sinnvoll (S3-Leitlinie Strategien zur Sicherung rationaler Antibiotikaanwendung im Krankenhaus, http://www.awmf.org/uploads/tx_szleitlinien/092-001m_S3_Antibiotika_Anwendung_im_Krankenhaus_2013-12.pdf); ggf. Dosiskalkulation (http://www.dosing.de/).

- Vor dem Hintergrund der zeitabhängigen Abtötungskinetik von β-Laktamantibiotika erscheint eine „prolongierte Applikation" (40–50 % des Dosierungsintervalls, über 3–4 h i.v./Perfusor) sinnvoll.
- Eine kontinuierliche Applikation von Antibiotika sollte nur TDM-gesteuert durchgeführt werden (Gefahr der dauerhaften Unterschreitung der PK/PD-Ziele).
- Therapiedauer: meist 5–7 Tage. Kürzere Therapien sind möglich bei rascher klinischer Stabilisierung. Vor Therapieende soll eine klinische Stabilisierung für mindestens 2 Tage erfolgt sein.
- Bei Nachweis von Pneumokokken als ursächlichem Erreger sollte mit Penicillin behandelt werden.
- Stellenwert des Procalcitonins (PcT):
    - Hohe Sensitivität in der Differenzialdiagnostik der CAP, Abgrenzung bakterieller von viral ausgelöster CAP
    - Geeigneter Verlaufsparameter für die Dauer und das Ansprechen der antimikrobiellen Therapie.
    - Eine PcT-gesteuerte Strategie zur Bestimmung der Therapiedauer im individuellen Fall kann in erfahrenen Zentren eingesetzt werden. PcT-gesteuerte Therapie bei schwerer CAP: Therapiebeendigung bei Abfall des PcT >80 % des Maximalwertes oder <0,5 ng/ml.

■ ■ Risikofaktoren für eine Infektion mit Pseudomonas aeruginosa

- Pulmonale Komorbidität (strukturelle chronische Erkrankungen wie COPD im GOLD-Stadium IV, Bronchiektasen, Mukoviszidose)
- Stationärer Aufenthalt in den letzten 30 Tagen
- Glukokortikoidtherapie (mindestens 10 mg Prednisonäquivalent über mindestens 4 Wochen)
- Aspiration

- Breitspektrumantibiotikatherapie über mehr als 7 Tage innerhalb des letzten Monats
- Malnutrition (Fehlernährung)

Therapieversagen

- Therapieansprechen überprüfen:
    - Klinische Untersuchung mit Bestimmung der Stabilitätskriterien (stabil: Herzfrequenz ≤100/min, Atemfrequenz ≤24/min, systolischer Blutdruck ≥90 mm Hg, Temperatur ≤37,8°C)
    - Bestimmung des CRP oder PcT nach 3–4 Tagen
    - Ggf. Sonographie des Thorax bei Vorliegen eines Pleuraergusses zur Beurteilung der Ergussdynamik
    - Eine kurzfristige Röntgen-Thoraxaufnahme im Verlauf ist bei klinischem Ansprechen nicht routinemäßig indiziert
- Therapieversagen (5–30 %), diagnostisches Vorgehen:
    - Erneute Anamnese und klinische Untersuchung, Einbeziehung epidemiologischer Daten
    - Überprüfung der bisherigen Antibiotikatherapie, einschließlich Dosierung
    - Suche nach infektiösen Komplikationen (z. B. Pleuraempyem)
    - Suche nach nichtinfektiösen Komplikationen (dekompensierte Komorbidität, Lungenembolie)
    - Suche nach einem extrapulmonalen Infektionsfokus
- Einteilung des Therapieversagens
    - Primäres Therapieversagen: Progrediente Pneumonie (progressive pneumonia) oder verzögert ansprechende Pneumonie („nonresponding pneumonia") innerhalb der ersten 72 h nach Therapiebeginn
    - Sekundäres Therapieversagen: Erneute Verschlechterung der Symptomatik nach initialer klinischer Stabilisierung
- **Therapieversagen, erweiterte Diagnostik:** Mikrobiologie, Thoraxsonographie, Echokardiographie, Bronchoskopie mit BAL, L.-pneumophila-Antigen-Nachweis (Serogruppe 1) aus Urin, Nachweis von NAT und/oder IgM-Antikörpern gegen M. pneumoniae, diagnostische

Pleuraergusspunktion, CT-Bildgebung, Ausschluss einer immunsupprimierenden Erkrankung (z. B. HIV-Test)

■■ **Beatmungstherapie bei CAP**
— NIV-Versuch bei akuter hyperkapnischer respiratorischer Insuffizienz und akutem hypoxischem Versagen
— Invasive Beatmung: Stets lungenprotektive Beatmung (▶ Kap. 3) mit niedrigen Tidalvolumen anstreben

■■ **Supportive Maßnahmen bei CAP**
— Frühmobilisation
— CAP und chronisch obstruktive Lungenerkrankung (COPD oder Asthma): Gabe von systemischen Steroiden (50 mg Prednison pro Tag) für 5 Tage
— Instabile Patienten mit septischen Schock sollten bei fehlendem Ansprechen auf Volumen- und Katecholamintherapie zusätzlich Hydrocortison erhalten
— Thromboseprophylaxe mit niedermolekularen Heparinen
— Evaluation instabiler Komorbiditäten

16.2.2 Nosokomial erworbene Pneumonie (HAP, „hospital acquired pneumonia")

Allgemeines
— HAP als häufige Komplikation von Krankenhausaufenthalten.

— Therapierelevant ist bereits die Verdachtsdiagnose einer HAP.
— In Abständen von 6–12 Monaten sollen das Erregerspektrum und die Resistenzsituation der jeweiligen Station/Klinik erhoben und so dargestellt werden, dass diese Daten für Entscheidungen zur kalkulierten Antibiotikatherapie herangezogen werden können.
— Durchschnittliche Pneumonierate ohne Beatmung: 0,6 pro 1000 Patiententage ohne Beatmung
— Durchschnittliche Pneumonierate bei invasiver Beatmung: 5,4 pro 1000 invasive Beatmungstage
— Durchschnittliche Pneumonierate bei nichtinvasiver Beatmung: 1,6 pro 1000 nichtinvasive Beatmungstage
— Letalität der HAP: 10–50 %

Einteilung
Nosokomiale Pneumonie: Pneumonie mit Beginn ≥48 h nach Aufnahme, die bei Aufnahme im Krankenhaus weder vorhanden noch in Inkubation begriffen war (manchmal schwer von später ambulant erworbener Pneumonie abzugrenzen)

Beatmungsassoziierte Pneumonie („ventilator associated pneumonia", VAP): nosokomiale Pneumonie mit Beginn >48 h nach endotrachealer Intubation

Erregerspektrum
(◘ Tab. 16.7)

◘ Tab. 16.7 Erregerspektrum (Sputumkulturen) der HAP

HAP *ohne* Risikofaktoren für multiresistente Erreger (MRE)	HAP *mit* Risikofaktoren für multiresistente Erreger (MRE)	Bakterien und Pilze der oropharyngealen Standortflora *ohne therapeutische Relevanz* bei HAP
Enterobacteriaceae (Escherichia coli, Klebsiella spp., Enterobacter spp.)	zusätzlich:	Corynebacterium spp.
Haemophilus influenzae	Methicillinresistente Staphylococcus aureus (MRSA)	Enterococcus spp.
Staphylococcus aureus (MSSA)	ESBL-bildende Enterobacteriaceae	Neisseria spp.
Streptococcus pneumoniae	Pseudomonas aeruginosa	α-hämolysierende (vergrünende) Streptokokken
	Acinetobacter baumannii	Koagulasenegative Staphylokokken
	Stenotrophomonas maltophilia	Candida spp.

Risikostratifizierung

- Die Anwendung von Pneumonie-Scores, z. B. „Clinical Pulmonary Infection Score" (CPIS), sind mit keiner klinischen Verbesserung assoziiert.
- Risikofaktoren für „multiresistente Erreger" (MRE) bei HAP
  - antimikrobielle Vortherapie
  - Hospitalisierung >4 Tage („late-onset")
  - invasive Beatmung >4–6 Tage
  - Aufenthalt auf Intensivstation
  - Malnutrition (Unterernährung)
  - strukturelle Lungenerkrankung (z. B. COPD, Bronchiektasie)
  - Bekannte Kolonisation durch MRE
  - Aufnahme aus Langzeitpflegebereichen, chronische Dialyse, Tracheostomaträger, offene Hautwunden
  - Immunsuppression

Diagnostik

- Röntgen-Thorax
- Labor: inklusive CRP, PcT und Laktat
- Mikrobiologie:
  - Blutkulturen (2 Paare)
  - Legionellenantigen im Urin
  - Material aus tracheobronchialem Aspirat (TBAS) oder bronchoalveolärer Lavage (BAL)
  - Auf eine gezielte Candidadiagnostik aus Atemwegsmaterialien soll bei HAP verzichtet werden, da Hefepilzinfektionen als Ursache nosokomialer Pneumonien bei Patienten ohne definiertes Immundefizit extrem selten sind.
  - Eine invasive (Bronchoskopie) ist einer nichtinvasiven Diagnostik (Gewinnung von Tracheobronchialsekret durch Absaugen) bei VAP (Beatmungspneumonie) nicht überlegen.
  - Aspergillusdiagnostik: Insbesondere, wenn Prädispositionen (strukturelle Lungenerkrankung, eine rheumatologische Grunderkrankung oder eine Leberzirrhose) vorliegen und/oder hinweisende Infiltrate im CT-Thorax zur Darstellung kommen (hochspezifische Halozeichen), die mit einer invasiven Aspergillose assoziiert sein können; Aspergilluskultur und/oder ein Galaktomannan-Antigentest aus der BAL

> ❯ **„Diagnosekriterien": Röntgen-Thorax: neues oder progredientes Infiltrat plus 2 von 3 Kriterien:**
> - **Leukozytose >10.000 oder Leukopenie <4.000/µl,**
> - **Fieber ≥38,3°C,**
> - **purulentes Sekret.**

Differenzialdiagnose

- Atelektasen
- Hyperhydratation/dekompensierte Herzinsuffizienz
- Alveoläre Hämorrhagie
- Interstitielle Lungenerkrankung (z. B. kryptogen organisierende Pneumonie)
- ARDS
- Lungenarterienembolien

Therapie

- Start der Antibiotikatherapie so früh wie möglich (<1 h).
- Kombinationstherapie bei HAP-Patienten *mit* Risikofaktoren für multiresistente Erreger (MRE): Nach 3 Tagen soll die Erfordernis der Kombinationstherapie überprüft und bei Nachweis eines empfindlichen Erregers bzw. Stabilisierung des Patienten auf eine Monotherapie deeskaliert werden.
- Reevaluation → 48–72 h nach Therapiebeginn: Beurteilung des klinischen Verlaufs, der Ergebnisse der initialen mikrobiologischen Diagnostik, der Röntgen-Thorax-Untersuchung und von PcT.
- Deeskalation auf eine Monotherapie, falls klinische Besserung nach 48–72 h Therapie.
- Therapiedauer: 8 Tage.
- Bei **Therapieversagen** an folgende Dinge denken:
  - Infektion mit primär resistentem bakteriellen oder nichtbakteriellen Erreger
  - Resistenzentwicklung unter Therapie
  - Unterdosierung der antimikrobiellen Therapie
  - Superinfektion mit „neuem" Erreger
  - Komplikationen unter HAP (z. B. Lungenabszess, Pleuraempyem)

16

- **Gezielte Therapie einer HAP mit Nachweis von MRE** (◘ Tab. 16.8)
  - MRSA: Vancomycin, Teicoplanin und Linezolid
  - P. aeruginosa: Ceftazidim, Cefepim, Piperacillin, Carbapeneme sowie Ciprofloxacin, Levofloxacin
  - ESBL-Stämme: Carbapeneme, ggf. Colistin
  - Stenotrophomonas maltophilia: Cotrimoxazol indiziert
  - Acinetobacter spp.: Imipenem oder Meropenem, ggf. Colistin

---

Intensivmedizinisches Antibiotikamanagement der Pneumonie
- Intensivpflichtige ambulant erworbene Pneumonie: β-Laktam + Makrolid
- Intensivpflichtige nosokomiale Pneumonie *ohne* Risikofaktoren für multiresistente Erreger (MRE): Aminopenicillin/β-Laktamaseinhibitor-Monotherapie
- Intensivpflichtige nosokomiale Pneumonie *mit* Risikofaktoren für multiresistente Erreger (MRE): Pseudomonaswirksames β-Laktam + Aminoglykosid oder Fluorchinolon

---

Prävention

Prävention der nosokomialen beatmungsassoziierten Pneumonie
- *Beatmungsschläuche:* Wechsel von Beatmungsschläuchen nicht häufiger als alle 7 Tage, außer bei Beschädigung oder sichtbarer Verschmutzung.
- *Endotrachealtuben:* Der Nutzen silberbeschichteter Endotrachealtuben (Silber als antimikrobielle Substanz) ist derzeit ungeklärt.
- *Cuffdruck:* Ziel-Cuffdruck je nach Beatmungssituation zwischen 20 und 30 cm H_2O.
- *Subglottische Absaugung:* Verwendung von Endotrachealtuben mit subglottischer Absaugdrainage bei einer zu erwartenden Beatmungsdauer von >72 h; ungeklärt ist die Art der Sekretdrainage: intermittierend mit 20 ml Einmalspritze vs. kontinuierlich mit Pumpe.

- *Endotracheale Absaugung:* Unter infektionspräventiven Gesichtspunkten konnte kein Unterschied zwischen offenen und geschlossenen Absaugsystemen gezeigt werden; Bevorzugung von geschlossenen Systemen bei Kolonisation der Atemwege mit MRE.
- *Endotracheale Intubation:* Die orotracheale Intubation ist gegenüber der nasotrachealen (höhere Inzidenz von Sinusitiden) zu bevorzugen.
- *Tracheotomie:* Die Überlegenheit einer Frühtracheotomie im Hinblick auf eine Reduktion der Inzidenz der VAP konnte bisher nicht gezeigt werden.
- *Nichtinvasive Beatmung:* Unter engmaschiger Überwachung und Beachtung der Kontraindikationen ist eine NIV zur Vermeidung einer endotrachealen Intubation zu erwägen.
- *Lagerungsmaßnahmen:* Es gibt keine Evidenz für eine Oberkörperhochlagerung von beatmeten Patienten zur Senkung der Pneumonierate außer als Bestandteil in sog. Präventionsbündeln. Die Rolle der Lagerung für die Prävention der beatmungsassoziierten Pneumonie ist bisher ungeklärt.
(Suger-Wiedeck et al. 2013)

16.3 Opportunistische Infektionserkrankungen

M. Kochanek, O. Cornely, G. Fätkenheuer

16.3.1 Definition

- Erkrankungen immunsupprimierter Patienten meist durch *Reaktivierung latenter Infektionen*.
- Die häufigsten opportunistischen Infektionen sind *Pneumocystis-jiroveci*-Pneumonie (PjP; früher auch Pneumocystis-carinii-Pneumonie, PCP, genannt), (zerebrale) *Toxoplasmose, HSV-, VZV-* und *CMV-*Erkrankung (◘ Tab. 16.9, ◘ Tab. 16.10, ◘ Tab. 16.11, ◘ Tab. 16.12, ◘ Tab. 16.13).

◼ **Tab. 16.8** Empfehlungen zur initialen kalkulierten Antibiotikatherapie von Patienten mit HAP

HAP	Häufige Erreger	Therapie
HAP *ohne* Risikofaktoren für multiresistente Erreger (MRE)	Enterobacteriaceae – Escherichia coli, – Klebsiella spp., – Enterobacter spp., Haemophilus influenzae, Staphylococcus aureus (MSSA), Streptococcus pneumoniae	Aminopenicillin/Betalaktamaseinhibitor: Amoxicillin/Clavulansäure (3 × 2,2 g i. v.), Ampicillin/Sulbactam (Unacid, 3 × 3 g i.v.) oder Cephalosporine der Gruppe 3a: Ceftriaxon (1 × 2,0 g i.v.), Cefotaxim (3 × 2,0 g i. v.) oder Carbapenem: Ertapenem (1 × 1 g i.v.) oder Fluochinolone: Moxifloxacin (1 × 400 mg i.v.), Levofloxacin (2 × 500 mg i.v.) Therapiedauer: 8 Tage
HAP *mit* Risikofaktoren für multiresistente Erreger (MRE)[1]	zusätzlich: Methicillinresistente Staphylococcus aureus (MRSA), ESBL-bildende Enterobacteriaceae[4], Pseudomonas aeruginosa[4], Acinetobacter baumannii[4], Stenotrophomonas maltophilia	Pseudomonaswirksames Betalaktam: Piperacillin/Tazobactam (Tazobac 3 × 4,5 g i.v.) oder Cephalosporine der Gruppe 3a: Cefepim (3 × 2 g i.v.), Ceftazidim (3 × 2 g i.v.) oder Carbapeneme: Imipenem (3 × 1 g i.v.), Meropenem (3 × 1 g i.v.) **plus** [3]Fluorchinolone: Ciprofloxacin (Ciprobay 3 × 400 mg i.v.), Levofloxacin (2 × 500 mg i.v.) oder Aminoglykoside (Gentamicin, Tobramycin und Amikacin) oder [4]Colistin („loading dose": 6–9 Mio. I.E., Dauertherapie: 3 × 2–3 Mio. I.E. i.v.) Therapiedauer: 8–10 Tage

Anmerkungen:

[1] Management von ICU-Patienten mit HAP
– ohne Antibiotikavorbehandlung länger als 48 h und fehlendes Risiko für multiresistente Erreger (MRE) und Vorliegen einer hämodynamisch stabilen Situation: β-Lactamantibiotika-Monotherapie.
– mit Antibiotikavorbehandlung über 48 h oder hohes Risiko für MRE oder Vorliegen eines septischen Schocks: initiale Kombinationstherapie[2]. Erst nach ausgiebiger Diagnostik (tracheobronchiales Aspirat/BAL) bzw. wegweisender Mikrobiologie kann eine Deeskalation auf eine Monotherapie erfolgen[5].

[2] Kombinationstherapie von ICU-Patienten mit HAP: Die aktuelle Leitlinie empfiehlt eine initiale Kombinationstherapie bei hohem Risiko für multiresistente Erreger und/oder einer Antibiotikavortherapie und/oder Vorliegen eines septischen Schocks. Falls mikrobiologisch keine multiresistenten Erreger nachgewiesen werden und sich eine klinische Stabilisierung zeigt, kann nach 48–72 h (Reevaluation) nach Therapiebeginn auf eine Monotherapie deeskaliert werden.

[3] Fluorchinolone: Zu unterscheiden sind Substanzen mit Pneumokokkenaktivität (Moxifloxacin, Levofloxacin) und Substanzen mit Pseudomonasaktivität (Ciprofloxacin, Levofloxacin), d. h. im Rahmen der Kombinationstherapie sollten Ciprofloxacin oder Levofloxacin primär Anwendung finden.

[4] Ggf. Kombinationstherapie mit Colistin bei multiresistenten Stämmen: P. aeruginosa, A. baumannii, Carbapenem-resistenten Enterobakterien

[5] Deeskalation-Management:
– Deeskalation bei klinischer Besserung, jedoch fehlendem Nachweis eines respiratorischen Erregers: Deeskalation auf eine Monotherapie mit dem in der Initialkombination enthaltenen β-Laktamantibiotikum oder Fluorchinolon.
– Deeskalation bei Nachweis eines spezifischen Pathogens: Gezielte Monotherapie nach Antibiogramm.

◘ **Tab. 16.9** Pneumocystis-jiroveci-Pneumonie (PjP)

Risikofaktoren	Diagnostik[a]	Therapie	Unverträglichkeit/ Allergie/Verdacht auf Therapieversager
HIV-Infektion mit CD4-Zellzahl <200/µl	Röntgen-Thorax, CT-Thorax[b]	Trimethoprim 20 mg/Sulfamethoxazol 100 mg/kg KG/Tag i.v.	Clindamycin 3 × 600 mg i.v. plus
Chemotherapie bei hämatoonkologischer Erkrankung	LDH ↑↑ Arterielle BGA (p_aO_2 erniedrigt)[c]	(entspricht in der Regel 3 × 400 mg Trimethoprim/2400 mg Sulfamethoxazol; Cotrimoxazol)	Primaquin 1 × 15 mg p.o.[e] oder Atovaquon 3 × 750 mg/Tag p.o. über 21 Tage[f]
Allogene Stammzelltransplantation	BAL (Immunfluoreszenz, evtl. PCR[d])		
Organtransplantation	Histologie[e]	Bei p_aO_2 <70 mm Hg zusätzlich: Prednison 2 × 40–50 mg/Tag p.o. oder i.v. über 5 Tage	
Langzeiteinnahme von Glukokortikoiden			
Therapie mit Chemotherapeutika oder Biologika mit T- oder B-Zell-supprimierender Wirkung (z. B. Purinanaloga oder spezifische Antikörper wie Alemtuzumab)			

Anmerkungen:
[a] Die PjP wird primär klinisch diagnostiziert. Eine mikrobiologische Sicherung der Diagnose sollte angestrebt werden.
[b] Das CT-Thorax ist ein sehr sensitives Verfahren, ein normales CT-Thorax schließt eine PjP relativ sicher aus.
[c] Eine arterielle BGA muss bei Verdacht auf PjP immer erfolgen!
[d] Die Immunfluoreszenz (IFT) ist das Standardverfahren zur Diagnose einer PjP. Wegen der hohen Sensitivität der PCR und der Kolonisation auch bei Gesunden sind falsch-positive PCR-Befunde häufig. Die positive PCR ohne Bestätigungstest (IFT) sichert nicht die Diagnose einer PJP!
[e] Die bislang geltende Empfehlung mit Pentamidin besteht nicht mehr. Es wurde ein erhöhtes Todesrisiko bei der Erst- und Zweitlinientherapie mit Pentamidin nachgewiesen. Das gilt nicht für die Prophylaxe mit Pentamidin.
[f] Atovaquon ist nicht indiziert bei schwerer PJP.

◘ **Tab. 16.10** Herpes-simplex-Viruserkrankung (HSV)

Risikofaktoren	Lokalisation	Diagnostik	Therapie	Unverträglichkeit/ Allergie
HIV-Infektion	Herpes simplex labialis	Klinik HSV-PCR aus Abstrich	Aciclovir 3 × 5 mg/kg KG/Tag i.v. über 7 Tage	Famciclovir 2 × 500 mg/Tag p.o. über 7 Tage
Chemotherapie bei hämatoonkologischen Erkrankungen	Herpes simplex genitalis		*oder*	*oder*
Allogene Stammzelltransplantation	Herpes-simplex-Keratitis		Aciclovir 5 × 400 mg/Tag p.o.	Valaciclovir 2 × 500 mg/Tag p.o. über 5–10 Tage
Organtransplantation	Herpes-simplex-Enzephalitis	HSV-PCR aus Liquor	Aciclovir 3 × 10 mg/kg KG i.v. über 14–21 Tage	*oder*
Mangelernährung				bei Aciclovir-Resistenz: Foscarnet 2 × 90 mg/kg KG/Tag i.v. über 14–21 Tage
Ausgedehntes Ekzem Verbrennungen				

◨ **Tab. 16.11** Varizella-zoster-Viruserkrankung (VZV)

Risikofaktoren	Lokalisation	Diagnostik	Therapie	Unverträglichkeit/ Allergie
Fehlende Impfung HIV-Infektion Chemotherapie bei hämato-onkologischen Erkrankungen	Gürtelrose oder atypische, bisweilen generalisierte Verteilung der Läsionen	Klinik VZV-PCR aus Abstrich	Aciclovir 3 × 10 mg/ kg KG/Tag i.v. über 7 Tage *oder* Valaciclovir 3 × 1 g/ Tag p.o. über 7 Tage	bei Aciclovir-Resistenz: Foscarnet 2 × 90 mg/kg KG/Tag i.v. über 10 Tage
Allogene Stamm-zelltransplantation Organtransplan-tation	Lunge	VZV-PCR aus BAL	Aciclovir 3 × 10 mg/ kg KG i.v. über 14–21 Tage	
Steroide Mangelernährung Ausgedehntes Ekzem Verbrennungen Höheres Alter	VZV-Enzephalitis	VZV-PCR aus Liquor	Aciclovir 3 × 10 mg/ kg KG i.v. über 14–21 Tage	

◨ **Tab. 16.12** Cytomegalie-Viruserkrankung (CMV)

Risikofaktoren	Diagnostik	Therapie	Unverträglichkeit/Allergie
HIV-Infektion (CD4-Zellzahl <50/µl): Retinitis, Enterokolitis, Enzephalitis	CMV-PCR im Blut[a] CMV-pp65-Antigen im Blut[b] Ophthalmoskopie Endoskopie CMV-PCR im Liquor	Ganciclovir 2 × 5 mg/kg KG/Tag i.v. über 14–21 Tage	Foscarnet 2 × 90 mg/kg KG/ Tag i.v. über 14–21 Tage *oder* Cidofovir 5 mg/kg KG Tag 1 und Tag 8, ggf. Fortführen an Tag 21 *oder* Valganciclovir 2 × 900 mg/ Tag für 21 Tage
Allogene Stammzell-transplantation, Organ-transplantation: Pneu-monitis, Enterokolitis	CMV PCR im Blut[c] CT-Thorax, BAL mit CMV-PCR, Endoskopie		

Anmerkungen:
[a] Bei CMV-Retinitis ist die CMV-PCR im Blut häufig negativ.
[b] PCR und pp65-Antigen sind in der Sensitivität und Spezifität etwa gleich.
[c] Das CMV-pp65-Antigen kann in der Neutropenie aus technischen Gründen nicht nachgewiesen werden.

◘ Tab. 16.13 Zerebrale Toxoplasmose

Risikofaktoren	Diagnostik	Therapie	Unverträglichkeit/Allergie
HIV-Infektion CD4-Zellzahl <100/μl ohne effektive Prophylaxe Allogene Stammzelltransplantation Organtransplantation	MRT, CT mit KM[a] Liquor-PCR[b] Histologie	Pyrimethamin 200 mg Tag 1, danach 75 mg/Tag p.o. plus Sulfadiazin 4 × 1–1,5 g/Tag p.o. plus Calciumfolinat (Leukovorin) 15 mg p.o.[c]	Pyrimethamin 200 mg Tag 1, danach 75 mg/Tag p.o. plus Clindamycin 2 × 1200 mg/Tag i.v. oder p.o. plus Calciumfolinat (Leukovorin) 15 mg p.o.[c] *oder* Pyrimethamin 200 mg Tag 1, danach 75 mg/Tag p.o. plus Atovaquon 2 × 1500 mg/Tag p.o. plus Calciumfolinat (Leukovorin) 15 mg p.o.[c]

Anmerkungen:
[a] Der Nachweis des Erregers aus dem Liquor ist bei eindeutiger Bildmorphologie nicht erforderlich. Wird Liquor aus anderer Indikation gewonnen, sollte eine PCR erfolgen.
[b] Die Toxoplasma-PCR im Liquor hat eine hohe Spezifität, aber eine mäßige Sensitivität, ist also häufig falsch negativ.
[c] Bei Gabe von Pyrimethamin immer zusätzlich Calciumfolinat 15 mg einsetzen zur Prävention einer Knochenmarktoxizität.

16.4 Mikrobiologische Diagnostik

U. Aurbach, M. Kochanek, H. Seifert

16.4.1 Materialgewinnung und Transportgefäße

— Die Aussagekraft mikrobiologischer Untersuchungen kann durch Fehler bei der Materialentnahme sowie durch Verzögerungen zwischen Materialgewinnung und -verarbeitung erheblich leiden.

— Ein Absterben von Mikroorganismen kann durch Austrocknung, Abkühlung oder zu lange Transportzeiten bedingt sein.

— Außerdem kann es zu einer Überwucherung durch Bakterien der normalen Körperflora kommen.

— Die Proben sollten daher möglichst vor Beginn einer antimikrobiellen Therapie unter Vermeidung einer Kontamination mit der körpereigenen Standortflora gewonnen und in geeignete, bereits vor der Materialentnahme bereitgelegte, etikettierte und beschriftete Transportgefäße überführt werden.

16.4.2 Behälter und Transportmedien

Es finden folgende Behälter und Transportmedien Verwendung (s. auch unten: ◘ Tab. 16.14):

Abstrichtupfer

— Für Abstriche zum **Nachweis aller kulturell anzüchtbaren Erreger** sollten immer steril verpackte Tupfer **mit Transportmedium** verwendet werden.

— Für Abstrichmaterial, welches für eine **molekularbiologische Untersuchung** vorgesehen ist, sollten sterile Tupfer **ohne Transportmedium** verwendet werden.

— Falls ein Transport ins Labor innerhalb von 2–4 h nicht möglich ist, sollte das Material bis zum Transport im Kühlschrank (2–8°C) gelagert werden (◘ Tab. 16.14).

Kulturflaschen

— Es werden Kulturflaschen mit aerobem und anaerobem Milieu verwendet, in die Blut und auch andere Körperflüssigkeiten eingebracht

◻ Tab. 16.14 Materiallagerung

Kühlschrank (2–8°C)	Raumtemperatur (RT)	Brutschrank (36°C)
Abstriche	Blutkulturflaschen	Liquor in Kulturflaschen
Atemwegsmaterial	Liquor nativ	Uricult zum Vorbebrüten
Biopsien	Punktate nativ	
Ejakulate	Punktate in Kulturflaschen	
Katheterspitzen		
Serumproben		
Stuhl		
Uricult ohne Vorbebrütung		
Urin		

werden können, z. B. Aszites, Dialysat, Liquor, Pleurapunktat oder andere Punktate.

— Falls ein Transport ins Labor innerhalb von 2–4 h nicht möglich ist, sollten Kulturflaschen bis zum Transport bei Raumtemperatur, nicht im Brutschrank und keinesfalls im Kühlschrank (2–8°C) gelagert werden!

Serummonovetten

— Für serologische Untersuchungen dürfen die Monovetten keine Antikoagulanzien, wie Heparin, EDTA oder Citrat, enthalten.
— Zum Antigen- und Antikörpernachweis sollten Serummonovetten eingesendet werden.
— Falls ein Transport ins Labor innerhalb von 2–4 h nicht möglich ist, sollten Serummonovetten bis zum Transport im Kühlschrank (2–8°C) gelagert werden.

Spritzen

— Eine zur Probenentnahme verwendete Spritze (z. B. zur Punktion eines Pleuraempyems) kann – ohne Kanüle – mit aufgesetztem Verschlusskonus direkt als Transportgefäß dienen.
— Falls ein Transport ins Labor innerhalb von 2–4 h nicht möglich ist, sollte das Material bis zum Transport im Kühlschrank (2–8°C) gelagert werden.

Sterile leere Gefäße

— Unterschiedliche sterile Becher, Röhrchen und Spitzbodenröhrchen stehen für den Transport von BAL, Katheterspitzen, Liquor, Punktaten, Sekreten, Sputum, Urin zur Verfügung.
— Außerdem dienen diese Gefäße dem Transport von Biopsiematerial, das nur mit einer kleinen Menge (0,5 ml) steriler Flüssigkeit angefeuchtet werden soll und keinesfalls in Formalin oder eine andere Fixierungslösung gegeben werden darf.
— Auf sachgemäßen Verschluss der Gefäße ist zu achten.
— Falls ein Transport ins Labor innerhalb von 2–4 h nicht möglich ist, sollte das Material mit Ausnahme von Liquor bis zum Transport im Kühlschrank (2–8°C) gelagert werden.
— Liquor sollte in diesem Fall bei Raumtemperatur aufbewahrt werden.

Stuhlröhrchen

— Das Röhrchen mit einem Löffel am Deckel für Stuhlproben sollte maximal zur Hälfte gefüllt werden.
— Eine haselnussgroße Menge (entsprechend der Menge von 3 Löffelchen) ist minimal erforderlich.
— Falls neben dem Nachweis von Durchfallerregern auch Clostridium-difficile-Toxin oder Parasiten nachgewiesen oder eine molekularbiologische Untersuchung zum Nachweis enteropathogener E.-coli-Stämme erfolgen sollen, ist eine Mindestmenge von einem bis zur Hälfte gefüllten Stuhlröhrchen erforderlich.
— Falls ein Transport ins Labor innerhalb von 2–4 h nicht möglich ist, sollten die Stuhlröhrchen bis zum Transport im Kühlschrank (2–8°C) gelagert werden.

Transportgefäße mit Spezialmedien

— Für besonders anspruchsvolle, empfindliche Erreger, z. B. Mykoplasmen, Ureaplasmen, Gonokokken, Chlamydien, Anaerobier u. a., müssen Spezialmedien benutzt werden. Ein Transport ins Labor sollte unverzüglich erfolgen. Zusätzlich sollte ggf. vorab telefonisch Rücksprache gehalten werden.

16

Urineintauchnährböden (z. B. Uricult)

- Bei der Verwendung von Eintauchnährböden, z. B. Uricult müssen die Nährmedien gleichmäßig und vollständig benetzt werden.
- Die Bebrütungsdauer von 24 h und die maximal Transportdauer von 48 h sollte nicht überschritten werden.
- Dieses Transportmedium sollte nur dann verwendet werden, wenn mit Verzögerungen >24 h beim Transport zu rechnen ist.
- Eine zuverlässige Keimzahlbestimmung ist nicht möglich; häufig kommt es zu Zeitverlust in der Bearbeitung, da Subkultivierungen notwendig werden.
- Die Urinbeschaffenheit kann ebenfalls nicht beurteilt werden.
- Empfehlung: Einsendung von Nativurin als geeigneteres Material
- Falls ein Transport ins Labor innerhalb von 2–4 h nicht möglich ist, sollten die Urinröhrchen bis zum Transport im Kühlschrank (2–8°C) gelagert werden.

16.4.3 Besonderheiten bei der Probengewinnung

Intraoperativ/invasiv entnommene Materialien

- Um eine ausreichende Materialmenge für die mikrobiologische Untersuchung zu gewährleisten, ist die Entnahme von Punktaten oder Biopsien der Entnahme von Abstrichmaterialien (z. B. Gelenkpunktat statt intraoperativer Wundabstrich bei Kniegelenkempyem) unbedingt zu bevorzugen.
- Die diagnostische Ausbeute bei der kulturellen Untersuchung von Abstrichmaterialien ist deutlich niedriger als bei der Verwendung von Biopsien oder Punktaten.

Dicker Tropfen

- Einen Tropfen Nativblut auf einen Objektträger geben, mit der Ecke eines zweiten Objektträgers oder einem Zahnstocher gut verrühren und sternförmig ausbreiten.

- Das Präparat nicht zu dick anfertigen; vielmehr sollte durch das Präparat Schrift lesbar sein.

Untersuchung auf Mykobakterien

- Heparinblut kann zum Nachweis von Mykobakterien bei Verdacht auf Tuberkulose (◘ Tab. 16.17) sowie bei Verdacht auf atypische Mykobakterien verwendet werden.
- EDTA-Blut eignet sich nicht für den Nachweis von Mykobakterien und sollte nicht verwendet werden (◘ Tab. 16.15).

16.4.4 Blutkulturen

- Unter einer Blutkultur versteht man die mikrobiologisch-kulturelle Untersuchung eines durch Gefäßpunktion gewonnenen und in Kulturflaschen verimpften Blutvolumens.
- Eine Blutkultur – oft auch als Blutkulturpärchen oder Blutkulturset bezeichnet – umfasst beim Erwachsenen die aerobe und die anaerobe Blutkulturflasche.

Entnahme und Beimpfung der Kulturflaschen

> Es ist nicht sinnvoll, die Abnahme von Blutkulturen von einer bestimmten Fieberhöhe abhängig zu machen (◘ Tab. 16.16).

- Die Entnahme sollte im Fieberanstieg oder möglichst früh nach Auftreten von Fieber und/oder Schüttelfrost erfolgen.
- Prinzipiell sollen Blutkulturen vor Beginn der antimikrobiellen Therapie abgenommen werden; bei bereits laufender Therapie am Ende des Dosierungsintervalls.
- Die Entnahme weiterer Blutkulturen unter laufender antibiotischer Therapie ist unter bestimmten Voraussetzungen sinnvoll und geboten, z. B. bei Nachweis von Staphylococcus aureus oder bei Candida-Sepsis, unabhängig vom klinischen Ansprechen auf die Antibiotikatherapie, da die Therapiedauer hiervon beeinflusst wird.

◻ **Tab. 16.15** Tuberkulose-Untersuchungsmaterial

Material	Menge	Besonderheit	Transportmedium
Sputum (Morgensputum)	5–10 ml	3 Proben von verschiedenen Tagen	Steriles Röhrchen ohne Zusätze
Magensaft	30 ml	–	Steriles Röhrchen ohne Zusätze
Urin (erster Morgenurin)	50 ml	3 Proben von verschiedenen Tagen	Urinröhrchen
Stuhl	Haselnussgroße Menge	3 Proben von verschiedenen Tagen	Stuhlröhrchen
Gewebeproben	–	Kein Formalin oder andere Fixierungslösung verwenden	Steriles Röhrchen ohne Zusätze
Blut	2 ml	Für den kulturellen Nachweis von Mykobakterien kein EDTA-Röhrchen verwenden; nicht in Kulturflasche verimpfen	Heparinröhrchen
Liquor nativ	Mind. 3 ml	Nicht in Kulturflasche verimpfen	Steriles Röhrchen ohne Zusätze

◻ **Tab. 16.16** Anzahl der Blutkulturen

Verdachtsdiagnose/Klinische Symptomatik	Anzahl der BK (aerob/anaerob)
Akute Endokarditis	3 BK vor Beginn der antibiotischen Therapie
Fieber unklarer Genese und Neutropenie	2–3 BK vor Beginn der antibiotischen Therapie
Sepsis/septischer Schock	2–3 BK vor Beginn der antibiotischen Therapie
Subakute Endokarditis	3–4 BK in 24 h in mindestens 1-stündigem Abstand
Osteomyelitis	2–4 BK in 24 h
Spondylodiszitis	2–4 BK in 24 h
Fieber unklarer Genese ohne Neutropenie	2–4 BK in 24 h

— Die Entnahme erfolgt beim Erwachsenen in der Regel durch Punktion einer peripheren Vene.

— Die Entnahme von arteriellem Blut bringt auch bei Endokarditis und Fungämie keine Vorteile.

— Bei Blutentnahme über einen liegenden intravaskulären Katheter oder ein Portsystem ist mit einer höheren Kontaminationsrate zu rechnen. Deshalb sollte sie nur ausnahmsweise vorgenommen werden, z. B. bei Verdacht auf eine Katheter-assoziierte Infektion. In diesem Fall sollte parallel peripher **und** zentral Blut entnommen werden. Diese Entnahmeart sollte auf dem Anforderungsschein vermerkt sein.

Blutvolumen und Beimpfung der Kulturflasche

— Aktuellen Empfehlungen entsprechend sollten beim Erwachsenen in der Regel insgesamt 20 ml Blut entnommen und gleichmäßig (je 10 ml) auf eine aerobe und eine anaerobe Blutkulturflasche verteilt werden.

— Vor der Beimpfung der Kulturflasche muss der Deckel entfernt und der Gummistopfen desinfiziert werden.

— Die Blutkulturflaschen sollen bei der Beimpfung Raumtemperatur haben.

— Die aerobe Flasche wird nicht belüftet.

16

„Differential time to positivity" (DTP)

> DTP = Positivitätszeit der peripheren Blutkultur *minus* Positivitätszeit der zentralen Blutkultur.

- Bei Verdacht auf Katheterinfektion wird eine Blutkulturdiagnostik empfohlen. Hierbei sollten zur Bestimmung der „differential time to positivity" peripher und über den Katheter entnommene Kulturen eingesandt werden.
- Da die Keimlast in einer Blutkulturflasche mit der Zeit bis zur Positivität, d. h. bis zum Nachweis von Keimwachstum, korreliert, stellt diese Methode eine Weiterentwicklung der quantitativen Blutkultur dar.
- Nach Entnahme einer peripheren und zentralen Blutkultur zum gleichen Zeitpunkt wird in einem automatischen Blutkulturgerät die Zeit bis zur Positivität gemessen.
- Eine DTP ≥120 min kann eine ZVK-assoziierte Infektion anzeigen.
- Trotz der Möglichkeit der DTP steht die klinische Einschätzung des Patienten im Vordergrund, d. h. im Zweifelsfall sollte bei Verdacht auf eine katheterassoziierte Infektion trotz negativer DTP der ensprechende Zugang gezogen oder entfernt werden.

16.4.5 Liquordiagnostik

- Der Liquor wird ohne Zusätze in ein steriles Röhrchen gegeben.
- Bei Veracht auf eitrige Meningitis sollte der Liquor telefonisch im Labor angekündigt und sofort der Transport veranlasst werden (ggf. mit Taxi).
- Die Untersuchung von Nativliquor ermöglicht (im Unterschied zur Verimpfung des Liquors in eine Blutkulturflasche) eine schnelle Diagnostik durch Untersuchung eines mikroskopischen Präparates, Durchführung eines Antigennachweises und einer molekularbiologischen Diagnostik.
- Bei Transportverzögerung muss der Liquor bei Raumtemperatur gelagert werden. Außerdem sollte in diesen Fällen die zusätzliche Beimpfung einer Kulturflasche erfolgen, die möglichst bei 37°C gelagert werden sollte.

◘ Tab. 16.17 Liquormaterial

Untersuchung	Benötigte Menge
Bakterien und Pilze (Präparat und Kultur)	1–2 ml
Mykobakterien	2–3 ml
Meningitis-PCR	300 µl
Tuberkulose-PCR	100 µl
Kryptokokkus-Antigen	100 µl
Geeignete Gesamtmenge mindestens	4–5 ml

- Auf eine ausreichende Liquormenge (◘ Tab. 16.17) ist zu achten, damit neben mikroskopischen Präparaten, Kulturanlage und Antigentestung auch die Möglichkeit einer molekularbiologischen Untersuchung genutzt werden kann.
- Bei Verdacht auf eine eitrige Meningitis sollten zusätzlich Blutkulturen entnommen werden.
- Entnahme aus Ableitungssystemen: Bei Verdacht auf eine Ventrikulitis bei liegendem Ableitungssystem kann Liquor aus dem Drainagesystem entnommen werden. Vorab muss die Entnahmestelle ausreichend desinfiziert werden. Die Entnahmestelle sollte unbedingt auf dem Anforderungsschein vermerkt werden.

16.4.6 Stuhl

- Eine sinnvolle Untersuchungsanforderung bei ambulant erworbener Diarrhö ist der Nachweis von bakteriellen Erregern, wie *Salmonellen, Shigellen, Yersinien, Campylobacter*.
- Bei antibiotischer Vorbehandlung oder nosokomial erworbener Diarrhö sollte primär eine Untersuchung auf *Clostridium-difficile-Toxin* erfolgen: Bei Auftreten von Durchfällen ab dem 4. Tag nach stationärer Aufnahme ist eine Untersuchung auf die üblichen Enteritiserreger (Salmonellen, Shigellen, Yersinien und Campylobacter) nicht sinnvoll, stattdessen wird entsprechend den aktuell gültigen mikrobiologischen Qualitätsstandards eine Untersuchung auf Clostridium difficile empfohlen.

16.4.7 Resistenztestung

(■ Tab. 16.18)

■ **Tab. 16.18** Resistenztestung

Empfindlichkeit	Interpretation
S, sensibel, empfindlich	Therapieerfolg bei geeigneter Indikation und üblicher Dosierung zu erwarten
I, intermediär, mäßig empfindlich	Therapieerfolg nur eingeschränkt zu erwarten; abhängig von Dosierung, Infektionslokalisation u. a.
R, resistent, unempfindlich	Therapieerfolg nicht zu erwarten

Anmerkung: Bitte beachten Sie die spezifische Resistenztestung Ihres Labors und halten Sie ggf. Rücksprache.

16.5   Intraabdominelle Infektionen

M. Kochanek, G. Michels, C. Gutschow, D. Waldschmidt, H. Seifert

16.5.1 Gallenwege und Leber

(■ Tab. 16.19)

16.5.2 Spontanbakterielle Peritonitis

(■ Tab. 16.20)

16.5.3 Akute Pankreatitis

(■ Tab. 16.21)

16.5.4 Divertikulitis

(■ Tab. 16.22)

■ **Tab. 16.19** Übersicht über intraabdominelle Infektionen

Erkrankung/ Risikofaktoren	Diagnostik	Erreger	Therapie	Allergie/Unverträglichkeit
Cholezystitis/ Cholangitis Behandlung auf Normalstation	Sonographie, ERCP, Blutkulturen, ggf. intraoperativer Abstrich, Biopsie	E. coli, Klebsiella, Enterokokken, hämolysierende Streptokokken seltener: Pseudomonas aeruginosa, Bacteroides, Clostridien	Ampicillin + Sulbactam 3 × (2+1) g i.v. Sequenztherapie: Moxifloxacin 1 × 0,4 g p.o.	Ceftriaxon 1 × 2 g i.v. + Metronidazol 3 × 0,5 g i.v. *oder* Moxifloxacin 1 × 0,4 g i.v./p.o.
Cholezystitis/ Cholangitis/chologene Sepsis[a] Intensivpflichtigkeit	Sonographie, ERCP, Blutkulturen, ggf. intraoperativer Abstrich, Biopsie	s. oben, ggf. zusätzlich resistente Enterobakterien (Enterobacter, Serratia etc.), P. aeruginosa	Piperacillin + Tazobactam 3 × (4+0,5) g i.v.	Tigecyclin: Initialdosis 1 × 100 mg i.v., dann 2 × 50 mg i.v. (Cave: keine Wirksamkeit gegen P. aeruginosa)
Leberabszess[b] (bakteriell)	Blutkulturen, ggf. Punktat, ggf. Intraoperativer Abstrich, Serologie (Echinokokken, Amöben), Stuhluntersuchung auf Amöben)	Enterobakterien, hämolysierende Streptokokken, Enterokokken, Anaerobier Bacteroides, Clostridien)	Ampicillin + Sulbactam 3 × (2+1) g i.v.	Moxifloxacin 1 × 0,4 g i.v.

16

◨ **Tab. 16.19** Fortsetzung

Erkrankung/ Risikofaktoren	Diagnostik	Erreger	Therapie	Allergie/Unverträglichkeit
Amöbenleber-abszess	Sonographie, CT, Serologie	Entamoeba histolytica	Metronidazol 3 × 0,8 g i.v. oder 3 × 10–15 mg/KG über 10 Tage anschließend: Paromomycin 15–25 mg/kg KG über 5 Tage	Rücksprache mit Mikrobiologie

Anmerkungen:
[a] Frühzeitiges chirurgisches Konsil (innerhalb 24 h) erforderlich.
[b] Ursachen unbedingt abklären und gezielt behandeln, falls Echinokokken und Amöben-Serologie negativ, innere oder äußere Drainage (Radiologie/Gastroenterologie, Chirurgie).

◨ **Tab. 16.20** Spontanbakterielle Peritonitis (SBP)

Erkrankung/ Risikofaktoren	Diagnostik	Erreger	Therapie	Allergie/Unverträglichkeit
Standardtherapie der spontanbakteriellen Peritonitis bei Leberzirrhose	**Obligat:** Diagnostische Punktion bei Aszites (Neutrophilie >250/µl oder Leukozyten >500/µl im Aszites spricht für SBP), Aszites- und Blutkultur Obligat: Leukozytenzahlkontrolle im Aszites 48 h nach Therapiebeginn Cave: Bei hoher Leukozytenzahl an Hohlorganperforation denken (→ CT-Abdomen dringend erforderlich)	E. coli seltener: Enterokokken, hämolysierende Streptokokken, Staphylococcus aureus, Anaerobier (Cave: Darmperforation), P. aeruginosa	Ampicillin + Sulbactam 3 × (2+1) g i.v. **Humanalbumingabe:** 1,5 g Albumin/kg KG in den ersten 6 h und 1 g/kg KG an Tag 3	Moxifloxacin 1 × 0,4 g i.v.
Therapieeskalation	Kein Abfall der Leukozytenzahl nach 48 h → erneute Aszites- und Blutkultur sowie bildgebende Verfahren		Ceftriaxon 1 × 2 g i.v. plus Metronidazol 3 × 0,5 g i.v	Tigecyclin: Initialdosis 1 × 100 mg i.v., dann 2 × 50 mg i.v.
Rezidivprophylaxe: bei Gesamtprotein <10 g/l im Aszites	Keine		Dauertherapie: Norfloxacin 2 × 0,4 g p.o. *oder* Ciprofloxacin 2 × 0,25 g p.o.	Dauertherapie: Cefuroxim-Axetil 2 × 0,5 g p.o.

◘ Tab. 16.21 Akute Pankreatitis

Erkrankung/ Risikofaktoren	Diagnostik	Erreger	Therapie	Allergie/Unverträglichkeit
Akute Pankreatitis: **ohne Nekrosen** im CT und **ohne Infektionszeichen**	CT-Abdomen (frühestens 72 h nach Symptombeginn), evtl. NMR, Labor (Amylase, Lipase, Bilirubin, CRP, Leukozyten)	Keine (sterile Pankreatitis)	Keine Antibiotika	Keine Antibiotika
Akute Pankreatitis: **mit Infektionszeichen und Nekrosen** im CT, zusätzlich Nachweis einer bakteriellen Infektion (z. B. Pneumonie, Abzess, Cholezystitis/ Cholangitis)	Blutkulturen, Endosonographie und ggf. transgastrale Ableitung, ERCP	E. coli, Enterokokken, Bacteroides, seltener andere: Enterobakterien, Salmonellen, P. aeruginosa, Clostridien	Meropenem 3 × 1 g i.v. für 2–3 Wochen	Tigecyclin: Initialdosis 1 × 100 mg i.v., dann 2 × 50 mg i.v. (Cave: keine Wirksamkeit gegen P. aeruginosa)

◘ Tab. 16.22 Akute Divertikulitis

Erkrankung/ Risikofaktoren	Diagnostik	Erreger	Therapie	Allergie/Unverträglichkeit
Unkomplizierte Divertikulitis	Darmsonographie, CT mit rektaler Kontrastierung, ggf. Kolonkontrasteinlauf, keine Koloskopie!	E. coli, andere Enterobakterien, Enterokokken, Streptokokken, Bacteroides, Clostridien	Kurzfristig ballaststoffarme Kost Moxifloxacin 1 × 0,4 g p.o./i.v. für 7–10 Tage	Ampicillin + Sulbactam 3 × (2+1) g i.v.
Divertikulitis mit Perforation	Darmsonographie, CT mit rektaler Kontrastierung, ggf. Kolonkontrasteinlauf, keine Koloskopie!		OP-Indikation prüfen. Piperacillin + Tazobactam 3 × (4+0,5) g/Tag i.v.	Tigecyclin: Initialdosis 1 × 100 mg i.v., dann 2 × 50 mg i.v.

Anmerkung:
Bei allen Patienten mit Divertikulitis ohne chirurgische Intervention nach 4–6 Wochen Koloskopie durchführen. Ernährung umstellen auf ballaststoffreiche Kost.

16.5.5 Akute Diarrhö oder Gastroenteritis (<2 Wochen klinische Symptomatik)

(◘ Tab. 16.23)

16.6   Harnwegsinfektionen

M. Kochanek

16.6.1 Allgemeines

— Die **Standard-Diagnostik** bei Infektionen der Harnwege ist die Untersuchung von

☐ Tab. 16.23 Akute Diarrhö oder Gastroenteritis (<2 Wochen klinische Symptomatik)

Erkrankung/ Risikofaktoren	Diagnostik	Erreger	Therapie	Allergie/Unverträglichkeit
Wässrige Diarrhö **ohne Fieber**	Keine Stuhlkultur	Toxine von S. aureus oder Clostridium perfringens; Salmonellen, Campylobacter, Yersinien, E. coli; bei Kindern häufig Rotaviren	Flüssigkeitssubstitution; in der Regel ambulante Therapie ausreichend	
Wässrige Diarrhö **mit Fieber**, stationäre Aufnahme	Stuhlkultur, Leukozyten im Stuhl (Direktpräparat), Blutkulturen	Salmonellen, Campylobacter, Yersinien, E. coli; bei Kindern häufig Rotaviren	Flüssigkeitssubstitution. Bei Leukozyten im Stuhl oder Alter >65 Jahren: Ciprofloxacin 2 × 0,5 g p.o.	
Diarrhö **mit Fieber**, Schleim und Blut	Stuhlkultur, Blutkultur, ggf. Koloskopie	Enterohämorrhagische E. coli (EHEC), Salmonellen, Shigellen, Campylobacter, Entamoeba histolytica	Flüssigkeitssubstitution. Ciprofloxacin 2 × 0,4 g i.v. oder/anschließend 2 × 0,5 g p.o.	Cotrimoxazol 2 × 160/800 mg i.v./p.o. Therapie der Amöbenruhr. Kontroverse Diskussion: nach neuen Empfehlungen wird die Gabe eines Antibiotikums nicht empfohlen
Diarrhö **bei Immunsuppression**	Stuhlkultur, Blutkultur, baldige Koloskopie	Siehe oben, zusätzlich CMV, Clostridium difficile, Mycobacterium avium/intracellulare, Kryptosporidien, Mikrosporidien, Entamoeba histolytica, Strongyloides	Flüssigkeitssubstitution. Ciprofloxacin 2 × 0,4 g i.v. oder/anschließend 2 × 0,5 g p.o.	Cotrimoxazol 2 × 160/800 mg i.v./p.o.
Diarrhö **nach Reise in die Tropen oder Entwicklungsland**	Leukozyten im Stuhl, Stuhlkultur, Blutkultur, Malariaausschluss, baldige Sigmoidoskopie zum Nachweis von Amöben	E. coli (ETEC), Salmonellen, Shigellen, Campylobacter, Lamblien, Amöben, Cave: Durchfall kann auch Begleitsymptom einer Malaria sein	Flüssigkeitssubstitution. Ciprofloxacin 2 × 0,4 g i.v. oder/anschließend 2 × 0,5 g p.o. Ggf. antiparasitäre Therapie	Cotrimoxazol 2 × 160/800 mg i.v./p.o.
Verdacht auf Pseudomembranöse Kolitis (nach antibiotischer Therapie auch nach längerer Latenz)	Toxinnachweis im Stuhl, Stuhlkultur, Sigmoidoskopie	Clostridium difficile (häufigster Erreger der nosokomialen Diarrhö)	Flüssigkeitssubstitution. Metronidazol 4 × 0,25 g/Tag p.o. für 7–10 Tage. schwerere Fälle: Vancomycin 4 × 0,125 g/Tag p.o. für 10 Tage	Vancomycin 4 × 0,125 g/Tag p.o. für 10 Tage. Ggf. Fidaxomicin

Anmerkung: In allen Fällen einer Diarrhö (insbesondere bei Clostridium-difficile-assoziierter Diarrhö) ist auf die strikte Befolgung der entsprechenden im Hygieneplan des jeweiligen Klinikums niedergelegten Hygiene- und Isolationsmaßnahmen zu achten.

Mittelstrahlurin (MSU) auf Leukozyten („Sediment") und gleichzeitig eine **Urinkultur** (◘ Tab. 16.24). Eine Ausnahme gilt für die unkomplizierte Zystitis bei Frauen, wo eine empirische Therapie ohne Kultur gerechtfertigt sein kann.

— Signifikante Bakteriurie: Keimzahl >10^5 *und* Leukozytose >10/µl im Urin (gilt nur für die unkomplizierte Harnwegsinfektion [HWI]) (s. Anmerkung a in ◘ Tab. 16.24)

— Bei Fieber sind wie bei allen anderen Infektionen zwei Blutkulturpaare (2 × aerob/anaerob) unerlässlich.

— Mittelstrahlurin sollte sofort (<2 h) ins Labor transportiert oder bis zum Transport ins Labor gekühlt werden.

— Sterile Pyurie: insbesondere bei antibiotischer Vorbehandlung, allergisch interstitieller Nephritis, Urotheltumoren, DD: sexuell übertragbare Krankheiten

— Bei nosokomialer Infektion oder Antibiotikavortherapie besteht ein höheres Risiko für resistente Erreger

— Katheterassoziierte HWI (◘ Tab. 16.24; s. Anmerkung b): Wenn eine dauerhafte Katheterentfernung nicht möglich ist, sollte eine Urinkultur aus einem neu gelegten Blasenkatheter gewonnen werden.

— Bei Harnwegsinfektionen von nierentransplantierten Patienten sollte grundsätzlich ein urologisches Konsil erfolgen.

◘ Tab. 16.24 Harnwegsinfektionen

Risiko	Diagnostik	Erreger	Therapie	Allergie/Unverträglichkeit
Unkomplizierte Zystitis[a] (bei Frauen)	Klassische Symptomatik und Anamnese, Uriinteststreifen	E. coli, Staph. saprophyticus, Klebsiella spp., Proteus spp., Enterokokken	Cotrimoxazol 2 × 160/800 mg/Tag p.o. für 3 Tage	Ciprofloxacin 2 × 500 mg/Tag p.o. für 3 Tage
Komplizierte Harnwegsinfektion[a]	Standard (s. oben), rektale Untersuchung (Prostatitis?), bei Fieber Blutkulturen	E. coli, Klebsiella spp., Serratia spp., Pseudomonas aeruginosa, Enterokokken	Ceftriaxon 2 g/Tag i.v. für 10–14 Tage	Piperacillin + Tazobactam 3 × (4+0,5) g i.v.
Pyelonephritis unkompliziert	Standard (s. oben), Nierensonographie zum Ausschluss Harnstau, Blutkulturen	E. coli, Klebsiella spp., Staph. saprophyticus, Enterokokken	Ceftriaxon 2 g/Tag i.v. für 10–14 Tage[c]	Ciprofloxacin 2 × 500 mg p.o./i.v.[c]
Pyelonephritis kompliziert[d]	Standard (s. oben), Nierensonographie zum Ausschluss Harnstau, Blutkulturen	E. coli, Citrobacter spp., Enterobacter spp., Pseudomonas aeruginosa, Enterokokken, S. aureus	Piperacillin + Tazobactam 3 × (4+0,5) g/Tag i.v. für 10–14 Tage	Meropenem 3 × 1 g i.v.
Urosepsis → Intensivpflichtig	Standard (s. oben), Blutkulturen, Nierensonographie zum Ausschluss Harnstau und Fokussuche, ggf. CT-Abdomen	E. coli, Klebsiella spp., weitere Enterobakterien, Enterokokken, P. aeruginosa	Piperacillin + Tazobactam 3 × (4+0,5) g/Tag i.v.	Meropenem 3 × 1 g i.v.

16

◻ Tab. 16.24 Fortsetzung

Risiko	Diagnostik	Erreger	Therapie	Allergie/Unverträglichkeit
Pyelonephritis in der Schwangerschaft	Standard (s. oben), Blutkulturen, gynäkologisches Konsil	E. coli, Klebsiella spp., Enterobacter, Proteus spp.	Ceftriaxon 2 g/Tag i.v. für 10–14 Tage	Meropenem 3 × 1 g i.v.
Asymptomatische Bakteriurie bei Schwangeren	Standard (s. oben), ggf. gynäkologisches Konsil	E. coli, Klebsiella spp., Enterokokken, Staph. saprophyticus	Amoxicillin 3 × 500 mg/Tag p.o. für 3–7 Tage	Cefuroxim 2 × 500 mg/Tag p.o.
Akute Prostatitis[e]	Standard (s. oben), rektale Untersuchung **ohne** Massage, Blutkultur bei Fieber	E. coli, Enterokokken, Proteus spp., Chlamydien, Gonokokken	Ciprofloxacin 2 × 500 mg p.o. für 2 Wochen	Cotrimoxazol 2 × 960 mg plus Doxycyclin 2 × 100 mg für 2 Wochen
Chronische Prostatitis[f]	Standard (s. oben), urologisches Konsil	Bakterielle Ätiologie unsicher	Ciprofloxacin 2 × 500 mg p.o. für 4 Wochen[g]	Cotrimoxazol 2 × 960 mg für 4 Wochen[g]

Anmerkungen:
[a] Definition Komplizierte Harnwegsinfektion: männliches Geschlecht, Fieber, verzögertes klinisches Ansprechen >48 h, Rekurrenz <1 Monat nach adäquater Therapie, Abflussbehinderung, kürzlich urologischer Eingriff (Schleimhautverletzung). Beim Mann häufig gleichzeitig Prostatitis (d. h. längere Therapie notwendig).
[b] Bakteriurie in Abhängigkeit von der Verweildauer des Katheters bis zu 90 % (Kolonisierung). Nur therapiebedürftig, falls gleichzeitig Infektionszeichen vorhanden sind. Katheterentfernung, wann immer möglich, empfohlen.
[c] Cephalosporine und Ciprofloxacin sind nicht wirksam bei Infektionen durch Enterokokken.
[d] Definition Komplizierte Pyelonephritis: emphysematös, intra- oder perirenaler Abszess, Papillennekrose, verzögertes klinisches Ansprechen >48 h. Positive Blutkultur ist kein komplizierender Faktor, wenn Symptome prompt ansprechen. RF: Diabetiker, Steine oder andere Abflussbehinderung, Fremdkörper, Schwangerschaft
[e] β-Lactam-Antibiotika penetrieren nicht in die Prostata. Cave: Ciprofloxacin-Resistenz von E. coli (derzeit ca. 30 %).
[f] Die chronische Prostatitis ist eine häufige Erkrankung und geht oft mit chronischen Schmerzen im kleinen Becken einher. Der Stellenwert der antimikrobiellen Therapie ist nicht gesichert.
[g] Die Dauer der Therapie ist nicht gut evaluiert, ggf. ist auch eine deutlich längere Behandlung als 4 Wochen notwendig.

16.7 Perioperative bzw. periinterventionelle Prophylaxe

M. Kochanek, H. Seifert

16.7.1 Prinzip

- Die perioperative Prophylaxe dient der Prophylaxe von postoperativen (Wund-)Infektionen im Operations-/Interventionsgebiet .
- Die perioperative Prophylaxe richtet sich daher *primär gegen Staphylococcus aureus*.
- Entscheidend für die Wirksamkeit der perioperativen/periinterventionellen Prophylaxe ist es, einen ausreichenden Antibiotikagewebsspiegel während der gesamten Operation/Intervention zu gewährleisten.
- Die Antibiotikagabe sollte im Rahmen der perioperativen Prophylaxe während der Narkoseeinleitung (30 min vor „Schnitt") veranlasst werden, entsprechend im Rahmen der periinterventionellen Prophylaxe 30–60 min vor Intervention.
- In der Regel handelt es sich um eine einmalige Applikation („single shot"), die Antibiotikagabe wird bei einer länger andauernden Operation/Intervention (>3 h) nach der Erstgabe wiederholt.

> **Bei Patienten mit bekannter MRSA-Besiedlung** sollte Vancomycin (1 g in einer Kurzinfusion über 60 min, Wiederholung erst bei >6 h Operationsdauer erforderlich) anstatt **Cefazolin** verwendet werden. Die Behandlung sollte 2 h vor Operationsbeginn begonnen werden.

16.7.2 Risikofaktoren

- **Saubere (aseptische) Eingriffe:** z. B. primär sterile Eingriffe, keine Eröffnung eines kontaminierten Hohlraumsystems (Respirations-, Gastrointestinal- und Urogenitaltrakt), aseptisches Operationsgebiet, atraumatische Operationstechnik, Verschluss der Wunde durch Primärnaht.
- **Sauber-kontaminierte Eingriffe (bedingt aseptisch):** z. B. Eingriffe mit Eröffnung des Gastrointestinal-, Respirations- und Urogenitaltrakts ohne signifikante Kontamination, Wundverschluss ohne Drainage.
- **Kontaminierte Eingriffe:** z. B. Eröffnung des infizierten Respirations- oder Urogenitaltrakts, Darmeröffnung, traumatische Wunden.
- **Verschmutzte (infizierte) Eingriffe:** z. B. Eingriffe mit akuten bakteriellen Infektionen, traumatische Wunden mit devitalisiertem Gewebe, purulente Entzündung im Operationsgebiet, Fremdkörperentfernungen, Eröffnung von Abszessen, Eingriffe nach Darmperforation, nach verspäteter Behandlung (älter als 4 h), Wundverschluss mit anschließender Drainage.

Nosocomial Infections Surveillance Index (NNIS-Index)
- Die Operation hat länger gedauert als 75% der Operationen dieser Indikatoroperation.
- Die Wunde ist kontaminiert oder schmutzig.
- Der ASA-Score des Patienten ist > 2.

Die Halbwertszeiten ausgewählter Antibiotika zeigt ◻ Tab. 16.25. Weiterführende Literatur s. Arbeitskreis „Krankenhaus- und Praxishygiene" der AWMF

◻ **Tab. 16.25** Halbwertszeiten ausgewählter Antibiotika. (Aus Arbeitskreis „Krankenhaus- und Praxishygiene" der AWMF 2012)

Antibiotikum	Halbwertszeit
Ampicillin	60 min
Ampicillin-Sulbactam	60 min
Amoxicillin	60 min
Amoxicillin-Clavulansäure	60 min
Cefazolin	94 min
Cefotaxim	60 min
Cefotiam	45 min
Ceftriaxon	7-8 h
Cefuroxim	70 min
Ciprofloxacin	3–5 h
Clindamycin	2,5 h
Gentamicin	1,5–2 h
Imipenem	60 min
Levofloxacin	7–8 h
Meropenem	60 min
Metronidazol	7 h
Piperacillin	60 min
Piperacillin-Tazobactam	45 min
Tobramycin	1,5–2 h
Vancomycin	6 h

(2012; http://www.awmf.org/uploads/tx_szleitlinien/029-022l_S1_Perioperative_Antibiotikaprophylaxe_2012-02.pdf).

16.8   Malaria

M. Kochanek, J. Rybniker, G. Fätkenheuer

Die komplizierte bzw. schwere Verlaufsform der Malaria tropica und Knowlesi Malaria (◻ Tab. 16.26, ◻ Abb. 16.3; http://www.dtg.org/) liegt bei folgenden Bedingungen vor:
- Bewusstseinseintrübung, zerebraler Krampfanfall
- Respiratorische Insuffizienz, unregelmäßige Atmung, Hypoxie

☐ Tab. 16.26 Management der Malaria (http://www.dtg.org/)

Erkrankung (Erreger)	Diagnostik	Besonderheiten	Therapie	Allergie/Unverträglichkeit
Malaria tertiana (P. vivax, P. ovale) **Malaria quartana** (P. malariae)	Blutausstrich[a] Antigen-Schnelltest Antikörperbestimmung hat keinen Stellenwert!	Häufig Chloroquinresistenz bei P. vivax in Indonesien/Pazifik; Empfehlung: Mefloquin (s. Malaria tropica)	Initial 600 mg **Chloroquin** bzw. Base (= 4 Tbl. Resochin), dann nach 6, 24 und 48 h jeweils 300 mg (2 Tbl.) Resochin) Nach Abschluss der Initialtherapie: Primaquin[b] 15 mg (1 Tbl.) pro Tag über 14 Tage (Import aus Ausland) zur Vermeidung von Rezidiven	Mefloquin (Lariam, 1 Tbl. enthält 250 mg Mefloquin) 3–2–1-Schema: Initial 750 mg, 6 h nach Therapiebeginn 500 mg, 12 h nach Therapiebeginn: 250 mg
Malaria tropica, unkompliziert (P. falciparum)	Blutausstrich[a] Antigen-Schnelltest Antikörperbestimmung hat keinen Stellenwert!	Cave: Mefloquin-Resistenz in Südostasien (Thailand, Kambodscha, Laos, Vietnam, Myanmar) Immer stationäre Behandlung!	Behandlung mit Atovaquon/Proguanil bei Erwachsenen Atovaquon 1000 mg/tgl. 1 × tgl. über 3 Tage +Proguanil 400 mg/Tag 1 × tgl. über 3 Tage	Artemeter/Lumefantrin[c] (Riamet, 1 Tbl. enthält 20 mg Artemether und 120 mg Lumefantrin) Initial 4 Tbl, nach 8, 24, 36, 48 und 60 h jeweils 4 weitere Tbl.[c]
Malaria tropica, kompliziert[d, e] (P. falciparum)	Blutausstrich Antigen-Schnelltest	Intensivmedizinische Behandlung erforderlich[c] Konsultation aktueller Leitlinien dringend empfohlen: http://www.awmf.org/uploads/tx_szleitlinien/042-001l_S1_Malaria_Diagnostik_Therapie_2015-10.pdf	Artesunat: 2,4 mg/kg KG als Bolus über etwa 5 min jeweils bei Aufnahme, nach 12, 24, 48 und 72 h Anschließend: (4 h nach der letzten Artesunat-i.v.-Dosis) Fortführung der Therapie mit Atovaquon/Proguanil in üblicher Dosierung	Chinin: (1) „loading dose" 20 mg Chinindihydrochlorid/kg KG (entsprechend 16,4 mg Chinin-Base/kg KG) über 4 h per infusionem (Infusionsrate maximal 5 mg/kg KG/h). Keine „loading dose" nach Mefloquin-Gabe während der vorausgehenden 2 Wochen. Nach einer 4-stündigen Pause gefolgt von (2) Erhaltungsdosis: 8-stündlich 10 mg Chinindihydrochlorid/kg KG (entsprechend 8-stündlich 8,2 mg Chinin-Base/kg KG) über jeweils 4 h per infusionem bis zum Umsetzen auf eine orale Abschlusstherapie in Kombination mit Doxycyclin bzw.Clindamycin

◼ Tab. 16.26 Fortsetzung

Erkrankung (Erreger)	Diagnostik	Besonderheiten	Therapie	Allergie/Unverträglichkeit
Infektion mit P. knowlesi	In der Mikroskopie wie P. malariae, bei Verdacht molekularbiologische Diagnostik	Seltener Erreger, ausschließlich in Südostasien. Cave: komplizierte Verläufe möglich	s. oben komplizierte Malaria tropica	

Anmerkungen:

[a] Bei Verdacht auf Malaria EDTA-Blut ins Labor für Blutausstriche. Bei negativem Befund und weiter bestehendem Verdacht Untersuchung nach 24 h wiederholen. Bei begründetem Verdacht auf Malaria und entsprechender Klinik sollte der Patient in ein Krankenhaus mit Maximalversorgung/Spezialklinik verlegt werden.

[b] Nur bei Malaria tertiana. Cave: G6PD-Mangel (vorher ausschließen, Hämolysegefahr).

[c] Kriterien für Ansprechen: klinische Besserung, Normalisierungstendenz von Thrombozyten- und LDH-Werten, Reduktion der asexuellen Parasiten im Blutausstrich nach spätestens 48 h (ansonsten Verdacht auf das Vorliegen einer Resistenz! Kurz nach Therapiebeginn Anstieg der Parasitenzahl aber möglich).

[d] Definition der komplizierten Malaria: Bewusstseinstrübung, Hb <5 g/dl, akutes Nierenversagen, Lungenödem/ARDS, Glukose <40 mg/dl, Schock, Spontanblutungen, DIC, Krampfanfälle, pH <7,25, Bikarbonat <15 mmol/l, Makrohämaturie.

[e] Von entscheidender Bedeutung bei komplizierter Malaria tropica sind die supportiven Maßnahmen, s. Leitlinien http://www.awmf.org/uploads/tx_szleitlinien/042-0011_S1_Malaria_Diagnostik_Therapie_2015-10.pdf. Engmaschige Überwachung des Therapieansprechens!

[f] Bei Nierenversagen (Clearance <10 ml/min) und bei Dialyse „loading dose" geben, dann Erhaltungsdosis um 30–50 % reduzieren; bei Multiorganversagen >3 Tage Dosis um 30–50 % reduzieren. Wichtige Nebenwirkungen von Chinin: hyperinsulinämische Hypoglykämie, Hör- und Sehstörungen, Herzrhythmusstörungen (Monitor!)

Malariaprophylaxe 2016

Einteilung in Zonen mit unterschiedlicher medikamentöser Chemopropylaxe gemäß den Empfehlungen der DTG - Deutschen Gesellschaft für Tropenmedizin und Internationale Gesundheit
Stand: Mai 2016

Für alle Malariagebiete gilt:
Mückenschutz empfohlen
(minimales Risiko siehe Länderliste)

○ Gebiete, wo die Malaria nicht oder nicht mehr vorkommt

◉ Gebiete mit sehr beschränktem Malariarisiko: Malariaübertragung selten

◉ Gebiete mit Malariaübertragung

P Zur Chemoprophylaxe Atovaquon/Proguanil (Malarone®) oder Doxycyclin* order Mefloquin (Lariam®)**
* Für diese Indikation in Deutschland nicht zugelassen
** Besondere Warnhinweise beachten

T Zur Notfalltherapie Atovaquon/proguanil (Malarone®) oder Artemether/Lumefantrin (Riamet®) Keine Chemoprophylaxe empfohlen

T** zur Notfalltherapie nur Atovaquon/Proguanil (Malarone®)

CT Chloroquin zur Notfalltherapie Keine Chemoprophylaxe empfohlen

P* Chemoprophylaxe saisonal empfohlen mit Atovaquon/proguanil (Malarone®) order Doxycyclin* order Mefloquin (Lariam®)**
* Für diese Indikation in Deutschland nicht zugelassen
** Besondere Warnhinweise beachten
Ansonsten Notfalltherapie Atovaquon/Proguanil (Malarone®) order Artemether/Lum efantrin (Riamet®)

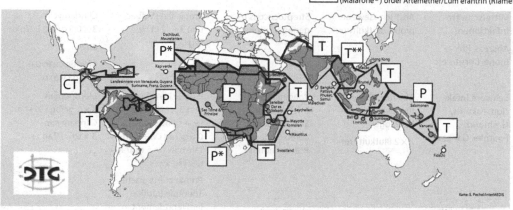

☐ **Abb. 16.3** Malariagebiete. **Cave:** Malariarisiko und Medikation können sich von Jahr zu Jahr ändern, jeweils aktuelle Karte beachten. (Mit freundlicher Genehmigung der Deutschen Gesellschaft für Tropenmedizin und Internationale Gesundheit e. V. DTG, http://www.dtg.org/)

— Hypoglykämie (BZ <40 mg/dl)
— Schocksymptomatik (RR_{sys} <90 mm Hg oder RR_{mittel} <70 mm Hg trotz Volumentherapie)
— Spontanblutungen
— Azidose oder Laktaterhöhung (Bikarbonat <15 mmol/l, Laktat >5 mmol/l), Hyperkaliämie (>5,5 mmol/l)
— Schwere Anämie (Hb <6 g/dl)
— Niereninsuffizienz (Ausscheidung <400 ml/24 h und/oder Kreatinin >2,5 mg/dl bzw. im Verlauf rasch ansteigende Kreatinin- oder Cystatin-C-Werte)
— Hämoglobinurie (ohne bekannten G6PD-Mangel)
— Hyperparasitämie (≥5 % der Erythrozyten von Plasmodien befallen)

16.9 Weichgewebsinfektionen

M. Kochanek, E. Skouras, G. Fätkenheuer

(☐ Tab. 16.27)

16.10 Pilzinfektionen (invasive Mykosen)

M. Kochanek, M.J.G.T. Vehreschild, O.A. Cornely

16.10.1 Allgemeines

— Über 95 % aller invasiven Mykosen werden durch *Aspergillus* spp., *Candida* spp. und *Pneumocystis jirovecii* verursacht und treten fast ausschließlich als opportunistische

◘ **Tab. 16.27** Management von Weichgewebsinfektionen

Diagnose/Risiko	Diagnostik	Erreger	Therapie	Allergie/Unverträglichkeit
Erysipel	Ggf. Abstrich Ggf. Blutkultur	Streptococcus pyogenes (gelegentlich auch S. aureus)	Ampicillin+Sulbactam 3 × (2+1) g/Tag i.v. Kühlen und Ruhigstellen	Clindamycin 3 × 0,6 g/Tag i.v./p.o., *oder* Moxifloxacin 0,4 g/Tag i.v./p.o.
Mittelschwere Infektionen: Abszess, Phlegmone, Bursitis etc.	Abstrich, Gewebeprobe, Blutkulturen	Streptococcus pyogenes, S. aureus oder MRSA	Ampicillin+Sulbactam 3 × (2+1) g/Tag i.v.	Clindamycin 3 × 0,6 g/Tag i.v./p.o., *oder* Moxifloxacin 0,4 g/Tag i.v./p.o.
Schwere Infektion: Fasziitis, Gasbrand, Fournier-Gangrän	Abstrich, Gewebe für Mikrobiologie Histologie 2 × 2 Blutkulturen	Polymikrobielle Infektion mit Streptokokken, S. aureus, Anaerobiern, Pseudomonas	Piperacillin+Tazobactam 3 × (4+0,5) g/Tag i.v. + Clindamycin 3 × 0,6 g/Tag i.v. + Gentamicin 1 × 5 mg/kg KG/Tag i.v. Primär chirurgische Therapie (radikales Débridement und Excision im Gesunden)	Meropenem 3 × 1 g/Tag i.v. + Clindamycin 3 × 0,6 g/Tag i.v.
Gasbrand	Abstrich, klinisches Bild	Clostridium perfringens[a]	Penicillin G 6 × 5 Mio. E/Tag i.v. + Clindamycin 3 × 0,6 g/Tag i.v. Primär chirurgische Therapie!	Ceftriaxon 2 × 2 g i.v. + Clindamycin 3 × 0,6 g/Tag i.v.
Postoperative Wundinfektion	Abstrich, Wundsekret	S. aureus, Streptokokken, Enterokokken, Enterobakterien, Anaerobier, ggf. Mischinfektion	Ampicillin+Sulbactam 3 × (3+1) g/Tag i.v. später Sultamicillin p.o. 3 × 0,75 g Chirurgische Revision	Clindamycin 3 × 0,6 g/Tag i.v./p.o. *oder* Moxifloxacin 0,4 g/Tag i.v./p.o.
Diabetischer Fuß (Ulkus mit Weichgewebsinfektion)	Wundabstrich, Biopsie	Polymikrobielle Infektionen	Ampicillin+Sulbactam 3 × (3+1) g/Tag i.v.	Moxifloxacin 0,4 g i.v./p.o.

[a] Viel häufiger sind gasbildene Infektionen mit E. coli. Therapieempfehlung hier nur für C. perfringens!

Infektionen des immunsupprimierten Patienten auf.

- Die zeitnahe Diagnose und Behandlung einer invasiven Pilzinfektion üben einen entscheidenden Einfluss auf die Prognose immunsupprimierter Patienten aus, sodass der zügige Therapiebeginn nach Diagnosestellung stets im Vordergrund stehen sollte.
- Falls möglich, sollte vor Therapiebeginn (sonst nach der 1. Dosis) Rücksprache mit einem Infektiologen erfolgen (◘ Tab. 16.28, ◘ Tab. 16.29, ◘ Tab. 16.30, ◘ Tab. 16.31) .

◘ **Tab. 16.28** Invasive Aspergillose

Risikofaktoren	Diagnostik	Therapie	Unverträglichkeit/Allergie
Immunsuppression Akute Leukämie Myelodysplastisches Syndrom Exposition gegenüber *Aspergillus* spp. Chronisches Leberversagen u. v. a.	Histologie Schnittbildgebung der betroffenen Region Galactomannan-Nachweis im Serum[a] Glucan-Nachweis im Serum oder Plasma [b]	Voriconazol Tag 1: 2 × 6 mg/kg KG i.v., dann weiter mit 2 × 4 mg/kg KG i.v. *oder* Liposomales Amphotericin B 3 mg/kg KG/Tag i.v.	Caspofungin Tag 1: 70 mg i.v., dann weiter mit 50 mg/Tag i.v. *oder* Micafungin 1 × 100 mg/Tag i.v.

Anmerkungen:
[a] Galactomannan stammt aus der Zellwand von *Aspergillus* spp. Der Nachweis aus dem Serum ist hochspezifisch. Sein Nachweis aus anderen Materialien, z. B. BAL, Sputum, Liquor, bedarf einer vorsichtigen Interpretation im klinischen Gesamtkontext.
[b] Der Nachweis von Glucan ist nicht erregerspezifisch.

◘ **Tab. 16.29** Invasive Candidiasis und Candidämie

Risikofaktoren/ Klinische Situation	Diagnostik	Therapie	Unverträglichkeit/ Allergie
(Abdominal-) Chirurgie Intensivaufenthalt Multifokale Kolonisation Total parenterale Ernährung Schwere Sepsis Nierenersatzverfahren Alter >65 Jahre u. v. a.	Blutkulturen (2 × 2), ggf. wiederholt Biopsie bei nachgewiesener Organbeteiligung Ophthalmoskopie zum Ausschluss einer Endophthalmitis	Caspofungin Tag 1: 70 mg i.v., dann weiter mit 50 mg/Tag i.v. *oder* Liposomales Amphotericin B 3 mg/kg KG/Tag i.v. **Keine Neutropenie:** Anidulafungin Tag 1: 200 mg/Tag i.v., dann weiter mit 100 mg/Tag i.v.[a] **Alternative bei *C. albicans*:** Fluconazol Tag 1 800 mg, dann weiter mit 400 mg/Tag[b]	Voriconazol Tag 1: 2 × 6 mg/kg KG i.v., dann weiter mit 2 × 3 mg/kg KG i.v. *oder* Micafungin 1 × 100 mg i.v.
Wechsel auf orale Medikation	10 Tage i.v.-Therapie erfolgt plus *C. albicans* oder Nachweis von in der Sensitivitätstestung Fluconazol-sensiblen *Candida* spp. plus Patient klinisch stabil und entfiebert	Fluconazol Tag 1 800 mg, dann weiter mit 400 mg/Tag[c]	

Anmerkungen:
[a] Die Wahl des Antimykotikums sollte die *Candida* spp. berücksichtigen, die den Patienten kolonisieren.
[b] Nicht bei Patienten mit Neutropenie, da keine ausreichenden Erfahrungen vorliegen.
[c] Bei *Candida albicans* meist wirksam. Unwirksam bei *Candida krusei*. Häufig unwirksam bei *Candida glabrata*.

◻ Tab. 16.30 Invasive Zygomykose

Risikofaktoren	Diagnostik	Therapie	Unverträglichkeit/Allergie
Myelodysplastisches Syndrom Unzureichend eingestellter Diabetes mellitus Typ 2 Eisenüberladung Allogene Stammzell- oder Organtransplantation i.v.-Drogenabusus	Biopsie	Liposomales Amphotericin B 5 mg/kg KG/Tag i.v.	Posaconazol 4 × 200 mg/Tag p.o.

Ein chirurgisches Débridement sollte angestrebt werden.

◻ Tab. 16.31 Kryptokokkose

Risikofaktoren	Diagnostik	Therapie	Unverträglichkeit/Allergie
Immunsuppression durch: „Acquired immunodeficiency syndrome" (Aids) Langzeitbehandlung mit Kortikosteroiden Organtransplantation Onkologische Erkrankung Sarkoidose u. v. a.	Kultureller oder Direktnachweis im Liquor oder Blut Antigennachweis im Liquor und Serum	Liposomales Amphotericin B 3 mg/kg KG/Tag i.v. + 5-Flucytosin 3 × 50 mg/kg KG	Liposomales Amphotericin B 3 mg/kg KG/Tag i.v. *oder* Fluconazol 400–800 mg/Tag i.v.

[a] Empfehlung von Amphotericin B Desoxycholat aufgrund der Studienlage. Liposomales Amphotericin B ist wahrscheinlich genauso gut wirksam.

16.11 Antibiotika

M. Kochanek, J.J. Vehreschild, G. Fätkenheuer

(◻ Tab. 16.32, ◻ Tab. 16.33, ◻ Tab. 16.34, ◻ Tab. 16.35, ◻ Tab. 16.36, ◻ Tab. 16.37, ◻ Tab. 16.38, ◻ Tab. 16.39, ◻ Tab. 16.40, ◻ Tab. 16.41, ◻ Tab. 16.42, ◻ Tab. 16.43, ◻ Tab. 16.44, ◻ Tab. 16.45)

◻ Tab. 16.32 Amoxicillin (Aminopenicillin)

Handelsname(n)	Amoxypen (oder Generikum)
Darreichungsform	p.o.; Tbl: 1 g; Trockensaft: 250 mg/5 ml
Standarddosis, Erwachsene	3 × 1 g p.o.
Relevante Nebenwirkungen	Allergien, ansonsten wie Penicillin G
Schwangerschaft	FDA-Kategorie B
Kommentar	Dosisanpassung bei Niereninsuffizienz

◼ **Tab. 16.33** Amoxicillin plus Clavulansäure (Aminopenicillin mit β-Lactamase-Hemmstoff)

Handelsname(n)	Amoclav (Generikum)
Darreichungsform	p.o.; Tbl.: 500 mg, 125 mg; Trockensaft 400 mg/ml
Standarddosis, Erwachsene	3 × 500–1000 mg tgl. p.o.
Relevante Nebenwirkungen	Hepatotoxizität, ansonsten s. Amoxicillin
Schwangerschaft	FDA-Kategorie B
Kommentar	Erweiterte Wirksamkeit bei β-Lactamase-bildenden Erregern; Dosisanpassung bei Niereninsuffizienz

◼ **Tab. 16.34** Ceftazidim (Cephalosporin der Generation 3b)

Handelsname(n)	Fortum, Ceftazidim (Generikum)
Darreichungsform	i.v.; Durchstechflasche: 0,5 g; 1,0 g; 2,0 g. Tr.-Subst. zur Herstellung von Injektions- oder Infusions-Lsg.
Standarddosis, Erwachsene	3 × 2 g Bei Mukoviszidose: 3 × 4 g
Relevante Nebenwirkungen	Allergien, Blutungsneigung, Sludge-Bildung in der Gallenblase
Schwangerschaft	FDA-Kategorie B
Kommentar	Gute Pseudomonas-Wirksamkeit, schlechtere Wirksamkeit im grampositiven Bereich als Ceftriaxon/Cefotaxim; Dosisanpassung bei Niereninsuffizienz

◼ **Tab. 16.35** Ceftriaxon (Cephalosporin der 3. Generation)

Handelsname(n)	Rocephin, Ceftriaxon (Generikum)
Darreichungsform	i.v./i.m.: Trockensubstanz 500 mg, 1 g, 2 g
Standarddosis, Erwachsene	i.v.: 1 × 1–2 g; Meningitis plus schwere Infektion: 2 × 2 g i.m.: 1 × 250 mg (einfache Urethritis)
Dosierung, Kinder	i.v. 50–150 mg/kg KG 1 ED
Dosisanpassung bei Niereninsuffizienz	Erwachsene: keine Kinder: GFR <10 ml/min 80 %1 ED
Relevante Nebenwirkungen	Venenreizung, Blutungsneigung, Leberenzymanstieg, allergische Reaktionen
Schwangerschaft	FDA-Kategorie B
Kommentar	Cave: keine kalziumhaltigen Infusionslösungen, da Risiko der Ausfällung (Sludge-Bildung); unwirksam gegen P. aeruginosa

◻ Tab. 16.36 Ciprofloxacin (Gyrasehemmer der Gruppe 2)

Handelsname(n)	Ciprobay und Generikum
Darreichungsform	i.v.; Inf.-Lsg.: 100 mg/50 ml, 200 mg/100 ml, 400 mg/200 ml p.o.; Tbl.: Ciprofloxacin 750 mg, 500 mg, 250 mg
Standarddosis, Erwachsene	In Abhängigkeit von der Indikation
Relevante Nebenwirkungen	(Photosensitivität), Neurotoxizität, gastrointestinale Störungen
Schwangerschaft	FDA-Kategorie C
Kommentar	Cave: Zunehmende Resistenzentwicklung gegenüber allen Chinolonen bei E. coli (20–40 %) und anderen Enterobakterien. Kein Standardmedikament bei ambulant erworbener Pneumonie (schlechte Wirksamkeit gegen Pneumokokken); Dosisanpassung bei Niereninsuffizienz

◻ Tab. 16.37 Clarithromycin

Handelsname(n)	Klacid, Generikum
Darreichungsform	i.v.; Durchstechflasche: 500 mg Tr.-Subst. zur Herstellung von Injektions- oder Infusions-Lsg. p.o.; Tbl.: 250 mg
Standarddosis, Erwachsene	2 × 250–500 mg Mycobacterium avium, Helicobacter pylori Eradikation: 2 × 500 mg
Relevante Nebenwirkungen	Gastrointestinale Störungen, QT-Zeit-Verlängerung
Schwangerschaft	FDA-Kategorie C
Kommentar	Dosisanpassung bei Niereninsuffizienz

◻ Tab. 16.38 Daptomycin (Lipopeptid)

Handelsname(n)	Cubicin				
Darreichungsform	i.v.: Trockensubstanz 350 mg, 500 mg				
Standarddosis, Erwachsene	Haut- und Weichgewebeinfektion: 1 × 4 mg/kg KG Bakteriämie, Endokarditis: 1 × 6 mg/kg KG (Infusion über mindestens 30 min)				
Dosierung, Kinder	Sicherheit bei Patienten <18 Jahre nicht evaluiert				
Dosisanpassung bei Niereninsuffizienz	GFR [ml/min]	>50	10–50	<10	Int. HD	Kon. HD
		1 × 100 %		1 × 100 %/2 Tage	1 × 200 %/2 Tage
Relevante Nebenwirkungen	Pilzinfektionen, Kopfschmerzen, Leberenzymanstieg, Magen-Darm-Beschwerden, Exanthem, Reaktion an der Infusionsstelle				
Schwangerschaft	FDA-Kategorie B				
Kommentar	Wirksam nur gegen grampositive Erreger, Alternative zu Vancomycin, Mittel der Wahl bei Bakteriämie und Endokarditis durch MRSA				

⊡ Tab. 16.39 Meropenem (Carbapenem)

Handelsname(n)	Meronem
Darreichungsform	i.v.; Durchstechflasche: 500 mg, 1000 mg Tr.-Subst. zur Herstellung von Injektions- oder Infusions-Lsg.
Standarddosis, Erwachsene	3 × 1 g i.v. Bei Mukoviszidose 80–120 mg/kg KG i.v. 3 ED (max. 3 × 2 g)
Relevante Nebenwirkungen	Allergie, Blutungsneigung, Neurotoxizität, keine Krampfanfälle
Schwangerschaft	FDA-Kategorie B
Kommentar	Weitgehend identisches Wirkungs- und Nebenwirkungsprofil wie Imipenem; wegen besserer Wirksamkeit gegen Pseudomonas aeruginosa. Mittel der Wahl bei schweren Infektionen mit diesem Erreger (Mukoviszidose). Reserveantibiotikum für schwerste lebensbedrohliche Infektionen; Einsatz außerhalb von Intensivstationen nur in speziellen Situationen; Cave: Selektion von *Stenotrophomonas maltophilia*; Dosisanpassung bei Niereninsuffizienz

⊡ Tab. 16.40 Metronidazol (Nitroimidazol)

Handelsname(n)	Clont, Metronidazol
Darreichungsform	i.v.; Infusionsflasche: 500 mg/100 ml p.o.; Tbl.: 400 mg
Standarddosis, Erwachsene	3 × 400 mg p.o 3 × 500 mg i.v.
Relevante Nebenwirkungen	Gastrointestinale Störungen, periphere Neuropathie
Schwangerschaft	FDA-Kategorie B
Kommentar	Dosisanpassung bei Niereninsuffizienz

⊡ Tab. 16.41 Moxifloxacin (Gyrasehemmer der Gruppe 4)

Handelsname(n)	Avalox
Darreichungsform	i.v.; Infusionsflasche: 400 mg/250 ml p.o.; Tbl.: 400 mg
Standarddosis, Erwachsene	1 × 400 mg p.o. oder i.v.
Relevante Nebenwirkungen	Herzrhythmusstörungen (QTc-Verlängerung!), Exanthem, gastrointestinale Störungen, Hepatotoxizität, Neurotoxizität, Sehnenreizung.
Schwangerschaft	FDA-Kategorie C
Kommentar	Bei i.v.-Applikation: Infusion über mindestens 60 min; Dosisanpassung bei Niereninsuffizienz

■ **Tab. 16.42** Piperacillin/Tazobactam (Ureidopenicillin + β-Laktamase-Hemmstoff)

Handelsname(n)	Tazobac
Darreichungsform	i.v.; Durchstechflasche: 4,5 g Tr.-Subst. zur Herstellung von Injektions- oder Infusions-Lsg.
Standarddosis, Erwachsene	3 × (4+0,5) g i.v.
Relevante Nebenwirkungen	Allergie, Krampfanfälle, Herxheimer-Reaktion
Schwangerschaft	FDA-Kategorie B

■ **Tab. 16.43** Teicoplanin (Glykopeptid)

Handelsname(n)	Targocid
Darreichungsform	i.v.; Durchstechflasche: 100 mg, 200 mg, 400 mg Tr.-Subst. zur Herstellung von Injektions- oder Infusions-Lsg.
Standarddosis, Erwachsene	2 × 400 mg am 1. Tag, dann 1 × 400 mg
Relevante Nebenwirkungen	Allergie, Ototoxizität, Blutbildveränderungen
Schwangerschaft	Nicht empfohlen
Kommentar	Weitgehend identisches Wirkungsprofil wie Vancomycin, Vorteile gegenüber Vancomycin sind nicht belegt, teurer als Vancomycin; Dosisanpassung bei Niereninsuffizienz

■ **Tab. 16.44** Tigecyclin (Glycylglycin)

Handelsname(n)	Tygacil
Darreichungsform	i.v.; Durchstechflasche: 50 mg Tr.-Subst. zur Herstellung von Injektions- oder Infusions-Lsg.
Standarddosis, Erwachsene	100 mg Erstgabe, dann 50 mg 2 ×/Tag
Relevante Nebenwirkungen	Gastrointestinale Störungen, Leukozytose, Thrombozytose, Nephrotoxizität, Hepatotoxizität, Pankreatitis
Schwangerschaft	FDA-Kategorie D
Kommentar	Reserveantibiotikum, Dosisanpassung bei Niereninsuffizienz

16

■ **Tab. 16.45** Vancomycin (Glykopeptid)

Handelsname(n)	Vancomycin (Generikum)
Darreichungsform	i.v.; Durchstechflasche: 500 mg, 1000 Tr.-Subst. zur Herstellung von Injektions- oder Infusions-Lsg.
Standarddosis, Erwachsene	2 × 1 g
Relevante Nebenwirkungen	Ototoxizität, Allergie; selten: Nephrotoxizität
Schwangerschaft	Kontraindiziert
Kommentar	Talspiegelbestimmung empfohlen bei gleichzeitiger Gabe von potenziell nephrotoxischen Substanzen; Ziel: 5–12 µg/ml (bei MRSA-Bakteriämie höher: 10–20 µg/ml); Dosisanpassung bei Niereninsuffizienz

16.12 Antimykotika

M. Kochanek, O.A. Cornely, M.J.G.T. Vehreschild

(◘ Tab. 16.46, ◘ Tab. 16.47, ◘ Tab. 16.48, ◘ Tab. 16.49,
◘ Tab. 16.50, ◘ Tab. 16.51, ◘ Tab. 16.52, ◘ Tab. 16.53,
◘ Tab. 16.54)

◘ **Tab. 16.46** Amphotericin B Desoxycholat

Markenname(n)	Amphotericin B Desoxycholat
Dosierung, Erwachsene	Wegen hoher Frequenz allergischer Reaktionen: Testgabe von 1 mg in 20 ml 5 % Glukose-Lsg. i.v. über 20–30 min
	1 mg/kg KG/Tag i.v. über 1–4 h
Relevante UEW	Niere, Leber, Schüttelfrost, Fieber, gastrointestinal
Wechselwirkungen mit	Keine bekannt
Schwangerschaft	Ausreichende Erfahrungen über die Anwendung beim Menschen liegen nicht vor
Stillzeit	Es ist nicht bekannt, ob die Substanz in die Milch übergeht
Indikationen	Kryptokokkose
Kommentar	Amphotericin B Desoxycholat ist erheblich toxischer als alle anderen Antimykotika. In Vergleichsstudien zu invasiver Candidiasis, invasiver Aspergillose und persistierendem Fieber in Neutropenie ist es in keiner Indikation effektiver als besser verträgliche Antimykotika

◘ **Tab. 16.47** Liposomales Amphotericin B

Markenname(n)	Ambisome
Dosierung, Erwachsene	Aspergillose, invasive Candidiasis, persistierendes Fieber in Neutropenie: 3 mg/kg KG/Tag i.v.Zygomykose: 5 mg/kg KG/Tag i.v.Viszerale Leishmaniose: Immunkompetente Patienten 1–1,5 mg/kg KG/Tag i.v. über 21 Tage *oder* 3 mg/kg KG/Tag i.v. über 10 Tage; Immunsupprimierte Pat. (z. B. HIV-positiv) 1,9 mg/kg KG/Tag i.v. über 21 Tage *oder* 4 mg/kg KG/Tag i.v. über 10 Tage
Relevante UEW	Niere
Wechselwirkungen mit	Keine bekannt
Schwangerschaft	Ausreichende Erfahrungen über die Anwendung beim Menschen liegen nicht vor
Stillzeit	Es ist nicht bekannt, ob die Substanz in die Milch übergeht
Indikationen	Erst- und Zweitlinientherapie der o. g. und auch seltener invasiver Mykosen, empirische Behandlung persistierenden Fiebers in Neutropenie, Zweitlinientherapie der viszeralen Leishmaniose (*Leishmania donovani*)
Kommentar	Liposomales Amphotericin B ist erheblich besser verträglich als Amphotericin B Desoxycholat. Bei 3 mg/kg KG treten in 13 % reversible Nierenschädigungen auf

◘ Tab. 16.48 Anidulafungin

Markenname(n)	Ecalta
Dosierung, Erwachsene	Anidulafungin Tag 1: 200 mg/Tag i.v., dann weiter mit 100 mg/Tag i.v.
Relevante UEW	Hautrötung, Leber
Wechselwirkungen mit	Keine relevanten bekannt
Schwangerschaft	Nicht empfohlen
Stillzeit	Nutzen-Risiko-Abwägung
Indikationen	Invasive Candidiasis; Candidämie bei nicht neutropenischen Patienten
Kommentar	Enthält Ethanol. Sollte bei der seltenen hereditären Fruktoseintoleranz nicht angewendet werden. Keine hinreichenden Erfahrungen in der Neutropenie

◘ Tab. 16.49 Caspofungin

Markenname(n)	Cancidas
Dosierung, Erwachsene	Tag 1: 70 mg i.v., dann weiter mit 50 mg/Tag i.v.Beachten: KG >80 kg: Erhaltungsdosis 70 mg/Tag; Child-Score 7–9: Erhaltung mit 35 mg/Tag; Child-Score >9: keine Erfahrungen; gleichzeitige Gabe von Stoffwechselinduktoren: Erhaltung 70 mg/kg KG
Relevante UEW	Hitzewallung, Leber
Wechselwirkungen mit	Caspofungin reduziert Tacrolimusspiegel. Induktoren von Stoffwechselenzymen wie Carbamazepin, Dexamethason, Efavirenz, Nevirapin, Phenytoin, Rifampicin reduzieren die Caspofungin AUC
Schwangerschaft	Ausreichende Erfahrungen über die Anwendung beim Menschen liegen nicht vor
Stillzeit	Kontraindikation
Indikationen	Invasive Candidiasis, Zweitlinientherapie der invasiven Aspergillose, empirische Behandlung bei persistierendem Fieber in der Neutropenie

◘ Tab. 16.50 Fluconazol

Markenname(n)	Diflucan
Dosierung, Erwachsene	Invasive Candidiasis/Candidämie: Tag 1: 800 mg/Tag i.v., dann weiter mit 400 mg/Tag i.v.
	Candidosen oberflächl. Schleimhäute, z. B. oropharyngeale/ösophageale Candidose: 50–100 mg/Tag p.o.
	Kryptokokken-Meningitis: Therapie: 400 mg/Tag i.v., Rezidivprophylaxe 200 mg/Tag p.o.
	Prophylaxe invasiver Candidiasis nach allogener Stammzelltransplantation bis Ende der Neutropenie: 400 mg/Tag p.o.
Relevante UEW	Leber, gastrointestinal

16

◧ Tab. 16.50 Fortsetzung

Markenname(n)	Diflucan
Wechselwirkungen mit	Antikoagulanzien (CYP2C9-Substrat): Senkung des Quick-Wertes
	Midazolam (CYP3A4-Substrat): Anstieg der Plasmaspiegel
	Sulfonylharnstoffe (Glibenclamid, Glipizid, Tolbutamid), (CYP2C9-Substrat): Halbwertszeit verlängert
	Rifampicin (CYP450-Induktor): Senkung Plasmaspiegel von Fluconazol
	Rifabutin: Erhöhung des Rifabutinspiegels, Uveitis
	Tacrolimus (CYP3A4-Substrat): Erhöhung des Tacrolimusspiegels, Nephrotoxizität
	Sirolimu s: Anstieg des Sirolimusspiegels durch Reduktion des Metabolismus
	Phenytoin: Erhöhung des Phenytoinspiegels
	Xanthin-Basen, weitere Antiepileptika, Isoniazid: Kontrolluntersuchungen durchführen
	Nach Absetzen von Fluconazol Zunahme des Abbaus von Prednison, Addison-Krise
	Statine: Myopathie, Rhabdomyolyse
Schwangerschaft	Ausreichende Erfahrungen über die Anwendung beim Menschen liegen nicht vor
Stillzeit	Kontraindiziert. Fluconazol erreicht in der Muttermilch die gleichen Konzentrationen wie im Plasma. Vor Anwendung abstillen
Indikationen	Hefepilzinfektionen, Candidämie, Candidurie, invasive Candidose, Candidosen oberflächlicher Schleimhäute, Kryptokokken-Meningitis
Kommentar	Fluconazol ist ein potenter CYP2C9-Inhibitor und mäßiger CYP3A4-Inhibitor: Risiko erhöhter Plasmaspiegel auch für andere Arzneimittel (z. B. Ergotalkaloide, Chinidin). Wegen der langen Halbwertszeit des Fluconazols kann der Effekt noch 4–5 Tage nach Absetzen andauern

◧ Tab. 16.51 Flucytosin

Markenname(n)	Ancotil
Dosierung, Erwachsene	Kryptokokken-Meningitis: 100 mg/kg KG/Tag i.v. plus Amphotericin B (0,7–1,0 mg/kg KG/Tag)
Relevante UEW	Gastrointestinal, Anämie, Leukopenie, Thrombozytopenie, Leber, Niere
Wechselwirkungen mit	Phenytoinspiegelerhöhung, Brivudin erhöht 5-Fluorouracilspiegel
Schwangerschaft	Kontraindikation im 1. Trimenon, strenge Indikationsstellung im 2. und 3. Trimenon
Stillzeit	Es ist nicht bekannt, ob die Substanz in die Milch übergeht
Indikationen	Kryptokokken-Meningitis
Kommentar	Anwendung nur in Kombination mit Amphotericin B. Ancotil enthält Natrium und kann zu einer Hypernatriämie führen. 5-Flucytosin wird enteral ebenso wie bei unsachgemäß warmer Lagerung in 5-Fluorouracil umgewandelt

◘ Tab. 16.52 Micafungin

Markenname(n)	Mycamine
Dosierung, Erwachsene	Invasive Candidiasis und Candidämie: 100 mg/Tag i.v.Candidosen oberflächlicher Schleimhäute, z. B. oropharyngeale/ösophageale Candidose: 150 mg/Tag i.v. Prophylaxe der invasiven Candidiasis nach allogener Stammzelltransplantation: 50 mg/d i.v.
Relevante UEW	Fieber, Kopfschmerzen
Wechselwirkungen mit	Substrate und Inhibitoren von CYP3A4 (v. a. Sirolimus, Nifedipin, Itraconazol)
Schwangerschaft	Teratogenität kann nicht ausgeschlossen werden
Stillzeit	Es ist nicht bekannt, ob die Substanz in die Milch übergeht
Indikationen	Therapie ösophagealer und systemischer Candidosen Prophylaxe der invasiven Candidiasis nach allogener Stammzelltransplantation

◘ Tab. 16.53 Posaconazol

Markenname(n)	Noxafil
Dosierung, Erwachsene	Prophylaxe: 3 × 200 mg/Tag p.o.Therapie: 4 × 200 mg/Tag p.o., nach Stabilisierung 2 × 400 mg/Tag p.o.
Relevante UEW	Gastrointestinal, Leber
Wechselwirkungen mit	Posaconazol ist ein CYP-3A4-Inhibitor und erhöht die Plasmaspiegel von Tacrolimus, Sirolimus, Ciclosporin, Rifampicin, Rifabutin, Midazolam und anderen Benzodiazepinen, Phenytoin, Vinca-Alkaloiden, Kalziumantagonisten (z. B. Diltiazem, Verapamil, Nifedipin, Nisoldipin), Virustatika, Digoxin, Sulfonylharnstoffen etc. Induktoren von UDP-Glucuronidase und P-Glykoprotein-Effluxpumpen (z. B. Rifampicin, Rifabutin, Cimetidin, bestimmte Antiepileptika etc.) vermindern den Posaconazolspiegel
Schwangerschaft	Ausreichende Erfahrungen über die Anwendung beim Menschen liegen nicht vor
Stillzeit	Es ist nicht bekannt, ob die Substanz in die Milch übergeht
Indikationen	Zweitlinientherapie der invasiven Aspergillose, Fusariose, Chromoblastomykose/Myzetom, Kokzidioidomykose, oropharyngeale Candidose Prophylaxe invasiver Mykosen bei Remissionsinduktionschemotherapie bei akuter myeloischer Leukämie (AML) oder myelodysplastischem Syndrom und bei allogener Stammzelltransplantation mit Graft-versus-Host-Disease

◘ Tab. 16.54 Voriconazol

Markenname(n)	Vfend
Dosierung, Erwachsene	Candidämie: Tag 1: 2 × 6 mg/kg KG i.v., dann weiter mit 2 × 3 mg/kg KG i.v. Aspergillose: Tag 1: 2 × 6 mg/kg KG i.v., dann weiter mit 2 × 4 mg/kg KG i.v.
Relevante UEW	Sehstörungen, gastrointestinal, Hautausschlag, Leber, Halluzinationen, QTc-Verlängerung

16

◻ Tab. 16.54 Fortsetzung	
Markenname(n)	Vfend
Wechselwirkungen mit	Cimetidin, Methadon, HIV-Proteasehemmer (z. B. Saquinavir, Amprenavir, Nelfinavir) erhöhen den Plasmaspiegel von Voriconazol
	Ciclosporin, Tacrolimus, Sirolimus, Statine, Warfarin, Phenprocoumon, Acenocoumarol, Sulfonylharnstoffe (z. B. Tolbutamid, Glipizid, Glyburid), Benzodiazepine, Phenytoin, Vinca-Alkaloide (z. B. Vincristin, Vinblastin), Rifabutin, Protonenpumpenhemmer, HIV-Proteasehemmer (z. B. Saquinavir, Amprenavir, Nelfinavir), Efavirenz: Spiegel dieser Wirkstoffe erhöht
	Phenytoin, Rifabutin, Nevirapin, Efavirenz, Johanniskraut verringern die Voriconazolspiegel
Schwangerschaft	Ausreichende Erfahrungen über die Anwendung beim Menschen liegen nicht vor. Der Tierversuch erbrachte Hinweise auf embryotoxische/teratogene Wirkungen
Stillzeit	Es ist nicht bekannt, ob die Substanz in die Milch übergeht. Abstillen!
Indikationen	Invasive Aspergillose, Candidämie bei nicht neutropenischen Patienten, Zweitlinientherapie der invasiven Candidiasis, Scedosporiose, Fusariose

16.13 Problemkeime bzw. multiresistente Erreger in der Intensivmedizin

M. Kochanek, M. Kaase, S. Scheithauer, G. Michels

Multiresistente Erreger (MRE) stellten weiterhin ein klinisches und ökonomisches Problem auf Intensivstation dar. Zu den multiresistenten Keimen gehören:

- 3MRGN und 4MRGN (multiresistente gramnegative Stäbchen)
- MRSA (Methicillin-resistenter Staphylococcus aureus)
- VRE (Vancomycin-resistente Enterokokken)

> ◉ Zur Prävention von MRE-Transmissionen wird eine Hautwaschung mit 2%-igem Chlorhexidin (Waschlappen) bei Intensivpatienten empfohlen, zudem Reduktion von Blutstrominfektionen (Climo et al., 2013; Huang et al. 2013).

16.13.1 Multiresistente gramnegative Erreger (MRGN)

Definition

Bei den multiresistenten gramnegativen Erregern (MRGN) handelt es sich um gramnegative Stäbchenbakterien, zu denen Enterobacteriaceae (E. coli, Klebsiella pneumoniae) und Nonfermenter (insbesondere Pseudomonas aeruginosa, Acinetobacter-baumanii-Gruppe) zählen. Die Multiresistenz wird eingeteilt, je nachdem, ob die multiresistenten gramnegativen Erreger gegen 3 (3MRGN) oder gegen 4 (4MRGN) klinisch wichtige Antibiotikagruppen resistent sind (◻ Tab. 16.55). Die korrekte Klassifikation wird darüber hinaus noch von weiteren Faktoren bestimmt und kann nur vom mikrobiologischen Labor sachgemäß erstellt werden.

- **3MRGN:** Multiresistente gramnegative Stäbchen mit Resistenz gegen Ureidopenicilline, Cephalosporine der 3. Generation

◻ **Tab. 16.55** Charakteristik multiresistenter gramnegativer Erreger (MRGN)

	Infektionsrate	Über Standardhygiene hinausgehende Maßnahmen[3]	Aktives Screening und Isolierung bis zum Befund ICU (Risikobereich)	Prävention der Übertragung ICU (Risikobereich)
3MRGN E. coli	Ca. 30 %	Ja (Risikobereiche)	Nein	Isolierung
4MRGN E. coli	Keine Daten	Ja (alle Bereiche)	Risikopopulation[1] (Rektal, ggf. Wunden, Urin)	Isolierung
3MRGN Klebsiella spp.	10–20 %	Ja (mindestens Risikobereiche)	Nein	Isolierung
4MRGN Klebsiella spp.	40–80 %	Ja (alle Bereiche)	Risikopopulation (rektal, ggf. Wunden, Urin)	Isolierung
3MRGN Enterobacter spp.	10–20 %	Nein	Nein	Basishygiene
4MRGN Enterobacter spp.	Keine Daten	Ja (alle Bereiche)	Risikopopulation (Rektal)	Isolierung
Andere 3MRGN Enterobacteriaceae	Keine Daten	Nein	Nein	Basishygiene
Andere 4MRGN Enterobacteriaceae	Ungenügende Daten	Ja (alle Bereiche)	Risikopopulation[1] (rektal)	Isolierung
3MRGN P. aeruginosa[2]	15–25 %	Ja (Risikobereiche)	Nein	Isolierung
4MRGN P. aeruginosa[2]	15–25 %	Ja (alle Bereiche)	Risikopopulation (rektal, Rachen)	Isolierung
3MRGN A. baumannii	Ca. 20 %	Ja (mindestens Risikobereiche)	Nein	Isolierung
4MRGN A. baumannii	Ca. 20 %	Ja (alle Bereiche)	Risikopopulation (Mund-Rachen-Raum, Haut)	Isolierung

Anmerkungen:

[1] Als Risikopatienten gelten Patienten mit kürzlichem Kontakt zum Gesundheitssystem in Ländern mit endemischem Auftreten und Patienten, die zu 4MRGN-positiven Patienten Kontakt hatten, d. h. im gleichen Zimmer gepflegt wurden.
[2] Eine gemeinsame Isolierung (Kohorten-Isolierung) kann nur für Patienten mit einem MRGN derselben Spezies mit gleichem Resistenzmuster erfolgen.
[3] In der Regel Isolation und Tragen von Kittel/Handschuhen.

und Fluorochinolone, nicht jedoch gegen Carbapeneme. Bei den Spezies Escherichia coli und Klebsiella pneumoniae handelt es sich also überwiegend um ESBL- (Extended-spectrum-β-Laktamasen-) Produzenten mit zusätzlicher Resistenz gegen Ciprofloxacin.

— **4MRGN**: Multiresistente gramnegative Stäbchen, üblicherweise mit Resistenz gegen Ureidopenicilline (Piperacillin), Cephalosporine der 3. Generation (Cefotaxim, Ceftazidim), Fluorchinolone (Ciprofloxacin) und Carbapeneme (Imipenem, Meropenem). Carbapenemase-produzierende Enterobacteriaceae (CPE) sind die krankenhaushygienisch bedeutsamste Gruppe.

Die Infektionsrate hängt insbesondere von der Screeninghäufigkeit in einer Population ab, sodass die Zahlen zur Infektionsrate mit Vorsicht interpretiert werden sollten.

> Stets aktives Screening und präemptive Isolierung von hospitalisierten Patienten aus dem Ausland mit hoher Prävalenz von Carbapenemase-Produzenten.

Therapie

Eine Therapie sollte nur bei Patienten mit „Infektion und Symptomatik" nach Antibiogramm erfolgen. Bei Carbapenemase-bildenden Enterobacteriaceae ist eine Kombinationstherapie mit Carbapenemen der Monotherapie überlegen. Zur Behandlung von Infektionen durch Carbapenem-resistente Acinetobacter baumannii kommen Colistin oder Tigecyclin zur Anwendung.

16.13.2 MRSA und VRE

Während für MRSA eigenständige Empfehlungen zur Prävention und Kontrolle von Methicillin-resistenten Staphylococcus aureus-Stämmen (MRSA) in medizinischen und pflegerischen Einrichtungen (KRINKO 2014) bestehen, existieren keine eigenen Empfehlungen zur VRE-Infektion bzw. -Besiedlung (◘ Tab. 16.56).

◘ **Tab. 16.56** Charakteristik von MRSA und VRE

	Vorkommen	Übertragung	Aktives Screening, Basishygiene und Isolierung bis zum Befund ICU (Risikobereich)	Maßnahmen: Dekolonisierung und Isolierung bei positivem Nachweis
MRSA	Nasen-Rachen-Raum	Kontaktübertragung und Tröpfcheninfektion	Screening: Ja Isolation: Ja	Dekolonisierung: Nase – topisch mit Mupirocin-haltiger Salbe über 5 Tage, Rachen und Haut –Chlorhexidin Isolation: Ja[1]
VRE	VRE gehören zur normalen Darmflora, unter Immunsuppression können sie jedoch zu einer Infektion führen	Kontaktübertragung: Stuhl, Urin oder Blut Da keine Hautbesiedelung, ist die Gefahr der Transmission relativ gering	Screening: Nein Isolierung: Nein, eine Standardhygiene ist beim asymptomatischen Patienten vollkommen ausreichend	Dekolonisierung: nicht sinnvoll Isolierung: Ja[2]

Anmerkungen:
[1] Patienten, die sich in unterschiedlichen Stadien der Sanierung befinden, dürfen nicht kohortiert werden, d. h. primär Einzelzimmerisolierung anstreben.
[2] Zwingend auf Stationen mit infektionsgefährdeten Risikopatienten, z. B. Intensivstation, hämatoonkologische oder transplantierte Patienten.
Basishygiene: Das Tragen von persönlicher Schutzausrüstung (PSA) bei Patientenkontakt (Barrierepflege, Einmalhandschuhe, Schutzkittel [z. B. Einmalkittel Klasse 6 geprüft: EN 14126, EN ISO 22610 Widerstandsfähigkeit gegen Keimpenetration – Nass/Wet-Penetration], Mund-Nasen-Schutz).

Risikofaktoren für MRSA-Besiedlung

- MRSA-Vorgeschichte
- Patienten, die regelmäßig direkten Kontakt zu MRSA haben, wie z. B. Personen mit Kontakt zu landwirtschaftlichen Nutztieren (Land-, Forstwirt)
- Patienten aus Regionen/Einrichtungen mit bekannt hoher MRSA-Prävalenz (z. B. Einrichtungen in Ländern mit hoher MRSA-Prävalenz)
- Patienten, die während eines stationären Aufenthalts Kontakt zu MRSA-Trägern hatten (z. B. bei Unterbringung im gleichen Zimmer)
- Dialysepatienten
- Patienten mit chronischen Hautläsionen (z. B. Ulkus, Wunden)
- Patienten mit einem stationären Krankenhausaufenthalt (>3 Tage) in den zurückliegenden 12 Monaten (in einem Krankenhaus in Deutschland oder in anderen Ländern)
- Patienten mit chronischer Pflegebedürftigkeit (z. B. Immobilität, Pflegestufe) und einem der folgenden Risikofaktoren:
  - Antibiotikatherapie in den zurückliegenden 6 Monaten,
  - liegende Katheter (z. B. Harnblasenkatheter, PEG-Sonde, Trachealkanüle)

(nach Reichard et al. 2016)

> **❯** MRSA zeigt eine hohe Umweltresistenz gegen Austrocknung und überlebt auf trockener Fläche (z. B. Tisch) bis zu 4 Wochen.

Therapie

> **❯** Nur Infektionen, und nicht Kolonisationen behandeln!

- Eine Therapie sollte nur bei „symptomatischen Patienten" nach Antibiogramm erfolgen.
- Um eine erfolgreiche Sanierung nachzuweisen, bedarf es eines mindestens 3-malig negativen Kontrollabstrichs an 3 verschiedenen Tagen (an Nase, Rachen, Wunden und vorbestehenden Kolonisationsorten) bei fehlender MRSA-wirksamer Antibiotikatherapie.

Literatur

Arbeitskreis „Krankenhaus- und Praxishygiene" der AWMF (2012) Leitlinien zur Hygiene in Klinik und Praxis. Perioperative Antibiotikaprophylaxe. AWMF-Register-Nr. 029/022 http://www.awmf.org/uploads/tx_szleitlinien/029-022l_S1_Perioperative_Antibiotikaprophylaxe_2012-02.pdf

ATS (2005) Guidelines for the management of adults with hospital-acquired, ventilator-associated, and healthcare-associated pneumonia. Am J Respir Crit Care Med 2005; 171: 388–416

Bodmann KF, Grabein B, Pletz M et al. (2010) Respiratorische Infektionen. Empfehlungen zur kalkulierten parenteralen Initialtherapie bakterieller Erkrankungen bei Erwachsenen – Update 2010. Paul-Ehrlich-Gesellschaft für Chemotherapie e. V., Rheinbach

Bodmann KF, Lorenz J, Bauer TT et al. (2003) Nosokomiale Pneumonie: Prävention, Diagnostik und Therapie. Ein Konsensuspapier der Paul-Ehrlich-Gesellschaft für Chemotherapie (PEG) und der Deutschen Gesellschaft für Pneumologie (DGP) unter Mitarbeit von Experten der Deutschen Gesellschaft für Anästhesiologie und Intensivmedizin (DGAI). Chemother J 12: 33–44

Brunkhorst FM, Oppert M, Marx G et al. (2012) Effect of empirical treatment with moxifloxacin and meropenem vs meropenem on sepsis–related organ dysfunction in patients with severe sepsis: a randomized trial. JAMA 307 (22): 2390–2399

Climo MW, Yokoe DS, Warren DK et al. (2013) Effect of daily chlorhexidine bathing on hospital-acquired infection. N Engl J Med 368 (6): 533–542

Dalhoff K, Abele-Horn M, Andreas S et al. (2012) Epidemiologie, Diagnostik und Therapie erwachsener Patienten mit nosokomialer Pneumonie. S3-Leitlinie. Pneumologie 66 (12): 707–765

Fleischmann C, Thomas-Rueddel DO, Hartmann M et al. (2016) Fallzahlen und Sterblichkeitsraten von Sepsis-Patienten im Krankenhaus Dtsch Arztebl Int 113 (10): 159–166

Heyland DK, Dodek P, Muscedere J et al. (2008) Randomized trial of combination versus monotherapy for the empiric treatment of suspected ventilator-associated pneumonia. Crit Care Med 36: 737–744

Höffken G, Lorenz J, Kern W et al. (2009) Epidemiologie, Diagnostik, antimikrobielle Therapie und Management von erwachsenen Patienten mit ambulant erworbenen unteren Atemwegsinfektionen sowie ambulant erworbener Pneumonie – Update 2009, S3-Leitlinie der Paul-Ehrlich-Gesellschaft für Chemotherapie, der Deutschen Gesellschaft für Pneumologie und Beatmungsmedizin, der Deutschen Gesellschaft für Infektiologie und vom Kompetenznetzwerk CAPNETZ. Pneumologie 63: e1–e68

Huang SS, Septimus E, Kleinman K et al. (2013) Targeted versus universal decolonization to prevent ICU infection. N Engl J Med 368 (24): 2255–2265

Kommission für Krankenhaushygiene und Infektionsprävention (KRINKO) beim Robert Koch-Institut (RKI) (2012) Hygienemaßnahmen bei Infektionen oder Besiedlung mit multiresistenten gramnegativen Stäbchen. Empfehlung der Kommission für Krankenhaushygiene und Infektionsprävention (KRINKO) beim Robert Koch-Institut (RKI). Bundesgesundheitsblatt 55: 1311–1354 http://www.awmf.org/leitlinien/detail/ll/029-019.html

Kommission für Krankenhaushygiene und Infektionsprävention (KRINKO) beim Robert Koch-Institut (RKI) (2014) Empfehlungen zur Prävention und Kontrolle von Methicillin-resistenten Staphylococcus aureus-Stämmen (MRSA) in medizinischen und pflegerischen Einrichtungen. Bundesgesundheitsblatt 57: 696–732

Mouncey PR, Osborn TM, Power GS, Harrison DA, Sadique MZ, Grieve RD et al. (2015) Trial of early, goal-directed resuscitation for septic shock. N Engl J Med 372 (14): 1301–311

Peake SL, Delaney A, Bailey M, Bellomo R, Cameron PA, Cooper DJ et al. (2014) Goal-directed resuscitation for patients with early septic shock. N Engl J Med 371: 1496–1506

Reichard U, Rettkowski R, Scheithauer S et al. (2016) Multiresistente Erreger – Prävention und Diagnostik. Anasthesiol Intensivmed Notfallmed Schmerzther 51 (2): 112–120

Rivers E, Nguyen B, Havstad S, Ressler J, Muzzin A, Knoblich B et al. (2001) Early goal-directed therapy in the treatment of severe sepsis and septic shock. N Engl J Med 345 (19): 1368–1377

Schurink CAM, Van Nieuwenhoven CA, Jacobs JA et al. (2004) Clinical pulmonary infection score for ventilator-associated pneumonia: accuracy and inter-observer variability. Intensive Care Med (2004) 30;217–224

Singer M, Deutschmann CS, Seymour CW (2016) The Third International Consensus Definitions for Sepsis and Septic Shock (Sepsis-3) JAMA 315 (8): 801–810

Suger-Wiedeck H, Unertl K, von Baum H et al. (2013). Prävention der nosokomialen beatmungsassoziierten Pneumonie. Empfehlung der Kommission für Krankenhaushygiene und Infektionsprävention (KRINKO) beim Robert Koch-Institut. Bundesgesundheitsblatt 56: 1578–1590

Tacconelli E, Cataldo MA, Dancer SJ et al. (2014) ESCMID guidelines for the management of the infection control measures to reduce transmission of multidrug-resistant Gram-negative bacteria in hospitalized patients. Clin Microbiol 20 Suppl 1: 1–55

Yealy DM, Kellum JA, Huang DT, Barnato AE, Weissfeld LA, Pike F et al. (2014) A randomized trial of protocol-based care for early septic shock. N Engl J Med 370: 1683–1693

Endokrinologische Krankheitsbilder

G. Michels

© Springer-Verlag GmbH Deutschland 2017
G. Michels, M. Kochanek (Hrsg.), *Repetitorium Internistische Intensivmedizin*,
DOI 10.1007/978-3-662-53182-2_17

17.1   Hypoglykämie

17.1.1 Definition

━ Es existiert keine allgemeingültige Definition der Hypoglykämie.
━ Modifizierte Definition (DCCT, „diabetes control and complications trial"): Die Hypoglykämie ist „nicht" nur durch einen isolierten Laborwert definiert, sondern durch die sog. Whipple-Trias:
  ━ Plasmaglukose <50 mg/dl (<2,7 mmol/l)
  ━ Hypoglykämische Symptome
  ━ Besserung der Klinik nach Glukosegabe
━ Eine „leichte Hypoglykämie" erkennt der Patient selber und kann diese selbst beheben.
━ Eine „schwere Hypoglykämie" kann nur durch Fremdhilfe überwunden werden.

17.1.2 Allgemeines

━ Diabetes mellitus (allgemein): ca. 170 Mio. Menschen weltweit und über 5 Mio. in Deutschland leiden an Diabetes mellitus.
━ Anteil an Diabetes mellitus Typ 1: ca. 5 % bzw. ca. 200.000 Erkrankte (Deutschland)
━ Anteil an Diabetes mellitus Typ 2: ca. 95 %; Inzidenz (Deutschland): 9–11 % pro 100.000/Jahr, Prävalenz (Deutschland): bis 8 % (altersabhängig)
━ Häufiges Auftreten von Hypoglykämien bei Diabetikern in der Nacht (1–3 Uhr, Phase der höchsten Insulinempfindlichkeit) und am späten Nachmittag.
━ 2–4 % aller Patienten mit Diabetes mellitus Typ 1 versterben an einer akuten Hypoglykämie.
━ Beim Typ 1 oder langjährigem Diabetes mellitus Typ 2 kann sowohl ein Defekt der Glukagonsynthese als auch eine verminderte Adrenalinantwort vorliegen („hypoglycemia unawareness").
━ Beim Typ-2-Diabetiker mit Insulinresistenz und meist noch intakter Gegenregulation treten schwere Hypoglykämien deutlich niedrigfrequenter auf als beim Typ-1-Diabetiker.

17.1.3 Ätiologie

━ **Allgemeine Ursachen bei Typ-2-Diabetiker:** höheres Alter (>75 Jahre) in Kombination mit Leber-/Niereninsuffizienz, mangelndes Therapieverständnis, fehlende Schulung, ausgelassene oder verspätete Mahlzeiten
━ **Medikamentös:**
  ━ Zu hohe Insulindosis oder zu geringe bis versäumte Nahrungsaufnahme nach Insulininjektion
  ━ Zu hohe Dosis von oralen Antidiabetika (OAD), welche die Insulinsekretion stimulieren (z. B. Sulfonylharnstoffe, Glinide), oder fehlende Nahrungsaufnahme nach Einnahme der OAD
  ━ Akzidentiell oder absichtlich (Hypoglycaemia factitia)
  ━ Unter Insulintherapie treten in 25 % der Fälle asymptomatische Hypoglykämien auf.
  ━ Diabetiker unter Glukokortikoidbehandlung: häufig frühmorgendliche Hypoglykämien
  ━ Medikamenteninterferenz: ACE-Hemmer, Sulfonamide, nichtselektive β-Blocker, Fibrate
  ━ Verminderte renale Elimination von Insulin und OAD bei Vorliegen einer diabetischen Nephropathie oder chronischen Niereninsuffizienz
━ **Späte Hypoglykämie:** Bei der Injektion großer Mengen Normalinsulin wirkt das Insulin nicht nur stärker, sondern auch länger. Insbesondere wenn rasch resorbierbare Kohlenhydrate gegessen werden, kann dies dazu führen, dass das Insulin noch wirkt, die Kohlenhydrate aber schon „verbraucht" sind. Folglich kommt es dann ca. 4–5 h nach der Insulininjektion zu einer sog. „späten" Hypoglykämie.
━ **Ungeplante starke körperliche Aktivität:** Insulinunabhängige Aufnahme von Glukose in Muskelzellen → Abfall des Blutzuckers
━ **Gastroparese (autonome Neuropathie):** verzögerte Magenentleerung → verzögerte Aufnahme von Kohlenhydraten → verzögerter Blutzuckeranstieg → Hypoglykämie

17

- **Reaktive Hypoglykämie:** mahlzeitenabhängig bei nicht diabetischen Patienten, können Vorboten eines sich manifestierenden Diabetes sein
- **Alkoholkonsum:**
  - Zufuhr einer zu großen Alkoholmenge → Inhibierung der Glukoneogenese → Hypoglykämie. Die Gabe von Glukagon hilft in diesen Fällen nicht!
  - Alkoholabusus mit Nahrungskarenz oder im Entzug (Hemmung der hepatischen Glukoneogenese)
  - Alkoholkonsum in Kombination mit OAD

17.1.4 Klinik

❯ **Variable Hypoglykämieschwelle:** Die Wahrnehmung einer Hypoglykämie geschieht bei gut eingestellten Diabetikern verspätet bzw. sehr früh bei schlecht eingestellten Patienten (beginnende Symptomatik bereits bei Plasmaglukosewerten <8 mmol/l bzw. 144 mg/dl), z. B. schwere Hypoglykämie bei Patienten mit einem Blutzucker von <144 mg/dl bei über Jahren bestehenden „normalen" Glukosewerten zwischen 200–300 mg/dl. Hypoglykämien bleiben beim älteren Menschen oft unerkannt oder werden fehlinterpretiert.

- **Vegetative Symptomatik** (plötzlicher Beginn der Klinik) als Ausdruck der **neuroendokrinen Gegenregulation** (Glukagon, Adrenalin, GH, Cortisol)
  - Parasympathikoton: initial Heißhunger, Nausea, Emesis
  - Sympathikoton: innere Unruhe, ausgeprägtes Schwitzen (schwieriges Fixieren von periphervenösen Zugängen, Heranziehen von Mullbinden), Tachykardie, Tremor, Mydriasis
- **Neuroglukopenische oder zerebrale Symptomatik** durch ungenügende Glukoseversorgung des Gehirns
  - Automatismen, Grimassieren
  - Verwirrtheit, Verhaltensänderungen

- Müdigkeit, Verlangsamung
- Kopfschmerzen
- Schwindel
- Sehstörungen: verschwommenes Sehen, Doppelbilder
- Sprachstörungen: Aphasie
- Gedächtnisstörungen
- Fokalneurologische Defizite: Hemiplegie
- Somnolenz bis hypoglykämisches Koma
- **Schweregrade der Hypoglykämie:**
  - Grad I: Asymptomatische Hypoglykämie (nur biochemische Sicherung)
  - Grad II: Symptomatische Hypoglykämie (fremde Hilfe noch nicht nötig)
  - Grad III: Schwere Hypoglykämie (fremde Hilfe notwendig)
  - Grad IV: Koma

❶ **Cave**
Die Hypoglykämie kann die Symptome eines akuten Schlaganfalls nachahmen.

❯ **Blutzuckerbestimmung bei jedem bewusstlosen Patienten.**

17.1.5 Diagnostik

- Anamnese:
  - Eigen-/Fremdanamnese: Diabetes mellitus meist bekannt
  - Medikamentenanamnese, Arztbriefe
- Körperliche Untersuchung: Erhebung des Gesamtkörperstatus
- Labordiagnostik:
  - Blutzuckerbestimmung: wenn möglich Plasmaglukose (Blutreste aus dem Mandrin beim Legen der Venenverweilkanüle)
  - Notfalllabor inkl. BGA
  - Ggf. Asservierung von Serum aus forensischen Gründen (Rechtsmedizin, Toxikologie)
- Monitoring: EKG, Hämodynamik (Blutdruck, Puls), S_pO_2
- Ggf. neurologisches Konsil (Differenzialdiagnostik): Ausschluss von Epilepsie, Schlaganfall, Psychosen, Intoxikationen

17.1.6 Therapie

Therapeutische Prinzipien

- Die orale Zufuhr von 20 g Glukose ist die Therapie der Wahl bei bewusstseinsklaren Patienten. Bei persistierender Hypoglykämie ist die Behandlung zu wiederholen.
- Sulfonylharnstoffinduzierte Hypoglykämien dürfen nicht mit Glukagon therapiert werden, denn Glukagon führt bei noch funktionierenden Beta-Zellen zur Insulinfreisetzung mit der Gefahr der Potenzierung der Hypoglykämie.
- Hypoglykämien mit nur kurzer Dauer (<30 min) sind nach Glukosesubstitution mit sofortigem Ansprechen auf Glukose meist komplikationslos.
- Protrahierte hypoglykämische Komata können zerebrale Funktionsstörungen zur Folgen haben.

- **Bewusstseinsklarer Patient**
  - Prinzip: orale Glukoseapplikation → „erst essen, dann messen"
  - Maßnahmen: „Eine schnelle und eine langsame BE zuführen", z. B. ein Glas Limonade/Fruchtsaft oder 2–4 Plättchen Traubenzucker (= 10–20 g Kohlenhydrate), anschließend sollte z. B. eine Scheibe Brot zugeführt werden. Weitere Möglichkeiten: Glukose-Gel (z. B. 1 Btl. Glukose-Gel = 1 Broteinheit), Glukose in Sprayform (Glukose 10 g in 10 ml).
  - 1–2 BE oder 10–20 g Traubenzucker führen zum Anstieg des Blutzuckers um ca. 40–80 mg/dl (2,2–4,4 mmol/l)
- **Bewusstloser Patient**
  - Prinzip: parenterale Applikation von Glukose
  - 1 mg Glukagon (GlucaGenHypokit) i.m. („notfalls durch die Hose in den Oberschenkel") oder i.v., Ausnahme: Sulfonylharnstoffinduzierte Hypoglykämien, da Glukagon die Insulinfreisetzung stimuliert und somit die Hypoglykämie noch verstärkt

- 40–60 ml Glukose 40 % i.v. über zentralen Zugang (>Glukose 10 % nur über zentralen Venenkatheter) oder verdünnt in NaCl 0,9 % (im Notfall; eine periphere Phlebitis muss man oft in Kauf nehmen)
- Ziel-Blutzucker: >150 mg/dl (8 mmol/l)

Ursachen einer verzögerten Erholung einer Hypoglykämie

- Anhaltende, schwere Hypoglykämie, z. B. Sulfonylharnstoffinduzierte Hypoglykämien
- Mangel an gegenregulatorischen Hormonen, z. B. Steroide
- Andere Ursachen für die Bewusstseinsstörung, z. B. Schlaganfall
- Postiktaler Zustand, z. B. Krampfanfall im Rahmen der schweren Hypoglykämie
- Hirnödem

17.2   Diabetisches Koma

17.2.1 Definition

Beim diabetischen Koma handelt es sich um eine durch absoluten oder relativen Insulinmangel verursachte Bewusstseinsstörung.

17.2.2 Allgemeines

- Häufig ist ein Diabetes mellitus nicht bekannt.
- Ein „wirkliches" Koma kann nur in ca. 10 % der Fälle beobachtet werden.
- Blutzuckerbestimmung bei jedem komatösen Patienten: Hämoglucotest (Messbereich: 20–800 mg/dl)
- Einteilung des Coma diabeticum:
  - Ketoazidotisches Koma
  - Hyperosmolares nicht ketoazidotisches Koma

> **Das Management des Diabetes mellitus Typ 2 wird in den nationalen S3-Versorgungsleitlinien aus dem Jahre 2013 (letztes Update 2014) und den internationalen Leitlinien aus dem Jahre 2015 (Inzucchi et al. 2015)**

präsentiert. Weitere Informationen finden sich auf der Homepage der Deutschen Diabetes Gesellschaft (http://www.deutsche-diabetes-gesellschaft.de/home.html).

17.2.3 Ätiologie

- **Erstmanifestation** eines Diabetes mellitus → sog. Manifestationskoma: in 20–25 % der Fälle im Rahmen von Infektionen (gastrointestinal, Pneumonie, Harnwegsinfekt etc.)
- Ursachen bei bereits diagnostiziertem **Diabetes mellitus:**
  - Fehlende Insulinzufuhr, z. B. Vergesslichkeit, Insulinpumpendefekt
  - Inadäquate Dosierung von Antidiabetika oder Insulin, z. B. erhöhter Insulinbedarf
  - Schwere Infektionen
  - Manifeste Hyperthyreose
  - Kardiovaskuläre Komplikationen: z. B. Myokardinfarkt
  - Steroidtherapie
  - Katecholamintherapie
  - Diätfehler bei unzureichender Schulung
  - Massiver Stress

> Infektionen und Non-Compliance sind die häufigsten Ursachen für die Entwicklung eines ketoazidotischen Komas im Erwachsenenalter.

17.2.4 Klinisch pathophysiologischer Hintergrund

Ketoazidotisches Koma

- Absoluter Insulinmangel → intrazelluläre Hypoglykämie und extrazelluläre Hyperglykämie
- Kompensatorischer Anstieg kataboler Hormone: Glukagon, Katecholamine, Cortisol, GH
- **Glukoregulatorische Mechanismen:**
  - Glykogenolyse und Gluconeogenese
  - Proteolyse: Muskeleiweißabbau für Gluconeogenese
  - Lipolyse: Freisetzung freier Fettsäuren aus Adipozyten mit Ketogenese (durch den

Abbau freier Fettsäuren mit vermehrter Entstehung von Acetyl-CoA: Anreicherung von Aceton, Acetoacetat, β-Hydroxybutyrat): Ketoazidose-Entwicklung und Verschlechterung der Glukosepermeabilität
- **Osmotische Diurese (Hyperosmolarität)**
  - Polyurie und Polydipsie: bedingt durch extrazelluläre Hyperglykämie
  - Elektrolytverarmung (Hyponatriämie und Hypokaliämie): Im Rahmen der metabolischen Azidose kommt es zum Austausch extrazellulärer Protonen gegen intrazelluläre K^+-Ionen (H^+-K^+-Antiporter), die zusammen mit Na^+-Ionen im Rahmen der Ketonurie (β-Hydroxybutyrat und Acetoacetat liegen als Anionen vor) als Natrium- und Kaliumsalze ausgeschieden werden.
  - Hypertone Dehydratation (durch Hyperglykämie und Hyperketonämie): Koma und prärenales Nierenversagen
- **Wasser- und Elektrolytverluste** (Faustregel)
  - Wasserverlust: ca. 5–15 % des Körpergewichts
  - Elektrolytverlust: 500 mmol Na^+, 500 mmol K^+, 100 mmol Phosphat

Hyperosmolares (nicht ketotisches) Koma

- Im Gegensatz zum ketoazidotischen Koma findet beim hyperosmolaren Zustand noch eine geringe Insulinrestsekretion statt (relativer Insulinmangel).
- Insulin führt normalerweise über die Inhibition der hormonsensitiven Lipase zur Hemmung der Lipolyse.
- Beim hyperglykämisch-hyperosmolaren Koma scheint diese minimale Insulinsekretion gerade genügend, um eine Lipolyse zu verhindern, sodass keine wesentliche Ketogenese stattfindet bzw. sich keine Ketoazidose manifestiert.
- Die Insulinrestmenge kann jedoch keinen ausreichenden Glukosetransport nach intrazellulär gewährleisten.
- Die gegenregulatorische Freisetzung von Glukagon, Katecholaminen und Cortisol führt zur gesteigerten Gluconeogenese und zur Glykogenolyse mit Hyperglykämie.

◘ **Tab. 17.1** Coma diabeticum

	Ketoazidotisches Koma	Hyperosmolares Koma
Vorkommen	In 2/3 der Fälle Typ-1-Diabetiker	Meist Typ-2-Diabetiker
Inzidenz	Ca. 5–8/1000/Jahr	Ca. 1/1000/Jahr
Anamnesedauer	Stunden bis Tage	Tage bis Wochen
Patientenkollektiv	<40. Lebensjahr	Höheres Lebensalter
Allgemeine Klinik	Mäßige Exsikkose-Zeichen: Durst, trockene Haut; Bauchschmerzen (Pseudoperitonitis → DD akutes Abdomen!); Nausea, Emesis (zentralnervöse emetische Ketonwirkung); Hypotonie, Tachykardie; Acetonfötor (Geruch nach süßlich faulem Obst)	Ausgeprägte Exsikkose-Zeichen: Durst, trockene Haut und Schleimhäute, stehende Hautfalten; Hypotonie, Tachykardie; meist Fehlen von Nausea, Emesis und Pseudoperitonitis
Atemmuster	Kussmaul-Atmung	Normal
Muskeltonus	Vermindert	Gesteigert
Blutzuckerspiegel [mg/dl]	>250 und <600	>600
pH-Wert	Metabolische Azidose (pH-Wert <7,3)	Normal, evtl. Laktatazidose (pH-Wert meist >7,3)
HCO_3 [mmol/l]	<15	>15
Anionenlücke [mmol/l]	>12	<12
Serumosmolalität	Variabel	Erhöht (>350 mosmol/kg KG)
Ketonkörper im Urin	Positiv	Negativ oder gering
Exsikkose	Unterschiedliche Ausprägung	Stark ausgeprägt
Mortalität [%]	<5	10–25

— Da die Hyperglykämie meist intensiver ausgeprägt ist als beim ketoazidotischen Koma kommt es infolge der verstärkten Hyperosmolarität mit osmotischer Diurese zu einer deutlichen Exsikkose.

17.2.5 Klinik

Ketoazidotisches Koma

— Mäßige Exsikkosezeichen: Durst, Polyurie, trockene Haut (◘ Tab. 17.1)
— Bauchschmerzen (Pseudoperitonitis diabetica) können bei jugendlichen Patienten und ausgeprägter Ketoazidose ganz im Vordergrund stehen (akutes Abdomen), u. a. erhöhte Serumamylase und erhöhte Entzündungsparameter

— Nausea, Emesis (zentralnervöse emetische Ketonwirkung)
— Hypotonie, Tachykardie
— Acetonfötor (da Aceton nicht metabolisiert werden kann, wird es abgeatmet und/oder renal ausgeschieden): Geruch nach süßlich faulem Obst, wird im Notfallgeschehen meist kaum wahrgenommen
— Kussmaul-Atmung, Dyspnoe
— Bewusstseinsstörung: Benommenheit bis Koma (enge Korrelation zwischen Serumosmolalität/pH-Wert und Grad der Bewusstseinsstörung)

Hyperosmolares Koma

— Ausgeprägte Exsikkose-Zeichen: Durst, trockene Haut und Schleimhäute, stehende Hautfalten

- Hypotonie, Tachykardie
- Meist Fehlen von Nausea, Emesis und Pseudoperitonitis
- Meist normale Atmung
- Bewusstseinsstörung (Benommenheit bis Koma) bis fokale/generalisierte Krämpfe

17.2.6 Diagnostik

- Anamnese/Fremdanamnese und körperliche Untersuchung
- Labordiagnostik:
  - Blutzuckerbestimmung
  - Notfalllabor: insbesondere Elektrolyte, Plasmaglukose, Blutbild, TSH, Entzündungsparameter, Herzenzyme, Troponin
  - BGA: pH-Wert, pO_2, pCO_2, Elektrolyte, Laktat, BE, HCO_3
  - Urinstix: Ketonkörpernachweis (Acetoacetat und Aceton), ein zweifach (++) oder dreifach (+++) positiver Befund zeigt eine schwere Ketose an, welche meistens mit einer Azidose einhergeht
  - Berechnung der Anionenlücke: $[Na^+]$ $-([Cl^-]+[HCO_3^-])$, Normwert: 8–16 mmol/l, bei metabolischer Azidose zeigt sich eine vergrößerte Anionenlücke >16 mmol/l
  - Berechnung der Serumosmolalität: S-Osmolalität = 1,89 $[Na^+]$ + 1,38 $[K^+]$ + 1,03 [Harnstoff] + 1,08 [Glukose] + 7,45; Normwert: 280–295 mosmol/kg KG
  - Bestimmung der Urinosmolalität (wird nicht berechnet), Normwert: 200–1400 mosmol/kg KG
  - Mikrobiologische Untersuchung von Urin und Blut
- EKG
- Notfallsonographie: Echokardiographie (Pumpfunktion?), Abdomensonographie (Beurteilung der V. cava inferior, Aszites?), Thoraxsonographie (Pleuraergüsse, Konsolidierungen?)
- Röntgen-Thorax (Infiltrate?)
- Ggf. neurologisches Konsil
- Ggf. Abnahme von Blutkulturen bei Zeichen der Infektion (Infektion als Induktor?)

17.2.7 Differenzialdiagnostik

(❑ Tab. 17.1)

17.2.8 Therapie

> **Therapiestadien des Coma diabeticums**
> - Stadium der Rehydratation
> - Stadium der Insulintherapie
> - Stadium der langsamen Adaptation an das normale Milieu

Allgemeine Maßnahmen

- Sicherung und Aufrechterhaltung der Vitalfunktionen
- Oxygenierung, falls notwendig (O_2-Sättigung <94 % oder Dyspnoe)
- Anlage eines zentralvenösen (ZVK) und arteriellen Zugangs (Arterie)
- Beginn der Volumensubstitution, da eine schwere Hyperglykämie bereits durch eine frühzeitige Rehydratation gebessert werden kann
- Thromboseprophylaxe
- Anlage einer Magensonde bei diabetischer Gastroparese
- Bilanzierung: Anlage eines Blasenkatheters
- Therapie der auslösenden Ursache: z. B. Antibiotikatherapie bei Verdacht auf Infektion

Volumensubstitution

> ❯ Flüssigkeitszufuhr so viel wie nötig, aber so langsam wie möglich (Hirnödemgefahr).

Die Volumensubstitution sollte unter Berücksichtigung von Hydratationsstatus, Serum-Na^+-Spiegel und Serumglukosespiegel sowie der kardialen Pumpfunktion erfolgen. In der Regel erfolgt die Rehydratation durch die Zufuhr von 0,9 %-iger NaCl-Lösung: 1–2 l in der ersten Stunde, danach primär abhängig von Volumenstatus und Bilanz.

ⓘ Dosierung

Volumensubstitution

1. Unter Berücksichtigung der aktuellen Hämodynamik (Schock) bzw. des Hydratationsstatus

- Zu berücksichtigende Faktoren: kardiale (z. B. Herzinsuffizienz) und renale Erkrankungen (z. B. eingeschränkte Diurese bei chronischer Niereninsuffizienz)
- Gesamtbedarf: 5–10 l oder 10–15 % des Körpergewichts
- In der 1. Stunde: 1–2 l 0,9 %ige NaCl-Lösung
- Ab der 2. Stunde: abhängig von Diurese und ZVD bzw. Weite der V. cava inferior (VCI)
  - ZVD-Wert <0 mm Hg bzw. VCI <21 mm mit prominentem Kollaps: 1000 ml/h
  - ZVD–Wert 0–3 mm Hg bzw. VCI <21 mm mit Kollaps (>50 %): 500 ml/h
  - ZVD–Wert 4–8 mm Hg bzw. VCI >21 mm mit Kollaps (>50 %): 250 ml/h
  - ZVD–Wert 9–12 mm Hg bzw. VCI >21 mm mit Kollaps (<50 %): 100 ml/h
  - ZVD–Wert >12 mm Hg bzw. VCI >21 mm mit fehlendem Kollaps: 0 ml/h

2. Unter Berücksichtigung des Serum-Na$^+$-Spiegels

- Allgemeine Dosierung: 0,5 l/h NaCl 0,9 % (1 l NaCl 0,9 % enthält 154 mmol Na$^+$)
- Serum-Na$^+_{high}$ >155–165 mmol/l: NaCl 0,45 % oder Glukose 5 % (Na$^+$-frei) i.v.
- Serum-Na$^+_{normal}$ 135–155 mmol/l: 250–500 ml NaCl 0,45 % pro Stunde i.v.
- Serum-Na$^+_{low}$ <135 mmol/l: 250–500 ml NaCl 0,9 % pro Stunde i.v.

3. Unter Berücksichtigung des Blutzuckers

- Blutzucker <300 mg/dl (<16 mmol/l): 150–250 ml Glukose 5 % mit NaCl 0,45 % pro Stunde i.v.
- Blutzucker <120 mg/dl (<7 mmol/l): Gabe von Glukose 10 %, Insulinsubstitution ggf. reduzieren, aber *nicht* absetzen!

Beachte: Insulin führt zum Einstrom von Glukose und K$^+$ nach intrazellulär, was eine Abnahme der Serumosmolalität und eine Hypokaliämie unter Insulintherapie zur Folge hat. Mit sinkender

Serumosmolalität kommt es zum Zellhydrops (Hirnödemgefahr) bzw. zur Abnahme des intravasalen Volumens mit Hypernatriämie. Hypernatriämie und Hypokaliämie sind oft Folge einer i.v.-Insulintherapie.

Kaliumsubstitution

(◘ Tab. 17.2)

❯ Die Flüssigkeitszufuhr allein kann einen deutlichen Abfall des Serum-K$^+$-Spiegels zur Folge haben. Mit der Zugabe von Insulin und/ oder NaHCO$_3$ kommt es zum weiteren Abfall des Serum-K$^+$-Spiegels. Parallel zur Volumen- und Insulinsubstitution sollte die i.v.-Gabe von Kalium (Perfusor) erfolgen.

Insulinsubstitution

- Voraussetzung: Serum-K$^+$ >3,3 mmol/l
- Bolus von ca. 0,1–0,2 I.E./kg KG Normalinsulin
- Danach kontinuierlich über Perfusor: 0,1 I.E./kg KG/h bei Blutzucker >1000 mg/ dl (>55 mmol/l) und 0,02 I.E./kg KG/h bei Blutzucker um 200 mg/dl (11 mmol/)
- Langsame Blutzuckersenkung um 55–70 mg/dl (3–4 mmol/l) pro Stunde
- Ziel-Blutzucker: ca. 220–250 mg/dl (12–14 mmol/l)

Blutzuckersenkung

- Die Blutzuckersenkung sollte langsam erfolgen, da die Glukose schlecht schrankengängig ist und somit nur langsam aus dem Liquorraum diffundiert → Gefahr des latenten Hirnödems (Dysäquilibriumsyndrom).
- Als Faustregel gilt: Blutzucker maximal um 50 % des Ausgangswertes in den ersten 4–6 h senken, anschließend für 24–48 h bei ca. 220 mg/dl (12 mmol/l) stabil halten.
- Des Weiteren kann eine zu rasche Senkung der Glukosekonzentration zur Hypokaliämie führen („insulin-induced activation of the Na$^+$-K$^+$-pump").

17

◻ **Tab. 17.2** K⁺-Zufuhr nach pH-Wert und Serum-K⁺-Spiegel unter der Voraussetzung einer adäquaten Eigendiurese (stündliche BGA-Kontrollen!)

Serum-K⁺ [mmol/l]	K⁺-Zufuhr [mmol/h]	
	pH <7,2	pH >7,2
>5,5	0	0
5,0–5,5	0–20	0–10
4,0–5,0	25	15
3,0–4,0	35	25
2,0–3,0	45	35

Anmerkungen: Dosierung: maximal 240 mmol/Tag; Ziel: Serum-K⁺-Spiegel 4–5 mmol/l.

Phosphatsubstitution

- Indikation: Serumphosphat <1,5 mg/dl (0,48 mmol/l)
- Beginn: 6–8 h nach Therapie
- Substitution: Natriumphosphat 4 mmol/h

Azidosekorrektur mit NaHCO₃

- Indikation: pH-Wert <7,0 oder Bikarbonat <5 mmol/l nach 1-stündiger Hydratation
- Bedarf an NaHCO₃ in mmol: 0,1 × BE („base excess") × kg KG, d. h. ein Drittel des errechneten Basendefizits (normalerweise: 0,3 × BE × kg KG) als 8,4 %-ige NaHCO₃-Lösung
- Infusionsdauer: 1–2 h
- Kontrollen: 1- bis 2-stündliche BGA und K⁺-Kontrollen (wegen Hypokaliämiegefahr: [H⁺] ↓ → [K⁺] ↓)
- Ziel-pH: ≥ 7,2

❶ **Cave**
Bikarbonat ist schlecht und CO₂ gut ZNS- bzw. schrankengängig, sodass bei der Azidosekorrektur der pH-Wert nur langsam angehoben werden sollte, um eine **paradoxe Liquorazidose** zu vermeiden.

Besonderheit: Laktatazidose bei Diabetes mellitus

- Laktatazidosen sind lebensbedrohliche Zustände und gelten als häufigste Form der metabolischen Azidose bei hospitalisierten Patienten (Scherbaum u. Scherbaum 2014).
- Inzidenz: 3–5 Fälle/100.000 Patienten/Jahr
- Unterscheidung der Laktatazidosen:
  - Typ A: Entsteht bei Minderperfusion und Gewebehypoxie, z. B. bei Schock
  - Typ B: Substanzinduziert, insbesondere bei älteren und multimorbiden Menschen mit Niereninsuffizienz, Substanzen: Ethanol, Methanol, Biguanide (Metformin)
- Metformin ist ab einer eGFR <60 ml/min/1,73 m² kontraindiziert bzw. unterhalb einer eGFR von 30 ml/min/1,73 m² absolut kontraindiziert (was nicht immer eingehalten wird).
- Klinik: Nausea, Bauchschmerzen, Tachykardie, Hypotension, Tachypnoe, Kussmaul-Atmung, Verwirrtheit bis Koma, Oligurie/Anurie
- Labor: Laktat >8 mmol/l, pH-Wert <7,25, Phosphatspiegel >10 mg/dl (>3,22 mmol/l), vergrößerte Anionenlücke
- Therapie: Volumensubstitution und Ausgleich der Laktatazidose, ggf. Dialyse

17.3 Urämisches Koma

17.3.1 Definition

- Urämie: Intoxikationszustand (Symptomenkomplex) aufgrund einer akuten oder chronisch-progredienten Niereninsuffizienz
- Definition des akuten Nierenversagens: rasche Abnahme der glomerulären Filtrationsrate (GFR) innerhalb von Stunden bis Wochen mit Anstieg der Retentionswerte, die prinzipiell reversibel sein können
- Definition der chronischen Niereninsuffizienz: irreversibler Verlust der Nierenfunktion unabhängig von der zugrunde liegenden Ursache mit entweder stabilem Verlauf oder Progress bis hin zur terminalen Niereninsuffizienz

◘ Tab. 17.3 Unterscheidung zwischen prärenalem und intrarenalem Nierenversagen

	Prärenal	Intrarenal
Urinosmolalität [mOsmol/l]	>400	<300
Urin-Natrium [mmol/l]	<20	>20
Fe_{Na} [%]	<1	>2
Harnstoff i.U./ Harnstoff i.S.	>8	<4
Kreatinin i.U./ Kreatinin i.S.	>40	<20
Fe_{HST} [%]	<35	>35
Harnstoff i. U./ Kreatinin i. S.	>40	<40
Spezifisches Gewicht (Urin)	>1020	<1020
Urinsediment	Hyaline Zylinder	Tubulusepithelien, Pigmentzylinder („muddy brown casts")

Anmerkung: Beim prärenalen Nierenversagen ist die Urin-Natrium-Konzentration niedrig, weil bedingt durch die RAAS-Aktivierung viel Na^+ rückresorbiert wird.

17.3.2 Ätiologie

Ursachen des akuten Nierenversagens

(◘ Tab. 17.3)
- **Prärenales Nierenversagen (55–60 %)**
  - Hauptursache: renale Hypoperfusion
  - Intravaskulärer Volumenmangel: z. B. Blutung
  - Vermindertes Herzzeitvolumen: z. B. Herzinsuffizienz
  - Systemische Vasodilatation: z. B. Sepsis, Anaphylaxie
  - Renale Vasokonstriktion: z. B. Katecholamintherapie
- **Intrarenales Nierenversagen (35–40 %)**
  - Hauptursache: parenchymatös → meist akute tubuläre Nekrose (ATN)
  - Akute Tubulusnekrose (ATN): ischämisch oder toxisch bedingt

- Entzündlich: Glomerulonephritiden, akute interstitielle Nephritis
- Makrovaskulär: Nierenarterienverschluss, Nierenvenenthrombose, Cholesterinembolien
- Mikrovaskulär: thrombotische Mikroangiopathien
- **Postrenales Nierenversagen (5 %):** Harnabflussstörungen

Ursachen der chronischen Niereninsuffizienz
- **Diabetische Nephropathie (ca. 30–35 %)**
- Vaskuläre Nephropathien, z. B. arterielle Hypertonie (ca. 20–25 %)
- Glomerulonephritiden/Glomerulopathien (ca. 10–15 %)
- Interstitielle Nephritiden (ca. 5–10 %)
- Unbekannte Ursachen (ca. 10 %)
- Kongenitale Nierenerkrankungen, z. B. polyzystische Nephropathien (ca. 5 %)
- Systemerkrankungen (ca. 5 %)

17.3.3 Klinik

Klinische Zeichen einer Urämie
- Foetor uraemicus: urinartiger Geruch von Atem und Haut
- Nausea und Emesis, Diarrhö, Singultus
- Pruritus sowie trockenes, blassgelbes bis gelbbraunes Hautkolorit
- Zeichen der Dehydratation mit Polyurie (>2000 ml Urin/Tag) oder der Hyperhydratation mit Anurie (<100 ml Urin/Tag) bzw. Oligurie (<400 ml Urin/Tag) und Ödembildung
- Zentralnervöse Auffälligkeiten: Konzentrationsschwäche, Adynamie, Bewusstlosigkeit bis Koma

- *Pulmonal*: Dyspnoe infolge eines interstitiellen oder alveolären Lungenödems („fluid lung"), bedingt durch Wasserretention und gesteigerte Permeabilitätserhöhung (urämische

Pneumonitis, Permeabilitätslungenödem),
ggf. Kussmaul-Atemmuster bei ausgeprägter
metabolischer Azidose, Pleuritis/Pleuraerguss
- *Kardial:* hämorrhagische Perikarditis
(Perikarderguss), hyperkaliämiebe-
dingte Arrhythmien, Kardiomyopathie,
arterielle Hypertonie (verstärkt durch die
Wasserretention)
- *Hämatologisch:* renale Anämie (infolge
Erythropoetinmangel, toxische Inhibition
der Erythropoese durch z. B. Polyamine,
toxische Hämolyse), hämorrhagische Diathese
(aufgrund Inhibition des Plättchenfaktors
III, Thrombozytopenie und Thrombozyto-
pathien), erhöhte Infektneigung (Leukopenie,
Lymphozytopenie, Hypokomplementämie),
Splenomegalie/Hypersplenismus
- *Endokrin:* sekundärer Hyperparathyreoi-
dismus, Erythropoetinmangel, Struma, erektile
Dysfunktion, Amenorrhö, β_2-Mikroglobuli-
n-Ablagerung, Amyloidose
- *Metabolisch:* verringerte Glukosetoleranz,
Hyperlipidämie
- *Dermal:* Pruritus, Hyperpigmentierung, blass-
gelbbraunes Hautkolorit (*Café au lait*), Neigung
zu Wundheilungsstörungen, Ekchymosen
- *Skelettal:* Knochen- und Gelenkschmerzen
aufgrund von Osteomalazie, Osteo-
porose sowie sekundärer bzw. tertiärer
Hyperparathyreoidismus
- *Muskulär:* Vitamin-D-Mangel bedingte
Myopathie, Muskelkrämpfe, Malnutrition
(„protein-energy wasting", PEW)/Kachexie
- *Gastrointestinal:* Nausea, Diarrhö, hämor-
rhagische Gastroenterokolitis, idiopathische
Aszites, Peritonitis
- *Neurologisch-psychisch:* Müdigkeit, Apathie,
urämisches Hirnödem mit Enzephalopathie
bis hin zum Coma uraemicum, periphere
Polyneuropathie, ggf. Epilepsie

17.3.4 Diagnostik

- Anamnese:
  - Vorerkrankungen: bekannte Niereninsuffizienz, Diabetes mellitus, arterielle Hyper-
  tonie, Herzinsuffizienz
  - Medikamentenanamnese nephrotoxischer
  Substanzen: Aminoglykoside, nichtsteroidale Antirheumatika, Kontrastmittel etc.
  - Trink- und Urinmenge in den letzten Tagen
  bzw. Wochen, Gewichtszunahme (da die
  chronische Niereninsuffizienz mit einer
  Malnutrition einhergeht, kann eine durch
  Wasserretention bedingte Gewichtszu-
  nahme aufgrund eines parallelen Verlustes
  an Körpersubstanz verschleiert sein)
- Körperliche Untersuchung: kardiopulmonaler
Status (pulmonale Stauungszeichen), Hautko-
lorit/Hautturgor (periphere Ödeme), Nieren-
lager und Vigilanz
- EKG: Ischämiezeichen?, Arrhythmien (insbe-
sondere unter Elektrolytentgleisungen)?
- Labordiagnostik:
  - Blutzuckerbestimmung: bei jedem bewusst-
  seinseingetrübten Patienten
  - Retentionswerte, Elektrolyte, BGA,
  Gerinnungswerte, Differenzialblutbild
  (Anämie?), CRP, BSG, LDH, Bilirubin,
  Haptoglobin, CK (Rhabdomyolyse?), Lipase
  (Pankreatitis?)
  - Urin („Spot-Urin"): Osmolalität, Harnstoff,
  Natrium, Kreatinin, spezifisches Gewicht,
  Sediment

> **Aufgrund der subklinischen Inflammation
bei chronischer Niereninsuffizienz ist der
CRP-Wert bei einigen „Nierenpatienten"
dauerhaft oder intermittierend erhöht. Diese
hohe Inflammationslast bei chronischer
Niereninsuffizienz beeinträchtigt auch die
Funktion der Immunabwehr.**

- Abschätzung der GFR:
  - Formeln: Cockcroft-Gault- oder MDRD-
  Formel → kaum aussagekräftig im ANV,
  gelten nur im „steady state"
- Berechnung der Urinindizes:
  - Fraktionelle Na^+-Exkretion, $Fe_{Na} = (Urin_{Na} \times Serum_{Krea})/(Serum_{Na} \times Urin_{Krea}) \times 100$
  - Problem, wenn bereits Furosemid appliziert
  wurde → dann: Fe_{HST}
- Notfallsonographie:
  - Abdomensonographie: Nierengröße,
  Abflussstörung?

— Thoraxsonographie: bilaterale B-Linien
(„fluid lung")?, Pleuraerguss?
— Echokardiographie: Perikarderguss?,
Pumpfunktion?
— Röntgen-Thorax: „fluid lung"?

▪ **Diagnostischer Handlungsablauf**
— **Abdomensonographie:**
— Volle Blase, Harnstauung: postrenales ANV
→ Urologen hinzuziehen
— Nieren klein → chronische Niereninsuffi-
zienz (Cave: Acute-on-chronic-NV möglich)
— **Urinindizes:**
— Fe_{Na} <1 % (Cave: Diuretika → Fe_{HST} <35 %)
plus klinische Zeichen des intravasalen
Volumenmangels/der eingeschränkten
Hämodynamik → prärenales ANV
— **Urinsediment:**
— „Muddy brown casts" → akute
Tubulusnekrose
— Dysmorphe Erythrozyten, Akantozyten
(>5 %), Erythrozytenzylinder → Glomerulo-
nephritis → Nierenbiopsie
— Leukozyturie, Urineosinophilie, Leukozy-
tenzylinder → akute interstitielle Nephritis

17.3.5 Differenzialdiagnostik

— Funktionelle Oligurie ohne Vorliegen einer
Niereninsuffizienz: z. B. nach langem Dursten,
extremes Schwitzen bei Fieber
— Extrarenale Flüssigkeitsverluste bei chronischer
Niereninsuffizienz: z. B. Emesis, Diarrhö;
über eine Hypovolämie kommt es zu einer
deutlichen Beeinträchtigung der Restnieren-
funktion bis hin zur Urämie
— Andere Komaformen: primär zerebrales
Koma, diabetisches Koma, hypoglykämisches
Koma, thyreotoxisches Koma, hypothyreotes
(Myxödem) Koma, hepatisches Koma,
Addison-Krise, hypophysäres Koma (akuter
Panhypopituitarismus)

17.3.6 Therapie

❯ Bei akuter Urämie mit gastrointestinalen
Beschwerden, Polyserositis (Perikard-/

Pleuraerguss) und/oder zentralnervösen
Symptomen ist bei Patienten mit
bekannter chronischer Niereninsuffizienz
eine Dialysetherapie eindeutig indiziert.
Schwieriger gestaltet sich die anschließende
Behandlung der Langzeitkomplikationen
der chronischen Urämie, sodass – falls bisher
noch nicht geschehen – eine nephrologische
Anbindung empfohlen wird.

Postrenales ANV
— Urologen hinzuziehen, Harnabfluss
gewährleisten, z. B. DK-Anlage bei
Prostatahyperplasie

Prärenales ANV
— Volumensubstitution
— Optimierung des Herzzeitvolumens (z. B. nach
Myokardinfarkt)
— Auslösende Ursache/Grunderkrankung
behandeln (z. B. Pankreatitis, Sepsis)

❯ Diuretikatherapie beim prärenalen
ANV: wenn überhaupt, dann erst nach
Volumenrepletion → es bringt nichts „Gas
zu geben" (hydrieren) und gleichzeitig zu
„bremsen" (dehydrieren mittels Diuretika).

Intrarenales ANV
— **Akute Tubulusnekrose (ATN)**
— Eine großzügige Volumengabe bei Oligurie/
Anurie ist weniger sinnvoll.
— Die Volumengabe muss balanciert erfolgen:
eine Hypovolämie, die eine tubuläre
Hypoperfusion unterhält, sollte vermieden
werden.
— Ist jedoch eine oligoanurisch verlaufende
akute Tubulusnekrose erst einmal einge-
treten, so droht eine Überwässerung mit den
Folgen des Lungenödems oder einer schwer
kontrollierbaren arteriellen Hypertonie.
— Meist: **passagere Dialysebehandlung**
notwendig

❯ Patienten mit oligurischer ATN nicht
überwässern, sofern nach initialer

Volumengabe keine hinreichende Ausscheidung stattfindet, sondern, falls ein adäquates Volumenmanagement, z. B. mit Hilfe einer hochdosierten Diuretikatherapie, nicht gelingt, den Patienten dialysieren. An dieser Stelle sei angemerkt, dass hochmolekulare Produkte und chemisch modifizierte Proteine auch durch eine Nierenersatztherapie nicht vollständig entfernt werden können.

– **Glomerulonephritiden (GN)**
  – Behandlung nur nach exakter Diagnosestellung mittels Nierenbiopsie
  – Ausnahme: bei klinisch-anamnestisch eindeutigem Vorliegen einer postinfektiösen GN kann evtl. zunächst von einer Biopsie abgesehen werden
– **Interstitielle Nephritis:** Absetzen des auslösenden Agens, Behandlung der Grunderkrankung
– **Rhabdomyolyse**
  – Initial: Flüssigkeitssubstitution 1,5 l NaCl 0,9 %/h bis Diurese ca. 300 ml/h
  – Dann: 0,45 % NaCl plus 10 g Mannitol in 40 mmol $NaHCO_3$ (Ziel: Alkalisierung → Steigerung der Löslichkeit von Myoglobin)

17.4 Akute Nebenniereninsuffizienz (adrenale oder Addison-Krise)

17.4.1 Definition

– Akuter Mangel an Glukokortikoiden (Hypocortisolismus) *und* Mineralokortikoiden bei akuter *primärer* Nebenniereninsuffizienz (häufig)
– Akuter Mangel *nur* an Glukokortikoiden bei akuter *sekundärer* Nebenniereninsuffizienz (selten)
– Erstmalige Beschreibung durch Thomas Addison im Jahre 1855.
– Auf das Management der Nebennierenrindeninsuffizienz wird u. a. in den S1-Leitlinien (Deutsche Gesellschaft für Kinderheilkunde und Jugendmedizin – DGKJ2010) eingegangen.

Ätiologie

– „Exazerbation" einer bekannten chronischen sowie einer bis dato unbekannten latenten Nebennierenrindeninsuffizienz:
  – Stress, insbesondere emotionaler Genese
  – Operationen/Schmerzen
  – Infektion, insbesondere Gastroenteritis
– Meist schleichend verlaufende Autoimmunadrenalitis, welche in ca. 40 % der Fälle isoliert, in ca. 60 % der Fälle im Rahmen eines autoimmunen polyendokrinen Syndroms auftritt
– Iatrogen:
  – Abrupter Abbruch einer Langzeit-Glukokortikoidtherapie
  – Zustand nach bilateraler Adrenalektomie
  – Therapieeinleitung einer Hypothyreose mit L-Thyroxin bei bis dato unbekannter NNR-Insuffizienz (L-Thyroxin → Erhöhung des Grundumsatzes u. a. durch gesteigerte Cortisolclearance → bei Insuffizienz keine Steigerung möglich → adrenale Krise)
  – Medikamente: z. B. Etomidat, Rifampicin
– Vaskulär:
  – Akuter Nebenniereninfarkt
  – Akute hämorrhagische Infarzierung bei Waterhouse-Friderichsen-Syndrom oder Antikoagulanzientherapie

> **Critically Illness Related Corticoid Insufficiency:**
> – **Viele Intensivpatienten im kardiogenen und/oder septischen Schock zeigen relativ häufig eine reversible Dysfunktion der Hypothalamus-Hypophysen-Nebennierenrinden-Achse, sodass entsprechend häufig eine temporäre Nebennierenrindeninsuffizienz diagnostiziert werden kann. Eine definitive Empfehlung zur Diagnostik und Behandlung dieser sog. ACTH-Cortisol-Dissoziation kann aktuell nicht gemacht werden.**
> – **Patienten im schweren septischen Schock unter Hochdosis-Katecholamintherapie scheinen von der Gabe von Hydrokortison zu profitieren.**

Klinik

> **Leitsymptome der akuten Nebennieren-insuffizienz**
> - Abdominelle Schmerzen (Pseudope-ritonitis) mit Nausea (akutes Abdomen)
> - Hypotonie bis Schock
> - Kaliumspiegel: normal bis erhöht
> - Natriumspiegel: vermindert
> - Na^+/K^+ <30
> - Dehydratation (bis Koma)
> - Hypoglykämie
> - Fieber (Exsikkose-Fieber), ggf. initial Hypothermie

> **❯** Klinisch manifestiert sich eine Insuffizienz erst dann, wenn mehr als 90 % des funktionell aktiven Nebennierenrin-dengewebes zerstört sind.

- Eine Störung des Kaliumhaushaltes in Form einer Hyperkaliämie tritt meist nur bei Aldosteronmangel, d. h. bei primärer und nicht bei sekundärer NNR-Insuffizienz.
- Eine akute Nebenniereninsuffizienz kann ein akutes Abdomen vortäuschen. Häufig besteht zusätzlich ein Adrenalindefizit, da die Katecholaminbiosynthese u. a. einer hohen lokalen Glukokortikoidkonzentration bedarf (Bornstein et al. 1995).

Diagnostik

- Anamnese/Fremdanamnese (z. B. Adynamie, gesteigertes Schlafbedürfnis)
- Körperliche Untersuchung, insbesondere Hautkolorit:
  - Hyperpigmentierung der Haut als Ausdruck der Hochregulation aller POMC-Abkömm-linge (Proopiomelanocortin) bei primärer NNR-Insuffizienz
  - Hypopigmentierung der Haut (alabaster-farbene Blässe) als Hinweis für eine sekundäre NNR-Insuffizienz
- Labordiagnostik:

- Elektrolyte: Serum-Na^+ ↓ (90 % d. F.), Serum-K^+ ↑ (65 % d. F.)
- Basalwerte: Cortisol (Serum) und ACTH (EDTA-Blut, gekühlt)
- Blutbild: Anämie, Lymphozytose und Eosinophilie
- Nachweis von NNR-Autoantikörpern (Antikörper gegen 21-Hydroxylase) bei primärer NNR-Insuffizienz (fehlende Antikörper schließen einen M. Addison jedoch nicht aus)

> **❯** Ein morgendlicher Cortisol-Basalwert <5 μg/dl bei gleichzeitig erhöhtem ACTH-Wert und niedriger Serumkonzentration von Dehydroepiandrosteronsulfat (DHEAS) hat einen hohen prädiktiven Wert für das Vorliegen einer Nebenniereninsuffizienz, während bei einem Cortisol-Basalwert > 20 μg/dl (>550 nmol/l) von einer normalen Nebennierenrindenfunktion ausgegangen werden kann. Bei einer primären Nebennie-renrindeninsuffizienz finden sich deutlich erhöhte ACTH-Basalwerte, bei der sekundären Form sind meist nur erniedrigte oder niedrig normale Werte nachweisbar (Pulzer et al. 2016).

- ACTH-Test:
  - Injektion von 250 μg ACTH i.v. (Synacthen)
  - Bestimmung des Serumcortisols: vor, 30 min und 60 min nach ACTH-Gabe
  - Anstieg des Serumcortisols (>20 μg/dl bzw. >550 nmol/l) nach ACTH-Gabe schließt eine primäre Nebennierenrindeninsuffi-zienz aus
  - Durchführung des Tests: zu jeder Tageszeit
- Ggf. Bildgebung: CT-Nebennieren

Therapie

- Aufrechterhaltung und Stabilisierung der Vitalfunktionen
- **Glukokortikoide**

> **ⓘ Dosierung**
> **Hydrokortison**
> - Initial 100 mg i.v., anschließend: 200 mg/Tag via Perfusor.

Prednisolon (Solu-Decortin)
- Initial 50 mg i.v. (nur wenn kein Hydrokortison verfügbar).
- Später individuelle Oralisierung: z. B. Hydrokortison 10–5–5 mg oder 15–5–0 mg oder Prednisolon 20–10–0 mg.

- **Mineralokortikoide**
  - Indikation: bei primärer NNR-Insuffizienz
  - Bei einer Hydrokortisonsubstitution von >50 mg/Tag ist eine Mineralokortikoidgabe nicht erforderlich, da die mineralokortikoide Eigenwirkung des Hydrokortisons völlig ausreicht.
  - Bei einer Hydrokortisonsubstitution von <50 mg/Tag ist eine Mineralokortikoidgabe erforderlich: Fludrokortison (Astonin H) 0,05–0,2 mg/Tag.
  - Oralisierung im Verlauf: Fludrokortison (Astonin H): 1 × 0,05–0,1 mg/Tag
- **Volumensubstitution**
  - Initial: 2–4 l NaCl 0,9 %-ige oder 5–10 %-ige Glukoselösung
  - Danach: Steuerung nach Volumenstatus (Beurteilung der V. cava inferior)
  - Ggf. zusätzlich Katecholamintherapie bei ausgeprägter Hypotonie/Schocksymptomatik

> **⊙** Jeder Patient mit Nebennierenrindeninsuffizienz sollte sowohl einen „Notfallausweis" als auch eine „Notfallausrüstung" (u. a. 100 mg Hydrokortisonampulle) mit sich führen.

17.5 Thyreotoxische Krise

17.5.1 Definition

Dekompensierte Hyperthyreose mit hoher Mortalität (20–30 %)

17.5.2 Ätiologie

- Meist Exazerbation (z. B. Operation, Infektion, Trauma, Stress) einer vorbestehenden

⊡ Tab. 17.4 Hehrmann-Stadieneinteilung der thyreotoxischen Krise

Stadium	Klinik
Stadium 1	Psychomotorische Unruhe bis Adynamie
	Tremor
	Fieber, Dehydratation/Exsikkose (trockene, heiße, rote Haut)
	Tachykardie (>150/min) bis Tachyarrhythmie
	Tachysystolische Herzinsuffizienz („high cardiac output failure")
	Nausea, Emesis, Diarrhö
	Neu auftretende Psychose
	Keine Bewusstseinsstörungen
Stadium 2	Stadium 1 plus
	Somnolenz und Halluzinationen
Stadium 3	Stadium 1 plus
	Koma

Schilddrüsenerkrankung wie Basedow-Hyperthyreose oder Autonomie (ca. 1 % aller Hyperthyreosepatienten)
- Exzessive Jodaufnahme bei Schilddrüsenautonomie (jodhaltige Kontrastmittel, Amiodaron)
- Abruptes Weglassen von Thyreostatika

17.5.3 Klinik

- Leitsymptome (⊡ Tab. 17.4):
  - Fieber/Hyperthermie
  - Tachykardie (supraventrikulär)
  - Zentralnervöse Symptomatik (z. B. Unruhe, Verwirrtheit, Psychose, Koma)
  - Gastrointestinale Symptomatik (z. B. Diarrhö, Erbrechen, Begleithepatitis, akutes Abdomen)
- Weitere Schilddrüsensymptome: Hyperreflexie, Tremor, warme und feuchte Haut
  - Ggf. Zeichen der tachysystolischen Herzinsuffizienz
- Ggf. Zeichen der thyreotoxischen Myopathie (Adynamie)

17.5.4 Stadieneinteilung nach Hehrmann

(◧ Tab. 17.4)

17.5.5 Diagnostik

- Anamnese/Fremdanamnese (Schilddrüsen-erkrankungen, Medikamente)
- Körperliche Untersuchung: z. B. tastbare Struma
- Labordiagnostik:
  - Vor Therapiebeginn stets laborchemische Bestätigung der Arbeitsdiagnose
  - Erhöhte periphere freie Schilddrüsen-hormone und supprimiertes TSH (◧ Tab. 17.5)
  - Cave: Klinik und Schwere der Erkrankung korrelieren **nicht** mit den Schilddrüsenwerten.
  - Schilddrüsenautoantikörper: zum Nachweis/Ausschluss einer Autoimmunthyreopathie (TSH-Rezeptorantikörper: TRAK ↑; in <10 % der Fälle sind keine TRAK nachweisbar)

Diagnosestellung einer thyreotoxischen Krise

Ein normwertiges TSH schließt eine thyreotoxische Krise aus (◧ Tab. 17.5). Erhöhte Schilddrüsenhormonspiegel alleine sind zur Diagnosestellung nicht geeignet (Dietrich 2012). Bei kritisch kranken Patienten kann zudem die Diagnosestellung bei gleichzeitigem **Non-Thyroidal-Illness-Syndrom** erschwert sein (Synonyme: **Low-T$_3$-Syndrom** oder **Euthyroid-Sick-Syndrom**). Zur Diagnosestellung eignet sich u. a. der sog. **Burch-Wartofsky-Score** (◧ Tab. 17.5). Bei einem Score-Wert ≥45 und laborchemischer Hyperthyreose gilt eine thyreotoxische Krise als wahrscheinlich. Weitere Diagnose-Scores, wie der japanische **Akamizu-Score** (Akamizu et al. 2012: 2 Haupt- und 2 Nebenkriterien), bedürfen einer weiteren Evaluierung.

- Schilddrüsensonographie:
  - M. Basedow: Volumenvermehrung bis normal, typisch ist eine echoarme, unruhige Binnenstruktur
  - Nachweis/Ausschluss von Knoten bei Adenomen oder Knotenstruma
- Schilddrüsenszintigraphie: im Verlauf
- Differenzialdiagnostischer Ausschluss von: Sepsis, Meningitiden, Enzephalitiden etc.

17.5.6 Therapie

Thyreostatika

- Substanz: Thiamazol (Favistan): initial 40–80 mg alle 8 h i.v. → langsame Reduktion auf eine Erhaltungsdosis von 20–40 mg/Tag
- Ziel: Hemmung der Schilddrüsenhormonsyn-these → Thiamazol blockiert die Bindung von Iod an die Peroxidase, sodass die Iodierung von Thyreoglobulin vermindert und somit die Schilddrüsenhormonsynthese gehemmt wird.

Volumensubstitution

- Substanzen: Kristalloide und Plasmaexpander
- Flüssigkeitssubstitution: 3–5 l/Tag
- Ziel: ausgeglichene Bilanz (da häufig ausge-prägte Diarrhö, Fieber, Schwitzen)

Glukokortikoide

- Substanz: Hydrokortison (z. B. 200 mg/Tag via i.v.-Perfusor)
- Ziel: Hemmung der T$_4$-zu-T$_3$-Konversion und Behandlung der häufig begleitenden relativen Nebennierenrindeninsuffizienz

β-Blocker

- Substanzen: Propranolol (Dociton), alternativ Metoprolol (Beloc)
- Ziel: Herzfrequenz 60–80/min (Titration)
- Propranolol: initial 0,05–0,1 mg/kg KG i.v., Wiederholung alle 5 min möglich, anschließend orale Umstellung auf 3- bis 4 × 80 mg/Tag

17

◻ **Tab. 17.5** Punktescore-System nach Burch und Wartofsky zur Diagnosestellung

Parameter	Punkte
Thermoregulation (Temperatur in °C)	
37,2–37,7	5
37,8–38,2	10
38,3–38,8	15
38,9–39,2	20
39,3–39,9	25
>40	30
ZNS-Symptome	
Keine	0
Mild (Agitation)	10
Moderat (Delir, Lethargie)	20
Schwer (Psychose, Krämpfe, Koma)	30
Gastrointestinale Dysfunktion	
Keine	0
Moderat (Diarrhö, Übelkeit, Bauchschmerz)	10
Schwer (unerklärlicher Ikterus)	20
Tachykardie (Schläge/min)	
99–109	5
110–119	10
120–129	15
130–139	20
>140	25
Herzinsuffizienz	
Keine	0
Mild (Knöchelödeme)	5
Moderat (basale Rasselgeräusche)	10
Schwer (Lungenödem)	15
Vorhofflimmern	
Nein	0
Ja	10
Anamnese einer Schilddrüsenerkrankung	
Nein	0
Ja	10
Bewertung:	≥45 Punkte: thyreotoxische Krise wahrscheinlich. 25–44 Punkte: verdächtig. <25 Punkte: unwahrscheinlich

Supportive Therapie

- Hochkalorische Ernährung: ca. 8000 kcal/Tag (enteral plus parenteral)
- Fiebersenkung: physikalische Kühlung und/oder Antipyretika (Paracetamol)
- Thromboseprophylaxe mit Heparin
- Ggf. NSAR und Steroide: bei Verdacht auf Amiodaron-induzierte Hyperthyreose (AMT) empfiehlt sich im Zweifelsfalle die Kombination aus thyreostatischer Therapie plus Steroid- und NSAR-Gabe (AMT-Typ 1: jodinduziert; AMT-Typ 2: destruktive Thyreoiditis)
- Ggf. Antibiotika: bei Infektion (möglicher auslösender Faktor der thyreotoxischen Krise)
- Ggf. Sedierung (Benzodiazepine)
- Ggf. frühzeitige Thyreoidektomie (Letalität: 10 %)
- Ggf. Plasmapherese (Elimination der protein-gebundenen Schilddrüsenhormonfraktion), allerdings nur von temporärem Nutzen

17.6   Myxödemkoma

17.6.1 Definition

Dekompensierte Hypothyreose, welche typischerweise bei älteren Frauen aus einer schweren, schon lange vorbestehenden Hypothyreose hervorgeht (hohe Mortalität: 15–20 %).

17.6.2 Ätiologie

- Meist Exazerbation einer vorbestehenden Hypothyreose
- Auslösende Faktoren, die zur Exazerbation einer bestehenden Hypothyreose führen:
  - Infektionen
  - Medikamente (z. B. Amiodaron, Lithium)
  - Operationen
  - Pulmonale Erkrankungen
  - Schlaganfall
  - Herzinsuffizienz
  - Gastrointestinale Blutung
  - Trauma
  - Abrupter Abbruch einer Schilddrüsenhormonsubstitution
  - Chronisch atrophe Autoimmunthyreoiditis

17.6.3 Klinik

- Zeichen der Hypotonie bis Schock
- Myxödematöser Aspekt
- Neurologisch: Desorientiertheit, Verwirrtheit, Psychose

17.6.4 Diagnostik

> **Die Kardinalsymptome des Myxödemkomas sind eine Bewusstseinstrübung, eine Hypothermie durch Dysfunktion der Thermoregulation und der Nachweis eines auslösenden Faktors.**

- Anamnese (Schilddrüsenoperation oder Strahlentherapie, Medikamente, andere Autoimmunerkrankungen, Familienanamnese)
- Körperliche Untersuchung:
  - Kühle, trockene, schuppige Haut
  - Brüchige Nägel
  - Hypothermie (Rektaltemperatur oft nicht messbar)
  - Alveoläre Hypoventilation (Hyperkapnie: CO_2-Retention)
  - „Nicht eindrückbare" periorbitale und prätibiale Ödeme
  - Hypotonie
  - Bradykardie
  - Hypo- bis Areflexie
  - Ggf. Obstipation bis paralytischer Ileus
- Labordiagnostik:
  - Notfalllabor inklusive BGA
  - Elektrolyte: häufig Hyponatriämie mit erniedrigter Serumosmolalität
  - Erniedrigte periphere Schilddrüsenhormone bei erhöhtem TSH
  - Cave: Low-T_3-Syndrom mit leicht erniedrigtem TSH
  - Blutzuckerbestimmung: Hypoglykämie
  - Ggf. CK- und LDH-Erhöhung
  - Ggf. Bestimmung von Autoantikörpern
- Sonographie der Schilddrüse
- Echokardiographie: Nachweis/Ausschluss eines Perikardergusses

- Im Verlauf: Szintigraphie (z. B. mit ^{99m}Tc) nur in Ausnahmefällen notwendig (z. B. Verdacht auf ektope Schilddrüse)

17.6.5 Therapie

Aufrechterhaltung und Stabilisierung der Vitalfunktionen

- Anlage eines zentralvenösen (ZVK) und arteriellen Zugangs (Arterie)
- Ggf. Intubation und Beatmung bei ausgeprägter Hyperkapnie und Hypoxie

Schilddrüsenhormonsubstitution

- Initial: 300–500 µg Levothyroxin (LT$_4$) i.v. über 24 h
- Alternativ: 200–300 µg Levothyroxin (LT$_4$) plus 10–25 µg T$_3$ i.v.
- Anschließend 50–100 µg Levothyroxin i.v. pro Tag
- Später: Umstellung auf orale Medikation (Erhaltungsdosis 1,6 µg/kg KG/Tag p.o.)
- Ggf. LT$_3$ 25 µg i.v. alle 8–12 h, falls nach 24–48 h unter LT$_4$ keine klinische Besserung

Kortikosteroide

- Kortikosteroidgabe, da man primär davon ausgehen muss, dass die Hypothyreose mit einer Nebenniereninsuffizienz vergesellschaftet sein könnte.
- Substanz: Hydrokortison 200 mg/Tag i.v.

Supportive Therapie

- Volumensubstitution und ggf. Katecholamintherapie
- Ausgleich von Glukose und Elektrolytveränderungen, wie z. B. Hypoglykämie oder Hyponatriämie
- Passives Erwärmen bei Hypothermie (z. B. vorgewärmte Infusionen)
- Kein aktives Erwärmen, sonst periphere Vasodilatation mit Verstärkung der Hypotonie
- Thromboseprophylaxe
- Ggf. Antibiotika: bei Infektion (möglicher auslösender Faktor des Myxödemkomas)

17.7   Hyperkalzämische Krise

17.7.1 Definition

- Unter einer **hyperkalzämischen Krise** versteht man eine dekompensierte Hyperkalzämie ($\geq$3,5 mmol/l) mit hoher Mortalität (bis 50 %) bedingt durch eine Tumorhyperkalzämie oder durch einen exazerbierten primären Hyperparathyreoidismus.
- Von einer **Hyperkalzämie** spricht man bei Überschreitung des Serum-Gesamtkalziums über 2,6 mmol/l und des ionisierten Kalziums über 1,3 mmol/l.
- Von einer **Pseudohyperkalzämie** spricht man bei Überschreitung des Serum-Gesamtkalziums über 2,6 mmol/l bei erniedrigtem Spiegel (<1,3 mmol/l) für ionisiertes Kalzium (z. B. Hyperproteinämie bei Dehydratation).

17.7.2 Ätiologie

- **Tumorhyperkalzämie bzw. malignomassoziierte Hyperkalzämie (60–80 %):** Hyperkalzämie durch direkte osteolytische Metastasen, multiples Myelom oder durch eine paraneoplastische Bildung eines parathormonähnlichen Peptides („parathormone related peptide", PTH rp). Das intakte Parathormon ist jedoch supprimiert.
- **Primärer Hyperparathyreoidismus (20–30 %):** Eine Erhöhung des PTH ist wegweisend.

17.7.3 Klinik

- *Allgemeine* Symptome: Adynamie, Müdigkeit, Gewichtsverlust, Juckreiz
- *Gastrointestinal*: Exsikkose, Obstipation, Nausea, Oberbauchbeschwerden, Pankreatitis
- *Kardial*: Arrhythmien, QTc-Verkürzung
- *Neurologisch-psychiatrisch*: Psychose, Adynamie, Apathie bis Koma
- *Renal*: Polydipsie, Polyurie bis zum akuten Nierenversagen, Hyperkalziurie, Nephrokalzinose

– *Myopathisch/skelettal*: Muskelschwäche, Knochenschmerzen, Chondrokalzinose
– *Metastatische Kalzifikationen*: Stammganglien, Augen (Kornea), Herzklappen, Gefäße

17.7.4 Diagnostik

> **Die Diagnose einer hyperkalzämischen Krise kann gestellt werden, wenn die laborchemische Hyperkalzämie (Serumkalzium >3,5 mmol/l, ionisiertes Kalzium >1,3 mmol/l) mit weiteren Organbeteiligungen (z. B. akutes Nierenversagen, EKG-Veränderungen, neurologische Symptome) einhergeht.**

Differenzialdiagnose Hyperkalzämie „Vitamins-trap"
– Vitamin-D- und/oder Vitamin-A-Überdosierung
– Inflammatorische Darmerkrankungen
– Thyreotoxische Krise
– Addison-Krise (Nebennierenrindeninsuffizienz)
– Milch-Alkali-Syndrom (Burnett-Syndrom: Überangebot an Alkalien und Kalzium)
– Immobilisation
– Neoplasien (Tumorhyperkalzämie)
– Sarkoidose
– Thiazide (Benzothiadiazine)
– Rhabdomyolyse
– Aids
– M. Paget, parenterale Ernährung

Prinzipien
– Vermehrte enterale Ca^{2+}-Aufnahme: Ernährung, Vitamin D, Kalzitriol, Milch-Alkali-Syndrom
– Vermehrter Knochenabbau: Tumorhyperkalzämie, primärer Hyperparathyreoidismus, M. Paget, Vitamin-A-Überdosierung
– Verminderte renale Ca^{2+}-Ausscheidung: Thiaziddiuretika, Vitamin A, Lithium, Nebenniereninsuffizienz, Rhabdomyolyse

---

– Anamnese/Fremdanamnese
– Körperliche Untersuchung
– EKG: Short-QT-Syndrom
– Diagnose der Grunderkrankung:
  – Bestimmung von intaktem PTH (primärer Hyperparathyreoidismus), PTH rp (paraneoplastische Hyperkalzämie), Phosphat, Vitamin A, Vitamin D (Granulomatosen), AP, Albumin, Gesamteiweiß
  – Eiweißelektrophorese
  – Schild-/Nebenschilddrüsensonographie
  – Nachweis/Ausschluss eines Karzinoms: Röntgen-Thorax, Abdomensonographie etc.
– Spezielle Kalziumdiagnostik:
  – Differenzialdiagnose: echte Hyperkalzämie oder Pseudohyperkalzämie
  – Kalzium ist im Serum zu 40–50 % an Albumin gebunden (1 g Albumin bindet 0,2 mmol Ca^{2+}); nur das freie/ionisierte Kalzium ist jedoch biologisch aktiv.
  – Bestimmung des freien/ionisierten Kalziums (BGA) und des Gesamtkalziums (Hauptlabor).
  – Berechnung: $Kalzium_{korrigiert}$ [mmol/l]= Gesamtkalzium [mmol/l]–(0,025 × Albumin [g/l])+1,0

17.7.5 Therapie

Erhöhung der Kalziumausscheidung

– Prinzip: Verdünnung durch Hydratation bzw. Rehydratation
– Durchführung: initial 2 l NaCl 0,9 % über 1 h, danach 2–4 l NaCl 0,9 % i.v. über 24 h (NaCl 0,9 % wirkt kalziuretisch)
– Ggf. **forcierte Diurese** (Verminderung der Ca^{2+}-Rückresorption), d. h. Kombination aus Volumensubstitution und Diuretikatherapie (Furosemid: 20–40 mg i.v. alle 6 h) unter Elektrolytkontrolle (Cave: bei Herz- und Niereninsuffizienz), z. B. 500 ml NaCl 0,9 % plus Furosemid 20 mg i.v.

Glukokortikoide

– Prinzip: **Glukokortikoide** hemmen die Makrophagen 1-α-Hydroxylase und damit

den letzten Schritt der Vitamin-D-Synthese (1,25-Vitamin D_3)
- Anwendung: insbesondere bei Hyperkalzämien im Rahmen von granulomatösen Erkrankungen (z. B. Sarkoidose)
- Durchführung: Hydrokortison 200 mg/Tag i.v. oder Prednisolon 100–250 mg/Tag i.v. an Tag 1, danach 40 mg Prednisolon/Tag i.v. oder p.o. für 5 Tage

Hemmung der Kalziumfreisetzung

❯❯ Bisphosphonate gelten als Standardtherapeutika der Tumorhyperkalziämie bzw. malignomassoziierten Hyperkalzämie (MAH). Zur Behandlung der MAH sind in Europa folgende Substanzen zugelassen: Pamidronat (Aredia), Zoledronat (Zometa), Ibandronat (Bondronat) und Clodronat (Bonefos).

- Bisphosphonate:
  - Prinzip: Osteoklastenhemmung
  - Anwendung: insbesondere bei Tumorhyperkalzämie
  - Pamidronsäure (Aredia) über 2–4 h i.v.: 30 mg Pamidronat bei Ca^{2+} <3,0 mmol/l, 60 mg Pamidronat bei Ca^{2+} 3–4 mmol/l, 90 mg Pamidronat bei Ca^{2+} >4 mmol/l (maximale Dosis: 90 mg pro Behandlungsgang)
  - Alternative bei Niereninsuffizienz: Ibandronat (Bondronat) 2–6 mg i.v. als Kurzinfusion über 15 min
- Ggf. Calcitonin-Infusion:
  - Prinzip: Osteoklastenhemmung und Anstieg der Kalziumausscheidung
  - Dosierung: 100 I.E. Calcitonin i.m. oder s.c. oder 5–10 I.E./kg KG über 6 h i.v.
  - Beachte: Tachyphylaxie mit Wirkungsverlust meist nach 48 h, daher immer Kombination mit Bisphosphonaten oder Steroiden
  - Wichtige Nebenwirkungen: Flush-Symptomatik (ca. 20 min nach Calcitoningabe) sowie allergische/anaphylaktische Reaktion (Calcitoninherstellung aus Lachs)

Kalziumelimination

- Ggf. **Hämodialyse** mit kalziumarmen bzw. -freien Dialysat

- Indikation: bei neurologischen Symptomen und/oder ionisiertem Ca^{2+} >2 mmol/l mit EKG-Veränderungen (QT-Zeit-Verkürzung)
- Ggf. Zitratdialyse, hierbei fungiert Zitrat nicht nur als Antikoagulans, sondern als „Kalziumeinfänger"; die standardmäßige Kalziumsubstitution wird in den ersten Stunden sogar ausgesetzt oder deutlich reduziert.
- Cave: Anlage eines ZVK bzw. Shaldon-Katheters bei Verdacht auf primären Hyperparathyreoidismus nicht über die V. jugularis (Areal für eine evtl. Notfall-OP)

Behandlung der Grunderkrankung

- Multiples Myelom: Bortezomib, Thalidomid, Lenalidomid
- Primärer Hyperparathyreoidismus: z. B. Operation

17.8 Diabetes insipidus

17.8.1 Ätiologie

- **Diabetes insipidus centralis**
  - Ungenügende Bildung des hypothalamischen-neurohypophyären antidiuretischen Hormons (ADH): entzündliche oder tumoröse Prozesse (Hypophysitis, Sarkoidose, Histiozytose etc.)
  - Nach Operationen in der Region von Hypothalamus und Hypophyse, z. B. bei Kraniopharyngeomen, ggf. nur passager bei Hypophysenstil-Kompression
  - Genetisch (autosomal dominant, autosomal rezessiv oder x-chromosomal rezessiv), meist durch Mutationen im AVP-(*arginine vasopressin*)-Neurophysin-Gen
- **Diabetes insipidus renalis (selten)**
  - Ungenügende Wirkung von ADH
  - Angeboren (autosomal-dominant, autosomal-rezessiv oder X-chromosomal-rezessiv), meist durch Mutationen im Vasopressin-Typ-2-Rezeptorgen oder im Aquaporin-2-Ionenkanalgen
  - Erworben: Tubulopathien unterschiedlicher Genese (z. B. Lithium)

17.8.2 Klinik

- **Klinische Trias:**
  - Polyurie (>30–50 ml/kg KG/Tag)
  - Polydipsie (gesteigerter Durst)
  - Asthenurie (fehlende Konzentrations-fähigkeit; Osmolalität im 24-h-Urin <300 mosmol/kg KG)
- Ggf. Diarrhö statt Polyurie (meist jedoch bei Kleinkindern)
- Hypertone Enzephalopathie bei längerem Dursten
- Symptome der Hypernatriämie:
  - Ruhelosigkeit
  - Muskelzuckungen/muskuläres Faszikulieren
  - Bewusstseinstrübung
- Beachte: Bei komatösen Patienten besteht die Gefahr der Dehydrierung und der Hypernatriämie.

17.8.3 Diagnostik

- Anamnese und körperliche Untersuchung
- Labordiagnostik:
  - Bestimmung der Elektrolyte: Hyperna-triämie (Serum-Na$^+$ >145 mmol/l)
  - Serum-ADH-Spiegelbestimmung
  - Bestimmung der Urinosmolalität: <300 (100) mosmol/kg KG
  - Berechnung der Serumosmolalität: >300 mosmol/kg KG
- Desmopressin-Gabe: Beim zentralen Diabetes insipidus steigt die Urinosmolalität auf die Gabe von 10 µg Desmopressin um etwa 50 % an, während beim renalen Diabetes insipidus die Urinosmolalität nach Gabe von Desmopression unbeeinflusst bleibt.
- Ggf. Durstversuch mit Desmopressin im Verlauf zur genauen Differenzierung
- Ggf. MRT: bei einigen Formen des zentralen Diabetes insipidus geht das typische hyperintense Signal in der T$_1$ gewichteten mit-sagittalen Sequenz („bright spot") verloren.

17.8.4 Differenzialdiagnosen der Polyurie

- Psychogene Polydipsie (◨ Tab. 17.6)
- Chronische Nephritis
- Diabetes mellitus
- Diuretikaabusus
- Hyperkalzämie (>2,6 mmol/l)
- Alkoholexzess (Alkohol hemmt die ADH-Sekretion und die Glukoneogenese)

17.8.5 Therapie

Siehe auch ▶ Kap. 13 Nephrologie (▶ Abschn. 13.3.3: Hypernatriämie).

Allgemeine Therapie

- Korrektur der Hypernatriämie nach der Formel von Adrougé und Madias

◨ **Tab. 17.6** Differenzialdiagnostische Unterscheidung zwischen Diabetes insipidus und psychogener Polydipsie

	Zentraler Diabetes insipidus	Renaler Diabetes insipidus	Psychogene Polydipsie
Serumosmolalität beim Durstversuch	↑	↑	Normal bis ↓
Urinosmolalität beim Durstversuch	Bleibt niedrig	Bleibt niedrig	↑
Serum-ADH-Spiegel beim Durstversuch	↓	↑	↑
ADH-/Desmopressin Testdosis	Anstieg der Urinosmolarität	Keine Auswirkung auf die Urinosmolalität	Anstieg der Urinosmolarität

17

— Veränderung des Serum-Na$^+$
$$=([Na^+_{Infusat} + K^+_{Infusat}] - Na^+_{Serum})/$$
(Körperwasser+ 1)
— Anmerkung zu Körperwasser (Prozentanteil des Körpergewichts): Männer 60 %, Frauen 50 %
— Beispiel: 83 kg schwere Patientin (Körperwasser ~41,5 kg), Serum-Na$^+$ 167 mmol/l, Ausgleich mit Glukose 5 % (d. h. ohne Natrium und Kalium)
— Berechnung: (0–167)/(41,5+1) = 4 mmol/l
— Natriumwerte: Na$^+_{Ist}$ 167 mmol/l, Na$^+_{Ausgleich(max)}$ 10 mmol/l pro Tag
→ 10/4 = 2,5
— Ergebnis: bei einem Na$^+_{Ist}$ 167 mmol/l werden 2,5 l Glukose 5 %-Lösung benötigt, um das Serum-Na$^+$ um 10 mmol/l vorsichtig zu reduzieren.
— Akute Korrektur der Hypernatriämie und Hypovolämie mit Kreislaufinstabilität
— Initial: 20 ml/kg KG NaCl 0,9 %, danach Glukose 5 %-Lösung
— Glukose 5 %-Infusionslösung (freies Wasser) = $[(Na^+_{IST} - Na^+_{SOLL})/$
$Na^+_{SOLL}] \times 0,5 \times$ kg KG
— engmaschige Kontrollen
— Natriumsenkung maximal 6-8 mmol/l/24 h

🚫 **Cave**
Die therapeutische Hydrierung einer Hypernatriämie sollte langsam erfolgen, da bei zu schneller Korrektur die Gefahr der Entwicklung eines Hirnödems besteht.

Spezielle Therapie
▪ **Zentraler Diabetes insipidus**

Dosierung
Desmopressin (Minirin)
— Intranasal (unter Kontrolle): 2- bis 4 × 10–20 µg/Tag
— Parenteral (s.c., i.v., i.m.): 2 × 2–4 µg/Tag
— Per os: 3 × 0,1 mg/Tag
— Sublingual: 3 × 60–120 µg/Tag
— Wirkdauer: 5–20 h

— Gegenüber dem natürlichen ADH zeigt dieses Analogon keinen vasokonstriktorischen Effekt und eine verlängerte Halbwertszeit.
— Einsatz von Desmopressin u. a. auch bei Faktor-VIII-Mangel oder bei Thrombozytendysfunktion (z. B. im Rahmen einer Urämie)

— Ggf. Stimulation der Vasopressinsekretion mittels Chlorpropamid (Sulfonylharnstoff) oder Clofibrat (Lipidsenker)

▪ **Renaler Diabetes insipidus**
— Behandlung der Grunderkrankung (Tubulopathien)
— Absetzen von tubulotoxischen Substanzen, wie z. B. Lithium
— Ggf. Thiazide: z. B. 2 × 25 mg Hydrochlorothiazid/Tag p.o. (Cave: Hyperkalzämie)

17.9 Schwartz-Bartter-Syndrom

17.9.1 Definition

Pathologische erhöhte ADH-Sekretion mit Wasserretention und Verdünnungshyponatriämie, sog. **Syndrom der inadäquaten ADH-Sekretion** (SIADH).

17.9.2 Ätiologie

— **Paraneoplastisch**: z. B. kleinzelliges Bronchialkarzinom
— **Entkopplung der endogenen, hypophysären ADH-Sekretion**: ZNS-Erkrankungen (Tumoren, Meningoenzephalitis), transitorisch (Schwangerschaft, postoperativ), medikamentös (Carbamazepin, NSAR, Antidepressiva etc.), Hypothyreose, passager nach Infektionen z. B. der Atemwege, Aids, Alkoholentzug (Alkohol hemmt die ADH-Sekretion, beim Entzug resultiert eine Enthemmung)

17.9.3 Klinik

- Konzentrationsstörungen
- Bewusstseinsstörungen (Apathie bis Koma)
- Appetitlosigkeit
- Nausea
- Kopfschmerzen (Cave: Hirnödem)

17.9.4 Diagnostik

- Anamnese und körperliche Untersuchung:
  - Euvolämie, d. h. keine Ödeme und keine Exsikkose
- Labordiagnostik:
  - Elektrolyte: Hyponatriämie (Serum-Na$^+$ <135 mmol/l), schwere Hyponatriämie (Serum-Na$^+$ <125 mmol/l)
  - Serumosmolalität: <280 mosmol/kg KG
  - Urinosmolalität: >100 mosmol/kg KG, spezifisches Gewicht ↑
  - Urin: relative Hypernatriämie (>30 mmol/l)
- Wichtige Differenzialdiagnosen einer „hypoosmolären Hyponatriämie":
  - Hyponatriämie bei Herzinsuffizienz, nephrotisches Syndrom und Leberzirrhose, sog. „hypervoläme" Hyponatriämie
  - Hyponatriämie bei SIADH, sog. „euvoläme" Hyponatriämie
  - Hyponatriämie bei Plasmavolumenmangel, z. B. nach Diarrhö, Schwitzen, Verlust in den dritten Raum, Diuretika, M. Addison, interstitielle Nephritis, sog. „hypovoläme" Hyponatriämie

---

Diagnosekriterien des SIADH
- Hyponatriämie: Serumnatrium <135 mmol/l
- Serumosmolalität <280 mosmol/kg KG
- Urinosmolalität >100 mosmol/kg KG
- Kreatinin, Harnstoff und Harnsäure erniedrigt
- Klinische Euvolämie
- Natriumausscheidung im Spontanurin erhöht: Urin-Na$^+$ >30 mmol/l
- Ausschluss anderer Ursachen für eine „euvoläme hypoosmolare Hyponatriämie" (Hypothyreose, Diuretika, Stress, M. Addison, Salzverlustniere)

17.9.5 Therapie

Siehe auch ▶ Kap. 13 Nephrologie (▶ Abschn. 13.3.2: Hyponatriämie).

Korrektur der Serumosmolalität bzw. des Natriumhaushaltes

- Grundregeln zur Korrektur der Serumosmolalität/Natriumhaushalts:
  - Keine zu rasche Normalisierung des Serum-Na$^+$
  - Gefahr der pontinen Myelinolyse
  - Max. Anstieg: 10 mmol Na$^+$/Tag
  - Gabe von hypertonen NaCl-Lösung bei Vorliegen zentralnervöser Symptomatik
- Hyper- und euvoläme Hyponatriämie:
  - Volumenrestriktion und/oder Gabe hypertoner NaCl-Lösungen → mit NaCl 3 %-igen Lösungen kann das Na$^+$ stets angehoben werden, da sich die Osmolalität dieser Infusionslösung (1026 mosmol/kg KG) immer über der Urinosmolalität befindet
  - Einschränkung der Flüssigkeitszufuhr, ggf. Dursten
  - Hypertone NaCl-Lösung plus Furosemid: bei Wasserintoxikation
  - Hypovoläme Hyponatriämie: Gabe von NaCl 0,9 %-igen Lösungen
- Kaliumsubstitution:
  - Bei gleichzeitiger Hypokaliämie und Hyponatriämie
  - Hier sollte zunächst eine Kaliumsubstitution erfolgen.

Vasopressinrezeptor-Antagonisten
- Prinzip: medikamentöse Blockade der ADH-Wirkung
- Vaptane:
  - Wirkmechanismus der selektiven Vasopressin-V2-Rezeptor-Antagonisten: Hemmung der ADH-vermittelten Rückresorption von „freiem Wasser" aus dem Sammelrohr mit nachfolgender Aquarese und Anstieg der Serumnatriumkonzentration
  - Substanz: Tolvaptan (Samsca) 1 × 15 mg/d p.o. (maximal 60 mg/Tag)

= Natriumkontrollen 4–6 h nach erster Gabe, falls ΔNatrium >6 mmol/l, dann Glukose 5 % (3 ml/kg KG/h)

Behandlung der Grunderkrankung

= Bronchialkarzinom: interdisziplinär Chirurgie, Pneumologie und Onkologie
= ZNS-Erkrankungen: neurochirurgische Mitbehandlung/Übernahme

Literatur

Akamizu T, Satoh T, Isozaki O et al (2012) Diagnostic criteria, clinical features, and incidence of thyroid storm based on nationwide surveys. Thyroid 22: 661–679

Ahmad S, Kuraganti G, Steenkamp D (2015) Hypercalcemic crisis: a clinical review. Am J Med 128 (3): 239–245

Auer RN (2004) Hypoglycemic brain damage. Metab Brain Dis 19: 169–175

Balanescu S, Rutishauser J (2010) Diabetes insipidus: Differential-diagnostik und Therapie. Schweiz Med Forum 10 (7): 123–128

Bornstein SR, Breidert M, Ehrhart-Bornstein M, Kloos B, Scherbaum WA (1995) Plasma catecholamines in patients with Addison's disease. Clin Endocrinol 42: 215–218

Boure T, Vanholder R (2004) Biochemical and clinical evidence for uremic toxicity. Artif Organs 28: 248–253

Bouzier-Sore AK, Voisin P, Canioni P et al. (2003) Lactate is a preferential oxidative energy substrate over glucose for neurons in culture. J Cereb Blood Flow Metab 23: 1298–1306

Carroll MF, Burge MR, Schade DS (2003) Severe hypoglycemia in adults. Rev Endocr Metab Disord 4: 149–157

Charfen MA, Fernandez-Frackelton M (2005) Diabetic ketoacidosis. Emerg Med Clin North Am 23: 609–628

Chiasson JL, Aris-Jilwan N, Belanger R et al. (2003) Diagnosis and treatment of diabetic ketoacidosis and the hyperglycemic hyperosmolar state. Cmaj 168: 859–866

Clausen T, Flatman JA (1987) Effects of insulin and epinephrine on Na+-K+ and glucose transport in soleus muscle. Am J Physiol 252: E492–499

Cooper DS (2003) Hyperthyreoidism. Lancet 362: 459–468

Deutsche Gesellschaft für Kinderheilkunde und Jugendmedizin (DGKJ) (federführende Fachgesellschaft) (2011) Diabetes insipidus neurohomoralis – Leitlinie. http://www.awmf.org/leitlinien/detail/ll/027-031.html

Dietrich JW (2012) [Thyroid storm]. Med Klin Intensivmed Notfmed 107 (6): 448–453

Harrison TR (2004) Harrison's Principles of Internal Medicine. 16th ed.

Inzucchi SE, Bergenstal RM, Buse JB et al. (2015) Management of hyperglycaemia in type 2 diabetes, 2015: a patient-centred approach. Update to a position statement of the American Diabetes Association and the European Association for the Study of Diabetes. Diabetologia 58 (3): 429–442

Kitabchi AE, Umpierrez GE, Fisher JN, Murphy MB, Stentz FB (2008) Thirty years of personal experience in hyperglycemic crises: diabetic ketoacidosis and hyperglycemic hyperosmolar state. J Clin Endocrinol Metab 93 (5): 1541–1552

Kitabchi AE, Umpierrez GE, Murphy MB, Kreisberg RA (2006) Hyperglycemic crises in adult patients with diabetes: a consensus statement. Diabetes Care 29: 2739–2748

Lam TK, Gutierrez-Juarez R, Pocai A et al. (2005) Regulation of blood glucose by hypothalamic pyruvate metabolism. Science 2005; 309: 943–947

Lobmann R, Lehnert H (2003) Hypoglycemia, classification, therapy and preventable errors. Internist (Berl) 44: 1275–1281

Michels G, Hoppe UC (2007) Stoffwechselnotfälle. In: Brokmann J, Rossaint R (Hrsg) Repetitorium Notfallmedizin. Springer, Berlin Heidelberg New York

Michels G, Schneider T (2009) Klinikmanual Innere Medizin. Springer, Berlin Heidelberg New York

Milionis HJ, Elisaf MS (2005) Therapeutic management of hyperglycaemic hyperosmolar syndrome. Expert Opin Pharmacother 6 (11): 1841–1849

Minami K, Miki T, Kadowaki T et al. (2004) Roles of ATP-sensitive K+ channels as metabolic sensors: studies of Kir6.x null mice. Diabetes 53 Suppl 3: S176–180

Bundesärztekammer, Kassenärztliche Bundesvereinigung, Arbeitsgemeinschaft der Wissenschaftlichen Medizinischen Fachgesellschaften (Träger) (2013) Nationale Versorgungsleitlinie Typ-2-Diabetes: Therapie. http://www.awmf.org/leitlinien/detail/ll/nvl-001g.html

Deutsche Gesellschaft für Kinderheilkunde und Jugendmedizin (DGKJ) (2010) Nebennierenrinden-Insuffizienz Leitlinie. http://www.awmf.org/leitlinien/detail/ll/027-034.html

Pulzer A, Burger-Stritt S, Hahner S (2016) [Addison's disease: Primary adrenal insufficiency]. Internist 57 (5): 457–469

Savage MW, Mah PM, Weetman AP, Newell-Price J (2004) Endocrine emergencies. Postgrad Med J 80: 506–515

Scherbaum WA, Scherbaum CR (2014) [Diabetes emergencies]. Med Klin Intensivmed Notfmed 109 (4): 279–292

Service FJ (1995) Hypoglycemia. Med Clin North Am 79: 1–8

Smith D, Amiel SA (2002) Hypoglycaemia unawareness and the brain. Diabetologia 45: 949–958

Verbalis JG (2003) Diabetes insipidus. Rev Endocr Metab Disord 4 (2): 177–185

Wiersinga WM (2015) Myxedema and Coma (Severe Hypothyroidism). In: De Groot LJ, Beck-Peccoz P, Chrousos G, Dungan K, Grossman A, Hershman JM, Koch C, McLachlan R, New M, Rebar R, Singer F, Vinik A, Weickert MO (eds) Endotext [Internet]. MDText.com, Inc., South Dartmouth (MA)

Yared Z, Chiasson JL (2003) Ketoacidosis and the hyperosmolar hyperglycemic state in adult diabetic patients. Diagnosis and treatment. Minerva Med 94: 409–418

Yavuz A, Tetta C, Ersoy FF et al. (2005) Uremic toxins: a new focus an old subject. Semin Dial 18: 203–211

Intoxikationen

G. Michels, S. Weilemann

© Springer-Verlag GmbH Deutschland 2017
G. Michels, M. Kochanek (Hrsg.), *Repetitorium Internistische Intensivmedizin*,
DOI 10.1007/978-3-662-53182-2_18

18.1   Allgemeine Toxikologie

18.1.1 Allgemeines

- „Alle Dinge sind Gift und nichts ist ohne Gift,
  allein die Dosis macht, dass ein Ding Gift ist."
  (Paracelsus, 1493–1541)
- Inzidenz: 100.000–200.000 Intoxikationen/Jahr
- 5–10 % aller stationären Krankenhausauf-
  nahmen sind begründet in Fehl- oder Überdo-
  sierungen von Arzneistoffen.
- Letalität (gesamt): ca. 1 %
- Akute Intoxikationen gehen meist auf
  Ethanol und Arzneimittelüberdosierungen
  (ZNS-wirksame Substanzen) zurück.
- Tödliche Akutintoxikationen sind meist Folge
  von Rauchgasintoxikation oder illegalem
  Drogenkonsum.
- Vergiftungen im Kindesalter: Vergiftungsun-
  fälle mit Haushaltschemikalien
- Vergiftungen im Jugendalter und jungen
  Erwachsenenalter: Missbrauch von Drogen
  und Alkohol
- Vergiftungen im fortgeschrittenen, älteren
  Erwachsenenalter: Medikamentenüberdo-
  sierung im Rahmen eines Suizidversuchs
- Frauen sind häufiger betroffen als Männer.
- Bis heute existiert keine Leitlinie zum Thema
  Vergiftungen.

18.1.2 Ätiologie

- Erwachsene (>80 %): meist mit suizidaler
  Absicht (meist Arzneimittel), Altersgruppe
  zwischen 20 und 50 Jahre
- Kinder (ca. 10–20 %): meist akzidentielle
  Ingestionen (Medikamente: 25 %, Pflanzen:
  24 %, Waschmittel: 11 %, Kosmetika: 6 %),
  meist Kinder <4 Jahre (◘ Abb. 18.1,
  ◘ Abb. 18.2)
- Gewerblich (ca. 5 %): z. B. Arbeitsunfall

18.1.3 Aufnahmewege

- Peroral (80–90 %): über den Magen-Darm-
  Trakt (z. B. Alkohol, Medikamente)

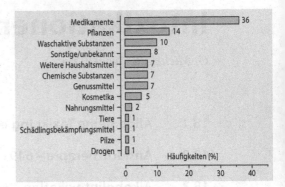

◘ **Abb. 18.1** Arten und Häufigkeiten von Ingestitionen:
modifiziert nach dem 42. Bericht (Jahresbericht 2009) über
die Arbeit der Informationszentrale gegen Vergiftungen des
Landes Nordrhein-Westfalen am Zentrum für Kinderheilkunde
des Universitätsklinikums Bonn (Mit freundlicher
Genehmigung von Herrn Prof. Dr. med. Michael J. Lentze und
Frau Dr. med. Carola Seidel, Uniklinik Bonn)

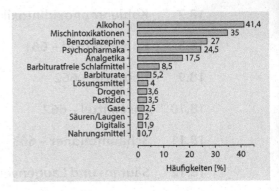

◘ **Abb. 18.2** Arten und Häufigkeiten von Intoxikationen auf
Intensivstation (Mod. nach Fürst u. Habscheid 1993)

- Inhalativ (5–10 %): über die Atemwege (z. B.
  CO-, CO_2-Intoxikationen)
- Transkutan bzw. transdermal (3–5 %): über die
  Haut (physikochemische Mittel)
- Parenteral (1–2 %): meist intravenös (z. B.
  Drogenunfälle)

18.1.4 Wegweisende Symptome bei Intoxikationen

(◘ Tab. 18.1, ◘ Tab. 18.2)

Bei Vergiftungen mit nur einer Substanz können
verschiedene Symptome – Toxidrome – auf die
zugrundeliegende Intoxikation hinweisen:

> ☐ **Tab. 18.1** Leitsymptome und Toxidrome (Symptomkomplex) bei Intoxikationen

Neurologische Auffälligkeiten	Bewusstseinsstörungen: Apathie, Somnolenz, Sopor bis Koma Epilepsie: z. B. Alkoholentzug Miosis: z. B. Opioide, Cholinesterasehemmer/Alkylphosphate Mydriasis: z. B. Neuroleptika, Antidepressiva, Amphetamine, Kokain Nystagmus: z. B. Carbamazepin, Barbiturate, Ethylenglykol Hypersalivation: z. B. Cholinesterasehemmer/Alkylphosphate
Kardiopulmonale Auffälligkeiten	Toxisches Lungenödem: z. B. Heroin, Rauchgasinhalation Bradykardie: z. B. Digitalis, β-Blocker, Kalziumantagonisten, Lithium Tachykardie: z. B. Amphetamine, Kokain, Theophyllin Hypotonie: z. B. Antidepressiva Hypertensive Krise: z. B. Kokain
Renale Auffälligkeiten	Oligurie bis Nierenversagen: z. B. Ethylenglykol Polyurie (Diabetes insipidus): z. B. Lithium
Thermoregulation	Hypothermie: z. B. Barbiturate, Alkohol, Hypoglykämie Hyperthermie (Fieber, Schwitzen): z. B. Kokain, Opioidentzug
Gastrointestinale Auffälligkeiten	Diarrhö: z. B. Pilze, Alkylphosphate, Eisen, Lithium Obstipation: z. B. Antidepressiva, Opioide, Kalziumantagonisten
Foextor ex ore	Alkoholgeruch Acetongeruch: z. B. Aceton, ketoazidotisches Koma Bittermandelgeruch: z. B. Zyanide
Hautkolorit	Rosig: z. B. Kohlenmonoxid (CO) Grau: z. B. Methämoglobinbildner Blau: z. B. Benzodiazepinintoxikation mit resultierender Zyanose Gelb: z. B. toxische Hepatopathie
Toxidrome	Narkotisches Syndrom: z. B. Ethanol, Opioide, Benzodiazepine Sympathomimetisches Syndrom: z. B. Amphetamine, Kokain Anticholinerges Syndrom: z. B. Atropin, Skopolamin, trizyklische Antidepressiva, Antihistaminika Cholinerges Syndrom: z. B. Cholinesterasehemmer/Alkylphosphate Halluzinogenes Syndrom: z. B. Cannabis, Halluzinogene (LSD, Mescalin etc.)

- *Sympathomimetisches Syndrom* (heiß und feucht): Tachykardie, Hypertonie, Tachypnoe, Hyperthermie, Mydriasis, unruhiges/agitiertes Verhalten → Amphetamine, Kokain, Ephedrin
- *Anticholinerges Syndrom* (heiß und trocken): Tachykardie, Hyperthermie, Tachypnoe, Mydriasis, agitiertes-halluzinierendes Verhalten, Kampfanfälle → trizyklische Antidepressiva, Alkaloide der Nachtschattengewächse (Atropin, Scopolamin)
- *Cholinerges Syndrom* (tränend und Bauchschmerzen): Bradykardie, Miosis, Tränen- und Speichelfluss, Bronchosekretion, unwillkürlicher Harn- und Stuhlabgang → Muskarinhaltige Pilze, Organophosphate (Acetylcholinesteraseinhibitoren)

- *Sedierend-narkotisches Syndrom* (zerebral dämpfend): Bradykardie, Hypotonie, Bradypnoe, Hypothermie, Vigilanzstörung bis Koma → Ingestion von Ethanol, Barbiturate, Benzodiazepine, Opiate
- *Halluzinogene Syndrome* (delirant): delirantes Verhalten, Halluzinationen, Derealisation, Depersonalisation, Nausea → Cannabis, Mescalin, LSD
- *Serotonerges Syndrom* (neuromuskulär und vegetativ aktiviert, delirant): Hyperreflexie, Hyperthermie, Schwitzen, Agitationen, Verwirrtheit, Krampfanfälle → Intoxikation mit Serotonin-Reuptake-Hemmern oder MAO-B-Hemmern

◘ **Tab. 18.2** Schweregradeinschätzung nach der Glasgow Coma Scale (GCS)

Kriterium	Untersuchung	Punkte
Augen öffnen	Spontan	4
	Auf Ansprechen	3
	Auf Schmerzreiz	2
	Kein Augenöffnen	1
Verbale Reaktion	Patient orientiert, beantwortet Fragen	5
	Patient desorientiert, beantwortet Fragen	4
	Inadäquate verbale Antwort, Wortsalat	3
	Unverständliche Laute, Stöhnen	2
	Keine Reaktion	1
Motorische Reaktion	Bewegung auf Aufforderung	6
	Gezielte Abwehr auf Schmerzreiz	5
	Ungezielte Abwehr auf Schmerzreiz	4
	Beugesynergismen	3
	Strecksynergismen	2
	Keine Reaktion	1

18.1.5 Diagnostik

> ⟩ Anamnese (Fremdanamnese), körperliche Untersuchung und Kontaktaufnahme mit einem Giftinformationszentrum bilden die Grundlage einer effizienten Diagnostik bei Verdacht auf Intoxikation.

— Anamnese:
  — **6 W-Fragen:** *Wer, was, wie viel, wovon, wann und wie* wurde eingenommen?
  — Geruch aus dem Mund? Erbrechen? (◘ Tab. 18.1)
  — Komorbidität/Vorerkrankungen: z. B. Herzinsuffizienz, hier Abklärung einer Digitalisintoxikation?

— Fremdanamnese: soziales, berufliches und privates Umfeld, Abschiedsbrief, Arzneimittelpackungen?
— Körperliche Untersuchung (◘ Tab. 18.2):
  — Inspektion: insbesondere der Haut (Farbe, Blasen), Einstichstellen (u. a. Fuß, Leistenregion), Thrombophlebitiden, Spritzenabszesse etc.
  — Kardiopulmonaler und neurologischer Status
— Beurteilung von Hämodynamik und Oxygenierung: EKG, Blutdruck, S_pO_2
— Asservierung von Urin, Blut in EDTA-Röhrchen und Nativblut zur Gewinnung von Serum sowie ggf. von Erbrochenem oder Essensresten (gekühlte Aufbewahrung, Versendung zur Toxikologie und/oder Rechtsmedizin)
— Labordiagnostik:
  — Blutzuckerbestimmung (DD: Coma diabeticum)
  — Komplettes Notfalllabor, inklusive BGA (mit Berechnung der Anionenlücke)
  — Drogenscreening (Cave: falsch-positive Befunde), z. B. mit dem bioFAST addiTest
  — Ausschluss metabolischer bzw. endokrinologisch bedingter Bewusstseinsstörungen: BGA, Laktat, Cholinesterase etc.
  — Ggf. Ethanol-, Medikamentenspiegel
  — Blutentnahme vor Therapiebeginn (Hauptlabor, toxikologisches Labor und/oder Rechtsmedizin [ggf. Blutprobe einfrieren])
— Bildgebende Diagnostik, z. B. CCT zum Ausschluss eines neurologischen Geschehens

❶ **Cave**
Bewusstseinsstörung und Schwere der Intoxikation korrelieren nicht.

18.1.6 Therapie

Allgemeinmaßnahmen
(◘ Abb. 18.3)
— Selbstschutz!
— Monitoring: EKG, Pulsoxymetrie, Blutdruckmessung

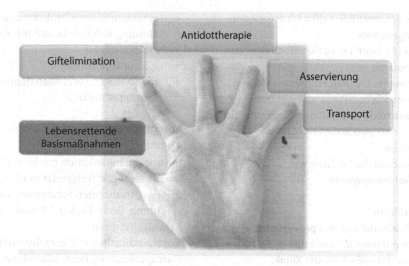

Abb. 18.3 5-Finger-Regel in der Präklinik und Notaufnahme

- Blutzuckerkontrolle stets bei jeder Bewusstseinseintrübung
- Primäre Entgiftung einleiten und ggf. Antidote einsetzen
- Bei Vergiftungen über die Haut: Kleidung entfernen und Haut abspülen
- Kontakt mit einer Giftnotzentrale (http://www.vergiftungszentrale.de/; s. unten: ◘ Tab. 18.10)
- Aufrechterhaltung und Stabilisierung der Vitalfunktionen
  - Freimachen und Freihalten der Atemwege, ggf. Intubation und Beatmung
  - Adäquate Oxygenierung: O_2-Gabe und ggf. Beatmung mit „Hilfsmitteln" (Beatmungsbeutel, Safar-Tubus etc.)
  - Kardiopulmonale Reanimationsmaßnahmen bei Kreislaufstillstand
  - Anlage mehrerer periphervenöser Zugänge
  - Schocktherapie mit Kristalloiden (Ringer-Laktat) oder Kolloiden (HAES 6 %)
- Ggf. Applikation eines sog. Koma-Cocktails
  - Glukose (Glukose 40 %, 50 ml): Therapie einer Hypoglykämie und einer akuten Porphyrieattacke
  - Naloxon (Narcanti, 1–2 mg): reiner Opioidantagonist
  - Thiamin (Betabion, 100 mg): bei Wernicke-Enzephalopathie

- Glukokortikoide: bei unklaren endokrin-metabolischen Komata
- Ggf. Flumazenil (Anexate): vorsichtige Gabe, da Flumazenil zur Induktion von epileptischen Anfällen führen kann (insbesondere bei Mischintoxikationen)

Primäre Giftelimination (Resorption vermeiden)

- **Aktivkohle (Carbo medicinalis)**
- Primär Kohlegabe (Kohle vs. Magenspülung: gleiches Outcome)
- Carbo medicinalis gilt als Universaladsorbens und seine Applikation als wichtigste Maßnahme zu primären Giftelimination.
- Wiederholte Gabe von Aktivkohle (alle 4–6 h) bei Substanzen wie Carbamazepin, Phenobarbituraten oder Theophyllin (zur Durchbrechung des enterohepatischen Kreislaufs und zur Verhinderung einer verspäteten Noxenaufnahme durch die Depotwirkung der Substanzen)

ⓘ Dosierung
Aktivkohle (Kohle-Pulvis, Kohle-Compretten, Kohlegranulat)
- Adsorptionsfläche: 1000–2000 m²/g Aktivkohle

- Kinder (<1 Jahr): 0,5–1 g/kg KG peroral oder via Magensonde
- Kinder (>1 Jahr): 1 g/kg KG peroral oder via Magensonde
- Erwachsene: 1–2 g/kg KG peroral oder via Magensonde
- Eine anschließende routinemäßige Induktion von Diarrhö wird aktuell nicht mehr empfohlen.
- Aspirationsrisiko bei Gabe von Aktivkohlesuspension.

- **Magenspülung**
- ❯ **Magen-, Darmspülung und provoziertes Erbrechen nur noch in Sonderfällen. Keine Magenspülung außerhalb der Klinik, bevorzugt Kohleapplikation (Benson et al. 2013).**

- Voraussetzung:
  - Gifteinnahme (Ingestion) sollte nicht länger als 60–90 min post ingestionem zurückliegen
  - Giftelimination von hochtoxischen Substanzen, insbesondere Intoxikationen mit ausgeprägter Magen-Darm-Atonie (Psychopharmaka)
  - Nur unter vorheriger Intubation (Aspirationsschutz) und nur durch Erfahrenen
- Lagerung des Patienten: Linksseitenlagerung, leichte Kopftieflagerung
- Indikation: Einzelfallentscheidung unter Berücksichtigung der Voraussetzungen und Kontraindikationen
- Kontraindikationen:
  - Schockzustand
  - Krampfanfälle
  - Fortgeschrittene Säuren- und Laugen-Verätzungen (Perforationsgefahr)
  - Schaumbildner (Wasch-/Spülmittel)
  - Flusssäure
- Vorgehen:
  - Spülportionen: jeweils 200–400 ml
  - Spüldauer: bis Spülflüssigkeit klar
  - Nach Ablassen der letzten Spülportion: Instillation von Aktivkohle und Laktulose
- Nachteile nach Magenspülung:

- Aggravierung der Klinik durch weitere Auflösung von Substanzen mit zweitem Resorptionspeak
- Aspirationspneumonie
- Große Mengen verbleiben dennoch im Gastrointestinaltrakt

- **Antegrade Darmspülung („whole bowel irrigation")**
- Indikation: Intoxikation mit Substanzen, welche verzögert freigesetzt werden, oder mit magensaftresistenten Substanzen, orale Eisenvergiftung, Body-Packer, Überdosierungen mit Retardsubstanzen
- Kontraindikationen: Darmobstruktion, Darmperforation, Ileus, hämodynamische instabile Patienten, ungeschützte Atemwege
- Durchführung: Darmspülung unter Anwendung von Polyethylenglykollösung (Thanacoody et al. 2015), vorherige Anlage einer möglichst postpylorisch liegenden Sonde
- Die gleichzeitige Gabe von Aktivkohle vor der Darmspülung verringert die Wirksamkeit der Kohletherapie.

- **Provoziertes Erbrechen**
- Nur unter sehr strenger Indikationsstellung, keine Routinemaßnahme (Höjer et al. 2013)!

- ❶ **Dosierung**
  Ipecacuanha-Sirup (mit Wasser)
  - 1. Lebensjahr: 10 ml
  - 2. Lebensjahr: 20 ml
  - Ab 3. Lebensjahr und Erwachsene: 30 ml
  - Bei persistierendem Erbrechen Antiemetikumgabe

- Kontraindikationen für provoziertes Erbrechen:
  - Bewusstseinstrübung bzw. Substanzen, die rasch zu einer Bewusstseineintrübung führen (z. B. trizyklische Antidepressiva)
  - Lösemittel
  - Schaumbildner
  - Säuren und Laugen
- Die Ingestion soll keinesfalls länger als 60–90 min zurückliegen. Innerhalb der ersten

10 min lassen sich bis zu 50 % des Giftes eliminieren, nach 20 min nur noch 30 % und nach 1 h weniger als 10 %. Da die meisten Patienten in der Regel zu spät aufgefunden werden, sind weder Magenspülung noch provoziertes Erbrechen sinnvoll. Nach heutiger Auffassung scheint daher nur die Gabe von Aktivkohle für die primäre Giftelimination innerhalb der ersten 1–2 h nach Giftaufnahme sinnvoll.

❯ **Die Induktion von Erbrechen ist zweitrangig. Die Neutralisation und die symptomatische Therapie stehen aus zeitlichen Gründen im Vordergrund. Keine Anwendung von Salzwasser oder Apomorphin. Laxanzien werden heute nicht mehr empfohlen.**

Sekundäre Giftelimination (Beschleunigung der Elimination)

- **Forcierte Diurese**
- Indikationen: Schwere Intoxikationen mit
  - Salicylate (ASS)
  - Barbital/Phenobarbital
  - Thallium
  - Lithium
- Durchführung: 0,5–0,8 l Volumen/h plus Schleifendiuretikum (zur Minderung der tubulären Rückresorption)
- Kontraindikationen: Schock, Herz-/Niereninsuffizienz, Krampfleiden
- Gefahr: Störungen des Wasser-Elektrolyt- sowie Säure-Basen-Haushalts

- **Alkalisierung des Urins**
- Indikation: Salicylat- (>100 mg ASS/kg KG), Barbiturat-, Dichlorphenoxyessigsäure-Herbizid-Intoxikation
- Durchführung: Bikarbonat-Infusionslösung i.v.
- Ziel: Eliminationsbeschleunigung und Azidosevermeidung
- Kontrolle des Säure-Basen-Haushalts: Urin-pH 7–8, Blut-pH ≥7,5

❯ **Da die Barbituratvergiftung mittels Aktivkohleanwendung behandelt wird, betrifft die Urinalkalisierung fast ausschließlich die Salicylatintoxikation.**

- **Extrakorporale Verfahren**
- Hämodialyse (häufig): insbesondere bei Azidose, z. B. kurzkettige Alkohole (Ethanol, Methanol, Ethylenglykol), Salicylate, Kalzium, Lithium, Valproat, Carbamazepin, Phenytoin, Metformin
- Hämoperfusion (selten), Blut wird über Aktivkohle oder Kunstharz geleitet, d. h. Anwendung bei Intoxikationen mit adsorbierbaren Giften, z. B. Carbamazepin, Valproinsäure, Herbizide, Alkylphosphate, Theophyllin

- **Forcierte Ventilation**
- Indikationen: Beschleunigte Entfernung von toxischen Substanzen über die Atemluft
- Bspl. Kohlenmonoxid-Intoxikation
- Maßnahmen: Hochdosierte Zufuhr von Sauerstoff bis hin zur mechanischen Beatmung
- Ggf. hyperbare Sauerstofftherapie (HBOT), http://gtuem.org/content/33/31/druckkammern

18.2 Antidottherapie

Eine Antidottherapie gilt weiterhin als ideale Therapie von Intoxikationen (❏ Tab. 18.3). Mittlerweile existiert eine Reihe verschiedener Antidote. Eine Minimalausstattung bestehend aus **Atropin, 4-DMAP, Naloxon, Toluidinblau** und **Aktivkohle** sollte stets gewährleistet sein (Bremer-Liste). **Glucarpidase** (Voraxaze) zur Behandlung von Methotrexat-Überdosierungen, **Icatibant** (Firazyr) zur Behandlung von ACE-/AT_1-Hemmer-induziertem Angioödem und **Deferasirox** (Exjade) als neuer Chelator bei Eisenüberladung stehen jüngst zur Verfügung. Bei Intoxikationen mit Lokalanästhetika wird heute die Gabe von **Lipidemulsionen** zur Aufhebung der Kardiotoxizität als „Lipid-Rescue" („lipid sink") Behandlung empfohlen (Müller u. Desel 2013).

18.3 Alkoholintoxikation

18.3.1 Allgemeines

- Todesfälle in Zusammenhang mit Alkohol: ca. 42.000/Jahr

■ **Tab. 18.3** Antidottherapie

Antidot	Indikation	Dosierung
Acetylcystein (ACC, Fluimucil)	Paracetamolintoxikation, bis maximal 20 h nach Paracetamol-Einnahme (Prescott-Schema): Gesamtdosis von 300 mg/kg KG über 20 h i.v.	Initial: 150 mg/kg KG in 200 ml Glukose 5 % über 15 min Dann: 50 mg/kg KG in 500 ml Glukose 5 % über 4 h Abschließend: 100 mg/kg KG in 1 l Glukose 5 % über 16 h
Aktivkohle	Universalantidot	Initial: 1–2 g/kg KG oral Alle 2–4 h: 0,25–0,5 g/kg KG oral
Atropin (Atropinsulfat)	Alkylphosphatintoxikation	Initial: 1–50 mg i.v. Danach: Obidoxim
Beclometasondipropionat (Junik, Ventolair)	Nur bei sicheren Zeichen für ein Inhalationstrauma	Gabe von 4 Hüben einmalig (1 Stoß = 100 μg), ggf. erneut 4 Hübe nach 2 h
Biperiden (Akineton)	Neuroleptikaintoxikation mit Extrapyramidalsymptomatik	0,04 mg/kg KG i.v.
Dantrolen (Dantrolen)	Maligne Hyperthermie	1–2,5 mg/kg KG i.v.
Deferoxamin (Desferal)	Eisen-III- oder Aluminiumintoxikation	6–12 g oral oder 15 mg/kg KG/h (max. 80 mg/kg KG/Tag)
4-Dimethylaminophenol (4-DMAP)	Schwere Zyanidintoxikation	3–4 mg/kg KG i.v.
Digitalisantidot (Digitalisantidot BM; 1 Amp. = 80 mg neutralisieren 1 mg Glykosid)	Lebensbedrohliche Digitalisintoxikation (Zuvor: Digitalisspiegel, Kaliumkontrolle, ggf. Phenytoin oder Lidocain)	*Unbekannte* Glykosiddosis: (1) Chronische Intoxikation: 160–240 mg über 20 min, dann 30 mg/h für 8 h (2) Akute Intoxikation: 400–480 mg über 20 min *Bekannter* Digitalisspiegel: (1) Fab-Dosis [mg]=Digoxinkonz. [ng/ml]×5,6 [l/kg KG] ×kg KG×0,066 (2) Fab-Dosis [mg]=Digitoxinkonz. [ng/ml] ×0,56 [l/kg KG]×kg KG×0,066
Ethanol (Alkoholkonzentrat 95 %)	Methanol-/Ethylenglykolintoxikation	Initial: 0,5–0,75 g/kg KG i.v. über 4 h in Glukose 5 %-Lsg. Dann: 0,1 g/kg KG/h (nach Spiegel)
Flumazenil (Anexate)	Benzodiazepinintoxikation	Initial: 0,25 mg i.v. Dann: 0,1–0,2 mg/min i.v.
Folinsäure (Leukovorin)	Intoxikationserscheinungen unter Methotrexattherapie	10–30 mg i.v., sonst nach MTX-Spiegel (Formel nach Sauer)
Fomepizol (Antizol)	Methanolintoxikation	Initial: 15 mg/kg KG i.v. Dann: 10 mg/kg KG alle 12 h i.v.
Glukagon (GlucaGen)	β-Blocker- und Kalziumantagonistenintoxikation	Initial: 50–200 μg/kg KG i.v. Dann: 70 μg/kg KG/h i.v. Zusätzlich Gabe von Antiemetika, da Induktion von Nausea
Haloperidol (Haldol)	Alkoholentzugsdelir	Titration bis zu 60 mg i.v.
Hydroxocobalamin (Cyanokit)	Rauchgasintoxikation, reine Blausäureintoxikation	Initial: 70 mg/kg KG i.v. Dann: Natriumthiosulfat (50–100 mg/kg KG i.v.)

◻ **Tab. 18.3** Fortsetzung

Antidot	Indikation	Dosierung
Kalzium (Kalziumchlorid 10 ml, 10 % enthält 6,8 mmol elementares Kalzium)	Flusssäureintoxikationen Intoxikation mit Kalziumantagonisten	Verätzungen der Extremitäten 1–2 g intraarteriell, ggf. lokale Infiltration Dosierung: 4–8 mmol i.v.
Methylenblau (Methylenblau Vitis)	Methämoglobinbildner Hepatopulmonales Syndrom Calciumkanalblocker, v. a. bei Amlodipin	1–2 mg/kg KG i.v., ggf. Repetition nach 4–6 h
NaHCO₃ 8,4 %	Arrhythmien bei Intoxikationen mit Antidepressiva/Neuroleptika	0,5–1 mval/kg KG i.v.
Natriumthiosulfat (Natriumthiosulfat 10 %)	Zyanidintoxikation	50–100 mg/kg KG i.v.
Naloxon (Narcanti)	Opiatintoxikation	Initial: 0,4–2 mg i.v. Dann: 0,4–2 mg alle 2 min je nach Klinik
Physostigmin (Anticholium)	Anticholinerges Syndrom: Intoxikation mit Antidepressiva/Neuroleptika, Antihistaminika, Atropin, anticholinergen Halluzinogenen (z. B. Stechapfel)	2–3 mg i.v.
Sauerstoff (O₂)	Atemwegsgifte, Rauchgasintoxikation	Je nach Klinik, ca. 4–10 l/min
Silibinin (Legalon)	Amatoxin-/Knollenblätterpilzintoxikation	Initial: 5 mg/kg KG i.v. alle 4 h über 2 h (20 mg/kg KG/Tag) Dauer: über 4 Tage
Simethicon (Sab-Simplex)	Schaumbildner	1 ml/kg KG peroral
Toluidinblau (Toluidinblau)	Intoxikation mit Methämoglobinbildner	2–4 mg/kg KG i.v.
Obidoxim (Toxogonin)	Alkylphosphatintoxikation	Zuvor Atropin, danach 4–8 mg Obidoxim/kg KG i.v.
Vitamin B₆ (Pyridoxin)	Isoniazidintoxikation	1 g Vitamin B₆ pro g Isoniazid
Vitamin K₁ (Konakion)	Cumarinderivate	1–10 mg langsam i.v.

▬ Pro-Kopf-Konsum (Deutschland): ca. 10 l Reinalkohol pro Kopf/Jahr, Altersgipfel: 43. Lebensjahr
▬ Alkohol stellt das häufigste Suchtmittel in Deutschland dar
▬ Alkoholismus gilt seit dem 18.06.1968 als anerkannte Krankheit
▬ Behandlungsbedürftige Alkoholiker (Deutschland): ca. 1,8 Mio.
▬ Alkoholabhängige (Deutschland): 3,2 Mio.
▬ Stationäre Behandlung von Jugendlichen im Jahre 2012 (Deutschland): ca. 23.000

▬ Tod an den Folgen des Alkoholmissbrauchs (Deutschland): 74.000/Jahr
▬ Alkoholische Getränke und ihr Alkoholgehalt: 1 Glas Bier 0,3 l ~13 g Alkohol, 1 Glas Wein 0,2 l ~16 g Alkohol
▬ Pathologischer Rausch: Plötzliches Auftreten eines aggressiven Verhaltenszustandes nach dem Trinken einer „kleinen" Alkoholmenge, welche bei den meisten Menschen keine Intoxikation hervorruft
▬ Leitlinie zur Alkoholerkrankung: S3-Leitlinie für alkoholbezogene Störungen (Mann et al. 2016)

◘ Tab. 18.4 Rauschstadien nach dem Blutalkoholspiegel		
Stadium	**Alkoholkonzentration [‰]**	**Klinik**
Exzitation	0,5–1	Euphorie (oder Aggressivität), Logorrhö, verminderte Selbstkontrolle, Distanzlosigkeit, geringgradige Ataxie
Hypnose	1–1,5	Benommenheit, Gleichgewichts-/Koordinationsstörungen, Artikulationsstörungen, verminderte Schmerzempfindung (Hypalgesie)
Narkose	1,5–3,5	Somnolenz bis Koma, Koordinationsstörung, Analgesie
Asphyxie	>3,5	Koma, Areflexie, Atemdepression, evtl. Schock

18.3.2 Wirkprofil von Alkohol

- Alkohol: Ethanol, C_2H_5OH oder häufig im klinischen Alltag mit C_2 abgekürzt
- Alkoholelimination: ca. 95 % über Biotransformation und ca. 5 % wird direkt renal ausgeschieden
- Alkoholabbauwege/Existenz dreier Enzymsysteme: Alkohol-/Acetaldehyddehydrogenase (80–90 %), mikrosomales Ethanol-oxidierendes Systems/MEOS (10–20 %) und Katalase (1–5 %)
- Alkoholabbaurate (nicht exponenziell, sondern linear): 0,09–0,13 g/kg KG/h (Kinder <7. Lebensjahr: 0,2–0,3 g/kg KG/h), Faustregel: 0,1–0,2‰/h (ungefähr ein kleines Glas Kölsch pro Stunde)
- Im Falle der Alkoholintoxikation kommt es zur enzymatischen Sättigung der Alkoholdehydrogenase, d. h. ab hier erfolgt die Metabolisierung konzentrationsunabhängig (Sättigungskinetik oder Kinetik 0. Ordnung).
- Alkoholabbau über den Alkohol-/Acetaldehyddehydrogenase-Pfad: Ethanol → Acetaldehyd (Ethanal) und NADH+H$^+$ → Acetat und NADH+H$^+$ → Acetyl-CoA → Citratzyklus (CO_2 und H_2O) oder Fettsäuren-Synthese
- Anhäufung des toxischen Acetaldehyds (Giftung) und von Reduktionsäquivalenten (NADH+H$^+$) bzw. Zunahme des NADH+H$^+$/NAD$^+$-Quotienten mit Beeinflussung anderer NADH-abhängiger Reaktionen (u. a. Hemmung des Citratzyklus)
- Zentralnervöser Effekt von Alkohol: Veränderungen des glutamatergen, dopaminergen, serotoninergen, opioidergen und GABAergen

Systems. Alkohol interagiert mit verschiedenen Ionenkanälen bzw. Rezeptoren über sog. *„pockets"*: Beeinflussung von Kalziumkanälen (N- und P/Q-Typ), 5-HT$_3$-Rezeptoren, n-Acetylcholin-Rezeptoren, NMDA-Rezeptoren (Inhibierung) sowie von GABA$_A$-Rezeptoren (Stimulierung, Benzodiazepin-ähnlicher Effekt); des Weiteren zeigt sich eine verstärkte Freisetzung von Endorphinen
- Metabolisch: Hypoglykämiegefahr durch Hemmung der hepatischen Glukoneogenese (kein Einfluss auf die Glykogenolyse)
- Wasserhaushalt: Hemmung der ADH-Sekretion mit verstärktem Wasserlassen, Dehydratation (Hypovolämie)
- Unterkühlung: Dämpfung des Temperaturzentrums im Hypothalamus sowie durch periphere Vasodilatation mit vermehrter Wärmeabgabe

18.3.3 Klinik

- Allgemein: Alkoholfötor, Gang-/Standunsicherheit, verwaschene (lallende) Sprache, Nystagmus, Bewusstseinsstörung, Desorientierung, Gesichtsrötung, konjunktivale Injektion, Areflexie (insbesondere der Schutzreflexe) mit Aspirationsgefahr (◘ Tab. 18.4)
- Begleitsymptome: Unterkühlung, Hypoglykämie, Nausea und Emesis (ggf. Mallory-Weiss-Syndrom)
- Differenzialdiagnosen (stets ausschließen): Mischintoxikation (parallele Einnahme von Medikamenten), Schlaganfall, Schädel-Hirn-Trauma oder Wirbelsäulenverletzungen (können auch Folge der Alkoholintoxikation sein)

18

18.3.4 Diagnostik

- Anamnese und körperliche Untersuchung
- Labordiagnostik: komplettes Notfalllabor, insbesondere Elektrolyte und Blutzucker
- Blutalkoholspiegel-Bestimmung: Dichte von Ethanol 0,79 kg KG/l, d. h. ein Glas Kölsch (0,2 l mit 4,8 Vol.-%, also 9,6 ml Ethanol) enthält 7,6 g Ethanol; 68 % beim Mann und 55 % bei der Frau stehen als relativer Verteilungsraum zur Verfügung (48 kg bzw. 39 kg bei einem Ausgangsgewicht von 70 kg), d. h. nach der vollständigen Resorption von einem Glas Kölsch (7,6 g Alkohol) errechnet sich ein Blutalkoholspiegel von 0,16‰ beim Mann bzw. 0,19‰ bei Frau. Berechnung (vereinfacht): Blut-%$_{Mann}$ = g Alkohol/(0,68 × kg KG); Blut-%$_{Frau}$ = g Alkohol/(0,55 × kg KG)
- Drogenscreening (Schnelltest)
- CCT: bei unklarer Bewusstseinsstörung (sekundäres Schädel-Hirn-Trauma plus Gerinnungsstörung bei alkoholinduzierter Leberzirrhose)

18.3.5 Therapie/Maßnahmen

- Aufrechterhaltung und Stabilisierung der Vitalfunktionen
- Oxygenierung: 2–8 l O$_2$/min über Nasensonde
- **Glukosesubstitution**: bei Hypoglykämie
  - Bei chronischem Alkoholabusus: Thiamin-(Vitamin B$_1$)-Substitution vor Glukosegabe, da durch Fehlernährung oft ein Thiaminmangel vorliegt
  - Thiamin: Koenzym des Citratzyklus (Pyruvatdehydrogenase)
  - Da bei einem Thiaminmangel die Aktivität der Pyruvatdehydrogenase deutlich herabgesetzt ist, führt eine Glukosebelastung zu einem Anstieg der Laktatkonzentration mit Entwicklung einer Laktatazidose.
- **Volumensubstitution** (Vollelektrolytlösung): bei Hypotension
- **Benzodiazepine**: bei Krampfanfällen
- Weitere Substanzen bei Alkoholentzugsdelir: Haloperidol (Haldol), Clonidin (Catapresan),

Thiamin (Wernicke-Enzephalopathie), ggf. Clomethiazol (Distraneurin)
- Ggf. Hämodialyse: bei schwerer Alkoholintoxikation

18.4 Alkylphosphate

18.4.1 Allgemeines

- Synonyme: Alkylphosphate, Organophosphate (z. B. E-605, Parathion)
- Resorption: oral, perkutan (Kontaktgift, daher Eigenschutz) oder inhalativ
- Giftaufnahme: meist in suizidaler Absicht, selten akzidentell
- Acetylcholin (ACh) führt über die Interaktion mit n-ACh-Rezeptoren (neuronal: präganglionär sympathisch und parasympathisch; muskulär: motorische Endplatte) und m-ACh-Rezeptoren (parasympathisch: postganglionär) zu entsprechenden nikotinergen bzw. muskarinergen Folgeerscheinungen.
- Die Acetylcholinesterase wird für die sofortige Hydrolyse des Neurotransmitters Acetylcholin zu Acetat und Cholin im synaptischen Spalt hauptverantwortlich gemacht (enzymatischer Umsatz: ca. 600.000 ACh-Moleküle/min).
- Alkylphosphate führen zur Phosphorylierung der Aminosäure Serin im esteratischen Zentrum der Acetylcholinesterase.
- Diese Phosphorylierung hat eine nicht kompetitive und irreversible Inhibierung der Acetylcholinesterase und der Serumcholinesterase (Pseudocholinesterase) mit endogener Acetylcholinintoxikation zur Folge.
- Nach Aufnahme in den Organismus wird die –P=S-Gruppe einiger Alkylphosphate in die stärker toxische –P=O-Gruppe oxidiert (Giftung). Die –P=O-Gruppe besitzt eine höhere Affinität als die ursprüngliche –P=S-Gruppe.

18.4.2 Klinik (cholinerges Syndrom)

- Klassische Trias: Koma, Miosis und Bronchorrhö

- *„Alles läuft"*: Hypersalivation (blauer Schaum), nasse Haut, Tränenfluss, Rhinorrhö, Diarrhö
- Auge: meist *Miosis*, Akkommodationsstörung
- Kardiovaskulär: Tachy- oder Bradykardie, Hypotonie
- Pulmonal: Bronchospasmus, Bronchialsekretion, Lungenödem
- Muskel: initiale Muskelfaszikulationen/Krämpfe und Übergang in Lähmung (nikotinerg)
- Gastrointestinal: Nausea, Koliken, Diarrhö
- Zentral: *Bewusstseinsstörung*, Kopfschmerzen, Atemstörung
- Geruch: entsetzlicher Gestank (früher durch Zusatz knoblauchartiger Geruch)

18.4.3 Therapie

- **Allgemeinmaßnahmen:**
  - *Selbstschutz*: Handschuhe (mind. zwei übereinander), Schutzanzug, Zimmer mit Luftabzug (sonst Fenster offen lassen)
  - Aufrechterhaltung und Stabilisierung der Vitalfunktionen
  - Primäre Giftelimination: Magenspülung oder perorale Gabe von Aktivkohle
  - Oxygenierung: >6–10 l O_2/min über Maske, ggf. Intubation und Beatmung
  - Kontaminierte Kleidung entfernen
- **Atropin** (kompetitiver m-ACh-Rezeptorantagonist, wirkt nicht gegen nikotinerge Symptome):
  - Dosierung: 1–50 mg i.v., bei Asystolie sofort 50 mg i.v.
  - Therapeutische Richtparameter:
    - Sistieren der Hypersekretion (M_3-ACh-Rezeptoreffekt)
    - Herzfrequenz ~100/min (M_2-ACh-Rezeptoreffekt)
- **Oxime:**
  - Enzymreaktivatoren zur ACh-Esterase-Reaktivierung durch Dephosphorylierung
  - Substanzen: Obidoxim (Toxogonin), Pralidoxim (nicht mehr im Handel)
  - Dosierung: 4–8 mg Obidoxim/kg KG i.v., erst nach Atropin-Gabe

❯ **Frühestmögliche Gabe von ACh-Estarasereaktivatoren, da die ACh-Esterase im phosphorylierten Zustand sehr schnell altert und Oxime nur nicht gealterte Phospho-ACh-Esterase-Komplexe dephosphorylieren können.**

18.5 Blausäureintoxikation

18.5.1 Allgemeines

- Synonyme: Blausäure oder Zyanwasserstoff (HCN), Zyanide (Salze der Blausäure, CN^-)
- Vorkommen: Galvanisierbetriebe, Labor zu Analysezwecken, Faserherstellung, Bittermandel, „Rauchgas" (neben CO- und CO_2-Intoxikation), Schwelbrände bzw. Verbrennung von stickstoffhaltigen Materialien (Kunststoffe, wie Polyurethan), Nitroprussid-Natrium, Berliner-Blau-Lösung
- Aufnahmemöglichkeiten: inhalativ, peroral, transkutan, intravenös
- Blutspiegel >3 mg/l gelten als letal
- CN^--Ionen gehen eine reversible Komplexbildung mit dem dreiwertigen Eisen (Fe^{3+}) der oxidativen Cytochromoxidase der inneren Mitochondrienmembran ein und führen somit zur Hemmung der Atmungskette („innere Erstickung", Laktatazidose)
- Weitere Enzymgifte der Cytochromoxidase: Kohlenmonoxid (CO) und Schwefelwasserstoff (H_2S)
- Bei Verdacht auf eine Zyanidexposition hat der Eigenschutz oberste Priorität, da bereits Konzentrationen von 10 ppm als gefährlich einzustufen sind.

18.5.2 Klinik

- Zentralnervös: Kopfschmerzen, Nausea, Krampfanfälle, Bewusstlosigkeit
- Kardiopulmonal: Hypotonie, Bradykardie/Tachykardie, Tachypnoe
- Bittermandelgeruch (selten)
- Rosige Hautfarbe (entsprechend wie bei CO-Intoxikation)

- Laktatazidose: durch Inhibierung der oxidativen Dekarboxylierung (aerober Metabolismus)

18.5.3 Therapie

- Aufrechterhaltung und Stabilisierung der Vitalfunktionen
- Oxygenierung: 2–8 l O_2/min über Nasensonde, ggf. Intubation und Beatmung
- **Hydroxocobalamin** (Cyanokit)
  - Wirkung: irreversible Komplexbildung von Hydroxocobalamin (= Vitamin B_{12a}) mit Zyanid zu Zyanocobalamin, das renal eliminiert wird
  - Dosierung: 70 mg/kg KG i.v., (meist 5 g, maximal 10 g) als i.v.-Infusion über 15 min; ggf. Wiederholung abhängig vom Schweregrad der Vergiftung
  - Ggf. anschließend Gabe von Natriumthiosulfat i.v.
  - Anwendung: *Rauchgasintoxikation, Mischintoxikationen, reine Blausäureintoxikation*
  - Nebenwirkungen: dunkelroter Urin, reversible Rotfärbung der Haut
  - Aufgrund seiner tiefroten Farbe kann Hydroxocobalamin die Bestimmung von Laborparametern beeinträchtigen (z. B. klinische Chemie, Hämatologie, Gerinnung und Urinparameter)
  - Kontraindikationen: keine
- **Dimethylaminophenol (4-DMAP)** bei *schweren* Monointoxikationen
  - Wirkung des Met-Hb-Bildners: 4-DMAP oxidiert einen Teil des (Fe^{2+})-Hb zu Met-(Fe^{3+})-Hb, welches nun mit dem dreiwertigen Eisen der Cytochromoxidase konkurriert und CN^--Ionen unter Bildung von Zyan-Met-Hb befreit
  - 4-DMAP-Reaktion: $Hb(Fe^{2+}) \rightarrow Met$-$(Fe^{3+})$-$Hb + CN^- \rightarrow Cyan$-$Met$-$(Fe^{3+})$-$Hb$
  - Dosierung: 3–4 mg/kg KG i.v.
  - Gefahr einer toxischen Methämoglobinämie (ab einer Met-Hb-Konzentration >50 %) mit Linksverschiebung der

O_2-Dissoziationskurve mit erschwerter O_2-Abgabe ans Gewebe (erhöhte O_2-Affinität an Hämoglobin, sog. Bohr-Effekt) und Abnahme der O_2-Transportkapazität (Zunahme der Dyshämoglobine: Met-Hb, CO-Hb)
- Patienten sehen nach der Injektion leicht bläulich aus.
- Überdosierung: Methylenblau oder Toluidinblau, beschleunigen die Met-Hb-Reduktase
- **Natriumthiosulfat** (Natriumthiosulfat 10 %) bei *leichten* Monointoxikationen
  - Wirkung: Kopplung des CN^- an Schwefel → Thiozyanat bzw. Rhodanid
  - $Na_2S_2O_3$-Reaktion: $Cyan$-Met-(Fe^{3+})-$Hb + S_2O_3 \rightarrow SCN^- + SO_3$
  - Entgiftung: $Cyan$-Met-(Fe^{3+})-Hb-Komplex wird durch Natriumthiosulfat zu Rhodanid umgewandelt und renal eliminiert.
  - Wirkeintritt: erst nach 30 min, jedoch große Entgiftungskapazität
- Ggf. Natriumbikarbonat bei Laktatazidose
- Ggf. Hämodialyse

18.6 Drogen

18.6.1 Allgemeines

- Der Schweregrad der Intoxikation ist substanzabhängig.
- Meistens handelt es sich um *Mischintoxikationen* (Polyvalenz, Polytoxikomanie), so dass eine exakte Diagnosestellung nur in Ausnahmefällen möglich ist.
- Tendenz vom Opiat zum Halluzinogen/ Designerdrogen, vom Crack zum Ecstasy (hoch psychogen, Weckamine)
- Ursachen der Drogennotfälle: Abstinenz, akute Intoxikation oder Entzugssymptome

Einteilung nach Herkunft
- **Synthetische Drogen:** Ecstasy (Partydroge, Amphetamin, MDA, MDE, MDMA), Liquid-Ecstasy (γ-Hydroxybutyrat,

ein GABA-Analogon), Herbal Speed (Partydroge, Amphetamin), Crack (Cocainbase), Schnüffeln (Toluol, Propan, Butan, halogenierte Kohlenwasserstoffe)
- **Biogene Drogen** („soft-drugs", Pflanzen): Fliegenpilz (Muscarin), Blätterpilz/Magic mushrooms (Psilocybe), Stechapfel (Datura, Scopolamin), Tuja (Tujarin), Bilsenkraut, Belladonna, Engelstrompete (Zierpflanze)

Einteilung nach Klinik
- **Uppers** (Stimulanzien, z. B. Kokain, Amphetamin/Metamphetamine): Tachykardie, Hypertonie (hypertensive Entgleisungen), Tremor, Organinfarkte durch Vasospasmen (z. B. kardiogener Schock aufgrund von Koronarspasmen), Krampfanfälle
- **Downers** (zentrale Dämpfer, z. B. Opiate, Oxybate, „soft-drugs", Cannabis [Marihuana und Haschisch], γ-Hydroxybutyrat): Kreislauf- und Atemdepression, Koma
- **Halluzinogene**: psychodelische Wirkung mit Illusionen, Halluzinationen, Psychosen (z. B. Lysergsäurediethylamid [LSD], Phencyclidin [z. B. AngelDust], Psilocybin-haltige Pilze oder Nachtschattengewächse)

18.6.2 Komplikationen

- *Psychiatrisch*: psychotische Syndrome (auch delirant), Hysterie, Massenhysterie, Depressionen, Suizid
- *Somatisch*: Atemdepression, Hyperthermie („designer-drugs"), Exsikkose, anticholinerges Syndrom

18.6.3 Opiate

Allgemeines
- Substanzen (ca. 25 Alkaloide des Opiums): Morphin, Heroin (Ester des Morphins: Diacetylmorphin), Codein, Methadon/ Levomethadon, Mohntee

- Heroinintoxikation gilt als die häufigste Drogenintoxikation.
- Opioide: synthetische Analoga mit morphinartiger Wirkung
- Opium: getrockneter Milchsaft aus den Kapseln des Schlafmohns (Papaver somniferum)
- Anwendung: parenteral, rauchen (Rauchopium) oder inhalieren
- Endogene Opioidpeptide als körpereigene Agonisten: Endorphine (α-Neoendorphin, β-Neoendorphin, β-Endorphin), Dynorphine (Dynorphin A, Dynorphin B) und Enkephaline (Methionin-, Leucin-Enkephalin)
- Supraspinale Opioid-Rezeptoren (limbisches System, Hirnstamm, Subkortex): Analgesie über μ_1-Rezeptoren, Atemdepression über μ_2-Rezeptoren, Hypothermie, Bradykardie, Euphorie, Miosis, Abhängigkeit; μ-Agonisten: Morphin und Derivate (Codein, Diamorphin oder Heroin), Dihydromorphin-Derivate (Dihydrocodein oder Paracodein, Hydrocodon), Pethidin, Piritramid, Methadon-Gruppe (Levomethadon, Methadon), Fentanyl-Gruppe oder Anilinopiperidin-Derivate; σ_{1-2}-Rezeptoren mit zentraler Stimulierung: Nausea, Tachykardie, Mydriasis, Tachypnoe, Halluzinationen, Exzitation, fehlende Analgesie (σ_{1-2}-Rezeptoren zählen im engeren Sinne nicht zu den eigentlichen Opioidrezeptoren, da u. a. auch andere Substanzen, z. B. Ketamin, mit ihnen interagieren)
- Spinale Opioidrezeptoren (Substantia gelatinosa als Sitz des Schmerzgedächtnisses, Magen-Darm-Trakt): κ_{1-3}-Rezeptoren (spinale Analgesie, Sedierung, Miosis); δ-Rezeptoren (spinale Analgesie, Dysphorie, Atemdepression); μ_2-Rezeptoren (spinale Analgesie, Atemdepression, Obstipation)

Klinik
❯ **Leitsymptome der Heroinintoxikation: Bewusstseinstrübung, stecknadelkopfgroße Pupillen, Atemdepression und Bradykardie.**

- Zentralnervös: Euphorie, Analgesie, Bewusstseinsstörungen bis Koma (Hirnödem), Areflexie bis Krampfanfälle
- Haut: blass-kalt und trocken, Hypothermie

— Kardiopulmonal: Bradykardie und Hypotonie
  (zentrale Sympatholyse), Atemdepression,
  toxisches Lungenödem bei Heroinintoxikation
— Augen: Miosis oder Mydriasis bei gleichzeitig
  bestehender Hypoxie/Anoxie
— Gastrointestinal: Nausea, Emesis
— DD: Clonidinintoxikation (besonders bei
  Kindern)

Therapie

— Aufrechterhaltung und Stabilisierung der
  Vitalfunktionen
— Oxygenierung: 2–8 l O_2/min über Nasensonde,
  ggf. Intubation und Beatmung
— **Volumensubstitution** und ggf. **Katecholamine**:
  bei Schocksymptomatik
— **Benzodiazepine**: bei Krampfanfällen oder
  Agitation
— **Naloxon** (Narcanti)
  — Fraktionierte Antagonisierung
  — Reiner Opioidantagonist, kompetitive und
    reversible Hemmung
  — Eliminationshalbwertszeit: 1 h
  — Wirkdauer: 0,4 mg Naloxon 15–30 min

ⓘ **Dosierung**
Naloxon (Narcanti)
— Applikationsmöglichkeiten: i.v., i.m.
  oder s.c.
— Initial 0,4–2,0 mg i.v., dann 0,4–2,0 mg i.v.
  alle 2–3 min je nach Wirkung (maximal
  10 mg)
— Praxistipp: 1 Amp. bzw. 0,4 mg auf 10 ml
  NaCl 0,9 % verdünnen und individuell
  titrieren
— Bei Opioidabhängigen können
  Entzugssymptome ausgelöst werden.
  Persistieren die typischen Symptome einer
  Opioidintoxikation trotz Naloxongabe,
  sollte an ein Body-Packer-Syndrom
  (Drogenschmuggel, gastrointestinale
  Freisetzung) gedacht werden.

— Diuretika: bei toxischem Lungenödem
— Komplikationen der Opiatintoxikation:
  — Kompartment-Syndrom (Lagerungs-
    schäden, „trash leg or arm")
  — Akutes Nierenversagen (Rhabdomyolyse)

18.6.4 Kokain

Allgemeines

— Substanz: Crack, Koks, Schnee, Lokalanästhetikum vom Estertyp
— halbsynthetische Variante aus Kokainsalz und
  Natron: Crack
— Herkunft: Erythroxylon coca bzw. Blätter des
  Koka-Strauches
— Hauptmetabolit: Benzoylecgonin mit ausgeprägter Vasokonstriktion
— Wirkprofil: Stimulation der Freisetzung
  biogener Neurotransmitter und Katechola-
  min-Reuptake-Hemmung mit sympathomi-
  metischem Wirkprofil sowie Blockade von
  Na^+-Ionenkanälen
— Anwendung: Schnupfen (koksen), oral
  (trinken) oder parenteral, Crack wird
  geraucht

Klinik

— Zentralnervös:
  — Initiale Euphorie, Halluzinationen (optisch
    [Schneelichter] oder taktil [Dermatozoen-
    zwang, Kokainwanzen]), Agitiertheit
    (psychomotorische Unruhe und Aufge-
    regtheit), Unterdrückung von Schlafbe-
    dürfnis und Hunger
  — Später, d. h. mit abklingender Wirkung,
    zeigen sich Ängste, Panik, Illusionen und
    paranoide Symptome
  — Des Weiteren Kopfschmerzen, Koma,
    Schlaganfall oder zerebrale Krampfanfälle
— Kardiovaskulär:
  — Arrhythmien: supra- oder ventrikuläre
    Tachykardien
  — Koronarspasmen (insbesondere unter
    Crack)
  — Hypertonie bis *hypertensive Krisen sowie
    akuter Myokardinfarkt*
— Pulmonal: Tachypnoe, Husten, Broncho-
  spasmus, toxisches Lungenödem
— Gastrointestinal: Nausea, Mesenterialinfarkt
— Dermal: Blässe durch Vasokonstriktion,
  Hautnekrosen durch paravasale Injektion
  („coke-burns")
— Augen: *Mydriasis*
— Metabolisch: Rhabdomyolyse, Hyperthermie

Therapie/Maßnahmen

- Aufrechterhaltung und Stabilisierung der Vitalfunktionen
- Oxygenierung: 4–8 l O_2/min über Nasensonde, ggf. Intubation und Beatmung
- **Benzodiazepine**: bei Agitiertheit, Krämpfen oder Ängsten
- **Diuretika**: bei toxischem Lungenödem
- **Nitrate**: bei pektanginösen Beschwerden
- **Antihypertonika**: bei hypertensiver Krise
  - Nitrate oder Nitroprussidnatrium i.v. als 1. Wahl
  - Ggf. α-Blocker wie Urapidil (Ebrantil) i.v.
  - **Cave zur β-Blocker-Gabe:** Kann schwer beherrschbare Hypotonien mit progredienter Myokardschädigung (Inotropieabnahme) sowie Koronarspasmen durch überschießende α-adrenerge Wirkung induzieren
  - Therapieprinzip wie beim Phäochromozytom: α-Blockade vor β-Blockade
  - Bei β-Blockern: nur $β_1$-selektive Blocker (z. B. Esmolol [HWZ: 9 min] oder Metoprolol [HWZ: 3–4 h] i.v.)
- **Antiarrhythmika**: bei Tachyarrhythmien
  - Vermeidung von Klasse-I-Antiarrhythmika (Kokain wirkt selber als Na^+-Ionenkanalblocker) und β-Blockern (s. oben)
  - $NaHCO_3$ 8,4 % (Na^+-Loading mit antichinidinartiger Wirkung sowie verstärkte Bindung von Antidepressiva an Plasmaproteine durch Alkalisierung)
  - Ggf. Amiodaron (Cordarex)

18.6.5 Halluzinogene

Allgemeines

- Halluzinogene Substanzen:
  - **Synthetische Halluzinogene:** Lysergsäurediäthylamid (LSD aus Mutterkornpilz, Claviceps purpurea), Phencyclidin (PCP, sog. „angel dust"), Ketamin
  - **Natürliche Halluzinogene:** z. B. Mescalin (aus dem mexikanischen Kaktus Peyote: Lophophora williamsii)
  - **Halluzinogene Rauschpilze** (Psilocybe-Arten): Psilocybin (magic mushrooms) und Psilocin

- Wirkprofil: serotoninerg aufgrund der Strukturähnlichkeit mit Serotonin (Bindung an Serotoninrezeptoren: $5-HT_2$ und $5-HT_{1A}$); nach der Kortiko-Striato-Thalamo-Kortikal-Theorie kommt es zur Entkopplung des thalamischen Filters mit Reizüberflutung und ausgeprägten Sinnestäuschungen, sog. alternativer Bewusstseinszustand

Klinik

- Gefürchtet sind die sog. *„flashbacks"*, bei denen bis zu 1 Jahr nach LSD-Einnahme erneut Halluzinationen auftreten oder es zu einer dauerhaften Psychose kommt
- Sinnestäuschende Wirkung: ausgeprägte Illusionen (Verzerrungen) und/oder Halluzinationen, man spricht von sog. psychodelischen Zuständen (euphorisch-tranceartiger Zustand, „psychedelic trip"), ggf. „bad trip" mit Panikattacken, Psychosen und Depressionen
- Somatisch: Tachykardie, Hypertonie, Hypersalivation, Schwindel, Parästhesien, Tremor, Muskelschwäche, optische und auditive Wahrnehmungsstörungen

Maßnahmen

- Aufrechterhaltung und Stabilisierung der Vitalfunktionen
- Oxygenierung: 4–8 l O_2/min über Nasensonde
- Bei Angstzuständen („bad trips"):
  - Versuch der verbalen Beruhigung („talking down")
  - Benzodiazepine (z. B. Midazolam) oder Neuroleptika (z. B. Haloperidol)

18.6.6 Designerdrogen

Allgemeines

- **β-Phenylalkylamine** (früher: Weckamine, chemische Verwandtschaft mit Noradrenalin) mit sympathomimetischer Wirkung
  - Amphetamine: Speed, Ice, Shabu
  - Methamphetamine: Crystal Meth, Meth oder Crystal

- MDMA (3,4-Methylendioxy-*N*-methylamphetamin), eine beliebte Party-droge (u. a. als Ecstasy und Molly bekannt),
- **Oxybate:** γ-Hydroxybuttersäure (GHB) und Analoga wie γ-Butyrolacton (GBL) und 1,4-Butandiol (1,4-BD):
  - Liquid-Ecstasy, Liquid X, K.o.-Tropfen, Soap, Scoop, Easy Lay, Salty Water
- Designerdrogen: chemische Abkömmlinge eines „illegalen" Muttermoleküls
- Wirkprofile:
  - Amphetamine: Wiederaufnahmehemmung biogener Amine (Noradrenalin, Dopamin) im synaptischen Spalt; Inhibition der für die Serotoninsynthese notwendige Tryptophanhydroxylase
  - GHB: Neuromodulation im GABA-System, Beeinflussung des cholinergen und serotoninergen Systems
- Anwendung:
  - Amphetamine: perorale Aufnahme (Tabletten, Kapseln, Pulver)
  - Oxybate: perorale Aufnahme (Pulver, Tropfen)

Klinik

- **Symptomatik bei Amphetaminintoxikation:**
  - Zentralnervös: entaktogen (Verstärkung der inneren Empfindung und Wahrnehmung), Euphorie, Enthemmung, empathogen (mitfühlen, d. h. gemeinsam mit anderen eine emotionale Einheit bilden), Psychosen (Halluzinationen), Epilepsie, Koma, Serotoninsyndrom
  - Kardiovaskulär: Tachykardie/Arrhythmien, Hypertonie, pektanginöse Beschwerden bis Myokardinfarkt (sympathikomimetisches Syndrom), Amphetamin-induziertes Kammerflimmern (Abnahme des transienten K^+-Auswärtsstroms/I_{to}) sowie Kardiomyopathie
  - Pulmonal: Hyperventilation
  - Wasser-/Elektrolythaushalt: *Hyperthermie* (Hyperpyrexie), Schwitzen, fehlendes Durstgefühl, Exsikkose, Hyponatriämie durch ADH-Mangel und Wasserverlust, Muskelkrämpfe, intravasale Koagulopathie

(DIC), Rhabdomyolyse mit Gefahr des akuten Nierenversagens
  - Augen: Mydriasis, Nystagmus
- **Symptomatik bei Oxybatintoxikation:**
  - Allgemeinsymptome: Kopfschmerzen, Nausea, Sprachstörungen
  - Kardial: Bradykardie, AV-Blockierungen, Hypotonie
  - Zentralnervös: entaktogen, Euphorie, Anxiolyse, Krämpfe, Atemdepression, Myoklonien, Somnolenz bis Koma

Therapie

- **Allgemeinmaßnahmen**
- Aufrechterhaltung und Stabilisierung der Vitalfunktionen
- Oxygenierung: 4–8 l O_2/min über Nasensonde, ggf. Intubation und Beatmung
- Primäre Detoxikation: perorale Gabe von Aktivkohle in der Frühphase

- **Spezifische Maßnahmen bei Amphetaminintoxikation**
- **Benzodiazepine:** zur Beruhigung, ggf. Talking down
- **Nitrate:** bei pektanginösen Beschwerden und hypertonen Kreislaufverhältnissen
- **Serotoninsyndrom** (Fieber, neuromuskuläre und psychiatrische Symptome): Volumen, Kühlung, ggf. Sedierung
- **α-Blocker (Urapidil)** und/oder **β-Blocker (Metoprolol)** bei ausgeprägter Hypertonie
- Maßnahmen bei **maligner Hyperthermie** (Tachykardie, Hyperkapnie, Hyperthermie >38,8°C):
  - Volumensubstitution (Vollelektrolytlösungen)
  - Kühlung
  - Ggf. Dantrolen (Dantrolen) i.v.: initial 2,5 mg/kg KG i.v., danach Dauerinfusion über 24 h (10–30 mg/kg KG Gesamtdosis über 24 h)

- **Spezifische Maßnahmen bei GHB-Intoxikation**
- Atropin/ggf. Schrittmacher: bei bradykarder Herz-Kreislauf-Situation

- Benzodiazepine: bei Krampfanfällen
- Kein Effekt auf Flumazenil oder Naloxon

18.6.7 Soft-drugs

Allgemeines

- Substanzen: Haschisch (Dope), Marihuana (Gras) und Cannabis (Cannabis sativa, indischer Hanf, Hauptwirkstoff: δ-9-Tetrahydrocannabinol inhibiert die Adenylatzyklase)
- Anwendung: rauchen (kiffen, blowen), essen („space-cake"), kauen oder schnupfen

Klinik

- Anticholinerge und delirante Syndrome: Tachykardie, Reizhusten, abdominelle Krämpfe, vermehrter Tränenfluss, evtl. Nachrausch („flash back")
- Psychisch: Psychosen/Halluzinationen (optisch, akustisch), Stimmungsaufhellung, Fresskick
- Auge: *rotes Auge* (intensivierte Konjunktivaldurchblutung)

Therapie

- Aufrechterhaltung und Stabilisierung der Vitalfunktionen
- Oxygenierung: 2–8 l O_2/min über Nasensonde
- Ggf. Benzodiazepine oder Neuroleptika i.v.

18.7 Kohlenmonoxidintoxikation

18.7.1 Allgemeines

- Kohlenmonoxid (CO): farb-, geruch-, geschmackloses und explosives Gas geringer Dichte
- Entstehung: bei unvollständiger Verbrennung organischer Materialien, insbesondere bei Bränden in geschlossenen Räumen (Schwelbrände und Explosionen), oder Suizidversuch mit Auspuffgasen
- CO zeigt im Gegensatz zu O_2 eine ca. 200- bis 300fach höhere Affinität zu Hämoglobin.

□ **Tab. 18.5** Klinik der CO-Intoxikation nach dem CO-Hb-Gehalt

CO-Hb-Anteil [%]	Klinik
0–5 (Raucher: bis maximal 15)	Normbereich (beim Abbau von Hämgruppen)
15–20	Kopfschmerzen, Unruhe, Schwindel, rosige bis hellkirschrote Haut, Desorientierung, Ohrensausen, Nausea
21–40	Apathie, Nausea, Tachykardie, Tachypnoe, Visusverschlechterung (Augenflimmern)
41–60	Somnolenz bis Koma, Krämpfe, Schock
>60	Letale CO-Intoxikation

- Bedingt durch diese hohe Bindungsaffinität von CO zum Hämoglobin können bereits geringe Atemluftkonzentrationen von weniger als 0,5 Vol.- % CO letal enden.
- Die Zunahme der CO-Hb (Carboxyhämoglobin)-Konzentration am Gesamthämoglobingehalt führt zu einer Abnahme der O_2-Transportkapazität (DO_2).
- CO-Hb Blutspiegel bei Nichtrauchern <1 %, bei Rauchern 5–10 %
- Folgen: Linksverschiebung der O_2-Dissoziationskurve mit erschwerter O_2-Abgabe ans Gewebe (erhöhte O_2-Affinität an Hämoglobin, sog. Bohr-Effekt), Zunahme der zerebralen Perfusion mit Gefahr des Hirnödems (CO als Vasodilatator) und Hemmung der inneren Atmung (CO führt zur Blockade der oxidativen Phosphorylierung)

18.7.2 Klinik/Diagnostik

(□ Tab. 18.5)

Bestimmung des CO-Hb-Spiegels (Carboxyhämoglobin-Konzentration, venös)

- Zwischen CO-Hb-Spiegel und der Abschätzung des klinischen Verlaufs und der Prognose gibt es keine verlässliche Beziehung.

- Erhöhte CO-Hb-Spiegel vergrößern jedoch das Risiko neurologischer Spätschäden („delayed neurological sequelae").

Bestimmung der fraktionellen O_2-Sättigung

- Cave: Falsch hohe SO_2-Werte ($SO_{2(part)}$) in der Pulsoxymetrie (Messung mit 2 Wellenlängen).
- Besser: Bestimmung der $SO_{2(frak)}$ mittels BGA (Messung mit mindestens 5 Wellen-längen) unter Berücksichtigung der anderen Hb-Anteile.
- Moderne Pulsoxymeter können jedoch zwischen oxygeniertem und CO-Hb unter-scheiden, sodass ein Screening möglich ist.
- O_2-Sättigung
  - Fraktionelle SO_2: $SO_{2(frak)}$=HbO_2/ (Hb_d+HbO_2+Met-Hb+CO-Hb+Sulf-Hb)
  - Partielle (funktionelle) SO_2: $SO_{2(part)}$= HbO_2/(Hb_d+HbO_2)
  - Abkürzungen: HbO_2 oder oxygeniertes Hb, Hb_d oder deoxygeniertes Hb, Met-Hb oder Methämoglobin, CO-Hb oder Carboxyhä-moglobin, Sulf-Hb oder Sulfhämoglobin

18.7.3 Therapie

- Aufrechterhaltung und Stabilisierung der Vitalfunktionen
- O_2 als Antidot:
  - O_2-Maske: >6 l O_2/min (F_iO_2 ohne Reservoir bis 0,7 und mit Reservoir bis 0,9)
  - Ggf. Intubation und Beatmung mit F_iO_2 von 1,0
  - Dauer der O_2-/Beatmungstherapie: bis CO-Hb-Anteil <15 %
- CO-Hb-Bestimmung (venös) wenn möglich vor Sauerstoffgabe (Initialwertbestimmung)
- Eliminationsdauer von CO:
  - in Frischluft: 230–320 min
  - bei Inhalation von 100 %-igem Sauerstoff: 50–100 min
  - bei hyperbarer Sauerstofftherapie bis 25 min (100 % O_2 bei 3 bar)

❯ Die Anhebung des p_aO_2 durch 100 %-ige O_2-Gabe führt nach dem

Massenwirkungsgesetz zur Abnahme der Halbwertszeit von Carboxyhämoglobin von 4,5 h auf 1 h. Die CO-Dissoziation von Gewebeenzymen (u. a. Cytochrome P 450) erfolgt wesentlich langsamer. Die CO-Entsättigung im Gewebe erfolgt daher erst nach 48–72 h.

- Evtl. **HBO** (hyperbare Oxygenierung, Überdruckkammer)
  - Verkürzung der Halbwertszeit von CO-Hb von 4,5 h auf 20–30 min
  - Gesicherte CO-Exposition
  - Neurologische Symptomatik
  - Indikationsstellung unabhängig vom CO-Hb-Spiegel
  - Druckkammerverzeichnis/direkte Ansprechpartner unter: http://gtuem.org/33/druckkammern

18.8 Kohlendioxid

18.8.1 Allgemeines

- Kohlendioxid (CO_2): farb-, geruch- und geschmacklos, schwerer als Luft
- Entstehung: im Rahmen von vollständigen Verbrennungen und Gärungsprozessen (Weinkeller, Futtersilo, Sickergruben)
- Vermehrte Anreicherung von CO_2 → „CO_2-See" (CO_2-Narkose)
- Respiratorische Insuffizienz: Hypoxie mit Hyperkapnie
- Ausbildung einer initialen respiratorischen und späteren metabolischen Azidose
- Bewusstlosigkeit (Hirnödem) bis Apnoe

18.8.2 Klinik

- Zentral: Agitiertheit, Kopfschmerzen, Krämpfe, Ohrensausen, Bewusstseinsstörungen
- Gastrointestinal: Nausea
- Augen: Mydriasis, Sehstörungen
- Kardiopulmonal: Tachykardie, Hyper- bis Hypotonie, Cheyne-Stoke-Atmung
- CO_2-Konzentrationen >20 % wirken letal

18.8.3 Therapie

- Aufrechterhaltung und Stabilisierung der Vitalfunktionen
- Oxygenierung: O_2 als Antidot!
- Bei Krampfneigung: Sedierung mittels Benzodiazepinen

18.9 Reizgase

18.9.1 Allgemeines

- Vorkommen: chemische Industrie, Galvanisierungsbetriebe, Brand-/Autoabgase, Reinigungsmittel (z. B. Chlorgas in Toilettenreiniger)
- Unterscheidung der Reizgase nach dem Hydrophilie-Grad:
  - Soforttyp (hydrophile Reizstoffe): Ammoniak, Formaldehyd, Chlorgas
  - Intermediärer Typ (Reizstoffe mit mittlerer Wasserlöslichkeit): Chlor, Brom, Schwefeldioxid
  - Latenz- bzw. Spättyp (lipophile Reizstoffe): NO_2, Phosgen, Ozon
- Direkte Schädigung des respiratorischen Epithels (Schleimhautirritation bis toxische Pneumopathie) und von Lungenkapillaren (Permeabilitätserhöhung, Entstehung eines Lungenödems, hämorrhagische Exsudation)
- Auslösung eines bronchokonstriktorischen Reflexes durch Stimulierung von Irritantrezeptoren des respiratorischen Epithels
- Exsudative Inflammationsreaktion im Bereich der oberen Atemwege (hydrophile Reizstoffe), der Bronchien und Bronchiolen (Reizstoffe mit mittlerer Wasserlöslichkeit) oder der Bronchioli terminales plus Alveolen (lipophile Reizstoffe) führen zu ödematösen Veränderungen
- Einige Reizgase verbinden sich mit Wasser zu Säuren oder Basen, z. B. aus Chlor und Wasser entsteht die ätzende Salzsäure
- Bildung von Met-Hämoglobin (Met-Hb) und/oder Carboxyhämoglobin (CO-Hb)

18.9.2 Klinik

- Phase 1: Reizhusten, Rachenreizung, Nausea, Kopfschmerzen, retrosternale Schmerzen, Bronchospasmus
- Phase 2: Latenzphase, als „symptomfreies Intervall" bis zu 36 h
- Phase 3: Schock, Dyspnoe, Fieber, toxisches Lungenödem (blutig-schaumig), Larynxödem

18.9.3 Therapie

- Aufrechterhaltung und Stabilisierung der Vitalfunktionen
- Lagerung: Oberkörperhochlagerung
- Oxygenierung: $6–10\,l\,O_2$/min über Maske, ggf. Intubation und Beatmung
- **Glukokortikoide**: nur inhalativ, wie z. B. Beclometason-dipropionat (Junik oder Ventolair)

> ❗ **Cave**
> **Zu beachten bei Glukokortikoiden:**
> - **Keine Gabe von Glukokortikoiden bei gleichzeitig ausgedehnten Verbrennungen (Sepsisgefahr).**
> - **Inhalative Glukokortikoide sind *nur* zur Prophylaxe und *nicht* als Therapeutikum eines reizgasinduzierten Lungenödems wirksam.**

- Bei Bronchospasmus: inhalative β_2-Sympathomimetika, wie Fenoterol (Berotec), oder parenteral Reproterol (Bronchospasmin)

18.10 Lösemittel

18.10.1 Allgemeines

- Lösemittel sind überwiegend Haushaltsgifte: Fußboden- oder Teppichreiniger (z. B. Alkohole), Möbelpolituren (z. B. Hexan, Benzin, Xylol, Toluol), Fettlöser, Fleckenwasser, aliphatische Kohlenwasserstoffe (z. B. Benzin, Heizöl), aromatische Kohlenwasserstoffe (z. B. Benzol), halogenierte Kohlenwasserstoffe, Farbverdünner, Einatmen von Dämpfen an Tankstellen

18

- Aufnahme: peroral, transkutan oder inhalativ
- Zentralnervös: Schädigung zentraler und peripherer Neurone
- Atemwege: Schleimhautschädigung bis hämorrhagische Pneumonitis
- Nephro-/hepatotoxisch: toxische Hepatitis und Nierenschädigung (Urämie)
- Kardial: Sensibilisierung des Myokards gegenüber Katecholaminen (Arrhythmien)

18.10.2 Klinik

- Zentralnervös: Kopfschmerzen, *Rauschzustände*, Schock, Bewusstseinsstörungen
- Kardiopulmonal: Palpitationen, Dyspnoe, Husten, Aspiration

18.10.3 Therapie

- Aufrechterhaltung und Stabilisierung der Vitalfunktionen
- Oxygenierung: 2–8 l O_2/min über Nasensonde
- Kein Erbrechen auslösen
- Keine Magenspülung

18.10.4 Besonderheiten: Methanolintoxikation

- Toxische Methylalkohol-Metaboliten: Formaldehyd und Ameisensäure
- Metabolisierung von Methanol über Alkoholdehydrogenase (ADH) zu Formaldehyd und schließlich über Aldehyddehydrogenase in Ameisensäure
- Gefahr der metabolischen Azidose mit großer Anionenlücke (Ameisensäure) und der Erblindung (Retinaödem)
- Latenzzeit der Symptome: 6–24 h
- Maßnahmen:
  - Unterdrückung der Biotransformation von Methanol durch kompetitive Hemmung der Alkoholdehydrogenase (ADH) durch Ethanol (Alkoholkonzentrat 95 %): Ethanol bewirkt eine *Sättigung der ADH*,

  angestrebter Blutalkoholspiegel von 1–2 Promille
- Gabe von Fomepizol (Antizol) insbesondere bei Kindern: Fomepizol bewirkt eine *Hemmung der ADH*, initial 15 mg/kg KG (langsam über 30 min), danach 10 mg/kg KG über 12 h i.v.
- Natriumbikarbonat zum Azidoseausgleich
- ggf. Magenspülung oder Hämodialyse

Differenzialdiagnose: metabolische Azidose mit großer Anionenlücke „KUSMAAL"
- Ketoazidose
- Urämie
- Salicylatintoxikation
- Methanolintoxikation
- Aethylenglykolintoxikation (da z. T. immer noch als Frostschutzmittel im Gebrauch)
- Alkohol (Methanol)
- Laktatazidose

18.11 Schaumbildner

18.11.1 Allgemeines

- Detergenzien: Wasch-, Spül- und Pflegemittel
- Tenside werden nicht absorbiert, sondern führen zur Schaumbildung
- Gefahr der Schaumaspiration
- Gastrointestinale Symptomatik durch ätzende Bestandteile

18.11.2 Klinik

- Gastrointestinal: Nausea, Emesis, abdominelle Krampfneigung, Diarrhö
- Pulmonal: Atelektasenentwicklung bei Aspiration, toxisches Lungenödem

18.11.3 Therapie

- Aufrechterhaltung und Stabilisierung der Vitalfunktionen

- Oxygenierung: 2–8 l O$_2$/min über Nasensonde
- „Entschäumer" (Simethicon, Sab-Simplex, 20–30 ml), d. h. Gase werden gebunden und somit nicht resorbiert. Kein Auslösen von Erbrechen

18.12 Säuren- und Laugenverätzungen

18.12.1 Allgemeines

- Häufig im Kindesalter, bei Erwachsenen selten (versehentlich oder suizidal)
- **Säuren:**
    - Ameisensäure (Methansäure, HCOOH), Essigsäure (Ethansäure, CH$_3$COOH), Schwefelsäure (H$_2$SO$_4$), Salzsäure (HCl)
    - Koagulationsnekrose (Proteindenaturierung), oberflächliche Verätzungen, Ätzschorf mit Schutz vor Tiefenwirkung, meist keine Perforation
- **Laugen:**
    - Salmiakgeist (NH$_3$Cl), Kalilauge (KOH), Natronlauge (NaOH)
    - Kolliquationsnekrose unter Bildung von Alkalialbuminaten, Tiefenwirkung mit Perforationsgefahr
- Potentiell ätzende Substanzen: Rohr- oder Abflussreiniger

18.12.2 Klinik

- Schmerzen im Oropharyngeal- bis Abdominalbereich
- Pharyngolaryngeal: sichtbare Ätzspuren, Larynx-/Glottisödem, Heiserkeit, Stridor, Dysphagie
- Kardiopulmonal: Schock, Arrhythmien bis Asystolie, Hypersalivation, Lungenödem bis ARDS
- Gastrointestinal: akutes Abdomen, Nausea, Emesis, Hämatemesis
- Akutes Leber- und Nierenversagen
- Metabolisch: metabolische Azidose bei Säuren und metabolische Alkalose bei Laugen, Hämolyse, Gerinnungsstörungen
- Bei Perforation: Mediastinitis, Pleuritis, Peritonitis

18.12.3 Therapie

- Aufrechterhaltung und Stabilisierung der Vitalfunktionen
- Oxygenierung: 2–8 l O$_2$/min über Nasensonde, ggf. Intubation und Beatmung
- Analgosedierung
- „Wasser"-Spüleffekt → innere „Abspültherapie":
    - Erwachsene: maximal 300 ml Wasser trinken lassen
    - Kinder: 10 ml/kg KG Wasser trinken lassen
- „Wasser"-Spüleffekt → äußere „Abspültherapie":
    - Kontaminierte Kleidung entfernen (Eigenschutz beachten) und anschließend Hautspülung
    - Spülwasser nicht über die gesunde Haut abfließen lassen
    - Ggf. Wundabdeckung (Metalline)

> ❶ **Cave**
> **100 %-ige Schwefelsäure hat keine Ätzwirkung, solange kein Wasser in der Nähe ist, daher zuerst abtupfen und dann spülen (Säurewirkung entsteht erst durch Dissoziation in Wasser).**

- Die Gabe von Glukokortikoiden zur Prophylaxe von narbigen Strikturen ist umstritten.

> ❶ **Cave**
> **Keine Neutralisationsversuche, keine Induktion von Erbrechen, keine Aktivkohle, keine Magensonde und Magenspülung (Perforationsgefahr) bei Säuren- und Laugenverätzungen.**

- Ggf. Endoskopie und/oder operative Intervention

18.12.4 Besonderheit: Flusssäureverätzung (Fluorwasserstoffsäure)

- Vorkommen: zum Ätzen von Glas und Metallen, chemische Reinigung, Schädlingsbekämpfung, Lösemittel

- Wirkung:
  - Rasche Hautpenetration
  - Inhalation von Dämpfen und Nekrosenbildung
  - Ausbreiten „fressen" („die Säure sucht nach Kalzium", bis sie schließlich eine Sättigung erfährt, mit Kalzium im Gewebe entsteht die unlösliche, ätzende Kalziumfluoridsäure)
  - Systemische Effekte (Schock, hepato-, nephro-, kardiotoxisch)
- Klinik: Verätzungen von Weichteilen und/oder Atemwegen (toxisches Lungenödem), Elektrolytentgleisungen (Hypokalzämie, Hypomagnesiämie und Hyperkaliämie mit metabolischer Azidose) mit der Gefahr maligner Arrhythmien
- Maßnahmen:
  - Eigenschutz
  - Kontaminierte Kleidung entfernen
  - Extremitäten mit Ca^{2+}-haltiger Flüssigkeit waschen
  - Anwendung von Kalziumglukonat-Kompressen oder Kalziumglukonat-Gel
  - Kalziumglukonat-Lösung: lokale Injektion oder intraarteriell (1 g Kalzium pro g systemischem verfügbarem Fluorid)
  - Frühzeitige Nekrosenabtragung und engmaschige Elektrolytkontrollen

> ❯ CaCl$_2$ enthält im Vergleich zu Ca-Glukonat die 3-fache Menge an elementarem Kalzium:
> - CaCl$_2$ 10 ml, 10 %: enthält 6,8 mmol Ca^{2+}
> - Ca-Glukonat 10 ml, 10 %: enthält 2,22 mmol Ca^{2+}

18.13 Medikamentenintoxikation

18.13.1 Grenzdosen von Arzneimittel

(◘ Tab. 18.6)

> ❯ 70 % der schweren Vergiftungen gehen auf Überdosierungen (suizidal, unabsichtlich) von Medikamenten zurück.

◘ **Tab. 18.6** Grenzdosen ausgewählter Arzneimittel

Substanzen (Beispiel Handelsname)	Grenzdosen bei Monointoxikation
Acetylsalicylsäure (ASS)	>300 mg/kg KG (Plasmaspiegel: >750µg/ml)
Carbamazepin (Tegretal)	3,0 g
Citalopram (Citalon)	0,56 g
Clozapin (Clozapin)	0,6 g
Codein (in Mischanalgetika)	200 mg
Dextromethorphan (NeoTussan)	10 mg/kg KG
Diazepam (Valium)	100 mg
Digoxin (Lanicor)	2,5 mg
Dimenhydrinat (VomexA)	3,0 g
Eisen	60 mg/kg KG
Flunitrazepam (Rohypnol)	20 mg
Fluoxetin (Prozac)	240 mg
Ibuprofen (Ibuhexal)	20 g
Levomepromazin (Neurocil)	2,5 g
Lorazepam (Tavor)	20 mg
Midazolam (Dormicum)	250 mg
Paracetamol	>150 mg/kg KG
Promethazin (Atosil)	15 mg/kg KG
Valproat (Valproat)	25 g
Verapamil (Isoptin)	0,8 g
Zolpidem (Stilnox)	300 mg
Zopiclon (Zop)	450 mg

18.13.2 Benzodiazepine

Allgemeines
- Große therapeutische Breite und relativ geringe Toxizität (Ceiling-Phänomen) bei Monointoxikation (◘ Tab. 18.6); Kupferschmidt et al. 2005), jedoch häufig *Mischintoxikation* (z. B. Tabletteneinnahme mit Alkohol)

- Benzodiazepine: kurzwirkend (1–5 h): Midazolam (Dormicum); mittellangwirkend (5–12 h): Oxazepam (Adumbran), Flunitrazepam (Rohypnol); langwirkend (>12 h): Clonazepam (Rivotril), Dikalium-Clorazepat (Tranxilium), Lorazepam (Tavor), Tetrazepam (Musaril), Diazepam (Valium)
- Kumulationsgefahr durch die Entstehung aktiver Metabolite, z. B. Oxazepam als aktiver Metabolit von Diazepam
- Ceiling-Phänomen: Sättigungseffekt, d. h. eine Dosissteigerung führt nicht zur Wirkungszunahme; bei Barbituraten dagegen gibt es kein Ceiling-Phänomen (lineare Dosis-Wirkungs-Beziehung)
- Grenzdosis bei Monointoxikation: 100 mg Diazepam
- Häufigste Arzneimittelintoxikation in suizidaler Absicht

Klinik

- Zentralnervös: Bewusstseinsstörungen bis Koma, Hypo-/Areflexie, Ataxie, Nystagmus, Muskelschwäche
- Kardiopulmonal: Bradykardie, Hypotonie, respiratorische Insuffizienz (Atemdepression)
- Gastrointestinal: Nausea, Emesis

Therapie

- Aufrechterhaltung und Stabilisierung der Vitalfunktionen
- Oxygenierung: 2–8 l O_2/min über Nasensonde
- Primäre Giftelimination: Aktivkohle und ggf. Magenspülung
- Titrationsantagonisierung: Flumazenil (Anexate)
  - Spezifischer, kompetitiver Benzodiazepinantagonist, 1,4-Imidazobenzodiazepin
  - Verdrängung von Benzodiazepinen aus der Rezeptorbindung
  - Besitzt keine intrinsische Aktivität (agonistisch), hohe Affinität
  - Hauptmetabolit: Fumazenilsäure
  - Plasmahalbwertszeit: 1–2 h
  - Kurze Wirkungsdauer: 3 mg ~45 min

- Bei Mischintoxikationen, z. B. mit Antidepressiva oder Neuroleptika, keine Benzodiazepin-Antagonisierung mit Flumazenil wegen der Gefahr einer Induktion von zerebralen Krampfanfällen
- Flumazenil hebt die Schutzwirkung von Benzodiazepinen auf und senkt somit die Krampfschwelle
- Flumazenil selbst induziert keine Epilepsien!

❶ Dosierung
Flumazenil (Anexate)
- Erwachsene: initial 0,2 mg i.v., dann Repetition 0,1 mg i.v. alle 60 s
- Gesamtdosis: 1–3 mg i.v.
- ggf. i.v.-Perfusor: 0,1–0,4 mg/h

18.13.3 Tri- und tetrazyklische Antidepressiva/Neuroleptika

Allgemeines

- Häufig zusammen mit Benzodiazepinen und Alkohol als Mischintoxikation im Rahmen suizidaler Absichten (zweithäufigste Intoxikation nach den Benzodiazepinen)
- Wirkprofil: Monoamin-Reuptake-Hemmung, anticholinerger (kompetitive Hemmung von m-Acetylcholin-Rezeptoren) sowie membranstabilisierender Effekt (chinidinartig)
- Geringe therapeutische Breite

Klinik

- **Tri- und tetrazyklische Antidepressiva**
  - Anticholinerges Syndrom (heiß, rot und trocken): Mundtrockenheit, Mydriasis, Harnverhalt, Darmatonie/Obstipation, Hyperthermie, Tachykardie, gerötete und trockene Haut, Halluzinationen, Desorientiertheit, Delir, Koma
  - Zentralnervös: Enthemmung, Vigilanzminderung und Atemstörung, Krampfanfälle, ggf. extrapyramidales Syndrom (Dyskinesien, Zungen-/Schlundkrämpfe, Torticollis, Schmatzen)

- Kardiovaskulär: erworbenes Long-QT-Syndrom bis Kammerflimmern, Hypotension
- Pulmonal: ggf. ARDS
- **Neuroleptika**
- Extrapyramidales Syndrom: Dyskinesien, Krämpfe der Zungen-, Schlund- Gesichtsmuskulatur, Athetose (wurmartige Bewegungen), Torticollis, Schmatzen
- Bewusstseinsstörungen: Apathie bis Koma
- Zentralnervös: Krampfanfälle, ggf. malignes neuroleptisches Syndrom (hohes Fieber, Rigor, Stupor)
- Kardiovaskulär: Tachykardie, Hypotonie, erworbenes Long-QT-Syndrom

Therapie

- **Allgemeinmaßnahmen**
- Aufrechterhaltung und Stabilisierung der Vitalfunktionen
- Oxygenierung: 2–8 l O_2/min über Nasensonde, ggf. Intubation und Beatmung
- Primäre Detoxikation: Gabe von Aktivkohle, ggf. Magenspülung (da verzögerte Magenentleerung unter Antidepressiva/Neuroleptika)

- **Spezifische Maßnahmen**
- **Benzodiazepine** (z. B. Diazepam, Midazolam i.v.): bei Krampfanfällen
- **NaHCO₃ 8,4 %** (1–2 mmol/kg KG i.v.): bei Arrhythmien (Mechanismus: Na^+-Loading mit antichinidinartiger Wirkung sowie verstärkte Bindung von Antidepressiva an Plasmaproteine durch Alkalisierung)
- **Volumensubstitution** und ggf. **Katecholamine**: bei Hypotonie

❶ Cave
Katecholamine mit β₂-mimetischer Wirkung, wie Adrenalin, können im Rahmen der Neuroleptikaintoxikation mit α-Adrenorezeptorblockade zum Überwiegen des β₂-mimetischen Effektes führen, sog. Adrenalinumkehr.

- **Physostigmin** (Anticholium, 2 mg langsam i.v.) als zentraler Cholinesterasehemmer unter EKG-Monitoring (Bradykardie bis Asystolie): nur bei ausgeprägtem anticholinergem Syndrom, sonst ist Physostigmin bei psychopharmakainduzierten anticholinergen Symptomen kontraindiziert
- **Biperiden** (Akineton, 0,04 mg/kg KG i.v.): bei extrapyramidalem Syndrom bzw. hyperkinetisch-dyskinetisches Syndrom
- **Dantrolen** (Dantrolen, 2,5 mg/kg KG i.v.): bei malignem neuroleptischem Syndrom

18.13.4 Paracetamol/Acetaminophen

Allgemeines
- Die aufgenommene Menge an Paracetamol korreliert mit der Mortalität.
- Nach Aufnahme von Paracetamol wird die Substanz zu 5 % renal eliminiert und zu 95 % hepatisch metabolisiert (>90 % Konjugation über direkte bzw. primäre Sulfatierung oder Glukuronidierung).
- NAPQI-Bildung: Paracetamol wird durch das zentrolobulär lokalisierte Cytochrom-P-450-Enzymsystem (CYP2E1, CYP1A2, CYP3A4) zu dem hochreaktiven N-Acetyl-p-Benzochinonimin (NAPQI) oxidiert und anschließend in einer zweiten Reaktion an Glutathion gebunden bzw. konjugiert, welches nun renal ausgeschieden werden kann.
- Im Falle der Intoxikation kommt es zur Überlastung der Abbauwege, sodass die Bindungskapazität des Glutathions überschritten wird.
- Hepato- und Nephrotoxizität: Die Bindung des toxischen Paracetamol-Metaboliten NAPQI an Leberzellproteine kann zu Leberzellnekrosen mit Folgen des akuten Leberversagens und ggf. zum Nierenversagen durch Tubulusnekrosen führen.
- Normalerweise werden die Paracetamol-Metabolite durch Glutathion unter Bindung ungiftiger Cystein-/Merkaptat-Konjugate ausreichend abgefangen.
- Glutathion, ein biologisches Antioxidanz und Tripeptid aus Glutamat, Glycin und Cystein, schützt in seiner reduzierten Form die SH- bzw. Thiol-Gruppen von Proteinen vor Oxidation bzw. reaktiven O_2-Spezies (ROS).

— Therapeutisch kann durch die Gabe von
SH-Donatoren (Thiole), welche die Bildung
von Glutathion fördern (N-Acetylcystein), der
erschöpfte Glutathionspeicher wieder aufgefüllt werden.

Klinik

— Initialphase (0–24 h): ggf. Nausea
— Latenzphase (1–3 Tage)
— Manifestationsphase (nach 3 Tagen)
  — Gastrointestinal: Oberbauchbeschwerden
    (Koliken), Nausea, Emesis
  — Renal: Oligurie (Zeichen der Nierenschä-
    digung, tubuläre Nekrose)
  — Kardiovaskulär: Arrhythmien
  — Dermal: Erythem, Schweißausbrüche
  — Hepatisch: Ikterus, Blutung (DIC), Coma
    hepaticum

> **Das „paracetamolinduzierte Nierenversagen"
> tritt teilweise mit einer Latenz von bis zu
> einer Woche auf, weswegen bei Verlegung
> bzw. Entlassung der Patienten dringend
> auf die Notwendigkeit der Kontrolle der
> Retentionsparameter hingewiesen werden
> sollte.**

Diagnostik

— Anamnese/Fremdanamnese
— Labordiagnostik:
  — Kontrolle von Gerinnungsparameter, Trans-
    aminasen, Bilirubin, Blutzucker, Elektrolyte,
    Kreatinin, Amylase
  — BGA: metabolische Azidose

> **Quick-Wert als wichtigster „Leitparameter"
> bei Paracetamolintoxikation.**

— Paracetamolspiegel-Bestimmung (Serum):
  4–8 h nach Ingestion
  — Prognoseabschätzung/Therapieent-
    scheidung: **Rumack-Matthew** oder **Done-
    Nomogramm** (◘ Abb. 18.4)
  — Paracetamolspiegel: <120 µg/ml nach 4 h →
    Hepatotoxizität unwahrscheinlich

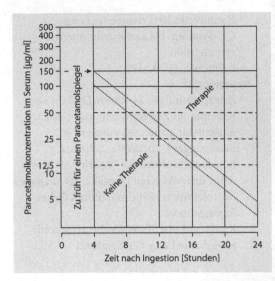

◘ **Abb. 18.4**   Done-Nomogramm bei akuter Paracetamol-
Ingestion

— Paracetamolspiegel: >150–200 µg/ml nach
  4 h → Therapieeinleitung
— Paracetamolspiegel: aussagekräftig bei
  akuter, einmaliger Paracetamoleinnahme
— Notfalllabor: inklusive Transaminasen,
  Bilirubin, Kreatinin, Gerinnungsfaktoren
— BGA: pH-Wert, Laktat

Differenzialdiagnosen des akuten Leberversagens

- Intoxikationen: Paracetamol,
  Knollenblätterpilz (Amanita)
- Virushepatitiden: Hepatitis A, B, C, (B+) D, E,
  CMV, HSV, EBV
- Immunologisch: Autoimmunhepatitis
- Metabolisch: M. Wilson, α_1-Antitrypsinmangel
- Schwangerschaftsassoziiert: Schwanger-
  schaftsfettleber, HELLP-Syndrom
- Vaskulär: Budd-Chiari-Syndrom, Ischämie/
  Schock, „veno-occlusive disease"

Therapie

■ **Allgemeinmaßnahmen**
— Aufrechterhaltung und Stabilisierung der
  Vitalfunktionen

- Oxygenierung: 2–8 l O_2/min über Nasensonde
- Primäre Detoxikation: Aktivkohle und ggf. Magenspülung

- **Spezifische Maßnahmen**
- N-Acetylcystein (ACC, Fluimucil)
- Praxistipp: „in dubio pro N-Acetylcystein"
- Therapiebedürftigkeit: Paracetamol-Dosen >150 mg/kg KG
- Ausnahme (Therapieeinleitung trotz Paracetamol-Dosen <150 mg/kg KG):
  - Risikopatienten mit chronischem Alkoholabusus oder vorbestehender Leberschädigung (z. B. Leberzirrhose, Hepatitis, HIV-Infektion). Vorbehandlung mit Arzneimitteln, die das arzneimittelabbauende Enzymsystem (Cytochrom P450) in der Leber induzieren (z. B. Rifampicin, Phenobarbital, Glukokortikoide, Antiepileptika). Früh-/Neugeborene, Fieber, Malnutrition, Z.n. Halothan-Narkose, protrahierte Überdosierung >24 h.
  - Unklarer Einnahmezeitpunkt
  - Mehrzeitige Einnahme

Paracetamol und Leberschädigung
- <150 mg/kg KG (keine Leberschädigung zu erwarten): keine Therapie
- >150 mg/kg KG (Leberschädigung möglich): ACC-Therapieeinleitung
- >250 mg/kg KG (wahrscheinlich lebertoxisch): ACC-Therapieeinleitung
- >350 mg/kg KG (ohne Therapie zu >90 % lebertoxisch): ACC-Therapieeinleitung

---

ⓘ **Dosierung**
Behandlungsschemata mit N-Acetylcystein
- Therapiebeginn *innerhalb* von 10–12 h, **Prescott**-Schema:
  - Initial 150 mg/kg KG in 200 ml G5 % (über 15 min) i.v.
  - Dann: 50 mg/kg KG in 500 ml G5 % (über 4 h) i.v.
  - Dann: 100 mg/kg KG in G5 % (über 16 h) i.v.
  - Gesamtdosis 300 mg/kg KG über eine Gesamtdauer von 20 h

- Therapiebeginn *nach* 10–12 h, **Smilkstein**-Schema:
  - Initial 140 mg/kg KG in 200 ml G5 % (über 15 min) i.v.
  - Dann: 70 mg/kg KG in 100 ml G5 % alle 4 h (über 15 min, Repetition: 12-mal) i.v.
  - Gesamtdosis 980 mg/kg KG über eine Gesamtdauer von 48 h
- Therapiebeginn *nach* 20 h, **Rumack**-Schema:
  - Initial 140 mg/kg KG in Fruchtsaft, p.o.
  - Dann: 70 mg/kg KG in Fruchtsaft alle 4 h (Repetition: 17-mal) p.o.
  - Gesamtdosis 1330 mg/kg KG über eine Gesamtdauer von 68 h

- Ggf. **extrakorporale Leberunterstützungsverfahren** (*Bridging*-Therapie)
  - Bioartifizielle Systeme: z. B. ELAD („extracorporeal liver assist device")
  - Zellfreie Systeme: z. B. Prometheus oder MARS („molecular adsorbens recirculation system")
- Ggf. **Lebertransplantation**: Abschätzung einer erforderlichen Lebertransplantation nach den **King's-College-Kriterien**
  - Paracetamolintoxikation und pH<7,3 *oder* Laktat (arteriell) >3,5 mmol/l *oder* alle folgenden Kriterien: Prothrombinzeit >100 s (INR >6,5), Kreatinin >3,4 mg/dl, Enzephalopathie Grad III oder IV
  - Andere Ursachen und Prothrombinzeit >100 s (INR>6,5) *oder* 3 der 5 folgenden Kriterien: Alter <10 oder >40 Jahre, Non-A-non-B-Hepatitis oder durch Medikamente induziert, Auftreten des Ikterus >7 Tage vor der Enzephalopathie, Bilirubin >17,4 mg/dl, Prothrombinzeit >50 s
- Abschätzung einer erforderlichen Lebertransplantation nach den **Clichy-Kriterien:** Hepatische Enzephalopathie Grad III/IV und Faktor V <20 % (Lebensalter <30 Jahre) *oder* Faktor V <30 % (Lebensalter >30 Jahre)
- Abschätzung einer erforderlichen Lebertransplantation nach dem **MELD-Score** („model of end-stage liver disease"): https://optn.transplant. hrsa.gov/resources/allocation-calculators/ meld-calculator/

18.13.5 Betablocker

Allgemeines

- Bei schweren Intoxikationen steht der negativ inotrope Effekt meist im Vordergrund.
- Blockade des β-Adrenorezeptors: kompetitive Hemmung von β_1-Rezeptoren (negativ ino-, chrono-, und dromotroper Effekt) und β_2-Rezeptoren (Kontraktion glatter Muskelzellen, Inhibition der pankreatischen Insulinfreisetzung und der muskulären Glykogenolyse)
- Klinische Auswirkungen der β_1-Blockade: Inotropie-Abnahme (kardiogener Schock), Bradykardie, Überleitungsstörungen; β_2-Blockade: Bronchospasmus, Vasokonstriktion, Hypoglykämie

Klinik

- Symptomatik oft erst nach einer Latenzzeit von 8–10 h auftretend
- Kardiovaskulär: Bradykardie, Arrhythmien, Hypotonie, *kardiogener Schock*
- Pulmonal: Bronchospasmus
- Zentralnervös: Krampfanfälle, Atemlähmung, Bewusstseinstrübung bis Koma
- Metabolisch: evtl. Hypoglykämie, Hyperkaliämie, metabolische Azidose
- Gastrointestinal: Nausea

Therapie

- Aufrechterhaltung und Stabilisierung der Vitalfunktionen
- Primäre Detoxikation: Gabe von Aktivkohle
- **Lipidemulsion**
  - Ziel: Umverteilung der lipidlöslichen β-Blocker
  - initial 20 %: 1,5 ml/kg KG als Bolus i.v., ggf. wiederholen
  - danach Infusion: 0,25 mg/kg KG über 30 min i.v.
- **Katecholamine** oder **Glukagon**: bei Hypotonie
  - Katecholamine: Adrenalin, Noradrenalin
  - Glukagon (GlucaGen): Nach Bindung am Glukagonrezeptor kommt es zu einer β-adrenergunabhängigen cAMP-Bildung mit Zunahme von Ino- und Chronotropie

◻ Tab. 18.7 Klinik nach dem Met-Hb-Gehalt

Met-Hb-Anteil [%]	Klinik
<10	Asymptomatisch
10–20	Kopfschmerzen, Tachykardie, Dyspnoe, schiefergraue Hautfarbe bis Zyanose (Methämoglobinzyanose)
20–35	Bewusstseinsstörungen, Zyanose, Paresen
35–60	Somnolenz bis Koma, Bradykardie, Ateminsuffizienz, Epilepsie, Azidose
>60	Letale Folgen

- **Atropin**, ggf. passagerer Schrittmacher: bei hämodynamisch relevanter Bradykardie
- Benzodiazepine: bei zerebralen Krampfanfällen
- Einsatz von β_2-Mimetika: bei Bronchospasmus
- Glukosesubstitution: bei Hypoglykämie

18.14 Methämoglobinbildner

18.14.1 Allgemeines

- Intoxikation mit Folge der „inneren Erstickung".
- Oxidative Umwandlung des zweiwertigen (Fe^{2+}) in dreiwertiges (Fe^{3+}) Eisen im Hämoglobinmolekül durch Chlorate, Perchlorate, Nitrate, Nitrite, Stickoxide, Anilinderivate, Sulfonamide, Primaquin, Phenacetin oder Dapson
- Aromatische Amino- und Nitroverbindungen reagieren indirekt über ihre Metabolite mit dem Hämoglobinmolekül und wandeln dieses in braunes Ferrihämoglobin (Methämoglobin, Met-Hb, Hämiglobin) um, welches zur O_2-Bindung nicht mehr in der Lage ist (◻ Tab. 18.7).
- Störungen der O_2-Bindung und des Transports resultieren in einer Linksverschiebung der O_2-Dissoziationskurve.
- Bei Chloraten, die direkt mit dem Hämoglobin reagieren, besteht aufgrund einer Hämolyse und Nierenschädigung die Gefahr der Hyperkaliämie bzw. maligner Arrhythmien.

18.14.2 Klinik

(◘ Tab. 18.7)

18.14.3 Therapie

- ▬ Aufrechterhaltung und Stabilisierung der Vitalfunktionen
- ▬ Oxygenierung: 2–8 l O_2/min über Nasensonde
- ▬ **Toluidinblau 4 %** (Toluidinblau):
  - ▬ Beschleunigung der Reduktion von Met-(Fe^{3+})-Hb zu (Fe^{2+})-Hb
  - ▬ Dosierung: 2–4 mg/kg KG i.v.

- ▬ Alternativ: Methylenblau (Methylenblau Vitis) i.v.
- ▬ Ggf. **Hämodialyse** bei höheren Dosen

18.15 Entzugssyndrome

Das Problem auf Intensivstation besteht darin, dass zum einen eine vorbestehende Abhängigkeitsproblematik oft nicht bekannt ist (keine Anamnese, schwierige Fremdanamnese etc.) und zum anderen eine Polytoxikomanie das klinische Bild oft erschweren kann (◘ Tab. 18.8, ◘ Tab. 18.9).

◘ **Tab. 18.8** Diagnostik/Differenzialdiagnostik bei Verdacht auf Entzugssyndrom/Delir

Störung	Diagnostik
Infektion	Differenzialblutbild, Entzündungsparameter (CRP, BSB, Procalcitonin), Blutkulturen, Fokussuche: z. B. Sonographie des Abdomens, Röntgen-Thorax
Metabolische Störungen	Elektrolytwerte, Blutzuckerwert, Retentionswerte (ggf. Nierenbiopsie), Leberwerte (ggf. Leberbiopsie), Nachweis von Porphyrinen (24-h-Urin), Schilddrüsenwerte
Hämatologische Störungen	Differenzialblutbild, Blutausstriche, Vitaminstatus (Vitamin B_{12}, Folsäure)
Kardiovaskuläre Störungen	EKG, Blutdruck, Echokardiographie, Röntgen-Thorax
Zentrale Störungen	CCT, Funktionsuntersuchungen (EEG, EPs), Liquordiagnostik, neurologisches Konsil
Intoxikation	Medikamentenspiegel, Fremd-/Berufsanamnese, Urindiagnostik (Drogenscreening), Blutentnahme (Aufbewahrung in Kühlschrank, ggf. Versendung in Rechtsmedizin und/oder pharmakologisches Labor)

◘ **Tab. 18.9** Ausgewählte Entzugssyndrome

Substanz	Klinik	Maßnahmen
Alkohol	Unruhe, Desorientierung, Halluzinationen, Tremor, Schlaflosigkeit, Hyperkinesie, Fieber, Schwitzen, Tachykardie, Hypotonie bis Hypertonie (Delirium tremens), gastrointestinal (Nausea, Diarrhö), Mydriasis, ggf. Krampfanfall, Pankreatitis, Leberversagen	Prophylaxe (Prädelir): – Benzodiazepine – Ggf. Ethanolsubstitution (15–150 mg/kg KG/h) – Vitamin B_1 (100 mg/Tag) – Psychiatriekonsil Therapie des Delir: – Ausgleich des Wasser- und Elektrolythaushalts – Benzodiazepine (z. B. Lorazepam auf Schiene) – Clonidin (Dämpfung der vegetativen Symptomatik): Perfusor mit 8 Amp. je 150 µg auf 50 ml NaCl 0,9 %, 24 µg/ml – Haloperidol (Cave: Senkung der Krampfschwelle und Long-QT-Syndrom): 3–4 × 5 mg/Tag – Carbamazepin (zur Anfallsprophylaxe): 200–400 mg/Tag

◘ **Tab. 18.9** Fortsetzung

Substanz	Klinik	Maßnahmen
		– Clomethiazol (Cave: Hypersekretion, starkes Suchtpotenzial und Atemdepression): 6 Kpsl. in ersten 2 h, dann 2 Kpsl. alle 4 h (maximal 24 Kpsl. pro Tag, Dauer: maximal 14 Tage) – Vitamin B$_1$ (Prophylaxe der Wernicke-Enzephalopathie): 100 mg/Tag – Ggf. Physiostigmin bei Koma – Ggf. Acamprosat und/oder Disulfiram – Kontraindiziert: Ethanol und GHB (Somsanit)
Opioide	Opioidhunger („craving"), Ängstlichkeit, Schlaflosigkeit, Fieber, Schwitzen, Tränenfluss, Rhinorrhö, Glieder-/Muskelschmerzen, Tachykardie, Hypertonie, gastrointestinal (Nausea, Diarrhö), Psychosen, ggf. Koma	– Clonidin – Benzodiazepine – Doxepin (bis 600 mg/Tag) – Ggf. Methadon (psychiatrisches Konsil)
Benzodiazepine	Unruhe, Schwitzen, Tremor, Glieder-/Muskelschmerzen, ggf. Psychosen	– Benzodiazepine (nicht abrupt absetzen, da sonst zerebrale Krampfanfälle provoziert werden können, sondern stufenweise) – Psychiatrisches Konsil
Stimulanzien: Kokain, Amphetamine, Ecstasy	Kokain: kein typisches Entzugssyndrom, evtl. schwere Depression (Suizidgefahr) bis Myokardinfarkt Amphetamine: Müdigkeit bis Schlaflosigkeit, Heißhunger, Schmerzen, Depression (Suizidgefahr) Ecstasy: Unruhe, Ängste, Schlaflosigkeit, Tremor, Tachykardie, Hypertonie, Nausea, Schwitzen, ggf. Halluzinationen, Hyponatriämie, Hirnödem	– Benzodiazepine – Ggf. zusätzlich Neuroleptikum – Psychiatrisches Konsil

◘ **Tab. 18.10** Giftnotzentralen Deutschland (http://www.vergiftungszentrale.de/)

Stadt	Telefon-/Faxnummern	Adresse
Berlin	Tel: 030–19240 Fax: 030–45053909	Klinikum Charité, Virchow-Klinikum, Innere Intensivmedizin Augustenburger Platz 1 13353 Berlin
Berlin	Notruf: 030–30686–711 Dr. M Monzel 0176–7678–7931 Prof. Dr. K. Römer 0152–0233–9096 Prof. Dr. C.E. Dempfle 0172–63638 Dr. M. Mahyar-Römer 0152–02339096 Fax: 030–30686–799	Serum-Depot Berlin e. V. im Giftnotruf Berlin – Institut für Toxikologie
Bonn	Tel: 0228–19240 oder 0228–287–33211 Fax: 0228–287–33278 oder -33314	Informationszentrale gegen Vergiftungen Zentrum für Kinderheilkunde der Rheinischen Friedrich-Wilhelm-Universität Bonn, Adenauerallee 119 53113 Bonn

18

◘ Tab. 18.10 Fortsetzung

Stadt	Telefon-/Faxnummern	Adresse
Erfurt	Tel.: 0361–73073–0 Fax: 0361–73073–17	Gemeinsames Giftinformationszentrum von Mecklenburg-Vorpommern, Sachsen, Sachsen-Anhalt und Thüringen Nordhäuser Straße 74 99089 Erfurt
Freiburg	Tel.: 0761–19240 Fax: 0761–2704457	Informationszentrale für Vergiftungen, Universitäts-Kinderklinik Mathildenstraße 1 79106 Freiburg
Göttingen	Tel: 0551–19240 oder 0551–383180 Fax: 0551–3831881	Giftinformationszentrum Nord (GIZ-Nord) der Länder Bremen, Hamburg, Niedersachsen und Schleswig-Holstein Zentrum Pharmakologie und Toxikologie, Universität Göttingen Robert-Koch-Straße 40 37075 Göttingen
Hamburg (Toxikologie)	Tel: 040–7410–52134 oder 040–7410–52127	Institut für Rechtsmedizin des Universitätsklinikums Hamburg-Eppendorf Martinistraße 52 20246 Hamburg
Hamburg (Tropenmedizi- nisches Institut)	Tel. 040–428–18–0 Fax: 040–42818–400	Bernhard-Nocht-Institut für Tropenmedizin – Stiftung öffentlichen Rechts – Bernhard-Nocht-Straße 74 20359 Hamburg
Homburg/Saar	Tel: 06841–19240 Fax: 06841–1628438	Universitätskliniken, Klink für Kinder- und Jugendmedizin Informations- und Beratungszentrum für Vergiftungsunfälle Robert-Koch-Straße 66421 Homburg/Saar
Mainz	Tel: 06131–19240 Fax: 06131–232469 oder 232468	Giftinformationszentrum der Länder Rheinland-Pfalz und Hessen Klinische Toxikologie Langenbeckstr. 1 55131 Mainz
München	Tel.: 089–19240 oder 089–41402466 Fax: 089–41402467	Toxikologische Abteilung II. Medizinische Klinik der Technischen Universität München Ismaninger Str. 22 81675 München
Nürnberg	Tel: 0911–3982451 Fax: 0911–3982205 oder 0911–3982999	II. Medizinische Klinik des Klinikums Nürnberg Toxikologische Intensivstation Flurstraße 17 90419 Nürnberg

18.16 Telefonverzeichnisse/Adressen der Giftnotzentralen in Deutschland

(◘ Tab. 18.10)

Literatur

AWMF-Leitlinie (2011) Arbeit unter Einwirkung von Kohlenoxid (Kohlenmonoxid). http://www.awmf.org/uploads/tx_szleitlinien/002-018l_S1_Arbeit_unter_Einwirkung_von_Kohlenoxid_Kohlendioxid_2011-abgelaufen.pdf

Benson BE, Hoppu K, Troutman WG et al. (2013) Position paper
    update: gastric lavage for gastrointestinal decontamina-
    tion. Clin Toxicol 51: 140–146
Fürst S, Habscheid W (1993) Acute poisoning in patients of a
    medical intensive care unit. Dtsch Med Wochenschr 11;
    118 (23): 849–853
Höjer J, Troutman WG, Hoppu K et al. (2013) Position paper
    update: ipecac syrup for gastrointestinal decontamina-
    tion. Clin Toxicol 51 (3): 134–139
Kupferschmidt H, Meier-Abt PJ, Scholer A, Rentsch KM (2005)
    Intoxikationen mit Arzneimitteln. In: Grundlagen der Arz-
    neimitteltherapie, 16. Aufl. Schweiz. Gesellschaft für Klini-
    sche Pharmakologie und Toxikologie (Hrsg) Documed AG,
    Basel, S 164–176
Mann K, Hoch E, Batra A et al. [Guideline-oriented treatment of
    alcohol-related disorders]. Nervenarzt 87 (1): 13–25
Michels G, Brokmann J (2007) Intoxikationen. In: Brokmann J,
    Rossaint R (Hrsg) Repetitorium Notfallmedizin. Springer,
    Berlin Heidelberg New York
Müller D, Desel H (2013) Common causes of poisoning - etio-
    logy, diagnosis and treatment. Dtsch Ärztebl Int 110 (41):
    690–700
Thanacoody R, Caravati EM, Troutman B et al. (2015) Position
    paper update: whole bowel irrigation for gastrointestinal
    decontamination of overdose patients. Clin Toxicol 53
    (1): 5–12
Weidhase L, Hentschel H, Mende I et al. (2014) [Acute poiso-
    ning in adults]. Internist 55 (3): 281–294

18

Neurologie

G. Michels, W.F. Haupt, C. Dohmen, W. Liu, L. Burghaus

© Springer-Verlag GmbH Deutschland 2017
G. Michels, M. Kochanek (Hrsg.), *Repetitorium Internistische Intensivmedizin*,
DOI 10.1007/978-3-662-53182-2_19

19.1   Unklare Bewusstlosigkeit/Koma

G. Michels, W.F. Haupt

19.1.1 Definition

Unweckbare Bewusstlosigkeit, Unerweckbarkeit bzw. Verlust aller kognitiven Leistungen (◻ Tab. 19.1)

> Die Begriffe Koma und Bewusstlosigkeit werden synonym benutzt.

19.1.2 Ätiologie

- Intoxikationen: ca. 40 %
- Zerebrovaskulärer Insult: ca. 30 %
- Meningoenzephalitis: ca. 10 %
- Metabolisch bedingt: ca. 15 %
- Epilepsie: ca. 2,5 %
- Sonstige: ca. 2,5 %

Zerebrale Ursachen
- **Supratentorielle Prozesse:**
  - Intrazerebrale Blutung
  - Sub-/epidurales Hämatom
  - Großhirninfarkt
  - Hirntumor
  - Hirnabszess
  - Thalamus-, Hypophyseninfarkt
- **Infratentorielle Prozesse:**
  - Hirnstamminfarkt
  - Ponsblutung
  - Kleinhirnprozess (Hämorrhagie, Infarkt, Tumor, Abszess)
  - Basilaristhrombose
- **Traumatisch:**
  - Schädel-Hirn-Trauma (offenes oder geschlossenes Schädel-Hirn-Trauma, SHT)
  - Commotio cerebri (Gehirnerschütterung, SHT-Grad I)
  - Contusio cerebri (Gehirnprellung, SHT-Grad II)
  - Compressio cerebri oder schwere Contusio (Gehirnquetschung, SHT-Grad III)
- **Blutung:**
  - Subarachnoidalblutung
  - Intrazerebrale Blutung
  - Subduralblutung
  - Epiduralhämatom
- **Entzündungen:**
  - Primär zentral: Meningitis, Enzephalitis, Meningoenzephalitis
  - Differenzialdiagnostisch → primär systemisch: septisches Geschehen
- **Neoplasien:** Hirntumor oder Hirnmetastasen mit erhöhtem Hirndruck
- **Zirkulatorisch:**
  - Herz-Kreislauf-Stillstand
  - Schock: kardiovaskulär (akutes Koronarsyndrom, Aortendissektion, Lungenembolie etc.)
  - Postischämisch-anoxischer Hirnschaden nach kardiopulmonaler Reanimation
  - Synkopen

◻ **Tab. 19.1** Koma-Einteilung zur schnellen Orientierung

Komaform	Ursachen
Koma ohne neurologische Herdsymptome	Metabolisch
	Intoxikationen
	Hypoxie ohne neurologisches Defizit
	Internistisches Koma
Koma mit das Gesicht einschließender Hemiparese	Apoplexie
	Schädel-Hirn-Trauma
	Enzephalitis/Meningoenzephalitis
Koma mit Hirnstammbeteiligung	Trauma
	Blutung
	Basilaristhrombose
	Hirnstammenzephalitis
Koma mit multiplen Fokalzeichen	Mehrere Apoplexe (Multiinfarktgeschehen)
	Endokarditis mit septischer Herdenzephalitis
	Sinusvenenthrombose
Koma mit meningitischem Reizsyndrom	Meningitis/Meningoenzephalitis
	Subarachnoidalblutung
	Ausdruck der kritischen Hirndrucksteigerung

- **Zerebrovaskulär**
  - Ischämischer/hämorrhagischer Insult
  - Hirn-/Sinusvenenthrombose
  - Basilaristhrombose
- **Status epilepticus**

Metabolische bzw. endogen-toxische Ursachen

- **Glukosestoffwechsel**: Hypoglykämie, Coma diabeticum
- **Leberversagen**: hepatisches Koma
- **Nierenversagen**: urämisches Koma
- **Laktatazidotisches Koma**: Hypoxie-Zustände, Biguanidtherapie
- **Endokrines Koma**: thyreotoxische Krise, hypothyreotes Myxödemkoma, Addison-Krise, Hypophyseninsuffizienz/Panhypopituitarismus, inadäquate ADH-Sekretion (Schwartz-Bartter-Syndrom, Wasserintoxikation)
- Andere Ursachen: Hyperkalzämie, akute intermittierende Porphyrie etc.

Intoxikationen bzw. exogen-toxische Ursachen

(► Kap. 18)
- **Laktatazidose**: z. B. unter Biguaniden
- **Alkoholabusus**: Hypoglykämie, Wernicke-Enzephalopathie, alkoholische Ketoazidose
- **Drogen**: Opioide, Designerdrogen etc.
- **Medikamente**: Suizidversuch z. B. mit Benzodiazepinen
- **Zentrales anticholinerges Syndrom**
- **Inhalative Noxen**: z. B. Kohlenmonoxid
- **Ingestive Noxen**: z. B. Pilze

> Die Abklärung eines Komas bzw. einer Bewusstlosigkeit unklarer Genese sollte stets interdisziplinär erfolgen (Internist, Neurologe, Psychiater, Giftzentrale).

19.1.3 Pathophysiologie

- Bilaterale Läsionen bzw. Dysfunktion des aszendierenden retikulären aktivierenden Systems (ARAS) durch Trauma, Tumor oder Blutung

- Metabolische Ursachen, wie z. B. eine Hypoglykämie, welche über einen abrupten Energiemangel zur Minderversorgung neuronaler Strukturen mit massiver Ausschüttung exzitatorischer Neurotransmitter und zur Ca^{2+}-Ionenfreisetzung mit Aktivierung verschiedener Signalkaskaden führen
- Intoxikation durch endogene (z. B. Urämietoxine) oder exogene Substanzen (z. B. Alkohol) mit den Folgen einer toxischen Enzephalopathie
- Synkope oder Kreislaufstillstand mit zerebraler Minderperfusion bis Stillstand (globale zerebrale Ischämie) mit hypoxischem bzw. anoxischem Hirnschaden

19.1.4 Klinik

Mögliche neurologische Symptomatik

- Meningismus
- Hirnervenausfälle
- Epileptische Anfälle, Status epilepticus
- Zeichen des erhöhten Hirndrucks (Kopfschmerzen, Nausea, Emesis, Nackensteifigkeit)
- Zeichen der Einklemmung
- Zwischenhirnsyndrom: Sopor, gezielte Reaktion auf Schmerzreiz, Streckhaltung der unteren Extremität mit oder ohne Beugehaltung der Arme (Beugesynergismen), Miosis, normaler okulozephaler Reflex, normale bis Cheyne-Stokes-Atmung
- Mittelhirnsyndrom: Sopor bis Koma, ungezielte Reaktion auf Schmerzreiz, generalisierte Streckkrämpfe der Extremitäten und des Rumpfes (Strecksynergismen), mittelweite wenig reaktive bis lichtstarre Pupillen, normaler bis fehlender okulozephaler Reflex, ggf. Cushing-Trias (arterielle Hypertonie, Bradykardie und Maschinenatmung)
- Bulbärhirnsyndrom: tiefes Koma, schlaffer Muskeltonus, Mydriasis (maximal weite, lichtstarre Pupillen), fehlender okulozephaler Reflex, arterielle Hypotonie, Bradykardie und Schnappatmung bis Apnoe

Mögliche kardiorespiratorische Symptomatik

- Hypo-/Hypertonie: z. B. Mittelhirnsyndrom (Cushing-Reflex), Bulbärhirnsyndrom (Hypotonie und Bradykardie)
- Brady-/Tachykardie: tachysystolischer Kreislaufstillstand (80 % der Fälle: Kammerflimmern/-flattern, pulslose ventrikuläre Tachykardie) oder asystolischer Kreislaufstillstand (20 % der Fälle: Asystolie, elektromechanische Dissoziation)
- Dys-/Orthopnoe: z. B. massives alveoläres Lungenödem

Zeichen der metabolischen Entgleisung vor Eintreten des Komas

- Urämie: Foetor uraemicus, Nausea, Emesis, Diarrhö, Singultus, Pruritus, blassgelbes bis gelbbraunes Hautkolorit, Zeichen der Dehydratation oder der Hyperhydratation, Adynamie, Kussmaul-Atmung, zunehmende Bewusstseinstrübung
- Leberkoma: Foetor hepaticus, Zeichen der Leberzirrhose (Spider naevi, Palmar-/Plantarerythem, Lacklippen/-zunge, Prurigo, Hautatrophie, Ikterus, hämorrhagische Diathesen), Zeichen der portalen Hypertension (Aszites, Ödeme, Varizenblutung), hepatische Enzephalopathie (Tremor, Apathie bis Koma)
- Hypoglykämie: Heißhunger, ausgeprägtes Schwitzen, blass-feuchte und kühle Haut, innere Unruhe, Angst, Tremor, Krampfneigung, Mydriasis, Tachykardie
- Ketoazidotisches Koma: Acetonfötor, Durst, Polydipsie, Polyurie, trocken-warme Haut, Inappetenz, Nausea, Hypotonie, Tachykardie, Pseudoperitonitis, abgeschwächte Reflexe, Kussmaul-Atmung
- Hyperosmolares Koma: Exsikkose-Zeichen (Durst, trockene Haut, stehende Hautfalten), Polydipsie, Polyurie, Adynamie, Hypotonie, Tachykardie, abgeschwächte Reflexe
- Hypophysäres Koma: Zeichen der Hypophyseninsuffizienz (Fehlen der Sekundärbehaarung), Hypothermie, Hypotonie, Bradykardie, Hypoglykämie

- Addison-Krise: Dehydratation, Schwäche/Adynamie, Hyperpigmentierung, Pseudoperitonitis (Nausea, Emesis), Hypoglykämie, Hypotonie bis Schock, initiale Hypothermie bis Exsikkose-Fieber
- Myxödemkoma: Hypotonie, Bradykardie, Hypoglykämie, Hypothermie, Myxödem (teigig, nicht eindrückbare, kühle Haut)
- Thyreotoxische Krise: psychomotorische Unruhe, Tremor, Fieber, Dehydratation, trocken-heiße und rote Haut, Adynamie, Tachykardie/Tachyarrhythmie, tachysystolische Herzinsuffizienz, Nausea, Emesis, Diarrhö, neu auftretende Psychose, Apathie bis Koma
- Hyperkalzämische Krise: Exsikkose, Nausea, Oberbauchbeschwerden, Arrhythmien, Polyurie, Polydipsie, Niereninsuffizienz, Psychose, Adynamie, Apathie bis Koma
- Akute intermittierende Porphyrie: abdominelle Beschwerden (Bauchschmerzen, Nausea, Diarrhö oder Obstipation) stehen im Vordergrund, Tachykardie, Hypertonie, Epilepsie, Adynamie, Atemlähmung

19.1.5 Diagnostik

> Das Koma stellt immer eine vitale Bedrohung dar, weshalb ein rasches Handeln erforderlich ist.

Kontaktaufnahme mit dem Patienten

- Bewusstseinskontrolle (◻ Tab. 19.2, ◻ Tab. 19.3, ◻ Tab. 19.4)
  - Patienten laut und deutlich ansprechen
  - Patienten berühren und ggf. in Axillarfalte kneifen
  - Schmerzreiz setzen
  - Kontrolle von Atmung (Sehen, Fühlen, Hören, S_pO_2), Hämodynamik (Puls, Blutdruck) und Pupillen, d. h. initiale Überprüfung der Vitalparameter bzw. Zeichen des Herz-Kreislauf-Stillstandes, bei Vorliegen eines Kreislaufstillstandes sofortiger Beginn der kardiopulmonalen Reanimation

19

▣ Tab. 19.2 Bewusstseinsstörungen

Quantitative Bewusstseinsstörungen	Qualitative Bewusstseinsstörungen
Apathie/Benommenheit: Patient ist wach, verlangsamte Reaktion	**Delir**: Bewusstseinstrübung, Desorientierung, Gedächtnisschwäche, verminderte psychomotorische Aktivität, Halluzinationen (meist optische), ursächlich kommen Infektionen, Fieberzustände, Intoxikationen (Alkohol, Hyperthyreose) in Betracht
Somnolenz: Patient ist spontan schläfrig, Augenöffnen auf Ansprache	**Verwirrtheitszustand**: Bewusstseinstrübung mit Denkstörung, Desorientierung, Erinnerungsverfälschung (z. B. Deja-vu-Erlebnis)
Sopor: Augenöffnen auf Schmerzreize, d. h. der Patient ist nur durch starke, repetitive Schmerzreize vorübergehend und nur unvollständig weckbar	**Dämmerzustand**: Bewusstseinstörung mit Desorientierung und Amnesie
Koma: kein Augenöffnen auf stärkste Schmerzreize, jedoch ungezielte Abwehrbewegungen möglich	**Amentielles Syndrom**: Bewusstseinstrübung mit Denkstörung, Desorientierung, Ratlosigkeit, Ängstlichkeit, motorische Unruhe, Vorkommen bei zerebralen Perfusionsstörungen

▣ Tab. 19.3 Koma

Komastadien	Klinik	Pupillenbefund
Grad 1	Gezielte Reaktion auf Schmerzreiz	Pupillen isokor und normale Lichtreaktion
Grad 2	Ungezielte Reaktion auf Schmerzreiz	Evtl. Anisokorie
Grad 3	Ungezielte Reaktion auf Schmerzreiz bis keine Schmerzabwehr, Beuge-/Strecksynergismen	Anisokorie
Grad 4	Keine Reaktion auf jegliche Art von Schmerzen, Muskelhypotonie	Weite und reaktionslose Pupillen

- **Überprüfung eines hypoxischen Zustandes** (nach Ausschluss eines Herz-Kreislauf-Stillstandes)
  - Atmung: Dyspnoe, Orthopnoe
  - Haut: Zyanose, Schweißausbruch
  - Hämodynamik: Tachykardie oder Bradykardie
  - Neurologie: Unruhe, progrediente Bewusstseinsstörung

Anamnese: Eigen- bzw. Fremdanamnese

- Vorerkrankungen: arterielle Hypertonie, Niereninsuffizienz, Leberzirrhose, Alkoholabusus, Drogen, Diabetes mellitus, epileptisches Anfallsleiden

- Medikamentenanamnese (evtl. liegt ein Arztbrief vor), Asservierung von Erbrochenem, Angehörige oder Nachbarn befragen, Hausarzt anrufen etc.

Körperliche Untersuchung

(▣ Tab. 19.3, ▣ Tab. 19.4)

- Inspektion: äußere Verletzungen und Hautbefund
  - Einstichstellen
  - Sichtbare Verletzungen, insbesondere Schädelinspektion
  - Barbituratblasen
  - Schwitzen bei Hypoglykämie und Hyperthyreose

◘ **Tab. 19.4** Beurteilung von Bewusstseinsstörungen anhand der Glasgow Coma Scale (GCS)

Kriterium	Untersuchung	Bewertung
Augen öffnen	Spontan	4 Punkte
	Auf Ansprechen	3 Punkte
	Auf Schmerzreiz	2 Punkte
	Kein Augenöffnen	1 Punkt
Verbale Reaktion	Patient orientiert, beantwortet Fragen	5 Punkte
	Patient desorientiert, beantwortet Fragen	4 Punkte
	Inadäquate verbale Antwort, Wortsalat	3 Punkte
	unverständliche Laute, Stöhnen	2 Punkte
	Keine Reaktion	1 Punkt
Körpermotorik	Bewegung auf Aufforderung	6 Punkte
	Gezielte Abwehr auf Schmerzreiz	5 Punkte
	Ungezielte Abwehr auf Schmerzreiz	4 Punkte
	Beugesynergismen	3 Punkte
	Strecksynergismen	2 Punkte
	Keine Reaktion	1 Punkt

— Heiße und trockene Haut beim thyreotoxischen Koma
— Ikterus und andere Leberhautzeichen beim Coma hepaticum
— Schmutzig-braunes Hautkolorit beim Coma uraemicum
— Gesichtsröte bei arterieller Hypertonie, Coma diabeticum, Sepsis
▬ **Mundgeruch/Foetor ex ore**
  — C2-Abusus mit „Alkoholfahne"
  — Azeton-/Obstgeruch: Coma diabeticum
  — Lebergeruch: Coma hepaticum
  — Harngeruch: Coma uraemicum
  — Aromatischer Geruch bei Intoxikationen mit zyklischen Kohlenwasserstoffen und Drogen
  — Unerträglicher Geruch bei Alkylphosphaten

— Hypoventilation: Myxödem, zentraldämpfende Pharmaka
— Hyperventilation: Mittelhirnschädigung (Maschinenatmung), Thyreotoxikose
— Biot-Atmung: Hirndrucksteigerung
— Kussmaul-Atmung: Ketoazidose, Urämie
— Cheyne-Stokes-Atmung: Hirndrucksteigerung oder Läsion von Großhirn bis Dienzephalon, CO-/Morphinintoxikation, Urämie
— Clusteratmung: Schnappatmung, Schädigung von unterer Pons bis oberer Medulla oblongata
— Singultus: Medikamente, Läsionen der Medulla oblongata
▬ **Motorik:**
— Beurteilung spontaner motorischer Reaktionen: Hyperkinesien (metabolische oder toxische Genese), Muskelfibrillieren (Alkylphosphat-Intoxikation) oder Tonuserschlaffung (Barbiturate, Tranquilizer)
— Beurteilung motorischer Reaktionen auf Schmerzreize: gezielte oder ungezielte Abwehrbewegungen
— Reflexstatus: Überprüfung von Reflexsteigerungen und Pyramidenbahnzeichen; Pyramidenbahnzeichen als Ausdruck der Schädigung des Tractus corticospinalis: z. B. Babinski-Reflex (Bestreichen des lateralen Fußsohlenrandes mit Dorsalflexion der Großzehe), Oppenheim-Zeichen (Reiben der Tibiavorderkante mit Dorsalflexion der Großzehe)
▬ **Zeichen der Meningitis:**
— Fieber
— Kopfschmerzen (kann von komatösen Patienten natürlich nicht geäußert werden)
— Meningismus
  – Eine Untersuchung auf Nackensteifigkeit ist nur nach Ausschluss einer HWS-Instabilität statthaft.
  – Meningismus fehlt bei komatösen Patienten, da die reflektorische Innervation der Nackenmuskulatur eine Wahrnehmung der meningealen Reizung voraussetzt.

19

◘ Tab. 19.5 Pupillenbeurteilung

Pupillenbefund	Mögliche Ursachen
Miosis	Medikamentös (Opioide), Ponsblutung, Horner-Syndrom
Mydriasis	Medikamentös (Atropin), Alkohol, Kokain, schwere Mittelhirnschädigung, Bulbärsyndrom
Anisokorie mit eingeschränkter Pupillenreaktion	Okulomotoriusläsion durch Zug, Druck (z. B. Hirnblutung) oder Torsion
Anisokorie ohne eingeschränkte Pupillenreaktion	Angeborene Variante, Intoxikationen
Schwimmende Bulbi	Diffuse Hirnschädigung (toxisch-metabolisch) mit intaktem Hirnstamm

— **Augendiagnostik:**
  — Pupillenbeurteilung (◘ Tab. 19.5): Weite, Form, direkte und indirekte Lichtreaktion, Seitendifferenzen (Anisokorie)
  — Pupillomotorik beim Schädel-Hirn-Trauma oder raumfordernden Prozessen: mit erhöhtem Hirndruck zeigen sich weite, lichtstarre und entrundete Pupillen, dadurch dass vegetative Fasern des N. oculomotorius über der Clivuskante komprimiert werden
  — **Okulozephaler Reflex** (Puppenkopfphänomen „doll's head manoeuver"):
    – Durch schnelles Kopfdrehen kommt es normalerweise zu einer langsamen Gegenbewegung der Augen.
    – Bei Patienten mit einem Mittelhirnsyndrom oder beim Hirntod bleibt dieser Reflex aus (Puppenkopf-Phänomen).
  — **Kornealreflex:**
    – Eine Berührung der Hornhaut des Auges mit einem Wattestäbchen führt normalerweise zu einem reflektorischen Augenschließen.
    – Bei Patienten mit einem Mittelhirnsyndrom oder beim Hirntod bleibt dieser Reflex aus.

❯ **Blutzuckerkontrolle stets bei jedem bewusstseinseingetrübten Patienten!**

Labordiagnostik

— Glukose, Elektrolyte, Leberwerte, Nierenretentionswerte, Herzenzyme, Troponin, CRP,

BGA inklusive Laktat, Osmolalität, Blutbild, Schilddrüsenwerte, Gerinnung, Kortisol

❯ **Asservierung von Blut, Urin etc. und Aufbewahrung im Kühlschrank für ggf. weitere abklärende Untersuchungen (Toxikologie, Mikrobiologie, Pathologie etc.).**

Kardiovaskulärer Check

— 12-Kanal-EKG
— Hämodynamik (Puls, Blutdruck)
— Doppler-/Duplexsonographie der hirnversorgenden Gefäße (insbesondere Karotiden)
— Echokardiographie (Pumpfunktion?, Perikarderguss?)

Bildgebende Verfahren

— Notfallsonographie: Thorax, Herz, Abdomen
— CCT mit/ohne Kontrastmittel
— Röntgen-Thorax

Erweiterte Diagnostik

— Lumbalpunktion
  — Bei klinischem V. a. eine Meningitis/Meningoenzephalitis
  — Zuvor Ausschluss einer kritischen Hirndrucksteigerung im CCT
  — Bei klinischem V. a. eine Subarachnoidalblutung und „negativer" CCT ist die Lumbalpunktion zum sicheren Blutungsausschluss zwingend erforderlich.

◼ Tab. 19.6 Differenzialdiagnostik des nicht traumatischen Komas

Primär intrakranielle Erkrankung	Grunderkrankung mit sekundärer Beeinträchtigung der Hirnfunktionen
Ischämisch	Metabolisch
Hämorrhagisch	Toxisch
Entzündlich	Kardiozirkulatorisch
Epileptisch	Hypoxisch
Druckaktive Liquorzirkulationsstörung	Septisch
Degenerativ (selten)	

— Rücksprache mit der Giftzentrale
— Neurophysiologische Untersuchungen: EEG, evozierte Potenziale

Differenzialdiagnostik

(◼ Tab. 19.6)

Differenzialdiagnostik „komaähnlicher Zustände" (Pseudokoma)
— Apallisches Syndrom oder Wachkoma
— Locked-in-Syndrom
— Akinetischer Mutismus
— Prolongierte Hypersomnie
— Psychogenes Koma

19.1.6 Therapie

Handlungsablauf

— Ausschluss eines Herz-Kreislauf-Versagens, einer Hypoxie und einer Hypoglykämie
— Einstufung der Bewusstseinsstörung:
  — Glasgow Coma Scale (◼ Tab. 19.4)
  — Pupillenstatus (zerebrale Geschehen zeigen im Ggs. zu den metabolischen Komaformen meist einen pathologischen Pupillenbefund)
— Abgrenzung:
  — Traumatische Ätiologie (Inspektion des Schädels, CCT)
  — Nicht traumatische Ätiologie (◼ Tab. 19.6)

— Weitere Differenzierung anhand von Klinik (Foetor, Dehydratation oder Hyperhydratation, Hautzeichen) und Geschwindigkeit der Komaentwicklung (schnell bei intrazerebraler Blutung und langsam bei den meisten metabolischen Entgleisungen)

Allgemeine Maßnahmen

— Erste Priorität: Aufrechterhaltung und Stabilisierung der Vitalfunktionen
— Adäquate Oxygenierung: 2–6 l O_2/min über Nasensonde, ggf. Intubation und Beatmung
— Anlage eines periphervenösen Zugangs

Kausale oder symptomatische Therapie nach Arbeitsdiagnose

— Volumensubstitution beim Coma diabeticum etc.
— *Coma cocktail*, d. h. empirische i.v.-Gabe von **Glukose** (Glukose 40 %: Therapie der Hypoglykämie und einer akuten Porphyrieattacke), **Naloxon** (Narcanti: reiner Opioidantagonist), **Thiamin** (Betabion: bei Wernicke-Enzephalopathie) und/oder **Glukokortikoiden** (bei unklaren endokrin-metabolischen Komata)
— Keine Gabe von Flumazenil (Anexate), da Flumazenil zur Induktion von epileptischen Anfällen führen kann; Flumazenil nur bei sicherer Benzodiazepin-Monointoxikation

19.2 Intrazerebrale Blutung (ICB)

C. Dohmen

19.2.1 Definition

— Eine intrazerebrale Blutung ist ein lebensbedrohlicher hämorrhagischer Schlaganfall, bei dem es zu einer Einblutung in das Gehirnparenchym kommt.
— ICB werden nach anatomischen und ätiologischen Gesichtspunkten unterteilt.
  — Anatomisch unterscheidet man eine **ICB loco typico** (im Bereich der Basalganglien)

von einer **ICB non loco typico** (nicht im Bereich der Basalganglien gelegen).
- Ätiologisch unterscheidet man **primäre ICB** von **sekundären ICB**.
- Von der ICB abgegrenzt werden Blutungen außerhalb des Hirnparenchyms wie Subarachnoidalblutung, sub- oder epidurale Blutungen.

19.2.2 Epidemiologie

- ICB verursachen ca. 15 % aller Schlaganfälle (ca. 30.000/Jahr in Deutschland)
- Mortalität (1 Monat): Insgesamt versterben zwischen 1/3 und der Hälfte aller Patienten mit ICB innerhalb des ersten Monats.
  - Nur 20 % der Patienten sind nach 6 Monaten funktionell unabhängig.

> Trotz der teils hohen Mortalität ist die funktionelle Prognose bei den überlebenden Patienten oft besser als bei zerebralen Ischämien, deshalb besteht kein Grund für therapeutischen Nihilismus. Die Einstellung lebenserhaltender Maßnahmen (DNR [„do not resuscitate"], WOC [„withdrawal of care"]) ist die häufigste Todesursache und ein unabhängiger Prädiktor für die Letalität bei ICB!

19.2.3 Ätiologie

- **Spontane ICB (80 % aller ICB)**
  - Keine nachweisbare Ursache
  - Meist chronisch-hypertensive Angiopathie, klassischerweise loco typico
  - Raucher haben ein deutlich erhöhtes Risiko für ICB.
- **Sekundäre ICB (20 %)**, können überall lokalisiert sein und sind häufig non loco typico.
  - Zerebrale Amyloidangiopathie, hohes Lebensalter, meist non loco typico oder multilokulär
  - Pharmaka (Antikoagulation, ASS/Clopidogrel, sympathomimetische Drogen wie Kokain, Amphetamine)
  - Gerinnungstörungen (chronischer Alkoholismus)

- Vaskulitis
- Vaskuläre Malformationen
- Sinusvenenthrombose
- Tumoren (Glioblastom, Metastasen)
- Schädel-Hirn-Trauma

19.2.4 Klinik und Diagnose

Klinische Symptomatik

Die Symptomatik hängt von der Lokalisation und Größe der Blutung ab. Jedes plötzlich aufgetretene fokal-neurologische Defizit ist verdächtig auf einen Schlaganfall, d. h. ischämischen oder hämorrhagischen Insult. Häufig bei ICB:
- Kontralaterale Hemiparese, Aphasie oder Dysarthrie
- Hirndrucksymptomatik: Kopfschmerzen, Bewusstseinsminderung bis hin zum Koma, Singultus, Erbrechen, Anisokorie
- Epileptische Anfälle

Komplikationen

- Nachblutung: in ca. 40 % Größenzunahme der ICB innerhalb der ersten 24 h mit Raumforderung, Hirndruck, drohender Einklemmung und hoher Letalität. Prognostisch ungünstige Faktoren für Nachblutung: Zeit zwischen Symptombeginn und initialem CT (Diagnosestellung), hoher RR, Hypokoagulabilität
- Hirndruck durch perifokales Hirnödem und/ oder Nachblutung
- Hydrozephalus (meist obstruktiv), v. a. bei Ventrikeleinbruch. Klinik: Hirndrucksymptomatik wie zunehmende Kopfschmerzen, v. a. im Liegen, Erbrechen, Vigilanzminderung

19.2.5 Diagnose

> Anhand der klinischen Symptomatik kann nicht eindeutig unterschieden werden zwischen ICB und Ischämie, d. h. die Diagnose der ICB setzt zwingend eine zerebrale Bildgebung mittels CT oder MRT voraus.

Akutdiagnostik

- Nativ-CT (akute ICB: hyperdens, Houns-field-Einheiten 40–60), falls möglich mit CT-Angiographie ergänzen. Auch im MRT mit T2*-Sequenz kann eine ICB sicher nachge-wiesen werden .
- Eigen- und Fremdanamnese: arterielle Hypertonie? Alkoholismus? Nikotin? Drogen? Lebererkrankung? Blutverdünnende Medika-mente? Trauma?
- Neurologische Untersuchung: Bewusstseins-störung? Paresen? Pupillenstatus? Glasgow-Coma-Scale (GCS), National Institute of Health Stroke Scale (NIHSS)
- Labor mit Gerinnungs-, Leber-, Nierenwerten, ggf. Drogenscreening, ggf. immunologischer Status
- Möglichst immer, bei Hirndrucksymptomatik zwingend: neurochirurgisches/neurologisches Konsil
- Wenn ICB operationspflichtig und non loco typico: CT-Angiographie vor OP zur Darstellung einer evtl. Gefäßmalformation

Diagnostik im Verlauf

- Wenn primäre ICB loco typico (älterer Patient, bekannte arterielle Hypertonie): Verlaufs-CT nach 24 h oder bei klinischer Verschlechterung. Wenn der Patient stabil ist, danach keine weitere Bildgebung notwendig.
- Sonst je nach vermuteter Blutungsursache: MR-Angiographie nach mindestens 4 Wochen (nach Rückgang der Raumforderung), ggf. DSA
- (s. auch Diagnoseschema Schlaganfall
  ▶ Abschn. 19.6.3.3).

19.2.6 Therapie

> ❯ Die Behandlung von Patienten mit ICB auf einer Stroke Unit oder Neuro-ITS reduziert nachweislich die Mortalität und erhöht die Chance auf ein gutes funktionelles Ergebnis. Wenn die internistischen Begleiterkrankungen es erlauben, sollte die Möglichkeit einer Verlegung auf Stroke Unit oder Neuro-ITS geprüft werden.

Basistherapie

Apparative Überwachung der Herz-Kreislauf-Para-meter für 48–72 h.

- Blutdruckmonitoring: Hypertone RR-Werte erhöhen das Risiko einer Nachblutung. Eine forcierte Blutdrucksenkung innerhalb der 1. Stunde auf <140/90 mm Hg (z. B. mit Urapidil i.v.) wirkt sich günstig auf die spätere Behinderung aus und sollte deshalb angestrebt und für die 1. Woche beibehalten werden.
- Engmaschiger neurologischer Status
  - In den ersten 24 h stündlich Bewusstsein, Okulo- und Pupillomotorik
  - Täglich mindestens 1 × GCS oder NIHSS
- Pulsoxymetrie, 2 l O$_2$/min per Nasensonde, Ziel p$_a$O$_2$ ≥100 mm Hg, Intubation bei drohender respiratorischer Insuffizienz oder Bewusstseinstrübung mit Somnolenz/ Sopor (initial meist relevante Dysphagie und damit abgeschwächte Schutzreflexe mit Aspirationsgefahr).
- Blutzucker: 100–150 mg/dl, Insulinperfusor ab 200 mg/dl
- Forcierte Normothermie unter 37,5°C, ansonsten Paracetamol, ggf. externe oder intravasale Kühlung, ZVD: 8–10 cm H$_2$O.
- Enterale Ernährung über Nasensonde, frühes Schlucktraining, PEG nach 3 Wochen bei fortbestehender Dysphagie
- Thrombose- und Lungenemboliepro-phylaxe mit LMWH nach Ausschluss eines Hämatomwachstums im Kontroll-CT und bei stabilem RR ab dem 1. Tag nach ICB (v. a. bei Beinparese), alternativ Kombination aus elastischen Strümpfen und intermittierender pneumatischer Kompression.
- Bei epileptischem Anfall:
  - Gabe von Lorazepam 2–4 mg i.v., unmittelbar anschließend antikonvulsive Einstellung (z. B. Levetiracetam) für 6 Wochen. Bei Anfallsfreiheit klinisch und im EEG kann die Antikonvulsion anschließend wieder ausgeschlichen werden. Bei erneutem Anfall dauerhafte antikonvulsive Einstellung. Keine antikon-vulsive Prophylaxe ohne stattgehabten Anfall.

— Frühe Tracheotomie innerhalb der ersten 5 Tage bei ICB mit intraventrikulkärer Blutung und Hydrozephalus anstreben.

Operative Therapie

Die Indikation zur operativen Entlastung hängt ab von:

— Lokalisation (supra- oder infratentoriell)
— Größe der Blutung und Alter des Patienten
— vermuteter Ursache (Gefäßmalformation?)

> Die Indikation zur operativen Entlastung einer ICB muss neurochirurgisch immer für den individuellen Fall geprüft werden. Bisher ist keine klare Indikation zur OP nach ICB aus Studien abzuleiten

— Operative Entlastung in Erwägung ziehen bei:
    — Zunehmender Vigilanzminderung/ Raumforderung (GCS ≥9 zu ≤8)
    — Bei Kleinhirn-ICB oder bei oberflächennaher ICB (≤1 cm unter Kortex)
    — Beseitigung der Blutungsquelle bei Aneurysma oder Angiom
— Operative Entlastung (meist) nicht indiziert bei:
    — Patienten mit ICB <10 ml
    — wenig klinischer Symptomatik
    — bei Aufnahme bereits komatöse Patienten
    — Hirnstammblutung
    — beidseitiger ICB
— Hydrozephalus in ca. 25 % der Fälle:
    — Anlage einer externen Ventrikeldrainage
    — Gefahr der Ventrikulitis mit zunehmender Liegedauer, spätestens nach 2 Wochen Indikation zur dauerhaften Shuntanlage prüfen
    — Bei intraventrikulärer Blutung Hydrozephalus häufig, deshalb ist hier eine externe Ventrikeldrainage meist indiziert

Hirndrucktherapie

- **Indikationen**
— ICP >20 mm Hg; zerebraler Perfusionsdruck (CPP) <60 mm Hg (CPP = MAP−ICP, dafür muss MAP auf Höhe äußerer Gehörgang geeicht und gemessen werden!)

— Bei Verschlechterung der Vigilanz und/oder Raumforderungszeichen in der Bildgebung
— Bei beatmeten Patienten: Möglichst Anlage einer ICP-Sonde oder einer externen Ventrikeldrainage mit Druckmessung (bei Ventrikelblutung ist EVD zu bevorzugen)

- **Stufentherapie**
— Analgesie, Anxiolyse, Antiemese, RR-Kontrolle (s. oben), 30° Oberkörperhochlagerung, ggf EVD
— Gabe von Mannitol z. B. 15 % 250 ml 4 × tgl. als i.v. Bolus (300–320 mOsm oder nach osmotischer Lücke). Keine Steroide.
— OP-Indikation (erneut) prüfen: Hämatomevakuation? Hemikraniektomie?
— Hypothermie (35°C), mindestens aber forcierte Normothermie
— Barbituratkoma (Bolus: 5–10 mg/kg KG, danach 2–3 mg/kg KG/h als Perfusor, Ziel: Burst-Suppression im EEG)
— Kurzzeitige (<12 h) Hyperventilation (PaCO$_2$ 30–35 mm Hg)

Ausgleich von Gerinnungsstörungen

> Hypokoagulabilität erhöht das Risiko einer Nachblutung mit hoher Letalität. Antikoagulation deshalb rasch normalisieren!

— Antikoagulation unter Phenprocoumon: INR innerhalb von maximal 4 h <1,3 senken! Initial PPSB (Prothrombinkonzentrat) 30 I.E./kg KG (+ Konakion 10 mg i.v. als Kurzinfusion). Zeitnahe Kontrolle der INR und ggf. weitere Gabe von PPSB. Gleiches gilt für Gerinnungsstörung bei chronischem Leberschaden.
— NOAK (= neue orale Koagulanzien):
    — Dabigatran: Gabe von Idarucizumab (5 g Bolusinjektion streng i.v.)
    — Faktor-Xa-Hemmer (Rivaroxaban, Apixaban, Edoxaban): Andexanet alfa
    — Bei Einnahme vor <2 h Therapie mit Aktivkohle anstreben, PPSB 50 I.E./kg KG
— Antikoagulation Heparin: Protaminsulfat (1 mg für 100 I.E. Heparin, Menge der letzten 4 h)
— Tranexamsäure bei Fibrinolyseblutungen (10 mg/kg KG)

19.3   Bakterielle Meningitis/ Meningoenzephalitis

C. Dohmen

19.3.1 Definition und Epidemiologie

- Nur selten handelt es sich allein um ein Reizsyndrom der Hirnhäute im Sinne einer Meningitis.
- Meistens ist das Gehirn selbst auch von der Entzündung betroffen (s. unten: Klinische Symptomatik), weswegen man terminologisch korrekter von einer **Meningoenzephalitis** spricht.
- Weltweit erkranken mindestens 1,2 Mio. Menschen jährlich an bakterieller Meningitis (WHO).
- Trotz verbesserter Diagnostik, neuer Antibiotika und Fortschritten in der Intensivmedizin liegt die Letalität seit 40 Jahren nahezu unverändert bei ca. 20 %.
- Am besten beeinflussen lässt sich die Prognose durch einen raschen Beginn der adäquaten Akuttherapie. Die schnelle Therapieeinleitung und die Beherrschung der neurologischen und nicht neurologischen Komplikationen auf der Intensivstation entscheiden wesentlich über das Überleben und bleibende Behinderungen.
- Ungünstige klinische Verläufe sind meist die Folge intrakranieller Komplikationen wie z. B. Hirnödem, Hydrozephalus oder sekundäre Infarkte durch Arteriitis/Vasospasmus.

19.3.2 Ätiologie

- **Erregerspektrum** Erwachsene:
  - Häufig: Pneumokokken, Meningokokken
  - Selten: Listerien, Staphylokokken, gramnegative Enterobakterien, Haemophilus influenzae, Borrelien
  - Häufig bei Immunsuppression: Mycobacterium tuberculosis
  - Bei Patienten mit Z. n. Hirnverletzung (Schädel-Hirn-Trauma, Hirn- oder

Myelon-OP, Shuntanlage): häufig Staphylokokken, Enterobakterien inklusive Pseudomonas aeruginosa, Anaerobier (v. a. bei Hirnabszess)

19.3.3 Klinik

Klinische Leitsymptome der bakteriellen Meningitis/Meningoenzephalitis
- Starke Kopfschmerzen (>5 auf der visuellen Analogskala)
- Septisches Fieber (>38,5°C)
- Meningismus
- Qualitative (Verwirrtheit) oder quantitative Bewusstseinsstörung (Somnolenz bis Koma)

2 von 4 klassischen Symptomen – Kop fschmerzen, Fieber, Meningismus und Bewusstseinsstörung – treten bei Erwachsenen regelhaft auf.
Meningismus ist v. a. in der Frühphase ein unsicheres klinisches Zeichen. Ein fehlender Meningismus schließt eine bakterielle Meningitis nicht aus!
- Darüber hinaus können Hirndrucksymptome oder fokal-neurologische Symptome auftreten:
  - Übelkeit/Erbrechen
  - Epileptische Anfälle, Hirnnerven- und Extremitätenparesen

- Bereits bei Krankenhausaufnahme können bei 1/4 der Patienten mit bakterieller Meningitis Petechien gefunden werden. Deshalb muss bei jedem klinischen Verdacht auf Meningitis nach Petechien gesucht werden (Patienten entkleiden!).
- Das Ausmaß der DIC-bedingten Hautblutungen kann im Verlauf von einzelnen Petechien bis zur ausgedehnten Purpura fulminans im Rahmen eines Waterhouse-Friderichsen-Syndroms reichen (v. a. bei Meningokokken).

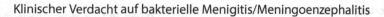

Klinischer Verdacht auf bakterielle Menigitis/Meningoenzephalitis

Anamnese

↓

Neurologische/internistische Untersuchung

↓

2 Paar Blutkulturen

↓

Neurologisches Defizit, Vigilanzminderung, epileptischer Anfall?

↓ Nein   Ja ↓

Diagnostik in 30 min möglich? ————→ Dexamethason 10 mg i.v. plus
empirische Antibiotikatherapie

Nein

↓ Ja   ↓

Liquorpunktion   CT nativ mit Knochenfenster
(idealerweise mit Messung des
Eröffnungsdrucks)
                                                                                    Kein Anhalt für
                                                                                    erhöhten Hirndruck

↓   ↓

Dexamethason 10 mg i.v. plus
empirische Antibiotikatherapie i.v.

↓   Liquorpunktion
                                                          (idealerweise mit Messung des
                                                          Eröffnungsdrucks)
CT nativ mit Knochenfenster

◘ **Abb. 19.1**   Vorgehen bei Verdacht auf bakterielle Meningitis/Meningoenzephalitis

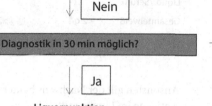

— Häufig Hörstörungen, meist Folge
einer eitrigen Labyrinthitis, bei einer
Pneumokokken-Meningitis bei bis zu 30 % der
Patienten.
— Die bakterielle Meningoenzephalitis ist
ein septisches Krankheitsbild, dessen
typische Präsentation durch Spätsymptome
charakterisiert ist. Die Patienten kommen
somit häufig bereits schwer erkrankt in die
Klinik, entsprechend besteht nofallmäßig
Handlungsbedarf.

⊘ Cave
Patienten mit schwerer bakterieller
Meningoenzephalitis können innerhalb

weniger Stunden nach Aufnahme in der
Klinik ein massives Hirnödem entwickeln und
daran versterben!

19.3.4 Diagnostik

❯ **Maßnahmen bei „klinischem Verdacht auf
eine bakterielle Meningitis":**
— **Umgehender Beginn einer Antibiotikatherapie innerhalb von 30 min nach Eintreffen
in der Klinik, da die Prognose entscheidend
von der frühen Antibiotikagabe abhängt!
Deshalb diagnostisches Vorgehen organisieren (◘ Abb. 19.1).**

— **Isolierung und Infektionsschutz, bis Meningokokken als Erreger ausgeschlossen sind. Maske tragen!**

— Bei Anamnese und Untersuchung **Maske** tragen, solange Meningokokken nicht ausgeschlossen sind.

— Bei Erwachsenen mit Verdacht auf eine bakterielle Meningitis ohne deutliche Bewusstseinsstörung und ohne fokalneurologisches Defizit sollen unmittelbar nach der klinischen Untersuchung **Blutkulturen und Liquor** entnommen werden und anschließend **Dexamethason** 10 mg und **Antibiotika** i.v. verabreicht werden.

— Liegen eine deutliche Bewusstseinsstörung oder ein fokal neurologisches Defizit vor, sollen bereits unmittelbar nach der Abnahme von Blutkulturen Dexamethason 10 mg und Antibiotika i.v. verabreicht werden. Die Liquorentnahme soll dann erst erfolgen, wenn ein CCT keine Zeichen erhöhten Hirndrucks aufweist.
  — Der Liquor ist oft eitrig-trüb und zeigt meist eine Zellzahlerhöhung von >1000 Zellen/µl sowie deutliche Eiweißerhöhung, Glukoseerniedrigung (meist <30 mg/dl; Liquor-Serum-Quotient <0,3) und Laktaterhöhung (>3,5 mmol/l) (◘ Tab. 19.7).
  — Eine Liquorzellzahl <1000 Zellen/µl kann im sehr frühen Krankheitsverlauf, bei antibiotisch anbehandelten Patienzen und abwehrgeschwächten Patienten vorliegen.
  — Der Erregernachweis erfolgt mikroskopisch (Gram-Färbung) und bakteriologisch (Kultur).
  — Der Nachweis von Bakterien im Liquor gelingt in 70–90 %, in der Blutkultur in ca. 50 % der Fälle.

— **Meningokokkenschnelltest** anfordern (Antigennachweis im Liquor, Sensitivität 50–70 %). Das Ergebnis des Schnelltests liegt normalerweise wenig später vor und kann wichtig sein für den Rettungsdienst (Reinigung), stationäre Isolationsmaßnahmen und Prophylaxe von Angehörigen/Erstversorgern

— Eine PCR zum Nachweis von Meningokokken in Blut und Liquor ist sinnvoll bei negativem mikroskopischem und kulturellem Befund.

◘ **Tab. 19.7** Virale versus bakterielle Meningitis – Liquorbefund

	Viral	Bakteriell
Aussehen	Transparent	Trübe
Zellzahl	Bis mehrere Hundert/µl	Mehrere Tausend/µl
Zelldifferenzierung	Überwiegend mononukleär	Fast ausschließlich Neutrophile
Glukose-Ratio Liquor/Serum	>0,5	<0,3
Gesamteiweiß	<2 g/l	>2 g/l
Laktat	<2,1 mmol/l	>2,5 mmol/l

— Ansonsten gilt der Nachweis bakterieller Antigene im Liquor mittels Latexagglutinationstest als Ergänzungs- oder Bestätigungsverfahren.

— Im Serum typischerweise Zeichen der bakteriellen Sepsis mit deutlicher CRP-Erhöhung, Procalcitonin >0,5 ng/ml und Leukozytose >10.000/µl.

❯ **Bereits der begründete Krankheitsverdacht, Erkrankung und Tod an Meningokokkenmeningitis oder -sepsis sind umgehend namentlich an das zuständige Gesundheitsamt zu melden. Personen mit Verdacht auf oder Erkrankung an Meningokokken dürfen nicht in Gemeinschaftseinrichtungen tätig sein, bis nach ärztlichem Urteil eine Weiterverbreitung durch sie nicht mehr zu befürchten ist.**

— **Bildgebung:** Bei jedem Patienten mit Verdacht auf bakterielle Meningitis muss sobald als möglich nach Aufnahme (immer am Aufnahmetag!) ein CCT durchgeführt werden, inklusive Knochenausspielung zur Darstellung des Mastoids und der Nasennebenhöhlen

— **Fokussuche:** Rasche parameningeale Fokussuche durch Anamnese (Ohrenschmerzen? Trauma? OP? Entzündung im Schädel-/Gesichtsbereich?), HNO-Konsil und CT (Sinusitis? Mastoiditis?)

— Ggf. EEG: Bei epileptischem Anfall und qualitativer oder quantitativer Bewusstseins-störung stets ein EEG zum Ausschluss eines Status epilepticus veranlassen.

19.3.5 Therapie

> **Innerhalb von 30 min nach Eintreffen in der Klinik sollte eine intravenöse Antibiotika-therapie eingeleitet werden! Blutkulturen müssen, Liquor sollte vorher asserviert werden (▣ Abb. 19.1).**

Kortikosteroide

— Mit der ersten Antibiotikagabe zusammen (möglichst unmittelbar davor) erfolgt die Gabe von 10 mg Dexamethason i.v.

Dexamethason
- In mehreren Studien zeigte sich ein positiver Effekt von Dexamethason auf Letalität, Häufigkeit ungünstiger Verläufe und Häufigkeit sowie schwere neurologischer Residuen, allerdings nur bei Patienten mit Pneumokokkenmeningitis. Bei Nachweis eines anderen Meningitis-Erregers kann die Dexamethasontherapie wieder abgesetzt werden
- Es wird eine zusätzliche Behandlung mit Magenschutz und Low-dose-Heparinisierung zur Thromboseprophylaxe empfohlen.
- Bei Patienten mit einer Meningitis als Folge einer bakteriellen Endokarditis wird der Einsatz von Kortison nicht empfohlen.
- Dosierung:
  - 10 mg unmittelbar vor Gabe des Antibiotikums
  - Fortsetzung mit Dexamethason 10 mg alle 6 h über 4 Tage.

Empirische Antibiotikatherapie

— Erwachsene mit ambulant erworbener bakterieller Meningitis:
  — Ampicillin (6 × 2 g tgl.) + Ceftriaxon (4 g als Startdosis, dann 2 × 2 g tgl.); bei Penicillinallergie: Vancomycin 2 × 1 g tgl. + Moxifloxacin 1 × 400 mg tgl.+Cotrimoxazol 2 × 160/800 mg tgl.

— Erwachsene mit nosokomial erworbener bakterieller Meningitis oder Zustand nach Schädel-Hirn-Trauma:
  — Vancomycin 2 × 1 g tgl.+ Meropenem 3 × 2 g

— Eine Antibiotikatherapie sollte 10–14 Tage durchgeführt werden, bei Listerien oder gramnegativen Erregern mindestens 3 Wochen.

— Ein parameningealer Fokus als Ursache der bakteriellen Meningitis sollte unverzüglich operativ ausgeräumt werden, eine Antibiotika-therapie allein ist hier meist unzureichend.

— Bei fehlender klinischer Besserung innerhalb 48 h nach Beginn der Antibiotikatherapie in Betracht ziehen: inadäquate Antibiotika-therapie, persistierender infektiöser Fokus oder intracranielle Komplikationen wie Hirnödem oder zerebrovaskuläre Beteiligung (CT!).

— Sobald der Erreger identifiziert wurde, Umstellung der Antibiotikatherapie nach Resistogramm.

19.3.6 Intensivmedizin

— Etwa die Hälfte aller erwachsenen Patienten entwickelt in der Akutphase der Erkrankung Komplikationen unterschiedlichen Schwere-grades. Die 1. Woche ist als kritische Phase anzusehen, deshalb Behandlung auf der Intensivstation.

— Wenn sich der Patient über 2 Tage wach und stabil hält, kann eine Verlegung auf eine Normalstation in Betracht gezogen werden.

— Die meisten Todesfälle sind die Folge intrakra-nieller Komplikationen (▣ Tab. 19.8), deshalb bedürfen Erkennen und Behandlung der häufigen intrakraniellen Komplikationen einer engmaschigen neurologischen Mitbetreuung oder einer spezifisch neurointensivmedizini-schen Kompetenz.

— Patienten mit deutlicher Bewusstseins-minderung (soporös oder komatös, GCS ≤8) sollten analgosediert und intubiert werden. Dies dient einerseits dem Aspirations-schutz und ist andererseits Bestandteil der

◻ **Tab. 19.8** Intra- und extrakranielle Komplikationen der bakteriellen Meningitis

	Häufige Komplikationen (bis 20 %)	Seltene Komplikationen (bis 10 %)
Intrakranielle Komplikationen	Generalisiertes Hirnödem mit Gefahr der Einklemmung	Septische Sinusvenenthrombose
		Hirnnervenparesen
	Hydrozephalus	Zerebritis (Hirnphlegmone)
	Arteriitis/Vasospasmus mit sekundären Infarkten	Hirnabszess, subdurales Empyem (als Folge der Meningitis)
	Epileptische Anfälle	Ventrikulitis (insbesondere nach Anlage einer externen Ventrikeldrainage)
	Vestibulocochleäre Beteiligung mit Hörstörung	Intrazerebrale Blutung (insbesondere bei septischer DIC)
Extrakranielle Komplikationen	Septischer Schock	Arthritis (septisch und reaktiv)
	Verbrauchskoagulopathie	Rhabdomyolyse
	„adult respiratory distress syndrome" (ARDS)	Pankreatitis
	Syndrom der inadäquaten ADH-Sekretion (SIADH)/zerebrales Salzverlustsyndrom (Hyponatriämie!)	Okuläre Entzündungen mit der Gefahr der Erblindung
	Zentraler Diabetes insipidus	Spinale Komplikationen (z. B. Myelitis oder spinale Vaskulitis)

Hirndrucktherapie. Bei Intubation immer Maske tragen (Menigokokkenverdacht, Infektionsgefahr!).

— Bei **komatösen** Patienten (auch durch Analgosedierung) und/oder bereits initial bestehenden Hinweisen auf einen erhöhten Hirndruck sollte eine **Hirndruckmessung** erfolgen. Durch Hirndruckmessung und eine zielgerichtete Hirndrucktherapie (ICP <20 mm Hg) kann die Letalität bei diesen Patienten deutlich gesenkt werden.

— Idealerweise sollte die Hirndruckmessung über eine **externe Ventrikeldrainage** erfolgen, mit der Möglichkeit, bei erhöhtem Hirndruck therapeutisch Liquor abzulassen. Darüber hinaus kann der Liquor dann ohne weitere Punktion regelmäßig kontrolliert werden.

— Bei einem Hydrozephalus muss zur Entlastung eine externe Ventrikeldrainage angelegt werden.

— Bei der zielgerichteten Hirndrucktherapie sollte bei einem ICP >20 mm Hg als erste Maßnahme Liquor über die externe Ventrikeldrainage abgelassen werden (ca. 5 ml). Bezüglich weiterer Maßnahmen bei Hirndruck ▶ Abschn. 19.2).

— Eine Hypothermie von 32–34°C sollte nicht durchgeführt werden, weil sie nach Studienlage die Letalität und Behinderung bei komatösen Patienten mit bakterieller Meningitis erhöht. Sie kann allerdings als Ultima ratio bei sonst nicht beherrschbarem Hirndruck in Betracht gezogen werden.

— Wegen der Gefahr **sekundärer Infarkte** durch Arteriitis/Vasospasmen sollte jeden 2. Tag eine **transkranielle Dopplersonographie** durchgeführt werden (Vasospasmus wahrscheinlich bei Blutflussgeschwindigkeit >160 cm/s).

— Für die Therapie von Arteriitis/Vasospasmus bei bakterieller Meningitis gibt es keine gesicherten Therapieoptionen. Bei CT-, MR-angiographischem oder dopplersonographischem Nachweis eines **Vasospasmus** empfehlen wir in Analogie zum Vorgehen bei Vasospasmen nach Subarachnoidalblutung die Gabe von **Nimodipin** 6 × 60 mg tgl. oral, einen MAD >100 mm Hg und die Fortführung oder Aufnahme einer Dexamethasontherapie.

— Bei **septischer Sinusvenenthrombose** (auch bei dadurch bedingter Stauungsblutung): Antikoagulation mit **Heparin** (2–2,5 × PTT) oder LMWH. Keine Antikoagulation bei

19

isolierter Thrombose des Sinus transversus wegen erhöhter Einblutungsgefahr.

— Epileptische Anfälle akut: Lorazepam 2–4 mg i.v.. Dauerhafte antikonvulsive Einstellung für 3 Monate (z. B. Levetiracetam 0,5–1 g 2 × tgl.). Fahrverbot für 3 Monate, bei Anfallsfreiheit und normalem EEG kann die Antikonvulsion nach 3 Monaten ausgeschlichen werden.

Speziell zu Meningokokken

— Meningokokken werden entweder durch Kontakt oder durch Tröpfchenaerosole übertragen.
— Die Inkubationszeit liegt bei 2–4 (–10) Tagen.
— Isolierung:
  — Patienten mit V. a. Meningokokkenmeningitis (d. h. vor Erregernachweis die meisten Patienten mit V. a. bakterielle Meningitis!) müssen bis 24 h nach Beginn einer adäquaten Antibiotikatherapie isoliert werden. Danach ist mit einer Ansteckungsgefahr nicht mehr zu rechnen.
  — Unterdessen müssen pflegerisches und ärztliches Personal sowie Besucher erforderliche Hygienemaßnahmen anwenden (Schutzkittel, Nasen-Mund-Schutz, Handschuhe, Händedesinfektion).

Chemoprophylaxe

— Enge Kontaktpersonen sollten ausfindig gemacht und über das Krankheitsbild informiert werden, ebenso über die Möglichkeit/Notwendigkeit einer Chemoprophylaxe,
— Nur Personen mit direktem Kontakt sollten eine Chemoprophyklaxe erhalten. Man spricht in diesem Fall von „Kissing-mouth"-Kontakt. Das bedeutet, dass eine Person mit dem Indexfall mindestens 4 h pro Tag in demselben Raum verbracht haben muss oder direkten engen körperlichen Kontakt gehabt haben muss (Anhusten, Anniesen, Küssen). Die Prophylaxe ist sinnvoll bis maximal 10 Tage nach dem letzten Kontakt (bis 10 Tage maximale Inkubationszeit).

— **Chemoprophylaxe Erwachsene:** Ciprofloxacin 500 mg oral einmalig oder Rifampicin 2 × 600 mg/Tag oral für 2 Tage
— **Chemoprophylaxe Kinder:** Rifampicin 2 × 10 mg/kg KG/Tag für 2 Tage (Neugeborene 5 mg/kg KG).

19.4 Akute virale Meningoenzephalitis

C. Dohmen

19.4.1 Ätiologie

Allgemeines

— Eine durch Viren ausgelöste reine Meningitis ist harmlos, solange es sich allein um ein Reizsyndrom der Hirnhäute handelt und ist nicht intensivpflichtig. Deshalb soll hier auf das Krankheitsbild der viralen Enzephalitis, insbesondere auf die **Herpes-simplex-Enzephalitis** eingegangen werden.
— Patienten mit viraler Enzephalitis sind auf der Intensivstation zu betreuen.
— Die Herpes-simplex-Enzephalitis ist meist durch HSV 1 verursacht und hat ohne Behandlung eine Letalität von 70 %.
— Die Therapiemöglichkeiten sind gut, vorausgesetzt, sie werden frühzeitig eingesetzt. Bei verzögerter Diagnostik und Therapie bleiben meist schwere neurologische/neuropsychologische Behinderungen zurück.
— Virale Meningoenzephalitiden kommen gehäuft bei immunsupprimierten Patienten vor.
— Bei Immunsupprimierten mit Bewusstseinsstörung plus Herdsymptome oder Anfälle immer an eine Enzephalitis denken!
— Ungewöhnliche Erreger werden hierzulande zunehmend gefunden, wie z. B. das West-Nil-Virus oder das Japanische Enzephalitis-B-Virus, hier ist die Therapie allerdings symptomatisch (konsequente Intensivmedizin und Hirndrucktherapie), bei häufig schweren Verläufen allerdings umso wichtiger.

Erregerspektrum

- **Virale Meningitis:** Enteroviren, HSV 2, EBV, HHV-6, Parvovirus B19, Röteln, Masern, HIV, Dengue
- **Virale Enzephalitis:** HSV 1, VZV, CMV, HIV (selten: Frühsommer-Meningoenzephalitis-Virus (FSME), Enterovirus 71, Hantavirus, Lassavirus, Japanische-Enzephalitis-Virus, West-Nil-Virus), Influenzavirus A und B

19.4.2 Klinik

- Die virale Meninigitis zeigt ähnliche Symptome wie die bakterielle Meningitis, nur meist in leichterer Form: Kopfschmerzen, Übelkeit, Meningismus, Licht- und Lärmscheu, subfebrile Temperatur bis leichtes Fieber (<38,5°C).
- Klinisch sind viraler oder bakterieller Ursprung der Meningitis initial oft nicht eindeutig zu unterscheiden.
- Typisch für eine Enzephalitis sind qualitative (Verhaltensauffälligkeiten, Verwirrtheit) und quantitative Bewusstseinsstörungen (Somnolenz, Sopor, Koma). Hinzu kommen oft neurologische Herdsymptome wie fokale oder generalisierte Anfälle, Paresen oder aphasische Störungen.
- Bewusstseinsstörungen und neurologische Herdsymptome kommen bei der reinen Meningitis nicht vor!
- Typischer initialer Verlauf der viralen Enzephalitis: häufig grippales Vorstadium mit leichtem Fieber, nach ca. 3 Tagen enzephalitische Symptome wie Wernicke-Aphasie, Hemiparese, Bewusstseinsstörung, Epilepsie

---

Herpes-simplex-Virus-Enzephalitis – klinisches Bild

- Grippale Vorstufe
- Temperaturentwicklung
- Fokale Ausfälle (v. a. Wernicke-Enzephalopathie, Hemiparese, epileptische Anfälle)
- Quantitative Bewusstseinsstörung bis hin zum Koma

19.4.3 Diagnostik

- Bei V. a. einfache Virusmeningitis (d. h. ohne Bewusstseinstörung und ohne Herdsymptomatik) CCT und Lumbalpunktion (LP) durchführen
- Bei V. a. virale Enzephalitis sollte vor LP eine Bildgebung (meist CT) zum Ausschluss von Hirndruck erfolgen.
- Bei V. a. virale Enzephalitis sollte umgehend ein MRT durchgeführt werden (CT bei HSV-Enzephalitis in den ersten Tagen unauffällig!).
- Bei V. a. virale Enzephalitis darf der rasche Therapiebeginn nicht durch die Diagnostik verzögert werden.
- Typischer Liquorbefund s. oben.; darüber hinaus sind PCR und Antikörperspezifitätsindices auf neurotrope Viren, insbesondere HSV 1, anzufordern.
- Bei der HSV-Enzephalitis kann der Liquor in den ersten 2 Tagen unauffällig sein, deshalb ist die MRT wichtig. Ggf. erneute LP nach 3 Tagen
- Der Erregernachweis im Liquor gelingt in weniger als 50 % der Fälle
- MRT: Typisch sind ein- oder beidseitige **temporale Entzündungsherde**, im Verlauf häufig hämmorrhagisch.
- EEG: typischerweise **temporaler Herdbefund** mit Zeichen erhöhter zerebraler Erregbarkeit
- Procalcitonin kann herangezogen werden zur Differenzialdiagnose zwischen viraler und bakterieller Meninigoenzephalitis – PcT ist nur bei bakterieller Genese erhöht.

19.4.4 Therapie

Spezielle Therapie

- i.v.-Gabe von **Aciclovir** (10 mg/kg KG 3 × /Tag) bereits bei V. a. virale Enzephalitis unverzüglich einleiten. So können Exitus und Defektheilung vermieden werden. Durch rechtzeitigen Therapiebeginn lässt sich die Letalität auf 20 % senken. Cave: Niereninsuffizienz oder Anstieg der Retentionswerte (Dosisanpassung).
- Ist eine bakterielle ZNS-Erkrankung initial differenzialdiagnostisch nicht sicher auszuschließen, wird zunächst zusätzlich ein

Antibiotikum (Ceftriaxon und Ampicillin) hinzugegeben.
- HSV 1 und 2, VZV, EBV: Aciclovir, alternativ Foscarnet oder Famciclovir
- CMV: Ganciclovir, alternativ Foscarnet
- Bei anderen Viren keine Evidenz, individueller Heilversuch. Influenzaviren: Peramivir; Enteroviren: Pleconaril, Hantavirus: Ribavirin.
- Bei Hirnödem: Glukokortikoide (keine Evidenz!). Bei Verdacht auf Hirndruck und Hydrozephalus sollte eine externe Ventrikeldrainage zur Hirndruckmessung und -senkung angelegt werden. Bezüglich Hirndrucktherapie s. ▶ Abschn. 19.2 und ▶ Abschn. 19.3).
- Epileptische Anfälle sind häufig und sollten akut antikonvulsiv behandelt werden mit Lorazepam 2–4 mg i.v. Dauerhafte antikonvulsive Einstellung für 3 Monate (z. B. Levetiracetam 0,5–1 g 2 × tgl.). Fahrverbot für 3 Monate, bei Anfallsfreiheit und normalem EEG kann die Antikonvulsion nach 3 Monaten ausgeschlichen werden.
- Bei psychomotorischer Unruhe/Delir Sedierung mit Lorazepam in Kombination mit Melperon, möglichst keine hochpotenten Neuroleptika (erhöhen Risiko für Anfälle).
- Bei Bewusstseinsminderung Indikation zur Analgosedierung und Intubation großzügig stellen (Aspirationsgefahr, Hirndrucktherapie).

19.5 Guillain-Barré Syndrom (GBS), akute Polyneuritis

W. Liu

19.5.1 Definition

Das GBS bezeichnet eine autoimmunreaktive generalisierte Entzündung peripherer Nerven und Nervenwurzeln, die innerhalb weniger Tage bis maximal 4 Wochen ihr Krankheitsmaximum erreicht. Nicht selten benötigen die Patienten eine rasche intensivmedizinische Behandlung, da es als Komplikation dieser Erkrankung neben Paresen der Atemhilfsmuskulatur (mit daraus resultierender respiratorischer Insuffizienz und Aspirationsgefahr) auch zu ausgeprägten autonomen Störungen mit Auftreten von Herzrhythmusstörungen bis hin zur Asystolie

kommen kann. Generell sollte daher initial immer ein kontinuierliches Monitoring der Patienten erfolgen, bis der weitere Krankheitsverlauf absehbar ist.

19.5.2 Epidemiologie

- Inzidenz: 1–2 Fälle/100.000
- Letalität: <10 %
- Beteiligung der Atemmuskulatur bei 20–25 % der Patienten
- Bleibende neurologische Defizite 1 Jahr nach Krankheitsbeginn: keine (46 %), leicht (42 %), mäßig (4 %), schwer (6 %)
- Akute Behandlungskosten: 35.000 bis zu 350.000 €/Patient

19.5.3 Ätiologie

- Autoimmunreaktion wird angenommen, meist auf eine vorangegangene Infektion, die zu einer Antikörperreaktion gegen die körpereigenen Myelinscheiden/Axonmembran des peripheren Nervensystems durch molekulare Verwechslung infolge ähnlicher antigener Strukturen („molecular mimicry") führt.
- Bei den 1–3 Wochen vorausgegangenen Infekten handelt es sich häufig um Gastroenteritiden (z. B. Campylobacter jejuni), Atemwegsinfekten (z. B. Mycoplasma pneumoniae), CMV, VZV- oder EBV-Virusinfektionen. Andere mögliche Triggerfaktoren sind jedoch auch möglich: Traumata, Impfungen, Schwangerschaft, Operationen, schwere Allgemeinerkrankungen.

19.5.4 Klinik und Diagnose

Guillain-Barré-Syndrom
- Häufig Beginn mit sensiblen Reizsymptomen wie Missempfindungen (Kribbelparästhesien) und Schmerzen – meist erst die unteren, später auch die oberen Extremitäten betreffend

- Aufsteigende, oft symmetrische Paresen bei nur geringen sensiblen Ausfällen
- Reflexabschwächung und -verlust
- Hirnnervenausfälle: z. B. beidseitige Fazialisparesen möglich
- Autonome Störungen: Sympathikusaktivierung (Schwitzen, Blutdruckerhöhung, Tachykardie, Agitiertheit), Parasympathikusaktivierung (Bradykardie, Asystolie), Sympathikussuppression (orthostatische Hypotonie), Parasympathikussuppression (Tachykardie, Sphinkterstörung), gesteigerte oder verminderte ADH-Freisetzung (SIADH/Diabetes insipidus)
- Oneiroide: szenische oft angstbesetzte Wachträume, vor allem bei tetraplegischen Patienten, die lange beatmet werden

19.5.5 Diagnostik

- Liquorpunktion: Deutliche Eiweißerhöhung (100–1000 mg/dl) bei normaler oder nur geringfügig erhöhter Zellzahl (Pleozytose <50/µl) = zytoalbuminäre Dissoziation, Ausschluss Neuroborreliose
- Neurographie: Herabgesetzte Nervenleitgeschwindigkeiten, verlängerte distal motorische Latenzen, komplette oder inkomplette Leitungsblöcke, pathologische F-Wellen, Dispersion (Verbreiterung und Defomierung) des Muskelsummenaktionspotenzials
- Elektromyographie: In einigen Fällen Nachweis von pathologischer Spontanaktivität als Zeichen der sekundären axonalen Schädigung
- Labor: Gangliosid-Antikörper, Campylobacter-Serologie (fakultativ)
- MRT-Myelon: Zum Ausschluss anderer Erkrankungen wie Myelitis, zervikalen/thorakalen Bandscheibenvorfällen, raumfordernden Prozessen, Blutungen oder Ischämien im Myelon als Ursache einer plötzlich aufgetretenen Tetra- oder Paraparese
- EKG: Nachweis von Herzrhythmusstörungen, AV-Blockierungen

> Unauffällige Ergebnisse des Liquors und der Elektroneurographie in der *ersten* Krankheitswoche schließen ein GBS nicht aus. Die Diagnose wird in diesen Fällen klinisch gestellt. Bei unauffälligen Zusatzbefunden sollte im weiteren Verlauf aber eine Kontrolle dieser Untersuchungen erfolgen.

19.5.6 Therapie

Monitoring

- EKG- und Herzfrequenz sowie Blutdruck
- Vitalkapazitätsbestimmung: mindestens 2 × pro Tag
- Tägliche Erhebung des neurologischen Status mit Bestimmung der Gehstrecke

Obwohl es sich beim GBS fast immer um eine monophasische und selbstlimitierende Autoimmunerkrankung handelt, ist in den meisten Fällen eine kausale Therapie notwendig, um Komplikationen und Spätfolgen zu vermeiden oder zu minimieren.

> Zu den Mitteln der Wahl gehören die Immunglobulintherapie und die Plasmaaustauschbehandlung. Beide Therapien sind gleichwertig und können die (intensivmedizinische) Behandlung deutlich verkürzen. Es gibt keinen Vorteil bei Kombination beider Therapien.

Immunglobulintherapie

> Dosierung
> Immunglobulingabe (IgG)
> - Dosierung: 0,4 g/kg KG/Tag für 3–5 Tage je nach klinischer Symptomatik (alternativ 1 g/kg KG/Tag für 2 Tage)
> - Start mit 30 ml/h für 15 min, danach 120/150 ml/h (maximal 200 ml/h)
> - Ggf. Wiederholung des Behandlungszyklus bei nicht ausreichender klinischer Besserung

- Kontraindikationen: IgA-Mangel, Kryoglobulinämie, Überempfindlichkeit gegen homologe Immunglobuline, dekompensierte Herzinsuffizienz

— Eingeschränkte Kontraindikationen:
Niereninsuffizienz, Diabetes mellitus, Z.n.
Myokardinfarkt

Hämapherese

— **Plasmaaustausch (PA):**
  — Austauschmenge: 2–4 l über 4–7 Tage (Cave:
  Pausierungen von 2–3 Tagen bei niedrigem
  Fibrinogen) oder 4 (5) Plasmaaustausche
  mit je 1,5 (1) Plasmavolumen über 1–2
  Wochen
  — Kontrolle der Gerinnungsparameter
  (einschließlich Fibrinogen!)
  — Eiweißsubstitution notwendig
  — Kontraindikation: gleichzeitige oder
  kürzlich eingenommene ACE-Hemmer,
  multimorbide Patienten mit schweren

Herz-Kreislauf-Erkrankungen, Gerinnungsstörungen, schwere Infektionen wie Pneumonie
— Eingeschränkte Kontraindikationen:
vorausgegangene Immunglobulingabe

— **Immunadsorption (IA):**
  — Gezielte Antikörperentfernung durch
  hydrophobe Bindung an eine extrakorporale
  (Tryptophan-)Säule
  — Kein Eiweißersatz nötig als Vorteil
  gegenüber konventioneller PA
  — Wirksamkeit in einzelnen Studien gleich
  gut, jedoch teureres Verfahren

Symptomatische Therapie

(■ Abb. 19.2)
— **Beatmung:** bei Abfall der Vitalkapazität <30 %
des Normwertes

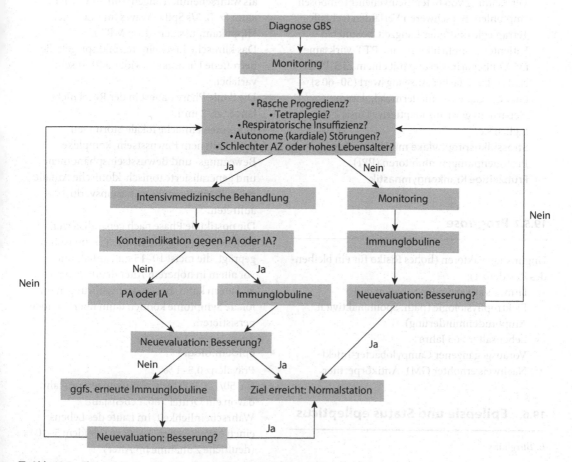

■ **Abb. 19.2** Therapeutisches Vorgehen bei Guillain-Barré-Syndrom mit typischem Verlauf

- **Arterielle Hypertonie:** Clonidin oder Nifedipin
- **Tachykardie:** Propranolol
- **Herzrhythmusstörungen** (Sinusbrady-kardie, Bradyarrhythmia absoluta, AV-Block II°-III°, bifaszikulärem Block): ggf. passagere Schrittmacherversorgung
- **Schmerzen:** NSAR, z. B. Diclofenac, Ibuprofen
- **Neuropathische Schmerzen:** Antiepileptika (z. B. Gabapentin, Pregabalin, Carbamazepin), Antidepressiva (z. B. Amitriptylin, Duloxetin) oder Opiate
- **Oneiroide:** Lorazepam, z. B. 3 × 0,5 mg/Tag bis 3 × 1 mg/Tag
- **Thromboseprophylaxe:** bei leichten bis mittelschweren Verläufen wird die prophylaktische Antikoagulation mit Low-dose-Heparin (3 × 5000 I.E. unfraktioniertes Heparin oder 1 ×/Tag niedermolekulares Heparin s.c.) zur Vermeidung von tiefen Beinvenenthrombosen empfohlen. Bei schweren Verläufen (schlaffe Tetraplegie und/oder Langzeit-beatmeten Patienten) empfiehlt sich eine PTT-wirksame i.v.-Vollheparinisierung mit einem Ziel-PTT ca. 1,5- bis 2-facher Ausgangswert (50–60 s) oder die Gabe von niedermolekularem Heparin in gewichtsadaptierter Dosis 2 × täglich s.c.
- **Stressulkusprophylaxe** mit H_2-Blockern *oder* Protonenpumpeninhibitoren (PPI)
- **Frühzeitige Krankengymnastik**

19.5.7 Prognose

Ungünstige Faktoren (hohes Risiko für ein bleibendes Restdefizit):
- Hinweis auf axonalen Schaden in der Elektrophysiologie (path. Spontanaktivität, Amplitudenminderung)
- Lebensalter >65 Jahre
- Vorausgegangener Campylobacter-Infekt
- Nachweis erhöhter GM1-Antikörpertiter

19.6   Epilepsie und Status epilepticus

L. Burghaus

19.6.1 Epilepsie

Erster epileptischer Anfall und Epilepsien im Erwachsenenalter

- **Definition**

- Ein epileptischer Anfall entsteht durch plötzliche, in pathologischem Maße synchronisierte und zeitlich begrenzte Nervenzellentladungen.
- Eine Epilepsie ist ein Zustand des Gehirns, bei dem eine andauernde Prädisposition für epileptische Anfälle besteht.
- Zu diagnostizieren ist eine Epilepsie, wenn es mindestens 2-malig zu einem unprovozierten Auftreten von epileptischen Anfällen gekommen ist oder sofern bereits nach einem erstmaligen Anfall aufgrund der Untersuchungsergebnisse eine erhöhte Epileptogenität als wahrscheinlich angenommen werden kann (z. B. 3/s Spike-Waves im EEG oder Hippokampussklerose im MRT).
- Das klinische Erscheinungsbild spiegelt die betroffene Hirnregion wider und ist sehr variabel.
- Die iktale Phase dauert in der Regel nicht länger als 2 min.
- Es können einfache fokale Störungen bei erhaltenem Bewusstsein, komplexe Bewegungs- und Bewusstseinsphänomene und generalisierte tonisch-klonische Anfälle mit vollständigem Bewusstseinsverlust auftreten.
- Die postiktale Phase nach generalisierten Anfällen ist von einer Reorientierungsphase geprägt, die meist 10–15 min anhält und vor allem in höherem Alter deutlich länger andauern kann. Bewusstseinsstörungen und fokale Symptome können dann über Stunden persistieren.

- **Epidemiologie**
- Prävalenz 0,5–1 %
- Ca. 50/100.000 Neuerkrankungen pro Jahr, davon ein Drittel >60. Lebensjahr
- Wahrscheinlichkeit, im Laufe des Lebens einen epileptischen Anfall zu erleiden: 5–10 % (deutliche Zunahme im Alter)

- **Ätiologie**
- — **Idiopathische Epilepsien (genetische Epilepsien)**
  - — Ohne erkennbare äußere Ursache
  - — Überwiegend multifaktoriell genetische Änderungen an Ionenkanälen und Transmitterrezeptoren
- — **Symptomatische Epilepsien (strukturelle/ metabolische Epilepsien)**
  - — *Toxisch*: Entzug von Alkohol/Medikamenten (Benzodiazepinen), Intoxikationen (Drogen)
  - — *Entzündungen*: Meningitis, Enzephalitis, Hirnabszess
  - — *Zerebrale* Raumforderungen: Hirntumore, Metastasen
  - — *Vaskuläre Erkrankungen*: Blutungen (ICB, SAB), Sinusvenenthrombose, ischämischer Insult
  - — *Vaskuläre Malformationen*: Kavernome, Angiome
  - — *Traumatisch*: Schädel-Hirn-Trauma
  - — *Metabolisch*: z. B. Blutzucker-, Elektrolytentgleisungen, Urämie, Porphyrie, hepatische Enzephalopathie, Addison-Erkrankung, Cushing-Syndrom, Phäochromozytom, Schilddrüsenerkrankungen
  - — *Degenerativ*: M. Alzheimer
  - — *Eklampsie*

- **Klassifikation epileptischer Anfälle**
Fokale und komplex fokale Anfälle (80 % der Fälle)
- — Einfach-fokale Anfälle (ohne Bewusstseinsstörung)
  - — Motorische, sensible, sensorische, vegetative, psychische Phänomene
  - — Aura: ausschließlich subjektiv wahrgenommen, z. B. epigastrische Aura (aufsteigendes Gefühl aus der Magenregion) oder psychische Aura (z. B. Déjà-vu-Erlebnisse, Angstgefühle)
  - — Auren können ohne weitere objektivierbare Phänomene als isolierte Aura auftreten.
- — Komplex-fokale Anfälle (mit Bewusstseinsstörung)
  - — Bewusstseinsstörung als führendes Symptom, oft zusätzlich Automatismen (unkontrollierte, repetitive und stereotype Bewegungsabläufe/Handlungen, z. B.

orale Automatismen [Kauen, Schmatzen], manuelle Automatismen [Nesteln, Reiben])
  - — Häufig bei Temporallappen-Epilepsien
- — Fokale Anfälle mit Übergang in komplex-fokale und/oder generalisierte Anfälle (sekundäre Generalisierung)

Generalisierte Anfälle (20 % der Fälle)
- — Häufigste Form: generalisierter tonisch-klonischer Anfall
  - — Plötzliche Bewusstlosigkeit
  - — Tonische Phase (Muskeltonuserhöhung am gesamten Körper, Dauer ca. 30 s)
  - — Klonische Phase (rhythmische Zuckungen des Körpers, Dauer 30–60 s)
  - — Postiktale Reorientierungsphase (Minuten bis Stunden)
- — Myoklonische Anfälle: blitzartige Muskelzuckungen, meist bilateral symmetrisch, mit oder ohne Bewusstseinsverlust, häufigste Form: juvenile myoklonische Epilepsie mit frühmorgendlichen Zuckungen der Arme und Schultern (EEG: generalisierte Poly-Spike-Wave-Aktivität)
- — Absencen: kurzer Bewusstseinsverlust ohne relevante motorische Symptome (EEG: generalisierte 3/s-Spike-Wave-Aktivität)

19.6.2 Gelegenheitsanfälle (provozierte Anfälle, akut-symptomatische Anfälle)

Definition

- — Umstände, die auch bei Gesunden die Wahrscheinlichkeit eines epileptischen Anfalls erhöhen, gelten als Auslöser von Gelegenheitsanfällen (◘ Tab. 19.9).
- — Manche Auslöser, z. B. ein Schädel-Hirn-Trauma, können in der Akutphase zu einem Gelegenheitsanfall führen, aber auch auf Dauer eine symptomatische Epilepsie bedingen.

Klinik und Diagnose

- — **Anamnese**
  - — Ausführliche Anfallsbeschreibung: Aura, iktale und postiktale fokale

◘ Tab. 19.9 Gelegenheitsanfälle, provozierte Anfälle

Auslöser	Erklärung
Schlafentzug	Völlig oder zu einem relevanten Anteil durchwachte Nacht; chronische Schlafstörung bei psychischer oder körperlicher Belastung
Alkoholentzug	Plötzlicher Wegfall der antikonvulsiven Wirkung des Alkohols, daher bei sinkender Alkoholkonzentration auftretend
Akute Erkrankungen mit direkter Beteiligung des Gehirns	Vaskuläre Erkrankungen, Meningitis, Enzephalitis, Schädel-Hirn-Trauma, neurochirurgische Eingriffe
Akute Erkrankungen mit indirekter Beteiligung des Gehirns	Fieberhafte Infekte (überwiegend bei Kindern), Stoffwechselstörungen, Elektrolytstörungen
Lichtreize (Diskothek, Videospiele etc.)	Nur bei manchen, dafür besonders empfindlichen Menschen, nicht beweisend für eine idiopathische Epilepsie
Medikamente Drogen Intoxikation	Barbiturat- und Benzodiazepinentzug u. a. Theophyllin, Thyroxin, Prednison u. a. Psychopharmaka (Clozapin u. a.) Antibiotika (Penicillin u. a.) Medikamentös induzierte Hypoglykämie Kokain, Amphetamine
Eklampsie	Anfälle, Hypertonie und Proteinurie in der Spätschwangerschaft

Symptome, psychische und neuropsychologische Symptome, Bewusstsein, Anfallsdauer, postiktale Reorientierungsphase
— Bei bekannter Epilepsie: frühere Anfälle, letzter Anfall, Beginn der Anfälle, tageszeitliche Bindung, Anfallsformen, Familienanamnese, Vorbefunde (EEG, MRT), bisherige und aktuelle antikonvulsive Medikation
— Zur Ätiologie: angeborene Missbildung, perinatale Schädigung, frühkindliche Entwicklungsstörung, Fieberkrämpfe, Schädel-Hirn-Trauma, Tumor, vaskuläre Schädigung, Provokationsfaktoren
— **Neurologische Untersuchung**
— Eine ausführliche neurologische Untersuchung ist obligat.
— Herdsymptome weisen auf eine lokalisationsbezogene Genese der Anfälle hin
— Augenstellung während des Anfalls (direkte Anfallsbeobachtung oder Fremdanamnese; ◘ Tab. 19.10)

◘ Tab. 19.10 Augenstellung bei verschiedenen Anfällen

Lidstellung	Augenstellung	Verdachtsdiagnose
Augen auf	Blick starr geradeaus	Temporaler Anfall
Augen auf	Seitliche Blickdeviation	Extratemporaler Anfall
Augen auf	Blickdeviation nach oben	Synkope
Augen zu	Nicht beurteilbar	Psychogener Anfall

— **Labordiagnostik**
— Routinelabor inklusive Entzündungs- und Stoffwechselparameter, ggf. Ethanolspiegel und Drogenscreening
— Kreatinkinase kann auf ein Mehrfaches des Normbereiches innerhalb von 24–48 h nach einem generalisierten tonisch-klonischen Anfall ansteigen, gilt bei differenzialdiagnostischer Unsicherheit als Hinweis

auf einen epileptischen Anfall (z. B. zur Abgrenzung gegenüber Synkopen und psychogenen Anfällen)
  - Prolaktinanstieg (in etwa 50–70 % bei generalisierten Anfällen): Bestimmung innerhalb von 15 min nach Anfall notwendig, sonst kaum verwertbar
- **Elektroenzephalographie (EEG)**

> **Eine unauffällige EEG-Untersuchung schließt eine Epilepsie nicht aus.**

- Nachweis von pathologischen Entladungen von Nervenzellverbänden
- Gesunde Probanden: Nachweis von epileptiform konfigurierten Potenzialen in 0,5–2 % der Fälle
- Epilepsie-Patienten: epilepsiespezifische Auffälligkeiten im interiktalen EEG in 50 % der Fälle
- Durch Wiederholungsmessungen oder durch spezielle Ableitungen (Schlaf-EEG, Schlafentzugs-EEG, Langzeit-EEG, Video-EEG-Doppelbildaufzeichnung) kann die Sensitivität auf etwa 90 % erhöht werden.
- **Bildgebung (CCT, MRT)**
  - Indikation: Suche nach strukturellen Läsionen (Blutungen, Trauma etc.)
  - CCT allenfalls im Notfall, immer MRT im Verlauf (nach speziellem Epilepsie-Protokoll, u. a. mit koronar-temporal angulierter Darstellung des Hippocampus)
- **Liquordiagnostik**
  - Indikation: Hinweis auf eine entzündliche Genese (Fieber, Kopfschmerz, Meningismus, erhöhte Entzündungsparameter)
  - Zu bedenken ist auch das neurologisch-psychiatrische Krankheitsbild der „limbischen Enzephalitis", die häufig paraneoplastisch generiert ist und sich bereits vor der Grunderkrankung manifestieren kann.

Differenzialdiagnosen

- (Konvulsive) Synkope
  - Kurze Dauer, rasche Reorientierung (<1 min), Augen meist offen, nach oben verdreht
  - Präsynkopale Symptome (Schwindel, „Schwarzwerden" vor den Augen)
  - Motorische Symptome in >50 %, meist Zuckungen der Extremitäten für wenige Sekunden
- Psychogener nicht epileptischer Anfall
  - Dauer oft >2 min, Augen meist geschlossen, individuell hohe Variabilität
- Transiente globale Amnesie: akute Störung des Kurzzeitgedächtnisses mit daraus resultierender Orientierungsstörung
- Migräne mit Aura (komplizierte Migräne): fokale neurologische Symptome vor Beginn der Kopfschmerzen
- Sturzanfälle („drop-attacks"): überwiegend ältere Patienten, plötzliche Stürze ohne Bewusstseinsverlust, teils kardial oder zerebrovaskulär ausgelöst
- Kataplexie (affektiv ausgelöster Muskeltonusverlust mit Stürzen ohne Bewusstseinsverlust) bei Narkolepsie (Schlafstörung mit imperativem Schlafdrang)

Therapie

- Da epileptische Anfälle in der Regel selbstlimitierend sind, beschränkt sich die Akutversorgung auf die Sicherung des Patienten und die Vermeidung von Verletzungen. Beißkeile sollten nicht angewendet werden. Eine medikamentöse Therapie ist normalerweise nicht notwendig.
- *Nach dem ersten epileptischen Anfall kann, nach dem zweiten sollte eine Therapie begonnen werden.* Die Auswahl des Medikamentes richtet sich dabei nach dem zugrundeliegenden Epilepsiesyndrom und den individuellen Begleitfaktoren (sonstige Medikation, potenzielle Nebenwirkungen, geplante Schwangerschaft etc.).
- Versagt eine Ersttherapie, kann eine zweite Monotherapie probiert oder auf eine Kombinationstherapie umgestellt werden.
- Eine Übersicht über die gebräuchlichen Antikonvulsiva findet sich in ◘ Tab. 19.11. Die neuen Antikonvulsiva Retigabin, Perampanel und Brivaracetam wurden trotz positiver Studiendaten und trotz bereits erfolgreicher

□ Tab. 19.11 Antikonvulsiva

Wirkstoff (Abkürzung)	Zieldosis [mg/Tag]	Maximaldosis [mg/Tag]	Interaktionspotenzial	Fokale Epilepsien (zugelassen als …)	Idiopathische generalisierte Epilepsien (zugelassen als …)	Gabe (i.v.)
Eslibarbazepin	400–800	1600	+, Enzyminduktor	Monotherapie	–	
Eslibarbazepin	400–800	1200	–	Add-On	–	
Gabapentin	900–1800	3600	–	Monotherapie	–	
Lacosamid	200–400	400	–	Add-On	–	+
Lamotrigin	100–400	600	(–)	Monotherapie	Monotherapie	
Levetiracetam	1000–3000	4000	–	Monotherapie	Add-On	+
Oxcarbazepin	900–1500	2400	(+)	Monotherapie	–	
Phenobarbital	100–200	300	+, Enzyminduktor	Monotherapie	Monotherapie	+
Phenytoin	200–300	400	+, Enzyminduktor	Monotherapie	–	+
Pregabalin	150–300	600	–	Add-On		
Topiramat	100–200	400	–	Monotherapie	Monotherapie	
Valproat	600–1200	3600	+, Enzymhemmer	Monotherapie	Monotherapie	+
Zonisamid	100–500	500	–	Monotherapie	–	

Praxisberichte als „ohne Zusatznutzen" bewertet und aufgrund des nicht abschließend geklärten Zulassungsstatus nicht in die Tabelle aufgenommen.

- **Benzodiazepine**
- **Lorazepam**: lange Verweildauer im ZNS, in der Akutphase intravenös (1–2 mg) oder bukkal (bis 2,5 mg), ggf. wiederholt bis maximal 8–10 mg (s. Status epilepticus).
- **Clobazam** (Zieldosis 15 mg/Tag, maximal 30 mg/Tag) und **Clonazepam** (Zieldosis 2 mg/Tag, maximal 6 mg/Tag): beide Substanzen werden auch in der Dauertherapie eingesetzt und sind für fokale und idiopathisch-generalisierte Epilepsien zugelassen.

- **Sonstige Antikonvulsiva**
- Weitere Antikonvulsiva (Acetazolamid, Bromid, Ethosuximid, Felbamat, Mesuximid, Primidon, Rufinamid, Sultiam, Tiagabin, Vigabatrin) sind entweder nur für bestimmte Epilepsiesyndrome zugelassen oder sind aufgrund des ungünstigen Nebenwirkungsprofil nur als Therapien 2. Wahl anzusehen.

Prognose

- Etwa 30–50 % der Patienten erleiden nach einem ersten unprovozierten Anfall ein Rezidiv in den nächsten 5 Jahren (□ Abb. 19.3).
- Nach einem zweiten Anfall steigt das Risiko für ein Rezidiv auf über 70 % an.
- Etwa 50 % bleiben unter dem ersten Medikament anfallsfrei.
- Bei erneuten Anfällen können weitere 20 % durch eine Umstellung der Medikation anfallsfrei werden.
- Etwa ein Drittel bleibt therapierefraktär.
- 50 % erleiden nach Absetzen der Medikation erneute Anfälle, wobei eine große Variabilität je nach Epilepsie-Syndrom besteht.

19.6.3 Status epilepticus

Definition

- Im Gegensatz zur *Anfallsserie* fehlt beim *Status epilepticus* zwischen den Anfällen die Erholungsphase, das Bewusstsein wird nicht wiedererlangt (□ Tab. 19.12).

19

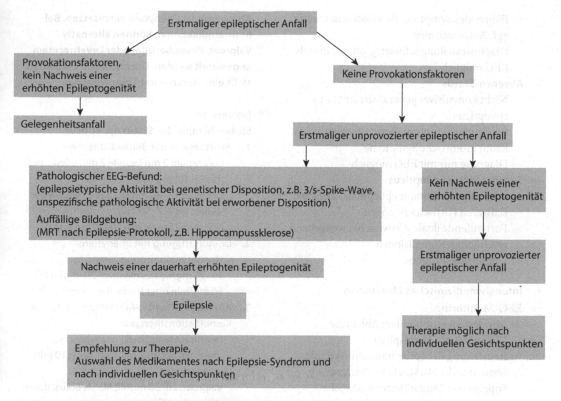

Abb. 19.3 Vorgehen bei einem erstmaligen epileptischen Anfall

Tab. 19.12 Anfallsserie und Status epilepticus

Anfallsserie	Kurz hintereinander auftretende epileptische Anfälle
	Bewusstsein wird zwischenzeitlich wiedererlangt
Konvulsiver Status (mit motorischen Symptomen)	Status generalisierter tonisch-klonischer Anfälle mit Bewusstseinsverlust
	Status einfach fokal motorischer Anfälle bei erhaltenem Bewusstsein
Nicht konvulsiver Status (ohne motorische Symptome)	Absence-Status
	Status einfach-fokaler Anfälle (sensibel, sensorisch, vegetativ, psychisch)
	Status komplex-fokaler Anfälle

— Bei generalisierten tonisch-klonischen Anfällen liegt per definitionem ab 5 min ein Status epilepticus vor, bei fokalen Anfällen und Absencen ab 20–30 min.

Klinik und Diagnostik

- **Differenzierung verschiedener** *Statussyndrome*
- **Status generalisierter tonisch-klonischer Anfälle**
  - Häufigste und schwerwiegendste Form, Letalität ca. 20 % (abhängig von der Grunderkrankung)
  - Häufigste Ursachen: Absinken von Antikonvulsiva-Spiegeln, zerebrale Hypoxie, zerebrovaskuläre Erkrankungen, Enzephalitis, Schädel-Hirn-Trauma
  - Klinische Diagnosestellung, Notfallindikation zur intensivmedizinischen Behandlung
- **Fokaler Status epilepticus**
  - Anhaltender fokaler Anfall ohne Bewusstseinsstörung
  - Symptomatik je nach epileptischen Areal, z. B. fokal-motorisch
- **Komplex-fokaler Status epilepticus**
  - Anhaltender komplex-fokaler Anfall

- Führendes Symptom: Bewusstseinsstörung, ggf. Automatismen
- Diagnosestellung schwierig, oft nur mittels EEG möglich
- **Absence-Status**
  - Nicht konvulsiver generalisierter Status epilepticus
  - Führendes Symptom: Bewusstseinsstörung, kaum motorische Symptome
  - Diagnose nur mit EEG möglich
- **Subtiler Status epilepticus**
  - Generalisierter Status epilepticus, meist bei schweren Hirnschädigungen
  - Fortlaufende iktale Aktivität bei weitgehend erschöpften Konvulsionen
  - Ungünstige Prognose

- **Intensivmedizinisches Monitoring**
- EEG-Monitoring:
  - Mindestens eine bipolare Ableitung (2 Kanäle) pro Hemisphäre
  - Beurteilung der epileptiformen Aktivität
  - Steuerung der Narkosetiefe, Ziel: Burst-Suppression-Muster (kurze Ausbrüche hirneigener Aktivität im Wechsel mit Episoden flacher, nahezu isoelektrischer Aktivität)
- Cave bei Phenytoin-Gabe:
  - Paravenös → Purple-Glove-Syndrom, daher wenn möglich über ZVK
  - Kardiale Nebenwirkungen

Differenzialdiagnosen

- **Postanoxische Myoklonien**
  - Meist wenige Stunden nach zerebraler Hypoxie z. B. nach Reanimation
  - Generalisierte Myoklonien, spontan oder reizinduziert
  - Ungünstige Prognose, teils Übergang in Lance-Adams-Syndrom
- **Prolongierte psychogene Anfälle**

Therapie des Status generalisierter tonisch-klonischer Anfälle

> Der Status generalisierter tonisch-klonischer Anfälle ist ein intensivmedizinischer Notfall und muss umgehend behandelt werden. Therapie der 1. Wahl sind Benzodiazepine.

Als zweites ist Phenytoin einzusetzen. Bei Kontraindikationen können alternativ Valproat, Phenobarbital oder Levetiracetam angewandt werden. Die maximale Eskalation stellt eine Narkose mit Thiopental dar.

❶ Dosierung
Stufentherapie des Status epilepticus
1. Akuttherapie mit Benzodiazepinen:
   - Lorazepam 2 mg i.v., alle 2 min wiederholen, bis 8(–10) mg *oder*
   - Diazepam 5–10 mg i.v., alle 2 min wiederholen, bis 40(–50) mg
   - Ggf. initial Diazepam 10–20 mg rektal
2. i.v.-Aufsättigung mit Phenytoin:
   - Nur unter Monitoring, streng i.v.
   - 15–20 mg/kg KG, maximal 30 mg/kg KG
   - 50 mg/min über 5 min, Rest über 20–30 min
3. Alternativen zur i.v.-Aufsättigung oder zur Kombinationstherapie:
   - Levetiracetam, 30–60 mg/kg KG i.v., maximal 500 mg/min; ggf. nach 10 min wiederholen
   - Valproat, 20–30 mg/kg KG als Bolus, dann 10 mg/kg KG
   - Phenobarbital, 10–20 mg/kg KG, maximal 100 mg/min, bis 600–800 mg; nur in Intubationsbereitschaft
   - Lacosamid: 200–400 mg i.v. in ca. 15 min
4. Narkose mit Thiopental:
   - 4–7 mg/kg KG als Bolus, dann 500 mg/h
   - EEG-Monitoring, Burst-Suppression-Muster über 12–24 h
   - Alternativ: Propofol, Midazolam

- **Alternativen (positive klinische Erfahrungen, bisher keine kontrollierten Studien)**
- Topiramat: nur orale Gabe, initial 100 mg, gut kombinierbar, Zieldosis: 400–600 mg/Tag

Therapie sonstiger Statusformen

- Fokaler Status, komplex-fokaler Status und Absence-Status sind primär nicht lebensbedrohlich.
- Benzodiazepine: Therapie der 1. Wahl
- Phenytoin, Valproat, Phenobarbital oder Levetiracetam bei Therapieversagen; aufgrund des günstigeren Nebenwirkungsprofils sollten

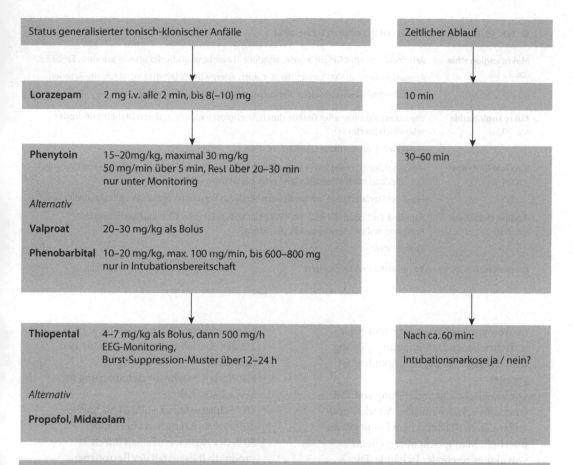

Status generalisierter tonisch-klonischer Anfälle		Zeitlicher Ablauf
Lorazepam	2 mg i.v. alle 2 min, bis 8(–10) mg	10 min
Phenytoin	15–20mg/kg, maximal 30 mg/kg 50 mg/min über 5 min, Rest über 20–30 min nur unter Monitoring	30–60 min
Alternativ		
Valproat	20–30 mg/kg als Bolus	
Phenobarbital	10–20 mg/kg, max. 100 mg/min, bis 600–800 mg nur in Intubationsbereitschaft	
Thiopental	4–7 mg/kg als Bolus, dann 500 mg/h EEG-Monitoring, Burst-Suppression-Muster über12–24 h	Nach ca. 60 min: Intubationsnarkose ja / nein?
Alternativ		
Propofol, Midazolam		

Weitere Alternativen:

Levetiracetam	1000 mg i.v. in ca. 15 min, 3–4x/d, keine relevanten Nebenwirkungen oder Interaktionen, wird daher zunehmend bereits in der Frühphase nach der Gabe von Benzodiazepinen eingesetzt und mit den Standard-Therapeutika kombiniert
Topiramat	Nur orale Gabe, initial 100 mg
Lacosamid	200–400 mg i.v. in ca. 15 min, max. 2-mal 200–400 mg/Tag

▣ Abb. 19.4   Vorgehen bei einem Status generalisierter tonisch-klonischer Anfälle

zunächst Valproat und ggf. Levetiracetam oder Lacosamid versucht werden.
— Dosierungen: entsprechend der Therapie beim Status generalisierter tonisch-klonischer Anfälle (▣ Abb. 19.4).

Zusatzdiagnostik

— Indikation: ätiologische Klärung zur Optimierung der weiteren Therapie (z. B. Wiederherstellung eines abgesunkenen Antikonvulsivspiegels) und Prognoseeinschätzung (z. B.

Letalität >50 % bei zerebraler Hypoxie/Anoxie als Ursache des Status epilepticus)

19.7   Ischämischer Schlaganfall

C. Dohmen

19.7.1 Definition

— Ein ischämischer Schlaganfall (Synonym: Hirninsult, Hirninfarkt) ist ein akutes fokales

◻ **Tab. 19.13** Ursachen für einen ischämischen Schlaganfall	
Makroangiopathie (ca. 25 %)	Arteriosklerose mit Gefäßstenose, arterielle Thrombose und/oder arterio-arterielle Embolie
	Ausgangspunkt: meist Plaques der A. carotis interna (ACI), seltener intrakranielle Arterien
	meist Territorialinfarkte, selten hämodynamische Grenzzoneninfarkte
Mikroangiopathie (ca. 20 %)	Verschluss intrakranieller Gefäße durch Arteriolosklerose (v. a. durch Diabetes und/oder arterielle Hypertonie)
	Meist kleine subkortikale lakunäre Infarkte
Kardiale Embolien (ca. 25 %)	Ausgangspunkt: meist linker Vorhof/Vorhofohr bei Vorhofflimmern, seltener linker Ventrikel (z. B. Zustand nach Myokardinfarkt oder Kardiomyopathie), Aortenbogen
	Meist Territorialinfarkte (oft große Infarkte durch Verschluss proximaler intrakranieller Gefäße)
Andere Ursachen (ca. 10 %)	Paradoxe Embolien bei ASD oder PFO, Gefäßdissektionen, Gerinnungsstörung (z. B. Antiphospholipid-Syndrom, APC-Resistenz)
	Vaskulitiden
Kryptogen (ca. 25 %)	Keine nachweisbare Ursache

neurologisches Defizit aufgrund einer umschriebenen Durchblutungsstörung des Gehirns. Der Begriff „Apoplex" ist veraltet.

— Die klassische Unterscheidung von TIA (transitorisch ischämische Attacke) und vollendetem ischämischem Insult gilt als überholt. Man spricht übergreifend von akuter zerebraler Ischämie. Die Definition der TIA sollte eingeschränkt werden auf Patienten ohne Läsionsnachweis im MR und auf eine Symptomdauer unter einer Stunde.

> **Unabhängig von der Dauer der Symptome sind alle Formen des ischämischen Schlaganfalls als medizinischer Notfall anzusehen und zu behandeln.**

19.7.2 Epidemiologie

— Inzidenz (Deutschland): ca. 260/100.000/Jahr
— Inzidenz steigt mit zunehmendem Lebensalter: 50 % aller Patienten sind >70 Jahre
— Männer >Frauen (Alter >85 Jahre: Frauen >Männer)
— Zweithäufigste Todesursache in Industrienationen

— Gesamtmortalität nach 1 Jahr: ca. 25 %
— 2/3 der überlebenden Patienten bleiben behindert
— Häufigste Ursache für Behinderung im Erwachsenenalter
— Der Schlaganfall ist volkswirtschaftlich die teuerste Krankheit überhaupt; 50 % der Kosten entstehen durch Produktivitätsausfall der Betroffenen.
— 80 % aller Schlaganfälle sind auf folgende 5 Risikofaktoren zurückzuführen: arterielle Hypertonie, Rauchen, Adipositas, schlechte Ernährung, Bewegungsmangel

19.7.3 Ätiologie

> **Ischämien verursachen 85 % aller Schlaganfälle (◻ Tab. 19.13).**

19.7.4 Klinik und Diagnose

Klinische Symptomatik

> **Anhand der klinischen Symptomatik kann nicht eindeutig unterschieden werden zwischen ischämischem und hämorrhagischem Schlaganfall, d. h. die Diagnose des ischämischen Schlaganfalls**

◘ Tab. 19.14 Klinik des ischämischen Schlaganfalls

Leitsymptome A. carotis interna/A. cerebri media/A. cerebri anterior	Leitsymptome vertebro-basiläres Stromgebiet (Aa. vertebrales/A. basilaris/A. cerebri posterior)
Kontralaterale (Hemi-)Parese, Hemihypästhesie, Aphasie	Plötzlicher starker Schwindel, Dysarthrie, Doppelbilder, Paresen, Hemianopsie
Wenn Symptome verbunden sind mit Bewusstseinsstörung und/oder Kopf-Blick-Wendung zur Seite des Infarktes: Aufnahme auf Intensivstation (V. a. Raumforderung durch Hirnödem oder Einblutung)	Wenn Symptome fluktuieren oder verbunden sind mit Bewusstseinsstörung/Anisokorie: Aufnahme auf Intensivstation (V. a. Basilaristhrombose/raumfordernden Kleinhirninfarkt)
Amaurosis fugax (A. carotis interna)	

setzt zwingend eine zerebrale Bildgebung mittels CT oder MRT voraus, die notfallmäßig (<25 min) nach Eintreffen in der Klinik durchgeführt werden sollte.

Die Symptomatik hängt von der Lokalisation und Größe der Ischämie ab (◘ Tab. 19.14)

❗ Cave
Jedes plötzlich aufgetretene fokal-neurologische Defizit ist verdächtig auf einen Schlaganfall.

Komplikationen

❯ Jede progrediente Bewusstseinsstörung muss unverzüglich mit CT abgeklärt werden.

- **Bewusstseinsstörungen:** Häufig bei großen Mediainfarkten, Anteriorinfarkten oder infratentoriellen Infarkten. Wegen inital meist abgeschwächter Schutzreflexe (Dysphagie!) Gefahr der respiratorischen Insuffizienz und/oder Aspirationspneumonie.
- **Dysphagie:** Initial ca. 50 % aller Patienten. Insbesondere in Verbindung mit Bewusstseinsstörungen, Gefahr der (stummen) Aspiration mit respiratorischer Insuffizienz und/oder Pneumonie.
- **Hirnödem:** Häufig bei Mediainfarkten >2/3 des Mediastromgebiets (= drohend maligner Mediainfarkt, Maximum des Ödems 2–4 Tage nach Schlaganfall) und bei Kleinhirninfarkten (Gefahr der Hirnstammkompression und/oder Verschlusshydrozephalus, Ödementwicklung bis 1 Woche nach Schlaganfall möglich).

Selten Hirndrucksteigerung durch sekundäre Einblutung in das Infarktareal.

- **Epileptischer Anfall:** In der Akutphase bei ca. 5 % aller Schlaganfälle.

19.7.5 Diagnose

❗ Cave
Ein Schlaganfall ist ein Notfall, auch wenn die Symptomatik nur mild ausgeprägt ist.

❯ Diagnostik und Therapie dürfen
- **weder durch den Patienten (sofort 112 rufen),**
- **noch durch Rettungsdienst (Einweisung des Patienten in Klinik mit Stroke Unit),**
- **noch innerhalb der Klinik (Untersuchung des Patienten innerhalb von 10 min, CT innerhalb 25 min) verzögert werden.**

Akutdiagnostik

- **CT nativ:** Bevorzugte Diagnostik innerhalb der ersten 4,5 h
  - zum Ausschluss Blutung
  - zum Nachweis von Infarktfrühzeichen: Hypodensität im Parenchym, verminderte Abgrenzbarkeit der Basalganglien oder der Mark-Rinden-Grenze, hyperdenses Mediazeichen
- Um **CT-Angiographie** ergänzen, wenn:
  - Klinischer Verdacht auf Basilaristhrombose (Basilarisverschluss? ggf. Thrombektomie, s. unten)
  - Hyperdenses Mediazeichen im CT nativ oder bei ausgeprägter Symptomatik mit

hochgradiger Hemiparese und ipsilateraler Kopf-/Blickwendung (Verschluss der A. carotis interna oder A. media?; ggf. Thrombektomie, s. unten)

– **Stroke-MRT ist dem CT überlegen** und zu bevorzugen, wenn:
  – Symptomatik >4,5 h oder „wake-up stroke" mit unklarem Zeitfenster oder bei klinischem Verdacht auf vertebrobasiläre Ischämie
  – Stroke-MRT zum Nachweis von noch rettbarem Gewebe (Diffusions- und Perfusionswichtung, MR-Angiographie, T2*-Wichtung zum Blutungsausschluss) bzw. zur Bestimmung des Zeitfensters (FLAIR-negative DWI-Läsion: i.v. Lyse möglich)
  – Bei Nachweis von rettbarem Gewebe: ggf. Lyse (s.u.)

– **Eigen- und Fremdanamnese:**
  – Zeitfenster seit Symptombeginn?
  – Wann zuletzt sicher asymptomatisch gewesen/gesehen worden?
  – Ausschluss Lyse-Kontraindikationen: Vorerkrankungen (Malignom? relevante Gerinnungstrg.? Gastrointestinale Blutung/Ulzera? Zustand nach intrakranieller Blutung? Große OP/Trauma in den letzten Wochen? Medikamente: Antikoagulation (= INR ≥1,7) oder NOAK (wann letzte Einnahme)? Vaskuläre Risikofaktoren? Drogen? Schwangerschaft?

– **Neurologische Untersuchung:**
  – Bewusstseinsstörung?
  – Nackensteifigkeit?
  – Hemiparese (Arm- und Beinvorhalteversuch?
  – Faziale Parese (Grimassieren)?
  – Extremitätenbewegung auf Schmerzreiz?
  – Aphasie/Dysarthrie (Nachsprechen, Gegenstand benennen)?
  – Pupillenstatus?
  – Kopf-Blick-Wendung?
  – Hemianopsie (Fingerperimetrie)?
  – National Institute of Health Stroke Scale (NIHSS): http://www.ninds.nih.gov/doctors/NIH_Stroke_Scale_Booklet.pdf

– **Labordiagnostik:** einschließlich Gerinnung, kleines Blutbild, Blutzucker (s. auch Notarztprotokoll), Elektrolyte, Leber-, Nierenwerte, TSH, Troponin T, β-HCG, ggf. Drogenscreening

– **Apparative Überwachung:** Blutdruckmessung, EKG und Pulsoxymetrie

Diagnostik im Verlauf

◘ Abb. 19.5

– Nach ca. 24 h und immer bei klinischer Verschlechterung: erneutes CT!
– Duplex- und Dopplersonographie der extra- und intrakraniellen Gefäße innerhalb 24 h
– TEE (möglichst innerhalb 24 h) zum Ausschluss kardialer Emboliequellen
– Langzeit-EKG und -Blutdruck (wenn Patient nicht kontinuierlich am Monitor)
– Bei drohendem malignen Mediainfarkt (hochgradige kontralaterale Hemiparese, ipsilaterale Kopf-/Blickwendung): Stroke-MRT innerhalb von 12 h nach Schlaganfall zur frühen Abschätzung der Infarktgröße (Indikation zur Hemikraniektomie?)
– Dysphagiediagnostik (möglichst durch Logopäden/Schlucktherapeuten): Schlucktest zunächst 5 ml Wasser, dann 10 ml. Wenn Patient sich verschluckt, räuspert oder danach belegte Stimme hat: deoralisieren.
– Ggf. DSA, z. B. bei intrakraniellen Stenosen (Stenteinlage?)
– Bei jüngeren Patienten oder unklarer Ätiologie:
  – Spezielle Hämostaseologie z.A. Gerinnungstrg. (APC-Resistenz, Antiphospholipid-Syndrom)
  – Vaskulitisdiagnostik inkl. Liquordiagnostik

19.7.6 Therapie

> Die Behandlung auf einer Stroke Unit senkt die Letalität und die abhängige Behinderung um ca. 30 %, unabhängig von Lebensalter oder Typ des Schlaganfalls.

Wenn die internistischen Begleiterkrankungen es erlauben, sollte die Möglichkeit einer sofortigen Verlegung auf Stroke Unit oder neurologische ITS geprüft werden.

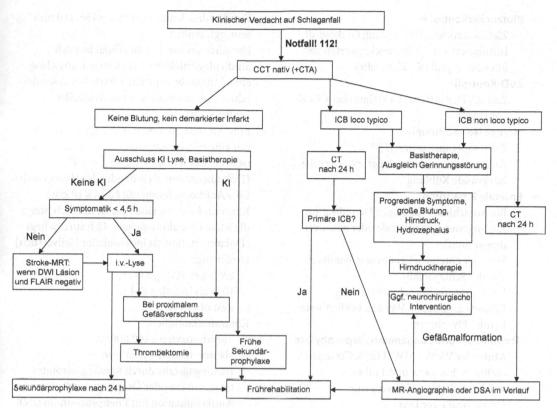

● **Abb. 19.5** Diagnostisch/therapeutisches Vorgehen bei Verdacht auf Schlaganfall (CTA = CT-Angiographie, KI = Kontraindikation, ICB = intrazerebrale Blutung, DWI =„diffusion weighted imaging", FLAIR =„fluid attenuated inversion recovery", DSA = digitale Subtraktionsangiographie)

⊙ Eine kausale Therapie ist nur in den ersten Stunden nach dem Schlaganfall möglich, deshalb kein Zeitverlust. Es gilt: „Time is brain".

Basistherapie

⊙ Apparative Überwachung der Herz-Kreislauf-Parameter für 24–72 h.

▬ **Engmaschiger neurologischer Status**
  ▬ In den ersten 24 h stündlich: Beurteilung von Bewusstsein, Okulo- und Pupillomotorik
  ▬ Täglich National Institute of Health Stroke Scale (NIHSS)
▬ **Adäquate Oxygenierung**
  ▬ Pulsoxymetrie und BGA (Cave: Keine arterielle Punktion vor Lyse!)

  ▬ 2 l O_2/min per Nasensonde, p_aO_2 möglichst ≥100 mm Hg
▬ **Blutdruckkontrolle**
  ▬ Initial Blutdruck nur senken ab Werten von über 220/120 (vor Lyse Blutdruck <185/110 mm Hg senken)
  ▬ In den ersten Tagen nach Ischämie sind bei Hypertonikern Blutdruckwerte bis 180/105 mm Hg akzeptabel.
  ▬ Bei Normotonikern sind Werte bis 160–180/90–100, MAP >100 mm Hg (Cave: kein arterieller Zugang vor Lyse!) akzeptabel.
  ▬ Bei persistierender Hypertonie sollte nach 3 Tagen eine konsequente antihypertensive Behandlung eingeleitet werden (parenteral: z. B. Urapidil, Clonidin; enteral: z. B. AT II-Blocker plus Amlodipin)

- **Blutzuckerkontrolle**
  - Ziel-Blutzucker: 100–150 mg Glukose/dl
  - Insulinperfusor ab Blutzuckerwerten von über 200 mg/dl (K^+-Kontrolle)
- **ZVD-Kontrolle**
  - Ziel-ZVD: 8–10 cm H_2O (Cave: kein ZVK vor Lyse!)
- Strenge **Normothermie**
  - Zieltemperatur: unter 37,5°
  - Ansonsten Paracetamol, ggf. externe oder intravasale Kühlung
- **Enterale Ernährung**
  - Bis Ausschluss Dysphagie: Deoralisation
  - Zugangsweg: nasogastrale oder nasoduodenale Sonde
  - Start der enteralen Ernährung: bereits ab Tag des Schlaganfalls
  - Einleitung: frühes Schlucktraining
  - PEG-Anlage nach 3 Wochen bei fortbestehender Dysphagie
- **Thrombose- und Lungenembolieprophylaxe**
  - Mittel der Wahl: LMWH (z. B. Certoparin 3000 I.E., Enoxaparin 0,4 ml s.c.)
  - v. a. bei Beinparese (Cave: keine Heparingabe vor Lyse)

Rekanalisierende Therapie

> Eine Lysetherapie beim ischämischen Schlaganfall darf nach Zulassungskriterien nur von einem in neurologischer Intensivmedizin ausgebildeten und erfahrenen Arzt durchgeführt werden.

Generell gilt: Je häufiger ein Zentrum Lysetherapien beim Schlaganfall durchführt, desto besser das Outcome. Diese Einschränkung und relative Kontraindikationen sind abzuwägen gegen die Wahrscheinlichkeit einer dauerhaften schweren Behinderung bei ausbleibender oder rekanalisierender Therapie.

- **Intravenöse (systemische) Lyse**
- Innerhalb der ersten 4,5 h nach ischämischem Schlaganfall
- Kontraindikationen (s. unten) müssen ausgeschlossen sein.

- Der Blutdruck muss vor Lyse <185/110 mm Hg sein, ggf. senken.
- Die Altersgrenze von 80 Jahren ist nach Studienlage nicht zu rechtfertigen, ausschlagebend ist das biologische Alter! (Bei Lyse >80 Jahre: Dokumentation als individueller Heilversuch)
- Eine Antikoagulation mit Phenprocoumon ist nur eine relative Kontraindikation, eine Lyse ist nach Studienlage möglich bei INR ≤1,7 (Dokumentation als individueller Heilversuch). Eine Antikoagulation mit NOAK ist eine Kontraindikation, eine Lyse ist möglich, wenn die letzte Einnahme sicher >48 h zurück liegt (Dokumentation als individueller Heilversuch).
- Dosierung:
  - 0,9 mg rt-PA/kg KG i.v.
  - 10 % als initialen Bolus
  - Rest über 1 h
- Kontraindikationen:
  - Thrombozyten <100.000/µl
  - Hämorrhagische Diathese
  - Blutungsgefahr durch floride gastrointestinale Ulzera oder Ösophagusvarizen
  - Antikoagulation mit Phenprocoumon (INR ≥1,7), LMWH oder Heparin in therapeutischer Dosierung oder NOAK (s. oben)
  - Manifeste oder kurz zurückliegende lebensgefährliche Blutung
  - Bestehende oder anamnestisch bekannte intrakranielle Blutung oder Subarachnoidalblutung
  - Unkontrollierbare schwere arterielle Hypertonie (Blutdruck nicht unter 185/110 mm Hg senkbar)
  - Nicht kurativ behandeltes Malignom
  - Größere OP oder ischämischer Insult in den vergangenen 3 Monaten
  - Blutzucker <50 oder >400 mg/dl

> Bei Verschluss einer proximalen hirnversorgenden Arterie (A. carotis interna, proximale A. cerebri media, A. basilaris) ist eine rasche mechanische Thrombektomie der alleinigen i.v. Lyse überlegen, da mit der Thrombektomie eine höhere Rekanalisationsrate erzielt wird.

Deshalb sollte in solchen Fällen nach Ausschluss von Kontraindikationen sofort eine i.v.-Lyse begonnen werden und Patienten notfallmäßig zur Thrombektomie in ein neurovaskuläres Zentrum verlegt werden („bridging lyse").

Auch bei vorliegenden Kontraindikationen gegen eine i.v.-Lyse kommt eine mechanische Thrombektomie als dann einzige rekanalisierende Therapie häufig in Betracht.

Therapie intensivpflichtiger Komplikationen

- **Bewusstseinstrübung** bis Somnolenz oder respiratorische Insuffizienz
  - Frühzeitige Intubation (initial meist relevante Dysphagie mit abgeschwächten Schutzreflexen und Aspirationsgefahr)
  - Richtwerte für Intubation (relativ): GCS ≤8, p_aO_2<60 mm Hg, p_aCO_2>60 mm Hg
- **Drohend maligner Mediainfarkt** (= großer Mediainfarkt >2/3 Mediastromgebiet):
  - Therapieprinzip ist die operative dekompressive Hemikraniektomie, bevor es zu einer relevanten Raumforderung und Hirnstammkompression kommt.
  - Deshalb Vorhersage des raumfordernden Hirnödems anhand Symptomatik und Infarktgröße (DWI-MRT).
  - Bei jedem Patienten mit hochgradiger Hemiparese, Bewusstseinstrübung und ipsilateraler Kopf-/Blickwendung: DWI-MRT innerhalb von 12 h nach Schlaganfall.
  - Wenn der Infarkt ≥2/3 des Mediastromgebiets umfasst oder ein MRT nicht verfügbar ist → konservative Hirndrucktherapie und Verlegung in eine Klinik mit Neurochirurgie.
  - Die Hemikraniektomie senkt Letalität und Morbidität signifikant bei Patienten <60 Jahren; auch bei Patienten >60 Jahren deutlich niedrigere Letalität, hier aber individuelle Entscheidung wegen der zu erwartenden Behinderung.
  - Letalität ohne Hemikraniektomie ca. 80 %!

- **Raumfordernder Kleinhirninfarkt**
  - Kleinhirninfarkt mit Hirndruckzeichen (Schluckauf, Erbrechen, progrediente Kopfschmerzen, progrediente Bewusstseinsstörung)
  - Sofortiges neurochirurgisches Konsil, da Patienten rasch komatös werden können
  - Konservative Hirndrucktherapie
  - Intubation bei Bewusstseinsstörung >Somnolenz
  - Indikation zur operativen Dekompression sollte frühzeitig und großzügig gestellt werden, die Prognose bei überlebtem raumforderndem Kleinhirninfarkt ist meist gut.
  - Bei Hydrozephalus occlusus: Indikation zur externen Ventrikeldrainage prüfen (Neurochirurgie).
- **Hirndrucktherapie** (▶ Abschn. 19.2)
- **Maßnahmen bei initialem epileptischer Anfall**
  - Gabe von 2 (-4) mg Lorazepam i.v.
  - Nur nach erneutem Anfall dauerhafte antikonvulsive Einstellung (z. B. mit Levetiracetam).

Frühe Sekundärprophylaxe

- Frühe Sekundärprophylaxe mit ASS 100 mg p.o. oder Clopidogrel 75 mg tgl. und LMWH (Enoxaparin 0,4 ml oder Certoparin 3000 I.E. s.c.), bei Lyse erst nach 24 h und nach Ausschluss einer intrakraniellen Blutung.
- Antikoagulation nur indiziert bei kardialer Emboliequelle, Dissektionen, Sinusvenenthrombose, fluktuierender vertebrobasilärer Symptomatik (Kontraindikationen: kompletter Territorialinfarkt, hämorrhagische Infarkttransformation)
- Karotisdesobliteration bei hochgradigen ipsilateralen ACI-Stenosen innerhalb von 2 Wochen nach Schlaganfall (unter einfacher Thrombozytenaggregation). Bei Kontraindikationen gegen Karotisdesobliteration: Stenting (unter ASS 100 mg + Clopidogrel 75 mg)
- Reduktion arteriosklerotischer Risikofaktoren: optimale Blutdruckeinstellung, HbA1c <7 %, LDL-Senkung <100 mg/dl, Gewichtsreduktion, mediterrane Kost

◘ **Tab. 19.15** Critical-illness-Polyneuropathie (CIP) und Critical-illness-Myopathie (CIM)

	Critical-illness Polyneuropathie (CIP)	Critical-illness Myopathie (CIM)
Prädisponierende Faktoren	Sepsis Multiorganversagen Langzeit-Intensivpatient	Nicht depolarisierende Muskelrelaxanzien Steroide Asthma bronchiale Leber-/Niereninsuffizienz Nach Organtransplantationen
Neurologisches Defizite	Motorisch und ggf. sensibel	Rein motorisch
Serum-Kreatinkinase (CK)	Normal	Normal bis erhöht
Klinischer Verlauf	Langsamer Verlauf	Meist rasche Rückbildung
Nervenbiopsie	Axonale Degeneration	Normalbefund
Muskelbiopsie	Neurogene Muskelatrophie (Denervierungsatrophie)	Verlust des intermyofibrillären Netzwerks, selektiver Verlust von Myosin („thick filament myopathy")
Elektromyographie (EMG)	Denervierungszeichen (Spontanaktivität) und neurogene Veränderungen	Myopathische Veränderungen

Frühe Rehabilitation

- Frührehabilitation im Akutkrankenhaus mit Mobilisation, Logo- und Ergotherapie (möglichst ab dem Tag 1 nach Schlaganfall).
- Danach Anschlussheilbehandlung in Rehaeinrichtung (Rehaplatz frühzeitig organisieren, um Anschlussheilbehandlung nicht unnötig zu verzögern).

19.8 Critical-illness-Neuropathie/ Myopathie (CIP/CIM) bzw. „ICU-aquired weakness" (ICUAW)

G. Michels, W.F. Haupt

- Neuromuskuläre Störung bzw. potenziell reversible Erkrankung des peripheren Nervensystems mit vorwiegend axonaler Polyneuropathie (CIP) und Myopathie (CIM) meist bei Langzeit-Intensivpatienten.
- Es handelt sich am ehesten um ein generalisiertes Versagen des gesamten neuromuskulären Systems.
- Häufig sind Patienten mit Multiorganversagen oder mit Sepsis und unter Langzeitbeatmungstherapie betroffen (◘ Tab. 19.15).

- Meist liegt neben der **Critical-illness Polyneuropathie** (CIP) auch eine sog. **Critical-illness-Myopathie (CIM)** vor, sodass vom sog. **ICU-aquired Weakness (ICUAW)** gesprochen wird.

19.8.1 Epidemiologie

- Prävalenz: ca. 70 % aller ICU-Patienten mit Sepsis und/oder Multiorganversagen
- Auftreten in über 90 % der Fälle bei Intensivpatienten mit einem Aufenthalt von über 3 Wochen
- CIP, CIM und die Kombination beider treten etwa gleich häufig auf, meistens liegen jedoch Mischbilder vor.
- Obwohl nur ca. 30 % der MODS- und Sepsispatienten die klinischen Zeichen einer CIP präsentieren, so erfüllen >60 % dieser Patienten die elektrophysiologischen CIP-Kriterien.

19.8.2 Ätiologie

- Noch weitgehend unklar → multifaktorielle Pathogenese

- Prädisponierende Faktoren: Sepsis, Multi-organversagen, Langzeitbeatmung, Zustand nach extrakorporalem Kreislauf (z. B. ECMO, Nierenersatzverfahren)
- Metabolische Faktoren: z. B. Hyperglykämien, erniedrigtes Albumin, Hypoxie
- Hypotone Kreislaufverhältnisse
- Medikamente: Kortikosteroide, Muskelrelaxanzien
- Proinflammation (vermehrte Zytokinfrei-setzung, Bildung freier Radikale, Komple-mentaktivierung) → endoneurales Ödem → Kapillarverschlüsse der Vasa nervorum → neuronale Minderperfusion mit endoneuraler Hypoxie → Untergang von Axonen (periphere Motoneurone) → neurogene Muskelatrophie

19.8.3 Klinik

- Auftreten von Symptomen mit einer Latenz von Tagen bis Wochen
- Symmetrische distal betonte schlaffe Paresen, ggf. Tetraparese bis Tetraplegie
- Muskuläre Atemschwäche mit erschwertem bzw. verzögertem Weaning vom Respirator (da N. phrenicus ebenfalls betroffen ist)
- Schluckstörungen/Dysphagie
- Ggf. Muskelatrophien
- Ggf. vegetative Störungen
- Ggf. Fazialisparesen (meist bleibt die Gesichts-muskulatur jedoch ausgespart)

19.8.4 Diagnostik

- Anamnese: Langzeit-Intensivpatient, Sepsis, Multiorganversagen
- Schluckscreening: Dysphagie, Gefahr von Aspiration
- Neurologische Untersuchung
  - Motorik: abgeschwächte bis fehlende Muskeleigenreflexe
  - Auf Schmerzreize an den Beinen reagieren die Patienten nicht mit einem Flexorreflex („shortening reaction"), sondern äußern sich lediglich über ein Grimassieren
  - Sensibilität: meist normal

- Neuro-/Elektrophysiologische Untersuchung als Methode der Wahl
  - Elektromyographie (EMG)
  - Nervenleitgeschwindigkeit (NLG)
  - Somatosensibel evozierte Potenziale (SEP)
- Evtl. Biopsien
  - Muskelbiopsie: neurogene Muskelatrophie (Denervierungsatrophie), ggf. kombiniert mit sekundärer Myopathie (nekrotisicrende Myopathie)
- Evtl. Liquordiagnostik
  - Unauffällig bis unspezifische Veränderungen
  - Lediglich zur Abgrenzung anderer Differenzialdiagnosen, wie z. B. Guillain-Barré-Syndrom

> Als potenzielles Screeninginstrument der ICUAW scheint sich der Muskelult-raschall (Echogenitätsveränderungen) zu etablieren, detaillierte Studien sind noch ausstehend.

19.8.5 Differenzialdiagnosen

- Guillain-Barré-Syndrom
- Spinale Muskelatrophie
- Myasthenia gravis
- Lambert-Eaton-Syndrom
- Motoneuronerkrankungen infektiöser oder vaskulärer Genese
- Paraneoplastische und toxische Polyneuropathien
- Medikamentös oder toxisch bedingte neuro-muskuläre Übertragungsstörungen
- Andere Myopathien, z. B. Steroidmyopathie
- Maligne Hyperthermie
- Myositiden

19.8.6 Therapie

- Eine spezifische Therapie existiert nicht!
- Behandlung der Grunderkrankung, z. B. Sepsis
- Präventivmaßnahmen:
  - Körpertemperatur sollte unter 40°C gehalten werden

- Vermeidung von nicht depolarisierenden Muskelrelaxanzien oder Aminoglykosiden in Kombination mit Kortikosteroiden
- Adäquate metabolische Einstellung (z. B. Vermeidung von Hyperglykämien, adäquate Oxygenierung)
- Adäquate Lagerung des Patienten (gute Intensivpflege!)
- Frühzeitige Physiotherapie veranlassen → Frühmobilisation
- Thromboseprophylaxe
- Frühzeitige Einleitung einer Frührehabilitation

19.8.7 Prognose

- Die Prognose der CIP/CIM ist prinzipiell als gut einzustufen.
- erhöhtes Risiko für Sekundärkomplikationen: wie z. B. Pneumonie, tiefe Beinvenenthrombose oder Lungenembolie
- Je nach Schweregrad der CIP/CIM kann eine Restitution Wochen bis Monate (Jahre) dauern.
- Komplette Rückbildung der Symptome: in ca. 50 % d. F.
- Inkomplette Rückbildung der Symptome: in ca. 35 % d. F. (bei ausgeprägter CIP/CIM), d. h. alltagsrelevante Behinderungen
- Keine Rückbildung der Symptome: in ca. 15 % der Fälle (bei maximaler CIP/CIM)
- Psychische und physische Spätfolgen werden beschrieben.
- Eine isolierte CIM zeigt im Vergleich zur kombinierten CIM/CIP eine signifikant bessere Prognose.

19.9   Anoxischer Hirnschaden

W.F. Haupt

19.9.1 Definition

Die anoxische Hirnschädigung stellt die *globale kritische Minderung der Hirnfunktion* durch Unterbrechung der Sauerstoffversorgung dar. Sie kann bedingt sein durch die Unterbrechung der Hirndurchblutung oder durch das Fehlen des Sauerstoffs im zirkulierenden Blut, etwa bei CO-Vergiftung. Die weitaus häufigste Ursache der anoxischen Hirnschädigung ist der **Herzstillstand** mit nachfolgender Reanimation. Als weitere Ursachen kommen Strangulationen, Ertrinken, Status asthmaticus oder Kreislaufschock in Betracht.

19.9.2 Ätiologie

Das Gehirn kann keine Energie speichern, außerdem ist eine anaerobe Energiegewinnung nicht möglich. Das Gehirn insgesamt ist für O_2-Mangelzustände äußerst empfindlich.

> **Über 70 % der Patienten nach kardiopulmonaler Reanimation versterben, verbleiben in einem apallischen Syndrom oder behalten schwere neurologische Ausfälle zurück, aus denen bleibende Pflegebedürftigkeit resultiert.**

- **Zeitlicher Ablauf**
- Etwa 10 s nach vollständiger Unterbrechung der Blutzufuhr zum Gehirn tritt Bewusstlosigkeit ein.
- Nach 30 s erlöschen EEG und evozierte Potenziale.
- Nach 12 min schließlich geht das Gehirn in Nekrose über.
- Der untere Hirnstamm ist noch verhältnismäßig resistent gegen O_2-Mangel, deshalb fallen die Atmungs- und Herz-Kreislauf-Funktionen relativ selten aus.

19.9.3 Diagnostik

Klinik und neurologische Symptomatik

- Nach erlittener Anoxie tritt sofort ein Koma auf.
- Die Hirnnervenfunktionen sind meist erhalten, ein primär ausgefallener Pupillenreflex spricht für eine ungünstige Prognose.
- Neurologische Herd- oder Halbseitenzeichen sind in der Regel nicht nachweisbar.
- Es finden sich häufig Strecksynergismen, die Zeichen einer ungünstigen Prognose sind.

Oft werden Myoklonien beobachtet, die bei frühem Auftreten ebenfalls für eine schlechte Prognose sprechen

❯ **Die apparative Diagnostik nach anoxischer Hirnschädigung dient in erster Linie der Differenzialdiagnose und der Prognosestellung.**

Bildgebende Verfahren → CCT/MRT

- Für die Akutdiagnostik ist ein CT oder MRT des Kopfes erforderlich.
- Hier kann bereits nach wenigen Stunden eine schwere Funktionsstörung der Hirnrinde anhand einer verstrichenen Mark-Rinden-Grenze des Gehirns belegt werden.
- Nach etwa 24 h kann ein massives Hirnödem nachgewiesen werden, welches nach etwa 72 h seinen Höhepunkt erreicht.
- Im weiteren Verlauf beobachtet man vielfach eine rasch zunehmende Hirnatrophie als Folge der Nekrose der Hirnrinde.

Elektroenzephalographie (EEG)

- Das EEG leitet die spontan entstehende elektrische Aktivität der Hirnrinde und der subkortikalen Strukturen ab.
- Bei anoxischen Hirnschäden ist meist generalisierte pathologische EEG-Aktivität zu beobachten.
- Oft ist epilepsietypische Aktivität nachweisbar.

EEG-Muster mit schlechter Prognose
- Fehlende Reagibilität des EEG auf Außenreize
- Burst-suppression-EEG
- Flaches EEG
- Isoelektrisches EEG

Evozierte Potenziale (EP)

- Die vom N. medianus evozierten somatosensiblen Potenziale (Medianus SEP oder SEP) stellen zerebrale Reizantworten der

somatosensiblen Hirnrinde auf Reize in der Peripherie dar.
- Die Reizantwortpotenziale sind praktisch nicht durch Medikamente zu modifizieren, sie sind auch bei tiefer Sedierung erhalten.
- Die SEP sind für die Prognosestellung besonders wertvoll.
- Die Untersuchung kann bereits 24 h nach Reanimation oder 24 h nach Ende der Hypothermie erfolgen und liefert sichere Ergebnisse hinsichtlich einer infausten Prognose.
- Erhaltene SEP-Antworten dagegen sind nicht sicher prognostisch verwertbar.

❯ **Bilateral erloschene kortikale Medianus-SEP zeigen zuverlässig eine infauste Prognose an.**

Neuronenspezifische Enolase im Serum (NSE)

- Die NSE ist ein zuverlässiger Marker für die Zerstörung von Hirngewebe.
- Erhöhte NSE-Werte oberhalb von 30 ng/ml sprechen für eine dubiöse Prognose.

❯ **NSE-Werte über 120 ng/ml sind Indikatoren einer sicheren infausten Prognose.**

19.9.4 Therapie

- Die möglichst rasche kardiopulmonale Reanimation ist der sicherste Schutz gegen eine Anoxie.
- Wenn die Reanimation erfolgreich war, ist zunächst eine stabile Kreislaufsituation anzustreben.
- Es sollte eine **moderate Hypothermiebehandlung** (32–36 °C über 24 h) durchgeführt werden.
- Bei Auftreten von **epileptischen Anfällen** ist eine Therapie mit **Valproinsäure** (Na-Valproat) meist am besten wirksam. Auch anoxische Myoklonien können am besten mit Valproat behandelt werden. Anstelle von Valproinsäure kann auch **Levetiracetam** in Erwägung gezogen werden. Bei ungünstigen Verläufen ist

allerdings die Unterbrechung der epileptischen Aktivität nicht möglich. Wenn die Anfälle nicht anders zu beherrschen sind, ist ein tiefes Barbituratkoma als letztes Mittel zu wählen.

Prognose des anoxischen Hirnschadens

Die Prognose der anoxischen Hirnschädigung ist generell schlecht.

Zeichen einer infausten Prognose:

- Komadauer von mehr als 24 h unter Berücksichtigung von Sedativa und anoxischem Nierenversagen
- Nachweis von Burst-suppression-Aktivität im EEG, isoelektrisches EEG oder fehlende Reagibilität auf exterozeptive Reize
- Nachweis von bilateral erloschenen kortikalen Medianus-SEPs
- Plasma-NSE-Werte über 120 ng/ml

19.10 Irreversibler Hirnfunktionsausfall ("Hirntod/ Hirntoddiagnostik")

W.F. Haupt, C. Dohmen

> **❯** Der Ausdruck „Hirntod" ist verlassen worden, um den Eindruck zu vermeiden, dass es mehrere Arten des Todes gebe. Stattdessen wird vom „irreversiblen Hirnfunktionsausfall" gesprochen.

Die Feststellung des irreversiblen Hirnfunktionsausfalls muss von **zwei Fachärzten** mit mehrjähriger Erfahrung in der Intensivbehandlung von Patienten mit akuten schweren Hirnschädigungen getroffen werden. Einer der beiden Ärzte muss Facharzt für Neurologie oder Neurochirurgie sein. Für Kinder gelten besondere Vorschriften. Dieses Kapitel gilt ausdrücklich in Verbindung mit der diesbezüglichen aktualisierten Richtlinie zur Feststellung des Todes der Bundesärztekammer (http://www.bundesaerzte-kammer.de/fileadmin/user_upload/downloads/irrev. Hirnfunktionsausfall.pdf).

19.10.1 Definition

Der irreversible Hirnfunktionsausfall („Hirntod") ist der vollständige, durch Behandlungsmaßnahmen nicht umkehrbare endgültige Ausfall **aller Gehirnanteile** bei gleichzeitig **künstlich aufrechterhaltener Atmungs- und Kreislauffunktion.**

Es müssen also alle Funktionen des Großhirns, des Kleinhirns und des Hirnstamms ausgefallen sein. Eine behandelbare Ursache dieses Funktionsausfalls muss ausgeschlossen sein. Die Diagnostik auf einen irreversiblen Hirnfunktionsausfall sollte dann durchgeführt werden, wenn die während der Intensivbehandlung regelmäßig überprüften Hirnfunktionen (s. unten) erloschen sind, während der Gasaustausch sowie die Herz- und Kreislauffunktion noch künstlich aufrechterhalten werden.

19.10.2 Diagnostischer Ablauf

Die Diagnostik wird nach der Richtlinie gemäß § 16 Abs. 1 S. 1 Nr. 1 TPG für die Regeln zur Feststellung des Todes nach § 3 Abs. 1 S. 1 Nr. 2 TPG (Transplantationsgesetz) und die Verfahrensregeln zur Feststellung des endgültigen, nicht behebbaren Ausfalls der Gesamtfunktion des Großhirns, des Kleinhirns und des Hirnstamms nach § 3 Abs. 2 Nr. 2 TPG aus dem Jahre 2015 durchgeführt.

Die Feststellung des **irreversiblen Hirnfunktionsausfalls** erfolgt nach einem **dreistufigen Schema** (❑ Abb. 19.6):

Bezüglich technischer Details der einzelnen apparativen Untersuchungen s. die oben genannte Richtlinie der Bundesärztekammer (2015).

Stufe I: Voraussetzungen zur Feststellung des irreversiblen Hirnfunktionsausfalls

- Klärung der Ursache sowie Lokalisation der führenden Hirnschädigung
- *Zunächst* muss geklärt werden, welche **Hirnschädigung** zum vermuteten Hirnfunktionsausfall geführt hat. Hier wird zwischen primärer und

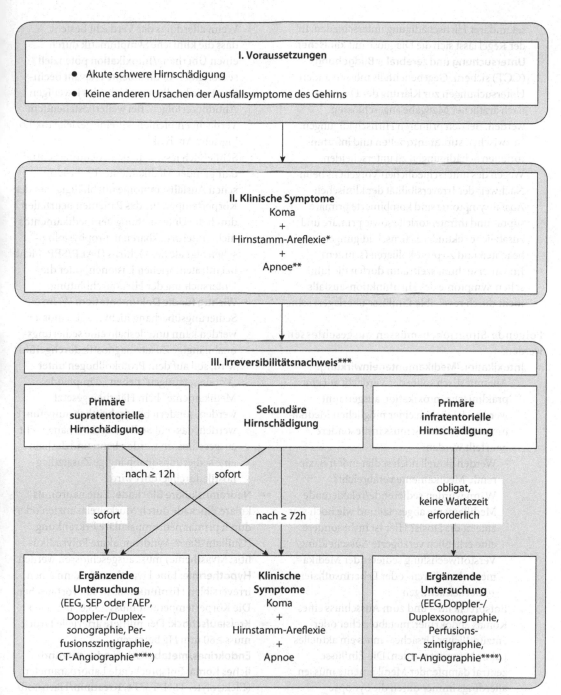

I. Voraussetzungen

- Akute schwere Hirnschädigung
- Keine anderen Ursachen der Ausfallsymptome des Gehirns

II. Klinische Symptome
Koma
+
Hirnstamm-Areflexie*
+
Apnoe**

III. Irreversibilitätsnachweis*

| Primäre supratentorielle Hirnschädigung | Sekundäre Hirnschädigung | Primäre infratentorielle Hirnschädigung |

nach ≥ 12h   sofort

sofort   nach ≥ 72h

obligat, keine Wartezeit erforderlich

Ergänzende Untersuchung
(EEG, SEP oder FAEP, Doppler-/Duplex-sonographie, Per-fusionsszintigraphie, CT-Angiographie****)

Klinische Symptome
Koma
+
Hirnstamm-Areflexie
+
Apnoe

Ergänzende Untersuchung
(EEG,Doppler-/ Duplexsonographie, Perfusions-szintigraphie, CT-Angiographie****)

◘ **Abb. 19.6** Diagnostik des irreversiblen Hirnfunktionsausfalls (*Wenn nicht alle klinischen Ausfallsymptome geprüft werden können, ist eine ergänzende apparative Untersuchung erforderlich. **Wenn der Apnoetest nicht durchgeführt werden kann oder bei Ausgangs-$p_a CO_2$ über 45 mm Hg ist der Funktionsausfall des Hirnstamms zusätzlich durch den Nachweis des zerebralen Zirkulationsstillstandes zu belegen. ***Bei kombinierten Hirnschädigungen s. unten. ****CT-Angiographie erst ab dem vollendeten 18. Lebensjahr validiert). (© Bundesärztekammer 2015, mit freundlicher Genehmigung)

sekundärer Hirnschädigung unterschieden. In der Regel lässt sich die Diagnose mit **klinischer Untersuchung** und **zerebraler Bildgebung** (CCT) sichern. Gegebenenfalls müssen andere Untersuchungen zur Klärung der Diagnose nach ärztlicher Maßgabe angeschlossen werden. Bei den primären Hirnschädigungen ist zwischen **supratentoriellen** und **infratentoriellen** Schädigungen zu unterscheiden. Wegen des unterschiedlichen Vorgehens beim Nachweis der Irreversibilität der klinischen Ausfallsymptome sind kombinierte primäre supra- und infratentorielle sowie primäre und zusätzliche sekundäre Hirnschädigungen zu beachten und zu protokollieren (s. unten).

- Im Untersuchungszeitraum dürfen die klinischen Symptome des Hirnfunktionsausfalls nicht durch reversible Einflüsse überlagert sein.

Folgende Situationen müssen ausgeschlossen werden:

- **Intoxikation/Medikamenteneinwirkung:**
  - Anamnestisch sollte der Verdacht auf eine präklinische Intoxikation ausgeräumt werden. Bezüglich einer möglichen Medikamenteneinwirkung muss insbesondere beurteilt werden:
    – Werden aktuell noch sedierende/relaxierende Medikamente verabreicht?
    – Wann wurden sedierende/relaxierende Medikamente abgesetzt und wie hoch war zuletzt die Dosis? Hier ist insbesondere eine erheblich verzögerte Ausscheidung/ Verstoffwechslung sedierender Medikamente bei Nieren- oder Leberinsuffizienz zu berücksichtigen.
  - Entsprechend – und zum Ausschluss eines Komas endokriner, metabolischer oder entzündlicher Ursache – muss ein aktuelles Labor befundet werden. Die Einflüsse zentral dämpfender Medikamente müssen allerdings immer durch die Synopse klinischer Befunde unter Berücksichtigung von Nieren- und Leberversagen und der Körpertemperatur beurteilt werden. Plasmaspiegel von Medikamenten können nicht als alleinige Beurteilungsgrundlage herangezogen werden.

- Wenn allerdings der Verdacht besteht, dass die klinische Symptomatik durch einen Überhang/Intoxikation potenziell sedierender Medikamente relevant beeinflusst wird, sollte eine Gabe des jeweiligen Antidots erfolgen. Bei weiterbestehendem Verdacht empfehlen wir eine gezielte toxikologische Analytik.

- Schließlich lässt sich die Bedeutung zentral dämpfender Medikamente für die klinischen Ausfallsymptome unabhängig von der Körpertemperatur des Patienten beurteilen durch die Untersuchung der medikamentös nicht unterdrückbaren neurophysiologischen Signale des Gehirns (FAEP/SEP; nicht bei infratentoriellen Läsionen) oder die Untersuchung der Hirndurchblutung.

- **Wichtig für die Dokumentation:** Wenn ein Sedierungsüberhang nicht ausgeschlossen werden kann und deshalb eine sedierungsunabhängige Zusatzdiagnostik durchgeführt wird, soll auf dem Protokollbogen unter „Voraussetzungen" neben „dämpfende Medikamente" kein Häkchen gesetzt werden, sondern handschriftlich aufgeführt werden, dass ein Sedierungsüberhang nicht ausgeschlossen werden kann und deshalb eine sedierungsunabhängige Zusatzdiagnostik durchgeführt wird.

- **Neuromuskuläre Blockade:** Eine neuromuskuläre Blockade durch Muskelrelaxanzien oder durch primär neuromuskuläre Erkrankung (Guillain-Barré-Syndrom/akute Polyradikulitis; Myasthenie) muss ausgeschlossen werden.

- **Hypothermie:** Eine Hypothermie kann einen irreversiblen Hirnfunktionsausfall vortäuschen. Die Körpertemperatur muss ≥35,0° betragen.

- **Kreislaufschock:** Der mittlere arterielle Druck muss ≥60 mm Hg betragen.

- **Endokrines, metabolisches oder entzündliches Koma:** Entsprechende Laborparameter (Elektrolyte, TSH/T3/T4, Kreatinin/Harnstoff/ GFR, GPT/GOT/GGT/Bilirubin, CRP/PcT) sollten erhoben und beurteilt werden.

> **Erst wenn die Voraussetzungen zum Eintritt in die Hirntoddiagnostik erfüllt sind, darf mit der klinischen Untersuchung begonnen werden.**

Stufe II: Prüfung der klinischen Symptome des irreversiblen Hirnfunktionsausfalls

Es muss ein tiefes Koma ohne Augenöffnung und ohne andere zerebrale Reaktion bestehen; die Pupillen sind mittelweit oder weit. Es muss eine Hirnstammareflexie vorliegen mit Ausfall aller Hirnnervenfunktionen. Darüber hinaus muss der Nachweis einer Apnoe erbracht werden.

Folgende Reaktionen müssen ausgefallen sein
- Lichtreflex beidseits
- Kornealreflex beidseits
- Vestibulo-okulärer Reflex beidseits („Puppenkopf-Phänomen")
- Pharyngealreflex (Würgereflex, Prüfen durch Bestreichen des Oropharynx mit einem Spatel)
- Trachealreflex (Prüfen durch tiefes Absaugen)
- Motorische oder vegetative Reaktion auf starken Schmerzreiz im Gesicht, z. B. durch Kompression des N. supraorbitalis in der Incisura supraorbitalis.

- **Apnoetest**
- **Bedeutung:** Der Test dient dem Nachweis eines Ausfalls der Atemfunktion, die in der Medulla oblongata repräsentiert ist und somit eine Funktion des untersten Teiles des Hirnstamms darstellt. Der Apnoetest ist für die Feststellung der klinischen Symptome des Hirnfunktionsausfalls **für jede klinische Untersuchung** obligat.
- **Voraussetzungen** für den Apnoetest sind:
  - Ein Ausgangs-p_aCO_2 von **temperaturkorrigiert** 35–45 mm Hg, bestimmt in einer BGA, die **maximal 15 min vor Beginn des Apnoetests** durchgeführt wurde.
  - Für Patienten, deren Eigenatmung chronisch an einen p_aCO_2 von mehr als 45 mm Hg (z. B. COPD) adaptiert sind oder der Apnoetest aus anderen Ursachen nicht durchgeführt werden kann, ist der Funktionsausfall des Hirnstamms zusätzlich durch den Nachweis des zerebralen Zirkulationsstillstandes zu belegen.
- **Durchführung:**
  - Der mittlere arterielle Blutdruck sollte zu Beginn des Apnoetests ≥65 mm Hg betragen mit Arterenol-Perfusor oder Arterenol

10 µl/ml als Bedarfsmedikation, da es beim Apnoetest durch den CO_2-Anstieg zu einer kritischen Hypotonie kommen kann. Nach Präoxygenierung des Patienten mit 100 % O_2 über 2 min wird von einer Sauerstoffnasensonde der Schaumstoff entfernt und die Sonde unter 8 l Sauerstoff/Minute tief tracheal eingebracht und anschließend der Patient von der Beatmungsmaschine diskonnektiert.
- Thorax und Abdomen des Pateinten aufdecken, Erschütterungen des Bettes vermeiden und ständige Kontrolle, ob Atemexkursionen bzw. spontane Atemanstrengungen des Patienten erkannt werden können.
- Alle 5 min sollte eine BGA durchgeführt werden, um den p_aCO_2 zu bestimmen.
- Auswertung: Eine Apnoe liegt dann vor, wenn bei einem p_aCO_2 **von mindestens 60 mm Hg** (temperaturkorrigierte Messung) **keine Eigenatmung** einsetzt. Bei Patienten mit mechanischer Kreislaufunterstützung (z. B. ECMO) muss ebenfalls ein p_aCO_2 von mindestens 60 mm Hg eingestellt sein.

Stufe III: Nachweis der Irreversibilität des klinischen Hirnfunktionsausfalls

- Die Irreversibilität des klinischen Hirnfunktionsausfalls erfolgt entweder über eine **Wiederholung der klinischen Untersuchung nach einer vorgegebenen Wartezeit** (Mindestdauer bis zu der erneuten klinischen Untersuchungen ◻ Abb. 19.6) oder durch eine bestätigende **apparative Untersuchung ohne Wartezeit.** Die apparativen Untersuchungen dienen also nur der Verkürzung der Wartezeit. Sie ersetzen in keinem Fall die klinischen Befunde.
- Ergänzend zu ◻ Abb. 19.6 sind folgende Sonderfälle zu berücksichtigen:
  - Bei kombinierten primären supra- und infratentoriellen Hirnschädigungen ist wie bei isolierten primären infratentoriellen Hirnschädigungen vorzugehen.
  - Bei primären supratentoriellen und zusätzlichen sekundären Hirnschädigungen ist wie

bei isolierten sekundären Hirnschädigungen zu verfahren.

- Bei primären infratentoriellen und zusätzlichen sekundären Hirnschädigungen ist wie bei primären infratentoriellen Hirnschädigungen vorzugehen.
- Bei Kindern gelten längere Beobachtungszeiten und besondere Vorschriften (s. Richtlinie der Bundesärztekammer 2015).
- **Wichtig für die Dokumentation:** Erfolgt der Nachweis der Irreversibilität durch eine 2. klinische Untersuchung nach der vorgegebenen Wartezeit, muss für **jede** klinische Untersuchung jeweils die 1. Seite der aus 2 Seiten bestehenden Protokollbögen der Bundesärztekammer ausgefüllt werden. Das heißt, dass bei einer durch zwei klinische Untersuchungen abgeschlossenen Diagnostik pro Arzt 2 Protokollbögen à jeweils zwei Seiten vorliegen müssen (jeweils zwei 1. Seiten mit den jeweiligen klinischen Untersuchungen und eine 2. Seite mit der Feststellung des Todes).
- Als **apparative Bestätigungsmethoden** sind möglich:
  - **Nachweis des zerebralen Perfusionsstillstands**
    - Transkranielle Doppler-/Duplexsonographie
    - CT-Angiographie
    - Selektive arterielle Angiographie
    - Perfusionsszintigraphie
  - **Nachweis des Funktionsausfalls des Gehirns**
    - EEG („Nulllinien-EEG")
    - Evozierte Potenziale: SEP (somatosensorisch evozierte Potenziale), FAEP (frühe akustisch evozierte Potenziale)
- Alle diese apparativen Verfahren dürfen nur nach detaillierten methodischen Verfahrensanweisungen durchgeführt und interpretiert werden (bezüglich methodischer Details s. Richtlinie der Bundesärztekammer 2015).
- **Wichtig für die Dokumentation:** Erfolgt der Irreversibilitätsnachweis durch eine apparative Zusatzdiagnostik, so muss der schriftliche Befund der jeweiligen Zusatzdiagnostik eindeutig sein und folgende Passage enthalten: "Der vorliegende Befund

belegt die Irreversibilität des klinischen Hirnfunktionsverlustes."

> ❯ Nach Durchführung der klinischen Untersuchung und ihrer Wiederholung oder nach Durchführung einer der apparativen Bestätigungsmethoden wird der endgültige und irreversible Ausfall aller Hirnfunktionen und damit der Tod des Menschen festgestellt. Die Dokumentation erfolgt entsprechend der Richtlinie auf den **aktuellen** Dokumentationsbögen der Bundesärztekammer.

- **Wichtig für die Dokumentation:** Der Zeitpunkt der Feststellung des irreversiblen Hirnfunktionsausfalls ist der Zeitpunkt des Todes. Erfolgt der Irreversibilitätsnachweis mit apparativer Zusatzdiagnostik, gilt der Zeitpunkt der Befundung der Zusatzdiagnostik als Todeszeitpunkt. Nach Feststellung des irreversiblen Hirnfunktionsausfalls muss eine amtliche Todesbescheinigung ausgestellt werden.

Im Falle einer möglichen oder geplanten Organspende erfolgt unter Berücksichtigung des (mutmaßlichen) Willens des Patienten bzw. des nächsten Angehörigen eine **organprotektive Therapie** (http://www.dso.de/fachinformation/organprotektive-intensivtherapie.html). Falls eine Organspende nicht erfolgen soll oder kann, müssen alle bis zuvor durchgeführten lebensverlängernden Maßnahmen (z. B. Katecholamin-, Beatmungstherapie) eingestellt werden.

Literatur

Bundesärztekammer (2015) Richtlinie gemäß § 16 Abs. 1 S. 1 Nr. 1 TPG für die Regeln zur Feststellung des Todes nach § 3 Abs. 1 S. 1 Nr. 2 TPG und die Verfahrensregeln zur Feststellung des endgültigen, nicht behebbaren Ausfalls der Gesamtfunktion des Großhirns, des Kleinhirns und des Hirnstamms nach § 3 Abs. 2 Nr. 2 TPG, Vierte Fortschreibung. Dtsch Ärztebl 30. März 2015, DOI: 10.3238/arztebl.2015.rl_hirnfunktionsausfall_01 http://www.bundesaerztekammer.de/fileadmin/user_upload/downloads/irrev.Hirnfunktionsausfall.pdf

19

Logopädie und Intensivmedizin

G. Michels, M. Bruckner

© Springer-Verlag GmbH Deutschland 2017
G. Michels, M. Kochanek (Hrsg.), *Repetitorium Internistische Intensivmedizin*,
DOI 10.1007/978-3-662-53182-2_20

20.1   Allgemeines

- Die frühzeitige Diagnostik, das gezielte Management und der frühe Beginn einer individuellen logopädischen Therapie haben sich auch in der Intensivmedizin als wirksam erwiesen.
- Eine adäquate Betreuung von Patienten mit Dysphagie erfordert eine interdisziplinäre Zusammenarbeit zwischen Ärzten, Logopäden, Pflegekräften, Physio-/Ergotherapeuten, Diätassistenten und Bekannten/Angehörigen (sog. Co-Therapeuten).
- Um eine interdisziplinäre Zusammenarbeit zu ermöglichen, ist es unabdingbar, dass der behandelnde Intensivmediziner auch mit den Grundkenntnissen der Logopädie vertraut ist.
- Intensivmedizinische Maßnahmen wie Analgosedierung und Beatmung beeinflussen neben der Vigilanz die Schluckfähigkeit, die Schutzreaktionen und die Kommunikationsmöglichkeiten erheblich.

Logopädie auf Intensivstation

Indikationen und Einsatzgebiete
- Dysphagien bei Patienten mit oder ohne Trachealkanülen
- Dysarthrophonien nach Extubation
- Aphasien

- Trachealkanülenmanagement, Begleitung beim Weaning-Prozess

Ziele
- Feststellen des Aspirationsrisikos und Festlegen einer Kostform bzw. Entscheidung zur Deoralisierung des Patienten
- Wiederherstellen eines sicheren automatisierten Schluckaktes → Verhinderung/Vermeidung von (stillen) Aspirationen, Penetrationen und somit Aspirationspneumonien
- Begleitung des oralen Kostaufbaus
- Trainieren von Sprechen/Sprache → frühzeitige Wiederherstellung einer normalen Artikulation/Phonation
- Optimierung der Rehabilitation

20.2   Dysphagien

20.2.1 Allgemeines

(◻ Tab. 20.1, ◻ Tab. 20.2, ◻ Tab. 20.3)

> Intensivpflichtige und insbesondere (Langzeit-)Beatmungspatienten zeigen in über 50 % der Fälle Dysphagien.

◻ **Tab. 20.1** Schluckphasen

Phase	Beschreibung
Stimulusphase	Hunger/Durst, Geruch, Aussehen der Nahrung
Präorale Vorbereitungsphase	Vorbereitung auf die Nahrungsaufnahme, z. B. aufrechte Sitzposition, vermehrte Speichelproduktion
Orale Vorbereitungsphase (willentlich beeinflussbar)	Aufnahme der Nahrung und Kauvorgang (Nahrungszerkleinerung)
Orale Transportphase (willentlich ausgelöster reflektorischer Ablauf)	Transport der Nahrung über die Hinterzunge in den Oropharynx bis zur Auslösung des Schluckreflexes
Pharyngeale Phase (reflektorischer Ablauf)	Pharyngealer Nahrungstransport mit velopharyngealem Abschluss, Stimmbandadduktion, kranioventrale Larynxbewegung (Schluss der Epiglottis)
Ösophageale Phase (reflektorischer Ablauf)	Transport durch den Ösophagus
Nachbereitungsphase	Reinigen der Mundhöhle, evtl. Nachschlucken

20

◻ **Tab. 20.2** Leitsymptome von Dysphagien

Leitsymptom	Beschreibung	Ätiologie
Drooling (orale Phase)	Unkontrolliertes Entweichen von Nahrung/Flüssigkeiten *nach vorn* (aus dem Mund heraus), verminderte orofaziale Kontrolle, orofaziale Sensibilitätsstörungen, verspätete Schluckreflextriggerung etc.	Verminderte orofaziale Kontrolle (Lippen-/Wangenkraft, Mundverschluss) Orofaziale Sensibilitätsstörungen Verspätete Schluckreflextriggerung Linguale Hyperkinesien
Leaking (pharyngeale Phase)	Unkontrolliertes vorzeitiges (vor Triggerung des Schluckaktes) Entweichen von Nahrungs-/Bolusanteilen *nach hinten* in den Rachenraum → Gefahr von Penetration/Aspiration	
Residuen (orale/pharyngeale Phase)	Nach dem Schlucken stattfindendes Verbleiben von Nahrungsresten in folgenden Regionen: Wangentaschen, Valleculae (epiglotticae), Sinus piriformes, Postkrikoid-/Interarytenoidregion, hintere Kommissur oder Pharynxwand	Reduzierte Muskelspannung in Wangen, Pharynx Eingeschränkte Zungenmotilität Dysfunktion des oberen Ösophagussphinkters Verminderte hyolaryngeale Exkursion Beeinträchtigungen der Zungenschubkraft bzw. der Pharynxperistaltik
Penetration (orale/pharyngeale Phase)	Das Aspirat berührt zwar die supraglottischen Strukturen bzw. tritt in den Aditus laryngis ein, ohne jedoch die Rima glottidis zu passieren	Beeinträchtigung der Schlussmechanismen des Aditus laryngis Einschränkung der anteriosuperioren hyolaryngeale Exkursion Dysfunktion des Taschenfaltenschlusses Dysfunktion des oberen Ösophagussphinkters
Aspiration (pharyngeale Phase)	Transglottische Eindringen von Fremdmaterial in das Tracheobronchialsystem	Posteriores Leaking Orale oder pharyngeale Residuen Laryngeale Penetrationen Einschränkung der oralen, pharyngealen, laryngealen Sensibilität und Motorik Verzögerte/fehlende Schluckreflexauslösung Verzögerter/fehlender Hustenreflex

◻ **Tab. 20.3** Formen der Penetration/Aspiration

Form	Beschreibung
Prädeglutitiv	*Vor* der Schluckreflexauslösung
Intradeglutitiv	*Während* der Schluckreflexauslösung
Postdeglutitiv	*Nach* der Schluckreflexauslösung

Besonderheit → stille Aspiration („silent aspiration"): bei Einschränkung der laryngealen und/oder trachealen Sensibilität mit Ausbleiben des Hustenreflexes

Dysphagien im prolongierten Weaning – mögliche Ursachen

− Critical-illness-assoziierte Polyneuropathie/-myopathie
− zerebrale Durchblutungsstörungen
− Bewusstseinseintrübungen
− Epiglottitis
− nasogastrale Ernährungssonde
− vorbestehende Schluckstörungen z. B. bei M. Parkinson

- Störungen des Schluckaktes → Dysphagie:
  - Neurogene Dysphagien: z. B. Schlaganfall, Schädel-Hirn-Trauma, Critical-Illness-Polyneuropathie/-Myopathie (CIP, CIM) oder Langzeitbeatmung/-intensivstationärer Aufenthalt mit Beeinträchtigung der zentralen Schluckzentren der Formatio reticularis (Pons, Medulla oblongata) sowie der für den Schluckakt beteiligten Hirnnervenkerne (Ncl. motorius n. trigemini, Ncl. motorius n. facialis, Ncl. ambiguus, Ncl. tractus solitarii, Ncl. dorsalis n. vagi) sowie kortikale/subkortikale Regionen
  - Neuromuskuläre Erkrankungen: z. B. M. Parkinson, ALS
  - Tumoren des Pharynx oder des Larynx
  - Dysphagie nach Operationen: z. B. Tumoren in Mund- und Halsregion, Operationen der Halswirbelsäule
  - Erkrankungen/Operationen des oberen Gastrointestinaltrakts
  - Postextubationsdysphagie: nach oraler Intubation >5 Tage

> **Aspirationspneumonie**
> - Patienten mit Dysphagien weisen ein hohes Risiko für Aspirationen und somit Aspirationspneumonien auf.
> - Aspirationspneumonien werden jedoch in der Akutphase nach Schlaganfall durch Sondenernährung nicht verhindert.
> - Schlaganfallpatienten mit gestörtem Husten- und/oder Schluckreflex, die oral ernährt werden, haben gegenüber denen die über eine nasogastrale Sonde ernährt werden, ein signifikant höheres Risiko bezüglich Pneumonien.

20.2.2 Befunderhebung

- Anamnese → Eigen-, Fremd- und Familienanamnese:
  - Grunderkrankung/Erkrankungsbeginn
  - Fehlender/verminderter Würgereflex?
  - Liegt eine Kaustörung vor?
  - Probleme beim Essen oder Trinken?
  - Beeinträchtigung der oropharyngealen Sensibilität?
  - Dysphonie (Phonation): Beeinträchtigung der Stimmgebung (laryngeal)?
  - Dysarthrie (Dysarthrophonie): Beeinträchtigung des Sprechens?
  - Husten oder Änderung der Stimmqualität nach dem Schlucken?
  - Sialorrhö: Hypersalivation vorhanden?
  - Probleme bei der Speichelkontrolle?
  - Arzneimittelanamnese: z. B. Kortison, Statine, Benzodiazepine, Neuroleptika sind mit Dysphagien assoziiert
- Symptome der Aspiration:
  - Direkte Zeichen: gurgelndes Atemgeräusch, veränderte Stimmqualität („wet voice"), Husten, Zyanose, Tachykardie
  - Indirekte Zeichen: Hypersekretion, Temperaturerhöhungen, brodelndes Atemgeräusch, Stimmveränderungen, Dyspnoe, Pneumonieentwicklung
- Klinische Untersuchung:
  - Beurteilung faziooraler motorischer Funktionen (Hirnnerven V, VII, XII)
  - Beurteilung faziooraler sensibler Funktionen (Hirnnerv V)
  - Inspektion der Mundhöhle
  - Beurteilung sensomotorischer pharyngolaryngealer Funktionen (Hirnnerven IX und X)
  - Beobachtung der Schluckfrequenz in Ruhe
  - Schluckversuche mit unterschiedlich großen Mengen Wasser (5–10 ml) und ggf. verschiedener Testkonsistenzen
    - Wasser
    - Nektar (angedicktes Wasser, angedickter Tee)
    - Breiig → kalter Apfelmus
    - Weich → Banane
    - Weich-fest → Mischbrot ohne Rinde
    - Fest → Apfel ohne Schale
  - Screeninginstrument → 50-ml-Wasser-Test:
    - Methode 1: 50-ml-Wasser-Test kombiniert mit der Untersuchung der Sensibilität im Pharynxbereich (beidseits mit Wattestäbchen) → sukzessives

Wasserschlucken in 5-ml-Portionen
(Aspirationshinweise: Verschlucken/Ersti-
ckungsanfälle, Husten oder Änderung der
Stimmqualität)
- Methode 2: 50-ml-Wasser-Test in Kombi-
nation mit der Pulsoximetrie (pathologisch:
Abfall der SO_2 >2 % nach Schlucken von
10 ml Wasser)
- Anmerkung: Ein routinemäßiges Dyspha-
giescreening hat sich bisher noch nicht
etabliert.
- Bogenhausener Dysphagiescore (BODS) zur
Schweregraduierung der Dysphagie:
  - BODS-1: Beeinträchtigung des Speichel-
schluckens (1–8 Punkte)
  - BODS-2: Beeinträchtigung der Nahrungs-
aufnahme (1–8 Punkte)
  - Der Summenscore aus BODS-1 und BODS-2
bestimmt den Schweregrad der Dysphagie.

- Apparative Diagnoseverfahren:
  - Videofluoroskopie (VFSS) → Evaluation aller
Phasen des Schluckakts (unter Anwendung
der isoosmolaren Kontrastmittel Iotrolan
oder Iodixanol) zur Überprüfung einer prä-,
intra- oder postdeglutitiven Penetration/
Aspiration
  - Fexible transnasale Schluckendoskopie
(FEES) → Evaluation von Pharynx/Larynx
und Beobachtung der prä- und postdegluti-
tiven Vorgänge
- Ggf. weiterführende Diagnostik: MRT-Schädel,
EMG, laborchemische Untersuchungen (z. B.
Antikörperdiagnostik)

20.2.3 Maßnahmen

(☑ Abb. 20.1)

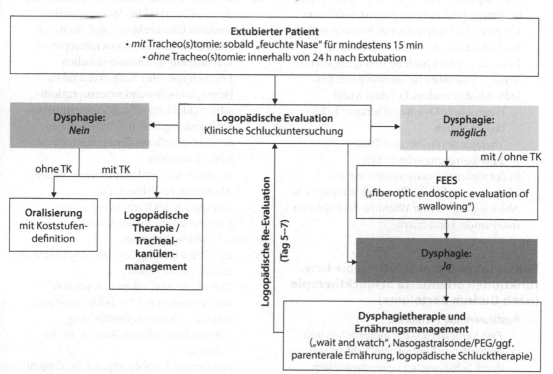

Dysphagiemanagement

Extubierter Patient
- *mit* Tracheo(s)tomie: sobald „feuchte Nase" für mindestens 15 min
- *ohne* Tracheo(s)tomie: innerhalb von 24 h nach Extubation

Dysphagie: *Nein*

Logopädische Evaluation Klinische Schluckuntersuchung

Dysphagie: *möglich*

ohne TK   mit TK

mit / ohne TK

Logopädische Re-Evaluation (Tag 5–7)

FEES („fiberoptic endoscopic evaluation of swallowing")

Oralisierung mit Koststufen-definition

Logopädische Therapie / Tracheal-kanülen-management

Dysphagie: *Ja*

Dysphagietherapie und Ernährungsmanagement („wait and watch", Nasogastralsonde/PEG/ggf. parenterale Ernährung, logopädische Schlucktherapie)

☑ **Abb. 20.1** Dysphagiemanagement in der Intensivmedizin (TK = Trachealkanüle). (Mod. nach Michels et al. 2015)

Allgemeine Maßnahmen

- Gründliche Mundhygiene und Händedesinfektion der Kontaktpersonen senken
  wahrscheinlich das Pneumonierisiko von
  Dysphagiepatienten. Die Mundhygiene
  (3 × täglich) ist eine wichtige Maßnahme zur
  Prophylaxe von Aspirationspneumonien.
- Bei Patienten, die wegen Aspiration auch
  nach etwa einer Woche nicht oral ernährt
  werden können, sollte die enterale Ernährung
  angestrebt werden.
- In der Akutphase des Schlaganfalls ist
  bei Indikation zur Sondenernährung die
  nasogastrale Sonde – sofern sie toleriert wird –
  der PEG vorzuziehen (FOOD-Studie).
- Bei absehbarer längerfristiger enteraler
  Ernährung sollte eine PEG-Anlage frühestens
  nach 2 Wochen erfolgen.
- Vor der Entscheidung zur oralen Nahrungs-
  bzw. Flüssigkeitszufuhr sollte mittels Videofluoroskopie oder Endoskopie überprüft werden, bei
  welcher Konsistenz (z. B. dünn, dick, ultradick)
  bzw. Applikationsart (z. B. Tasse, Löffel) aspira-
  tionsfreies Schlucken möglich ist; bei diesem
  Vorgehen lässt sich in über 90 % eine geeignete
  Konsistenz bzw. Applikationsart finden.
- Es existieren verschiedene Therapiekonzepte,
  deren Wirksamkeit für Intensivpatienten
  jedoch bisher noch nicht belegt wurde.
  - Funktionelle Dysphagietherapie: 1–2 ×
    täglich 45 min
  - Therapie des faziooralen Trakts:
    24-h-Betreuung erforderlich
- In der täglichen Praxis werden meist
  Methoden aus beiden Therapiekonzepten – in
  Abhängigkeit von der Wachheit des Patienten –
  miteinander kombiniert.

Funktionelle Dysphagietherapie bzw. funktionell orientierte Schlucktherapie (nach Gudrun Bartolome)

- **Restituierende Verfahren:**
  - Ziel: Verbesserung der motorischen und
    sensorischen Kontrolle des Schluckakts
    durch Schaffung der neuromuskulären
    Voraussetzungen für ein physiologisches
    Schlucken

- Haltungsaufbau, physiologische Sitzposition
- Optimale Kopfposition (z. B. nach vorne
  gebeugter Kopf oder leichte Kopfdrehung)
- Abbau pathologischer Reflexe
- Verbesserung der Zungenmotorik
- Optimierung des velopharyngealen
  Abschlusses
- Förderung der extra- und intraoralen
  Wahrnehmung/Erhöhung der Sensibilität
- Optimierung der pharyngealen Kontraktion
- Förderung der laryngealen Adduktion
- Optimierung der Schluckreflextriggerung
- Optimierung der Larynxelevation
- **Kompensatorische Verfahren:**
  - Ziel: Erleichterung der Schluckvorgänge,
    aspirationsfreies Schlucken
  - Erlernen von Verhaltensänderungen beim
    Essen und Trinken
  - Veränderung der Kopfhaltung
    (Kopfdrehung nicht über 45°, da sonst
    eine Verminderung des Blutflusses der A.
    vertebralis resultieren kann)
  - Verbesserung der Schluckreflexauslösung
    durch thermal-taktile Stimulation der
    vorderen Gaumenbögen, ggf. zusätzlich
    Stimulation der Geschmacksrezeptoren,
    z. B. eisgekühlte Zitronenstäbchen
  - Erlernen spezieller Schlucktechniken
    (supraglottisches und supersupraglotti-
    sches Schlucken) → funktionsorientierte
    Schlucktherapie, d. h. Wiedereinüben
    des Schluckreflexes durch verschiedene
    Schluckmanöver
  - Intensive Schlucktherapie bereits in der
    Akutphase des Schlaganfalls
  - Stimulation des Rachens mit einem
    Eisstäbchen zur Reflexinduktion
- **Adaptierende Verfahren:**
  - Ziel: Erleichterung der Nahrungszuführung
    durch externe Hilfen
  - Diätetische Maßnahmen: Andicken
    von Getränken mit Verdickungsmitteln,
    sorgfältige Nahrungszubereitung
    → individuell optimale Konsistenz der
    Nahrung
  - Platzierung der Nahrung: auf die Zungen-
    mitte, auf die gesunde Zungenseite, auf die
    Hinterzunge

- Trink- und Esshilfen: Flasche nach Ramsey, Schnabelbecher, Schiebelöffel
- Hilfestellungen während der Essenseingabe
- **Weitere Maßnahmen:**
- Medikamentöse Therapieoptionen: Amantadin (100 mg/Tag, kann bei dysphagischen Schlaganfallpatienten zur Prophylaxe von Aspirationspneumonien empfohlen werden); Mitbehandlung von Dysphagie-assoziierten Störungen (z. B. Singultus → Domperidon, Baclofen und PPI, evtl. Gabapentin); PPI bei Refluxerkrankung bzw. H_2-Blocker zur Prophylaxe
- Tracheotomie bei relevanter Aspiration (optimal: Druckausgleichs-Cuff, sog. Lanz-Ventil; Cuff-Druck alle 6–8 h kontrollieren, 1 × täglich den Cuff entblocken)
- Eine intensive Schlucktherapie (5 Einheiten/Woche) in der akuten Schlaganfallphase scheint von Nutzen.
- Widersprüchliche Studienergebnisse liegen vor bezüglich der neuromuskulären Elektrostimulation bei Dysphagie.

F.O.T.T.-Konzept – Therapie des faziooralen Trakts nach Kay Coombes

- Hintergrund: Das Fehlen der physiologischen Selbststimulation kann zur sensorischen Deprivation im faziooralen Trakt mit Versiegen der Bewegungsinitiierung oder zur sekundären Hypersensibilität (evtl. mit stereotypen Überreaktionen, Beißreaktionen) führen.
- Therapeutische Hilfen: taktile Stimulation auch bei nicht wachen/bewusstlosen Patienten → regelmäßige Anwendung von „taktil-kinästhetischen Reizen", z. B. durch Mundstimulation mittels Wattestäbchen (Mundhygiene) oder Behandlung des Gesichts
- Voraussetzung des Therapiekonzepts: interdisziplinäres Team → 24-h-Konzept, d. h. Rundum-die Uhr-Betreuung
- Strukturierter Ansatz zur Befunderhebung und Behandlung neurogener Störungen des mimischen Ausdrucks, oraler Bewegungen, des Schluckens und der Atmung, der Stimmgebung und des Sprechens

- Individuelles Befunden, behandeln und evaluieren nach dem Motto „Befundung ist Behandlung und Behandlung ist Befundung".

20.3 Dysarthrien und Dysarthrophonien

20.3.1 Allgemeines

- Frühe Stimmübungen sind auch auf Intensivstation möglich (Optimierung der Rehabilitation).

20.3.2 Befunderhebung

- Eine genaue Befunderhebung ist auf Intensivstation nicht möglich.
- Überprüfung der Artikulationsorgane: Lippen, Zunge, Zähne, Gaumen, Uvula, Pharynx, Larynx
- Apparative Untersuchungen: z. B. Lupen-/Mikrolaryngoskopie
- Ätiologische Abklärung:
  - Intubationsschäden: Stimmlippenhämatom, Stimmlippenparese, Aryknorpelluxation/-subluxation, Luxation der Krikothyroidgelenke (Kehlkopftrauma von außen)
  - Spätfolgen nach endotrachealer Intubation: Intubationsgranulome, Stimmlippenödem, Aryknorpelläsionen, Schleimhautulzera über dem Ringknorpel, Knorpelarrosionen im Krikoidbereich, unvollständiger Stimmlippenschluss, Larynx-/Trachealstenosen
  - Spätfolgen nach Tracheostomaanlage: Larynx-/Trachealstenosen, Trachealgranulation, Tracheomalazie
- HNO-ärztliche Methoden (European Laryngological Society)
  - Perzeption
  - Videostroboskopie
  - Aerodynamische Messungen und Beurteilung der Leistungsfähigkeit der Stimme
  - Akustische Analysen
  - Subjektive Bewertung durch den Patienten

20.3.3 Maßnahmen

- Behandlung der primären Ursache, z. B. Abtragung von Stimmbandgranulomen
- Fazioorale Kräftigungsübungen/ Artikulationsübungen
- Atemtherapie/Übungen zur Stärkung der kostoabdominalen Atmung und zur Steigerung des Anblasedrucks bei der Stimmgebung
- Einübung stimmloser Sprechübungen (Pseudoflüstern)
- Kommunikation über Mimik, Gestik oder Schriftsprache
- Training des Glottisschlusses
- Tracheostomaträger: falls eine unproblematische Entblockung möglich ist, ist auch eine Phonation möglich (durch Passage der Ausatemluft seitlich der Kanüle in Richtung Glottis; Verschluss der Kanüle von außen mittels Sprechventil); Einübung stimmloser Sprechübungen (Pseudoflüstern)

20.4   Aphasien

20.4.1 Allgemeines

- Aphasien sind erworbene sprachsystematische Störungen, die bei Läsionen der dominanten Hirnhemisphäre auftreten.
- Ätiologie: z. B. Schlaganfall, Hirntumor, Schädel-Hirn-Trauma, Enzephalopathien
- Aphasien können Störungen in allen 4 sprachlichen Modalitäten verursachen:
  - Produktive Sprache
  - Sprachverständnis
  - Schreiben
  - Lesen
- In der Akutphase sind die Symptome stark fluktuierend, daher wird nur in **flüssige** und **nicht flüssige Aphasien** unterschieden.
- Gerade bei flüssigen Aphasien kann durch die logopädische Diagnostik eine Differenzierung zu Symptomen bei organischem Psychosyndrom geleistet werden.

20.4.2 Befunderhebung

- Erhebung der allgemeinen Kommunikationsfähigkeit
- Einschätzung der Symptomatik in der Spontansprache
- Untersuchung einzelner sprachlicher Modalitäten durch geeignete Tests:
  - Aachener Aphasie Bedside Test (AABT)
  - Aphasie Check Liste (ACL)
  - Bielefelder Aphasiescreening

20.4.3 Maßnahmen

- Eine sofortige hochfrequente Therapie (mindestens 5 ×/Woche) ist in der Akutphase sinnvoll.
- Zum Einsatz kommen folgende sprachstimulierende Verfahren:
  - Multimodales Stimulieren/deblockierende Maßnahmen
  - MODAK (Modalitätenaktivierung nach Lutz)
  - Melodische Intonationstherapie (MIT)
- Erarbeitung alternativer Kommunikationsmöglichkeiten für den Einsatz auf Intensivstation, z. B. Kommunikationsbilder mit Grundbedürfnissen, Kommunikationsbuch

20.5   Trachealkanülenmanagement

20.5.1 Allgemeines

- Patienten mit Trachealkanülen nehmen zumeist eine Schonhaltung ein (verkürzter, fixierter Nacken mit Bewegungseinschränkung des Kopfes).
- Die Anlage eines Tracheostomas bzw. einer Trachealkanüle sowie eine Sondenernährung erschweren den Fortgang der Rehabilitation.
- Die Atmung über die Trachealkanüle ist meist flacher und schneller.
- Herabsetzung normaler Schutzmechanismen dadurch, dass keine Luft mehr in den pharyngolaryngealen Bereich gelangt (Voraussetzung für die normale Sensibilität)

Funktionseinschränkungen durch geblockte Trachealkanülen

- Befeuchtung, Erwärmung und Reinigung der Atemluft – durch Ausfall der oberen Atemwege – sind nicht mehr gewährleistet.
- Beeinträchtigung der Larynxmotorik/-sensorik: Phonationsstörung und Beeinträchtigung des Hustenreflexes (gestörter Stimmbandadduktorreflex und Aktivitätsabnahme des Posticus [einziger Stimmbandöffner])
- Beeinträchtigung der Schluckfunktion → Dysfunktion der Atem-Schluck-Koordination (transstomataler vs. translaryngealer Atemstrom)
- Deutlich reduzierte Schluckfrequenz im Gegensatz zum dekanülierten Zustand
- Erschwerte ösophageale Schluckphase: Kompression des Ösophagus durch Kanülen-Cuff
- Reduktion des intraabdominellen Drucks (Luft entweicht durch/neben der Kanüle)
- Beeinflussung der olfaktorischen/gustatorischen Reizwahrnehmung (da transstomatale Atmung)

20.5.2 Befunderhebung

- Ernährungsstatus (enteral/parenteral, Ernährungssonde)
- Typus der Trachealkanüle (geblockt/ungeblockt) → speziell bei geblockten Kanülen:
    - Spontaner Schluckvorgang möglich?
    - Ausschluss von Erbrechen
    - Entblocken der Trachealkanüle mit Beurteilung von Atemumleitung und Schluckfähigkeit
- Vigilanzstatus
- Kommunikations-/Interaktionsfähigkeit mit der Umwelt
- Atmung/Stimme
- Haltetonus/Bewegungsmöglichkeiten (selbstständig/mit Hilfe)

20.5.3 Maßnahmen

- Bei Patienten mit geblockter Trachealkanüle und ausgeprägtem Speichelaufstau ist eine Absaugvorrichtung oberhalb der Manschette zu empfehlen.
- Das sich oberhalb des Cuffs ansammelnde Material führt zum sog. „nassen Tracheostoma" und kann bei starker bakterieller Sekretbesiedelung entzündliche Veränderungen der Trachealschleimhaut verursachen und am Cuff entlang in die tiefen Luftwege gelangen (subglottisches Absaugen).
- Kanülen mit Druckausgleich-Cuffs (Lanz-Ventil) sind zu bevorzugen, da sie besonders trachealwandschonend sind.
- Kanülenwechsel: alle 3–8 Tage (nicht täglich!)
- Entblockung von Kanülen: Durch kurzzeitiges Entblocken und Verschließen der Kanülenöffnung sollte frühzeitig die Mund-Nasen-Atmung beübt werden (unter pulsoximetrischem Monitoring).
- Patienten mit einem Dilatationstracheostoma sollten nicht in weiterführende Rehabilitationseinrichtungen ohne entsprechend geschultes Personal, in häusliche Pflege oder in Pflegeeinrichtungen entlassen werden.
- Abwägen, ob die Trachealkanüle entblockt oder in der Therapie sogar entfernt werden kann, um durch eine physiologische Lenkung des Ausatemstroms die pharyngeale Sensibilität zu ermöglichen bzw. zu optimieren.
- Sobald der Patient aktiv am therapeutischen Geschehen teilnimmt, können zunehmend höhere Ausgangsstellungen wie Sitzen, Stehen, Alltagshandlungen und Bewegungselemente in die Therapie mit aufgenommen werden.
- Einübung stimmloser Sprechübungen (Pseudoflüstern)
- Schluckversuch mit Trachealkanüle → zu berücksichtigende Aspekte:
    - Vorliegen einer ausreichenden Vigilanz
    - Haltungsoptimierung (aufrechte Oberkörperlage)
    - Sondennahrung mindestens 1 h zuvor stoppen
    - Schluckversuch bei entblockter Trachealkanüle

— Schluckversuch unter Absaugbereitschaft
— Schluckversuch mit kleinen Mengen geeigneter Konsistenzen beginnen (1/3 Teelöffel), ggf. Anfärbung der Konsistenzen
— Geschmackliche Vorlieben berücksichtigen
— Phonationsprobe nach dem Schluckversuch
— Ein oraler Kostaufbau sollte erst erfolgen, wenn die Trachealkanüle zumindest für die Dauer der Nahrungsaufnahme entblockt werden kann.
— Maßnahmen zur Entwöhnung von der Trachealkanüle:
 — Vor dem ersten Entblocken sollte eine logopädische Dysphagiediagnostik zur Einschätzung der Schluckfunktionen erfolgen.
 — Individuelle Steigerung der Entblockungszeiten unter pulsoximetrischem Monitoring und Blaufärbung der Konsistenzen (Modified Evan's Blue Dye Test)
 — Wird die Entblockung über 48 h ohne tracheales Absaugen bzw. ohne pulmonale Komplikationen toleriert und liegt eine sichere Mund-Nasen-Atmung vor, kann unter pulsoximetrischem Monitoring (besonders nachts) in der Regel die Dekanülierung erfolgen.
 — Entblockungsversuche immer unter Absaugbereitschaft und vorherigem HNO-Konsil (Erfüllung anatomischer Voraussetzungen)
 — Ggf. Videoendoskopie vor, während und nach Entblockung
 — Beginn mittels kurzzeitigem Entblocken und Verschließen der Kanülenöffnung → dadurch beüben der Mund-Nasen-Atmung
 — Plastisch angelegtes Tracheostoma: Platzhalter → Abklebung für ca. 10–14 Tage und Abwarten einer spontanen Verkleinerung, ggf. operativer Verschluss
 — Nicht plastisch angelegtes Tracheostoma: häufig spontanes Zugranulieren, ggf. operativer Verschluss
— Zur Verhinderung einer Pneumonie wird die Verwendung von Trachealtuben mit subglottischer Sekretabsaugung bei einer zu erwartenden Beatmungsdauer von mehr als 72 h empfohlen.

Literatur

Bundesverband Medizintechnologie (BVMed) (2009) Versorgung von tracheotomierten und laryngektomierten Patienten. www.bvmed.de

Deutschen Bundesverband für Logopädie e. V. (2010) Diagnostikstandards neurogener Dysphagien inkl. Trachealkanülenmanagement vom Deutschen Bundesverband für Logopädie e. V. www.dbl-ev.de

Kalbe E, Reinhold N, Ender U, Kessler J (2002) Aphasie-Check-Liste (ACL). Köln: ProLog

Michels G, Motzko M, Weinert M et al. (2015) [Management of dysphagia in internal intensive-care medicine]. Med Klin Intensivmed Notfmed 110 (3): 174–181

Deutschen Gesellschaft für Neurologie (2008) Neurogene Dysphagien (Leitlinie). www.awmf.de

Prosiegel M (2008) Leitlinien für Diagnostik und Therapie in der Neurologie, 4. Aufl. Thieme, Stuttgart, S. 654 ff

Physiotherapie in der Intensivmedizin

M.T. Geier, G. Michels, M. Grote, S. Wilke, S.R. Schwarzkopf

© Springer-Verlag GmbH Deutschland 2017
G. Michels, M. Kochanek (Hrsg.), *Repetitorium Internistische Intensivmedizin*,
DOI 10.1007/978-3-662-53182-2_21

21

21.1 Allgemeines

- Physiotherapie beinhaltet den Erhalt, das Ökonomisieren und/oder die Wiederherstellung der Bewegungs- und Funktionsfähigkeit des Körpers zur Verbesserung der individuellen Aktivitäten und der Partizipation (Teilhabe).
- Physiotherapie wird in weitgehend allen medizinischen Fachbereichen und speziell in der Intensivmedizin eingesetzt (Sommers et al. 2016).
- Die Physiotherapie orientiert sich primär an den physiologischen und funktionellen Defiziten bzw. Ressourcen.
- Die intensivmedizinisch basierte Physiotherapie behandelt die individuellen Beeinträchtigungen der Funktionsfähigkeit (Funktionsveränderungen, Funktionseinschränkungen, Funktionsverlust) und nicht die Krankheitsbilder (Diagnosen).
- Erfahrungsgemäß können verschiedene Patienten mit vergleichbarer Beeinträchtigung der Funktionsfähigkeit selten mit dem gleichen Interventionskonzept, mit der gleichen Intensität und dem gleichen Zeitaufwand mit vergleichbarem Ergebnis therapiert werden (Castro et al. 2013).

21.1.1 Ziele der Physiotherapie auf Intensivstation

(❏ Tab. 21.1, ❏ Tab. 21.2)
- Hochqualitative Intensivmedizin erfordert den konsequenten frühzeitigen Einsatz der Physiotherapie, deren Ziel es ist, Sekundär- und Tertiärschäden zu vermeiden bzw. so gering wie möglich zu halten.
- Erhaltung/Optimierung der Funktionsfähigkeit in der akuten und im Übergang zur frührehabilitativen Phase mit baldmöglicher multidisziplinärer Therapiekonzeption (z. B. Logopädie, Ergotherapie) (Gosselink et al. 2012)
- Erhaltung/Optimierung von Körperfunktion/-struktur und dadurch Förderung/Optimierung der Aktivitäten und der Partizipation (Bio-psycho-soziales ICF-Modell, International Classification of Functioning, Disability and Health)

- Aufbau/Erhaltung/Optimierung von Rehabilitationspotenzial, um eine frühzeitige Rehabilitation zu ermöglichen und damit eine Verbesserung der Rehabilitationsprognose zu unterstützen
- Abhängig von der medizinischen und der psychischen Situation des Patienten sowie seiner generellen Belastbarkeit Miteinbezug und Anleitung von Angehörigen
- Reduktion der Defizite und Förderung der Ressourcen bei maximaler Sicherheit der Intensivpatienten (Sricharoenchai et al. 2014; Damluji et al. 2013)
- Verbesserung der Lebensqualität, Körperfunktion, Erhöhung beatmungsfreier Tage, Verminderung von Krankenhaus- und Intensivaufenthaltstagen (Kayambu et al. 2013)

21.1.2 Indikationen/Einsatzgebiete

- **Prophylaxe:** Pneumonie-, Thrombose-, Atrophie-, Dekubitus-, Kontrakturprophylaxe
- Physiotherapeutische **Atemtherapie:**
  - Bei Spontanatmung mit und ohne Geräteunterstützung
  - Begleitung im Weaning-Prozess
  - Bei beatmeten Patienten
- Erhalten, fördern und fordern des **Bewusstseins** bzw. der **Wahrnehmung**
- Erhalten, fördern und fordern der **kardiopulmonalen** Belastbarkeit/Ausdauer
- Erhalten, fördern und fordern **sensomotorischer Funktionen**
- Erhalten, fördern und fordern **neuropsychologischer Funktionen**
- Beratung und Einsatz von **Hilfsmitteln** für Atmung, Motorik, Kommunikation und Kontrakturprophylaxe

21.1.3 Allgemeine therapeutische Befunderhebung

- Hauptdiagnose(n) (u. a. organgestützte Gerätemedizin [z. B.Respirator, ECMO])
- Vorerkrankungen/Nebendiagnosen (z. B. COPD)

◻ **Tab. 21.1** Auswirkung und Einfluss der Physiotherapie

Worauf kann die Physiotherapie Einfluss nehmen?	Womit nimmt die Physiotherapie Einfluss?	Reizvermittlung
Wahrnehmung/Bewusstsein Atmung/Beatmung Neurogener Regelkreis (Reiz-Reaktions-Prinzip) Herz-Kreislauf-Situation, Lymphsystem Motorik/Sensomotorik Stoffwechselsystem, Verdauungstrakt	Akustische Reize Propriozeptive Reize Sensomotorische Reize Taktile Reize (direkt oder reflektorisch wirksam) Thermische Reize Vestibuläre Reize Visuelle Reize	Barorezeptoren Chemorezeptoren Dehnungsrezeptoren Druckrezeptoren Hormone Körpertemperatur Mechanorezeptoren Thermorezeptoren

◻ **Tab. 21.2** Prinzipien der Physiotherapie

Aktive Maßnahmen	Assistive Maßnahmen	Passive Maßnahmen
Der Patient kann entsprechend seiner Belastungs- und Leistungsfähigkeit an der jeweiligen Maßnahme aktiv teilnehmen. Ein individuelles Trainingsprogramm kann aufgebaut werden.	Der Patient kann nur eingeschränkt an der entsprechenden Maßnahme teilnehmen.	Der Patient kann nicht aktiv/assistiv an der entsprechenden Maßnahme teilnehmen.
Entspricht in der Regel den *funktionsoptimierenden* Maßnahmen (funktionserhaltend, funktionsfördernd, funktionsökonomisierend); Kraft, Ausdauer, Kraftausdauer, Koordination und Beweglichkeit werden aufgebaut und trainiert	Entspricht in der Regel den funktionsunterstützenden, funktionserhaltenden und beginnend *funktionsfördernden* Maßnahmen (strukturerhaltend)	Entspricht in der Regel den *strukturerhaltenden* Maßnahmen

- Vigilanz und Compliance des Patienten (z. B. unter Analgosedierung)
- Aktuell vorliegende Komplikationen
- Aktuelles Patientenverhalten → bei ärztlichen/pflegerischen Interventionen
- Allgemeine kardiopulmonale Situation (z. B. Katecholaminpflichtigkeit)
- Aktuelle Medikation (z. B. Sedativa, Steroide)
- Wie aktiv war der Patient vor dem akuten Ereignis? (Fremdanamnese)

21.2 Physiotherapeutische Modulation → Wahrnehmung/Bewusstsein

- **Befunderhebung/Einflussfaktoren**
- Analgosedierung/Sedierungstiefe (Scoresysteme: GCS = Glasgow-Coma-Score, RASS = Richmond Agitation Sedation Scale, SAS = Sedation-Agitation Scale)

- Verzögertes Aufwachen, Überhang von Medikamenten
- Wahrnehmung des eigenen Körpers in Ruhe und Aktivität
- Wahrnehmung der aktuellen Umwelt und der Situation
- Wahrnehmung der umgebenden Personen und deren Aktionen

- **Physiotherapeutische Maßnahmen**
- Optimieren des **Geräuschpegels**
- Optimieren von **Tag-und-Nacht-Rhythmus**
- Optimieren der **Tagesstruktur** (z. B. Stundenplan, nur eine Person am Patientenbett, Essenszeiten einhalten etc.)
- **Unimodale/multimodale Stimulation** (visuell, akustisch, taktil, propriozeptiv und/oder vestibulär)
- **Sensomotorische Interaktionserfahrung**, z. B. nach Affolter (geführte Interaktionstherapie)
- Assistierter oder eigenaktiver **Lagewechsel**

- **Wirkmechanismus**
  - Die Stimulation eines oder mehrerer Sinnesorgane soll die natürlichen Lebensbedingungen/-reize im Rahmen einer Behandlung auf Intensivstation beinhalten.
  - Schaffung von Bedingungen, die eine Reorganisierung der Reizleitung, Reizverarbeitung und Reizantwort optimieren und fördern
  - Die Praxis spricht dafür, dass durch (wiederholte) **bekannte** und **neue Reize** ein vertrautes und sicheres Umfeld geschaffen wird (→ Förderung von Wahrnehmung und Bewusstsein).

Multimodale Stimulation
Die multimodale Stimulation (vestibulär, propriozeptiv, taktil, visuell, akustisch, olfaktorisch/gustatorisch) führt wahrscheinlich zu einer Verbesserung der Wahrnehmung und somit zur Optimierung der Kontaktfähigkeit des Patienten. Die Studienlage dazu hat eine geringe Evidenz. Die erste Publikation stammt von Brunner (1964) mit dem Thema „Sensorische Deprivation und Hospitalismus bei schwerbehinderten Kindern auf der Intensivstation". Jüngste Studien befürworten, dass die multimodale Stimulation früh eingesetzt werden sollte. Vertraute Reize sollten dabei den unbekannten Reizen vorgezogen werden (Elliot et al. 2005).

21.3 Physiotherapeutische Modulation → Atmung/ Beatmungssituation

Unter **Langzeitbeatmung** kommt es zur Entwicklung einer Insuffizienz der Atemmuskulatur. Durch die Anwendung von physiotherapeutischen Atemtherapiemaßnahmen können die Folgen einer Langzeitbeatmung, insbesondere der Elastizitätsverlust der Strukturen und die Atrophie der Atemmuskulatur, minimiert werden.

- **Befunderhebung/Einflussfaktoren**
  - **Beatmete Patienten:** Auch bei diesen Patienten nimmt die physiotherapeutische Atemtherapie nicht nur Einfluss auf Struktur und Funktion des Erfolgsorgans (Lunge), sondern v. a. auch auf umgebende Strukturen/Faktoren
    - Lunge (Ventilation, Distribution, Perfusion, Sekretsituation)
    - Muskuloskelettaler Apparat
    - Gewebestrukturen von Thorax und Rumpf
    - Zentraler Atemantrieb und neurogene Koppelung
    - Herz-Kreislauf-System
    - Medikamente, welche das pulmonale System beeinflussen
    - Beatmungssituation: nichtinvasiv/invasiv, Art des Atemwegszugangs (Trachealtubus oder Tracheostoma), Beatmungsmodus, aktuelle Oxygenierung (basierend auf BGA-Wert)
  - **Sekretmobilisation** (Naue et al. 2014):
    - Häufig werden manuelle Techniken wie Klatschungen, Perkussionen und Vibrationen zur Sekretmobilisation beschrieben und empfohlen. Diese Maßnahmen sind jedoch sehr kritisch zu sehen. Bereits King (1983) empfiehlt eine optimale Frequenz von 12–17 (–20) Hz.
    - Manuell können im Durchschnitt Frequenzen von maximal 3–7 Hz erreicht werden, mit einem Gerät – je nach Typ – ca. 40 Hz. Die Geräte funktionieren nach einer Art Scherkraftwirkung, die somit eher muskeldetonisierend wirken – eine Tiefenzentrierung wird nicht erreicht.
    - Über Vibrationsmassage und deren Wirkung auf die motorische Muskulatur beschrieb Drexel schon sehr früh die „detonisierende Wirkung" bei sehr hohen und extrem niedrigen Frequenzen. Chevallier gab als zeitliche Dauer, um Auswirkungen auf das Sekret, dessen Viskosität und die Transportbereitschaft zu optimieren, bis zu 60 min an.
  - **Anstehende Lungentransplantation:**
    - Patienten vor einer Lungentransplantation sollten unbedingt an ein möglichst

Atemhilfsgerät	**Vigilanz**	**Ventilationssteigerung**	**Sekretmobilisation**	**Atemmuskulatur**
IPPB	Nicht nötig	+++	+++	Geringe Aktivität nötig
EzPAP®		+++	+++	
Perkussionsgeräte		Sekundärwirkung nach Sekretelimination	+++	
PEP-Geräte	Nötig	Sekundärwirkung nach Sekretelimination	+++	Mittlere Aktivität nötig Cave: Atemmuskelermüdung
SMI-Geräte (Flow- oder volumenorientiert)		+++	++	

◘ **Tab. 21.3** Nutzen und Einsatz von Atemhilfsgeräten

Abkürzungen: IPPB = „intermittent positive pressure breathing", EzPAP = „positive airway pressure system", gleichwertige Ersatztherapie zu CPAP, PEP = „positive expiratory pressure", SMI = „sustained maximal inspiration method"

Anmerkungen: Das Giebelrohr wird nur noch sehr selten eingesetzt → Gefahr der Hyperkapnie. Es ist das einzige Atemhilfsgerät, das über die Chemoregulation wirkt.

physiologisches Atemmuster herangeführt werden, da die Gefahr besteht, dass sie nach der Transplantation analog zur präoperativen Situation (Erfordernisatmung) weiterhin vorwiegend ihre Atemhilfsmuskulatur einsetzen.

- Durch frühzeitiges Training der physiologischen dreidimensionalen Atembewegung wird eine eindimensionale Atembewegung (nur Heben und Senken des Thorax) verhindert und somit das Risiko eines sog. „äußeren ARDS" (kontrakter muskuloskelettaler Thorax) herabgesetzt.

- **Atemhilfsgeräte** (◘ Tab. 21.3)
  - Je nach assistierter Beatmungsform sowie der Höhe des PEEP können schon frühzeitig Atemhilfsgeräte mit speziellen Adaptern über den künstlichen Atemweg angewandt werden.
  - Zu beachten sind die Größe des Totraums sowie die Gefahr der Atemmuskelermüdung.

- **Physiotherapeutische Maßnahmen**
- Allgemeine Maßnahmen:

- **Lagerung/Umlagerung:** Das Umlagern stellt eine wichtige Maßnahme bei beatmeten und analgosedierten Patienten dar (beim Umlagern können insbesondere bei kreislaufinstabilen Patienten erhebliche Blutdruckschwankungen und weitere Einflüsse auf das kardiopulmonale System auftreten).
- **Mobilisation** von Skapula, Schultergürtel und der oberen Extremität mit fortlaufender Bewegung (offene Kette) bzw. Thoraxmobilisation (Rippengelenke, Brustwirbelsäule)
- **Thermische/taktile Reize**
- Additive Maßnahmen bei Beatmung/Weaning:
- Assistives, beginnend aktives Einnehmen von atemerleichternden Ausgangsstellungen
- Frühestmögliche physiologische Transfers und Mobilisation im/aus dem Bett (Taito et al. 2016)
- Kontaktatmung zur Atemlenkung (Auflegen der Hände an unterschiedlichen Stellen der Thoraxapertur mit Lenkung der einströmenden Luft und somit der Atembewegung, insbesondere nach kostoabdominal)
- Entspannungstechniken

- Abbau von Ängsten (verbale Kommunikation)
- Detonisieren und entspannen der Atemhilfsmuskulatur
- Physiologische Atemmuskulatur aktivieren und optimieren
- Vertiefte, langsame Inspirationstechniken mit taktiler Hilfe
- Tonisieren bzw. langsame Exspiration je nach Höhe des PEEP
- Hustenhilfe, -techniken, -disziplin, ggf. Hustenassistenz (z.B. Pegaso)
- Atemhilfsgeräte mit entsprechenden Adaptern zum Anschluss über den künstlichen Atemwegszugang
- Alle diese Maßnahmen werden in der Regel immer mit **taktiler Unterstützung** durchgeführt.

- **Wirkmechanismus**
- Die Regulationszentren von **Atmung** und **Motorik** stehen in enger Verbindung.
- Durch die Änderung des Körperschwerpunkts können sowohl der thorakale Druck als auch der abdominale Druck positiv beeinflusst (Entlastung des Diaphragmas) und somit die Atemwegswiderstände reduziert bzw. das Sekret mobilisiert und transportiert werden.
- Gewichtsabnahme des Schultergürtels, dessen Mobilisation und die Thoraxmobilisation bewirken jeweils Erleichterung der Thoraxbeweglichkeit und optimieren somit Ventilation, Atemgasverteilung, Sekretolyse und Sekrettransport.
- Taktile Reize wirken nervös-reflektorisch, optimieren die Gewebewiderstände und fördern die Durchblutung.
- Über die Konzentration auf die Atmung und deren einzelnen Phasen soll eine Ganzkörperentspannung erreicht werden (→ Optimierung der Atemarbeit).
- Ausatemtechniken transportieren das Sekret, das beim künstlichen Atemwegszugang in der Regel abgesaugt werden muss
- Hustentechniken müssen immer in Oberkörperhochlage durchgeführt werden.
- Hustenhilfen durch Thoraxfixation unterstützen die insuffiziente Hustenmuskulatur.

- Wirkmechanismus der Atemhilfsgeräte, bzw. Atemhilfen zur bei Sekretolyse: Verstärkung/Optimierung der Bronchialkaliberschwankungen. Ein dosierter Exspirationsflow verhindert den bronchioalveolären Kollaps.

> **Bei jeder physiotherapeutischen Atemtherapie sollte die Hämodynamik nicht verschlechtert werden. Dies ist vor allem bei Patienten mit massiver kardialer Problematik und insbesondere bei Maßnahmen zur Sekretmobilisation zu berücksichtigen.**

21.4 Physiotherapeutische Modulation → Herz-Kreislauf-Situation

- **Befunderhebung/Einflussfaktoren**
- Kardiovaskuläre Medikation (Katecholamine)
- Aktuelle hämodynamische Situation
- Kreislaufunterstützende-Geräte (z. B. ECMO, Abrams et al. 2014)
- Vorerkrankungen (z. B. COPD)
- Gefäßsituation (z. B. pAVK)

- **Physiotherapeutische Maßnahmen**
- **Lagerungstechniken** zur Entlastung des Herz-Kreislauf-Systems
- **Rückstromförderung:**
  - Lagerung und Ausstreichen vor allem der Beine
  - Passives, assistives, aktives Bewegen, isometrische Spannungsübungen, Atemtherapie (tiefe, langsame Atemzüge, Bauchatmung)
- **Gefäßtraining**: Umlagerung und schnelle Lagerung
- Einsatz von **Hilfsmitteln**: Kompressionsstrümpfe, Theraband, Bettfahrrad, Stehbrett
- **Frühmobilisation**: Transfertraining, Rumpfstabilisation, Kopfkontrolle, ADL („activities of daily living") s. Gosselink et al. (2011)
- **Lymphdrainage**: manuelle Lymphdrainage mit anschließendem Kompressionsverband/-strumpf zur Erhaltung des Therapieerfolgs; bei generalisierten Ödemen soll pro Behandlung nur eine Extremität therapiert werden; zudem

ist bei katecholaminpflichtigen Patienten auf die periphere Durchblutung zu achten (Anpassung des Behandlungsdrucks); ebenso kann eine Herzinsuffizienz eine partielle Kontraindikation darstellen

▪ **Wirkmechanismus**
▬ Die Beinerhöhung um optimalerweise 20 ° führt über ein hydrostatisches Gefälle zum Herzen zur Erhöhung der Strömungsgeschwindigkeit um bis zu 100 %.
▬ Das Ausstreichen der Beine bis zur Leiste kann die Strömungsgeschwindigkeit um bis zu 130 % steigern.
▬ Die Bewegungen sollten immer peripher begonnen werden (z. B. angeleitetes Bewegen gegen ein peripheres Widerlager).

▪ **Effekte auf die Herz-Kreislauf-Situation**
Aus klinischer Erfahrung ist es unumstritten, dass passives, assistives oder aktives Bewegen das **Thromboembolierisiko** vermindert. Es gibt Untersuchungen, die einen positiven Effekt von passiven Bewegungen auf die **Ventilation** und den **pulmonalen Gasaustausch** haben. Der Wirkmechanismus auf die Hämodynamik wurde jedoch nicht genau untersucht (Chang et al. 2002). Norrenberg et al. (1995) hingegen beschrieben, dass sowohl das passive als auch das aktive Bewegen den Sauerstoffverbrauch um bis zu 15 % ansteigen lässt. Koch (1996) schilderte, dass isometrische Spannungsübungen den ICP und den CCP ansteigen lassen (Ferreira et al. 2013). Mobilisation – vor allem, wenn diese aktiv durchgeführt werden kann – verbessert den Sauerstofftransport und das Ventilations-/Perfusions-Verhältnis sowie die Flüssigkeitsverteilung (Dean u. Ross 1992).

21.5 Physiotherapeutische Modulation → Motorik/Sensomotorik

▪ **Befunderhebung/Einflussfaktoren**
▬ Medikamente, welche das motorische System beeinflussen (z. B. Sedativa, Relaxanzien)
▬ Reagiert der Patient auf akustische oder taktile Reize?

▬ Kann die Position im Bett selbstständig verändert werden (spontane Reaktion auf akustische, taktile Reize)?
▬ Gewebebeschaffenheit (optisch, taktil)
▬ Muskelbeschaffenheit (optisch, taktil, funktional)
▬ Gelenkbeschaffenheit (optisch, taktil, funktional)
▬ Kardiopulmonale Belastbarkeit
▬ Je nach Muskelaktivität können unterschiedliche Messinstrumente eingesetzt werden: z. B. Muskelfunktionstest (MUFU nach Janda), „range of motion" (ROM), Löwenstein-Communications-Scale und Frührehabilitations-Index nach Barthel (FRB) (Vanpee et al. 2014).

▪ **Physiotherapeutische Maßnahmen**
▬ Jede Immobilität führt zur Muskelatrophie sowie zu Inaktivität bis zur Inaktivitätsosteoporose und funktionaler Organbeeinflussung, die vermieden werden sollte.
▬ Funktionelles Lagern mit unterschiedlichen Ober- und Auflageflächen
▬ Passives, assistives, aktives Bewegen durch den Therapeuten mit/ohne Hilfsgerät
▬ Manuelle Mobilisation von Geweben und Gelenken
▬ Passives Vertikalisieren mit Gerät (Hashim et al. 2012)
▬ Eigenaktivitäten optimal einsetzen
▬ Anbahnen/Üben von Transfers assistiv oder aktiv
▬ Optimales Umsetzen der Eigenaktivitäten für ADL
▬ Ausdauer und Kraftverbesserung durch den Therapeuten mit/ohne Gerät (Parry et al. 2014)
▬ Anleitung zum selbstständigen Üben und Training von Ausdauer und Kraft entsprechend der erlaubten kardiopulmonalen Belastbarkeit

▪ **Wirkmechanismus**
▬ Durch funktionelles Lagern wird versucht, die Elastizität zu erhalten.
▬ Dosierter Auflagedruck zur Initiierung der Spontanmotorik
▬ Passives, assistives Bewegen zur Verhinderung/Minimierung von Kontrakturen (→ Optimierung der Elastizität)

21

- Während mit der Zunahme der Muskellänge die Länge der Muskelfilamente gleich bleibt, nimmt die Anzahl der Sarkomere zu → Immobilisation in verkürzter Stellung führt zum Sarkomerabbau
- Zur Ergänzung der therapeutischen Interventionen sind Geräte, wie z. B. Bettfahrrad/Armfahrrad, sehr hilfreich. Zur Aktivierung des Patienten ist der Einsatz von Lagerungs- und Bewegungsschienen, Stehbrett, Rehabilitationsstuhl und diversen Kleingeräten (Igelbälle, Theraband) häufig unverzichtbar.
- Wichtig sind gezielte Pausen (sog. aktive Pausen) während der Therapie und zwischen den einzelnen Therapieeinheiten, vor allem, wenn mehrere Berufsgruppen multidisziplinär den Patienten behandeln.

Sensomotorische physiotherapeutische Behandlung

Im Rahmen der sensomotorischen physiotherapeutischen Behandlung spielt die Interaktion zwischen den einzelnen therapeutischen Berufsgruppen eine bedeutende Rolle. Das Therapieprogramm kann nach den Prinzipien der **Trainingslehre** aufgebaut werden. Kardiopulmonale oder muskuloskelettale Überforderungen müssen vermieden werden. Durch tägliche Aktualisierung des Befundes sollten Überforderungen gerade bei Intensivpatienten mit langer Liegedauer (mit z. B. Critical-illness-Neuropathie/-Myopathie) frühzeitig erkannt werden.

21.6   Ergänzende Therapie

21.6.1 Taping/Funktionsverbände

- Werden eingesetzt zur Entlastung, Funktionsunterstützung, aber auch zur Stabilisierung in Bezug auf Bewegung und Atmung
- Diese Therapiemaßnahme soll ebenso wie die Manuelle Lymphdrainage nur von dafür ausgebildeten Therapeuten am Patienten eingesetzt werden

21.7   Frühmobilisation

- Zum Thema Frühmobilisation in der Intensivmedizin existiert sowohl eine eigenständige Leitlinie (Bein et al. 2015) als auch ein separates Netzwerk (http://www.frühmobilisierung.de/Fruehmobilisierung/Start.html)
- **Definition:** Unter Frühmobilisation wird der Beginn der Mobilisation innerhalb von 72 h nach Aufnahme auf die Intensivstation verstanden.
- Möglichkeiten der Frühmobilisation s. ◘ Tab. 21.4
- **Ziele der Frühmobilisation** („move to improve")
  - Förderung der Bewegungsfähigkeit
  - Vermeidung/Verhinderung von Immobilisation (mangelnde Kondition, „deconditioning")
  - Verbesserung/Erhalt der Skelettmuskel- und Atemmuskelfunktionen,
  - Verbesserung der hämodynamischen Anpassung
  - Perfusionsverbesserung
  - Verbesserung des Muskelstoffwechsels
  - Steigerung der kognitiven Kompetenz (Neurokognition)/psychischen Wohlbefindens
  - Reduktion von Inzidenz und Dauer des Delirs
  - Reduktion der lagerungsbedingten Hautulzerationen
  - Verbesserung der Lebensqualität
- **Indikation:** alle Intensivpatienten
- **Kontraindikationen** (relativ):
  - Erhöhter intrakranieller Druck
  - Aktive Blutung
  - Akuter Myokardinfarkt (im Initialstadium)
  - Agitiertes Delir
- **Voraussetzungen:**
  - Adäquate Score-gesteuerte (z. B. RASS) Symptomkontrolle von Schmerz, Angst, Agitation und Delir
  - Ausreichende kardiovaskuläre Reserve: MAP >65 oder <110 mm Hg (oder systolischer Blutdruck <200 mm Hg), Herzfrequenz >40 oder <130/min, keine höherdosierte Katecholamintherapie

◘ Tab. 21.4 Möglichkeiten der Frühmobilisation

Passive Mobilisation	Assistierte-passive/aktive Mobilisation	Aktive Mobilisation
Passive Bewegungen aller Extremitäten in alle physiologischen Richtungen Passives Cycling (Bettfahrrad) Passive vertikale Mobilisation (Kipptisch, Stehbrett) Passiver Transfer in Reha-Stuhl	Assistierte passive/aktive Bewegungsübungen in Rückenlage mit manueller Unterstützung Assistierte passive/aktive Mobilisation im Bett (aufrechtes Hinsetzen, Drehen) Balancetraining Assistiertes Cycling	Sitzen an der Bettkante, Rumpfkontrolle Aktive Mobilisation in den Stand Stehversuch, Gehübungen im Stehen Gehen mit und ohne Gehhilfe Aktives Cycling Isotonische Bewegungsübungen mit Hilfsmittel

— Ausreichende respiratorische Reserve: O_2-Sättigung ≥88 %

❯ **Wenn sich unter laufender Mobilisierung eine kardiopulmonale Instabilität entwickelt, soll die Übungseinheit bis zur Stabilisierung unterbrochen oder in adaptiertem Maße durchgeführt werden. Eine Katecholamintherapie (nicht höherdosiert) stellt keine Kontraindikation zur Frühmobilisation dar.**

— **Vorbereitungen:** Information des Patienten, Bereitstellung von ausreichendem Personal und Sicherung/Verlängerung von Strukturen des künstlichen Atemwegs, Infusionsleitungen oder Drainagen
— **Überwachung** während Mobilisation: Herzfrequenz, Blutdruck und Sauerstoffsättigung
— Besonderheit bei **Beatmungspatienten:** kontinuierliche Darstellung der Beatmungsparameter (Tidalvolumen, inspiratorischer Druck, Atemfrequenz, Atemminutenvolumen; bei invasiv beatmeten Patienten Kapnometrie)
— **Beginn** der Frühmobilisation: Spätestens 72 h nach Aufnahme auf die Intensivstation
— **Dauer** der Frühmobilisation: 2 × tgl. mit einer Dauer von mindestens je 20 min
— **Aufbau:** Es soll ein stufenweises Vorgehen – beginnend mit passiver Mobilisation – angestrebt werden (SOP).
— **Komplikationen** im Rahmen der Frühmobilisation: orthostatische Dysregulation, Patientensturz, Diskonnektion von Kathetern/Atemwegsschläuchen, Arrhythmien, respiratorische Erschöpfung/Dyspnoe, Agitiertheit/Stress
— **Abbruchkriterien** stets beachten:

— O_2-Sättigung <88 %
— Herzfrequenzanstieg >20 % oder Herzfrequenz <40 oder >130/min
— Neu auftretende Herzrhythmusstörungen
— Mittlerer Blutdruck <65 oder >110 mm Hg oder systolischer Blutdruck >180 mm Hg
— **Durchführung:**
— Allgemein: Physiotherapeut(in) plus Intensivpflegekraft
— Frühmobilisierung von beatmeten Patienten: 1–2 Physiotherapeuten und 1–2 Pflegekräfte
— Beurteilung des Patienten zur Bereitschaft der Maßnahme sowie Planung und Koordination geschieht überwiegend durch die betreuende Pflegekraft
— Integration des Konzepts Frühmobilisierung in ein interprofessionelles Team
— Leider ist der notwendige Personalschlüssel zur Physiotherapie in den meisten Kliniken nicht abgebildet, sodass eine optimale Physiotherapie in der Intensivmedizin häufig aus personellen Gründen scheitert.

Literatur

Abrams D, Javidfar J, Farrand E et al. (2014) Early mobilization of patients receiving extracorporeal membrane oxygenation: a retrospective cohort study. Crit Care 18 (1): R38
Bein T, Bischoff M, Brückner U et al. (2015) S2e-Leitlinie zur Lagerungstherapie und Frühmobilisation zur Prophylaxe oder Therapie von pulmonalen Funktionsstörungen. http://www.awmf.org/leitlinien/detail/ll/001-015.html
Castro AA, Calil SR, Freitas SA et al. (2013) Chest physiotherapy effectiveness to reduce hospitalization and mechanical ventilation length of stay, pulmonary infection rate and mortality in ICU patients. Respir Med 107 (1): 68–74

Chang A et al. (2002) Ventilatory effects of neurophysiological facilitation and passive movement in patients with neurological injury. Aust J Physiother 48 (4): 305–310

Chang et al. (2004) Standing with the assistance of a tilt table improves minute ventilation in chronic critical ill patients. Arch Phys Med Rehabil 85 (12): 1972–1976

Damluji A, Zanni JM, Mantheiy E et al. (2013) Safety and feasibility of femoral catheters during physical rehabilitation in the intensive care unit. J Crit Care, 28 (4) 535: e539–515

Dean E, Ross J (1992) Discordance between cardiopulmonary physiology and physical therapy: towards a rational basis for practice. Chest 101: 1694–1698

Deutsche Atemwegsliga, Deutsche Gesellschaft für Pneumologie und Beatmungsmedizin (2007) Leitlinie zur Diagnostik und Therapie von Patienten mit chronisch obstruktiver Bronchitis und Lungenemphysem, Sonderdruck. Thieme, Stuttgart

Deutsche Gesellschaft für Anästhesiologie und Intensivmedizin (DGAI) (2008) Lagerungstherapie zur Prophylaxe oder Therapie von pulmonalen Funktionsstörungen – S2e Leitlinie. Anästh Intensivmed 49: 1–24

Deutsche Gesellschaft für Pneumologie und Beatmungsmedizin (2008) S3 Leitlinie. Pneumologie 2008: 62: 449–479 [DOI 10,1055/s-2008–1038196]

Drexel H, Hildebrandt G, Schlegel KF, Weimann G (1988) Physikalische Medizin. Hippokrates, Stuttgart

Ehrenberg H (2001) Atemtherapie in der Physiotherapie/Krankengymnastik, 2. Aufl. Pflaum, München

Elliot L et al. (2005) Effect of posture on levels of arousal and awareness in vegetative and minimally conscious state patients: a preliminary investigation. J Neurol Neurosurg Psych 76: 298–299

Ferreira LL, Valenti VE, Vanderlei LC (2013) Chest physiotherapy on intracranial pressure of critically ill patients admitted to the intensive care unit: a systematic review. Rev Bras Ter Intensiva 25 (4): 327–333

Freiling M (2004) Ist-Zustand der Physiotherapie auf deutschen Intensivstationen. Intensivmed 41: 54–63

Friedrich O, Hund E (2006) Critical illness myopathie bei IST-Patienten. Anaesthesist 55: 1271–1280

Gärtner U, Roth G (2000) Physiotherapie in der Intensivmedizin. Pflaum, München

Göhring H (2001) Atemtherapie – Therapie mit dem Atem. Thieme, Stuttgart

Gosselink R, Schrever K, Cops P, Witvrouwen H, de Ley P, Troosters T, Lerut A, Deneffe G (2000) Incentive spirometry does not enhance recovery after thoracic surgery. Critical Care Medicine Mar 28 (3): 679–683

Gosselink R, Clerckx B, Robbeets C, Vanhullebusch T, Vanpee G, Segers J (2011) Physiotherapy in the Intensive Care Unit. Neth J Crit Care 15 (2): 66–75

Gosselink R, Needham D, Hermans G (2012) ICU-based rehabilitation and its appropriate metrics. Curr Opin Crit Care 18 (5): 533–539

Gutenbrunner C, Weimann G (2003) Krankengymnastische Methoden und Konzepte. Springer, Berlin Heidelberg New York

Hashim AM, Joseph LH, Embong J et al. (2012) Tilt table practice improved ventilation in a patient with prolonged artificial ventilation support in intensive care unit. Iran J Med Sci 37 (1): 54–57

Hodgson C, Needham D, Haines K et al. (2014) Feasibility and inter-rater reliability of the ICU Mobility Scale. Heart Lung 43 (1): 19–24

Kayambu G, Boots R, Paratz J (2013) Physical therapy for the critically ill in the ICU: a systematic review and meta-analysis. Crit Care Med, 41 (6): 1543–1554

King M, Phillips DM, Gross D et al (1983) Enhanced tracheal mucus clearance with high frequency chest wall compression. Am Rev Respir Dis 128: 511–515

Koch SM et al (1996) Effect of passive range of motion on intracranial pressure in neurosurgical patients. J Crit Care 11: 176–179

Kress JP (2009) Clinical trials of early mobilization of critically ill patients. Crit Care Med 37: 442–447

Lippert-Grüner M (2002) Frühstimulation. Ein multimodaler Therapieansatz in der Behandlung mit Komapatienten. Pflaum, München

Lombardi F, Taricco M, De Tanti A, Telaro E, Liberati A (2002) Sensory stimulation for brain injured individuals in coma or vegetative state: results of ac Cochrane systematic review. Clin Rehabil 16: 464–72

Naue Wda S, Forgiarini Junior LA, Dias AS, Vieira SR (2014) Chest compression with a higher level of pressure support ventilation: effects on secretion removal, hemodynamics, and respiratory mechanics in patients on mechanical ventilation. J Bras Pneumol, 40 (1): 55–60

Needham DM (2008) Mobilizing patients in the intensive care unit: improving neuromuscular weakness and physical funktion. JAMA 300: 1685–1690

Norrenberg M et al (1995) Oxygen consumption can increase during passive leg mobilization. Intensiv Care Med 21: 177

Norrenberg M, Vincent JL (2000) A profile of European intensive care units physiotherapists. Intensive Care Med 26 (7): 841–844

Oczenski W, Andel H, Werba A (2006) Atem – Atemhilfen, 7. Aufl. Thieme, Stuttgart

Parry SM, Berney S, Warrillow S et al (2014) Functional electrical stimulation with cycling in the critically ill: a pilot case-matched control study. J Crit Care 29 (4): 695 e691–697

Pfausler B (2003) Neuromuskuläre Symptome bei ITS-Patienten. Intensiv-News, Ausgabe 6.

Pfeifer K, Sudeck G, Brüggemann S, Huber G (2010) Bewegungstherapie in der medizinischen Rehabilitation – Wirkungen, Qualität, Perspektiven. Rehabilitation 4: 224–236

Schenker A (2000) Analytische Atemtherapie Untersuchung, Analyse und Behandlung in der Atemtherapie. Edition Phi

Schweickert WD, Pohlman MC, Pohlman AS et al (2009) Early physical and occupational therapy in mechanically ventilated, critically ill patients: a randomised controlled trial. Lancet 373: 1874–1882

Sommers J, Engelbert RH, Dettling-Ihnenfeldt D, Gosselink R, Spronk PE, Nollet F, van der Schaaf M (2015)

Physiotherapy in the intensive care unit: an evidence-based, expert driven, practical statement and rehabilitation recommendations. Clinical rehabilitation 29 (11):1051-1063 [doi:10.1177/0269215514567156]

Sricharoenchai T, Parker, AM, Zanni JM et al (2014) Safety of physical therapy interventions in critically ill patients: a single-center prospective evaluation of 1110 intensive care unit admissions. J Crit Care 29 (3): 395–400

Taito S, Shime N, Ota K, Yasuda H (2016) Early mobilization of mechanically ventilated patients in the intensive care unit. Journal of intensive care 4:50 [doi:10.1186/s40560-016-0179-7] Vanpee G, Hermans G, Segers J, Gosselink R (2014) Assessment of llmb muscle strength in critically ill patients: a systematic review. Crit Care Meds 42 (3): 701–711

Intensivtransport

G. Michels, R. Blomeyer

© Springer-Verlag GmbH Deutschland 2017
G. Michels, M. Kochanek (Hrsg.), *Repetitorium Internistische Intensivmedizin*,
DOI 10.1007/978-3-662-53182-2_22

22.1 Intensivtransport

> Unter einem Intensivtransport versteht man einen inner- bzw. außerklinischen Transport von Intensivpatienten zur weiteren Diagnostik oder Therapie (Whiteley et al. 2011; Droogh et al. 2015).

— Während der innerklinische (intrahospitale) Intensivtransport in der Regel durch die Klinik sichergestellt wird, unterliegt der außerklinische (interhospitale) Transport den Bestimmungen des jeweiligen Rettungsdienstgesetzes. Für die Durchführung ist hier der Träger des Rettungsdienstes verantwortlich.

— Die Planung und Vorbereitung eines Intensivtransportes erfordert unabhängig von der Dauer des Transportes sachkundiges und gewissenhaftes Vorgehen sowie Absprachen mit allen Beteiligten.

— Die Veränderung der Krankenhauslandschaft führt zu einer Spezialisierung einzelner Krankenhäuser und somit zu einer Konzentration bestimmter Fähigkeiten (z. B. ECMO-Therapie). Auch intensivpflichtige Patienten müssen diesen Spezialabteilungen zuverlegt werden. Dadurch bedingt steigt die Nachfrage nach Interhospitaltransporten in qualitativer und quantitativer Hinsicht.

— Grundsätzlich ist jeder Intensivtransport mit einem **Risiko** verbunden. Das Risiko für den Patienten entsteht unabhängig von der Entfernung, die zurückzulegen ist. Die Summe aller Einflüsse, die auf den Patienten wirken (Transportstress und Komplikationen), wird als **Transporttrauma** bezeichnet. Die Vorteile einer optimalen Versorgung in der Zielklinik bzw. der Informationsgewinn durch z. B. CT- oder MRT-Diagnostik sind stets gegen die Transportrisiken abzuwägen (Risiken-Nutzen-Abwägung).

— Besondere Bedeutung kommt der gelingenden Informationsweitergabe zwischen den beteiligten Krankenhäusern und dem Rettungsdienst zu. Strukturiertes Vorgehen oder der Einsatz von Checklisten sind dabei sehr vorteilhaft.

Risiken/Transportstress
— Inadäquate Analgosedierung infolge gesteigerter Reize (z. B. Schmerz*, Lärm, Kälte)
— Abdominelle und thorakale Drucksteigerungen durch notwendige Sicherheitsgurte
— Hypothermie
— Mobilisation erheblicher Mengen von Bronchialsekret durch Erschütterungen während des Transportes mit der Gefahr der Atemwegsverlegung
— Progress der Grunderkrankung durch Transportstress

Anmerkung: *, Bei Inter- und Intrahospitaltransporten sollten Analgetika und Sedativa mitgeführt und bedarfsadaptiert eingesetzt werden (Baron et al. 2015).

Komplikationen/Zwischenfälle
— Transportbedingte Komplikationen: vermeidbarer PEEP-Verlust bei Diskonnektion des Beatmungssystems, diskontinuierliche Katecholamintherapie, akzidentelle Extubation, Blockade oder Dislozieren von medizinischen Leitungen
— Technische Zwischenfälle: Strom-/Batterieausfall, fehlendes oder fehlerhaftes Equipment

22.2 Interhospitaltransport

22.2.1 Allgemeines

— Die DIN 13050 definiert Begriffe im Rettungswesen. Danach ist der Intensivtransport die Beförderung von intensivüberwachungs- und behandlungspflichtigen Patienten zur weiteren Diagnostik oder Therapie.

— Als Einsatzmittel für den Intensivtransport stehen Intensivtransporthubschrauber (ITH)

nach der DIN EN 13718 und Intensivtrans-
portwagen (ITW) nach der DIN 75076 zur
Verfügung.

- Intensivpatienten können unter bestimmten
Umständen mit Rettungsmitteln unterhalb
dieser Norm verlegt werden. In Frage kommen
dafür Rettungswagen (RTW) nach DIN EN
1789 und Notarzteinsatzfahrzeuge (NEF) nach
DIN 75079. Die Verfügbarkeit dieser Rettungs-
mittel ist deutlich höher als die Verfügbarkeit
von Intensivtransportmitteln.
- Rechtsgrundlage (Rettungsgesetz NRW, § 3
[Fn 6], Stand vom 8.5.2016): „ ... Zur wirtschaft-
lichen Durchführung dieser Transporte sollen
Trägergemeinschaften unter Berücksichtigung
bereits genehmigter oder in den Rettungsdienst
eingebundener Spezialfahrzeuge gebildet
werden. Bei der Bedarfsplanung sind die
Standorte der Luftfahrzeuge – insbesondere
der genehmigten Intensivtransporthubschrauber – entsprechend zu berücksichtigen.
Dabei übernimmt in der Regel der Träger, in
dessen Gebiet das Spezialfahrzeug stationiert ist,
die Trägerschaft für alle an der Trägergemein-
schaft Beteiligten. Bei Einsatz von Spezial-
fahrzeugen darf anlassbezogen ein Transport
von Patientinnen und Patienten auch über die
kommunalen Gebietsgrenzen hinaus erfolgen.
Die Leitstellen haben sich dabei abzustimmen.“

> **Bei der Planung von Verlegungen zu äußerst
dringenden Interventionen, z. B. Notfallherzkatheteruntersuchung bei Herzinfarkt oder
Thrombektomie bei einem Schlaganfall, muss
das am schnellsten verfügbare Einsatzmittel
disponiert werden. Diese Akutsituationen
müssen bei der ersten Kontaktaufnahme mit
der Leitstelle des Rettungsdienstes deutlich
formuliert werden.**

22.2.2 Organisation des Interhospitaltransports

- Der Träger des Rettungsdienstes ist für die
Durchführung der Interhospitaltransporte
verantwortlich. Die Anforderung erfolgt über
die Leitstelle des Rettungsdienstes. In einigen
Bundesländern werden Interhospitaltransporte
von überregionalen Leitstellen koordiniert.
- Intensivtransporthubschrauber und Inten-
sivtransportwagen werden oft im Sinne
von Trägergemeinschaften von mehreren
Gebietskörperschaften gemeinsam
vorgehalten.
- Grundsätzlich übernimmt das Team des
Einsatzmittels die Verantwortung für den
Interhospitaltransport.
- Ausnahmen davon können Transporte im
Inkubator oder Transporte mit extrakorporalen
Verfahren, z. B. ECMO sein, sodass Spezialisten
einer Klinik den Transport begleiten. In diesen
Fällen muss sichergestellt sein, dass:
  - die eingesetzten Geräte für den mobilen
    Einsatz geeignet und zugelassen sind,
  - die Befestigung der Geräte den gültigen
    Normen entspricht,
  - das begleitende Team in die Geräte des
    Rettungsdienstes eingewiesen und im
    Einsatz dieser Geräte erfahren ist.

22.2.3 Indikationen zum Intensivtransport

- Verlegung von der Grund- oder Regelversorgung zu einem Krankenhaus höherer
Versorgungsstufe
- Transport von einer Intensivstation einer
Institution zu einer Intensivstation (z. B.
intensivmedizinische Problemfälle) einer
anderen Institution oder in ein Zentrum für
Frührehabilitation
- Transport nach Beendigung einer diagnostischen oder intensivtherapeutischen Maßnahme
zurück in ein heimatnahes Krankenhaus oder
zur Rehabilitation

> **Der alleinige Verlegungsgrund „mangelnde
Intensivbettenkapazität" eines instabilen
Patienten von einem Krankenhaus der
Maximalversorgung in ein Krankenhaus
mit Regelversorgung sollte stets kritisch
hinterfragt werden.**

22.2.4 Anforderungen an das Transportteam

- Die Qualifikation des Teams wird durch die Rettungsgesetze, ministerielle Erlasse und Empfehlungen von Fachgesellschaften beschrieben. Die Deutsche Interdisziplinäre Vereinigung für Intensiv- und Notfallmedizin (DIVI) hat Empfehlungen unter folgender Adresse hinterlegt: http://www.divi.de/empfehlungen/intensivtransport.html
- Das den Transport begleitende Team muss sich in fremder Umgebung innerhalb kurzer Zeit in eine komplexe, unbekannte Situation hineinfinden, um die Patientensicherheit zu gewährleisten.
- Dabei kommt den nichttechnischen Fertigkeiten besondere Bedeutung zu: Kommunikation, Umgang mit Stress, situative Aufmerksamkeit, Teamfähigkeit und Führungsverhalten sowie Risikobewertung und Entscheidungsfindung.

22.2.5 Strukturierung des Interhospitaltransports von Intensivpatienten

(◻ Tab. 22.1)

> ❯ **„Proper pretransport planning prevents poor performance."**

- Bei Differenzen bezüglich der Transportfähigkeit gilt: Im Mittelpunkt steht immer der Patient! *Es geht nicht darum, wer Recht hat, sondern was im Sinne des Patienten richtig ist.*
- Selbstverständlich wird die Transportdurchführung mit einem Risiko verbunden sein. Falls ein erhöhtes Transportrisiko besteht, sollte der Transport nur dann durchgeführt werden, wenn in der Zielklinik Therapieoptionen zur Verfügung stehen, welche zu einer Stabilisierung des Patienten führen. Dabei ist das qualifizierteste Transportsystem einzusetzen. Falls der Patient nicht entscheidungsfähig ist, sollten bevollmächtigte Angehörige oder gesetzliche Betreuer im Sinne einer Aufklärung und Einwilligung in diese Entscheidung einbezogen werden.

> ❯ **Der Dokumentation kann im Falle eines unerwarteten Verlaufs besondere Bedeutung zukommen, weil innerhalb kurzer Zeit mindestens drei beteiligte Institutionen den Patienten behandelt haben.**

22.3 Intrahospitaltransport

22.3.1 Allgemeines

- Transporte kritisch kranker Patienten stellen eine erhebliche zusätzliche Gefährdung dar.
- Nutzen-Risiko-Abwägung: Rechtfertigt die geplante Diagnostik oder Therapie das Risiko?
- Aufrechterhaltung der Intensivbehandlung auch während des Transports.
- Begleitung durch einen intensivmedizinisch erfahrenen Arzt und eine erfahrene Intensivpflegekraft.
- Das Team und die apparative und medikamentöse Ausstattung müssen geeignet sein, alle möglichen Komplikationen während des Transports zu behandeln.

22.3.2 Indikationen

- Diagnostische Gründe: meist CT-Thorax-/-Abdomen (häufig Verlaufskontrollen)
- Therapeutische Gründe: z. B. im Rahmen der interventionellen Radiologie, z. B. Embolisation von Viszeralgefäßen bei unterer Gastrointestinalblutung, Neuro-MRT-Diagnostik oder CT-gesteuerte Punktionen oder Notfallherzkatheteruntersuchung
- Organisatorische Gründe: z. B. Verlegung auf eine andere hausinterne Intensivstation

◘ Tab. 22.1 Strukturierung des Interhospitaltransports von Intensivpatienten

Planungsphase	Anforderung (z. B. via Fax) an die Leitstelle mit allen transportrelevanten Informationen 1. Quell- und Zielklinik mit direkten Ansprechpartnern (Telefonnummer) 2. Dringlichkeit 3. Indikation, medizinischer Zustand und Krankheitsverlauf 4. Aktuelle Therapie: insbesondere Katecholamine, Analgosedierung, Beatmungsmanagement 5. Zugänge, Drainagen, Sonden 6. Körpergröße und -gewicht 7. Infektionsstatus (Isolation?) *Arzt-Arzt-Gespräch: Im Arzt-Arzt-Gespräch können Wünsche an die abgebende Klinik formuliert werden, um die Übernahme des Patienten sicherer bzw. schneller zu ermöglichen.* Rücksprache mit der Leitstelle und Festlegung des geeigneten Transportmittels Gemeinsame Besprechung innerhalb des Transportteams
Vorbereitungsphase des Transportteams	Planung der Transportstrecke und -dauer Berechnung der erforderlichen Ressourcen, z. B. Sauerstoff, Medikamente, Beatmungssituation (Fortsetzung der ggf. ARDS-Beatmung während des Transports) Absprache etwaiger Risiken und Planung alternativen Vorgehens
Vorbereitungsphase der abgebenden Klinik	Aktuelle Blutgasanalyse Aktuelle radiologische Bildgebung (z. B. Röntgen-Thorax) Stabilisierung des Patienten Anlage/Sicherung erforderlicher Zugänge Reduktion der Keimzahl in der Patientenumgebung Drainagen keinesfalls vor dem Transport ziehen Eindeutige Kennzeichnung aller Perfusoren (Wirkstoff und Konzentration) Eindeutige Kennzeichnung der Drei-Wege-Hähne, um Bolusgaben von Katecholaminen zu verhindern Vorbereitung von Notfallmedikamenten für das Transportteam Vorbereitung von Verlegungsbrief, Röntgen-/CT-Aufnahmen (CD), Labor- und Pflegebericht etc.
Übernahmephase	Eine gewissenhafte Übernahme findet am Intensivbett statt. An dem Übergabegespräch nehmen Ärzte, Pflegende und Assistenzpersonal teil. Dabei sind insbesondere abgelaufene Komplikationen zu erfragen, z. B. Krampfanfälle, Rhythmusstörungen, Lagerungsschäden etc. Wichtige Befunde sind vor dem Umlagern zu überprüfen. Lückenloses Monitoring Nach jeder Umlagerung oder Lagerungsmaßnahme zwingend Auskultation! Je früher die Beatmung übernommen wird, desto aussagekräftiger ist die BGA, die vor Verlassen der abgebenden Station gemacht wird. Sorgfältige Lagerung, ggf. Unterpolstern sensibler Areale, um Lagerungsschäden zu vermeiden (gerade unter Katecholamintherapie können schon nach kurzer Zeit Druckstellen entstehen) Vor Transportbeginn „time-out" und überprüfen, ob alles planmäßig durchgeführt wurde Anruf in der Zielklinik und Mitteilung des Patientenzustandes und der Ankunftszeit Monitoring und therapeutische Maßnahmen (Beatmung und Katecholamine) dürfen nie zeitgleich gewechselt werden.
Transportphase	Sicherung aller Geräte und Systeme Lückenlose Fortführung der Überwachung, der Therapie und der Dokumentation! Anmerkung: Der Einsatz von Sonderrechten führt nur in Ausnahmefällen zu einem Nutzen für den Patienten.
Übergabephase	Hier gelten die gleichen Regeln wie bei der Übernahme, d. h. die Übergabe hat auch hier am Intensivbett stattzufinden

22

□ Tab. 22.2 Strukturierung des Intrahospitaltransportes

Planungsphase	Klärung des besten Zeitpunktes für den Transport
	Hinterfragen/Evaluation einer alternativen bettseitigen Diagnose- oder Therapieoption
Vorbereitungsphase – organisatorische Maßnahmen	Räumliche und zeitliche Terminierung
	Information und Absprache mit dem Pflegepersonal
	Kalkulation des zeitlichen Vorlaufs (Vorlaufzeit)
	Bereitstellung einer Transporteinheit (Monitor, Beatmungsgerät, Notfallkoffer)
	Überprüfung auf Funktionalität der Gerätschaften
	Sicherstellung eines anderen Intensivarztes während des Transports (ggf. Telefonrufumleitung)
Vorbereitungsphase – medizinische Maßnahmen	Entscheidung über die Fortführung medikamentöser Therapien (z. B. vasoaktive Medikation)
	Sicherung des Endotrachealtubus bzw. der Trachealkanüle
	Sicherung aller Zugänge, Katheter und Drainagen
	Aussetzen von Organersatzverfahren einplanen (z. B. Dialyse)
	Anpassung oder Pausieren der Ernährungstherapie
	Rechtzeitige Applikation des Kontrastmittels über die Magensonde
	Vorbereitung einer ausreichenden Analgosedierung
Transportphase	Überprüfung und Sicherung des Intensivtransportsystems (Geräte, Medikamentenreservoir, i.v.-Zugänge, Drainagen, Beatmung/O_2-Versorgung etc.)
	Nach jeder Umlagerung oder Lagerungsmaßnahme zwingend Auskultation!
	Lückenloses Monitoring/Überwachung der Vitalfunktionen während des Transports: Patientenbeobachtung und apparatives Monitoring (Pulsoxymetrie, EKG, Blutdruck etc.) sowie chemisches Monitoring (z. B. BGA vor/nach dem Transport)

22.3.3 Strukturierung des Intrahospitaltransportes

(□ Tab. 22.2)

22.4 Pitfalls

— **Unzureichende Beatmungssituation:** Bei Patienten mit ARDS z. B. kommt es häufig beim Wechsel vom Intensivrespirator zum Transportrespirator zu Oxygenierungsproblemen, sodass für solche Fälle – wenn innerklinisch möglich – ein Intensivrespirator genutzt werden sollte.
— **Kardiale Dekompensation** bei Wechsel von Intensivrespirator auf Transportrespirator bei hohen PEEP-Werten.

— Zur Vermeidung einer **nosokomialen Pneumonie** sollte auch während des Transports die Oberkörperhochlagerung beibehalten werden.
— Unzureichende **Analgosedierung** und fehlende Relaxation steigern den intrathorakalen Druck: eine Erhöhung des intrathorakalen Drucks bedingt rechtsventrikuläre Nachlasterhöhung und Vorlastsenkung; Arrhythmieneigung
— Akzidentielle **Extubation**, z. B. beim Umlagern des Patienten. Unzureichende Analgosedierung kann zu Tachykardien/Arrhythmien führen.
— **Diskonnektion** bei hohen PEEP-Werten kann Atelektasen bedingen und führt zur Shuntentstehung.

Empfehlungen zum Intensivtransport
- Der Intra-/Interhospitaltransport sollte von einem speziellen Transportteam vorgenommen werden.
- Die Intensivtherapie sollte nicht durch den Intensivtransport unterbrochen werden.
- Die Transportteams sollten kontinuierlich trainiert werden (z. B. Intensivtransportkurse).
- Spezielle Trainingsprogramme sollten etabliert werden.
- Das Transportteam sollte aus einem Arzt, vorzugsweise Intensivmediziner, und einer Intensivpflegekraft bestehen.
- Der begleitende Arzt trifft die endgültige Entscheidung, ob der Patient transportabel und die Fortführung der Intensivbehandlung während des Transports gegeben ist.
- Erfahrung und Ausbildung (Qualität) sind wichtiger als Geschwindigkeit.
- Transferorganisationen sollten ein Qualitätsmanagement besitzen.
- Ein standardisiertes Fehlermanagement sollte etabliert werden.
- Die medizinische Ausrüstung sollte möglichst nahe dem Standard der Intensivstation entsprechen.

(Droogh et al. 2015)

Löw M, Jaschinski U (2009) Intrahospital transport of critically ill patients. Anaesthesist 58 (1): 95–105

Poloczek S, Madler C (2000) Transport des Intensivpatienten. Anästhesist 49: 480–491

Warren J, Fromm RE Jr, Orr RA et al. (2004) American College of Critical Care Medicine. Guidelines for the inter- and intra-hospital transport of critically ill patients. Crit Care Med 32 (1): 256–62

Whiteley S, Macartney I, Mark J et al. (2011). Guidelines for the transport of the critically ill adult (2011). http://www.ics.ac.uk/ics-homepage/guidelines-and-standards/

Literatur

Baron R, Binder A, Biniek R (2015) Evidence and consensus based guideline for the management of delirium, analgesia, and sedation in intensive care medicine. Revision 2015 (DAS-Guideline 2015) - short version. Ger Med Sci 13: Doc19

Blakeman TC, Branson RD (2013) Inter- and intra-hospital transport of the critically ill. Respir Care 58 (6): 1008–1023

Droogh JM, Smit M, Absalom AR (2015) Transferring the critically ill patient: are we there yet? Crit Care 20 19: 62.

Ellinger K, Genzwürker H, Hinkelbein J, Lessing P et al. (2009) Intensivtransport. Deutscher Ärzte-Verlag, Köln

Fanara B, Manzon C, Barbot O et al. G (2010) Recommendations for the intra-hospital transport of critically ill patients. Crit Care 14 (3): R87

Rehabilitation und Intensivmedizin

G. Michels, J. Szodrak

© Springer-Verlag GmbH Deutschland 2017
G. Michels, M. Kochanek (Hrsg.), *Repetitorium Internistische Intensivmedizin*,
DOI 10.1007/978-3-662-53182-2_23

23.1 Medizinische Rehabilitation

23.1.1 Allgemeines

- Medizinische Rehabilitation als ein Teilbereich der Rehabilitation.
- Ziele der medizinischen Rehabilitation:
  - Erhaltung, Besserung, Wiederherstellung des Gesundheitszustandes bzw. der Erwerbsfähigkeit und damit Erreichen eines größtmöglichen Ausmaßes an physischer und psychosozialer Unabhängigkeit nach einer erworbenen Läsion
  - Sonderregelungen bestehen für Kinder- und Jugendliche sowie für Patienten mit onkologischen Erkrankungen.
- Dauer: ca. 3 Wochen (eine Verlängerung ist möglich)
- Durchführung der medizinischen Rehabilitation:
  - Ambulant (§ 15 Abs. 1 SGB VI i.V.m. § 26 Abs. 2 SGB IX)
  - Stationär (§ 15 Abs. 2 SGB VI)
- Kostenträger: Rentenversicherung, gesetzliche/private Krankenversicherung, Beihilfe sowie Berufsgenossenschaft, Agenturen für Arbeit, Unfallversicherung, Jugendämter, Sozialämter, Träger der Kriegsopferversorgung und Kriegsopferfürsorge
- Rehabilitationsteam: Ärzte, Psychologen, Gesundheitspfleger, Physio-/Ergotherapeuten, Logopäden, Sozialarbeiter/-pädagogen etc.
- Teilbereiche der medizinischen Rehabilitation: z. B. Anschlussheilbehandlung (AHB), Anschlussgesundheitsmaßnahme (AGM), geriatrische Rehabilitation, neurologische Frührehabilitation oder stufenweise Wiedereingliederung („HamburgerSacha@gmx.com] Modell"), onkologische Nachsorgeleistungen

23.1.2 Voraussetzungen des Rentenversicherungsträgers zur Inanspruchnahme einer medizinischen Rehabilitation

Allgemeine Kriterien

- **Rehabilitationsbedürftigkeit:** Die Erwerbsfähigkeit ist durch eine Krankheit oder deren Krankheitsfolgen erheblich gefährdet oder beeinträchtigt, sodass ein vorzeitiges Ausscheiden aus dem Erwerbsleben droht.
- **Positive Rehabilitationsprognose:** Das Ziel der Rückkehr des Patienten in das Erwerbsleben bzw. den Beruf kann durch die medizinische Rehabilitation mit überwiegender Wahrscheinlichkeit erreicht werden.
- **Rehabilitationsfähigkeit:** Der Patient ist in der Lage, aktiv an der Rehabilitation teilzunehmen.

Versicherungsrechtliche Aspekte

- Mindestversicherungszeit (5 Jahre bzw. 60 Monate) *oder*
- Mindestens 6 Kalendermonate mit Pflichtbeiträgen in den letzten 2 Jahren zur gesetzlichen Rentenversicherung *oder*
- Bezug einer Rente wegen verminderter Erwerbsfähigkeit *oder*
- Wartezeit von 5 Jahren bei verminderter oder in absehbarer Zeit gefährdeter Erwerbsfähigkeit *oder*
- Anspruch auf große Witwen- bzw. Witwerrente wegen verminderter Erwerbsfähigkeit

Persönliche und medizinische Aspekte

- Indikationsliste bzw. Indikationsgruppen: Krankheiten des Herzens und des Kreislaufs, Krankheiten der Gefäße, entzündlich-rheumatische Erkrankungen, degenerativ-rheumatische Erkrankungen und Zustand nach Operationen und Unfallfolgen an den Bewegungsorganen, gastroenterologische Erkrankungen und Zustand nach Operationen an den Verdauungsorganen, endokrine Krankheiten, Krankheiten und Zustand nach Operationen an den Atmungsorganen, Krankheiten der Niere und Zustand nach Operationen an Nieren, ableitenden Harnwegen und Prostata, neurologische Krankheiten und Zustand nach Operationen an Gehirn, Rückenmark und peripheren Nerven, onkologische Krankheiten, gynäkologische Krankheiten und Zustand nach Operationen am weiblichen Genital
- Die Akutphase der Erkrankung muss abgeschlossen sein.
- Der Patient muss frühmobilisiert sein.

◘ **Tab. 23.1** Phasenmodell der Rehabilitation	
Phase	**Beschreibung**
A	Akutbehandlungsphase (Intensivstation)
B	**Neurologische Frührehabilitation** Behandlungs-/Rehabilitationsphase, in der noch intensivmedizinische Behandlungsmöglichkeiten vorgehalten werden müssen (Barthel-Index <30)
C	**Weiterführende Rehabilitation** Behandlungsphase, in der die Patienten bereits in der Therapie mitarbeiten können, aber noch kurativmedizinisch betreut werden müssen (weitgehend pflegebedürftig, Barthel-Index 30–75)
D	**Medizinische Rehabilitation (AHB)** Rehabilitationsphase nach Abschluss der Frühmobilisation (weitgehend selbstständig, Barthel-Index >75)
E	**Nachsorge und berufliche Rehabilitation** Behandlungs-/Rehabilitationsphase nach einer intensiven medizinischen Rehabilitation
F	**Aktivierende (Langzeit-)Behandlungspflege** Behandlungs-/Rehabilitationsphase, in der dauerhaft unterstützende, betreuende und/oder erhaltende Leistungen erforderlich sind

- Der Patient muss selbsthilfefähig sein (ohne Fremdhilfe zur Toilette gehen, selbstständig essen, sich allein waschen und ankleiden können), der Patient sollte reisefähig sein (bei der neurologischen Frührehabilitation und geriatrischen Rehabilitation nicht unbedingt nötig).
- Zustimmung der Maßnahme durch den Patienten
- Zwischen 2 medizinischen Rehabilitationsmaßnahmen liegen in der Regel 4 Jahre Wartezeit, Ausnahmen sind je nach Erkrankung bzw. aus gesundheitlichen Gründen möglich

23.1.3 Voraussetzungen des Krankenversicherungsträgers zur Inanspruchnahme einer medizinischen Rehabilitation

- Rehabilitationsleistungen werden von der gesetzlichen Krankenversicherung finanziert, wenn sie erforderlich sind, um eine Krankheit zu erkennen, zu heilen, die Verschlimmerung zu verhüten, Beschwerden zu lindern oder einer drohenden Behinderung oder Pflegebedürftigkeit vorzubeugen

23.1.4 Phasenmodell der Rehabilitation

- Einteilung der Behandlung und Rehabilitation von erwachsenen Patienten, insbesondere solchen mit Erkrankungen des Nervensystems (z. B. Schlaganfall)
    - Intensiv- und akutmedizinische Behandlungsphasen A und B
    - Phasen der medizinischen Rehabilitation B, C und D
- Die Phasen werden häufig nicht alle hintereinander durchlaufen, sondern sind abhängig vom individuellen Verlauf bzw. Ist-Zustand.
- Phasenbeschreibung: ◘ Tab. 23.1

23.2 Anschlussheilbehandlung (AHB)

23.2.1 Definition

- Unter einer AHB versteht man eine ganztägig ambulante, stationäre oder teilstationäre Leistung zur medizinischen Rehabilitation im unmittelbaren Anschluss bzw. in engem zeitlichem Zusammenhang an eine Krankenhausbehandlung.

23.2.2 Allgemeines

- Ziel: Wiederherstellung der Erwerbsfähigkeit bzw. Eingliederung des Patienten an die Belastungen des Alltags- und Berufslebens
- Dauer: in der Regel 3 Wochen (eine Verlängerung ist möglich)
- Beginn: zwischen dem Ende des Krankenhausaufenthalts und dem Beginn der AHB dürfen nicht mehr als 14 Tage liegen (Sonderregelungen je nach Therapieform bei onkologischen Erkrankungen, auch Fristen von 4–8 oder 10 Wochen)
- Antragstellung: rechtzeitig vor Entlassung durch den Sozialdienst des Krankenhauses
- Kostenträger: in der Regel Rentenversicherung (zur Wiederherstellung der Arbeitsfähigkeit) oder gesetzliche Krankenkasse (zur Wiedererlangung der Gesundheit und Vermeidung einer Pflegestufe)
- Klinikauswahl: Bestimmung in der Regel durch den Kostenträger
- Begleitpersonen können abhängig von den Gegebenheiten der Einrichtung auf eigene Kosten in der Rehabilitationsklinik untergebracht werden.

23.2.3 Anspruchsvoraussetzungen

- Indikationen zur AHB (Rehabilitationsbedürftigkeit): alle Krankheiten oder Krankheitsfolgen, welche die Erwerbsfähigkeit erheblich gefährden oder vermindern, sodass die Gefahr eines vorzeitigen Ausscheidens aus dem Erwerbsleben droht
- Rehabilitationsfähigkeit: Der Patient sollte in der Lage sein, aktiv an der Rehabilitation mitzuwirken (Barthel-Index >75).
- Abklärung der Kostenübernahme und des Rehabilitationspotenzials

23.3 Geriatrische Rehabilitation

23.3.1 Definition

- Unter einer geriatrischen Rehabilitation versteht man eine spezialisierte ambulante oder stationäre Rehabilitation für ältere, multimorbide Patienten.

23.3.2 Allgemeines

- Ziel: Wiederherstellung der individuellen Selbstständigkeit und Vermeidung einer Pflegebedürftigkeit
- Dauer: 3 Wochen (eine Verlängerung ist möglich)
- Beginn: meist im Anschluss an den Krankenhausaufenthalt
- Kostenträger: gesetzliche Krankenversicherung
- Antragstellung: rechtzeitig durch den Sozialdienst
- Prüfung des Antrags: Gutachter des Medizinischen Dienstes der Krankenversicherung (MDK)
- Klinikauswahl: in der Regel zugelassene und zertifizierte Rehabilitationskliniken
- Anmerkung: Falls die medizinische Behandlung noch im Vordergrund steht oder noch eine deutliche Immobilität vorliegt, kommt als Alternative eine Direktverlegung in die Akutgeriatrie in Betracht (◘ Tab. 23.2).

23.3.3 Anspruchsvoraussetzungen

- Indikation: meist für ältere Menschen (nur in Ausnahmefällen für jüngere Patienten)
- Rehabilitationsfähigkeit: Der Patienten ist rehafähig (Barthel-Index >50).
- Vorliegen einer positiven Rehabilitationsprognose
- Voraussetzungen: höheres Lebensalter (>70 Jahre) und geriatrietypische Multimorbidität (≥2 behandlungsbedürftige Krankheiten)
- Abklärung der Kostenübernahme und des Rehabilitationspotenzials

23.4 Neurologische Frührehabilitation

23.4.1 Definition

- Unter einer neurologischen Frührehabilitation versteht man eine integrierte, interdisziplinäre,

◘ Tab. 23.2 Gegenüberstellung Akutgeriatrie versus geriatrische Rehabilitation		
	Akutgeriatrie	**Geriatrische Rehabilitation**
Kriterien	Patient >70 Jahre	Patient >70 Jahre
	Akutmedizinische Therapie, kombiniert mit Frührehabilitation	Neben abgeklungener akuter Erkrankung mindestens 2 alterstypische Begleiterkrankungen
	Medizinische und pflegerische Versorgung steht im Vordergrund	Medizinische und pflegerische Versorgung stehen nicht mehr im Vordergrund
	Stationäre Behandlungsbedürftigkeit	Patient ist ausreichend belastbar
	Patient ist rehabilitationsbedürftig, aber in einem frühen Stadium der Genesung noch nicht rehabilitationsfähig	Barthel Index >50
		Ältere Patienten werden nach akuten Erkrankungen und Behandlungen mit individuell abgestimmten rehabilitativen Maßnahmen therapiert
	Kontinuierliche aktive Teilnahme an den Rehamaßnahmen nicht möglich	Kontinuierliche aktive Teilnahme an den Rehamaßnahmen möglich
Ziele	Möglichst schnelle Aktivierung/Mobilisation	Pflegestufe/Pflegebedürftigkeit verhindern
		Selbstständigkeit erhalten/wiederherstellen
		Organisation der häuslichen Versorgung
		Versorgung mit Hilfsmitteln

stationäre Rehabilitation noch während der initialen Behandlungsphase im Akutkrankenhaus.

23.4.2 Allgemeines

- Ziele:
  - Unterstützung und Förderung der Genesung unter Nutzung der Regenerationsfähigkeit des Nervensystems, um Früh- und Spätkomplikationen und somit Sekundärschäden zu verhindern oder zumindest in ihren Auswirkungen so zu mindern, dass Behinderungen und Beeinträchtigungen möglichst gering bleiben (www.wfnr.co.uk).
  - Wiederherstellung der physischen und psychischen Leistungsfähigkeit sowie der individuellen Selbstständigkeit
- Dauer: in der Regel 3 Wochen (eine Verlängerung ist möglich)
- Beginn: direkt im Anschluss an die Akutbehandlungsphase bzw. zeitgleich mit der Akutbehandlung
- Kostenträger: Krankenversicherung (Ausnahme: Fälle der Berufsgenossenschaft)

- Antragstellung: durch den krankenhausinternen Sozialdienst
- Klinikauswahl: in der Regel neurologische Rehabilitationskliniken
- Begleitpersonen können abhängig von den Gegebenheiten der Einrichtung auf eigene Kosten in der Rehabilitationsklinik untergebracht werden.

❱ **Zu beachten sind unterschiedliche Regelungen der Bundesländer:**
- **Bundesländer, in denen die Frühreha Teil der Krankenhausbehandlung ist, mit Weiterbehandlung in einer spezialisierten Rehaklinik, oder**
- **Bundesländer, in denen erst nach abgeschlossener Akutbehandlung die Frühreha in einer spezialisierten Einrichtung beginnt.**

23.4.3 Anspruchsvoraussetzungen

- Indikationen: neurotraumatologische Erkrankungen (z. B. schweres Schädel-Hirn-Trauma, epidurale/subdurale Hämatome) und

23

neurologische atraumatische Krankheitsbilder (insbesondere Zustand nach ischämischem Insult und Zustand nach hypoxischem Hirnschaden)

— Rehabilitationsfähigkeit: Barthel-Index <30
— Abklärung der Kostenübernahme und des Rehabilitationspotenzials

Literatur

Mahoney FI, Barthel D (1965) Functional evaluation: the Barthel Index. Maryland State Medical Journal 14:56–61

Needham DM, Korupolu R (2010) Rehabilitation quality improvement in an intensive care unit setting: implementation of a quality improvement model. Top Stroke Rehabil 17:271–81

Putman K, De Wit L (2009) European comparison of stroke rehabilitation. Top Stroke Rehabil 16:20–26

Transplantationsmedizin in der Intensivmedizin

G. Michels, A. Ruhparwar, R. Pfister, T. Welte, J. Gottlieb, N. Andriopoulos,
S. Teschner, V. Burst, J. Mertens, D. Stippel, G. Herter-Sprie,
A. Shimabukuro-Vornhagen, B. Böll, M. von Bergwelt-Baildon,
S. Theurich, J. Vehreschild, C. Scheid, J. Chemnitz, M. Kochanek

© Springer-Verlag GmbH Deutschland 2017
G. Michels, M. Kochanek (Hrsg.), *Repetitorium Internistische Intensivmedizin*,
DOI 10.1007/978-3-662-53182-2_24

24.1 Herztransplantation

G. Michels, A. Ruhparwar, R. Pfister

24.1.1 Allgemeines

❯ **Die postoperative intensivmedizinische Behandlung von Patienten nach Herztransplantation basiert häufig auf Erfahrung und deren Weitergabe zwischen den Transplantationszentren (hohe Variabilität).**

— Die **5-Jahres-Überlebensrate** nach Herztransplantation beträgt ca. **70–80 %** (1-Jahres-Überlebensrate: ca. 80–90 %).
— Im Jahr 2014 wurden in Deutschland 304 Herztransplantationen in 21 Kliniken durchgeführt. 2014 wurden 512 Patienten zur Transplantation angemeldet (https://www.dso.de/organspende-und-transplantation/transplantation/herztransplantation.html).
— 1967 wurde in Kapstadt die weltweit erste Herztransplantation vorgenommen (Prof. Christiaan Barnard).
— Faktoren, welche den frühen postoperativen Verlauf nach Herztransplantation beeinflussen: präoperativer Zustand (Begleiterkrankungen, Grad der hämodynamischen Beeinträchtigung und sekundärer Organschäden), chronische Medikation und Funktion des Transplantates
— In Frage kommen Patienten mit terminaler Herzinsuffizienz (meist ischämische Herzerkrankung und Kardiomyopathien), die unter maximaler konservativer Therapie und nach Ausschöpfung invasiver Therapieoptionen (z. B. CRT, ICD) eine schwere funktionelle Einschränkung und damit eine sehr schlechte Prognose haben
— Für die Gesamtbeurteilung eines Patienten bzgl. Indikation zur Transplantation ist wichtig:
    — Eine möglichst differenzierte Einschätzung seiner Prognose, die der mittleren 1-Jahres-Überlebensrate nach Transplantation gegenübergestellt wird
    — Basis dafür sind möglichst viele Parameter, die die funktionelle kardiale Einschränkung reflektieren, sowie Multimarker-Scores wie Seattle Heart Failure Model (www.seattleheartfailuremodel.org) oder Heart Failure Survival Score (HFSS)

— Angesichts des absoluten Organmangels muss neben der Bedürftigkeit für ein Organ auch die Erfolgsaussicht nach Transplantation bei der Entscheidungsfindung berücksichtig werden, die u. a. von Alter und extrakardialer Komorbidität abhängt.
— Diagnostik (im Vorfeld):
    — Nichtinvasive Diagnostik: EKG, laborchemische Untersuchungen, Immunologie (Blutgruppe, HLA-Typisierung, PRA [„panel-reactive antibody", sog. anti-HLA-Antikörper]), Mikrobiologie (Serologie, Virologie, Mykologie, Bakteriologie), Echokardiographie, Spiroergometrie, Sonographie des Abdomens, Karotis-Doppler-Sonographie, Konsiliaruntersuchungen (HNO, Zahnarzt, Psychiatrie, Gynäkologie/Urologie), ggf. CT-Bildgebung
    — Invasive Diagnostik: Links- und Rechtsherzkatheter (ggf. mit Vasodilatatortestung bei erhöhtem pulmonalem Gefäßwiderstand)
— Möglichkeiten des Organersatzes:
    — Orthotope Herztransplantation (biatrial nach Lower und Shumway, bikaval oder total-orthotop)
    — Ggf. Bridging-Therapie mit mechanischen Unterstützungssystemen, wenn die hämodynamische Beeinträchtigung das Überleben bis zur Organverfügbarkeit (aktuell unter High-Urgency-[HU] Bedingungen 5–12 Monate) stark gefährdet
    — HU-Kriterien im Eurotransplant-Bereich:
        – hämodynamische Voraussetzungen: Herzindex <2,2 l/min/m^2 und S_vO_2 <55 % und PCWP ≥10 mm Hg
        – plus notwendige Katecholamintherapie (mindestens 48 h): Dobutamin >7,5 µg/kg KG/min oder Milrinon >0,5 µg/kg KG/min oder äquivalente Medikation (z. B. Levosimendan)
        – plus zusätzliche Zeichen von sekundären Organstörungen: Natrium <136 mmol/l, Kreatininanstieg, Transaminasenanstieg oder Zeichen der zerebralen Minderperfusion
    — Möglichkeiten der Bridging-Therapie → mechanische Kreislaufunterstützung
        – Parakorporale Systeme: mono- oder biventrikuläre Unterstützung mit dem

Excor-System (pneumatische [pulsatile] Systeme, d. h. mit Druckluft)
- Axial- oder Zentrifugalpumpen (z. B. Heartware HVAD, Heartmate II, Incor, Jarvik 2000): kontinuierlicher Fluss ohne Pulsation (kein Puls tastbar)
- Kunstherz („total artificial heart„): Implantation eines biventrikulären Systems nach Exzision des erkrankten Herzens

— Richtlinien zur Organtransplantation: § 16 Abs. 1 S. 1 Nr. 2 und 5 Transplantationsgesetz (letzte Änderungen 2013)

24.1.2 Indikationen und Kontraindikationen

(◘ Tab. 24.1, ◘ Tab. 24.2, ◘ Tab. 24.3)

◘ **Tab. 24.1** Indikationen zur Herztransplantation

Indikation	Voraussetzung
Endstadium der schweren symptomatischen Herzinsuffizienz (NYHA III–IV) ohne verbleibende Behandlungsalternativen	Voraussetzung ist der motivierte, gut informierte und emotional stabile Herzinsuffizienz-Patient

Anmerkung: Siehe auch Francis et al. (2010, www.ishlt.org/) und Ponikowski et al. (2016).

◘ **Tab. 24.2** Kontraindikationen zur Herztransplantation

Kontraindikation	Bemerkungen
Aktive Infektion	
Schwere periphere arterielle oder zerebrovaskuläre Krankheit	
Aktives Suchtproblem	Nikotin oder Drogen oder Alkohol
Maligne Tumorerkrankungen	Rezidivfreiheit innerhalb der letzten 5 Jahre
Akutes Magen- und Duodenalulkus	
Aktuelle Thromboembolien	
Ausgeprägte Lungenparenchymerkrankung	
Schwere Lebererkrankung	Leberinsuffizienz mit Bilirubin >5 mg/dl
Systemerkrankungen mit multipler Organbeteiligung	
Fehlende Patienten-Compliance	
Schwere Niereninsuffizienz	eGFR <30 ml/min/1,73 m^2
Ausgeprägtes Übergewicht	BMI >35 kg/m^2
Biologisches Alter >70 Jahre	"Old for old"-Programm
Emotionale Instabilität/instabile psychosoziale Situation oder unbehandelte psychische Erkrankungen	
Inadäquat eingestellter Diabetes mellitus mit Endorganschäden	HbA_{1c} >7,5%
Geistige Behinderung oder Demenz	
Andere schwere Komorbiditäten mit schlechter Prognose	
Fixierte pulmonale Hypertonie	PVR >4–5 WE in Ruhe ohne Abnahme auf <4 WE durch Vasodilatanzien; transpulmonaler Gradient [mPAP-PCWP] >15 mm Hg, da erhöhte Gefahr des intra-/postoperativen Rechtsherzversagen

---

◘ Tab. 24.3 Dringlichkeitsstufen der Herztransplantation

Dringlichkeit	Kriterien der Listung
Hohe Dringlichkeit: HU („high urgent") (>80 % der tatsächlichen Organempfänger)	Intensivstationsbehandlungsbedürftigkeit (ITS oder IMC) – hämodynamische Voraussetzungen: Herzindex <2,2 l/min/m² und S_vO_2 < 55% und PCWP ≥10 mm Hg – plus Inotropikatherapie (mindestens 72 h): Dobutamin >7,5 µg/kg/min oder Milrinon >0,5 µg/kg KG/min oder äquivalente Medikation (z. B. Levosimendan) – plus zusätzliche Zeichen von sekundären Organstörungen: Natrium < 136 mmol/l, Kreatininanstieg, Transaminasenanstieg oder Zeichen der zerebralen Minderperfusion
	Reevaluierung alle 8 Wochen über Transplantationsbeauftragte der Klinik – Rechtsherzkatheter: nicht älter als 5 Tage – Aktuelle BGA, Labor, Echokardiographie und EKG: nicht älter als 24 h
Elektiv: T („transplantable")	Diese Patientengruppe erfüllt die Kriterien zur Aufnahme auf die Warteliste zur Herz- bzw. Herz-Lungen-Transplantation, jedoch nicht die HU-Kriterien. Die Tage der Wartezeit im T-Status werden berücksichtigt (1 Tag = 1 Punkt).
Nicht transplantabel: NT („not transplantable")	Progredientes Multiorganversagen
	Vorliegen von absoluten Kontraindikationen bezüglich einer HTX
	Die Tage der Wartezeit im NT-Status werden bei der Berechnung der Wartezeit im HU-Status nicht berücksichtigt.

Anmerkung: Der ehemalige U-Status („urgent") wurde im April 2011 von der Eurotransplant International Foundation in Leiden abgeschafft. Weitere Informationen unter www.eurotransplant.org.

24.1.3 Intensivmedizinische Nachsorge

Besonderheiten nach Herztransplantation
- Monitoring von Arrhythmien (kontinuierliches EKG) und Hämodynamik
- Monitoring von Abstoßungen (12-Kanal-EKG, transthorakale Echokardiographie, Myokardbiopsien)
- Monitoring der Immunsuppression (Spiegelbestimmungen, Blutbild)
- Einhaltung von strengen Hygienemaßnahmen
- Beachtung der kardialen Denervierung (erhöhte Ruhefrequenz)
- Transplantatischämie

Hämodynamisches Monitoring
- Bestimmung von Widerständen, Drücken und Herzzeitvolumen
- Insbesondere Messung des pulmonalen Gefäßwiderstands über den Pulmonaliskatheter zum frühzeitigen Erkennen eines Rechtsherzversagens
- Echokardiographie

Immunsuppression

Postoperatives hämodynamisches Monitoring
- EKG-Monitoring
- 12-Kanal-EKG
- Invasive arterielle Druckmessung
- ZVK bzw. PAC (temporär: insbesondere HZV-Messung)

Tab. 24.4 Komplikationen nach Herztransplantation	
Frühkomplikationen	**Spätkomplikationen**
Pumpversagen	Akute und chronische Abstoßung
Rechtsherzversagen	Transplantatvaskulopathie
Trikuspidalklappeninsuffizienz	Auswirkungen der Immunsuppression: Arzneimittelnebenwirkungen
Frühinfektionen (bakteriell, fungal)	(Niereninsuffizienz, Osteoporose, arterielle Hypertonie), neu
Hyperakute und akute Abstoßung	auftretende Tumoren/Zweittumorerkrankungen (Spinaliom, Basaliom, lymphoproliferative Erkrankung), Infektionen
Arrhythmien (langsame Sinusknoten- oder AV-Überleitungsstörungen)	Psychosoziale Probleme
Multiorganversagen (Leber-, Nierenversagen)	Spätinfektionen (CMV)

— Ausscheidung/Bilanzierung
— Echokardiographie

Intra- und frühpostoperative Immunsuppression (Induktionstherapie)

— **Steroide:** 500–1000 mg Methylprednisolon i.v. zu Beginn oder während der Operation
— Ggf. additiv **ATG** (Antithymozytenglobulin) *je nach Zentrum:*
  — Unmittelbar postoperativ: intrakutane Injektion von ATG zum Ausschluss/Nachweis einer möglichen allergischen Reaktion
  — 4 h postoperativ: Beginn der Induktionstherapie mit ATG (1,5 mg/kg KG) i.v. über 6 h (Cave: Nierenversagen)
  — Die Erfolgskontrolle findet täglich durch Bestimmung der absoluten T-Lymphozyten-Zahl (Normwert: 1300–2300 Zellen/µl) bis zum Erreichen therapeutischer Spiegel von Calcineurininhibitoren statt.
  — Ziel: T-Zell-Depletion auf <100 Zellen/µl; in der Regel ist dadurch eine einmalige Applikation von ATG ausreichend; postoperatives Nierenversagen und Überimmunsuppression (erhöhte Gefahr von Infektionen, Wundheilungsstörungen und Inzidenz maligner Tumoren) können somit vermieden werden.

— Die Induktionstherapie kann auch mit IL-2-Rezeptorantagonisten (z. B. 20 mg Basiliximab als Kurzinfusion) durchgeführt werden.

Basisimmunsuppression (initial Dreierkombination):

— Beginn der Basisimmunsuppression: ab dem 1. postoperativen Tag
— **Tripelimmunsuppression:** Tacrolimus plus MMF (Mycophenolatmofetil) plus Steroide (nach 6–12 Monaten kann die Steroidtherapie ausgeschlichen werden)
— **Erhaltungstherapie (Zweierkombination):** Tacrolimus plus MMF (alternative Regimes: Tacrolimus plus Sirolimus, Ciclosporin plus MMF, Sirolimus/Everolimus plus MMF)

24.1.4 Komplikationen nach Herztransplantation

(**Tab. 24.4**)

Pumpversagen („Low-cardiac-output"-Syndrom)

— Hintergrund: immunologische (hyperakute Abstoßung, jedoch eher selten) oder nicht immunologische Ursachen (z. B. hämodynamische Instabilität durch myokardiale Kontraktilitätsstörungen)

▣ Tab. 24.5 Katecholamintherapie beim "Low-cardiac-output"-Syndrom

	Vasokonstriktion mit Nachlasterhöhung	Inotropiesteigerung	Vasodilatation mit Nachlastsenkung	Chronotrope Effekte	Arrhythmierisiko
Dobutamin	0	+++	++	+	+
Adrenalin	+++	++++	+	++	+++
Noradrenalin	++++	+++	0	+	+
Milrinon	0	+++	+	++	++

— Monitoring:
  — Hämodynamisches Monitoring (insbesondere Rechtsherzkatheter und Echokardiographie)
  — Rhythmologisches Monitoring (kontinuierliches EKG-Monitoring, täglich 12-Kanal-EKG)
— Maßnahmen:
  — Hämodynamische Optimierung → medikamentös (Katecholamine, Levosimendan, ▣ Tab. 24.5)
  — Schrittmacherstimulation
  — IABP und ECMO (ggf. belassen der Systeme über die 48-h-Grenze)
  — Ggf. Plasmapherese bei Verdacht auf hyperakute Abstoßung

▣ Tab. 24.6 Echokardiographische Abschätzung des RA-Drucks über Weite und Kollaps der V. cava inferior

Weite [cm]	Inspiratorischer Kollaps	Geschätzter RA-Druck (ZVD) [mm Hg]
<1,7	Vollständig	0
1,7–2,0	>40 %	<5 (Normalbefund)
>2,1	>40 %	5–10
>2,1	<40 %	10–15
>2,1	Fehlt	>15

Abkürzung: RA-Druck = rechter Vorhofhofdruck

Rechtsherzversagen

— Hintergrund: Das Transplantat ist nicht auf eine erhöhte rechtsventrikuläre Nachlast (pulmonale Hypertonie) eingestellt, sodass die Gefahr des akuten Rechtsherzversagens besteht (Abfall des CI, Anstieg des PVR und des ZVD).
— Monitoring:
  — Messung des pulmonalen Widerstands mittels Pulmonaliskatheter, u. a. Bestimmung des rechtsventrikulären Cardiac Power-Index (CPI): rvCPI = CI × mPAP × 0,0022 (W/m²)
  — Tägliche echokardiographische Kontrollen (Fragestellungen: Dilatation von RA und RV, paradoxe Septumbewegung, hochgradige Trikuspidalklappeninsuffizienz, dilatierte V. cava inferior, TAPSE [„tricuspid annular plane systolic excursion"]; ▣ Tab. 24.6, ▣ Tab. 24.7)
— Maßnahmen:
  — Allgemeines: ausreichende F_iO_2 → Sauerstoff vermindert die hypoxische pulmonale Vasokonstriktion, senkt den PAP und verbessert das HZV
  — Steigerung der rechtsventrikulären Inotropie: Dobutamin (ggf. Adrenalin), Milrinon und Levosimendan
  — Optimierung der Vorlast: kontrolliertes Volumenmanagement; bei dilatiertem RV und eingeschränkter Pumpfunktion sollte versucht werden, den RV durch vorsichtige Gabe von Nitraten und/oder

◻ Tab. 24.7 Korrelation der TAPSE mit der rechtsventrikulären Ejektionsfraktion (RV-EF)

TAPSE [mm]	RV-EF [%]
5	20
10	30
15	40
20	50
>20	>50 (Normalbefund)

Abkürzung: TAPSE = „tricuspid annular plane systolic excursion", systolische Bewegung der Trikuspidalklappenebene

Diuretika zu entlasten (im Gegensatz dazu wird eine Volumengabe bei fehlender pulmonaler Hypertonie gut toleriert)
- Senkung der Nachlast: z. B. NO-Beatmung, Prostaglandinderivate (Epoprostenol, Alprostadil)
- Weitere Optionen: Implantation eines rechtsventrikulären Unterstützungssystems (z. B. rechtsventrikuläre Impella-Pumpe) oder atriale Septostomie (trotz maximaler Therapie und schwerer pulmonaler Hypertonie)
- Anmerkung: Levosimendan wirkt auch auf den rechten Ventrikel im Falle einer Rechtsherzinsuffizienz

Trikuspidalklappeninsuffizienz

- Hintergrund: Verziehung des Trikuspidalklappenannulus bei der biatrialen Implantationstechnik (nach Lower und Shumway) sowie Potenzierung durch Erweiterung des Annulus im Rahmen einer Rechtsherzinsuffizienz/Gefügedilatation
- Monitoring: tägliche echokardiographische Kontrollen
- Maßnahmen: primär bikavale bzw. totalorthotope Implantationstechnik, kausaler Therapieansatz (chirurgische Korrektur), supportive Therapie mit iNO (= inhalatives

Stickstoffmonoxid) oder Ilomedin sowie Dobutamin (ggf. Adrenalin), Milrinon oder Levosimendan zur Steigerung der rechtsventrikulären Kontraktilität

Infektionen

- **Akute postoperative Phase** (1. Monat): meist bakterielle Infektionen (meist als nosokomiale Pneumonie, Katheter- oder Wundinfektionen, intrathorakale Infektionen)
- **Intermediäre postoperative Phase** (2.–6. Monat): bakterielle, virale oder fungale Infektionen (CMV, Pneumocystis jirovecii, Toxoplasma gondii, Schimmelpilze)
- **Späte Posttransplantationsphase** (>6 Monate): häufig CMV-Reaktivierung, ansonsten unter Berücksichtigung der Immunsuppression kein wesentlich erhöhtes Infektionsrisiko im Vergleich zur gesunden Population
- Monitoring:
  - Procalcitoninbestimmung (Anstieg bei Infektionen und nicht bei Abstoßungen, dagegen CRP-Anstieg bei Abstoßungen und Infektionen)
  - Bestimmung des CMV-pp65-Proteins bzw. CMV-DNS-Nachweis (PCR)
- Maßnahmen (Infektprophylaxe):
  - Patienteneinzelbox
  - Perioperative Antibiotikaprophylaxe (insbesondere gegen Staphylococcus spp.)
  - Perioperative Antimykotikaprophylaxe (insbesondere gegen Candida mit z. B. Nystatin und Pneumocystis-jiroveci-Prophylaxe mit Trimethoprim-Sulfamethoxazol [Cotrimoxazol])
  - Postoperative CMV-Prophylaxe: Ganciclovir oder Valganciclovir
  - Einhaltung hygienischer Maßnahmen
  - Regelmäßige mikrobiologische Diagnostik

Abstoßung

(◻ Tab. 24.8)
- Abstoßungen sind innerhalb der ersten 2 Jahre nach Herztransplantation für ca. 20 % der Todesfälle verantwortlich.

◘ Tab. 24.8 Klinische Einteilung der Abstoßungsreaktionen

Hyperakute Abstoßung (Stunden)	Akute Abstoßung (Tage bis Wochen)	Chronische Abstoßung (Monate bis Jahre)
Humorale Abstoßung, präformierte Antikörper (Anti-HLA-Ak, Anti-AB0-Ak) mit Aktivierung von Komplement- und Gerinnungssystem → Endothelschädigung, Thrombozytenaggregation, intravasale Gerinnung → thrombotischer Verschluss der Gefäße im Transplantat → akutes Transplantatversagen	Meist zelluläre, aber auch antikörpervermittelte Alloimmunprozesse (APC = antigenpräsentierende Zellen) → Aktivierung von T-Lymphozyten)	Humorale und zelluläre Prozesse (CD4-T-Effektorzellen vom TH_1-Typ) mit chronisch entzündlichen vaskulären und interstitiellen Veränderungen (die chronische Abstoßung ist die häufigste Indikation zur Retransplantation)

Anmerkung: Weitere Informationen unter www.ishlt.org.

◘ Tab. 24.9 Histopathologische Einteilung der akuten Abstoßung

Histopathologische Einteilung der humoralen Abstoßung	Histopathologische Einteilung der zellulären Abstoßung nach Billingham (ISHLT-Klassifikation, 2004)	
Immunfärbungen: Immunglobuline (IgG, IgM and/or IgA), Komplementfaktoren (C3d, C4d) und Makrophagen (CD68): Akute Antikörper vermittelte Abstoßung (AMR, „acute antibody-mediated rejection") → positive Immunhistologie für AMR (positiv für CD68 und C4d)	Grad 1R, mild	Interstitielle und/oder perivaskuläre Infiltrate mit bis zu 1 Fokus eines myozytären Schadens
	Grad 2R, moderat	≥2 Infiltrate mit myozytärer Zerstörung
	Grad 3R, schwer	Diffuse Infiltrate mit multifokaler myozytärer Zerstörung ± Ödem ± Hämorrhagie ± Vaskulitis

Anmerkung: Da es sich bei der akuten Abstoßung meist um eine führende zelluläre Abstoßung handelt, wird die Klassifikation der ISHLT (International Society for Heart and Lung Transplantation) angewandt.

— Formen der Abstoßung: **zelluläre** und **humorale/vaskuläre** Abstoßung
— Monitoring:
  — Endomyokardbiopsie (transjuguläre/-femorale Technik; Cave: in 10–15 % falsch-negative Ergebnisse, sog. „sampling error"): Stufenschnitte der Biopsien mit Hämatoxylin-Eosin-Färbung und Masson-Trichrom-Färbung (Bindegewebsfärbung) sowie Immunhistochemie für C4d (Komplementkomponente) und CD68 (Monozyten, Makrophagen)
  — Intramyokardiales EKG (Ableitung über epikardial angelegte Schrittmacherdrähte)
— Zytoimmunologie (Differenzierung von T-Lymphozyten- und Monozytensubpopulationen mittels FACS [„fluoreszenz activated cell sorting", FACS-Durchflusszytometrie])
— Bildgebung: transthorakale Echokardiographie oder ggf. MRT
— Biomarker (Troponine, NT-proBNP [N-terminale B-Typ-natriuretische-Peptide])
— Maßnahmen: je nach Abstoßungsart und klinisch-pathologischem Schweregrad

Akute Abstoßung

(◘ Tab. 24.9, ◘ Tab. 24.10, ◘ Tab. 24.11)

◨ **Tab. 24.10** Abstoßungstherapie bei akuter Abstoßung

Abstoßungstherapie bei zellulärer Abstoßung		Abstoßungstherapie bei humoraler Abstoßung
Grad 1	Wenn asymptomatisch und ohne Funktionsstörung keine Therapie	Beeinflussung der B-Lymphozyten: Immunadsorption plus Steroide, Plasmapherese/i.v.-Immunglobulin, ggf. Rituximab oder Cyclophosphamid
Grad 2	Wenn asymptomatisch und ohne Funktionsstörung Therapieindikation unklar, wenn symptomatisch oder mit Funktionsstörung Kortisonstoßtherapie (500 mg Methylprednisolon i.v. über 3 Tage) und Umstellung/Erhöhung der Basisimmunsuppression	
Grad 3	Kortisonstoß ggf. plus Antithymozytenglobulin; alternativ z. B. Orthoclone OKT3 oder Muromonab-CD3, d.h. monoklonale Antikörper gegen das CD3-Oberflächenantigen auf T-Lymphozyten	

◨ **Tab. 24.11** Übersicht über die Immunsuppressiva

Gruppe	Substanzen und Dosierung[a]
Kortikosteroide	Prä- oder intraoperativ: 500–1000 mg Methylprednisolon i.v.
	Tag 0: 2 × 125 mg
	Tag 1: 1 × 125 mg
	Tag 2: 1 × 100 mg
	Erhaltungsdosis (für 6 Monate): 1 × 5-10 mg/Tag
Calcineurininhibitoren	Ciclosporin A: 1 mg/kgKG i.v. bzw. 3–6 mg/kgKG p.o. (Spiegel: 200–300 ng/ml [1. Jahr], 150–200 ng/ml [ab 2. Jahr])
	Tacrolimus: 2–10 mg/Tag p.o. (Spiegel: 10–15 ng/ml [1. Jahr]; 5–10 ng/ml [ab 2. Jahr])
mTOR-Inhibitoren	Everolimus: 1,5–3 mg/Tag (Spiegel: 3–8 µg/l)
	Sirolimus: 2–6 mg/Tag (Spiegel: 4–12 µg/l)
Purinsyntheseinhibitoren	MMF (Mycophenolatmofetil): 2–3 g/Tag (Spiegelbestimmung nur bei Verdacht auf Über- oder Unterdosierung, nicht routinemässig: 1,5–4 µg/ml)
Purinantimetabolit	Azathioprin: 1–2 mg/kgKG; bei MMF-Unverträglichkeit
Antikörper	ATG (Antithymozytenglobulin): Tag 0, 4 h postoperativ, 1,5 mg/kgKG
	ALG (Antilymphozytenglobulin): 10–15 mg/kg
	Monoklonale Antikörper (OKT3): 5 mg/kgKG
	IL2-Rezeptorantagonisten – Basiliximab: 20 mg; Daclizumab: 1 mg/kgKG

[a] Zielspiegel: Je nach Schema, nüchtern 12 h nach letzter Einnahme.
Anmerkungen: Nebenwirkungsprofil wichtiger Immunsuppressiva: ◨ Tab. 24.25).

> Die akute Abstoßung ist die Hauptursache
> für den frühen Transplantatverlust bei der
> Herztransplantation.

CMV-Reaktivierung
- Eine wichtige Differenzialdiagnose der
  Abstoßung ist die CMV-Reaktivierung.
  Immer Diagnostik auf akute CMV
  Reaktivierung mit durchführen.
- Eine Abstoßungstherapie mit
  Intensivierung kann eine CMV-Reak-
  tivierung begünstigen, umgekehrt
  vermutet man, dass CMV-Reaktivierungen
  Abstoßungen triggern.

24.1.5 Ambulante Nachsorge

- Ziel: Wiedereingliederung des HTX-Patienten
  ins Alltagsleben und frühzeitige Aufdeckung
  von Komplikationen
- Patientenbezogene Maßnahmen: Führen
  eines Tagebuchs (Blutdruck, Puls, Temperatur,
  Körpergewicht, Allgemeinbefinden)
- Strukturierte Kontrollen: (emotionale)
  Betreuung, körperliche Untersuchung, Labor-
  chemie (inklusive Spiegelbestimmung der
  Immunsuppressiva), EKG, CMV-Diagnostik
  (CMV-Ak, CMV-pp65-Protein, CMV-DNS-
  Nachweis [PCR]), Echokardiographie,
  Myokardbiopsie (initial monatlich); jährliches
  Screening nach Malignomen
- Lebenslange Anbindung an Zentren
  (Herzinsuffizienz-/HTX-Ambulanz)

24.2 Lungentransplantation

G. Michels, T. Welte, J. Gottlieb

24.2.1 Allgemeines

- Die Lungentransplantation ist ein Therapie-
  verfahren für Patienten im Endstadium von
  Lungenerkrankungen mit nur noch begrenzter
  Prognose (Hartert et al. 2014).

- Die **5-Jahres-Überlebensrate** nach Lungen-
  transplantation beträgt ca. **50–60 %** (1-Jahres-
  Überlebensrate: ca. 80 %).
- Die 90-Tage-Mortalität beträgt 10 % und ist
  bei Nierenversagen, primärer Transplantatdysfunktion oder Langzeitbeatmung erhöht.
- Die Doppellungentransplantation ist
  hinsichtlich des Langzeitergebnisses der Einzel-
  lungentransplantation überlegen (5-Jahres
  Überlebensrate 57 % versus 47 %).
- Im Jahre 1963 gelang die erste einseitige
  Lungentransplantation (James D. Hardy,
  Jackson/Mississippi), 1981 zum ersten Mal
  eine erfolgreiche Herz-Lungen-Transplantation (Reitz, Standford) und 1986 die erste
  beidseitige Lungentransplantation.
- Im Jahr 2014 wurden in Deutschland 352
  Lungentransplantationen nach postmortaler
  Spende in 15 Zentren durchgeführt. Im Jahr
  2014 wurden 413 Patienten neu zur Transplan-
  tation angemeldet [https://www.dso.de/organ-
  spende-und-transplantation/transplantation/
  lungentransplantation.html].
- Richtlinien zur Organtransplantation: § 16 Abs.
  1 S. 1 Nr. 2 und 5 Transplantationsgesetz (letzte
  Änderungen 2013)
- Internationale Guidelines zur Lungentrans-
  plantation: Konsensuspapier 2014 (Weill et al.
  2015)
- Respiratorische Vorbereitung des Lungen-
  spenders (im Fall von Hirntod):
  - Vermeidung der Lungenminderperfusion
    (MAP ≥60 mm Hg)
  - Steroidgabe zur Verbesserung des Gasaus-
    tausches (Methylprednisolon 15 mg/kg KG/
    Tag)
  - Bronchoskopie zur Beurteilung der anato-
    mischen Verhältnisse sowie Beseitigung von
    Atelektasen oder Fremdkörpern
  - Recruitment
- Überbrückungsmaßnahmen bis zur Lungen-
  transplantation („bridge to transplant"):
  - Maßnahmen: mechanische Beatmung,
    extrakorporale Verfahren als Ultima ratio (z.
    B. ECMO)
  - Indikationen: junges Alter, Abwesenheit
    eines Multiorganversagens und gutes
    Potenzial bezüglich einer Rehabilitation

— Kontraindikationen: Multiorganversagen, septischer Schock, schwere AVK, prolongierte mechanische Beatmung, höheres Alter, HIT, Adipositas
- Voraussetzungen zur Lungentransplantation (Weill et al. 2015): Chronische, terminale Lungenerkrankung, welche folgende 3 Kriterien erfüllt:
  — Hohes Risiko (>50 %), durch die bestehende Lungenerkrankung innerhalb von 2 Jahren zu versterben, wenn keine Lungentransplantation durchgeführt wird
  — Hohe Wahrscheinlichkeit (>80 %), dass der Patient die ersten 90 Tage nach Transplantation überlebt
  — Hohe Wahrscheinlichkeit (>80 %), dass der Patient unter Berücksichtigung der allgemeinen medizinischen Perspektive die ersten 5 Jahre nach Transplantation überlebt
- Möglichkeiten der Lungentransplantation
  — Einseitige Lungentransplantation (SLTX), d. h. lediglich ein Lungenflügel wird transplantiert
  — Doppelseitige bzw. bilaterale Lungentransplantation (DLTX)
  — Herz-Lungen-Transplantation (HLTX), d. h. hier werden Herz plus Lunge en bloc transplantiert

24.2.2 Indikationen

❯ Das Lungenemphysem (finale COPD) stellt weltweit die häufigste Indikation zur Lungentransplantation dar. Etwa 1/3 der Indikationen sind rauchassoziiert (!). In den letzten 5 Jahren fand eine Verschiebung der Indikation in Richtung der idiopathischen Lungenfibrose als häufigste Indikation statt.

- Lungenemphysem/COPD (GOLD-Stadium IV/D)
- Idiopathische Lungenfibrose
- Alpha-1-Antitrypsinmangel
- Mukoviszidose (zystische Fibrose)
- Idiopathische pulmonale Hypertonie

- andere Erkrankungen wie Sarkoidose, Bronchiektasen, Lymphangioleiomyomatose, Bronchiolitis obliterans

24.2.3 Kontraindikationen

(❒ Tab. 24.12)

24.2.4 Intensivmedizinische Nachsorge

❯ Das intensivmedizinische Management nach Lungentransplantation sollte sich insbesondere auf die frühzeitige Detektion postoperativer Komplikationen konzentrieren (z. B. Blutungen, Phrenikusläsion). Die primäre Transplantatdysfunktion und die prolongierte mechanische Beatmung stellen die wesentlichen limitierenden Faktoren dar (Fuehner et al. 2016).

Postoperative Nachsorge

- **Hämodynamik** (Kontrolle und Optimierung): insbesondere des rechten Herzens (Rechtsherzversagen → Pulmonaliskatheter), Cave: arterielle Hypertonie (<140/90 mm Hg) bei vorbestehender pulmonaler Hypertonie
- Vermeidung einer **primären Transplantatdysfunktion:** falls hämodynamisch vertretbar, dann in den ersten 48 h eher eine negative Bilanz anstreben sowie ggf. NO-Behandlung
- **EKG-Kontrollen:** Vorhofarrhythmien sind in den ersten 4 Wochen nach Lungentransplantation häufig (Vorhofflimmern/-flattern)
- **Beatmung:** kein standardisierter Beatmungsmodus (PEEP 5–12,5 cm H_2O, p_aO_2-Ziel >60 mm Hg)
- **ECMO:** z. B. elektiv bei Patienten mit schwerer pulmonaler Hypertonie im venoarteriellen Modus oder sekundär bei primärer Graftdysfunktion im venovenösen Modus.
- **Echokardiographie:** Nachweis/Kontrolle der Rechts- und Linksherzfunktion (Verdacht auf bei pulmonaler Hypertonie)

◘ Tab. 24.12 Kontraindikationen zur Lungentransplantation

Absolute Kontraindikationen	Relative Kontraindikationen
Maligne Tumorerkrankungen (Rezidivfreiheit in den letzten 2–5 Jahren)	Alter >65 Jahre
Extrapulmonales Organversagen von Herz/Leber/Niere	Übergewicht (BMI 30–35 kg/m^2)
Akute Instabilität, z. B. Sepsis, Myokardinfarkt, Leberversagen	Schwere Unterernährung
Unkontrollierte Blutungsneigung	Schwere, symptomatische Osteoporose
Chronische Infektionen mit hoher Virulenz und/oder Resistenz	Umfangreiche thoraxchirurgische Eingriffe mit Lungenresektion
Nachweis einer aktiven Tuberkulose	Besiedelung der Atemwege mit panresistenten Erregern ohne effektive Antibiotikatherapie
Schwere Thoraxdeformitäten	Unkontrollierte HIV- und Hepatitis-B-/-C-Infektion
Adipositas (BMI ≥35 kg/m^2)	Atherosklerotische Erkrankungen mit Endorganschäden
Non-Compliance	Schwere muskuläre Dekonditionierung
Schwere psychiatrische Erkrankungen und psychische Instabilität	Eingeschränkte Compliance, z. B. Sprachbarriere
Fehlende soziale Unterstützung	Mechanische Beatmung und/oder extrakorporale Verfahren mit Organdysfunktion
Deutliche funktionelle Einschränkung mit niedriger Rehabilitationswahrscheinlichkeit	
Nikotin-, Drogen-, Alkoholabhängigkeit (während der letzten 6 Monate)	

- **Medikamentenmonitoring** (Immunsuppressiva): Beachtung von Neben- und Wechselwirkungen der Immunsuppression (◘ Tab. 24.25, ◘ Tab. 24.26)
- **Bronchoskopische Kontrollen:** Kontrolle der Anastomosen, Fibrinabtragung
- **Infektionsmonitoring:**
  - Bronchoalveoläre Lavage (BAL), Tracheobronchialsekret
  - Antibiotikaprophylaxe für 3–14 Tage (bei Mukoviszidose und anderen suppurativen Lungenerkrankungen je nach Keimspektrum)
  - Antimykotische Prophylaxe (z. B. inhalatives Amphotericin B, Triazolpräparate)
  - Präemptive Therapie von interkurrenten Infekten
- **Darmmotilität** (oraler Kostaufbau erst nachdem der Patient abgeführt hat)
- **Drainagenmanagement** (Förderrate: < oder >200–400 ml/Tag, Luftleck, Blut?)
- **Nierenfunktion** (Diurese, Retentionsparameter)

Intra- und frühpostoperative Immunsuppression (Induktionstherapie)

- Üblich ist ein initialer **Steroidstoß:** 500–1000 mg Methylprednisolon i.v.
- Anmerkung: Nicht einheitlich praktiziert (etwa 50 % der Zentren weltweit) verwenden andere Induktionsschemata
- Am gebräuchlichsten sind **ATG** (Antithymozytenglobulin) *oder* **IL-2-Rezeptorantagonisten**

Basisimmunsuppression

- **Tripeltherapie:** Calcineurininhibitor (Ciclosporin A oder Tacrolimus), Zellzyklusinhibitoren (Mycofenolatmofetil, Azathioprin) und Steroide (Prednisolon)
- **Nebenwirkungsprofil** wichtiger Immunsuppressiva: ◘ Tab. 24.25

> Calcineurininhibitoren sollten, wenn möglich, oral oder enteral über Magensonde appliziert werden.

◻ Tab. 24.13 Komplikationen nach Lungentransplantation

Frühkomplikationen	Spätkomplikationen
Hyperakute/akute Abstoßung	Chronisches Transplantatversagen (Bronchiolitis-obliterans-Syndrom)
Infektionen	
Primäre Graft-Dysfunktion („primary graft dysfunction„, PGD)	Infektionen (bakteriell, viral, Pilze)
Probleme der Gefäß- und Bronchusanastomosen: z. B. Nachblutungen/endobronchiale Blutungen (Gefäßarrosion, Nahtinsuffizienz) oder obstruktives Granulationsgewebe	Thrombotische Mikroangiopathien (atypisches HUS)
	Bronchusstenosen
	Chronische Niereninsuffizienz
Fibrinöse Bronchitis (basierend auf einer Schleimhautischämie)	Arterielle Hypertonie
	Hyperlipidämie
Akutes Nierenversagen	Diabetes mellitus
Phrenikusläsionen	Neoplasien (z. B. Plattenepithelkarzinome der Haut, Lymphome)
Pleurakomplikationen (Pneumothorax, Hämatothorax, Pleuraerguss, Chylothorax, Empyem)	
	Neurologische Spätkomplikationen (z. B. Polyneuropathien)
Posteriore Leukenzephalopathie	
Gastrointestinale Komplikationen (Gastroparese, Ileus, Darmperforationen, Divertikulitis)	

Prophylaktische Maßnahmen

- **Pneumocystis-jiroveci-Pneumonie:** lebenslange Prophylaxe mit Cotrimoxazol
- **Cytomegalievirusinfektion** (CMV):
  - Prophylaxe mit Valganciclovir über 3 Monate
- **Pilzprophylaxe:** Azolpräparate (zentrumspezifisch, zum Teil lebenslang)

24.2.5 Komplikationen nach Lungentransplantation

(◻ Tab. 24.13)

Primäre Graftdysfunktion (PGD)

- Graduierung 0–3 in Anlehnung an ARDS-Stadien (◻ Tab. 24.14).
- Auftreten: innerhalb der ersten 72 h nach Transplantation (Christie et al. 2005)
- Häufigkeit: 10–25 %
- Hohe Mortalität (40 % nach 30 Tagen) → häufigste Todesursache in den ersten 30 Tagen nach Lungentransplantation

◻ Tab. 24.14 Einteilung der primären Graftdysfunktion (PGD)

	p_aO_2/F_iO_2	Infiltrate/Lungenödem
Stadium 0	>300	Abwesend
Stadium 1	>300	Anwesend
Stadium 2	200–300	Anwesend
Stadium 3	<200	Anwesend

- Klinik und Therapie ähneln dem ARDS (supportiv, Beatmung, NO, ECMO)

Thoraxchirurgische Komplikationen

- Nervale Komplikationen: Läsionen des N. phrenicus mit Zwerchfellparese oder Läsionen des N. vagus mit Magenentleerungsstörung, N. recurrens (Stimmbandparese)
- Verletzungen des Thorax: Pneumo-/Hämatothorax, Chylothorax (Verletzungen des Ductus thoracicus) oder bronchopleurale Fisteln

Infektionen

- Infektionen stellen mit >30 % die Haupttodesursache nach Lungentransplantation dar
- Auftreten: insbesondere in den ersten 6 Monaten nach Transplantation
- Bei Lungentransplantierten sind 75 % der Infektionen pulmonalen Ursprungs
- Klinik: sehr variabel (z. T. asymptomatisch), Husten fehlt aufgrund der Denervierung des Transplantats häufig
- Ursachen: Immunsuppression, verminderter Hustenreflex, reduzierte mukoziliäre Clearance
- Diagnostik: bronchoalveolärer Lavage zur Materialgewinnung, ggf. transbronchiale Biopsien; Labor (inkl. Blutkulturen), Blutgase, Röntgenthorax (ggf. CT-Thorax), Vollbluttalspiegel der Immunsuppressiva, CMV-pp65-Antigen, Legionellen und Pneumokokkenantigen im Urin
- Bakterielle Infektionen: nosokomial, v. a. Staphylococcus aureus, gramnegative Erreger
- Pilzinfektionen: Aspergillus spp., Scedosporium, Zygomyzeten
- Virusinfektionen: meist CMV-Infektion, ambulant erworbene respiratorische Virusinfektionen („community acquired respiratory virus", CARV)

Abstoßung

Diagnostische Kriterien der Lungenabstoßung (Stewart et al. 2007) s. ◘ Tab. 24.15.

> Die häufigsten Todesursachen nach Lungentransplantation sind **Infektionen/Sepsis** und die chronische **Abstoßung (Bronchiolitis-obliterans-Syndrom)**. Bei notfallmäßiger Aufnahme von lungentransplantierten Patienten mit respiratorischer Insuffizienz sollte umgehend telefonischer Kontakt mit dem betreuenden Zentrum hergestellt werden.

24.3   Nierentransplantation

N. Andriopoulos, S. Teschner, V. Burst

24.3.1 Allgemeines

Formen der Nierentransplantation
Postmortale Organspende
- Niere eines hirntoten Organspenders
- Sonderformen
  - Eurotransplant Senior Programm (ESP): auch „old for old" genannt: Niere eines hirntoten Organspenders >65 Jahre für Empfänger >65 Jahre
  - Acceptabel-Mismatch-Programm (AM-Programm): hochimmunisierte Patienten, die risikoadaptiert bevorzugt transplantiert werden
  - High-urgent-Programm: Notfalltransplantation bei fehlendem Dialysezugang und/oder Suizidgefahr
Lebendspende
- Blutgruppenkompatibel oder -inkompatibel
- Cross-over: zwischen 2 Paaren werden blutgruppenkompatibel Lebendspenden realisiert

24.3.2 Indikationen

- Dialysepflichtige, chronische Nierenerkrankung
- Bei zeitnah bevorstehender Dialyseeinleitung bei chronischer Nierenerkrankung auch primäre (präemptive) Nierentransplantation durch Lebendspende möglich
- Kombinierte Organtransplantation, z. B. Niere-Pankreas bei Diabetes mellitus Typ 1

24.3.3 Kontraindikationen

(◘ Tab. 24.16)

□ Tab. 24.15 LTX-Abstoßung, Beschreibung und Maßnahmen

	Beschreibung	Maßnahmen
A: Akute Abstoßung – perivaskuläre lymphozytäre Infiltration (Klassifikation nach transbronchialer Biopsie nicht immer zuverlässig)		
A 0	Keine Abstoßung	
A 1	Minimale Abstoßung	Methylprednisolon 15 mg/kg KG/Tag für 3 Tage und Anpassung der immunsuppressiven Erhaltungstherapie
A 2	Leichte Abstoßung	
A 3	Moderate Abstoßung	
A 4	Schwere Abstoßung	
B: Inflammation – lymphozytäre Bronchiolitis		
B 0	Keine Inflammation	
B 1R	„low grade"	Methylprednisolon 15 mg/kg KG/Tag für 3 Tage und Anpassung der immunsuppressiven Erhaltungstherapie
B 2R	„high grade"	
B X	„ungradeable"	
C: Chronische Abstoßung bzw. Transplantatversagen – Bronchiolitis-obliterans-Syndrom (BOS)		
C 0	Keine Bronchiolitis obliterans	
C 1	Nachweis einer Bronchiolitis obliterans mit oder ohne begleitende mononukleäre Infiltrate; durchschnittlich 2–3 Jahre nach Transplantation, 50 % sind nach 5 Jahren betroffen, Haupttodesursache durch respiratorisches Versagen nach dem 1. Jahr	Makrolide, Photopherese, Montelukast, Retransplantation in ausgewählten Fällen
D: Chronische vaskuläre Abstoßung (die D-Kategorie sollte nur an offenen Lungenkeilbiopsien beurteilt werden)		
D 0	Keine chronische Transplantatvaskulopathie	
D 1	Nachweis bindegewebiger konzentrischer Verbreiterung der Intima von Arterien oder Venen	Therapiefestlegung stets nach Rücksprache mit dem Transplantationszentrum

Anmerkungen:
Akute Abstoßung: diffuse perivaskuläre, interstitielle und alveoläre Infiltration durch mononukleäre Zellen, Pneumozytenschädigung, Nekrose und Hämorrhagien und lymphozytäre Bronchiolitis (histopathologische Beurteilung setzt große Erfahrung voraus, daher zusätzliche Referenzpathologie aus dem entsprechendem lungentransplantierenden Zentrum wünschenswert).
Hyperakute Abstoßung: seltene Form der Lungentransplantatabstoßung, meist humoral bzw. antikörpervermittelt (Bestimmung von zirkulierenden Antikörpern und Berücksichtigung des C4d-Musters).

24.3.4 Betreuung eines nierentransplantierten Patienten auf Intensivstation

— **Kreatininanstieg** → mögliche Ursachen:
  – Exsikkose
  – Harnwegsinfekt
  – CMV- und BK-Polyomavirus-Infektion

— Nephrotoxizität bei Überdosierung der Immunsuppressiva, speziell Ciclosporin/Tacrolimus
— Interstitiell-allergische Nephritis, z. B. durch neue Medikation
— Durchblutungsstörung → Embolie, Thrombose, Anastomosenstenose
— Rekurrenz der Grunderkrankung oder De-novo-Erkrankung

◻ Tab. 24.16 Kontraindikationen zur Nierentransplantation

Absolute Kontraindikationen	Relative Kontraindikationen
Positives Cross-match	Schwere pAVK mit drohender Beinischämie
Blutgruppeninkompatibilität ohne entsprechende Konditionierung	Spender mit bekanntem Malignom
	Spender mit bekannter Virusinfektion, wenn Empfänger diese nicht hat (z. B. HCV, HBV, HIV)
Aktive Tumorerkrankung	
Aktive Infektion	Nicht gesicherte Nachsorge
pAVK-Stadium IV	Aktiver Drogenkonsum
Psychiatrische Erkrankung, die eine Nachsorge und Compliance verhindert	Schwere Komorbidität
Primäre Oxalose	
Aktive Suchtproblematik (Drogen oder Alkohol)	

— Abstoßung
— Harnaufstau → postrenales Nierenversagen (z. B. Ureterstenosen, v. a. frühpostoperativ, Lymphozele)
— Thrombotische Mikroangiopathie
— **Klassische** (z. B. CMV) und **opportunistische Infektionen** (z. B. Aspergillose, Nocardiose, Pneumocystis jiroveci) unter Immunsuppression
— Weitere **Nebenwirkungen der Immunsuppressiva**, z. B. Zytopenien

24.3.5 Diagnostik bei nierentransplantierten Patienten

Anamnese

— Zeitpunkt der Transplantation? Bisherige Abstoßungen? CMV-Status? Letzter Kreatinin-Wert?
— Veränderungen der Medikation, speziell der Immunsuppression oder neue Antibiotika?
— Wann war die letzte Spiegelkontrolle der Immunsuppressiva, Ergebnis?
— Gewichtsverlauf, Diuresemenge, Diureseauffälligkeiten, noch vorhandene Eigendiurese vor Transplantation?
— Fieber, Schmerzen, Durchfall oder Erbrechen?

Untersuchung

— Dialyseshunt vorhanden, perfundiert, Infektzeichen?
— Transplantat in der Fossa iliaca, meist rechts → Druckschmerz? Verhärtetes Organ?
— Gründliche Untersuchung auf Infektzeichen
— Tremor? (Hinweis auf eventuelle Tacrolimus-Überdosierung, selten auch bei Ciclosporin)

Labor

— (Differenzial-)Blutbild, CRP, Retentionswerte (Kreatinin, Harnstoff), Blutzucker
— Spiegelbestimmung bei Ciclosporin, Tacrolimus, Everolimus, Sirolimus

> ❯ **Spiegelbestimmungen immer als 12-h-Talspiegel vor der morgendlichen Einnahme der Immunsuppression! Nach Blutabnahme immer Medikationseinnahme, Anpassung der Abenddosis und folgenden Tagesdosis nach Spiegelerhalt.**

> **Faustregel**
> — Spiegel zu hoch: Erneute Kontrolle.
> — Spiegel zu niedrig: sofortige Dosiserhöhung des Immunsuppressivums.

- **Urinuntersuchung:** Urin-Stix oder Urinsediment, ggf. Spontanurin und Bestimmung von Eiweiß und Kreatinin (Quotient ergibt Proteinurie/Tag)
- **Virologie:** bei Transplantatfunktionsverschlechterung PCR mit Viruslastbestimmung von CMV und BK-Polyomavirus im Blut
- **Sonographie:** Beurteilung des Transplantates (Größe? Harnstau? Akute indirekte Schädigungszeichen wie verwaschenes und echoreiches Parenchym? Lymphozele?)
- **Farbkodierte Duplexsonographie** bei Verdacht auf Durchblutungsstörung oder Abstoßung (Anstieg des Resistance-Index?)
- **Kontrastmittelprophylaxe:**
  - Vor Untersuchungen mit Kontrastmittel → strenge Indikationsstellung
  - Prophylaxe: ausreichende Hydrierung vor und nach KM-Exposition (physiologische Kochsalzlösung 1 ml/kg KG/h, 6–12 h vor der Untersuchung bis 6–12 h nach der Untersuchung oder isotone Bicarbonatlösung (150 ml Natriumbicarbonat 1 mmol/ml, ad 850 ml Glukose 5 %), 3 ml/kg KG 1 h vor der Untersuchung und 1 ml/kg KG/h über 6 h nach Exposition)
  - Pausierung von Diuretika, ACE-Hemmern/AT$_1$-Blockern und potenziell nephrotoxischen Substanzen (keine NSAR!)

24.3.6 Intensivmedizinische Nachsorge

Intra- und frühpostoperative Immunsuppression

- **Steroide:** prä- oder intraoperativ hohe intravenöse Dosis gemäß den jeweiligen zentrumspezifischen Protokollen, dann Reduktion über 4 Monate auf 5 mg/Tag bei steroidhaltigen Protokollen
- **Induktionstherapie:** Antithymozytenglobulin oder IL2-Rezeptorantagonisten (Basiliximab, Daclizumab) gemäß Protokoll und immunologischem Risiko

Basisimmunsuppression (initial Dreierkombination)

- **Beispiele für gängige Kombinationstherapie:**
  - Calcineurinhemmer (Tacrolimus oder Ciclosporin A) – Mycophenolat - Prednisolon (◘ Tab. 24.17) (= häufigstes Regime)
  - mTOR-Inhibitor (Everolimus oder Sirolimus) (CAVE: verursachen Wundheilungsstörungen, daher Einsatz nicht unmittelbar nach Tx) - Mycophenolat – Prednisolon
  - Einige Zentren bevorzugen die o.g. Regime steroidfrei (dabei existieren Protokolle mit frühem vs. spätem Steroidentzug)
  - Eine aktuelle Arbeit (Vincenti et al. 2016) zeigt die Langzeitüberlegenheit von Belatacept (CTLA4-Fusionsprotein) gegenüber Ciclosporin A: Möglicherweise wird dies künftig zum neuen Immunsuppressionsstandard in der Nierentransplantation!
- **Lebenslange Einnahme** immunsuppressiver Medikamente!
- Umgang mit Immunsuppressiva: Rücksprache mit einem in der Transplantation erfahrenen Arzt bzw. Nephrologen und dem Transplantationszentrum
- Neben den gemeinsamen Nebenwirkungen der Immunsuppression wie **erhöhte Infektanfälligkeit** und **erhöhtes Risiko für Neoplasien** besitzen die Substanzen spezifische Nebenwirkungsprofile (z. B. diabetogene Effekte von Tacrolimus, Hypertrichose bei Ciclosporin (kosmetisch belastend v. a. für junge Frauen), gastrointestinale Nebenwirkungen von Mycophenolat)
- Vorsicht beim Austausch von Immunsuppressive mit Generika, da diese unterschiedliche pharmakokinetische Eigenschaften besitzen: Falls Umstellung, dann regelmäßige Spiegelkontrollen
- Vorsicht bei Komedikation von Azathioprin mit Allopurinol oder Febuxostat:
  - Bei Addition von Allopurinol oder Febuxostat: potenzierte Azathioprinwirkung mit Aplasiegefahr!

◘ Tab. 24.17 Aktuell eingesetzte Immunsuppressiva

Substanzklasse	Wirksubstanz	Dosierung (Spiegel)
Calcineurininhibitoren	Ciclosporin A	Zielspiegel und initiale Dosierung gemäß immunsuppressivem Protokoll des Zentrums
	Tacrolimus (FK-506)	
mTOR-Inhibitoren	Sirolimus	
	Everolimus	
Purinantimetabolit	Azathioprin	Ziel: MCV <102 µl, Lymphozyten 900–1100/µl
Purinsyntheseinhibitor	Mycophenolat(mofetil)	In der Regel 2 × 500–1000 mg/Tag
	Mycophenolat(natrium)	In der Regel 2 × 360–760 mg/Tag
Steroide	Prednison u. a.	Erhaltungstherapie mit 5 mg/Tag
Antikörper zur Induktion	IL2-Rezeptorantagonist: Basiliximab	20 mg i.v. im OP und am Tag 4 nach OP
Fusionsprotein	T-Zell-depletierende Antikörper: ATG, ALG, OKT3 (außer Handel)	Beginn im OP, Fortführung gemäß immunsuppressivem Protokoll
	Kostimulationsblockade durch CTLA4-Fusionsprotein Belatacept	10 mg/kg KG i.v., ab Woche 16 nach Transplation 5 mg/kg KG i.v. alle 4 Wochen

Abkürzungen: mTOR = „mammalian target of rapamycin"; IL2 = Interleukin 2; ATG/ALG = Antithymocyten-/Antilymphozytenglobulin; Nebenwirkungsprofil wichtiger Immunsuppressiva ◘ Tab. 24.25

— Umgekehrt beim Absetzen von Allopurinol: Wirkverlust von Azathioprin → Dosissteigerung
— Austausch p.o. gegen i.v.-Applikation:
— MMF: Dosis identisch, Applikation in 5 %iger Glukoselösung über jeweils 2 h
— Ciclosporin/Tacrolimus: Applikation in Glasflaschen in 5 %iger Glukoselösung (Substanzen werden an Plastik adsorbiert), Dosis 50 % der oralen Dosis, Infusion über 4 h, 12-h-Intervall einhalten, unbedingt Spiegelkontrollen und ggf. Dosisanpassung. Wann immer irgendwie möglich enterale Verabreichung der Calcineurinhemmer anstreben.

❶ Cave
Speziell Immunsuppressiva weisen eine Vielzahl von Arzneimittelinteraktionen auf. Vor der Erweiterung der Medikation müssen unbedingt die Fachinformationen beachtet werden, um gefährliche Spiegelschwankungen zu vermeiden! (Beispiele: Clarithromycin, Rifampicin, Fluconazol etc.)

24.3.7 Komplikationen nach Nierentransplantation

(◘ Tab. 24.18)

Abstoßung
(◘ Tab. 24.19)
— Es gibt **2 Hauptformen** der Abstoßung, die auch nebeneinander vorkommen können: humoral (antikörpervermittelt) und zellulär
— Im **ersten Jahr** und speziell in den **ersten 3–6 Monaten** nach der Transplantation, besteht ein hohes Risiko für eine Abstoßung, daher ist in dieser Zeit die Immunsuppression am intensivsten.
— Eine Abstoßung muss rasch und sicher, d. h. in der Regel durch eine Nierenbiopsie, erkannt und behandelt werden, da das Organ sonst teilweise oder komplett irreversibel geschädigt wird
— Vor einer empirischen Abstoßungsbehandlung müssen andere Ursachen für einen Kreatininanstieg gründlich erwogen werden

Tab. 24.18 Komplikationen nach Nierentransplantation

Frühkomplikationen	Spätkomplikationen
Abstoßung	CMV- oder Polyomaviruserkrankung
Harnwegsinfekt	Pneumocystis-jirovecii-Pneumonie
Lymphozele	Malignome (Haut, solide Tumoren, PTLD [„posttransplantation lymphoproliferative disease„, EBV-assoziiert])
Urinleckage/Urinom	
Ureterstenose	Steroid- oder Tacrolimus-induzierter Diabetes mellitus
Wundinfektion	Abstoßung
Transplantatarterienstenose	Infektiologische Komplikationen durch Überimmunsuppression
Transplantatvenenthrombose	
Nachblutung	Osteoporose, arterielle Hypertonie durch Immunsuppressiva
Verzögerte Funktionsaufnahme („delayed graft function„):	Rekurrenz der renalen Grunderkrankung
Calcineurininhibitortoxizität	
Akute Tubulusnekrose (z. B. lange Ischämiezeit)	
Hypovolämie	
Rekurrenz der renalen Grunderkrankung: FSGS (fokal segmentale Glomerulosklerose)	
Thrombotische Mirkoangiopathie	

Tab. 24.19 Abstoßungen und Therapieoptionen

Typ	Hauptmechanismus	Therapie
Zellulär	Schädigung des Organs nach T-Lymphozyten-Aktivierung	i.v.-Steroidstoß für 3 Tage, bei Steroidrefraktärität T-Zell-Depletion mit Antithymozytenglobulin
Humoral (antikörpervermittelt)	Schädigung des Organs durch Antikörper und Komplement Kriterien: – Histologische Zeichen (peritubuläre Kapillariitis, Glomerulitis, Arteriitis) – C4d Positivät in der Biopsie – Nachweis von donorspezifischen Antikörpern im Serum	Prinzipien (zentrenspezifische Protokolle): i.v.-Steroidstoß kombiniert mit Entfernung der Antikörper durch Plasmaaustausch bzw. Immunadsorption, B-Zell-Depletion mit Rituximab, Proteasominhibitoren (Bortezomib), IVIG, Intensivierung des Erhaltungsimmunsuppressionsregimes, bei Refraktärität: Komplementinhibition durch Eculizumab (C5-Hemmer)
Chronisch	Chronische antikörpervermittelte Abstoßung mit schlechter Prognose für das Transplantat	Erhöhung der Basisimmunsuppression unter Berücksichtigung der intrinsischen Nephrotoxizität der jeweiligen Substanzen

> Jeder Patient mit Verdacht auf eine Abstoßung sollte zusammen mit einem Nephrologen betreut werden. Veränderungen der Immunsuppression oder eine Therapie der Abstoßung *müssen* vorher mit einem in der Transplantation erfahrenen Arzt bzw. Nephrologen und dem Transplantationszentrum abgestimmt sein!

Infektionen

- Höchstes Risiko für opportunistische Infektionen in der ersten 6–12 Monaten nach Tx, danach meist konventionelle Erreger
- Im Rahmen der Operation: Wundinfekte, Harnwegsinfekte, respiratorische Infekte
- Infektion von Shunt bzw. Peritonealdialysekatheter

- Spenderbezogene Infekte: CMV, HBV, HCV, HIV
- Empfängerbezogene Infekte: Reaktivierung latenter Infekte (CMV, VZV, HSV, BKV und TB)
- PCP-Prophylaxe für 6 Monate nach Tx

- **CMV-Infektion**
- **Formen:** Reaktivierung einer latenten Infektion, Übertragung mit Spenderorgan, Neuinfektion
- **Klinik:** Asymptomatische CMV-Virämie (= CMV-Infektion), symptomatische CMV-Virämie (= CMV-Krankheit): B-Symptome, Blutbildauffälligkeiten (Lympho- und Thrombopenie), subklinische Hepatitis, Diarrhö bei Kolitis, Ösophagitis/Gastritis/Duodenitis, Pneumonie (oft kombiniert mit Pneumocystis jirovecii, Chorioretinitis, Transplantatdysfunktion, Triggerung von Abstoßungen, Begünstigung des Auftretens eines Diabetes mellitus
- **Diagnose:** CMV-DNA-PCR, histologischer Nachweis (ist manchmal einziger Nachweis trotz negativer PCR!)
- **Therapie:** Valganciclovir (therapeutische Dosierung nach GFR) p.o. bei milden bis mittelschweren Verläufen, Ganciclovir i.v. bei schweren Verläufen, mindestens 2 Wochen Therapie oder bis PCR negativ bzw. bei schweren gewebsinvasiven Verläufen 4–6 Wochen Therapie, anschließend Prophylaxe mit Valganciclovir für 3 Monate
- **CMV-Prophylaxe:** Je nach Risikokonstellation (Risiko für CMV-Krankheit: D+/R– 50–80 %, D+/R+ 10–30 %, D–/R+: 0–30 %, D–/R–: 0 %), bei Hochrisikopatienten Valganciclovir p.o. in prophylaktischer Dosis nach GFR (100–) 200 Tage nach Tx, alternativ: Präemptive Strategie mit wöchentlicher CMV-PCR bis 4–6 Monate nach Tx und Therapiebeginn nach vordefinierter Schwelle (z. B. ab 2×10^3 Kopien/ml)

- **BK-Virus-Nephropathie**
- Bis zu 90 % der Empfänger sind BKV-IgG-positiv, BKV-Nephropathie in 1–8 % der Transplantierten, Virämie in 4–15 %, Virurie in 20–50 %

- **Klinik:** Schleichender Kreatininanstieg durch tubulointerstitielle Nephritis, hämorrhagische Zystitis, Ureterstenosen, indirekte Triggerung von Abstoßungen
- Manifestation meist bereits im 1. Jahr nach Tx
- **Diagnose:** Urinzytologie (Decoy-Zellen), BKV-DNA Nachweis im (Urin und) Serum, Sicherung nur durch Nierenbiopsie mit histologischem Nachweis möglich
- **Therapie:** Reduktion der Immunsuppression (Pause des Proliferationshemmers, Reduzierung der Calcineurinhemmer), IVIG (= intravenöse Immunglobuline), Ciprofloxacin, Leflunomid und Cidovir allesamt mit unsicherer Datenlage zu antiviralen Infekten

24.3.8 Sonderform AB0-inkompatible Nierentransplantation

(◘ Tab. 24.20)
- Die Sonderform der Lebendspende, die sog. *blutgruppeninkompatible Nierentransplantation*, wird seit einigen Jahren vermehrt durchgeführt.
  - Ziel: Anzahl der Lebendspenden zu erhöhen und die Wartezeiten zu verkürzen
  - Anmerkung: Besonders Patienten mit der seltenen Blutgruppe B und der Blutgruppe 0 profitieren von diesem Verfahren.
  - Verschiedene Protokolle zur Konditionierung des Immunsystems des Empfängers existieren
  - Zentrenspezifische Isoagglutinintitergrenze, die vor Tx als sicher erachtet wird (meist ≤1 : 4) abhängig von der Bestimmungsmethode
- Prinzip: Elimination der CD20-positiven B-Zellen mittels Rituximab und die perioperative Apherese bzw. Adsorption der Isoagglutinine
- Postoperativ bleiben die CD20-positiven B-Zellen für mehr als ein halbes Jahr eliminiert → danach kommt es zu einer Erholung dieser Zellpopulation
- Obwohl die Blutgruppenantikörper im postoperativen Verlauf erneut ansteigen, kommt es nach einer kritischen Periode von

Tab. 24.20 Transfusionsregime bei AB0-inkompatibler Nierentransplantation

Empfänger-blutgruppe	Blutgruppe des empfangenen Organs	Transfusion mit Blutgruppe
0	A	EK 0 Plasma AB TK 0
0	B	EK 0 Plasma AB TK 0
0	AB	EK 0 Plasma AB TK 0
A	AB	EK A oder O Plasma AB TK A
A	B	EK A oder 0 Plasma AB TK A
B	AB	EK B oder 0 Plasma AB TK B
B	A	EK B oder 0 Plasma AB TK B

Abkürzungen: EK = Erythrozytenkonzentrat, Plasma = FFP („fresh frozen plasma"), TK = Thrombozytenkonzentrat

14 Tagen nach erfolgter Tx dann nicht mehr zu einer antikörpervermittelten Abstoßung. Dieses immunologisch noch nicht verstandene Phänomen wird als Akkomodation bezeichnet.

- Outcome: Graft- und Patientenüberleben nach mehreren Studien vergleichbar zur AB0-kompatiblen Tx
- Nachteile: hoher Aufwand und Kosten, erhöhte Infektionsgefahr, manchmal keine ausreichende Absenkung der Isoagglutinine erreichbar

Cave

Abweichende Transfusionsregeln (Tab. 24.20)!

24.4 Lebertransplantation

J. Mertens, D. Stippel

24.4.1 Allgemeines

- Die 5-Jahres-Funktionsrate nach einer Lebertransplantation liegt bei der Übertragung von postmortal gespendeten Organen bei 55 %. Dieses Ergebnis für Deutschland ist um 15 % schlechter als die Ergebnisse in international publizierten Studien. Als Ursache ist die deutlich höhere Sterblichkeit im ersten Jahr nach Transplantation zu nennen. Im Jahr 2013 wurden in Deutschland 884 Lebertransplantationen nach postmortaler Organspende und 83 nach einer Lebendspende durchgeführt. 2013 wurden 1305 Patienten zur Lebertransplantation angemeldet. 1534 Patienten standen im Jahr 2013 auf der Warteliste für eine Lebertransplantation.
- Die erste Lebertransplantation erfolgte 1967 in Pittsburgh, Pennsylvania (Thomas E. Starzl); in Deutschland nahmen Alfred Gütgemann und T.S. Lie 1969 die erste Lebertransplantation an der Universitätsklinik Bonn vor.
- Die Mehrzahl der Lebertransplantationen wird in orthotoper Position (OLT) nach Hepatektomie unter Verwendung von Leichenorganen durchgeführt, ggf. Split- oder Lebendspende-Lebertransplantation.
- Die überwiegende Mehrzahl der Transplantationen wird in der sog. „Piggy-back"-Technik durchgeführt, d. h. die intrahepatische V. cava des Empfängers wird erhalten. Hierdurch kann ein extrakorporaler Bypass während der Operation vermieden werden.
- Die intensivmedizinische Betreuung und Nachsorge im Rahmen der Lebertransplantation ist häufig zentrumspezifisch.

24.4.2 Indikationen

(Tab. 24.21)

◻ **Tab. 24.21** Allgemeine Indikationen für eine Lebertransplantation

Hauptindikation	Erkrankungen
Akutes Leberversagen	Verschiedene Ursachen (▶ Abschn. 12.7, fulminante Hepatitis und akutes Leberversagen)
Chronische nicht cholestatische Lebererkrankungen	Chronische Virushepatitiden B, C, D
	Autoimmunhepatitis (AIH)
	Alkoholische Leberzirrhose
Chronische cholestatische Lebererkrankungen	Primär biliäre Zirrhose (PBC)
	Primär sklerosierende Cholangitis (PSC)
	Biliäre Atresie
	Alagille-Syndrom (Fehlbildungen mit Gallenganghypoplasie, Pulmonalstenose, Wirbelkörperanomalien und Augenveränderungen)
	Zystische Fibrose (Mukoviszidose)
Metabolisch bedingte Lebererkrankungen	α1-Antitrypsinmangel
	M. Wilson
	Hereditäre Hämochromatose
	Nichtalkoholische Steatohepatitis (NASH)
	Kryptogene Leberzirrhose
	Tyrosinämie
	Glykogenspeicherkrankheiten
Metabolische Erkrankungen extrahepatischer Morbidität	Amyloidose
	Hyperoxalurie
(Primäre) Lebermalignome	Hepatozelluläres Karzinom (HCC)
	Hepatoblastom
	Fibrolamelläres Karzinom
	Hämangioendotheliom
	Cholangiozelluläres Karzinom
	Metastatische neuroendokrine Tumoren
Diverses	Budd-Chiari-Syndrom
	„Venookklusive disease" (VOD)
	Polyzystische Lebererkrankungen
	Echinokkokose

Zeitpunkt der Indikationsstellung zur Lebertransplantation

- Abwägen zwischen dem natürlichen Verlauf der Erkrankung und der Überlebenswahrscheinlichkeit nach Transplantation
- Patienten, deren Lebenserwartung ohne Lebertransplantation 1 Jahr oder weniger beträgt oder deren Lebensqualität ohne Lebertransplantation nicht mehr akzeptabel ist, sollten für eine Lebertransplantation ausgewählt werden.
- Es existieren spezifische Prognoseindizes für cholestatische Lebererkrankungen (PSC, PBC).
- Des Weiteren stehen allgemeine Indizes zur Verfügung, wie z. B. die prognostische

Child-Pugh-Klassifikation: 1-Jahres-Überlebenswahrscheinlichkeit im Child-A-Stadium (5–6 Punkte) 90–100 %, im Child-B-Stadium (7–9 Punkte) ca. 80 % und im Child-C-Stadium (10–15 Punkte) ca. 50 %

- Therapierefraktärer Aszites oder das Auftreten einer spontan bakteriellen Peritonitis sind Indikatoren für eine schlechtere Prognose (1-Jahres-Überlebenswahrscheinlichkeit <50 %).
- Bessere prognostische Vorhersagewerte durch den im Jahre 2002 – vom U.S.-amerikanischen United Network for Organ Sharing (UNOS) eingeführten – MELD-Score („model of endstage liver disease"):
  - Basiert auf dem Kreatininwert, der Gerinnung (INR) und dem Serumbilirubinwert – daher **lab-MELD**, beschreibt die 3-Monats-Mortalität eines Leberkranken
  - Beispiele für 3-Monats-Mortalität: Score <9: 1,9 %, Score 40: 71,3 %
  - Siehe auch „MELD-exception rules"; die „standard exceptions" präzisieren für einzelne Indikationen die Allokationspriorität, indem ein sog. **match-MELD**-Punktwert vergeben wird, da nicht alle Komplikationen einer Lebererkrankung im Endstadium, die einen Einfluss auf die Überlebenswahrscheinlichkeit haben, durch den MELD Score abgebildet werden (z. B. HCC-Patienten, rezidivierende/therapierefraktäre Cholangitiden)
- Für Patienten mit einem MELD-Score >17 ist ein Überlebensvorteil durch die Transplantation nachgewiesen, der mit steigendem MELD-Score dramatisch steigt.
- Eurotransplant ist für die Organvergabe in Deutschland zuständig. Alle Patienten werden dort mit einem lab-MELD geführt, der in regelmäßigen Abständen gemeldet werden muss.
- Dem gegenüberzustellen ist die 5-Jahres-Überlebenswahrscheinlichkeit nach Transplantation von etwa 60–70 % bei im Allgemeinen guter Lebensqualität.

Akute Indikationen („high urgency", HU) zur Lebertransplantation
- (ELAS Eurotransplant Manual Version, 27. August 2010)
- Transplantatversagen, z. B. hyperakute Abstoßung (<15 Tage nach Transplantation)
- Akute Krise eines M. Wilson
- Akutes Budd-Chiari-Syndrom
- Lebensbedrohliches Lebertrauma
- Anhepatischer Status bei akutem Leberversagen mit toxischem Lebersyndrom
- Akutes Leberversagen ohne vorbestehende chronische Lebererkrankung, dabei müssen die Kings-College- oder die Clichy-Kriterien erfüllt sein

Kings-College-Kriterien:
- *Patienten mit Paracetamolintoxikation*: pH-Wert <7,3 *oder* Erfüllung folgender Trias: Quick-Wert <7 % (INR >6,5, PTT >100 s), Serumkreatinin >3,4 mg/dl und Enzephalopathie Grad III oder IV
- *Patienten ohne Paracetamolintoxikation – allgemeine Gruppe:* Quick-Wert <7 % (INR >6,5, PTT >100 s) oder Erfüllung von mindestens 3 der folgenden 5 Kriterien: ungünstige Ätiologie (kryptogene Hepatitis, Non-A-Non-B-Hepatitis, Halothanreaktion, idiosynkratische Medikamentenreaktion), Ikterus >7 Tage vor Enzephalopathie, Alter <10 oder >40 Jahre, Quick-Wert <15 % (INR >3,5 bzw. PTT >50 s), Serumbilirubin >17,5 mg/dl

Clichy-Kriterien:
- Hepatische Enzephalopathie Grad III/IV und
- Faktor V <20 % bei Patienten <30 Jahren oder
- Faktor V <30 % bei Patienten ≥30 Jahren

◻ Tab. 24.22 Kontraindikationen für eine Lebertransplantation

Absolute Kontraindikationen	Relative Kontraindikationen
Manifeste Infektionserkrankungen	Extrahepatisches hepatozelluläres Karzinom
Sepsis mit Multiorganversagen	Fortgeschrittenes cholangiozelluläres Karzinom
Extrahepatische Malignome (Rezidivfreiheit, je nach Tumor, mindestens 2 Jahre, eher 5 Jahre nach kurativer Therapie)	Multiorganversagen ohne akuten Leberausfall als Grunderkrankung
Akute Psychose	Hepatopulmonales Syndrom mit hohem Shuntanteil
Non-Compliance	Ausgeprägte Malnutrition
Fortgesetzter Alkoholabusus	Schwere Osteopenie
Portalvenen- und Mesenterialvenenthrombose	Alter: keine strikte Altersgrenze; im Allgemeinen wird jedoch ein Alterslimit von 65 Jahren angegeben (evtl. ältere Patienten, wenn sie „biologisch" jünger sind)
Schwere kardiopulmonale Erkrankungen, z. B. (porto-)pulmonale Hypertonie: rechter Vorhofdruck >60 mm Hg stellt eine absolute Kontraindikation für Lebertransplantation dar	Nikotinabusus
Pulmonale Hypertonie (PAP$_{mean}$ >35 mm Hg)	Psychosoziale Probleme
	Eingeschränkte Compliance

Siehe auch Transplantationsrichtlinien der Bundesärztekammer: http://www.bundesaerztekammer.de/richtlinien/richtlinien/transplantationsmedizin/.

❯ Die drei häufigsten Indikationen zur Lebertransplantation stellen die alkoholtoxische Leberzirrhose, das hepatozelluläre Karzinom und die Zirrhose nach Virushepatitis dar.

24.4.3 Kontraindikationen

— Kontraindikationen für eine Lebertransplantation sind „dynamisch" – sie verändern sich mit der Zeit und sind z. T. abhängig vom Transplantationszentrum und dessen lokaler Expertise (◻ Tab. 24.22).

— Die endgültige Entscheidung, ob sich ein Patient für eine Lebertransplantation qualifiziert, sollte von einem multidisziplinären Team (Hepatologe, Transplantationschirurg, Anästhesist, Intensivmediziner, Kardiologe, Neurologe etc.) im Transplantationszentrum getroffen werden.

24.4.4 Management vor Lebertransplantion

Hepatitis-B-Virus (HBV)

— Therapie mit Nucleot(s)idanaloga: Tenofovir oder Entecavir.

— Verbessert die Leberfunktion und macht dadurch evtl. eine Lebertransplantation (LT) überflüssig, und die Viruslast zum Zeitpunkt der Transplantation korreliert mit dem Risiko einer HBV-Reinfektion.

Hepatitis C-Virus (HCV)

— Um das erneute Auftreten einer Hepatitis-C-Infektion nach Lebertransplantation zu vermeiden, sollte nach Möglichkeit vor der Lebertransplantation eine Therapie durchgeführt werden.

— Eine negative Viruslast kann die Leberfunktion vor Transplantation verbessern.

— Neue, interferonfreie Therapien sind besser verträglich, erfolgreicher und bei dekompensierter Leberzirrhose möglich.

— Patienten, die nicht oder nicht erfolgreich vor der Transplantation behandelt werden konnten, sollten nach Transplantation behandelt werden.

Äthyltoxische Lebererkrankung

— Eine 6-monatige Alkoholabstinenz ist in Deutschland immer noch Voraussetzung für eine Lebertransplantation (s. Richtlinien

der Bundesärztekammer http://www.
bundesaerztekammer.de/richtlinien/richtlinien/
transplantationsmedizin/). International weicht
diese Grenze immer mehr auf, da in Studien
die Dauer der Alkoholabstinenz vor Transplantation nicht mit dem Rückfallrisiko nach
Transplantation korrelierte. Das Rückfallrisiko
schien mehr von psychosozialen Faktoren
abzuhängen, die vor der Transplantation erfasst
werden können.

- Eine 6-monatige Alkoholabstinenz führt
jedoch zu einer Verbesserung der Leberfunktion (diese verbessert sich hauptsächlich in
den ersten 3 Monaten). Eine LT kann somit in
manchen Fällen vermieden werden.
- Eine LT ist auch eine Option für Patienten mit
einer akuten Alkoholhepatitis.

NAFLD („non-alcoholic fatty liver disease") und NASH ("non-alcoholic steatohepatitis")

- Beides sind zunehmend Gründe für eine LT.
Hier sollten die Komorbiditäten, insbesondere
des metabolischen Syndroms (Übergewicht,
arterielle Hypertonie, Diabetes mellitus und
Dyslipidämie), sorgfältig erfasst und behandelt
werden, da diese sowohl das Operationsrisiko
steigern als auch nach der LT exazerbieren
können.
- Die Komorbiditäten führen nicht selten
zum Ausschluss eines Patienten für eine
LT, z. B. führt massives Übergewicht
(BMI >35 kg/m^2) zu einem Anstieg infektiöser
Komplikationen.

Primär sklerosierende Cholangitis (PSC)

- Neben einer Leberfunktionseinschränkung
können auch eine rezidivierende Cholangitis,
die auf eine Antibiotikabehandlung nicht/
unzureichend anspricht, oder Komplikationen
der portalen Hypertonie ein Grund für eine LT
sein.
- Das Risiko für ein cholangiozelluläres
Karzinom (CCC) ist bei PSC-Patienten erhöht
(Prävalenz 10–15% nach 10 Jahren Erkran-
kungsdauer, 10–20% unerwartete CCC in
Explantatlebern).

- Die Diagnose des CCC bei PSC-Patienten ist
deutlich erschwert.
- Ein CCC kann eine Indikation für eine LT,
sowohl als auch – im fortgeschrittenen Stadium
– eine Kontraindikation sein.
- Das Risiko für ein CCC-Rezidiv nach LT ist
hoch und die Langzeitprognose schlecht.
- Bei gleichzeitigem Vorliegen einer chronisch
entzündlichen Darmerkrankung bei PSC,
meist Colitis ulcerosa, sollten vor und nach LT
jährliche Koloskopien durchgeführt werden, da
das Risiko für ein Kolonkarzinom erhöht ist.

Hereditäre Hämochromatose (HH)

- Weniger als 1 % der Patienten werden wegen
einer hepatische Dekompensation transplantiert. Die HH-Patienten haben ein deutlich
erhöhtes HCC-Risiko (hepatozelluläres
Karzinom), und meist ist das HCC der Grund
für die LT.
- Regelmäßige Aderlässe sind die Therapie der
Wahl. Bei Ferritin >1000 ng/ml mit 500 ml/
Woche beginnen bis normale Ferritinwerte
erreicht werden (<50 ng/ml), dann, je nach
Ferritinwert, ca. 3–4/Jahr.
- Die Eisenüberladung betrifft auch andere
Organe, insbesondere das Herz. Hier sollte
eine ausführliche Diagnostik erfolgen, um
eine Kardiomyopathie auszuschließen bzw. zu
quantifizieren.

Hepatozelluläres Karzinom (HCC)

- Patienten, die innerhalb der Mailand-Kriterien
transplantiert werden (solitärer HCC-Herd
mit weniger als 5 cm Durchmesser oder bis zu
3 HCC-Knoten mit Durchmessern <3 cm),
haben eine 5-Jahres-Überlebensrate nach LT
von >70 %.
- LT außerhalb der Mailand-Kriterien sind
möglich, teils auch mit gleich guten Ergeb-
nissen (abhängig von z. B. Downstaging
möglich, AFP Level etc.)

Cholangiozelluläres Karzinom (CCC)

- Meist eine Kontraindikation für eine LT. Einige
Zentren transplantieren perihiläre CCC.

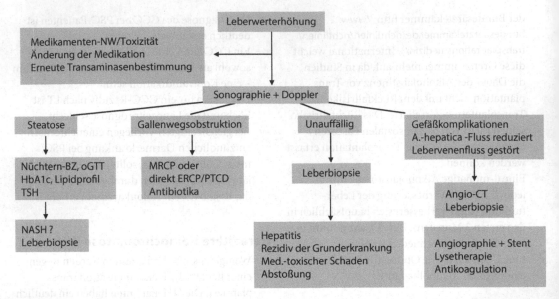

Abb. 24.1 Vorgehen bei Patienten nach orthotoper Lebertransplantation (OLT) und erhöhten Leberwerten (BZ = Blutzucker, oGTT = oraler Glukosetoleranztest, HbA = Hämoglobin-A, TSH = thyroideastimulierendes Hormon, NASH = nicht alkoholische Steatohepatitis, MRCP = Magnetresonanz-Cholangiopankreatikographie, ERCP = endoskopische retrograde Cholangiopankreatikographie, PTCD = perkutane transhepatische Cholangiodrainage)

24.4.5 Intensivmedizinische Nachsorge

Postoperative Nachsorge

- Optimierung und Kontrolle der **Hämody-namik**, um eine optimale Leberperfusion zu gewährleisten und eine Leberstauung zu vermeiden, wie z. B. Volumenmanagement mit einem Ziel-ZVD von ca. 10 cmH$_2$O
- Tägliche **Doppler-sonographische Kontrollen**: Beurteilung der Flussverhältnisse von V. portae und A. hepatica (frühzeitige Detektion einer Pfortaderthrombose oder eines A.-hepatica-Verschlusses)
- Regelmäßige **laborchemische Kontrollen** zur kontinuierlichen Kontrolle der Transplantatfunktion: Leberenzyme (GOT, GPT; zum Vorgehen bei erhöhten Leberwerten Abb. 24.1), Bilirubin, Gerinnungsparameter
- **Drugmonitoring**: Spiegelbestimmungen der Immunsupressiva
- Regelmäßige mikrobiologische Diagnostik zur frühzeitigen Detektion von Infektionen: CMV-PCR, Aspergillen- und Candida-Serologie, bakteriologische/mykologische Abstriche von Mundhöhle, Leiste; Urin-Stix/Sediment/Blutkulturen; BAL oder Bronchialsekret

- **Beatmungstherapie**: frühe Extubation anstreben; bei weiterem Beatmungsbedarf sollte ein PEEP <6 mm Hg gewählt werden, um den venösen Abfluss aus dem Transplantat nicht zu behindern
- **Ernährungstherapie**: frühzeitige enterale Ernährung; ansonsten gängige parenterale Infusionstherapie (laktatfreie Infusionslösungen)
- Kontrolle der **Nierenfunktion**: adaptierte Diuretikatherapie oder ggf. CVVH (kontinuierliche venovenöse Hämofiltration)
- Substitution von **Gerinnungsfaktoren**: Gabe von FFP bei unzureichender Synthese von Faktor V im Rahmen einer initialen Transplantatdysfunktion, Kontrolle des Fibrinogens und ggf. Substitution
- **Thrombozytensubstitution**: bei Thrombozytenzahlen <20.000/µl ohne Blutungszeichen oder 20.000–50.000/µl mit Blutungszeichen
- **Thromboseprophylaxe**: Heparin über i.v.-Perfusor oder niedermolekulare Heparine s.c.

Immunsuppression

> Zur Immunsuppression nach Lebertransplantation stehen verschiedene Protokolle zur Verfügung.

- Induktionstherapie:
  - Steroide und ggf. Mycofenolatmofetil (MMF) in Kombination mit Basiliximab oder ATG
  - Die Induktion mit Antikörpern und MMF wird gewählt, um bei kritischer Nierenfunktion ein Nierenversagen durch Tacrolimus zu vermeiden.
- Erhaltungstherapie bzw. Basisimmunsuppression (ab dem 1. postoperativen Tag):
  - Tripeltherapie bestehend aus Calcineurininhibitoren (Tacrolimus, Ciclosporin A), Mycofenolatmofetil (MMF) oder mTOR-Inhibitoren (Sirolimus/Everolimus) und Steroiden
  - Häufige Dreifachkombination: Tacrolimus, Prednisolon und Mycophenolat
  - Ausschleichen der Steroide innerhalb von 14 Tagen (Ausnahme: Autoimmunhepatitis)
  - Stabilisierung der Nierenfunktion durch Reduktion der Tacrolimusdosierung und Kombination mit MMF oder Sirolimus/Everolimus
  - Die Gabe von Interleukin-2-Rezeptor-AK (CD25, Basiliximab) und erst späterer Einsatz von Tacrolimus plus MMF und Steroiden verbessert die Nierenfunktion nach LT
  - Tacrolimustalspiegel: ca. 8 ng/ml
  - Sirolimus-/Everolimustalspiegel: 3–6 ng/ml

24.4.6 Komplikationen nach Lebertransplantation

(◘ Tab. 24.23)

Primäre Non-Funktion (PNF)

- Inzidenz: 1–8 % der Fälle
- Auftreten: Tag 1–2 nach orthotoper Lebertransplantation (OLT)
- Ursachen: lange Ischämiezeit (>12 h), Organspenderalter >65 Jahre sowie Ischämievorschädigung des Transplantats (z. B. A.-hepatica-Verschluss)
- Zeichen der PNF: initial schlechte Leberfunktion, starker Anstieg der Leberenzyme, kein oder geringer Gallefluss, Enzephalopathie und/oder Koagulopathie bis hin zum hepatischen Koma
- Therapie: Retransplantation

Nachblutungen

- Inzidenz: 10–15 % der Fälle
- Ursachen:
  - Verletzungen bei der Spenderoperation (rechter Leberlappen, Gallenblasenbett, A. cystica, kleine Veneneinmündungen im Bereich der V. cava)
  - Verletzungen bei der Empfängeroperation (rechte Nebenniere, Gefäßanastomosen)
  - Meistens unzureichende Transplantatfunktion – Sistieren der Blutung nach Substitution mit Gerinnungsfaktoren (FFP/PPSB/Fibrinogen) und Aufnahme der Transplantatfunktion
  - Ausgeprägte Thrombozytopenien oder Thrombozytenfunktionsstörungen
  - Selten heparinassoziierte Blutungen
  - Im späteren Verlauf sind Nachblutungen bedingt durch Interventionen (z. B. Leberpunktion) oder Ruptur eines mykotischen Aneurysmas (meist A. hepatica).
- Maßnahmen: Hämatomausräumung nach Konsolidierung der Gerinnungssituation beschleunigt den Heilungsprozess und vermindert das Risiko von intraabdominellen Infektionen/Abszessentwicklung.

Abstoßung

(◘ Tab. 24.24)

Vaskuläre Komplikationen

- **A.-hepatica-Thrombose**
- Inzidenz: 2,5–10 %
- Erhöhtes Risiko: bei Verwendung eines A.-iliaca-Interponats zur Rekonstruktion oder falls Interponat auf die infrarenale Aorta und

24

☐ Tab. 24.23 Komplikationen der Lebertransplantation

Frühkomplikationen	Spätkomplikationen
Primäres Transplantatversagen („primary nonfunction„)	Nephrotoxizität: insbesondere bedingt durch Immunsuppressiva wie z. B. Tacrolimus oder postoperatives hepatorenales Syndrom
Nachblutungen: allgemeine chirurgische Nachblutungen bis hin zu Hirnblutungen	Neurologische Spätkomplikationen bzw. Neurotoxizität, z. B. unter Tacrolimus
Galleleckage/Gallengangstenose	
Thrombose der Leberarterie	Metabolische Komplikationen: Störungen des Glukosestoffwechsels unter immunsuppressiver Therapie („post transplant" Diabetes mellitus)
Pfortaderthrombose	
Hyperakute/akute Abstoßung	Rezidiv der Grunderkrankung
Neurologische Frühkomplikationen: meist Durchgangssyndrom	„Ischemic type biliary lesion„ (ITBL)
Frühinfektionen: CMV-, EBV- sowie weitere Infektionen, u. a. atypische Pneumonien (Pneumozystis) oder Mykosen (Candida, Aspergillen)	Spätinfektionen: opportunistische Infektionen durch Aspergillen, CMV u. a. Viren, z. B. VZV, EBV, HHV-6

---

nicht auf die suprazöliakale Aorta anastomosiert wurde

— Weitere Risikofaktoren: Anatomie von Spender und Empfänger (abberierende Arterien), initiale Transplantatfunktion (Ödem) sowie immunologische Faktoren (akute oder chronische Abstoßung)

— **Frühpostoperative A.-hepatica-Thrombose:** sofortige Thrombektomie in 50–88 % erfolgreich, anderenfalls führt sie zum akuten Transplantatversagen mit erforderlicher akuter Retransplantation. Symptome: deutlicher Anstieg der Transaminasen und Funktionsverlust des Transplantats (Cholinesterase, Quick-Erniedrigung, Bilirubinanstieg)

— **Späte A.-hepatica-Thrombose:** kompromittiert die Transplantatfunktion geringer, hier ist das führende klinische Zeichen die progrediente Schädigung des Gallenwegesystems

 — Symptome: Erhöhung der Cholestaseparameter, Cholangitiden, Ausbildung von intrahepatischen Abszessen, Sepsis

 — Therapie: endoskopische retrograde Cholangiopankreatikographie (ERCP) + Dilatation + Stentimplantation (s. unten: Gallenwegskomplikationen), perkutane transhepatische Cholangio-Drainage (PTCD)

 — Mit der Zeit (Wochen, Monate, Jahre) kommt es jedoch zur kompletten Destruktion des Gallenwegesystems

mit der Notwendigkeit zur elektiven Retransplantation. Indikation frühzeitig stellen, bevor (septische) Komplikationen eine Retransplantation unmöglich machen.

- **A.-hepatica-Stenose oder Spender-Truncus-coeliacus-Stenose**

— Führen ebenfalls zu Veränderungen des Gallenwegesystems

— Bei frühem Auftreten: ggf. chirurgische Revision, ansonsten Versuch der Ballondilatation

- **Portalvenenthrombose**

— Inzidenz: 0,3–3,0 %

— Risikofaktoren: zuvor angelegter portokavaler Shunt, vorangegangene Pfortaderthrombose, hypoplastische Empfänger- oder Spenderpfortader

— **Frühpostoperativ** kann es zu einer deutlichen Transplantatdysfunktion mit hämodynamischer Instabilität, Aszitesbildung und Varizenblutung kommen. Bei guter Transplantatfunktion kann eine Thrombektomie mit gutem Erfolg durchgeführt werden. Bei ausgeprägter Transplantatdysfunktion/Leberversagen Retransplantation.

— **Späte Thrombose:** meist asymptomatisch, gelegentlich Aszites- und Varizenbildung. Therapie: evtl. rt-PA-Lysetherapie, chirurgische

◘ Tab. 24.24 Einteilung der Abstoßungsreaktionen

Hyperakute Abstoßung	Akute Abstoßung	Chronische Abstoßung
Inzidenz: sehr selten	Inzidenz: 10–20 %	Inzidenz: ca. 4 % entwickeln eine chronische Abstoßung
Zeitraum: innerhalb von Minuten bis Stunden nach der Reperfusion	Zeitraum: zwischen dem 5. und 15. postoperativen Tag	Klinik: schleichende, kontinuierliche Verschlechterung (Wochen, Monate, Jahre) der Transplantatfunktion, Laborchemie (Anstieg des Bilirubins und der Cholestaseparameter, geringer Anstieg der Transaminasen)
Antikörpervermittelte Reaktion gegen das Gefäßsystem des Transplantates	Oftmals mit einem verkürzten Transplantatüberleben assoziiert, schwerer zu therapieren, führt oft zu einer chronischen Abstoßung	
Therapie: ggf. Retransplantation	Diagnose: Klinik (Fieber, Malaise, Bauchschmerzen, Hepatosplenomegalie, gelegentlich Aszites), Laborchemie (Erhöhung von Transaminasen, GGT, AP und Bilirubin), Histologie	Histologische Unterscheidung: „vanishing bile duct syndrome" (schwere progredient verlaufende cholestatische Hepatopathie mit Rarifizierung der intrahepatischen Gallengänge) und arteriosklerotische Abstoßung
	Differenzialdiagnosen: Gefäßkomplikationen, Gallenwegskomplikationen, CMV-Infektion, Reinfektion des Transplantats mit Hepatitis B oder C, Toxizität von Cyclosporin (Überdosierung)	Chronische Abstoßung: ab einem Verlust von 50 % der Gallengänge
	Therapie: Kortikoidtherapie: 500–1000 mg Methylprednisolon an 3 (oder mehr) aufeinanderfolgenden Tagen oder Gabe von 1000 mg als Bolus und schrittweise Reduktion über 6 Tage von 200 mg/Tag auf 20 mg/Tag (weniger Infektionen, effektivere Therapie). In 70–80 % ist ein Therapiezyklus erfolgreich, selten ist ein zweiter o.g. Zyklus notwendig.	Die Lebersynthese bleibt lange erhalten!
	Andere Therapieoptionen bei steroidresistenter Abstoßung (10 % der Fälle): ATG, Mycophenolatmofetil, Sirolimus oder Tacrolimus	Therapie: elektive Retransplantation
	Beachte: Abstoßungstherapie bei Patienten mit Hepatitis C	
	Beschleunigung der Fibroseprogression und erhöhte Mortalität unter Kortikoidtherapie oder T-Zell-Depletion	

Thrombektomie meist nicht erfolgreich. Bei Miteinbeziehung der V. mesenterica superior ist in der Regel dann auch eine Retransplantation nicht mehr möglich. Ggf. Anlage eines Warren-Shunts (splenorenaler Shunt).

■ **Pfortaderstenose**
- Symptomatische Stenosen
- Überwiegend im Anastomosenbereich lokalisiert
- Diagnostik: Doppler-Sonographie, ggf. weiterführende Diagnostik (Angio-CT, Angiographie)

- Dilatation transhepatisch mittels Ballondilatation möglich
- Evtl. chirurgische Neuanlage der Anastomose

■ **V.-cava-Stenose (infra- oder suprahepatisch)**
- Inzidenz: selten 1–2 %
- Hohe Mortalität: 50–75 %
- **Suprahepatische V.-cava-Stenose:**
  - Besonders gefährlich, da hier der lebervenöse Abfluss kompromittiert ist: fulminantes Leberversagen/Verschlechterung

der Transplantatfunktion, Aszitesbildung, akutes Nierenversagen, hämodynamische Instabilität (gleiche Symptomatik wie Budd-Chiari-Rezidiv)
- Diagnose: Doppler-Sonographie kann Hinweise liefern, Methode der Wahl ist die Cavographie
- Therapie bei geringgradigen Stenosen: Ballondilatation und Stentimplantation, häufig jedoch operative Revision der Anastomose (oftmals technisch schwierig), Retransplantation
- **Infrahepatische V.-cava-Stenose:**
  - Weniger gefährlich, da sie in der Regel nicht zur Transplantatdysfunktion führt, leichter Anstieg der Transaminasen
  - Jedoch therapierefraktärer Aszites, akutes Nierenversagen/Niereninsuffizienz, Einflussstauung der Extremitäten
  - Diagnostik: s. oben: suprahepatische V.-cava-Stenose
  - Therapie: falls symptomatisch, dann Cavographie plus Dilatation plus Stentimplantation oder Rekonstruktion

Gallenwegskomplikationen

> **❯** Gallenwegskomplikationen bilden die häufigsten Komplikationen nach Lebertransplantation (10–25 %).

- Inzidenz: eine Abhängigkeit des Auftretens konnte in randomisierten Studien nicht einer spezifischen Technik zugeordnet werden (Seit-zu-Seit versus End-zu-End, mit/ohne T-Drainage oder biliodigestiv), 6 randomisierte Studien zeigen widersprüchliche Ergebnisse
- Weitere Risikofaktoren: akute A.-hepatica-Thrombose oder späte Thrombose/Stenose (Minderperfusion der Gallenwege s. oben), verlängerte Ischämiezeit des Transplantats bzw. Reperfusionsschaden („ischemic type biliary lesions"), Infektionen (CMV), AB0-Mismatch (chronische Abstoßung), „Non-heart-beating"-Spender, primär sklerosierende Cholangitis
- Zu den Komplikationen gehören: Insuffizienzen (T-Drainage, Anastomose [zusammen 1,3–10 %], Zystikusstumpf, Biliome), Strikturen

und Stenosen (Anastomosenstrikturen [2,5–20 %], Nicht-Anastomosen- und diffuse intrahepatische Strikturen), Gallensteine/Casts

> **❯** Patienten mit Gallenwegskomplikationen müssen auch nach zunächst erfolgreicher Therapie regelmäßig überwacht werden. Die Indikation zur chirurgischen Intervention/Retransplantation sollte immer wieder neu überdacht werden, da die Letalität durch septische Gallenwegskomplikationen hoch ist.

- **Diagnostik:**
  - **Laborchemie:** Transaminasen, GGT, AP, Bilirubin
  - **Sonographie und Doppler-Sonographie der Lebergefäße:**
    - Thrombosenangiographie, Angio-CT: bei Verdacht auf A. hepatica-Stenose
    - Abdomensonographie: bei Verdacht auf Gallenwegsobstruktion, ggf. MRCP (Magnetresonanz-Cholangiopankreatikographie), ERCP (endoskopische retrograde Cholangiopankreatikographie), PTC (perkutane transhepatische Cholangiographie)
  - **Leberbiopsie:** ggf. um Abstoßung oder Rekurrenz der Grunderkrankung auszuschließen
- **Therapie:**
  - **Insuffizienzen/Leckage:** ERC (endoskopische retrograde Cholangiographie) mit Stentanlage (Verbleiben des Stents für 2–3 Monate), falls kein Erfolg chirurgisches Vorgehen
  - **Biliome:** große Biliome, die nicht mit dem Gallenwegesystem kommunizieren und so mittels ERC und Stenting nicht versorgt werden können, sollten perkutan drainiert werden, zusätzlich Antibiotikagabe
  - **Anastomosenstenose (AS):** wiederholte ERC mit Ballondilatation (6–8 mm) und Platzieren von mehreren Plastikstents (7–11,5 Fr) mit geplantem Stentwechsel alle 2–3 Monate und Steigerung der Anzahl und Größe der platzierten Stents; meist 3–5 oder mehr Sitzungen notwendig

- Nicht-Anastomosenstenosen (NAS), diffuse intrahepatische Strikturen: schwieriger zu behandeln als AS. ERC plus Ballondilatation (4–6 mm) plus Stentanlage plus programmierter Stentwechsel; ca. 30–50 % dieser Patienten müssen im weiteren Verlauf jedoch erneut transplantiert werden
- Gallensteine, Sludge, Casts: ERC plus Papillotomie plus Extraktion
- Papillenstenose, Sphincter-oddi-Dysfunktion: endoskopische Papillotomie
- Sonstiges: Pleuraerguss, subkapsuläre Nekrosen

Infektionen

> Aufgrund der Immunsuppressiva können Zeichen und Symptome einer Infektion oftmals fehlen oder abgeschwächt auftreten.

- Antiinfektiöse Medikamente können Wechselwirkungen mit Immunsuppressiva haben.
- Infektionen können schwerer und rascher verlaufen als bei Immunkompetenten.
- Kolonisationen vor Transplantation mit MRSA (Methicillin-resistenter Staph. ausreus) und VRE (Vancomycin-resistenter Enterokokkus) können nach Transplantation zu Infektionen führen, stellen jedoch keine Kontraindikation für eine Transplantation dar.
- Identifikation von Risikofaktoren für eine Infektion vor einer Transplantation
- Serologie: CMV (Status von Empfänger und Spender), HSV, VZV, EBV, HIV, Hepatitis B, D und C, Treponema pallidum
- Urinuntersuchungen inklusive Urinkultur
- Tuberkulosetest
- Röntgen-Thorax
- Sputumkulturen
- Spezielle Tests, je nach Patient/Endemiegebiet → Serologie: Strongyloides stercoralis, Leishmaniose, Histoplasma capsulatum, Trypanosoma cruzi etc.

- Prävention von Infektionen/Impfungen
- Patienten auf der Warteliste sollten geimpft werden, da das Ansprechen auf eine Impfung nach Transplantation aufgrund der Immunsuppression nicht optimal sein kann und Lebendimpfstoffe unter Immunsuppression kontraindiziert sind.
- Aber auch nach Transplantation sollten Patienten regelmäßig geimpft werden.
- In der Regel sollten Lebendimpfstoffe nach Transplantation vermieden werden.
- Impfungen: Tetanus, Diphtherie, Polio, Hepatitis A und B, Pneumokokken, Neisseria meningitidis, Influenza

- Prophylaktische antibiotische Therapie
- Indikation: Patienten mit einem erhöhten Risiko für Infektionen
- Posttransplant werden Antibiotika verabreicht, um die mit der Operation assoziierten Infektionen (Wundinfektionen, intraabdominelle Infektionen) zu minimieren.
- In einigen Zentren wird Trimethoprim-Sulfamethoxazol für 3–12 Monate prophylaktisch gegeben (Dosis: 1 Tablette/Tag oder 2 Tabletten 3 ×/Woche) um Pneumocystis-jirovecii-Pneumonien zu verhindern. Diese Therapie hilft auch gegen: Listeria monocytogenes, Nocardia asteroides, Toxoplasma gondii und viele der gewöhnlichen Erreger von Harnwegs-, Bronchial- und Magen-Darm-Infektionen.
- Alternativen: Dapsone, Pentamidin, jedoch weniger breites Spektrum
- CMV: Prophylaktische Therapie bedeutet, dass Anti-CMV-Medikamente den Patienten mit einem deutlich erhöhten Risiko für eine Reaktivierung/Infektion bereits prophylaktisch verabreicht werden. Ein besonders hohes Risiko für eine Reaktivierung/Infektion mit CMV haben CMV-negative Empfänger mit einem CMV-positiven Spenderorgan (CMV R–/D+), sodass hier eine prophylaktische Therapie empfohlen wird. Alle übrigen Konstellationen erhalten eine präemptive Therapie (Valganciclovir oder Ganciclovir).
- Patienten, die keine prophylaktische Therapie gegen CMV erhalten, erhalten speziell in amerikanischen Zentren eine Therapie gegen

HSV und VZV für die ersten 3–6 Monate (Aciclovir, Valaciclovir etc.)

- **Prophylaktische antimykotische Therapie/Pilzinfektionen**
- Pilzinfektionen stellen einen wesentlichen Grund für die hohe Mortalität im ersten Jahr nach Transplantation dar.
- Folgende Risikofaktoren indizieren nach einem Konsensuspapier die prophylaktische Therapie: Nierenversagen, Retransplantation oder 2 der folgenden Kriterien: Kreatinin >2 mg/dl, >40 Erythrozytenkonzentrate, biliodigestive Anastomose, >11 h Operationsdauer, präoperative Pilzkolonisation
- Randomisierte Studien zeigen einen positiven Effekt für liposomales Amphotericin B.
- Prospektive Beobachtungsstudien in Hochrisikogruppen liegen für Echinocandine vor.
- Konazole werden wegen resistenter Candida-Stämme und Aspergillus-Infektion als ungeeignet beurteilt.
- Die meisten Zentren setzen Echinocandine ein.

- **Tuberkulose**
- Isoniazid und Rifampicin sind sicher und sollten Patienten mit einer latenten Tuberkulose und einem Risiko für eine Reaktivierung nach der Transplantation bereits vor der Transplantation gegeben werden.

- **Präemptive CMV-Therapie**
- Die (R–/D+)-Situation macht eine prophylaktische Therapie mit Ganciclovir/Valciclovir erforderlich (TTS-Leitlinie Level II/III).
- Anti-CMV-Medikamente werden nur präemptiv gegeben, wenn es Anhalt für eine Replikation (CMV-pp65 oder PCR positiv) gibt.
- Auch diese Strategie reduziert das Risiko von CMV-Reaktivierung und Infektion.

- **Infektionen bis 1 Monat nach Lebertransplantation**
- Es treten im Wesentlichen die gleichen Infektionen auf wie bei immunkompetenten Patienten nach Operationen: v. a. bakterielle Infektionen, meist nosokomial aufgrund

von Kathetern, Stents, zentralen Venenkathetern, Drainagen, anderen Fremdkörpern, Nekrosen oder längerer endotrachealer Beatmungsdauer.
- 2 Prädilektionsstellen: Lungen und Bauchraum
- **Lunge:** v. a. bei verlängerter Beatmungsdauer: Pseudomonas aeroginosa, Enterobacter spp., Staph. aureus, Klebsiella pneumoniae, Stenotrophomonas maltophila, Citerobacter freundii
- **Abdomen:** intraabdominelle Abszesse, Peritonitis aufgrund von Operationskomplikationen, v. a. Darmkeime; intrahepatische Abszesse: möglicherweise assoziiert mit A.-hepatica-Thrombose, Cholangitis: möglicherweise T-Drain-Okklusion, Wundinfektionen
- Therapie: Bei Verdacht auf eine Infektion sollte mit einem Breitspektrumantibiotikum begonnen werden, bevor die Identifikation des Keims und das Resistogramm vorliegen.
- Auch **Candida-Infektionen** treten gehäuft innerhalb des ersten Monats nach Transplantation auf. Eine Fungämie geht mit einer hohen Mortalität einher (s. unter prophylaktische Therapie).
- Außer HSV sind **virale Infektionen** in dieser Zeit selten. Patienten die vor orthotoper Lebertransplantation HSV-positiv sind und keine Prophylaxe erhalten, bekommen in 50 % der Fälle eine Reaktivierung.

- **Infektionen 1–6 Monate nach Lebertransplantation**
- Aufgrund der hohen kumulativen Dosis an Immunsuppressiva treten in dieser Zeit v. a. opportunistische Infektionen auf.
- **CMV-Infektion:**
    - Auftreten einer CMV-Infektion ohne Prophylaxe: bei 50–60 % kommt es zur Reaktivierung.
    - 20–30 % von diesen Patienten entwickeln eine CMV-assoziierte Erkrankung (Pneumonitis, Enteritis, Hepatitis).
    - Mit Prophylaxe: Oftmals wird die CMV-Reaktivierung durch die Prophylaxe nur verschoben und nicht verhindert, sodass diese nach Absetzen der Prophylaxe auftritt.

- Symptome: Fieber, Leukopenie, Thrombo-
  penie, Malaise, Arthralgien, Pneumonie,
  Gastroenteritis, Hepatitis
- Differenzialdiagnostik: Abstoßung, Retinitis
- Diagnostik: CMV-pp65, CMV-DNA, ggf.
  Leberbiopsie etc.
- **Andere Virusinfektionen:** EBV, VZV, RSV,
  HHV-6, Influenza, Adenovirus
  - **EBV:** wichtigste Virusinfektion, verschiedene
    klinische Symptome bis hin zum „mononuc-
    leose-like syndrome" oder „posttransplan-
    tation lymphoproliferative disease" (PTLD)
  - **Aspergillus-Infektionen:** Möglicherweise
    führt die CMV-Prophylaxe zu einem späteren
    Auftreten von Aspergillus-Infektionen, da die
    CMV-Reaktivierung der größte Risikofaktor
    für eine Aspergillus-Infektion ist (meist
    Lunge, andere Manifestationen: ZNS).

- **Infektionen über 6 Monate nach
  Lebertransplantation**
- Das Auftreten von opportunistischen
  Infektionen in diesem Zeitraum ist selten bei
  Patienten mit guter Transplantatfunktion,
  da die immunsuppressive Therapie deutlich
  reduziert ist.
- Patienten nach OLT entwickeln in dieser Zeit
  die gleichen Infektionen wie die Allgemein-
  bevölkerung, jedoch häufiger. Infektionen wie
  Streptococcus pneumoniae oder Haemophilus
  influenza können sehr rasch und schwer
  verlaufen (s. auch unter Impfung).
- Bei schlechter Transplantatfunktion oder
  hoher Immunsuppression treten die gleichen
  Infektionen wie in der Zeit von 1–6 Monate
  nach OLT auf.

Infektionen nach Transplantation
<1 Monat nach OLT
- Infektionen mit resistenten Keimen:
  - MRSA
  - VRE
  - Candida spp. (non-albicans)
- Aspiration
- Katheterinfektionen
- Wundinfektionen

- Anastomoseninsuffizienzen/Ischämie
- Clostridium-difficile-Kolitis
- Vom Spender übertragene Infektionen
  (selten, ungewöhnlich): HSV, Rhabdovirus,
  HIV, Trypanosoma cruzi etc.
- Empfängerassoziierte Infektionen/
  Kolonisation: Aspergillus, Pseudomonas

1–6 Monate nach OLT
- Mit PCP und Antiviralprophylaxe (CMV, HBV):
  - BK-Polyomavirus
  - Clostridium-difficile-Kolitis
  - HCV-(Re-)Infektion
  - Adenovirus
  - Influenza
  - Cryptococus neoformans
  - Mycobacterium tuberculosis
- Ohne Prophylaxe:
  - Pneumocystis jirovecii
  - HSV, VZV, CMV, EBV
  - HBV
  - Listeria, Nocardia, Toxoplasmose,
    Strongyloides, Leishmania, T. cruzi
- Anastomosenkomplikationen

>6 Monate nach OLT
- Ambulant erworbene Pneumonie,
  Harnwegsinfekt
- Aspergillus
- Nocardia, Rhodococcus
- Späte Virusinfektionen:
  - CMV
  - Hepatitis B, C
  - HSV-Enzephalitis
- Hautkrebs
- Lymphome

24.4.7 Nebenwirkungen und Wechselwirkungen von Medikamenten

(◘ Tab. 24.25, ◘ Tab. 24.26)
- Die primäre Immunsuppression kann von
  Zentrum zu Zentrum variieren.

◻ Tab. 24.25 Nebenwirkungsprofil wichtiger Immunsuppressiva

Nebenwirkungen	Ciclosporin A	Tacrolimus (mTOR-I)	Kortison	MMF	Sirolimus (mTOR-I)	Azathioprin
Nephrotoxizität	+++	+++	–	–	+ (Proteinurie)	–
Neurotoxizität[a]	++	++	+ (psychiatrisch)	+ (Kopfschmerz)	–	–
Diabetogen	–(?)	+	+++	–	–	–
Gastrointestinale Nw.	+	+	+	+++	++	+ (Pankreatitis)
Arterielle Hypertonie	+++	++	+++	–	+	–
Hyperlipidämie	++	+	++	–	+++	–
Hirsutismus/Hypertrichose	+	–	–	–	–	–
Gingivahyperplasie	+	–	–	–	–	–
Alopezie	–	+	–	+	–	+
Osteoporose	+	+	+++	–	–	–
Adipositas	–	–	++			
Knochenmarksschaden (Leukopenie)	+	+	–	+++	++	+++
Pneumonie	–	–	–	–	+	–
Myalgie/Arthralgie	–	–	+	–	++	+
Lymphome/Malignome	++	++	–	?	–	?
Wundheilungsstörung	–	–	+	+	++	+
Dermatitis	–	+	+	–	++ (orale Ulzera, Akne)	–

Abkürzungen: MMF = Mycophenolatmofetil, mTOR-I = mTOR-Inhibitoren, ? = Inzidenz unbekannt, – nicht, + selten, ++ häufig, +++ sehr häufig berichtet
[a] Hauptsächlich periphere Neuropathie, Kopfschmerzen, Tremor, Schlaflosigkeit, Krampfanfälle.

— In der Regel erhalten Patienten nach einer Lebertransplantation in den ersten Monaten eine **Dreifachkombination** mit Tacrolimus (oder Ciclosporin), Prednisolon und Mycophenolat.

— Die einzelnen Immunsuppressiva werden nach entsprechenden Spiegelkontrollen, Wirksamkeit, Zeit nach Transplantation und Verträglichkeit individuell angepasst.

24.5   Stammzelltransplantation

G. Herter-Sprie, A. Shimabukuro-Vornhagen, B. Böll, M. von Bergwelt-Baildon, S. Theurich, J. Vehreschild, C. Scheid, J. Chemnitz, G. Michels, M. Kochanek

24.5.1 Allgemeines

— **Autologe Transplantation:**
  — Bei der autologen Transplantation werden patienteneigene, zuvor mittels Leukapherese

◘ Tab. 24.26 Häufig verabreichte Medikamente mit Wechselwirkungen mit Calcineurininhibitoren (CNI: Ciclosporin A, Tacrolimus)

Erniedrigen den Spiegel von CNI	WW mit erhöhter Nephrotoxizität	Erhöhen den Spiegel von CNI
Carbamazepin	Aciclovir	Kalziumkanalblocker (Diltiazem, Nifedipin, Verapamil)
Phenobarbital	Allopurinol	Antimykotika (Clotrimazol, Fluconazol, Itraconazol, Ketokonazol, Voriconazol)
Phenytoin	Aminoglycoside	
Caspofungin	Amiodaron	Antibiotika (Clarithromycin, Erythromycin, Azithromycin)
Rifampicin	Amphotericin B	
	ACE-Hemmer	Cisaprid
	Azole (Antimykotika)	Metoclopramid
	Cephalosporine	Statine (Atorvastatin, andere)
	Cimetidin	Amiodaron
	Ciprofloxacin	Cimetidin
	Diuretika	Ethinylestradiol
	Erythromycin	Lansoprazol
	Firate	Methylprednisolon
	NSAR	Omeprazol
	Ranitidin/H_2-Rezeptorblocker	Proteaseinhibitoren
	Vancomycin	Grapefruchtsaft
	Sulfonamide/Trimethoprim	

Abkürzungen: CNI = Calcineurininhibitoren, WW = Wechselwirkungen

gesammelte und kryokonservierte Stammzellen nach einer sequenziellen Hochdosistherapie transplantiert.
– Ziel ist eine schnellere Rekonstitution nach Chemotherapie.
– **Allogene Transplantation:**
  – Hierbei werden nach einer Chemotherapie – ggf. kombiniert mit einer Ganzkörperbestrahlung – Stammzellen eines gesunden Spenders transplantiert. Alternativ kann auch eine reduzierte Konditionierung durchgeführt werden („reduced intensity conditioning", RIC-Transplantation).
  – Der therapeutische Effekt der Stammzelltransplantation (SZT) entsteht durch die Immunantwort der Stammzellen gegen Tumorzellen.
  – Es kommen bevorzugt Stammzellen eines verwandten Spenders zum Einsatz, die mittels einer Leukapherese aus dem peripheren Blut gesammelt werden (seltener auch durch repetitive Knochenmarkpunktionen gewonnen)
  – Steht kein geeigneter verwandter Stammzellspender zur Verfügung, wird in weltweiten Stammzellregistern nach einem passenden, nicht verwandten Spender gesucht.
  – Voraussetzung für eine Stammzellspende ist die HLA-Typisierung, für die eine einfache Blutentnahme ausreicht.

24.5.2 Indikationen

– **Autologe SZT:** Hodgkin- und Non-Hodgkin-Lymphome, multiples Myelom
– **Allogene SZT:** akute myeloische Leukämie, akute lymphatische Leukämie, chronische lymphatische Leukämie, chronische myeloische Leukämie, Hodgkin- und Non-Hodgkin-Lymphome, multiples Myelom, myelodysplastische Syndrome, aplastische Anämie, Fanconi-Anämie, angeborene Immundefekte

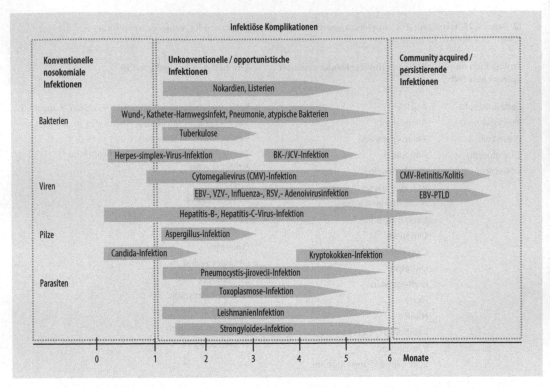

Abb. 24.2   Übersicht über mögliche infektiöse Komplikationen und ihr zeitliches Auftreten. Die Abbildung stellt eine grobe Übersicht dar. Sowohl die Dauer der Infektion als auch das Auftreten der Infektion kann individuell deutlich variieren. (Mod. nach Fishman u. Rubin 1998)

24.5.3 Komplikationen nach Stammzelltransplantation

Komplikationen nach Stammzelltransplantation
- Infektiöse Komplikationen (häufigster ICU-Aufnahmegrund)
- Graft-versus-Host-Erkrankung (GvHD); allogen Stammzelltransplantierte
- Neurologische Komplikationen (meist medikamentös-immunologisch vermittelt, z. B. Mikroangiopathie)
- Andere Komplikationen: gastrointestinale Blutungen, Arrhythmien, Thrombosen, transplantationsassoziierte Mikroangiopathie (TAM), „veno-occlusive disease" (VOD) bzw. sinusoidales Obstruktionssyndrom (SOS)

Infektiöse Komplikationen

(Abb. 24.2)
- Sowohl der Infektionserreger als auch der Zeitpunkt ist individuell sehr unterschiedlich.
- In der Regel kommt es zu einer intensivmedizinischen Aufnahme aufgrund einer bakteriellen Infektion, die häufig mit einer Sepsis bzw. septischem Multiorganversagen einhergeht.
- SZT-Patienten sind häufig Patienten mit komplexen Krankheitsbildern. Es ist daher dringend erforderlich, dass nach Aufnahme auf eine Intensivstation sofort Kontakt mit dem Transplantationszentrum aufgenommen und die Therapie eng abgestimmt wird.
- SZT-Patienten benötigen häufig eine zum Teil sehr lange **Infektionsprophylaxe**.

ℹ Dosierung

Infektionsprophylaxe nach autologer SZT

- Nur Valaciclovir: 500 mg 1–1–1 bis
  Tag 100[a]
- ZVK-Infektionsprophylaxe: mittels lokalem
  Chlorhexidin

Infektionsprophylaxe nach allogener SZT

- Valaciclovir:
  - Dosierung: 500 mg 1–1–1
    (Niereninsuffizienz!)
  - Gabe bis Tag 100
  - Schutz vor HSV und VZV, aber nicht vor
    CMV und EBV, daher PCR-Monitoring und
    präemptive Therapie für CMV und EBV
- Trimethoprim/Sulfamethoxazol:
  - Dosierung: 1–0–0 montags, mittwochs
    und freitags
  - Ab sicherer Erholung des Knochenmarks
    („Engraftment") aufgrund potenzieller
    Stammzelltoxizität bis Tag 365
  - Bei Unverträglichkeit oder anhaltender
    Knochenmarktoxizität alternativ
    Pentamidin-Inhalation alle 4 Wochen
- Posaconazol-Saft:
  - Dosierung: 5 ml (= 200 mg) 1–1–1
  - Gabe bis Tag 100
  - ZVK-Infektionsprophylaxe: mittels lokalem
    Chlorhexidin
  - Das Tragen von Mundschutz
    (ggf. Atemmaske) und Schutzkittel ist
    nur bei besonderen Infektionserregern
    notwendig.

[a] Die Tage der Hochdosis- bzw. Konditionie-
rungstherapie werden rückwärts gezählt
(z. B. Tag –12 bis Tag –1). Der Tag der
Stammzelltransplantation ist Tag 0.
Anschließend wird wieder aufwärts gezählt.

Diagnostik bei Verdacht auf eine Infektion nach SZT (Differenzialdiagnostik Infektion/GvHD)

- Bei **Mukositis:** 1 × Abstrich → Hygiene
  (Erregeranzucht inklusive Pilze und Resistenz-
  bestimmung) und 1 × Virologie (PCR für: HSV,
  VZV, CMV)
- Bei **Diarrhö:** Stuhl → Mikrobiologie
  (Clostridium-difficile-Toxin) und 1 × Virologie
  (PCR für: HSV, VZV, CMV, Adenovirus)
- Bei **Fieber** (>38°C): Blutkulturen (BK) zentral
  und peripher
- Bei **persistierendem Fieber** >96 h:
  - BK zentral und peripher wiederholen
  - Bestimmung von Procalcitonin
  - Aspergillus-Antigen (Galaktomannan)
    2–3 ×/Woche
  - CT-Thorax nativ
  - Ggf. BAL-Material zur mikrobiologischen
    Abklärung auf pathogene Erreger, inkl.
    Mykobakterien, Mykoplasmen, Pneumo-
    cystis carinii bzw. Pneumocystis jirovecii,
    Toxoplasma gondii, Aspergillen (Galak-
    tomannan aus BAL-Material), Candida;
    Virologie-PCR für: CMV, HSV, VZV,
    HHV-6, RSV, Influenza-, Parainfluenza;
    Urin: Legionella-Antigen
- **Zusätzlich bei allogener SZT:**
  - Bei **Diarrhö:** Stuhl → Virologie (PCR für:
    HSV, VZV, CMV, Adenovirus, Norovirus,
    Rotaviren)
  - Bei **hämorrhagischer Zystitis:**
    - Urin → Hygiene (Erregeranzucht und
      Resistenzbestimmung)
    - Urin → Virologie (PCR für: BK-Virus,
      Adenovirus, CMV)
    - Blut → Virologie (PCR für: BK-Virus)
  - Bei **persistierendem Fieber** nach Eskalation:
    Toxoplasmoseserologie
  - Unklarer **Transaminasenanstieg:** PCR
    für HBV, HCV, HSV, VZV, EBV, CMV,
    Adenovirus
- **Maßnahmen generell bei Fieber unter
  autologer/allogener SZT:**
  - Stationäre Aufnahme und i.v.-Anti-
    biotikatherapie nach Materialgewinnung
    (mindestens 2 BK-Paare, Urin, ggf. Stuhl,
    Schleimhaut oder Hautabstriche)
  - Gründliche körperliche Untersuchung zum
    Ausschluss von Abszessbildung
  - Monitoring nach allogener SZT:
    - Montags + donnerstags: CMV- und
      EBV-PCR aus Blut
    - Montags: BK-Virus-PCR aus Blut und
      Urin, Adenovirus-PCR aus Blut

ⓘ **Dosierung**
Empirische Therapie einer Infektion nach SZT:

Fieber bei autologer Stammzelltransplantation
- Piperacillin/Tazobactam 3 × 4,5 g i.v.
  - Bei ESBL-Kolonisation: Meropenem 3 × 1 g
  - Bei VRE-Kolonisation: zusätzlich Linezolid 2 × 600 mg
  - Bei MRSA-Kolonisation: zusätzlich Vancomycin 2 × 1000 mg
- Bei Fieberpersistenz >96 h:
  - Eine automatische Eskalation auf ein Glykopeptid ist nicht notwendig. Bei Soor: Fluconazol 200 mg 1–0–0 (Tag 1), gefolgt von Fluconazol 100 mg 1–0–0 (Folgetage) (falls noch kein anderes Antimykotikum!)
  - Bei unklarem, nicht pilzverdächtigem Lungeninfiltrat und erwarteter weiterer Neutropeniedauer >2 Tage: Caspofungin 70 mg 1–0–0 (Tag 1), gefolgt von Caspofungin 50 mg 1–0–0 (Folgetage), Patienten über 80 kg bekommen weiter 70 mg täglich

Fieber bei allogener Stammzelltransplantation
- Piperacillin/Tazobactam 3 × 4,5 g i.v. (Prophylaxe absetzen!)
- Bei Fieberpersistenz >96 h: zusätzlich Vancomycin 1000 mg 1–0–1
- Bei unklarem, nicht pilzverdächtigem Lungeninfiltrat im CT:
  - Beibehalten von Posaconazol bei guten Plasmaspiegeln
  - Alternativ nach Rücksprache mit der Infektiologie liposomales Amphotericin B (Ambisome) 3 mg/kg KG i.v., Absetzen von Posaconazol
- Bei weiterer Fieberpersistenz: Meropenem 1 g 1–1–1 statt Piperacillin/ Tazobactam

❶ **Cave**
Dosisanpassung bei Niereninsuffizienz und Leberinsuffizienz. Therapeutisches Drugmonitoring sinnvoll.

CMV-Reaktivierung
- Nach Erstnachweis von Virusgenomen engmaschiges Monitoring (quantitative PCR montags, mittwochs und freitags)
- Bei **wiederholtem** Nachweis von >1000 Kopien/ml oder **einmalig** >5000 Kopien/ml Therapiebeginn mit:
  - **Pre-Engraftment:** Foscarnet 60 mg/kg KG 1–0–1 für 14 Tage (Cave: Nierentoxizität, Dosisanpassung bei Niereninsuffizienz [s. Fachinformation], genitale Ulzera). Alternativen: Ganciclovir oder Cidofovir bei ausbleibendem therapeutischem Erfolg
  - **Post-Engraftment:** Ganciclovir i.v. 5 mg/kg KG 1–0–1 für mindestens 14 Tage, dann Ganciclovir 5 mg/kg KG 1–0–0, bis CMV-PCR 14 Tage negativ ist. Alternativ: Valganciclovir 450 mg 2–0–2 für 21 Tage, dann Erhaltungstherapie mit Valganciclovir 450 mg p.o. 2–0–0. Die Therapie mit Ganciclovir und Valganciclovir muss von engmaschigen Blutbildkontrollen begleitet und die Dosis evtl. angepasst werden. Dosisanpassung bei Niereninsuffizienz erforderlich. Cave: Ganciclovir/Valganciclovir in Kombination mit Mycophenolatmofetil (Cellcept) mit deutlich erhöhter Myelotoxizität!
- Bei Nichtansprechen sollte eine Resistenztestung angestrebt werden.
- Flankierend, wenn möglich, Reduktion der Immunsuppression.

❶ **Cave**
Response-Beurteilung normalerweise erst nach 7–10 Tagen.

EBV-Reaktivierung
- Nach Erstnachweis von Virusgenomen engmaschiges Monitoring (quantitative PCR montags, mittwochs und freitags)
- Bei positiver EBV-PCR (2 × >5000 Kopien/ ml): Rituximab 375 mg/m² i.v., Wiederholung wöchentlich für bis zu 4 Gaben bei EBV-Persistenz
- Flankierend, wenn möglich, Reduktion der Immunsuppression

Hämorrhagische Zystitis (HC)

- Diagnostik:
  - Urin → Hygiene (Erregeranzucht und Resistenzbestimmung)
  - Urin → Virologie (PCR für BK-Virus, Adenovirus, CMV)
  - Blut → Virologie (PCR für BK-Virus)
- Auftreten bis Tag 7 meist als Folge einer Cyclophosphamid-Exposition, nach Tag 14 meist als BK-Virus-Cystitis
- Grad 1: Makrohämaturie
- Grad 2: Makrohämaturie plus Koagel
- Grad 3: Makrohämaturie plus Koagel plus Kreatininanstieg und Blasentamponade
- Patienten, die länger als 2 Wochen einen positiven BK-Virus-Nachweis im Urin haben, entwickeln zu 50 % eine HC
- Ein Anstieg der BK-Virus-Last im Blut auf über 10.000 Kopien/ml hat eine Sensitivität von 63 % und eine Spezifität von 95 % für die Entwicklung einer HC
- Anlage eines Blasenspülkatheters durch die Urologie; Spülmenge sollte ausreichend sein, sodass keine Koagel mehr auftreten (mindestens 1 Beutel [3 l] pro Tag)
- Bei BK-Virus-Nachweis und HC: Cidofovir intravesikal über Spülkatheter, 5 mg/kg KG auf 50 ml, 1 h belassen; ggf. auch lokale analgetische Begleittherapie notwendig (Lidocainzusatz o. Ä.). In Einzelfällen kann eine systemische Therapie mit Cidofovir oder Leflunomid (Loading-Dosierung: 100 mg über 3 Tage, dann 20 mg; *Cave:* zahlreiche Nebenwirkungen, inklusive Knochenmarksuppression) erwogen werden.

Enterokolitis

- Diagnostik: Stuhl in Mikrobiologie und Virologie, Koloskopie anstreben (Biopsien in Virologie [CMV, Adenovirus, Rotavirus, HSV, VZV, EBV] und Mikrobiologie)
- Bei allogenen Stammzelltransplantationen möglichst Stuhlvisite durch SZT-erfahrenen Arzt, da sich GvHD-Stuhl häufig sicher identifizieren lässt (stark übelriechend, „grünlich gehackt" oder wässrig mit Schleimhautfetzen)
- Bei starken Schmerzen regelmäßig Sonographie der Blase auf Restharn

- Therapie entsprechend Ursache:
  - **Clostridium difficile:** Vancomycin 125 mg p.o. 1–1–1–1, Alternative bei Unverträglichkeit: Metronidazol 400 mg p.o. 1–1–1; falls keine orale Zufuhr möglich, Metronidazol 400 mg i.v. 1–1–1 (schwache Datenlage); bei Rezidiven oder progredienten Beschwerden: Fidaxomicin 2 × 200 mg/Tag p.o.
  - **CMV:** s. oben: CMV-Reaktivierung. Eine negative CMV-Last im Blut schließt eine CMV-Kolitis nicht aus!
  - **Adenoviren:** Therapie der ersten Wahl ist die Reduktion der Immunsuppression. Im Einzelfall kann die Gabe von Cidofovir 5 mg/kg KG 1 × wöchentlich mit flankierender Probenezid-Gabe erwogen werden.
- **Wichtige Differenzialdiagnose: GvHD** (andere Manifestationen? Zeitpunkt nach Engraftment? Histologische Sicherung anstreben [s. oben]!).

> ❗ **Cave**
> **Eine zu spät behandelte GvHD, insbesondere des Darms, hat eine äußerst schlechte Prognose. (s. auch: akute GvHD des Darms).**

> ❯ **Weitere Eskalation nur nach Rücksprache mit dem Zentrum!**

> **Therapie einer Infektion bei autologer SZT:**
> - Bei Patienten nach autologer Transplantation und vollständigem Engraftment ist von einem bis zu 12 Monate dauernden leichten Immundefekt auszugehen.
> - Ohne Vorliegen von Aplasie sind sie jedoch wie immunkompetente Tumorpatienten zu behandeln (gezielte Fokussuche, Asservation von Urin, Blut, Stuhl, Abstriche bei Mukositis etc.), dann gerichtete Antibiotikatherapie.
> - Anders als bei Fieber in Aplasie oder immunsupprimierten, allogen transplantierten Patienten ist eine empirische, antiinfektive Soforttherapie nicht prinzipiell indiziert.
> - Daher auch hier unbedingt Rücksprache mit dem Transplantationszentrum halten.

◻ Tab. 24.27 4 Stadien des Organbefalls (Arora et al. 2009)

Stadium	Haut	Leber: Bilirubin [mg/dl]	Darm: Diarrhö
I	Exanthem bis 25 % der KÖF	2–3	0,5–1 l
II	Exanthem 25–50 % der KÖF	3–6	1–1,5 l
III	Generalisiertes Exanthem	6–15	>1,5 l
IV	Hautablösung und Blasenbildung	>15	>1,5 l plus Koliken, Blutungen, Ileus

Abkürzung: KÖF = Körperoberfläche

Graft-versus-Host-Disease (GvHD)

- Die GvHD ist eine lebensbedrohliche Komplikation für den Transplantatemfänger nach einer allogenen SZT.
- Bei der GvHD reagieren die im Transplantat enthaltenen T-Lymphozyten des Spenders gegen den Empfängerorganismus.
- Ein erhöhtes Risiko einer GvHD besteht bei einem nicht verwandten Spender, bei unterschiedlichem Geschlecht von Spender und Empfänger und in Abhängigkeit von der Art des Transplantats (periphere Blutstammzellen >Knochenmark).
- Die verwendeten Chemotherapeutika zur Konditionierung sowie die Immunsuppression können ebenso eine entscheidende Rolle spielen.
- Man unterscheidet eine **akute GvHD**, die meist innerhalb der ersten 3 Monate auftritt, von einer **chronischen GvHD**, die nach Tag 100 nach SZT auftritt.
- Im Allgemeinen verläuft eine chronische GvHD blander, erfordert dafür aber eine mitunter dauerhafte Immunsuppression.
- Prinzipiell können alle Organsysteme befallen sein, am häufigsten aber äußern sich die Symptome an Haut, Leber und Gastrointestinaltrakt.
- Um einer GvHD vorzubeugen, benötigen Patienten einer allogenen SZT eine optimale immunsuppressive Therapie (◻ Tab. 24.27, ◻ Tab. 24.28)

> ❯ Speziell Ciclosporin A, aber auch die anderen Medikamente weisen eine Vielzahl von Arzneimittelinteraktionen auf. Vor der Erweiterung der Medikation müssen unbedingt die Fachinformationen beachtet werden, um gefährliche Spiegelschwankungen zu vermeiden!

- Praktische Anwendungen (◻ Tab. 24.29):
  - Generell erfolgt die GvHD-Prophylaxe bei allogener Stammzelltransplantation ab Tag −1 i.v.
  - Je nach Protokoll besteht die GvHD-Prophylaxe aus einer 2er-Kombination: Ciclosporin A + Mycophenolat(mofetil) oder Ciclosporin A + Methotrexat.
  - Nach stabilem Engraftment und suffizienten Vollblutspiegeln kann eine sukzessive Umstellung auf eine orale Applikation erfolgen.
  - Bei mangelnder Resorptionsfähigkeit des Darms (Enteritis mit Diarrhö oder Darm-GvHD) wird die i.v.-Gabe belassen.
  - Bei i.v.-Gabe von spiegelgesteuerten Immunsuppressiva ist zu beachten:
    – Calcineurin- und mTOR-Inhibitoren sind lipophil und sollten daher mit der parenteralen Ernährung über einen Schenkel laufen.
    – Die Gabe des Calcineurininhibitors/ mTOR-Inhibitors sollte streng alle 12 h erfolgen, jeweils über 4 h.

> ◨ **Tab. 24.28** Aktuell eingesetzte Immunsuppressiva

Substanzklasse	Wirksubstanz	Dosierung (Spiegel)
Calcineurininhibitoren	Ciclosporin A (CsA)	2 mg/kg KG 1-0-1 (250–350 µg/ml) i.v. oder p.o.
	Tacrolimus (FK-506)	2 × 0,03 mg/kg KG/Tag (8–12 ng/ml)
mTOR-Inhibitoren	Rapamycin/Sirolimus	1–2 mg p.o. (8–12 ng/ml)
	Everolimus	2 × 0,75 mg p.o. (Ziel: 8–12 ng/ml)
Purinsynthese-Inhibitor	Mycophenolat(mofetil) (MMF)	4 × 500 mg/Tag i.v. oder p.o. (keine Spiegelbestimmung)
Zytostatikum/Folsäureantagonist	Methotrexat (MTX)	10 mg/m² als i.v.-Bolus
Steroide	Prednison	1 mg/kg KG (Dosis muss individuell angepasst werden)

Anmerkung: Dosierungsempfehlung (stets Rücksprache mit einem Transplantationszentrum). Die Immunsuppressivumspiegelmessung sollte während des gesamten Intensivaufenthalts täglich erfolgen!

- Der Medikamentenspiegel wird als Talbestimmung gemessen. Es ist auf die Blutentnahme vor Medikamentengabe aus einem anderen Schenkel zu achten!
- Nebenwirkungen von Ciclosporin A:
  - Akute (exazerbierte) Niereninsuffizienz
  - Unkontrollierbare Hyperbilirubinämie/Leberinsuffizienz
  - Neurotoxizität (starker Tremor, ausgeprägte akrale Parästhesien/Schmerzen, Verwirrtheit, Somnolenz, epileptiforme Störungen)
  - Arterielle Hypertonie
  - Mikroangiopathie, Fragmentozytose
- Umstellung des Calcineurin-/mTOR-Inhibitors von i.v. auf p.o.:
  - Erfahrungsgemäß kann die Dosis 1:1 übernommen werden (z. B. bei CSA Sandimmun Optoral Lösung 1 ml = 100 mg; Sandimmun Optoral Kapseln à 25 mg oder 100 mg).
  - Es sollten nie beide Immunsuppressiva gleichzeitig umgestellt werden.
- Posaconazol (häufig zur antimykotischen Prophylaxe gegeben) erhöht den Ciclosporin-A-Spiegel.

- Ciclosporin A führt zu renalen Mg^{2+}-Verlusten. Daher empfiehlt sich ein tägliches Monitoring von Mg^{2+} und Ciclosporin A. Eine Substitution kann i.v. oder p.o. erfolgen.

❯ **Aufgrund der Nebenwirkungen von Immunsuppressiva ist eine tägliche laborchemische Kontrolle des Differenzialblutbilds, der Retentionswerte, der Elektrolyte, der Leberwerte und des verabreichten Immunsuppressivums (Ciclosporin-A-/Tacrolimus-Intoxikation: s. Übersicht) essenziell. Die Kontrolle der Gerinnungsparameter kann 2 × pro Woche erfolgen. Einmal wöchentlich empfiehlt sich die Bestimmung von Fragmentozyten und des Haptoglobins.**

❶ **Cave**
Bei Verdacht auf immunsuppressivuminduzierte Toxizität unbedingt Rücksprache mit Transplantationszentrum halten, *bevor* **eine Änderung der Medikation erfolgt. Ein unzureichender Immunsuppressivumspiegel kann zu einer GvHD Grad III–IV führen, die dann evtl. nur noch sehr schwierig zu behandeln ist.**

24

◻ Tab. 24.29 Vorgehen bei GvHD-Formen

GvHD-Form	Klinik	Diagnostik	Therapie
Haut-GvHD	Kleinfleckiges makulopapulöses Exanthem an den Prädilektionsstellen (Dorsum/Schultergürtel, Bauchhaut, Dekolleté, Oberschenkelinnenseiten, Unterarminnenseiten); häufig Pruritus	2 × Hautbiopsie mittels 5-mm-Stanze aus betroffenem Areal, keine Vergleichshistologie notwendig; wichtig: Lokalanästhesie nicht intraepidermal sondern subepidermal injizieren (mechanische Gewebsalteration) Ein Biopsat in NaCl (Virologie: PCR für CMV, EBV, HSV, ParvoB19, HHV-6, VZV), zweite Biopsie in Formalin für Pathologie	Stadium I tolerieren und abwarten; hochnormale CsA-Spiegel anstreben; tägliche Kontrolle! Ggf. zusätzliche lokale Behandlung mit steroidhaltiger Salbe (z. B. Dermoxin-Salbe) bei starkem Pruritus Stadium >I (>25 % KOF) und/oder rascher Progress: Prednisolon 2 mg/kg KG/Tag
Leber-GvHD	Generell nicht spezifisch; Hyperbilirubinämie, ggfs. Ikterus und Cholestase der kleinen intrahepatischen Gallengänge (deutliche Erhöhung der γ-GT), ggf. Leberdruckschmerz, später Zeichen der akuten Leberinsuffizienz	1. Ausschluss einer akuten viralen Genese im peripheren Blut (PCR für: HBV, HCV, EBV, CMV, HSV, VZV, Cocksackie-, Adenovirus) 2. Aufgrund der deutlich erhöhten Komplikationsrate einer Leberbiopsie sollte diese nur bei persistierenden und nicht anderweitig erklärbaren *isolierten* Leberschädigungen (d. h. ohne weitere GvHD-Zeichen anderer Organsysteme oder ohne Hinweis auf Medikamententoxizität oder fehlendem Nachweis einer Virusreaktivierung im peripheren Blut) durchgeführt werden. Insbesondere betrifft dies den Verdacht auf eine isolierte *chronische* GvHD der Leber. 3. Falls Biopsie erforderlich: Gerinnungsoptimierung Thrombozyten >50.000/µl und normale plasmatische Gerinnung Proben für Virologie in NaCl (PCR für: CMV, EBV, HSV, VZV, HBV, HCV, Adenovirus) Proben für Histologie in Formalin	1. Nach Möglichkeit Absetzen bzw. Dosisreduktion aller hepatotoxischer Medikamente, Ausnahme CsA (ggfs. Umstellung) 2. Bei Bilirubin ges. >3 mg/dl Gabe von Prednisolon 2 mg/kg KG/Tag über 7–14 Tage, anschließend Dosisreduktion alle 5 Tage um −10 % der Tagesdosis 3. Supportiv: Gerinnungssubstitution, parenterale Ernährung unter Kontrolle der Blutfettwerte und Lipase

■ Tab. 24.29 Fortsetzung

GvHD-Form	Klinik	Diagnostik	Therapie
Darm-GvHD	Diarrhö (Stadium >II, d. h. >1000 ml/Tag), „grünlicher, gehackter" Aspekt, zunehmend wässrig, Blut oder Schleimhautbeimengungen, Krämpfe	1. Bei langsam progredienter Diarrhö: zunächst Stuhlproben für Mikrobiologie (Durc:/falerreger inkl. C.-difficile-Toxin) und Virologie (PCR für CMV, EBV, HSV, HHV-6, Adenoviren; Antigen für Noro-, Rota-, Astroviren); Dringlichkeitsvermerk für Virologie auf dem Anforderungsschein (Ergebnis nach 24 h!) 2. Bei rasch progredienter Diarrhö: Sigmoidoskopie am selben Tag! Wenn unsicher, dann Koloskopie am Folgetag anstreben; bei schwer durchführbaren Abführmaßnahmen aufgrund des klinischen Zustands u. U. Rektoproktoskopie zunächst ausreichend, Untersuchung des ileozökalen Übergangs jedoch sensitiver zur Sicherung der Diagnose GvHD! Proben für Virologie in NaCl (PCR fü·: CMV, EBV, HSV, Adenovirus, VZV, ParvoB19) Proben für Histologie in Formalin: ggf. Verschickung in spezialisiertes Zentrum (z. B. 3. Vorher Substitution von Gerinnungsfaktoren (Ziel: Quick >70) und Thrombozyten (>50.000/µl)	1. Optimierung der CsA-Dosis (hohe Zielspiegel) 2. Beginn mit Prednisolon 2 mg/kg KG/Tag *unmittelbar nach der Sigmoidoskopie*; bei Bestätigung der GvHD durch Histologie oder klinischem Ansprechen Fortführung der Therapie mit Prednisolon und Dosisreduktion alle 5 Tage um ~10 % der Tagesdosis 3. Lokale Therapie mit Budesonid (Entocort) 3 mg 1-1-1 p.o. 4. Bei Virusnachweis (insbesondere CMV) durch Virologie oder Pathologie (Eulenaugen!) oder bakteriellen Erregern entsprechende systemische Therapie 5. Supportiv: Gerinnungssubstitution, parenterale Ernährung unter Kontrolle der Blutfettwerte und Lipase Cave: nicht selten Koexistenz von viraler Kolitis und Darm-GvHD, daher meist Behandlung beider Entitäten nötig Generell bei Darm-GvHD keine langfristige Nahrungskarenz anstreben!

24

Vorgehen bei immunsuppressivuminduzierten Nebenwirkungen

Verdacht auf Ciclosporin-A-induzierte Nebenwirkungen/Intoxikation

- Ciclosporin-A-Spiegel in den unteren Zielbereich senken; ggf. Pausieren der Gabe bis zum Erreichen des Zielspiegels, ansonsten Reduktion um 1/3 der zuletzt gegebenen Dosis; Gabe von Opiaten bei starken Schmerzen
- Umstellen von Ciclosporin A auf Tacrolimus (nicht zum Zeitpunkt des Engraftments); Beginn mit Tacrolimus 1 mg 1-0-1 (Zielspiegel: 8–12 ng/ml), sobald Ciclosporin-A-Spiegel unter 100 µg/ml gefallen ist
- Wenn Umstellung zum Zeitpunkt des Engraftments notwendig, dann zusätzliche Gabe von Prednisolon über 3 Tage (1 mg/kg KG)
- Umstellen von Ciclosporin A auf MMF (CellCept) 500 mg 1-1-1-1, falls noch nicht appliziert
- Umstellen von Ciclosporin A auf Sirolimus: Loading-Dosis 4–6 mg 1-0-0, dann Erhaltungsdosis 2 mg 1-0-0 (Zielspiegel: 8–12 ng/ml)

Verdacht auf Tacrolimus-induzierte Nebenwirkungen/Intoxikation

- Ähnliche Nebenwirkungen wie unter Ciclosporin A, aber weniger Neuro-/Hepatotoxizität
- Dosisreduktion in unteren Zielbereich
- Umstellung auf Alternativpräparate, falls noch nicht gegeben: Sirolimus (Loading-Dosis 4–6 mg 1-0-0, dann Erhaltungsdosis 2 mg 1-0-0, Zielspiegel 8–12 ng/ml)

— Diagnostik und Primärtherapie der akuten GvHD:
  – Die sichere Differenzialdiagnose zwischen infektiöser – insbesondere viraler – und einer anderen akuten Organschädigung (GvHD) kann nur bioptisch erfolgen.

— Der Therapiebeginn darf bei klinisch begründetem Verdacht auf eine akute GvHD jedoch nicht durch eine verzögerte Biopsieentnahme aufgeschoben werden!
— Geringfügige oder nur grenzwertig positive Virusnachweise gehen oft mit einer GvHD einher (als Trigger).
— Allgemeingültige Prinzipien der Primärtherapie einer akuten GvHD:
  – Zusätzlich zur GvHD-Prophylaxe wird Prednisolon 2 mg/kg KG als tägliche Einmaldosis verabreicht
  – Steroide hochdosiert beginnen und dann zügig wieder reduzieren (bei milder/gut kontrollierter GvHD rasche Prednisolon-Reduktion: alle 3 Tage Tagesdosis halbieren, bei GvHD Stadium III plus GvHD eines weiteren Organs langsameres Ausschleichen: alle 5 Tage um –10 % der Tagesdosis)
  – Ciclosporin-A-Spiegel im hohen Zielspiegelbereich halten
— Steroidbegleitmedikation bei Langzeittherapie (>14 Tage):
  – Regelmäßige Blutzuckerkontrollen, ggf. Acarbose 50–100 mg 1-1-1 oder Insulin s.c.; bei Blutzuckerentgleisungen oder anderen Unverträglichkeiten (Unruhe) auch auf 2 Tagesdosen aufteilbar
  – Bei hohem CMV-Risiko (CMV-negativer Spender und CMV-positiver Empfänger): Prophylaxe mit Valganciclovir (Valcyte) 450 mg 1-0-1 oder 1-0-0 (bei Knochenmarkinsuffizienz)
  – Osteoporoseprophylaxe mit Vitamin D_3 (Vigantoletten 1000 E. 1-1-1) und Kalzium (z. B. Calcium-D_3-Ratiopharm BT 1-0-1)
  – Infektionsprophylaxe mit Chinolonen erwägen in Abhängigkeit von der begleitenden Immunsuppression und der Infektionsrate
— Beurteilung des Therapieansprechens: Die akute GvHD gilt als **steroidrefraktär**:
  – Progress innerhalb der ersten 3 Tage nach Therapiebeginn
  – Keine Besserung nach 7 Tagen
  – Keine komplette Remission nach 14 Tagen

Neurologische Komplikationen

- Folgende neurologische Komplikationen können auftreten:
  - Epilepsie (fokal, generalisiert)
  - Fokal neurologische Paresen (motorisch, sensorisch)
  - Intrazerebrale Blutungen
  - Meningitis/Enzephalitis
  - Posteriores reversibles enzephalopathisches Syndrom (PRES)
- Alle neurologischen Komplikationen können Ausdruck derselben Ursache bzw. Erkrankung sein und müssen daher diagnostisch entsprechend abgeklärt werden, da unterschiedliche Therapieoptionen bestehen.
- Empfohlenes diagnostisches Workup:
  - Neurologische Untersuchung
  - CT-Schädel mit KM, wenn möglich
  - Liquorpunktion, wenn möglich (Cave: Gerinnung und Thrombozytenzahl): Zellzahl, Zucker, Eiweiß, LDH, Virologie, Bakteriologie, FACS-Untersuchung („fluorescence activated cell sorting" = Durchflusszytometrie), Zytospin
  - EEG
  - NMR („nuclear magnetic resonance")
- In der Regel kann man mit diesem Untersuchungsgang die Hauptdifferenzialdiagnosen abklären und dann eine entsprechende Therapie einleiten.
- Bei Nachweis einer intrakraniellen Blutung ist die Durchführung eines NMR nicht mehr zwingend erforderlich.

Transplantationsassoziierte Mikroangiopathie (TAM)

- Mikroangiopathie mit Hämolyse und Thrombozytopenie, die grundsätzlich zu jedem Zeitpunkt nach Transplantation auftreten kann
- Diagnosekriterien (International Working Group Definition 2007):
  - Fragmentozyten im peripheren Blut >4 % (Cave: übliche Angabe in Promille)
  - De novo, prolongierte oder progressive Thrombozytopenie <50.000/µl oder Abfall um >50 %
  - Abrupter und anhaltender Anstieg der LDH

- Hämoglobinabfall oder Anstieg des Transfusionsbedarfs
- Abfall des Haptoglobins:
  - Wenn alle Kriterien erfüllt sind, Sensitivität und Spezifität >80 %!
  - Unter Ciclosporin A findet sich häufig eine diskrete Vermehrung von Fragmentozyten auf wenige Promille, jedoch ohne Hb-relevante Hämolyse und ohne renale oder neurologische Symptome. Dies ist eine dosisabhängige Nebenwirkung von Ciclosporin A und in der Regel allein durch ein Absenken der Plasmaspiegel von Ciclosporin A zu beherrschen. **Dies ist keine TAM!**
- Therapie der TAM (nach Batts et al. 2007):
  - Absetzen von Ciclosporin A und Tacrolimus (auch Sirolimus, wenn in Kombination verabreicht)
  - Ersetzen durch MMF oder Steroide
  - Evtl. Plasmainfusionen; Plasmaaustausch nur im Einzelfall (Rücksprache mit Transplantationszentrum)

Sinusoidales Obstruktionssyndrom (SOS) bzw. „vena occlusiv disease" (VOD)

- Schädigung des sinusoidalen Endothels durch toxische Metabolite der Chemotherapeutika, besonders bei hepatischer Vorschädigung
- Diagnosekriterien (Baltimore-Kriterien):
  - Tag 0–21 nach allogener SZT
  - Bilirubin >2 mg/dl
  - Hepatomegalie mit Leberdruckschmerz
  - Aszites (Verifizierung durch Sonographie)
  - Gewichtszunahme >5 %
  - SOS besteht, wenn Bedingungen 1 und 2 sowie mindestens 2 der Bedingungen 3–5 erfüllt sind.
- Prophylaxe (◘ Abb. 24.3):
  - Unfraktioniertes Heparin: 100 U/kg KG/ Tag als kontinuierliche Infusion ab Konditionierung bis Tag 30; Beachte: Perfusor an Thrombozytenzahl anpassen (Thrombozytenzahl >100.000/µl → 10.000 I.E. Heparin pro 24 h, Thrombozytenzahl <100.000/µl und >50.000/µl → 5.000 I.E. Heparin pro

24

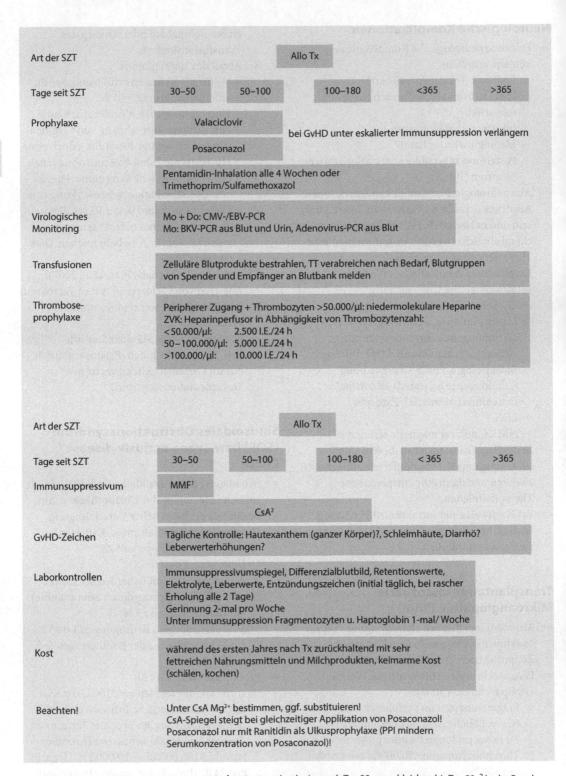

Art der SZT		Allo Tx			
Tage seit SZT	30–50	50–100	100–180	<365	>365
Prophylaxe	Valaciclovir		bei GvHD unter eskalierter Immunsuppression verlängern		
	Posaconazol				
	Pentamidin-Inhalation alle 4 Wochen oder Trimethoprim/Sulfamethoxazol				
Virologisches Monitoring	Mo + Do: CMV-/EBV-PCR Mo: BKV-PCR aus Blut und Urin, Adenovirus-PCR aus Blut				
Transfusionen	Zelluläre Blutprodukte bestrahlen, TT verabreichen nach Bedarf, Blutgruppen von Spender und Empfänger an Blutbank melden				
Thrombose-prophylaxe	Peripherer Zugang + Thrombozyten >50.000/µl: niedermolekulare Heparine ZVK: Heparinperfusor in Abhängigkeit von Thrombozytenzahl: <50.000/µl: 2.500 I.E./24 h 50–100.000/µl: 5.000 I.E./24 h >100.000/µl: 10.000 I.E./24 h				

Art der SZT		Allo Tx			
Tage seit SZT	30–50	50–100	100–180	< 365	>365
Immunsuppressivum	MMF[1]				
	CsA[2]				
GvHD-Zeichen	Tägliche Kontrolle: Hautexanthem (ganzer Körper)?, Schleimhäute, Diarrhö? Leberwerterhöhungen?				
Laborkontrollen	Immunsuppressivumspiegel, Differenzialblutbild, Retentionswerte, Elektrolyte, Leberwerte, Entzündungszeichen (initial täglich, bei rascher Erholung alle 2 Tage) Gerinnung 2-mal pro Woche Unter Immunsuppression Fragmentozyten u. Haptoglobin 1-mal/ Woche				
Kost	während des ersten Jahres nach Tx zurückhaltend mit sehr fettreichen Nahrungsmitteln und Milchprodukten, keimarme Kost (schälen, kochen)				
Beachten!	Unter CsA Mg^{2+} bestimmen, ggf. substituieren! CsA-Spiegel steigt bei gleichzeitiger Applikation von Posaconazol! Posaconazol nur mit Ranitidin als Ulkusprophylaxe (PPI mindern Serumkonzentration von Posaconazol)!				

◻ **Abb. 24.3**   Management der allogenen SZT. [1] In der Regel reduzieren ab Tag 30, ausschleichen bis Tag 50. [2] In der Regel reduzieren ab Tag 100, ausschleichen bis Tag 180. TT = Thrombozytenkonzentrate, BKV = BK-Virus, MMF = Mycophenolatmofetil, CsA = Ciclosporin A

24 h, Thrombozytenzahl <50.000/µl → 2.500 I.E. Heparin pro 24 h
- Ursodesoxycholsäure (Ursofalk) 600–900 mg/Tag p.o. ab Konditionierung bis Oralisierung von Ciclosporin A (kann sonst Resorption von Ciclosporin A aus Darm erhöhen) bei Patienten mit erhöhtem SOS-Risiko wie Zweittransplantation (auch Auto-allo-Konzept), Lebererkrankung, Konditionierung mit Busulfan oder Cyclophosphamid
- Monitoring:
  - Plasminogenaktivatorinhibitor-1 (PAI-1) im Serum (Sonderanforderung, ggf. nicht in jedem Haus zu bestimmen), höchste Spezifität und Sensitivität, ggf. Testergebnis erst nach mehreren Tagen
  - Täglich: Fibrinogen, Quick, PTT
- Therapie (supportiv, spezifische Therapie → Defibrotide [geringe Evidenz, in Deutschland nur über internationale Apotheke zu erhalten]):
  - Flüssigkeits- und Natriumrestriktion, Gabe von Diuretika (Schleifendiuretika und Spironolacton)
  - Erhalt des intravaskulären Volumens und der Nierenperfusion mit Albumin und Transfusionen (Hämatokrit >30 %)

Differenzialdiagnose Hyperbilirubinämie bei allogener SZT

- Ciclosporin-A-Intoxikation: isolierte Bilirubinerhöhung, Kreatininanstieg, ggf. Kopfschmerzen, Hand-Fuß-Syndrom, Mikroangiopathie (Fragmentozyten ↑, LDH ↑, Haptoglobin ↓), neurologisch auffällig
- SOS: siehe oben, positive Baltimore-Kriterien, selten bei RIC („reduced intensity conditioning"), häufig bei Lebervorschädigung
- Akute GvHD: Anstieg häufig kurz nach beginnendem Engraftment, parallel meist Haut-GvHD, Transaminasen relativ niedrig, γ-GT erhöht, ggf. Steroide als diagnostischer Test/Therapie
- TAM: Fragmentozyten plus Hämolysezeichen
- Intoxikation: häufig, nicht immer auch Transaminasen erhöht, meist nur Leber betroffen, diagnostischer Test: Kandidatenmedikamente

(besonders Antimykotika) pausieren, danach rasch Abfall

> **Alle intensivpflichtigen Komplikationen eines Nicht-SZT-Patienten können auftreten. Man sollte bei der Komplexität gerade der allogenen SZT „allgemeine" Komplikationen nicht übersehen, wie z. B. Myokardinfarkt, Lungenembolie, Harnstau etc.**

Transfusion von Blutprodukten bei SZT

Transfusionen von Erythrozyten, Thrombozyten und Plasma können jederzeit unmittelbar vor und nach einer Stammzelltransplantation notwendig werden. Folgende Besonderheiten sind bei SZT-Patienten zu beachten:

- Aufgrund der heutigen Standards zur Aufbereitung von Blutprodukten sind alle Produkte leukozytendepletiert, sodass das Risiko einer transfusionsassoziierten GvHD und einer CMV-Übertragung reduziert wird.
- Es sollten keine gepoolten Thrombozytenkonzentrate transfundiert werden, weil diese von mehreren Spendern stammen und das Risiko einer transfusionsassoziierten GvHD erhöhen. Nur Thrombozytenapheresate eines Spenders verwenden.
- Zusätzlich müssen alle zellulären Blutprodukte (nicht FFP) – außer dem Stammzellpräparat und den Donorlymphozyten – für folgende Zeiträume bestrahlt werden (mindestens 25 Gy – bewirkt eine Inaktivierung noch vorhandener Leukozyten):
  - Autolog: 14 Tage vor Leukapherese bis Tag 100 (◘ Abb. 24.4)
  - Allogen: ab Konditionierung auf Dauer
- Bei allogenen Transplantationen mit CMV-negativem Spender und Empfänger: CMV-negative Blutprodukte anfordern! Wenn nicht möglich, kann auch CMV-unbekannt transfundiert werden, da bereits leukozytendepletiert.
- Bei AB0-Inkompatibilität zwischen Spender und Empfänger gilt die Transfusionstabelle (◘ Tab. 24.30) für Blutprodukte ab Tag 0 (Blutbank über SZT informieren!).
- Bezüglich Rhesus-Faktor vgl. ◘ Tab. 24.31

24

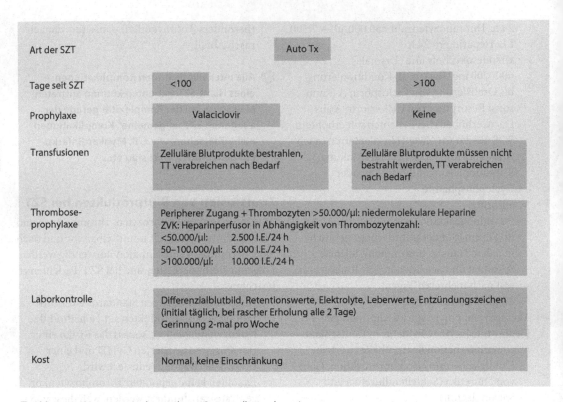

Art der SZT	Auto Tx	
Tage seit SZT	<100	>100
Prophylaxe	Valaciclovir	Keine
Transfusionen	Zelluläre Blutprodukte bestrahlen, TT verabreichen nach Bedarf	Zelluläre Blutprodukte müssen nicht bestrahlt werden, TT verabreichen nach Bedarf

Thrombose-prophylaxe	Peripherer Zugang + Thrombozyten >50.000/µl: niedermolekulare Heparine ZVK: Heparinperfusor in Abhängigkeit von Thrombozytenzahl: <50.000/µl: 2.500 I.E./24 h 50–100.000/µl: 5.000 I.E./24 h >100.000/µl: 10.000 I.E./24 h
Laborkontrolle	Differenzialblutbild, Retentionswerte, Elektrolyte, Leberwerte, Entzündungszeichen (initial täglich, bei rascher Erholung alle 2 Tage) Gerinnung 2-mal pro Woche
Kost	Normal, keine Einschränkung

◻ **Abb. 24.4**   Management der autologen Stammzelltransplantation

◻ **Tab. 24.30** Transfusionstabelle für Blutprodukte ab Tag 0

Blutgruppe Spender	Blutgruppe Empfänger)	EK/TT	Plasma
A	A	A/0	A/AB
A	0	0	A/AB
A	B	0	AB
A	AB	A/0	AB
0	0	0	AB/A/B/0
0	B	0	B/AB
0	AB	0	AB
B	B	B/0	B/AB
B	AB	B/0	AB
AB	AB	AB/A/B/0	AB

Abkürzungen: EK = Erythrozytenkonzentrate, TT = Thrombozytenkonzentrate

Tab. 24.31 Rh-D-Tabelle

Empfänger	Spender	Erythrozyten	Thrombozyten	Plasma
+	+	+/–	+/–	+/–
+	–	–	+/–	+/–
–	+	–	+/–	+/–

Literatur

Arora M, Nagaraj S, Witte J et al. (2009) New classification of chronic GVHD: added clarity from the consensus diagnoses. Bone Marrow Transplantation 43: 149–153

Batts ED, Lazarus HM (2007) Diagnosis and treatment of transplantation-associated thrombotic microangiopathy: real progress or are we still waiting? Bone Marrow Transplant 40 (8): 709–719

Christie JD, Carby M, Bag R et al. (2005) Report of the ISHLT Working Group on Primary Lung Graft Dysfunction part II: definition. A consensus statement of the International Society for Heart and Lung Transplantation. J Heart Lung Transplant 24: 1454–1459

Costanzo MR, Dipchand A, Starling R et al. (2010) The International Society of Heart and Lung Transplantation Guidelines for the care of heart transplant recipients. J Heart Lung Transplant 29 (8): 914–56

Costanzo MR, Dipchand A, Starling R et al. (2010) The International Society of Heart and Lung Transplantation Guidelines for the care of heart transplant recipients. J Heart Lung Transplant 29 (8): 914–956

Currey J, Pilcher DV, Davies A et al. (2010) Implementation of a management guideline aimed at minimizing the severity of primary graft dysfunction after lung transplant. J Thorac Cardiovasc Surg 139 (1): 154–161

de Wall C, Fuehner T, Wehmeier P et al. (2011) Therapeutic drug monitoring of mycophenolic acid after lung transplantation—is it clinically relevant? Transplantation 91 (6): e33–34

EASL Practice Guidelines (2016) Liver Transplantation 24: 433–485

Eschenauer GA, Lam SW, Carver PL (2009) Antifungal prophylaxis in liver transplant recipients. Liver Transpl 15 (8): 842–58

Fishman JA, Rubin RH (1998) Infection in organ-transplant recipients. N Engl J Med 338 (24): 1741–1751

Francis GS, Greenberg BH, Hsu DT et al. (2010) ACCF/AHA/ ACP/HFSA/ISHLT 2010 clinical competence statement on management of patients with advanced heart failure and cardiac transplant: a report of the ACCF/AHA/ACP Task Force on Clinical Competence and Training. Circulation 122 (6): 644–672

Fuehner T, Kuehn C, Welte T, Gottlieb J (2016) ICU Care Before and After Lung Transplantation. Chest S0012–3692 (16): 41574–41576

Golling M, Becker T, Broelsch C et al. (2004) Consensus-recommendations for sirolimus in liver transplantation. Z Gastroenterol 42 (11): 1333–1340

Gottlieb J (2008) Update on lung transplantation. Ther Adv Respir Dis 2 (4): 237–247

Haddad H, Isaac D, Legare JF et al. (2009) Canadian Cardiovascular Society Consensus Conference update on cardiac transplantation 2008: Executive Summary. Can J Cardiol 25 (4): 197–205

Hartert M, Senbaklavaci Ö, Gohrbrandt B et al. (2014) Lungentransplantation – Therapieoption bei Lungenerkrankungen im Endstadium. Dtsch Arztebl Int 111 (7): 107–116

Hoeper MM, Granton J (2011) ICU Management of Patients with Severe Pulmonary Hypertension and Right Heart Failure. Am J Respir Crit Care Med 184 (10): 1114–1124

Hunt SA, Abraham WT, Chin MH et al. (2009) 2009 focused update incorporated into the ACC/AHA 2005 Guidelines for the Diagnosis and Management of Heart Failure in Adults: a report of the American College of Cardiology Foundation/American Heart Association Task Force on Practice Guidelines: developed in collaboration with the International Society for Heart and Lung Transplantation. Circulation 119 (14): e391–e479

Kotton CN, Kumar D, Caliendo AM et al. (2010) International consensus guidelines on the management of cytomegalovirus in solid organ transplantation. Transplantation 89 (7): 779–795

Lee SO, Razonable RR (2010) Current concepts on cytomegalovirus infection after liver transplantation. World J Hepatol 2 (9): 325–336

Ponikowski P, Voors AA, Anker SD et al. (2016) 2016 ESC Guidelines for the diagnosis and treatment of acute and chronic heart failure: The Task Force for the diagnosis and treatment of acute and chronic heart failure of the European Society of Cardiology (ESC). Developed with the special contribution of the Heart Failure Association (HFA) of the ESC. Eur Heart J 37 (27): 2129–2200

Mehra MR, Canter CE, Hannan MM et al. (2016) The 2016 International Society for Heart Lung Transplantation listing criteria for heart transplantation: A 10-year update. J Heart Lung Transplant 35 (1): 1–23

Mehra MR, Canter CE, Hannan MM et al. (2016) The 2016 International Society for Heart Lung Transplantation listing criteria for heart transplantation: A 10-year update. J Heart Lung Transplant. 2016 Jan 35 (1): 1–23

Merion RM, Schaubel DE, Dykstra DM et al. (2005) The survival benefit of liver transplantation. Am J Transplant 5 (2): 307–313

Ponikowski P, Voors AA, Anker SD et al. (2016) 2016 ESC Guidelines for the diagnosis and treatment of acute and chronic heart failure: The Task Force for the diagnosis and treatment of acute and chronic heart failure of the European Society of Cardiology (ESC)Developed with the special contribution of the Heart Failure Association (HFA) of the ESC. Eur Heart J [Epub ahead of print]

Smits JM, Nossent GD, de Vries E et al. (2011) Evaluation of the lung allocation score in highly urgent and urgent lung transplant candidates in Eurotransplant. J Heart Lung Transplant 30 (1): 22–28

Stewart S, Fishbein MC, Snell GI et al. (2007) Revision of the 1996 working formulation for the standardization of nomenclature in the diagnosis of lung rejection. J Heart Lung Transplant 26 (12): 1229–1242

Stewart S, Winters GL, Fishbein MC (2005) Revision of the 1990 working formulation for the standardization of nomenclature in the diagnosis of heart rejection. J Heart Lung Transplant 24 (11): 1710–1720

Strüber M, Lange R, Gummert JF et al. (2007) Alternatives to heart transplantation. Symposium of the „Treatment of End-stage Heart and Lung Failure" working group on October 22, 2005 in Munich. Thorac Cardiovasc Surg 55 Suppl 2: S147–S167

Vincenti F, Rostaing L, Grinyo J, Rice K, Steinberg S, Gaite L, Moal MC, Mondragon-Ramirez GA, Kothari J, Polinsky MS, Meier-Kriesche HU, Munier S, Larsen CP (2016) Belatacept and Long-Term Outcomes in Kidney Transplantation N Engl J Med 374 (4): 333–43. doi: 10.1056/NEJMoa1506027

Weill D, Benden C, Corris PA et al. (2015) A consensus document for the selection of lung transplant candidates: 2014—an update from the Pulmonary Transplantation Council of the International Society for Heart and Lung Transplantation. J Heart Lung Transplant 34 (1): 1–15

Palliativmedizin und Ethik in der Intensivmedizin

H.C. Müller-Busch

© Springer-Verlag GmbH Deutschland 2017
G. Michels, M. Kochanek (Hrsg.), *Repetitorium Internistische Intensivmedizin*,
DOI 10.1007/978-3-662-53182-2_25

25.1 Mortalität und Sterben auf Intensivstationen

- Im Jahr 2009 starben in deutschen Krankenhäusern insgesamt 408.310 Patienten während des stationären Aufenthaltes (48 % aller Verstorbenen – Statistisches Bundesamt 2012).
- Intensivstationen sind die Orte im Krankenhaus, wo die meisten Menschen sterben:
  - In den USA sterben jährlich ca. 540.000 Menschen auf Intensivstationen oder unmittelbar nach Beendigung einer intensivmedizinischen Behandlung, das sind ca. 22 % aller Verstorbenen (Teno et al. 2013).
  - Statistische Erhebungen zur Letalität auf Intensivstationen in Deutschland fehlen, sie ist sehr von der Ausrichtung der Intensivstationen abhängig (Schuster 1998). Berechnungen lassen vermuten, dass ca. 10–20 % der in Krankenhäusern verstorbenen Patienten zuletzt auf einer Intensivstation behandelt wurden: mindestens 50.000 Patienten jährlich.
  - Eine Untersuchung in der Universitätsklinik Freiburg aus dem Jahre 2006 zeigte, dass über 60 % der Patienten auf der Intensivstation oder unmittelbar nach der Verlegung von dort verstarben (Sarhatlic 2009). 70 % der Patienten der im Beobachtungszeitraum verstorbenen Patienten wurden während ihres letzten Aufenthaltes zwischen 1 und 6 × auf der Intensivstation behandelt.
- Intensivstationen sind keine Sterbestationen. Es geht darum, den Tod zu vermeiden, die Todesbedrohung mit allen modernen technischen Möglichkeiten zu bekämpfen und dem Leben wieder eine Chance zu geben.
- Der Preis dafür ist oft, dass Patienten nach intensivmedizinischen Maßnahmen nicht nur funktionelle Einschränkungen haben, sondern auch eine verminderte gesundheitsbezogene Lebensqualität, wobei viele Patienten nach intensivmedizinischer Behandlung auch aufgrund kognitiver Einschränkungen Schwierigkeiten haben, ihre belastenden Symptome zu kommunizieren, sodass diese auch in der Anschlussbetreuung oft nicht ausreichend beachtet werden.
- Die Gegenwärtigkeit des Todes in der Intensivmedizin muss dennoch immer Berücksichtigung finden.
- Die meisten Menschen haben Angst vor der Intensivmedizin und ihren großartigen Möglichkeiten, dem Tod entgegenzutreten. Die Angst vor der Medizin hat die Angst vor dem Tod verdrängt.
- Die Angst, einem Leben „mit Schläuchen" willenlos ausgeliefert zu sein, durch das Sterben nur hinausgezögert bzw. verhindert wird, ist einer der wesentlichen Gründe für die zunehmende Zahl von Menschen, die sich in einer Patientenverfügung gegen intensivmedizinische Maßnahmen aussprechen.
- Untersuchungen in den USA zeigten, dass sinnlose medizinische Maßnahmen bzw. Komplikationen medizinischer Behandlungen nach Herz-Kreislauf-Erkrankungen und Krebs als dritthäufigste Todesursache angesehen werden (Starfield 2000). Die Anzahl der Menschen, die in den USA an vermeidbaren Nebenwirkungen und Fehlern medizinischer Behandlungen in Krankenhäusern sterben, wird inzwischen auf ca. 250.000 geschätzt (Makary u. Daniel 2016). Übertherapie, Aktionismus oder nur symbolhaftes Handeln – aus welchem Grunde auch immer – ist auch in Deutschland ein viel zu wenig problematisiertes, aber doch verbreitetes Phänomen.
- Der Bedarf an Intensivmedizin am Ende des Lebens und Entscheidungen zur Frage, wann welche Maßnahme sinnvoll sind, werden nicht nur von medizinischen Aspekten, sondern auch von den Perspektiven, den Wertvorstellungen und Interessen der an der medizinischen Versorgung Beteiligten bestimmt. Dabei spielen auch kulturelle Normen und Traditionen eine Rolle. So werden z. B. in den skandinavischen Ländern intensivmedizinische Maßnahmen bei Patienten häufiger begonnen, jedoch früher abgebrochen, wenn das angestrebte Behandlungsziel mit Intensivmaßnahmen nicht erreicht werden kann, während im Süden Europas mit dem Einsatz von Intensivmaßnahmen länger gewartet wird, bis diese begonnen werden, die dann aber meist länger fortgeführt werden. Am Beispiel Japans lässt

sich dies auch verdeutlichen: Intensivmedizin und Organersatz werden hier sehr zurückhaltend eingesetzt, die Lebenserwartung liegt aber über der in den USA oder Westeuropa. Obwohl in Japan prozentual mehr hochaltrige Menschen als in allen andern Ländern der Erde leben, liegt der Anteil der Patienten mit einem Alter über 85 Jahre, die in Japan am Ende des Lebens intensivmedizinisch behandelt werden, nur bei 1,2 %, während der Anteil der hochbetagten Intensivpatienten in den USA und Europa mit über 5 % deutlich höher liegt (Sirio et al. 2002).

— Sterben auf einer Intensivstation wird häufig als besonders belastend empfunden und ist gerade in der Intensivmedizin ein mit Tabus besetztes Thema, dem man sich gerne entzieht, indem sterbende Patienten „verlegt" werden. Derartige Handlungsweisen sind Ausdruck dafür, dass Sterben, das man eigentlich vermeiden möchte, im intensivmedizinischen Selbstverständnis noch immer als Niederlage bzw. ein Versagen therapeutischen Bemühens angesehen wird.

— Sterbebegleitung als intensivmedizinische Aufgabe heißt, für ein Sterben unter menschenwürdigen Bedingungen Sorge zu tragen. Das ist manchmal besonders schwierig, wenn akzeptiert werden muss, dass alle Anstrengungen, ein Menschleben zu retten, nicht zum Erfolg führen (Müller-Busch 2013).

— Palliativbetreuung in der Intensivmedizin bedeutet nicht nur Sterbebegleitung. Die Integration palliativmedizinischer Aspekte ist ein wichtiger und notwendiger Bestandteil der Intensivmedizin und sollte rechtzeitig berücksichtigt werden: Berichte aus den USA in den letzten 15 Jahren zeigten, dass durch gezielte palliativmedizinische Interventionen im intensivmedizinischen Bereich die Dauer der Betreuung auf Intensivstationen, aber auch die des gesamten Krankenhausaufenthaltes verringert werden konnte – ohne Anstieg der Mortalität, jedoch mit verbesserter Lebensqualität und größerer Zufriedenheit von Patienten und Angehörigen.

25.2 Behandlungsziel, Behandlungsprioritäten und Sterben als Entscheidungsproblem

— Die Dilemmata zwischen ärztlicher Moral und Ethik der Autonomie, zwischen Lebenserhaltungsprinzip und Lebensqualität, zwischen Behandlungsauftrag und Respektierung des Patientenwillens, zwischen Selbstbestimmung und Verantwortung für Leben und Sterben manifestieren sich in Intensivmedizin und Palliativmedizin mit unterschiedlicher Gewichtung.

— Behandlungsziel in der Intensivmedizin ist in erster Linie die Lebensverlängerung und Wiederherstellung lebensbedrohlich gestörter Organfunktionen. In der *Palliativmedizin* dagegen steht die *Symptomkontrolle* und *Lebensqualitätsverbesserung* ohne gezielte Lebensverlängerung ganz im Mittelpunkt (◘ Abb. 25.1).

— Während in der Intensivsituation die „Wiederbelebung" in Grenzsituationen eine zentrale Bedeutung hat und Ausdruck des Anspruchs, Leben zu erhalten, ist, werden in der Palliativsituation der „Verzicht auf Reanimation" und die würdige Begleitung des Sterbenden und Erleichterung im Sterben als wichtigste Aufgaben angesehen.

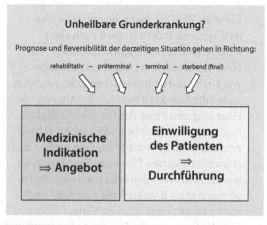

◘ **Abb. 25.1** Indikationsstellung mit spezifischer Therapiezielbestimmung der intensivmedizinischen bzw. palliativen Angebote

- Interdisziplinarität, Teamarbeit und Multiprofessionalität haben sowohl in der Intensivmedizin wie in der Palliativmedizin einen hohen Stellenwert (Kettler et al. 2000).
- Diagnostik, invasive Überwachung der Vitalfunktionen, die von Patienten und Angehörigen oft als sehr belastend empfunden werden, haben in der Intensivmedizin eine weitaus größere Bedeutung als in der Palliativmedizin.
- Die Berücksichtigung von Basis- und Komfortmaßnahmen, z. B. durch Lagerung, die Beachtung von individuellen Wünschen und auch der bewusste Verzicht auf belastende Maßnahmen ist ein besonderes Anliegen der Palliativbetreuung.
- Die Beurteilung des Zeitpunktes, ab wann ein Mensch ein Sterbender ist und ob bzw. weshalb durch medizinische Maßnahmen eine Lebensverlängerung angestrebt werden soll oder nicht, ist in der Intensivmedizin ein viel größeres Problem als in der Palliativsituation.
- Entscheidungen in Grenzbereichen bedeuten immer auch Urteilsbildung, Respektierung individueller Werte, Begleitung und Verantwortungsübernahme für das Schicksal eines sterbenskranken Menschen.

25.3 Sterben als Entscheidungsproblem und Behandlungsprioritäten

- Mehr als 70 % der Menschen in den industrialisierten Ländern sterben nach einer längeren Phase des Krankseins infolge von Herz-Kreislauf- und Lungenerkrankungen, von Krebs und neurologischen Erkrankungen, wobei die Krankheitsverläufe im Alter oft von einer längeren Phase der Pflegebedürftigkeit, begleitet von Schwäche und Demenz, gekennzeichnet sind. 20 % der Menschen sterben nach einer relativ kurzen Phase des Krankseins, oft auf der Intensivstation oder nach einer Intensivtherapie im Krankenhaus – zumeist nach einem kurzen dramatischen Verlauf, in dem sich das Spannungsfeld zwischen kurativen und palliativen Behandlungsansätzen besonders deutlich zeigt.

- Das bedeutet: Sowohl der Ort des Sterbens wie auch die Art und der Zeitpunkt des Sterbens werden heute bei 90 % durch medizinische Entscheidungen und Maßnahmen zur Begrenzung therapeutischer Maßnahmen in der Endphase des Lebens bestimmt. Nur weniger als 10 % aller Menschen sterben durch einen plötzlichen Herztod, einen tödlichen Unfall oder einen Suizid ohne dass eine Entscheidung zu medizinischen Maßnahmen getroffen werden kann.
- Unterschiedliche Zeitverläufe in der Endphase bei zum Tode führenden Erkrankungen erleichtern die Urteilsbildung, den Dialog und das Entscheiden bei Komplikationen im Krankheitsverlauf bzw. in Grenzsituationen, aber auch zur Therapiezieländerung, Therapiebegrenzung bzw. zum „Einfrieren" von Maßnahmen in der Intensivsituation.

Indikationsstellung mit spezifischer Therapiezielbestimmung der intensivmedizinischen bzw. palliativen Angebote
Besteht eine realistische Wahrscheinlichkeit, durch diese Maßnahmen das Therapieziel zu erreichen?
Rechtfertigt der potenzielle Schaden den angestrebten Nutzen für den Patienten?
Rechtfertigt der Aufwand das Erreichen des vom Betroffenen gewünschten Ziels?

- **Frage: Was ist der Wille des Betroffenen und wer entscheidet über die Durchführung der Maßnahmen?**
  - Entscheidungsfähig ja/nein?
  - Patientenverfügung ja/nein?
  - Stellvertreter ja/nein?
  - → Im Notfall nach kritischer Indikationsstellung und Therapiezielbestimmung der Arzt mit mutmaßlicher Einwilligung, nicht gegen den Willen des Betroffenen
  - → Wenn Patient selbst einwilligungsfähig ist, nur nach seiner Einwilligung
  - → Wenn Patient nicht einwilligungsfähig ist, nach Hinzuziehung des Stellvertreters (Betreuer, Vorsorgebevollmächtigten)

- **Frage: Was kann ich tun für diesen Patienten und seine Angehörigen in dieser Situation?**
  - → Optimales und transparentes Handeln
  - → Regelmäßige kritische Überprüfung der Indikationsstellung und des Therapieziels
  - → Konsens im Team? „Second opinion"? Palliativmedizinisches Konsil? Ethikberatung?
  - → Effektive Kommunikation und Betreuung der Angehörigen bei Therapiezieländerung bzw.
  - → Begrenzung von Maßnahmen aufgrund des Patientenwillens
  - → Advance Care Planning
- **Frage: Was soll nicht sein?**
  - → Die Gesamtsituation des Patienten, Prävention des Leidens und optimale Symptomkontrolle nicht ausreichend im Blick haben
  - → Unrealistische Therapieziele anstreben
  - → Gegen den Willen des Patienten und ohne spezifische Indikation handeln
  - → Im Spannungsfeld von Nutzen und Nichtschaden die Schadensaspekte von Handlungsmaßnahmen nicht ausreichend berücksichtigen
  - → Individuelle Terminal- und Sterbesituationen nicht angemessen anerkennen und entsprechend handeln

25.4 Therapiezieländerung als medizinische und ethische Herausforderung

- Die in der Palliativmedizin handlungsleitende Frage des „Lebenswertes" und der „Lebensqualität" wurde in der Intensivmedizin im Kampf gegen den Tod lange verdrängt.
- Überlegungen und Entscheidungen zur Therapiebegrenzung bzw. Therapiezieländerung erfordern notwendigerweise auch eine qualitative Beurteilung einer verbleibenden Lebensperspektive bzw. einer angestrebten Lebenszeitverlängerung des Betroffenen, wobei die Bewertung oder Beurteilung, weshalb und wann eine belastende Situation als nicht oder nicht mehr „lebenswert" angesehen wird, immer auch eine Herausforderung an das eigene Selbstverständnis darstellt.
- Die Grundsätze der Bundesärztekammer zur ärztlichen Sterbebegleitung (Bundesärztekammer 2011) aber auch Leitlinien und Empfehlungen zur Therapiezieländerung (Intensivmedizinische Gesellschaften Österreichs 2004; Winkler et al. 2012; Lanken et al. 2008) stellen wichtige Orientierungshilfen dar, werden allerdings vielerorts immer noch nicht ausreichend beachtet, sodass Entscheidungen am Ende des Lebens häufig intuitiv bzw. hierarchisch erfolgen und weder medizinisch-rational noch juristisch einwandfrei oder nachvollziehbar ethisch begründet und für alle Beteiligten stimmig sind.
- Bei der Entscheidung zur Therapiezieländerung sollen nicht nur Parameter wie Laborwerte, Alter, Lebenserwartung, Morbidität, konsumierende Erkrankungen, sondern auch Wertvorstellungen, Erfahrung und der Wille des Patienten herangezogen werden.
- Häufig in diesem Zusammenhang auftretende Probleme sind:
  - Gibt es eine Gemeinsamkeit in der individuellen Verantwortung von Arzt und Patient, oder muss nach gesellschaftlichen, z. B. nach gesetzlichen Vorschriften (Patientenverfügungen) entschieden werden?
  - Wie sind diese in der konkreten Situation zu interpretieren?
  - Wie soll es weiter gehen, wenn die Kriterien, Grenzen oder Regeln, nach denen der Einsatz oder Nichteinsatz des Möglichen erfolgt, keinen Konsens finden?

> **Das Sterben bei schwerstkranken Menschen antizipierend vorzubereiten und in der letzten Lebensphase so zu begleiten, dass es in Würde und in seiner Einzigartigkeit von allen angenommen werden kann, ist das eigentliche Anliegen der Palliativmedizin bzw. des palliativen Ansatzes.**

- Unterschiedliche „illness trajectories" bei verschiedenen Krankheitsarten zu sind zu berücksichtigen, die nicht nur mit unterschiedlicher Prognose, sondern auch mit unterschiedlichen Problemen verbunden sind:
  - Bei Menschen mit Krebserkrankungen findet man oft eine lange stabile Phase, die schließlich in eine dramatische und rasche Verschlechterung bis zum Tode führt.
  - Bei Menschen im hohen Alter und Demenz findet sich oft eine sich lange hinziehende Phase des langsamen Abbaus mit zunehmender Schwäche und Hilfsbedürftigkeit, die alle Beteiligten immer wieder mit der Frage konfrontiert, wie erträglich und belastend ein Leben in einem solchen Grenzbereich noch ist bzw. welche Maßnahmen die Lebensqualität des Betroffenen wirklich verbessern.
  - Bei Menschen mit chronischen Herz-Kreislauf- und Lungenerkrankungen kommt es eher schubweise zu einer Verschlechterung der Lebenssituation, in der durch intensivmedizinische Interventionen auch Phasen der Besserung erzielt werden, aber insgesamt schrittweise auch die Grenzen der Belastbarkeit erreicht werden. Wann hier der Punkt der Irreversibilität erreicht ist, ist im Hinblick auf eine Verlaufsprognose oft viel schwieriger zu bestimmen als bei onkologischen Erkrankungen (Murray et al. 2005).

25.5 Prinzipien und Aufgaben von Palliative Care/Palliativmedizin

- Mit dem Begriff „palliativ" verbindet sich ein Grundverständnis therapeutischen Handelns, welches eine lange Tradition hat, aber erst in der 2. Hälfte des 20. Jahrhunderts wieder neu entdeckt wurde.
  - Palliativ wird in der Regel auf das lateinische Wort „pallium" (Mantel, Umhang) bzw. „palliare" (bedecken, tarnen, lindern) zurückgeführt. In der vormodernen Medizin verband man mit dem Wort „palliare" allerdings nicht nur die Vorstellung eines bloßen „Bemäntelns".

Es wurde auch für eine Behandlung benutzt, die auch äußere Makel oder gar die Unfähigkeit des Heilkundigen zu einer wirksamen Behandlung verbergen sollte. Die Verwendung des Wortes im Sinne von dämpfend, erleichternd, lindernd, täuschend war bis ins 19. Jahrhundert in gebildeten Kreisen geläufig – weniger in der Medizin.

- Während *Palliative Care* die Prinzipien und professionellen Aufgaben umschreibt, ist die Hospizbewegung eine praktizierte Idee und ein bürgerschaftliches Engagement, das Sterben wieder in das gesellschaftliche Leben und soziale Miteinander zu integrieren.
- Die Begründerin der modernen Hospizbewegung, *Cicely Saunders*, hat mit der Definition des multidimensionellen Tumorschmerzes als somato-psycho-sozio-spirituelles Phänomen („total pain") den ersten Impuls gegeben, dass Palliative Care mehr ist als nur die Behandlung körperlicher Beschwerden, sondern ein umfassendes Verständnis für die existenzielle Situation und das Leiden der Betroffenen und ihrer Familien beinhaltet (Müller-Busch 2012).
- Im Hinblick auf Aufgaben, Strukturen und Zielgruppen und qualitative Merkmale haben die Begriffe Palliativmedizin und Palliative Care in den letzten 30 Jahren eine Reihe von Transformationen erfahren, die zu unterschiedlichen Gewichtungen geführt haben, sodass bisher auch keine allgemein konsentierte Definition in der internationalen Literatur zu finden ist. Gemeinsame Zielvorstellungen aller Definitionen sind jedoch die Linderung und Prävention von Leiden sowie die Verbesserung von Lebensqualität (Pastrana et al. 2008).
- Palliativmedizin und Palliative Care sollte von den in vielen Bereichen der Medizin verwendeten Begriffen Palliativtherapie bzw. Supportivtherapie abgegrenzt werden. In der modernen Palliativversorgung können ein palliativer Ansatz sowie allgemeine und spezialisierte palliative Versorgungsformen unterschieden werden (Gamondi et al. 2013).

- Palliative Care steht nicht – wie oft missverstanden – im Gegensatz zur kurativen Medizin und schon gar nicht zur Intensivmedizin, sondern sie stellt eine Ergänzung dar. Befürchtungen, am Ende des Lebens ihren technischen Möglichkeiten hilflos ausgeliefert zu sein, führten zu einem Vertrauensverlust, sodass mit der Frage nach einem guten Sterben auch Forderungen nach einem selbstbestimmten Todeszeitpunkt und nach einer selbst gewählten Todesart erhoben wurden.
- Gleichzeitig mit der Entwicklung umfassender Konzepte zur Leidenslinderung am Lebensende durch Hospizbewegung und Palliative Care, die untrennbar miteinander verbunden sind, wurde seit den 1970-er Jahren in den Niederlanden lebhaft die Debatte zur Legalisierung des selbstbestimmten Todes durch Euthanasie, in der Schweiz durch Beihilfe zum Suizid aufgenommen, während in den Vereinigten Staaten die Auseinandersetzung über Patiententestamente und vorsorgliche Willenserklärungen für Entscheidungen zur Behandlungsbegrenzung ganz im Mittelpunkt um die Frage standen, wie ein gutes Sterben gestaltet werden könne.

> **Neben optimaler Symptomlinderung und Förderung von Lebensqualität gehören effektive Kommunikation, reflektiertes Entscheiden sowie transparentes (nachvollziehbares) Handeln zu den Kernelementen der Palliativmedizin bzw. von Palliative Care.**

- Notfallsituationen und fehlende Fähigkeiten vieler Patienten, in intensivmedizinischer Betreuung ihren Willen zu manifestieren, erschweren die Kommunikation und die Entscheidung über die Indikation und Sinnhaftigkeit intensivtherapeutischer Maßnahmen.
- Zu ethischen Grundsätzen und zur Frage der Verantwortung von Therapieentscheidungen in Grenzsituationen bestehen noch erhebliche Wissensdefizite, insbesondere, wenn es um Begrenzungsentscheidungen medizinischer Maßnahmen an der Schwelle zwischen Leben und Tod geht, sodass hier häufig aktionistische bzw. symbolhafte Maßnahmen durchgeführt

werden, obwohl Begrenzung und Konzentration auf das Wesentliche angezeigt wären.
- Unter Beachtung des Patientenwillens und mit Einwilligung des Betroffenen oder seines Vertreters stellen in terminalen Lebenssituationen weder die Begrenzung oder die Beendigung lebensverlängernder Maßnahmen (Abbruch von künstlicher Beatmung, von Ernährung oder Flüssigkeitsgabe) noch die Intensivierung leidenslindernder Maßnahmen mit dem Ziel, belastende Symptome zu lindern, ethisch bedenkliche Handlungen dar, die allerdings immer noch von vielen als „aktive Sterbehilfe" gewertet werden.
- In den letzten Jahren sind wichtige Grundsätze und Empfehlungen zur Therapiezieländerung und Sterbebegleitung veröffentlicht worden, in denen auf die Bedeutung von vorsorglichen Willensverfügungen und von palliativen Behandlungsansätzen hingewiesen wird.
- Wille und Wohl des Betroffenen sollten im Mittelpunkt des Dialogs aller stehen, die einen Menschen, der sich krankheitsbedingt nicht mehr mitteilen bzw. aktuell nicht entscheiden kann, begleiten.
- Effektive Kommunikation aus palliativmedizinischer Perspektive bedeutet, Krankheit nicht nur als pathophysiologische Funktionsstörung, sondern als Prozess und Kranksein als individuelle Erfahrung zu berücksichtigen, es bedeutet aber auch alle Dimensionen des Krankseins zu erfassen, zu wissen, wo bzw. in welcher Lebenssituation sich der andere befindet und welche Werte er hat. Zu den besonderen kommunikativen Herausforderungen in der Intensivmedizin gehört deswegen auch, trotz vielleicht geringer oder schwindender Erfolgsaussichten therapeutischer Maßnahmen, die individuelle Lebenssituation des Patienten zu berücksichtigen und die existenziellen Fragen des Krankseins und Sterbens offen anzusprechen.
- Reflektiertes Entscheiden bedeutet, im Dialog immer dem Willen des Patienten auf der Spur zu sein, egal, ob es um bestimmte Therapiewünsche am Lebensende, die Interpretation von Patientenverfügungen bzw. des mutmaßlichen Willens, den Umgang mit

Sterbewünschen oder die Beendigung lebensverlängernde Maßnahmen geht.

- Ein zu wenig beachtetes – und sicherlich auch
für die intensivmedizinische Behandlungssituation anwendbares – Instrument ist das in
den angelsächsischen Ländern verbreitete sog.
Advance Care Planning, die vorausschauenden
Vorsorgeplanung, mit dem Patientenpräfe-
renzen und Behandlungsstrategien für Notfälle
und Komplikation mit allen Beteiligten
besprochen und dokumentiert werden,
die dann als Entscheidungshilfe in Grenzsituationen herangezogen werden können
(Messinger-Rapport et al. 2009).

- Entscheidungen sollten auf der Grundlage
einer vertrauensvollen Beziehung von allen
Beteiligten getragen werden. Transparentes
Handeln sollte dazu beitragen, dass es für
andere nachvollziehbar wird. Es kann weder
bedeuten, alles zu tun, was möglich ist, noch
alles zu tun, was gewünscht wird. Medizinische
Indikation bestätigt sich im Dialog und
umfasst auch in der Intensivmedizin letztlich
die palliative Begleitung des sterbenden
Menschen.

- Die Umsetzung eines psychosozial und spiri-
tuell orientierten Palliative-Care-Konzeptes
in der Intensivmedizin benötigt Strukturen,
die auch zu psychosozialen und spirituellen
Fragen professionelle Beratung und Begleitung
des Patienten und seiner Angehörigen
ermöglichen.

- Der palliative Ansatz gehört neben Prävention,
Kuration und Rehabilitation als unverzicht-
barer Teil zu einer menschengemäßen Medizin
und Begleitung schwerstkranker Menschen.

- Auch für die Intensivmedizin gilt, dass
palliative Aspekte nicht erst dann erwogen
werden sollten, „wenn nichts mehr getan
werden kann", sondern sie sollten kurative
Behandlungsstrategien begleiten und ergänzen.

- Der palliative Ansatz in der Intensivmedizin
benötigt eine Herangehensweise an die
Sorgen und Probleme der Patienten und deren
Angehörigen, der bedürfnisorientiert über die
diagnostische und prognostische Beurteilung
von vitalen Funktionsparametern und Labor-
befunden bzw. deren Kontrolle hinausreicht.

- Bedürfnisorientiertes medizinischen Handeln
geht nur, wenn mit Patient und Angehörigen
ausführlich über Bedürfnisse und Vorstel-
lungen gesprochen wird und in Grenzsituationen transparentes Handeln erfolgt, das von
allen Beteiligten nachvollziehbar mitgetragen
wird. Für Patienten mit fortgeschrittenen
Erkrankungen und deren Zu- bzw. Angehörige
ist dieser Ansatz besonders wichtig.

25.6 Arzt-Patienten-Beziehung und Wertorientierung

- Die Arzt-Patienten-Beziehung in der
Intensivmedizin ist durch eine sachbe-
zogene Asymmetrie gekennzeichnet, in
der der Arzt durch seine Erfahrungs- und
Fachkompetenz Krankheitssituationen im
Hinblick auf Prognose und Verlauf in der
Regel besser einschätzen kann als der Patient
als medizinischer Laie. Dennoch kann aus
dieser Fachkompetenz nicht zwingend eine
Beurteilungskompetenz hergeleitet werden,
durch die ein Arzt einzelfallbezogen beurteilen
könnte, was für den anderen richtig und gut
ist. Daraus können rechtliche Unsicherheiten
und ethische Konflikte entstehen, wenn
beispielsweise von Angehörigen gefordert wird,
riskante Maßnahmen einzusetzen oder diese zu
begrenzen, um damit den Wertvorstellungen
des Patienten gerecht zu werden.

- Palliative Care bedeutet in einem besonderen
Maße auch Wertorientierung. Die Aufgabe,
sich der mythischen und häufig tabuisierten
Trennungslinie zwischen Krankheit und Tod
anzunähern und die Schicksalshaftigkeit,
vielleicht sogar Sinnfrage von Gesundheit
und Krankheit, Leben und Tod, aber auch die
Frage eines „autonomen Sterbens" im Zusammenhang mit der Gewissheit des Todes unter
ethischen Gesichtspunkten zu reflektieren und
zu thematisieren, setzt allerdings voraus, sich
auch selbst mit den Sinnfragen in Grenzsituationen zu beschäftigen.

- Das Ringen um ethische Werte in der Medizin
und Intensivmedizin muss Rahmenbedingungen rechtlicher, wirtschaftlicher und

wissenschaftlicher Entwicklungen berücksichtigen, die zunächst einmal die Anerkennung von sehr unterschiedlichen gesellschaftlichen und individuellen Wertvorstellungen notwendig macht.

- Ethische Probleme in der Medizin haben in der Regel drei Dimensionen:
  - eine medizinische, in denen diagnostische, therapeutische und prognostische Möglichkeiten und Erfahrungen für konkrete Handlungssituationen beurteilt werden müssen,
  - eine philosophisch-religiöse, durch die allgemeine Prinzipien und unterschiedliche weltanschauliche Wertvorstellungen berührt werden, sowie
  - eine rechtliche, die gesellschaftliche und wirtschaftliche Rahmenbedingungen thematisiert.
- Die wissenschaftliche und technische Entwicklung im 19. und 20. Jahrhundert hat die Gesellschaft mit neuen ethischen Problemen am Lebensende konfrontiert, die gerade durch die Möglichkeiten der Intensivmedizin zur künstlichen Verlängerung der Lebenszeit gekennzeichnet sind.
- Durch die Orientierungsmöglichkeiten der modernen Informations- und Kommunikationstechnologien ist Wissen zwar global vorhanden, Handlungssituationen werden im Einzelfall aber vom Vorhandensein regionaler Ressourcen bestimmt, die begrenzt zur Verfügung stehen, wobei die Bereitstellung und der Umgang mit den vorhandenen Ressourcen auch von Interessen und Wertvorstellungen abhängig sind. Das kann zu Problemen und Konflikten führen, in denen nach gemeinsamen „höheren" Werten gesucht werden muss.

25.7 Grundprinzipien der biomedizinischen Ethik

- **Bioethisches Quartett**
- Ethische Probleme am Ende des Lebens orientieren sich an den klassischen „Prinzipien der biomedizinischen Ethik" der beiden amerikanischen Moralphilosophen Tom L.

Beauchamp und James F. *Childress*, die sie in ihrem Buch „Principles of Biomedical Ethics" (Beauchamp u. Childress 1994) vorstellten und die als **„bioethisches Quartett"** auch im deutschsprachigen Raum eine hohe Akzeptanz und Popularität erlangt haben:

- Respekt der *Autonomie des Patienten* („respect for autonomy") bzw. Beachtung der *Selbstbestimmung*,
- *Schadensvermeidung* („nonmaleficence"),
- *Fürsorge* („beneficence") und Sorge um das Wohl,
- *Gerechtigkeit* („justice"), u. a. die gerechte Verteilung und Anwendung vorhandener Mittel.
- Das bioethische Quartett stellt einen Rahmen dar, in dem alle ethisch relevanten Entscheidungssituationen in der Medizin und in den Biowissenschaften systematisch behandelt werden können. Schwierige Fragen in der Intensivmedizin und am Lebensende berührten in besonderer Weise das Spannungsfeld von Autonomie und Fürsorge,
- Die 4 Prinzipien stehen zunächst gleichberechtigt nebeneinander.
  - Sie müssen im Einzelfall konkretisiert und zueinander bezogen werden.
  - Moralische Kontroversen können als Konflikte zwischen den verschieden gewichteten Prinzipien dargestellt werden.
  - Das Prinzip des Respekts vor Autonomie hat nach Beauchamps und Childress eine etwas hervorgehobene Position, was auch der hohen Bedeutung des Begriffs Autonomie in der Philosophie gerecht wird.

- **Autonomie und Selbstbestimmung**

Ein zu wenig berücksichtigter Aspekt ist die Unterscheidung von Autonomie und Selbstbestimmung.

- Selbstbestimmung als die Fähigkeit, über die eigene Zukunft zu entscheiden, hat eine biologische, juristische und philosophische Dimension. So ist Selbstbestimmung z. B. in der Form der informierten Zustimmung, des „informed consent", an kognitive Funktionen gebunden, mit denen der Wille des Betroffenen zum Tragen kommt. Im Falle nicht ausreichend vorhandener Selbstbestimmungsfähigkeit übernimmt ein Betreuer oder Bevollmächtigter die Aufgabe als juristischer Vertreter, zu gewährleisten, dass dem Willen entsprochen wird.

- Philosophisch wird Selbstbestimmung auch im Sinne von Lebens- und Selbstverwirklichung bzw. Möglichkeit der Identitätsfindung verstanden – eine Position, die u. a. von dem Schweizer Philosophen Peter Bieri vertreten wird (Bieri 2011). Grundbedingung für die Wahrnehmung von Selbstbestimmung ist Autonomie.

- Autonomie ist ein Wesensmerkmal des Menschen, das seine Fähigkeit kennzeichnet, über die eigenen Kräfte zu verfügen. Sie beinhaltet eine situative Disposition aber auch ein moralisches Recht. „Die Autonomie des Menschen ist das Fundament seiner Freiheit … auf ihr beruht die Würde seines Mensch-Seins, deren Gewicht wir, wie so oft, erst in dem Augenblick des Verlusts wirklich wahrnehmen", schreibt der Psychosomatiker und Philosoph Thure von Uexküll (Uexküll u. Wesiack 1998). Autonomie ist das Grundelement des Lebens, ein Synonym für Würde.

- Die Wiederherstellung, zumindest die Förderung von Autonomie ist das Grundanliegen der Medizin. Darauf hat schon Alexander Mitscherlich in seinem 1946 veröffentlichten Buch „Freiheit und Unfreiheit in der Krankheit" hingewiesen. Dies gilt für alle Bereiche der Medizin – auch der Intensivmedizin und Palliativmedizin, die sich hier begegnen. Die Anerkennung und Förderung von Autonomie ist das Grundanliegen pflegerischen und medizinischen Handelns in der Begleitung schwerstkranker und sterbender Menschen. Insofern ist es wichtig, sich der doppelten Bedeutung von Autonomie als Handlungsgrundlage und Handlungsziel bewusst zu werden, wenn es um die Sinnbestimmung bzw. Angemessenheit von Maßnahmen im Grenzbereich zwischen Leben und Tod geht.

25.8   Selbstbestimmung am Lebensende

- Vorausverfügungen wie Patientenverfügungen, Betreuungs- und Vorsorgevollmachten sowie Advance Care Dokumentationen sind wichtige Hilfsmittel, um in kritischen Situationen zu angemessenen Entscheidungen im Respekt vor Autonomie und der Beachtung der Selbstbestimmung zu kommen.

- Zu den ethischen Aufgaben in der Intensivmedizin gehört auch die Auseinandersetzung mit dem palliativen Ethos, welches sich nach Derek Doyle in Anlehnung an den französischen Nobelpreisträger Carrel einfach beschreiben lässt:
  „Es kommt nicht so sehr darauf an, dem Leben mehr Tage zu geben, sondern den verbleibenden Tagen mehr Leben".

- Die Frage, wann und unter welchen Bedingungen eine unter Umständen lebensverlängernde Behandlung begrenzt, beendet oder nicht begonnen werden darf, ist eine moralische Problemstellung, die im palliativen Kontext sich besonders am Prinzip des Nichtschadens orientiert. In fortgeschrittenen Erkrankungssituationen bekommt die sorgfältige Abwägung des Nichtschadensprinzip unter Berücksichtigung des Willens des Patienten eine zunehmende Bedeutung, die auch die Verantwortung für die Indikationsstellung von möglichen Behandlungsoptionen berührt. Auch in der Intensivmedizin ist das Schadenspotenzial von Handlungsoptionen im Verhältnis zum angestrebten Nutzen im Einzelfall immer wieder zu überprüfen. Das gilt ganz besonders für die Terminal- und Sterbephase.

- Der Abbruch lebensverlängernder Maßnahmen wie der Verzicht auf (künstliche) Ernährung, eine Beatmung oder eine Dialyse mit dem Wunsch, dadurch „vorzeitig" den Tod zu finden, kann emotional sehr belastend sein, er ist jedoch weder moralisch noch rechtlich zu beanstanden, wenn dies dem Willen bzw. mutmaßlichen Willen des Patienten entspricht und beispielsweise in einer Patientenverfügung gefordert wird. Hier ist palliative Begleitung und optimale Symptomlinderung ggf. auch durch eine effektive palliative Sedierung, z. B. beim terminalen Weaning, gefordert, auch wenn der Wunsch nach Therapiebegrenzung nicht den eigenen Überzeugungen entspricht.

25.9 Tötung auf Verlangen und ärztlich assistierter Suizid in der Intensivmedizin aus palliativmedizinischer Sicht

- Auch wenn Tötung auf Verlangen oder der Wunsch nach Suizidbeihilfe in der intensivmedizinischen Situation sehr selten sind, gibt es Grenzsituationen, in denen sich die Frage stellt, welches Handeln ärztlich erlaubt und welches nicht erlaubt ist. Die Bundesärztekammer hat in ihren „Grundsätzen zur ärztlichen Sterbebegleitung" ebenso wie die Deutsche Gesellschaft für Palliativmedizin in ihren „Reflexionen zum ärztlich assistierten Suizid" zur Frage der ärztlichen Mitwirkung an der Selbsttötung eindeutig Stellung bezogen: Sie gehört nicht zu den ärztlichen Aufgaben (Nauck et al. 2014).
- Hierzu haben fast 40 % der Ärzte eine andere Meinung, insofern ist es sicherlich schwierig, in dieser Frage von einem gemeinsam getragenen ärztlichen Ethos zu sprechen.
- Aus palliativmedizinischer Sicht sind Tötung auf Verlangen und Beihilfe zum Suizid keine therapeutischen Optionen. Das gilt ganz besonders für die Terminalphase:
  - Der an Lebensqualität, Lebenssinn und Lebenswert orientierte palliativmedizinische Ansatz geht von einer moralischen Grundhaltung aus, in der die Sorge um die Not und das Leid des Leidenden als medizinische und menschliche Aufgabe des Miteinanders angesehen wird. Gleichzeitig wird auch der Respekt vor der Selbstbestimmung und der Autonomie als ein hohes Gut angesehen.
  - Die palliativmedizinischen Möglichkeiten der Leidenslinderung umfassen auch Maßnahmen, die dem Wunsch nach „Sterbehilfe" in angemessener Weise begegnen können, dazu gehören u. a. die palliative Sedierung als symptomlindernde Maßnahme beim Verzicht auf lebensverlängernde Maßnahmen.
- Die Einbeziehung des Arztes mit dem Wunsch nach „Sterbehilfe" durch Tötung auf Verlangen oder assistierten Suizid stellt zunächst einmal einen großen Vertrauensbeweis dar, den es zu

respektieren gilt. Wenn dadurch die Grenzen unserer Fähigkeiten, Krankheiten zu heilen bzw. die Lebenssituation zu verbessern, angesprochen werden, so liegt darin auch immer eine Herausforderung an die ärztliche Macht.

> **Palliative Sedierung (auch Sedierung am Lebensende, terminale Sedierung, Sedierung in der Terminalphase, Sedierungstherapie oder Sedierung bei Sterbenden genannt) ist eine medizinisch indizierte leidenslindernde Maßnahme am Lebensende, die darauf abzielt, durch den Einsatz von Medikamenten das Bewusstsein des unheilbar kranken Patienten so zu dämpfen, dass er keine Schmerzen, Erstickungsangst oder andere belastende Symptome mehr wahrnimmt.**

- In der Intensivsituation wird die palliative Sedierung beim terminalen Weaning bzw. bei der Beendigung lebensverlängernder Maßnahmen eingesetzt.
- Es können oberflächliche und tiefe, intermittierende oder kontinuierliche Formen der Sedierung zum Einsatz kommen. In der Regel erfolgt die Sedierung durch titrierte Dosierungen von Midazolam oder Propofol in Kombination mit Morphin bei Bedarf.

> **Die Intention von terminaler Sedierung ist es, unerträgliches Leiden zu lindern, es ist nicht die Absicht, durch die Sedierung gezielt den vorzeitigen Tod zu bezwecken.**

- Der Umgang mit Wünschen nach Suizidbeihilfe oder „Sterbehilfe" beinhaltet immer auch eine moralische Herausforderung, sich mit der Sinnbestimmung der eigenen Existenz und des ärztlichen Rollenverständnisses auseinanderzusetzen. Auch wenn man besonders berührt und betroffen ist, kann man letztlich den Sinn, den das Leben, das Sterben und der Tod für einen anderen Menschen haben, nicht bestimmen. Allerdings bedeutet „den Tod herbeiführen" immer auch, ihm Sinn zu geben.
- Eine medizinische Indikation, die als therapeutisches Ziel die Herbeiführung des Todes sieht,

überschreitet empirische Erkenntnisgrenzen – dies gilt im Besonderen für die ärztliche Beihilfe zum Suizid. Die Auseinandersetzung mit dem Tod durch Suizid ist und bleibt – so niederdrückend es vielleicht klingen mag – ein bzw. das Thema des Lebens und nicht des Rechts, ihn herbeizuführen.

— Aus palliativmedizinischer Sicht stellt die Bereitstellung und Gabe von tödlich wirkenden Medikamenten keine medizinisch indizierte Therapieoption dar (Materstvedt et al 2003). Therapie – und ganz besonders auch leidenslindernde Behandlung – kann sich erkenntnismäßig immer nur an einem Ziel orientieren, das die Qualität, den Sinn und den Wert des bestimmbaren Lebens im Auge hat und nicht die Qualität, den Sinn und den Wert des unbestimmbaren Todes. Die Intention des Todes als Ziel kann keine ärztliche Aufgabe sein.

— Nicht die Vernichtung des Leidenden, sondern die Linderung des Leides ist die Aufgabe des Arztes.

— Die Bereitstellung und Gabe von tödlich wirkenden Medikamenten ist zwar eine medizinische Handlung, jedoch keine therapeutische Maßnahme, die sich im Grundverständnis ärztlichen Handelns normativ begründen bzw. moralisch rechtfertigen lässt. Insofern kann weder die Tötung auf Verlangen noch die Beihilfe zum Suizid als therapeutische Option oder ärztliche Aufgabe angesehen werden – sie beendet unter Umständen einen Konflikt, ohne das zugrunde liegende Problem einer am Leben orientierten Leidenslinderung zu lösen.

— Die derzeitige Gesetzeslage in Deutschland zur Selbsttötung und zur Beihilfe dazu stellt aus medizinischer, sozialer, aber auch erkenntnisphilosophischer Sicht einen ausreichend stabilen Rahmen für die standesrechtliche Bewertung der ärztlichen Beihilfe zum Suizid dar, zumal in den Grundsätzen zur ärztlichen Sterbebegleitung eine klare Stellungnahme zur Aufgabenbestimmung erfolgte.

— Rechtliche Regelungen können und sollten die ethische Debatte nicht ersetzen. Auch wenn sich ein überwiegender Teil der Bevölkerung eine Legalisierung der Sterbehilfe wünscht, sollte der ärztlich assistierte Suizid oder gar die Tötung auf Verlangen nicht als Garant für ein würdigeres Sterben angesehen werden.

— Anstelle von Suizidbeihilfe sollte die Suizidprävention mehr Beachtung finden. Im Vergleich zu den Maßnahmen, die dazu führten, dass die Anzahl der Unfallopfer in den letzten 30 Jahren erheblich reduziert wurde, ist die Suizidprävention nicht in gleicher Weise gefördert worden. Suizidprävention ist allerdings nicht nur eine medizinische, sondern v. a. eine gesellschaftliche und soziale Aufgabe.

Literatur

Beauchamp TL, Childress JF (1994) Principles of Biomedical Ethics. Oxford University Press, New York

Bieri P (2011) Wie wollen wir leben. Residenz-Verlag, St. Pölten Salzburg

Bundesärztekammer (2011) Grundsätze der Bundesärztekammer zur ärztlichen Sterbebegleitung. http://www.bundesaerztekammer.de/fileadmin/user_upload/downloads/Sterbebegleitung_17022011.pdf

Gamondi C, Larkin P, Payne S (2013) Core competencies in palliative care: an EAPC White Paper on palliative care education Eur J Pall Med 20 (2): 86–91 and 20 (3): 140–145

Intensivmedizinische Gesellschaften Österreichs (2004) Konsensuspapier der Intensivmedizinischen Gesellschaften Österreichs. Empfehlungen zum Thema Therapiebegrenzung und –beendigung an Intensivstationen. Wien Klin Wochenschr 2004 116/21–22:763–767

Janssens U, Burchardi H, Duttge G et al. (2012) Therapiezieländerung und Therapiebegrenzung in der Intensivmedizin. Medizinrecht 30; 10: 647–650

Kettler D, Beck D, Rahtgeber J (2000) Palliativ- und Intensivmedizin – Unterschiede und Gemeinsamkeiten. In: Aulbert E, Klaschik E, Pichlmaier H (Hrsg) Palliativmedizin – Verpflichtung zur Interdisziplinarität. Schattauer, Stuttgart

Lanken PN, Terry PB, Delisser HM et al. (2008) An official American Thoracic Society clinical policy statement: palliative care for patients with respiratory diseases and critical illnesses Am J Respir Crit Care Med 177: 912–927

Makary MA, Daniel M (2016) Medical error – the third leading cause of death in the US. BMJ 353:i2139 [doi: 10.1136/bmj.i2139]

Materstvedt LJ, Clark D, Ellershaw J, Førde R, Gravgaard AM, Müller-Busch HC, Porta i Sales J, Rapin CH; EAPC Ethics Task Force (2003) Euthanasia and physician-assisted suicide: a view from an EAPC Ethics Task Force Palliat Med 17 (2): 97–101; discussion 102–179

Messinger-Rapport BJ, Baum EE, Smith ML (2009) Advance care planning: Beyond the living will. Cleveland Clinic J Med 76 (5): 276–285

Mitscherlich A (1946) Freiheit und Unfreiheit in der Krankheit. Claassen & Goverts, Hamburg

Müller-Busch HC (2012) Abschied braucht Zeit. Suhrkamp Verlag, Berlin

Müller-Busch HC (2013) Palliativmedizin und Sterben auf der Intensivstation – kein Widerspruch. DIVI 2013; 4: 22–27

Murray SA, Kendall M, Boyd K, Sheikh A (2005) Illness trajectories and palliative care. BMJ 330: 1007–1011

Nauck F, Ostgathe C; Radbruch I (2014) Ärztlich assistierter Suizid: Hilfe beim Sterben – keine Hilfe zum Sterben. Dtsch Ärztebl 111 (3): A-67/B-61/C-57

Pastrana T, Jünger S, Elsner F, Radbruch I (2008) A matter of definition – key elements identified in a discourse analysis of definitions of palliative care. Palliat Med 22: 222–232

Sarhatlic R SIK Studie Freiburg 2009 (Dissertation). http://www.freidok.uni-freiburg.de/volltexte/7306/pdf/SIK_Studie_PDF_Robert_Sarhatlic_Medizin.pdf

Schuster HP Outcome nach Intensivtherapie. Med Klin 1998: 91–98

Sirio CA et al. (2000) A cross-cultural comparison of critical care delivery: Japan and the United States. Chest 121 (2): 539–548

Starfield B (2000) Is US health really the best in the world? JAMA 284: 483–485

Teno JM, Gonzalo PL, Bynum JP, Leland NE, Miller SC, Morden NE, Scupp T, Goodman DC, Mor V (2003) Change in end-of-life care for Medicare beneficiaries: Site of death, place of care, and health care transitions in 2000, 2005, and 2009. JAMA309: 470–477

Uexküll v T, Wesiack W (1998) Theorie der Humanmedizin. Grundlagen ärztlichen Denkens und Handelns. Schattauer, Stuttgart

Winkler EC, Borasio GD, Jacobs P, Weber J, Jox RJ (2012) Münchner Leitlinie zu Entscheidungen am Lebensende. Ethik Med 24: 221–234

Qualitätsmanagement und Qualitätssicherung in der Intensivmedizin

G. Michels

© Springer-Verlag GmbH Deutschland 2017
G. Michels, M. Kochanek (Hrsg.), *Repetitorium Internistische Intensivmedizin*,
DOI 10.1007/978-3-662-53182-2_26

26.1   Allgemeine Aspekte

- 5 % der stationären Patienten sind Intensivpatienten, 15–20 % der Krankenhauskosten fallen auf der Intensivstation an.
- Rechtsgrundlage: Qualitätsmanagement ist in § 135a und § 137 des Sozialgesetzbuchs, 5. Buch (SGB V) verankert.
- Ein proaktives Qualitäts- und Fehlermanagement sowie eine strukturierte Qualitätssicherung sind in der Intensivmedizin unverzichtbar.
- Implementierung und kontinuierliche Anpassung von hausinternen Therapiestandards, welche die Leitlinien berücksichtigen.
- Etablierung und Nutzung von Checklisten für die Visite und Übergaben.
- Die Entwicklung und Praktizierung von Standards (SOPs), Checklisten und Flussschemata sind Kernelemente der Qualitätssicherung.
- Optimale Patient-zu-Pflege- und Patient-zu-Arzt-Schlüssel: In einer Studie von Neuraz et al. (2015) konnte gezeigt werden, dass ein Patient-zu-Pflege-Schlüssel >2,5 : 1 und ein Patient-zu-Arzt-Schlüssel >14 : 1 mit einer signifikant höhere Sterblichkeit assoziiert ist.
- Der 119. Deutsche Ärztetag 2016 fordert den Gemeinsamen Bundesausschuss (G-BA) auf, seiner Verpflichtung aus § 136c Abs. 4 SGB V nachkommend **folgende Personalschlüssel für Intensiv- und IMC-Stationen** verbindlich festzulegen (Brösicke et al. 2016):
- **Pflegekräfte:**
  - 1 Pflegekraft auf einer Intensivstation für Erwachsene darf maximal 2 Patienten betreuen.
  - Eine Pflegekraft auf einer Intermediate-Care-Station darf maximal vier Patienten betreuen.
  - Bei aufwendigen Organersatztherapien (z. B. ECMO) ist eine 1:1-Betreuung Pflicht.
  - Das Verhältnis von Fachpflegekräften für Intensivmedizin und weniger qualifizierten (examinierten) Pflegekräften darf das Verhältnis 1:1 nicht unterschreiten.
- **Ärztliches Personal:**
  - Für 8–12 Betten einer Intensivstation sind (bei einer 40-Stunden-Woche)

mindestens 7 Arztstellen (VK) erforderlich, neben der Stelle des Leiters und dessen Ausfallkompensation.
- Die ärztliche unmittelbare Präsenz ist auf einer Intensivstation rund um die Uhr sicherzustellen.
- Spezielle Situationen und Zusatzaufgaben (schwere Verbrennungen, extrakorporale Organersatzverfahren, Reanimationsteam, Schockraumabdeckung, Intensivtransporte u. Ä.) bedingen einen höheren ärztlichen Stellenschlüssel.
- Die ärztliche Leitung einer Intensivstation muss die Zusatzbezeichnung „Intensivmedizin" vorweisen und hauptamtlich auf der Intensivstation tätig sein.
- Für die ärztliche Leitung einer neonatologischen Intensivstation ist die Schwerpunktqualifikation „Neonatologie" erforderlich.
- Auf einer Intermediate-Care-Station ist keine ständige ärztliche Präsenz erforderlich. Es muss jedoch eine unmittelbare Verfügbarkeit eines intensivmedizinisch erfahrenen Arztes sichergestellt sein.

26.2   Qualitätsmanagement

- Internes Qualitätsmanagement: z. B. 10 Qualitätsindikatoren der Deutschen Interdisziplinären Vereinigung für Intensiv- und Notfallmedizin (DIVI)
- Externes Qualitätsmanagement: Erfassung und Auswertung des Kerndatensatzes (s. unten)
- Einteilung nach dem Modell von Donabedian: Struktur-, Prozess- und Ergebnis(Outcome)-Qualität

26.2.1   Qualitätsindikatoren

- Qualitätsindikatoren sind Messinstrumente, um die Qualitätsausprägungen darstellen zu können und vergleichbar zu machen.
- Definition von Indikatoren für Struktur-, Prozess- und Ergebnisqualität
- Die Qualitätsindikatoren sollten den **RUMBA-Regeln** entsprechen:

- R: relevant für das Problem
- U: „understandable" (verständlich formuliert)
- M: messbar
- B: „behaviourable" (durch das Verhalten veränderbar)
- A: „achievable and feasible" (erreichbar und durchführbar)
- Ableitung der Qualitätsindikatoren aus der Routinedokumentation, keine zusätzliche Dokumentation notwendig.

Zehn intensivmedizinische Qualitätsindikatoren („10 Gebote in der Intensivmedizin")
- 1 – Tägliche multiprofessionelle klinische Visite mit Dokumentation von Tageszielen
- 2 – Monitoring von Sedierung, Analgesie und Delir
- 3 – Protektive Beatmung
- 4 – Weaning und andere Maßnahmen zur Vermeidung von ventilatorassoziierten Pneumonien
- 5 – Frühzeitige und adäquate Antibiotikatherapie
- 6 – Therapeutische Hypothermie nach Herzstillstand
- 7 – Frühe enterale Ernährung
- 8 – Strukturierte Dokumentation von Angehörigengesprächen
- 9 – Händedesinfektionsmittelverbrauch
- 10 – Leitung und Präsenz eines Facharztes mit Zusatzbezeichnung Intensivmedizin in der Kernarbeitszeit und Gewährleistung der Präsenz von intensivmedizinisch erfahrenem ärztlichem und pflegerischem Personal über 24 h

26.2.2 Kerndatensatz Intensivmedizin

- Der Kerndatensatz Intensivmedizin der DIVI und der DGAI ist eine Form der „externen Qualitätssicherung", sodass ein Benchmarking mit anderen Intensivstationen ermöglicht wird.
- Erfasst werden der SAPS II/III, Strukturdaten der Intensivstation, Daten zur Demographie bei Aufnahme, Aufnahmegrund

- Die Nutzung des Kerndatensatzes Intensivmedizin wird empfohlen.

26.2.3 Peer-Review-Verfahren

- Zusätzlich ist zur Qualitätssicherung ein *freiwilliges Peer-Review-Verfahren* möglich (Hötzel et al. 2016).
- Wichtige Punkte: Einarbeitungskonzept (Curriculum Intensivmedizin), Standardisierung (intensivmedizinische SOPs), Verantwortlichkeiten (z. B. Ethik, Fortbildung), Medizinproduktegesetz, Medikamente/Blutprodukte, Hygiene, Visite
- Aufbau: Vorbereitung/Selbstbewertung (http://www.divi.de/qualitaetssicherung/peer-review/erste-schritte.html) → Review-Tag (Fremdbewertung) → Nachbearbeitung: konstruktive Rückmeldung über Stärken und Schwächen der Intensivstation, Verbesserungsvorschläge, SWOT-Analyse (Stärken, Schwächen, Chancen, Risiken)

26.2.4 Qualitätsverbesserung und Kosteneffektivität

- Umsetzung der „Choosing wisely Kampagne" (Halpern et al. 2014) mit dem Ziel der Kostenreduktion, welche aufgrund von unnötigen Untersuchungen, Behandlungen und Prozeduren entstehen.

Fünf Empfehlungen
- 1 – Keine Anordnung von routinemäßigen, täglichen Untersuchungen (wie z. B. tägliches Röntgen), sondern stets mit konkreter Fragestellung.
- 2 – Keine Bluttransfusionen bei hämodynamisch stabilen, nicht blutenden Intensivpatienten mit einem Hb-Wert >7 g/dl (restriktives Transfusionsregime auch beim Patienten mit akutem Koronarsyndrom und gastrointestinaler Blutung)

— 3 – Kein Start einer parenteralen Ernährung bei Patienten mit normalem Ernährungszustand innerhalb der ersten 7 Intensivtage.

— 4 – Keine Sedierung ohne spezifische Indikation und ohne den täglichen Versuch die Sedierung zu reduzieren.

— 5 – Keine Fortführung von lebenserhaltenden Behandlungen bei Patienten mit hohem Sterblichkeitsrisiko oder hoher Wahrscheinlichkeit bleibender schwerwiegender funktioneller Beeinträchtigungen, ohne dem Patienten und/ oder den Angehörigen ein palliatives Therapiekonzept angeboten zu haben.

> ❯ Qualitätsverbesserung durch Fortbildungen, Schulungen, Checklisten, Bundles und nicht durch Dienstanweisungen.

26.2.5 Intensivmedizinische Visite

— Die intensivmedizinische Visite ist nicht aus Gründen der Qualitätssicherung in der Patientenversorgung, sondern auch aus betriebswirtschaftlichen Gründen (z. B. unnötige Anordnungen von Untersuchungen) sowie Pflege der Teamkommunikation und aus Ausbildungsaspekten von Mitarbeitern von enormer Wichtigkeit.

— Strukturierte Visite auf Intensivstation: Medizinische Fakten (Checkliste, s. unten) → Kommunikation mit Patienten und körperliche Untersuchung → Festlegung von Tageszielen/ Entscheidungen im Team.

— **Zeitpunkt der Visite:** ideal Übergabevisite, d. h. Kombination von Übergabe und Visite.

— **Schnittstellen/Übergaben:** Checklisten helfen, dem Informationsverlust gegenzusteuern.

— **Visitenteam:** multiprofessionell, d. h. zusammen mit Pflege, Logopäde, Physiotherapeut, Case-Management, Sozialdienst, Infektiologe, Palliativmediziner.

Organisatorisch ist es jedoch kaum möglich, mit allen Beteiligten zum gleichen Zeitpunkt über den Patienten zu diskutieren, sodass häufig über den Tag verteilt eine Einbindung der entsprechenden Fachdisziplin erfolgt.

— **Ort der Visite:** Direkt am Patientenbett mit mobilem Visitenwagen (inkl. elektronischer Patientenakte, Labor-, Mikrobiologie-, Pathologie- und Radiologiebefunden [KIS, elektronisches Krankenhausinformationssystem]) oder zweistufig (Vorabdiskussion von Befunden und Ist-Zustand im separaten Raum, danach am Patientenbett). Am Patientenbett sollten die Kommunikation mit dem Patienten und die körperliche Untersuchung im Vordergrund stehen: Informationen über den Ist-Zustand und den weiteren Verlauf, Korrektur von Ungenauigkeiten und fehlenden Informationen, passives Zuhören, aktive Einbeziehung des Patienten und der Familienmitglieder.

— Berücksichtigung von Qualitätsindikatoren und der Teammitglieder, d. h. gerade die Pflegekräfte sollten in die Diskussionsprozesse stets einbezogen werden.

— **Visitenende:** Organisation von Entlassungen und Neuaufnahmen zusammen mit Case-Management; Terminierung von Familiengesprächen.

— **Folgevisite:** Am späten Nachmittag sollte eine kurze Visite zur Überprüfung der Tagesziele und des aktuellen Ist-Zustandes stattfinden und ggf. neue Entscheidungen getroffen werden.

Checkliste „Intensivmedizinische Visite"

— Aufnahmegrund/Leitsymptom
— Aufnahmedatum/-ort/Notarzt (Verlegebrief, NA-Protokoll)
— Hauptdiagnose/Arbeitsdiagnose und relevante Nebendiagnosen
— (Fremd)Anamnese und Untersuchung, inkl. ABC-Notfallsonographie
— Angehörige/Ansprechpartner/Betreuer/ Patientenverfügung/-vollmacht

Inhalte der intensivmedizinischen Visite

- Analgosedierung: Sedierung (RASS), Delir (CAM-ICU), Analgesie (Skala)
- Beatmung: protektiv, Weaning (Protokoll), Beatmungsparameter, Horovitz-Quotient, Lungenultraschall, Röntgen-Thorax, Bronchoskopie (BAL), Tracheostomie
- Cardiac/Hämodynamik: MAD, Herzfrequenz (Pacer), Echokardiographie (EF, Vitien), Katecholamine, Volumenstatus (V. cava inferior, B-lines, Hautturgor), Koronarstatus, Thermodilution, Laktat, $S_{cv}O_2$
- Drugs/Medikamente: Indikation, Kontraindikation, Wechselwirkungen, QT_c-Zeit
- Ernährung (enteral + parenteral), Reflux, abführen, Parameter (Triglyzeride, Harnstoff-Kreatinin-Quotient, Albumin, Phosphat), Dysphagie (Logopädie)
- Flüssigkeit/Volumenstatus: EF, B-lines, V. cava inferior, Bilanz, Hautturgor, Ausscheidung
- Gastrointestinal: Status Abdomen, Ernährung, Protonenpumpenhemmer, Prokinetika, Reflux (nasoduodenale Sonde), Kalorien, Supplemente (z. B. Thiamin)
- Hygiene: Isolierung (MRSA, ESBL, VRE, MRGN), Händedesinfektion, Oberkörperhochlagerung, Notwendigkeit/Neuanlage der zentralen Zugänge, Hautdesinfektion mit Chlorhexidin
- Infektionsstatus: Temperatur, CRP, PcT, Leukozyten (Differenzialblutbild), Blutkulturen, Fokus (Zugänge, Schleusen, Blasenkatheter etc.), Bronchoskopie (BAL), Urin (Legionellen-Antigen), Bildgebung (Echokardiographie, Abdomensonographie, Radiologie), Antibiotikakonzept, ggf. Konsil
- Kidney: MAD, Retentionswerte/Elektrolyte, Spontanurin, Bilanz, Dialyse, Diuretika, Sonographie (Niere, VCI), GFR, RIFLE/AKIN-Stadien
- Laborbefunde, u. a. Hb (Erythrozytenkonzentrate), Antikoagulation, Thrombozyten (Heparin, HIT)

- Neurologie: Neurostatus, NSE, cCT, Delir (CAM-ICU), ggf. Konsil (EEG, EPs)
- Metabolismus: Glukose, Temperatur
- Organisation: Untersuchungen, Verlegung, Sozialdienst (Eilbetreuung)
- Pflegerische Aspekte: Dekubitus (Matratze), Absaugen, Lagerung, Kontrakturen, Mobilisation (Bettfahrrad, Thekla, Physiotherapie), Wundmanagement

Checkliste „Intensivmedizinischer Verlegungsbrief"

Allgemeine Aspekte

- Adresse: Wer ist wirklich Adressat?
- Anrede/direkter (telefonischer) Ansprechpartner bei Rückfragen
- Diagnosen: hierarchisch ordnen, d. h. von der Hauptdiagnose zur Nebendiagnose
- Medikamente (keine Handelsnamen) mit exakter Angabe von Dosis und Applikationsweg (p.o., s.c., i.v.), ggf. Aufsättigungshinweise, Spiegelbestimmungen
- Anamnese und Verlauf: kurz und knapp in vollständigen Sätzen (ggf. Telegrammstil im Rahmen von Notfallverlegungen)

Spezielle Aspekte

- Beatmungsstatus: Spontanatmung, nichtinvasiv oder invasiv (Beatmungsmodus, Drücke, Volumina, Beatmungsfrequenz, F_iO_2, Endotrachealtubus/Tracheostoma [letzter Kanülenwechsel]), Weaningstufe, letzte arterielle und zentralvenöse BGA
- Hämodynamischer Status: Katecholamine, Schrittmacher, aktuelle hämodynamische Werte, Transfusionen (insbesondere Erythrozytenkonzentrate: wie viele?, wann zuletzt?, Verträglichkeit?, Blutgruppe), bisheriger und aktueller Herzrhythmus (Sinusrhythmus, paroxysmales Vorhofflimmern, intermittierende ventrikuläre Tachykardie?)

26

- Ernährungsstatus: enteral (Reflux?, wann zuletzt abgeführt?), parenteral
- Neurologischer Status: GCS, Analgosedierung (RASS), Delirmanagement (CAM-ICU), Pupillenweite/-reaktion, No-flow-Zeit/CPR-Dauer, EEG/EP-Befunde, CCT, NSE, Neurokonsil; Logopädie (Schluckstatus, Dysphagie)
- Nierenfunktions-/Flüssigkeitsstatus: aktuelle Bilanz, Ausscheidung, Dialyse, GFR, Retentionsparameter
- Infektiologischer Status: Isolationsnotwendigkeit (multiresistente Keime), Befunde (Blutkulturbefunde; Tracheal-/Bronchialsekret, Urin, Drainagen); Mikrobiologiebefunde (Aufführung sämtlicher Ergebnisse, Angabe der Telefonnummer des mikrobiologischen Instituts für evtl. Rückfragen), bisherige und aktuelle Antibiotikatherapie (bisher und aktuell; Resistogramm), aktuelle Körperkerntemperatur, Laborbefunde (u. a. CRP, Procalcitonin, Blutbild)
- Aktuelle Zugänge: zentrale Zugänge (Lokalisation, Anlagedatum), Blasenkatheter (Anlagedatum), Drainagen (Förderrate, Anlagedatum)
- Bildgebung (aktuelle Befunde): Sonographie, CT, MRT, Röntgen, Echokardiographie, Herzkatheter etc.
- Pflegerischer Status: insbesondere Dekubitus, Mobilisation (Physiotherapie) und individuelle Besonderheiten
- Soziale Aspekte: Ansprechpartner, Betreuung, Vollmacht, Sozialdienst (z. B. Plegestufe)

Halpern SD, Becker D, Curtis JR et al. (2014) An official American Thoracic Society/American Association of Critical-Care Nurses/American College of Chest Physicians/Society of Critical Care Medicine policy statement: the Choosing Wisely® Top 5 list in Critical Care Medicine. Am J Respir Crit Care Med 190 (7): 818–826

Hötzel A, Utzolino S, Kalbhenn J, Riessen R, Schlotterer M, Häberle HA (2016) Peer Review in der Intensivmedizin. Dtsch Ärztebl 113 (16): 756–759

Martin J, Braun JP (2013) [Quality management in intensive care medicine]. Med Klin Intensivmed Notfmed 108 (6): 521–529

Neuraz A, Guérin C, Payet C et al. (2015) Patient Mortality Is Associated with Staff Resources and Workload in the ICU: A Multicenter Observational Study. Crit Care Med 43 (8): 1587–1594

Riessen R, Celebi N, Weyrich P, Haap M (2011) Die Visite auf der Intensivstation. Intensivmedizin 48: 403–410

Literatur

Brinkmann A, Braun JP, Riessen R et al. (2015) [Quality assurance concepts in intensive care medicine]. Med Klin Intensivmed Notfmed 110 (8): 575–580

Brösicke, Köppen, Regel et al. (2016) Bundesärztekammer, TOP IV – Tätigkeitsbericht der Bundesärztekammer, Beschlussprotokoll, 119. Deutscher Ärztetag, Hamburg, 24. bis 27. Mai 2016; Stand: 03.06.2016: IV-42, S 224

Serviceteil

© Springer-Verlag GmbH Deutschland 2017
G. Michels, M. Kochanek (Hrsg.), *Repetitorium Internistische Intensivmedizin*,
DOI 10.1007/978-3-662-53182-2

Anhang

M. Kochanek, G. Michels, A. Radtke

A Antibiotika- und Perfusordosierung

M. Kochanek, G. Michels

HIV-Postexpositionsprophylaxe:
- **Postexpositionsprophylaxe** innerhalb 24 h → Risikoreduktion >95 %.
- **Therapie** für 4 Wochen mit: Combivir 2 × 1 Tbl. (300 AZT/150 Epivir) Kaletra 2 × 3 Kps. (400/100)
- **HIV-Test:** sofort, nach 6 Wochen, 3 und 6 Monaten

Tbc
- IREP
  - I. Isoniazid (Isozid comp, Tebesium) 5 mg/ kg KG → p.o.: 1 × 300 mg (enthält noch 10 µg Vit B_6) i.v.: 5 mg/kg KG
  - II. Rifampicin (Rifa) 10 mg/kg KG → p.o.: 1 × 600 mg (2 × 1 Tbl. à 300 mg; sonst 1 × 600 mg); i.v.: 10 mg/kg KG
  - III. Ethambutol (Myambutol) p.o.: 25 mg/ kg KG → 1 × 1200–1600 mg; i.v.: dito
  - IV. Pyrazinamid (Pyrafat): p.o.: 30 mg/kg KG; nicht i.v.; ggf. Streptomycin 1 g
- 2 Monate I–IV, weitere 4 Monate I+II

Hepatitis
HBV: Hepatitisimpfung passiv innerhalb 24 h; Test wie HIV
HCV: bei Serokonversion Ribaverin+PEG Intron

B Normwerte Hämodynamik

G. Michels

C Scoringsysteme in der Intensivmedizin

A. Radtke, G. Michels

Überblick

- Instrumente zur vergleichbaren, vereinfachten Objektivierung eines komplexen, multivariablen Gesundheitszustandes des Patienten
- Prinzip:
  - Punktbewertung von Einzelparametern (Laborparameter, Blutdruck, Oxygenierung, Alter etc.).
  - Der Normalwert wird meist mit Punktwert 0 bewertet.
  - Steigender Punktwert mit zunehmender Abweichung von der Norm und/oder feste Punktzuordnung für „Zustände" (z. B. Alter, Aufnahmegrund, chronische Erkrankungen).
  - Die Summe der Einzelparameter bildet den Gesamtscorewert.
- Mathematische Basis von Scoringsystemen: Multiple logistische Regressionsanalyse
- Vorhersagevariablen der Scores: Wahrscheinlichkeit des Überlebens bei Krankenhausentlassung bzw. Krankenhausmortalität, funktioneller (Organ-)Status, Lebensqualität.
- Scorekalkulatoren (Internet, Software) sollen Berechnungen vereinfachen.
- Verlässlichkeit der Datenerhebung oft schwierig aufgrund Inter- und Intra-Untersucher-Variabilität (SAPS II-Score-Modell zeigt z. B. Korrelationskoeffizienten zwischen 0,81 und 0,95).
- Scoringmodelle sind meist nicht für die individuelle Risikoeinschätzung eines Patienten

Tab. A.1 Antibiotika

Handelsname	Wirkstoff	Normal	Kreatinin <1,5; CrCl >50–90	Kreatinin 1,5–3; CrCl 10–50	Kreatinin >3; CrCl <10	HD	CVVH (15 l/Tag)	Sonstiges
AmBisome	Amphotericin B	1 × 3 mg/kg über 6 h/Tag	=	=	=	= nach HD	=	
AmphoB	Amphotericin	1 mg/kg über 24 h	=	Ø	1,5 mg/kg KG/Tag	1,5 mg/kg KG/Tag nach HD	1,5 mg/kg KG/Tag	
Biklin	Amikacin	15 mg/kg KG/Tag	12 mg/kg KG/Tag	5 mg/kg KG/Tag	3 mg/kg KG/Tag	6 mg/kg KG/Tag nach HD	6 mg/kg KG/Tag	
Caspofungin	Caspofungin	Tag 1 70 mg/Tag, ab Tag 2 50 mg/Tag	=	=	=	=	=	
Ciprobay	Ciprofloxacin	2 × 400 mg/Tag	2 × 400 mg/Tag	3 × 200 mg/Tag	1 × 400 mg/Tag	400 mg nach HD	3 × 200 mg/Tag	
Clont	Metronidazol	3 × 500 mg/Tag	=	=	750 mg/Tag	1000 mg/Tag nach HD	3 × 500 mg/Tag	
Cotrimoxazol	TMP/SMZ	4 × 20 mg/100 mg/kg KG/Tag	3 × 20 mg/100 mg/kg KG/Tag	160 mg/300 mg/Tag	Ø	160 mg/800 mg/Tag nach HD	160 mg/800 mg/Tag	Nur bei PcP
Cymeven	Ganciclovir	2 × 5 mg/kg KG/Tag	2 × 5 mg/kg KG/Tag	2 × 3 mg/kg KG/Tag	1 mg/kg KG/Tag	1,25 mg/kg KG/Tag nach HD	2,5 mg/kg KG/Tag	
Diflucan	Fluconazol	Tag 1 800 mg/Tag, dann 400 mg/Tag	Tag 1 400 mg/Tag, dann 200 mg/Tag	Tag 1 200 mg/Tag, dann 100 mg/Tag	Tag 1 100 mg/Tag, dann 50 mg/Tag	Tag 1 400 mg/Tag, dann 200 mg/Tag nach HD	Tag 1 10–15 mg/kg KG/Tag	Nur bei BK+
Erythrocin	Erythromycin	4 × 1 g/Tag	3 × 1 g/Tag	2 × 1 g/Tag	2 × 1 g/Tag	2 × 1 g/Tag nach HD	2 × 1 g/Tag	
Fortum	Ceftazidim	3 × 2 g/Tag	3 × 2 g/Tag	2 × 2 g/Tag	1 × 1 g/Tag	1,5 g/Tag nach HD	3 × 1 g/Tag	

◻ Tab. A.1   Fortsetzung

Handelsname	Wirkstoff	Normal	Kreatinin <1,5; CrCl.>50–90	Kreatinin 1,5–3; CrCl 10–50	Kreatinin >3; CrCl <10	HD	CVVH (15 l/Tag)	Sonstiges
Foscavir	Foscarnet	2 × 90 mg/kg KG/Tag	2 × 60 mg/kg KG/Tag	1 × 70 mg/kg KG/Tag	1 × 50 mg/kg KG/Tag	?	?	
Klacid	Clarithromycin	2 × 500 mg/Tag	=	2 × 500 mg/Tag	Tag 1 2 × 500 mg/Tag, 2 × 250 mg/Tag			
Meronem	Meropenem	3 × 1 g/Tag	3 × 1 g/Tag	2 × 1 g/Tag	1 × 1 g/Tag	1 g/Tag nach HD	3 × 1 g/Tag	
Pen g	Penicillin G	6 × 5 Mio./Tag	4 × 5 Mio./Tag	4 × 5 Mio./Tag	5 Mio. (Mega)/Tag	10 Mio. (Mega)/Tag nach HD	3 × 5 Mio. (Mega)/Tag	
Pentacarinat	Pentamidin	4 mg/kg KG/Tag	4 mg/kg KG/Tag	4 mg/kg KG/36 h	4 mg/kg KG/48 h	?	?	
Refobacin	Gentamicin	5 mg/kg KG/Tag	4 mg/kg KG/Tag	1,7 mg/kg KG/Tag	1,5 mg/kg KG/Tag	1,5 mg/kg KG/Tag nach HD	1,5 mg/kg KG/Tag	
Rifa	Rifampicin	600 mg/Tag	=	=	=	=	=	
Rocephin	Ceftriaxon	1 × 2 g/Tag	1 × 2 g/Tag	1 × 2 g/Tag	1 × 2 g/Tag	1 × 2 g/Tag	1 × 3 g/Tag	Meningitis 4 g
Sempera	Itraconazol	Tag 1+2 2 × 200 mg/Tag, ab Tag 3 1 × 200 mg/Tag	=	=	=	=	=	
Sobelin	Clindamycin	3 × 600 mg/Tag	=	=	=	=	=	
Staphylex	Flucloxacillin	4 × 2 g/Tag	3 × 2 g/Tag	3 × 2 g/Tag	2 × 2 g/Tag	3 g/Tag nach HD	3 × 2 g/Tag	
Targocid	Teicoplanin	2 × 400 mg/Tag1 dann 1 × 400 mg/Tag	1 × 400 mg/Tag	1 × 200 mg/Tag	1 × 100 mg/48 h	1 × 400 mg/5 Tage	1 × 400 mg/3 Tage	
Tavanic	Levofloxacin	1 × 500 mg/Tag p.o./i.v.	1 × 250 mg/Tag p.o./i.v.	1 × 250 mg/Tag p.o./i.v.	1 × 125 mg/Tag p.o./i.v.	50 mg/Tag p.o./i.v. nach HD	250 mg/Tag p.o./i.v.	

◻ Tab. A.1 Fortsetzung

Handelsname	Wirkstoff	Normal	Kreatinin <1,5; CrCl>50–90	Kreatinin 1,5–3; CrCl 10–50	Kreatinin >3; CrCl <10	HD	CVVH (15 l/Tag)	Sonstiges
Tazobac	Piperacillin/ Tazobactam	3 × 4 g Pipril+ 0,5 g Tazobactam/ Tag	3 × 5 g/Tag	2 × 5 g/Tag	2 × 5/Tag	2 × 5 g/Tag	2 × 5 g/Tag	
Unacid	Ampicillin/ Sulbactam	3 × 3 g/Tag	3 × 3 g/Tag	2 × 1 g/Tag	2 × 0,5 g/Tag	2 × 1 g/Tag	3 × 1 g/Tag	
Valtrex	Valaciclovir	3 × 1 g/Tag p.o.	3 × 1 g/Tag p.o.	2 × 1 g/Tag p.o.	1 g/24 h p.o.	1 g/24 nach HD p.o.	2 × 1 g/Tag p.o.	
Vancomycin	Vancomycin	2 × 1 g/Tag; Colitis 4 × 250 mg p.o.	n. Spiegel	n. Spiegel	n. Spiegel	1 × 500 mg/ Woche	1 ×/Woche	
VFend	Voriconazol	Tag 1: 2 × 6 mg/ kg KG/Tag, ab Tag 2: 2 × 4 mg/kg KG/ Tag (Candida 2 × 3 mg)	?	?	?	?	?	
Vibramycin	Doxycyclin	2 × 100 mg/Tag	=	=	=	=	=	
Vistide	Cidofovir	5 mg/kg 1 ×/ Woche Probenecid 2 g 3 h vor/1 g 2 h + 8 h nach Inf.	5 mg/kg 1 ×/ Woche	Ø	Ø	Ø	Ø	
Zienam	Imipenem	3 × 1 g/Tag	3 × 1 g/Tag	2 × 1 g/Tag	1 × 1 g/Tag	1,5 g nach HD/ Tag	2 × 1 g/Tag	
Zovirax	Aciclovir	3 × 15–30 mg/kg KG/Tag	2 × 5–10 mg/kg KG/Tag	1 × 5–10 mg/kg KG/Tag	5 mg/kg KG/ Tag	5 mg/kg KG/Tag nach HD	5 mg/kg KG/Tag	
Zyvoxid	Linezolid	2 × 600 mg/Tag	2 × 600 mg/Tag	2 × 600 mg/Tag	2 × 600 mg/ Tag	2 × 600 mg/Tag	2 × 600 mg/Tag	

Abkürzungen: CrCl =Kreatininclearance, CVVH = kontinuierliche venovenöse Hämofiltration, HD = Hämodialyse, PcP = Procalcitonin.

◘ Tab. A.2 Perfusordosierung

Handelsname (Wirkstoff)	Herstellung	Endkonzentration
Arterenol (Noradrenalin)	5 Amp. (à 1 mg) = 5 mg/50 ml NaCl 0,9 %	0,1 mg/ml
Bronchospasmin (Reproterol)	5 Amp. (à 0,09 mg) = 0,45 mg/50 ml NaCl 0,9 %	9 µg/ml
Cordarex (Amiodaron)	6 Amp. (à 150 mg) = 900 mg/50 ml G5 %	18 mg/ml
Catapresan (Clonidin)	8 Amp. (à 150 µg) = 1200 µg/48 ml NaCl 0,9 %	25 µg/ml
Disoprivan 2 % (Propofol)	50 ml pur	20 mg/ml
Dobutrex (Dobutamin)	250 mg/50 ml	5 mg/ml
Dopamin (Dopamin)	250 mg/50 ml	5 mg/ml
Dormicum (Midazolam)	100 mg/50 ml	2 mg/ml
Ebrantil (Urapidil)	5 Amp. (à 50 mg) = 250 mg/50 ml	5 mg/ml
Euphyllin (Theophyllin)	2 Amp. (à 200 mg) = 400 mg/50 ml	8 mg/ml
Fentanyl (Fentanil)	5 Amp. (à 0,5 mg) = 2,5 mg/50 ml	0,05 mg/ml
Heparin (Heparin)	25.000 I.E./50 ml	500 I.E./ml
Insulin (Insulin)	100 I.E./50 ml	2 I.E./ml
KCl (Kaliumchlorid)	50 ml pur (KCl 7,45 %)	1 mM/ml
Ketanest S (Ketamin)	1250 mg pur/50 ml	25 mg/ml
Lasix (Furosemid)	2 Amp. (à 250 mg) = 500 mg/50 ml	10 mg/ml
MSI (Morphin)	5 Amp. (à 10 mg) = 50 mg/50 ml	1 mg/ml
Nitro (Nitrat)	50 mg/50 ml	1 mg/ml
Phenhydan (Phenytoin)	1 Amp. (750 mg)/50 ml	15 mg/ml
Refludan (Lepirudin)	5 mg (= 1 ml)/50 ml NaCl 0,9 %	0,1 mg/ml
Sufenta (Sufentanil)	2 Amp. (à 0,25 mg) = 0,5 mg/50 ml	0,01 mg/ml
Suprarenin (Adrenalin)	5 Amp.(à 1 mg) = 5 mg/50 ml	0,1 mg/ml
TNP (Tramadol + Metamizol + Metoclopramid)	100 mg Tramal+1 g Novalgin+10 mg Paspertin/50 ml NaCl 0,9 %	2 mg/ml Tramal, 20 mg/ml Novalgin, 0,2 mg/ml Paspertin
Double P (Metoclopramid, Neostigmin)	Je 3 Amp. Paspertin-Prostigmin/50 ml	
„Würzburger Schmerztropf"	300–600 mg Tramal, 3–6 g Novalgin, 30–60 mg Paspertin/500 ml über 24 h	

◘ Tab. A.3 Epileptischer Anfall (entweder Tavor oder Rivotril oder Valium), ► Kap. 19

Tavor	Lorazepam	1–2 mg i.v.		Bis zu 8–10 mg über 10–15 min
Rivotril	Clonazepam	1–2 mg i.v.		
Valium	Diazepam	10–20 mg i.v.		
Wenn damit keine Durchbrechung des Anfalls:				
Status epilepticus				Erhaltung
Phenhydan	Phenytoin	15–20 mg/kg	750 mg über 1 h, evtl. nach 1 h erneut 750 mg über 2 h	3 × 100 mg/Tag i.v. nach Spiegel

◪ Tab. A.3 Fortsetzung

Dann zusätzlich				
Luminal	Phenobarbital	20 mg/kg	1500–1800 mg/24 h	2 × 100 mg/Tag i.v. nach Spiegel
Dann zusätzlich:				
Trapanal	Thiopental	4–7 mg/kg	200–400 mg Bolus, dann 100–200 mg/h/24 h	
Alternativ				
Diso 2 %	Propofol			Siehe Perfusorliste (◪ Tab. A2)
Dormicum	Midazolam			200 mg/50 ml
Valproat	Valproat		1000–2000 mg Bolus	nach Spiegel
Keppra	Levetiracetam		1000–2000 mg i.v.	nach Spiegel

◪ Tab. B.1 Hämodynamische Parameter

Parameter	Normbereich	Einheit
AD_{dia} (diastolischer arterieller Druck)	60–90	mm Hg
AD_{sys} (systolischer arterieller Druck)	90–130	mm Hg
a_vDO_2 (arterio-gemischtvenöse Sauerstoffgehaltsdifferenz)	6	ml O_2/100 ml Blut
C_aO_2 („arterial oxygen content")	18–21	ml O_2/100 ml Blut
CFI (kardialer Funktionsindex)	4,5–6,5	/min
CI („cardiac index")	2,5–4,5	l/min/m^2
CO („cardiac output")	4–8	l/min
CPO („cardiac power index": CI×MAP×0,0022)	>0,5–0,7	W/m^2 (kardiogener Schock: 0,1–0,4)
DO_2 (O_2-Transportkapazität bzw. O_2-Angebot)	600±50	ml/min/m^2
dP_{max} (maximale Druckanstiegsgeschwindigkeit)	1200–2000	mm Hg/s
ELWI (extravasaler Lungenwasser-Index)	3,0–7,0	ml/kg KG
EVLW (extravasales Lungenwasser)	5–8	ml/kg KG
GEDI (global enddiastolischer Volumenindex)	680–800	ml/m^2
GEDV (globales enddiastolisches Volumen, diastolische Volumina aller vier Herzhöhlen)	600–700	ml/m^2
GEF (globale Auwurffraktion)	25–35	%
HR („heart rate")	60–90	/min
HZV (Herzzeitvolumen)	4–8	l/min
ITBI (intrathorakaler Blutvolumenindex)	850–1000	ml/m^2
ITBV (intrathorakales Blutvolumen, d. h. in Lunge und Herz)	800–950	ml/m^2
Koronarer Durchflussdruck (AD_{dia}-PCWP)	60–70	mm Hg

◻ Tab. B.1 Fortsetzung

Parameter	Normbereich	Einheit
LVSWI (linksventrikulärer Schlagarbeitsindex)	45–55	gm/m^2
MAP (mittlerer arterieller Druck)	70–105	mm Hg
mPAP („mean pulmonary artery pressure")	10–25	mm Hg
mPCWP („mean pulmonary capillary wedge pressure")	6–12	mm Hg
PBV (pulmonales Blutvolumen)	150–200	ml/m^2
PDP („pulmonary diastolic pressure")	5–12	mm Hg
PP („pulse pressure", $AD_{sys}-AD_{dia}$)	30–50	mm Hg
PPV („pulse pressure variation")	<10	%
PSP („pulmonary systolic pressure")	16–24	mm Hg
PVPI (pulmonalvaskulärer Permeabilitätsindex)	1–3	<3: kardiales Lungenödem, >3: nicht-kardiales Lungenödem (z. B. ARDS)
PVR („pulmonary vascular resistance")	150–250	$dyn \times s \times cm^{-5}$
Q_s/Q_t („shunt fraction")	<0,3	
RAP („right atrial pressure")	2–8 (Mittelwert: 4–5)	mm Hg
RPP („rate pressure product", $HF \times AD_{sys}$)	<12.000	
RVP (rechtsventrikulärer Druck)	15–30/2–8 (Mittelwert: 20)	mm Hg
RVSWI (rechtsventrikulärer Schlagarbeitsindex)	7–10	gm/m^2
SV (Schlagvolumen)	60–90	ml/Schlag
SVI (Schlagvolumenindex)	35–55	$ml/Schlag/m^2$
S_vO_2 (gemischtvenöse O_2-Sättigung hinter dem rechten Herzen)	65–75	%
SVR („systemic vascular resistance")	800–1200	$dyn \times s \times cm^{-5}$
SVRI (systemvaskulärer Widerstandsindex)	1200–2000	$dyn \times s \times cm^{-5} \times m^2$
SVV (Schlagvolumenvariation)	≤10	%
TBV (totales Blutvolumen)	2500–3200	ml/m^2
TI („triple index", $HF \times AD_{sys} \times PCWP$)	<150.000	
VO_2 (O_2-Aufnahme)	3–4	ml/kg KG/min
ZVD (zentraler Venendruck)	4–10	cmH_2O

kalibriert, sondern geben Prognosen über ganze Patientengruppen ab.

Ziele von Scoringsystemen

— Quantifizierung des Schweregrades eines Krankheitsbildes

— Prognose über die Krankenhausmortalität
— Prognose der ICU (Intensive Care Unit/Intensivstation)- und Krankenhausaufenthaltsdauer
  — Wahrscheinlichkeit der Beatmungspflichtigkeit
  — Wahrscheinlichkeit der Verlegung von ICU auf Normalstation
— Bestimmung von Organdysfunktionen

- Verlaufsbeurteilung
- Qualitätsmanagement
- Patientenstratifikation für klinische Studien
- Kosten-Nutzen-Analysen (Einschätzung von Personalbedarf, Bettenkapazitäten etc.)
- Entscheidungshilfe bei der Therapieplanung

Scoringsysteme

(■ Tab. C.1)
- **Prognostische Scoringsysteme** (■ Tab. C.2, ■ Tab. C.3)
  - APACHE (Acute Physiology And Chronic Health Evaluation) II bzw. III, IV (APACHE II (■ Tab. C.2)

- SAPS (Simplified Acute Physiology Score) II bzw. III (SAPS II ■ Tab. C.3)
- $MPM_{0,24,48}$ (Mortality Probability Model, auch Mortality Prediction Model) sowie MPM $II_{0,24}$ und MPM III
- **Deskriptive Scoringsysteme** (■ Tab. C.4, ■ Tab. C.5)
  - SOFA (Sequential Organ Failure Assessment)-Score (■ Tab. C.4)
  - MOD (Multiple Organ Dysfunction (Syndrome))-Score
  - GCS (Glasgow Coma Scale)
  - ODIN (Organ Dysfunction and/or Infection)
  - LODS (Logistic Organ Dysfunction System)

■ Tab. C.1 Merkmale einiger Scoringsysteme

Scoringsystem	Variablen	Zeitpunkt der Erhebung	Punktwert pro Variable variiert zwischen	Maximaler Punktwert	Bestimmung von
APACHE II	**11 physiologische Parameter** (Temperatur, MAD, Herzfrequenz, Atemfrequenz, Oxygenierung, Serum-pH, Serum-Natrium, Serum-Kalium, Serum-Kreatinin, Hämatokrit, Leukozyten) + GCS + Alter + bisheriger Gesundheitsstatus + Aufnahmediagnose	Innerhalb der ersten 24 h	0 und 6	71	Krankenhausmortalität
APACHE III	**15 physiologische Parameter** (s. APACHE II + *Urinvolumen + Blut-Harnstoff-Stickstoff + Albumin + Glukose*) + GCS + Alter + bisheriger Gesundheitsstatus + Aufnahmediagnose	Innerhalb der ersten 24 h	0 und 24	299	Krankenhausmortalität
APACHE IV	**15 physiologische Parameter** (s. APACHE III) + GCS + Alter + bisheriger Gesundheitsstatus + Aufnahmediagnose + *Übernahmeherkunft* (z. B. Normalstation, Ambulanz) + *bisherige Krankenhausaufenthaltsdauer + thrombolytische Therapie + Beatmung*	Innerhalb der ersten 24 h	Kalkulation per Software nicht transparent		
SAPS II	**11 physiologische Parameter** (Herzfrequenz, systolischer Blutdruck, art. Sauerstoffsättigung, Temperatur, Urinvolumen, Serum-Harnstoff, Leukozyten, Serum-Kalium, Serum-Natrium, Serum-Bikarbonat, Bilirubin) + Alter + GCS + chronische Erkrankungen + Aufnahmegrund	Innerhalb der ersten 24 h	0 und 26	163	Krankenhausmortalität

◘ **Tab. C.1**   Fortsetzung

Scoringsystem	Variablen	Zeitpunkt der Erhebung	Punktwert pro Variable variiert zwischen	Maximaler Punktwert	Bestimmung von
SAPS III	**9 physiologische Parameter** (Bilirubin, Temperatur, Serum-Kreatinin, Herzfrequenz, Leukozyten, pH-Wert, Thrombozyten, systolischer Blutdruck, Oxygenierung) + Alter + GCS + chronische Erkrankungen + Aufnahmegrund + *bisherige Krankenhausaufenthaltsdauer* + *Übernahmeherkunft* + *Adrenergika-Einsatz* + *vorhergegangene Operation* + *Infektion*	Nach 1 h	– 11 und 18	217	Krankenhausmortalität
SOFA	**5 physiologische Parameter** (p_aO_2/F_iO_2, Thrombozyten, Serum-Bilirubin, MAD bzw. Adrenergika-Einsatz, Serum-Kreatinin oder Urinvolumen) + GCS	Täglich	1 und 4	24	Organdysfunktion
$MPM_{0,24,48}$	**MPM_0: 10 Parameter** (Aufnahmestatus [Notfall?], CPR vor Aufnahme, metastasierende Neoplasie, chronisches Nierenversagen, mögliche Infektion, vorheriger Intensiv-Aufenthalt in den letzten 6 Monaten, OP bei Aufnahme, Alter, Herzfrequenz, systolischer Blutdruck) **MPM_{24}: 14 aktualisierte Parameter** (Koma, Aufnahmestatus, maligne Neoplasie, Prothrombinzeit, Schock, Urinvolumen, Infektion, Oxygenierung, F_iO_2, Kreatinin, Alter, Beatmung, Operation, Anzahl an Kathetern/Zugängen/Drainagen) **MPM_{48}: 11 Parameter** (Koma [bei Aufnahme + aktuell], Urinvolumen, Aufnahmestatus, Prothrombinzeit, maligne Neoplasie, Infektion, Beatmungszeit, vasoaktive Therapie, Alter)	Bei Aufnahme, nach 24 h, nach 48 h	0 (nicht vorhanden), 1 (vorhanden)	/	Krankenhausmortalität
$MPM\ II_{0,24}$	**$MPM\ II_0$: 15 Parameter** (Aufnahmestatus, CPR vor Aufnahme, Koma, Herzfrequenz, systolischer Blutdruck, Beatmung, akutes Nierenversagen, Herzrhythmusstörungen, intrakranielle Raumforderung, zerebrovaskuläre Erkrankung, gastrointestinale Blutung, metastasierende Neoplasie, Zirrhose, chronische Niereninsuffizienz, Alter) **$MPM\ II_{24}$: 7 (aktualisierte) Aufnahmeparameter** (Koma, intrakranielle Raumforderung, Beatmung, metastasierende Neoplasie, Zirrhose, Aufnahmestatus, Alter) + *Kreatinin* + *Urinvolumen* + *Infektion* + *Adrenergika-Einsatz* + *Oxygenierung* + *Prothrombinzeit*	Bei Aufnahme, nach 24 h	0 (nicht vorhanden), 1 (vorhanden) + Alter (Jahre= Punkte)		

◻ Tab. C.1 Fortsetzung

Scoringsystem	Variablen	Zeitpunkt der Erhebung	Punktwert pro Variable variiert zwischen	Maximaler Punktwert	Bestimmung von
MPM III	**15 Parameter** (s. MPMII_0) + *Krankenhausaufenthaltsdauer vor Übernahme* + *Patientenverfügung bezüglich Reanimation*	Innerhalb 1 h	0 (nicht vorhanden), 1 (vorhanden)	/	Krankenhausmortalität
GCS	Augenöffnen, beste verbale Antwort, beste motorische Antwort	Initial, Im Verlauf	1 und 6	15	Bewusstseinsstörung

APACHE = Acute Physiology And Chronic Health Evaluation, MAD = mittlerer arterieller Druck, SAPS = Simplified Acute Physiology Score, SOFA = Sequential Organ Failure Assessment, MPM = Mortality Probability Model, GCS = Glasgow Coma Scale, CPR = kardiopulmonale Reanimation.

Änderungen im Vergleich zur vorherigen Version des jeweiligen Scoringsystems sind kursiv gedruckt.

◻ Tab. C.2 APACHE II-Score

Parameter	Punkte								
	Abweichung nach oben					Abweichung nach unten			
	+4	+3	+2	+1	0	−1	−2	−3	−4
Temperatur [°C]	≥41,0	39,0–40,9		38,5–38,9	36,0–38,4	34,0–35,9	32,0–33,9	30,0–31,9	≤29,9
MAD [mm Hg]	≥160	130–159	110–129		70–109		50–69		≤49
HF/min	≥180	140–179	110–139		70–109		55–69	40–54	≤39
AF/min	≥50	35–49		25–34	12–24	10–11	6–9		≤5
Oxygenierung	Oxygenierung bei $F_iO_2 \geq 0,5$ (A_aDO_2-Werte)				Oxygenierung bei $F_iO_2 < 0,5$ (P_aO_2-Werte)				
	≥500	350–499	200–349		<200 | >70	61–70		55–60	<55
Arterieller pH-Wert	≥7,70	7,60–7,69		7,50–7,59	7,33–7,49		7,25–7,32	7,15–7,24	<7,15
Na⁺ [mmol/l]	≥180	160–179	155–159	150–154	130–149		120–129	111–119	≤110
K⁺ [mmol/l]	≥7,0	6,0–6,9		5,5–5,9	3,5–5,4	3,0–3,4	2,5–2,9		<2,5
Kreatinin [mg/dl]	≥3,5	2,0–3,4	1,5–1,9		0,6–1,4		<0,6		
Hämatokrit [%]	≥60,0		50,0–59,9	46,0–49,9	30,0–45,9		20,0–29,9		<20,0
Leukozyten [1000/µl]	≥40,0		20,0–39,9	15,0–19,9	3,0–14,9		1,0–2,9		<1,0

◻ Tab. C.2 Fortsetzung

Parameter	Punkte								
	Abweichung nach oben					Abweichung nach unten			
	+4	+3	+2	+1	0	−1	−2	−3	−4
GCS	Punkte = 15– aktuelle GCS								
Alter	≤44 Jahre: 0 Punkte 45–54 Jahre: 2 Punkte 55–64 Jahre: 3 Punkte 65–74 Jahre: 5 Punkte ≥75 Jahre: 6 Punkte								
Vorge-schichte	Nicht operierter Patient: – In der Vorgeschichte finden sich Organinsuffizienz *oder* Immunschwäche: +5 – Immunkompetent *sowie* ohne schwere Organinsuffizienz in der Vorgeschichte: 0 Operierter Patient → Notfall-OP: – In der Vorgeschichte finden sich Organinsuffizienz *oder* Immunschwäche: +5 – Immunkompetent *sowie* ohne schwere Organinsuffizienz in der Vorgeschichte: 0 Operierter Patient → elektive OP: – In der Vorgeschichte finden sich Organinsuffizienz *oder* Immunschwäche: +2 – Immunkompetent *sowie* ohne schwere Organinsuffizienz in der Vorgeschichte: 0								

Auswertung

Punkte	0–4	5–9	10–14	15–19	20–24	25–29	30–34	>34
Mortali-tätsprog-nose [%] orientie-rend nach Knaus et al. 1985[1]	1–4	3–6	6–12	11–22	29–40	37–51	75	85

MAD = mittlerer arterieller Druck, HF = Herzfrequenz, AF = Atemfrequenz (Beatmung oder Spontanatmung), Kreatinin: doppelte Punktzahl bei akutem Nierenversagen, GCS = Glasgow Coma Scale.

[1] Die exakte Berechnung der Mortalitätsprognose erfolgt mittels einer komplexen Formel nach Knaus et al. (1985), unter Zuordnung und Berücksichtigung der Diagnosegruppe.

— RASS (Richmond Agitation Sedation Scale)
— MOF (Multiple Organ Failure)-Score
— Therapeutisch interventionelle Scoringsysteme
— TISS (Therapeutic Intervention Scoring System) und HIS (Hannover Intensive Score)
— TISS-28
— TISS-10

— NEMS (Nine Equivalents of Nursing Manpower use Score)
— Spezielle Scoringsysteme
— PPI (Palliative Prognostic Index) bei präfinalen Karzinompatienten
— CASUS (Cardiac Surgery Score)
— MPI (Mannheimer Peritonitis-Index)
— CLIF-SOFA (Chronic Liver Failure Sequential Organ Failure Assessment Score) bei Leberzirrhose

▪ Tab. C.3 SAPS II-Score

Parameter	Punkte												
	0	1	2	3	4	5	6	7	9	10	11	12	13
HF/min	70–119		40–69		120–159			≥160			<40		
AD$_{sys}$ [mm Hg]	100–199		≥200			70–99							<70
Temperatur [°C]	<39			≥39									
p$_a$O$_2$/F$_i$O$_2$ [mm Hg] (nur bei Beatmung oder CPAP)							≥200		100–199		<100		
Urin [l/Tag]	≥1,0				0,5–0,9						<0,5		
S-Harnstoff [mg/dl]	<60						60–179			≥180			
Leukozyten [1000/µl]	1,0–19,9			≥20,0									
K$^+$ [mmol/l]	3,0–4,9			≥5,0 <3,0									
Na$^+$ [mmol/l]	125–144	≥145				<125							
HCO$_3^-$ [mmol/l]	≥20			15–19			<15						
S-Bilirubin [mg/dl]	<4,0				4,0–5,9				≥6,0				

Auswertung

Parameter	Punkte					
	0	6	8	9	10	17
Chronische Erkrankungen				Metastasierende Neoplasie	Hämatologische Neoplasie	Aids
Aufnahmegrund	Geplant chirurgisch	Medizinisch	Ungeplant chirurgisch			
Alter	<40 Jahre: 0 Punkte 40–59 Jahre: 7 Punkte 60–69 Jahre: 12 Punkte 70–74 Jahre: 15 Punkte 75–79 Jahre: 16 Punkte ≥80 Jahre: 18 Punkte					
GCS	<6: 26 Punkte 6–8: 13 Punkte 9–10: 7 Punkte 11–13: 5 Punkte 14–15: 0 Punkte					

Die Berechnung der Mortalitätsprognose erfolgt mittels einer komplexen Formel nach Le Gall et al. (1993).

◘ **Tab. C.4** SOFA-Score

Parameter	Punkte				
	0	1	2	3	4
Atmung p_aO_2/F_iO_2 [mm Hg]	>400	301–400	201–300	101–200 (unter Beatmung)	≤100 (unter Beatmung)
Gerinnung Thrombozyten/µl	>150	101–150	51–100	21–50	≤20
Leber Bilirubin [mg/dl]	<1,2	1,2–1,9	2,0–5,9	6,0–11,9	≥12,0
Herz/Kreislauf Hypotension		MAD <70 mm Hg	Dopamin ≤5 oder Dobutamin in jeglicher Dosierung[a]	Dopamin >5 oder Epinephrin ≤0,1 oder Norepinephrin ≤0,1[a]	Dopamin >15 oder Epinephrin >0,1 oder Norepinephrin >0,1[a]
ZNS Glasgow Coma Scale	15	13–14	10–12	6–9	<6
Niere Kreatinin [mg/dl] oder renale Ausscheidung	<1,2	1,2–1,9	2,0–3,4	3,5–4,9 oder <500 ml/Tag	≥5,0 oder <200 ml/Tag

Auswertung

Punkte	0–1	2–3	4–5	6–7	8–9	10–11	>11
Mortalitätsprognose [%] nach Ferreira et al. 2001	0	7	20	22	33	50	95

[a] Adrenergika-Verabreichung über mindestens 1 h (Dosierung in µg/kg KG×min).

MAD = mittlerer arterieller Druck.

Anmerkung: Eine Besonderheit stellt der sog. Quick-SOFA Score (qSOFA) dar, der basierend auf den neuen Sepsisdiagnosekriterien für die prä- und innerklinische Notfallmedizin sowie Normalstation eingeführt wurde (Singer et al. 2016). Der qSOFA wurde aus 800.000 Patientenakten an 177 Kliniken evaluiert.

Die neue Definition der Sepsis und des septischen Schocks der 3. internationalen Consensuskonferenz SEPSIS-3 formuliert den qSOFA wie folgt: Verwirrtheit/Vigilanzstörung (GCS <15), systolischer Blutdruck ≤100 mm Hg und Atemfrequenz ≥22/min (www.qsofa.org). Ein qSOFA ist positiv, wenn 2 der 3 Kriterien erfüllt sind (qSOFA = 2, entspricht 3-fach erhöhte Sterblichkeit, qSOFA = 3, entspricht 14-fach erhöhte Sterblichkeit). Bei einem positiven qSOFA sollte nach weiteren Organdysfunktionen gesucht, eine entsprechende/weitere Diagnostik und Therapie der Sepsis initiiert oder intensiviert werden. Der qSOFA ist im neuen Sepsisdiagnosealgorithmus integriert und sollte berücksichtigt werden (Singer et al. 2016).

Tab. C.5 MODS-Score nach Marshall

Parameter	Punkte				
	0	1	2	3	4
p_aO_2/F_iO_2	>300	226–300	151–225	76–150	≤75
S-Kreatinin [µmol/l]	≤100	101–200	201–350	351–500	>500
S-Bilirubin [µmol/l]	≤20	21–60	61–120	121–240	>240
Puls-Druck-Produkt	<10	10,1–15	15,1–20	20,1–30	>30
Thrombozyten [1000/µl]	>120	81–120	51–80	21–50	≤20
Glasgow-Coma Scale	15	13–14	10–12	7–9	≤6
Beurteilung:	1–4 Punkte		Mortalität von 1 %		
	5–8 Punkte		Mortalität von 3 %		
	9–12 Punkte		Mortalität von 25 %		
	13–16 Punkte		Mortalität von 50 %		
	17–20 Punkte		Mortalität von 75 %		
	Über 20 Punkte		Mortalität von 100 %		

Puls-Druck-Produkt = HF × (MAP/ZVD).

Literatur

Cullen DJ et al. (1974) Therapeutic intervention scoring system: a method for quantitative comparison of patient care. Crit Care Med 2 (2): 57–60

Fagon JY et al. (1993) Characterization of intensive care unit patients using a model based on the presence or absence of organ dysfunctions and/or infection: the ODIN model. Intensive Care Med 19 (3): 137–44

Ferreira FL et al. (2001) Serial Evaluation of the SOFA Score to Predict Outcome in Critically Ill Patients. JAMA 286 (14): 1754–58

Hekmat K et al. (2005) Daily assessment of organ dysfunction and survival in intensive care unit cardiac surgical patients. Ann Thorac Surg 79: 1555–62

Higgins TL et al. (2007) Assessing contemporary intensive care unit outcome: An updated Mortality Probability Admission Model (MPM0-III). Crit Care Med 35 (3): 827–35

Knaus WA et al. (1981) APACHE – acute physiology and chronic health evaluation: a physiologically based classification system. Crit Care Med 9 (8): 591–597

Knaus WA et al. (1985) APACHE II: A severity of disease classification system. Crit Care Med 13 (10): 818–829

Knaus WA et al. (1991) The APACHE III Prognostic System. Risk Prediction of Hospital Mortality for Critically Ill Hospitalized Adults. Chest 100: 1619–36

Le Gall JR et al. (1984) A simplified acute physiology score for ICU patients. Crit Care Med 12 (10): 975–77, 1984.

Le Gall JR et al. (1993) A New Simplified Acute Physiology Score (SAPS II) Based on a European/North American Multicenter Study. JAMA 270 (24): 2957–63

Le Gall JR et al. (1996) The Logistic Organ Dysfunction system. A new way to assess organ dysfunction in the intensive care unit. ICU Scoring Group. JAMA 276 (10): 802–10

Lehmkuhl P et al. (1986) The Hannover Intensive Score (HIS) as a new classification system in the follow-up and prognostic evaluation of intensive care patients. Med Klin (Munich), 81 (7): 235–40

Lemeshow S et al. (1988) Refining intensive care unit outcome prediction by using changing probabilities of mortality. Crit Care Med 16 (5): 470–77, 1988

Lemeshow S et al. (1993) Mortality Probability Models (MPM II) Based on an International Cohort of Intensive Care unit Patients. JAMA 270 (20): 2478–86

Linder MM et al. (1986) 265. Welche klinischen Faktoren beeinflussen die Letalität bei bakterieller Peritonitis: Mannheimer Peritonitis-Index (MPI). Langenbecks Archiv für Chirurgie 369 (1): 788, 1986.

Marshall JC et al. (1995) Multiple organ dysfunction score: a reliable descriptor of a complex clinical outcome. Crit Care Med 23 (10): 1638–52

Miranda DR et al. (1996) Simplified Therapeutic Intervention Scoring System: the TISS-28 items – results from a multicenter study. Crit Care Med 24 (1): 64–73

Miranda DR et al. (1997) Nine equivalents of nursing manpower use score (NEMS). Intensive Care Med 23 (7): 760–65

Moreau R et al. (2013) Acute-on-chronic liver failure is a distinct syndrome that develops in patients with acute decompensation of cirrhosis. Gastroenterology 144 (7): 1426–37

Moreno RP et al. (2005) SAPS 3– From evaluation of the patient to evaluation of the intensive care unit. Part 2: Development of a prognostic model for hospital mortality at ICU admission. Intensive Care med 31 (10): 1345–55

Morita T et al. (1999) The Palliative Prognostic Index: a scoring system for survival prediction of terminally ill cancer patients. Support Care Cancer 7 (3): 128–33

Sauaia A et al. (1994) Early predictors of postinjury multiple organ failure. Arch Surg 129 (1): 39–45

Sessler CN et al. (2002) The Richmond Agitation-Sedation Scale: validity and reliability in adult intensive care unit patients. Am J Respir Crit Care Med 166 (10): 1338–44

Singer M et al. (2016) The Third International Consensus Definitions for Sepsis and Septic Shock (Sepsis-3). JAMA; 315 (8): 801–810

Teasdale G et al. (1974) Assessment of coma and impaired consciousness. A practical scale. Lancet 2 (7872): 81–4

Vincent JL et al. (1098) Use of the SOFA score to assess the incidence of organ dysfunction/failure in intensive care units: Results of a multicenter, prospective study. Crit Care Med 26 (11): 1793–1800

Vincent JL, Moreno et al. (1996) The SOFA (Sepsis-related Organ Failure Assessment) score to describe organ dysfunction/failure. Intensive Care Med 22: 707–10

Zimmerman JE et al. (2006) Acute Physiology and Chronic Health Evaluation (APACHE) IV: Hospital mortality assessment for today's critically ill patients. Crit Care Med 34 (5): 1297–310

Stichwortverzeichnis

P

Printed in the United States
By Bookmasters

Printed in the United States
By Bookmasters